Regulatory T cells: Immunological tolerance

调节性T细胞

——自身免疫耐受

王彩虹　牛红青　李小峰 ◎ 主编

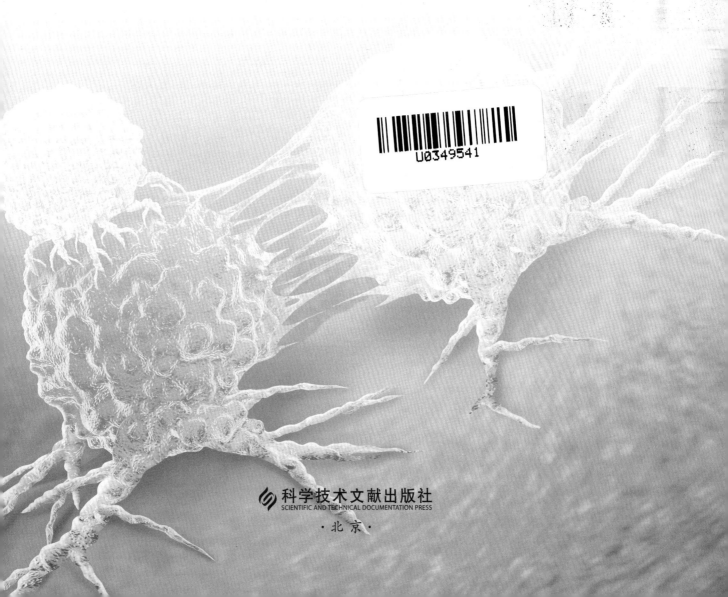

科学技术文献出版社
SCIENTIFIC AND TECHNICAL DOCUMENTATION PRESS
·北京·

图书在版编目（CIP）数据

调节性T细胞：自身免疫耐受 = Regulatory T cells: Immunological tolerance / 王彩虹，牛红青，李小峰主编.—北京：科学技术文献出版社，2022.10
ISBN 978-7-5189-9368-0

Ⅰ.①调… Ⅱ.①王… ②牛… ③李… Ⅲ.①医学—免疫学 Ⅳ.①R392

中国版本图书馆 CIP 数据核字（2022）第 126835 号

调节性T细胞——自身免疫耐受

策划编辑：吴 微　　责任编辑：吴 微　　责任校对：张吲哚　　责任出版：张志平	
出 版 者	科学技术文献出版社
地　　址	北京市复兴路15号　邮编100038
编 务 部	（010）58882938，58882087（传真）
发 行 部	（010）58882868，58882870（传真）
邮 购 部	（010）58882873
官 方 网 址	www.stdp.com.cn
发 行 者	科学技术文献出版社发行　全国各地新华书店经销
印 刷 者	北京地大彩印有限公司
版　　次	2022年10月第1版　2022年10月第1次印刷
开　　本	889×1194　1/16
字　　数	846千
印　　张	32.75
书　　号	ISBN 978-7-5189-9368-0
定　　价	227.00元

编委会

主　编

王彩虹　　　牛红青　　　李小峰

副主编

董红霖　　高　崇　　刘　燕　　罗　静　　陈俊伟　　温鸿雁

高惠英　　李　芳

编　委　（按姓氏笔画排序）

丁婷婷　　王　佳　　王　楠　　王　鑫　　王艳林　　石　磊

白　洁　　白云强　　冯　敏　　刘　潞　　刘玉芳　　刘晓庆

闫成兰　　闫欢欢　　字晓宇　　苏　芮　　苏蓉慧　　李　伟

李　娜　　李　媛　　李晓东　　李葆宸　　杨　艳　　吴瑞荷

张　丽　　张升校　　张晓英　　张晓萌　　张婷婷（大）

张婷婷（小）　　　张瑞婧　　陈　睿　　武晓燕　　尚莉丽

郑　丽　　郑莎莎　　赵文鹏　　赵丽军　　郝立然　　胡方媛

姜　蕾　　秦　艳　　聂　焱　　徐梦华　　黄　卓　　黄会芳

曹建平　　梁朝珺　　韩　良　　程　浩　　程　婷　　程丽云

谢瑜欢　　谢戬芳　　薛丽巾　　穆艳飞

编者单位　（按姓氏笔画排序）

丁婷婷　　山西医科大学第二医院风湿免疫科

王　佳　　山西医科大学第二医院风湿免疫科

王　楠　　山西医科大学第二医院风湿免疫科

王　鑫　　山西医科大学第二医院风湿免疫科

王艳林　　山西医科大学第二医院风湿免疫科

王彩虹　　山西医科大学第二医院风湿免疫科

牛红青　　山西医科大学第二医院风湿免疫科

石　磊　　山西医科大学第二医院风湿免疫科

白　洁　　山西医科大学第二医院风湿免疫科

白云强　　山西医科大学第二医院风湿免疫科

冯　敏　　山西医科大学第二医院风湿免疫科

刘　燕　　山西医科大学第二医院风湿免疫科

刘　潞　　山西医科大学第二医院风湿免疫科

刘玉芳　　山西医科大学第二医院风湿免疫科

刘晓庆　　山西医科大学第二医院风湿免疫科

闫成兰　　山西医科大学第二医院风湿免疫科

闫欢欢　　山西医科大学第二医院风湿免疫科

字晓宇　　山西医科大学第二医院风湿免疫科

苏　芮　　山西医科大学第二医院风湿免疫科

苏蓉慧　　山西医科大学第二医院风湿免疫科

罗　静　　山西医科大学第二医院风湿免疫科

郑　丽　　山西医科大学第二医院风湿免疫科

郑莎莎　　山西医科大学第二医院风湿免疫科

赵文鹏　　山西医科大学第二医院风湿免疫科

赵丽军　　山西医科大学第二医院风湿免疫科

郝立然　　山西医科大学第二医院风湿免疫科

胡方媛　　山西医科大学第二医院风湿免疫科

姜　蕾　　山西医科大学第二医院风湿免疫科

秦　艳　　山西医科大学第二医院风湿免疫科

聂　焱　　山西医科大学第二医院风湿免疫科

徐梦华　　山西医科大学第二医院风湿免疫科

高　崇　　山西医科大学第二医院风湿免疫科

高惠英　　山西医科大学第二医院风湿免疫科

黄　卓　　山西医科大学第一医院消化内科

黄会芳　　山西医科大学第一医院消化内科

曹建平　　山西医科大学第二医院风湿免疫科

梁朝珺　　山西医科大学第二医院风湿免疫科

董红霖　　山西医科大学第二医院血管外科

韩　良　　山西医科大学第二医院风湿免疫科

程　浩　　山西医科大学第二医院风湿免疫科

程　婷　　山西医科大学第二医院风湿免疫科

程丽云　　山西医科大学第二医院风湿免疫科

温鸿雁　　山西医科大学第二医院风湿免疫科

谢瑜欢　　山西医科大学第二医院风湿免疫科

谢戬芳　　山西医科大学第二医院风湿免疫科

薛丽巾　　山西医科大学第二医院风湿免疫科

穆艳飞　　山西医科大学第二医院风湿免疫科

王彩虹

山西医科大学第二医院大内科主任，风湿免疫科主任，医学博士，博士研究生导师，博士后导师，主任医师，归国学者。山西省医学科技卓越专家，山西省学术技术带头人，山西省省优专家，山西省"三晋英才"拔尖骨干人才。第九届"国家卫生健康突出贡献中青年专家"推荐对象。国家自然科学基金评审专家。

中华医学会风湿病学分会委员，山西省医学会风湿病学分会候任主任委员，中国医师协会风湿免疫科医师分会常务委员，海峡两岸医药卫生交流协会风湿免疫学专业委员会常务委员，海峡两岸医药卫生交流协会风湿免疫学专业委员会感染学组副主任委员。

研究方向包括：类风湿关节炎早期诊断及联合治疗，风湿性疾病合并重症感染的免疫调节机制及治疗探索，以及免疫抑制剂治疗风湿性疾病耐药及逆转策略。作为课题负责人，获山西省科技进步奖一等奖1项及二等奖9项，国家专利4项。主持国家自然科学基金面上项目2项。在国内外发表学术论文150余篇，其中被SCI收录的期刊中担任通讯作者的论文27篇（其中1区6篇，2区9篇），获山西省科学技术协会优秀论文一等奖3项。担任国内外首部《免疫微生态学》副主编。

牛红青

医学博士，副主任医师。山西省医学会风湿病学分会委员，山西省医师协会风湿免疫专业委员会委员，中国免疫学会山西分会委员。

主持参与多项国家级和省级课题。发表被 SCI 收录的期刊英文论文 11 篇，其中以第一作者 / 通讯作者发表 6 篇，发表中文核心期刊论文 50 余篇。相关研究多次在 ACR、EULAR、APLAR 国际会议获壁报交流。担任《免疫微生态学》副主编。

李小峰

首席学科带头人，教授，博士研究生导师、博士后导师。享受国务院政府特殊津贴，山西省五一劳动奖章获得者，拥有"国之名医·卓越建树""山西名医"称号。山西省"136 兴医工程"领军专科风湿免疫科负责人。

曾任中华医学会风湿病学分会第五至第九届常务委员，山西省医学会风湿病学分会第三至第七届主任委员。现任中国医师协会风湿免疫科医师分会副会长，中华医学会山西分会理事，山西省医师协会常务委员、风湿免疫专业委员会会长，海峡两岸医药卫生交流协会风湿免疫学专业委员会副主任委员、感染学组主任委员，中国风湿免疫病医联体联盟副理事长、山西区域联盟理事长。

担任 Annals of the Rheumatic Diseases（中文版）副主编，《中华风湿病学杂志》《中华临床免疫和变态反应杂志》等杂志编委。拥有 8 项国家发明专利，获山西省科技进步奖一等奖 1 项，山西省科技进步奖二等奖 7 项。主持 / 承担国家"十一五"计划子课题 2 项，国家自然科学基金 2 项，在研省级课题 14 项。发表被 SCI 收录的期刊论文 20 篇，在国家级核心期刊发表学术论文 170 余篇。主编《免疫微生态学》《临床医师速成手册》，参与编写《临床风湿病学》《实用风湿病学》，并承担了全国七年制教材《内科学》《内科学双语教材》的编写工作。

　　免疫系统对"自我"和"非我"抗原物质的有效识别是维持正常免疫功能的核心，建立对"自我"抗原的免疫耐受和对"非我"抗原的特异性免疫应答是维持机体免疫稳态和正常生理功能的关键。免疫耐受的诱导和维持对自身免疫病、免疫排斥反应治疗具有重要的理论和临床意义；反之，如何打破免疫耐受也成为肿瘤及病毒慢性感染治疗的关键科学问题。调节性T细胞（regulatory T cells，Treg）亚群的发现及功能研究是近年来免疫学研究的热点。在过去的20余年里，关于Treg的研究取得了许多重大进展，揭示了Treg的生物学特性及其在自身免疫病、肿瘤等多个领域的作用机制和应用前景。

　　本书从Treg概述到Treg在免疫相关疾病中的作用，再到应用和展望，以及国内外的研究现状、多组学研究进展，可为医学生和各学科临床医生提供有关Treg与自身免疫耐受的新理念和新知识。对于相关领域的读者，尤其风湿病和临床免疫专业的医生和研究者而言，是一本非常有价值的学术著作。相信此书的出版，会有助于人们对Treg与自身免疫耐受关系的理解，使其重新审视Treg在自身免疫耐受中的作用，以及调控Treg对包括自身免疫病在内的多种免疫相关疾病的影响。从"免疫调节"的角度治疗自身免疫病，以求诱导或重建自身免疫耐受，调节免疫平衡，促进疾病恢复。

　　毫无疑问，Treg与免疫耐受的相互关联及深入研究将进一步加深和推动人们对自身免疫病的认识，形成新的疾病诊断和治疗靶标。本书的出版恰逢其时，对相关领域的发展将大有帮助！

　　感谢各位编者的辛勤付出！期待Treg的研究在风湿免疫及相关领域被进一步研究和拓展，更加贴近临床，造福患者，为人类健康服务！

王来远

山西医科大学第二医院

2022 年 10 月

前言

随着人类文明的进步和生活环境的改变，免疫相关疾病已跃升为继肿瘤、心脑血管疾病后的第三大疾病类型。自身免疫病的发生和发展与免疫耐受被打破关系密切。目前，免疫抑制药物仍然是自身免疫病的常规治疗手段，而系统性免疫抑制常导致不良反应和并发症，且部分患者不能得到长期有效的缓解。基于对免疫应答和免疫耐受等免疫学本质的认识，以及自身免疫病发病机制研究的深入，学界认识到，介导免疫耐受是治疗自身免疫病的可行策略和最高追求目标，使得治疗方案发生从"单纯免疫抑制"向"免疫调节、诱导耐受"转变，进而调节免疫平衡。

调节性 T 细胞（regulatory T cells，Treg）是近年来免疫学研究的热点。基于对 Treg 的负向免疫调控、诱导和维持自身组织耐受等特性的认识，许多研究揭示了 Treg 在自身免疫病、肿瘤、感染、母胎耐受及过敏性疾病等领域的作用机制和极具潜力的应用前景。鉴于目前还没有关于 Treg 与自身免疫耐受方面的专著，我们参阅了国内外有关 Treg 研究的相关文献，同时结合我们在诱导 / 重建自身免疫耐受、治疗自身免疫病方面的研究成果，比较系统地介绍了 Treg 与自身免疫耐受的基本理论和基础知识，并结合自身免疫病、肿瘤、感染等疾病状态的各自特点，介绍了 Treg 在相关疾病中的作用和治疗策略。

本书分 7 章，共 63 节。第一章包括 12 节，系概述部分。介绍了调节性 T 细胞的生物学特性及其与自身免疫耐受的关系、共信号分子在 Treg 分化发育中的作用、Treg 的代谢特征及相关信号转导通路、不同类型 Treg 的发育分化及功能、妊娠免疫耐受与 Treg，以及 Treg 在昼夜节律中的作用。第二章包括 5 节，介绍了 Treg 多组学研究进展，包括基因组学和功能基因组学、转录组学、蛋白质组学、代谢组学，以及表观遗传学等领域中 Treg 的研究进展。第三章包括 20 节，阐述了 Treg 在多种自身免疫病及免疫相关疾病中的作用，以及调控 Treg 分化和功能在多种疾病中的治疗策略。第四章包括 5 节，介绍了 Treg 在不同病原微生物感染及自身免疫病合并感染中的表达、免疫机制及可能的治疗策略。第五章包括 6 节，介绍了肿瘤 Treg 的免疫表型、分化发育、代谢及靶向 Treg 治疗策略在肿瘤中的应用。第六章包括 3 节，主要介绍了目前 Treg 数量和功能的实验室检测方法。第七章包括 12 节，着重探讨靶向 Treg 诱导自身免疫耐受的治疗策略在自身免疫病中的应用，介绍了适应性转移 Treg，或体内诱导 Treg 增殖、分化，改善 Treg 功能的治疗方法，通过增加体内 Treg 库的容量 / 功能，是诱导自身免疫耐受和治疗自身免疫病的可行方案。

本书既有 Treg 基本生物学特性的介绍、Treg 在自身免疫病和免疫相关疾病中的作用机制及靶向治疗策略，又有对前沿的多组学研究现状的描述及其未来发展趋势的展望，以及目前的实验室检测方法和未来的高精尖检测技术等内容，努力寻求免疫前沿进展与临床实践融合之道，用理论指导实践，再通过不断实践升华理论。山西医科大学第二医院风湿免疫科自 2017 年以来，改进了外周血 T 细胞亚群绝对计数的检测方法，首次应用到临床，并指导临床诊断治疗和应用。用此法，我们发现了系统性红斑狼疮、类风湿关节炎、干燥综合征等多种风湿病患者外周血调节性 T 细胞绝对计数的异常变化，发表了百余篇科研论文，相关成果多次在 ACR、EULAR、APLAR 等国际大会发言。我们的结果提示：患者外周血 Treg 的绝对减少，是自身免疫病的重要发病机制。

本书旨在为免疫平衡新领域抛砖引玉，鉴于编者水平有限，可供借鉴的资料不多，且写作时间比较仓促，无法涵盖本领域内的各方面进展，自知有诸多不足之处，敬请批评指正。衷心感谢各位编者的鼎力支持和奉献！

以科学家牛顿的名言和各位读者分享："把简单的事情考虑得很复杂，可以发现新领域；把复杂的现象看得很简单，可以发现新定律。"不断创新，促进医学进步。

王彩虹

山西医科大学第二医院

2022 年 10 月

目录

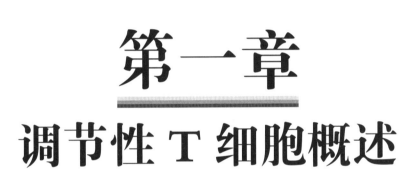

第一章
调节性 T 细胞概述

机体免疫系统在识别清除"非己"抗原物质，执行特异性正性免疫应答的同时，亦伴随相应的调控机制，以避免对自身组织抗原的应答，维持自身免疫耐受，并将正性免疫应答的程度和持续时间控制在适度范围，避免对自身组织造成病理性损伤，维持机体免疫稳态。在此过程中，调节性 T 细胞（regulatory T cells，Treg）发挥至关重要的作用。在过去的二十余年里，关于 Treg 的研究取得了许多重大进展，揭示了 Treg 的生物学特性及其在自身免疫病、肿瘤、感染、移植、母胎耐受、过敏性疾病、免疫代谢性疾病（如肥胖和动脉粥样硬化）、组织再生等领域的作用机制和应用前景。本章对其研究领域的现状及未来亟待探求的问题进行概述。

第一节　Treg 的生物学特性

调节性 T 细胞是一类发挥负向免疫调控作用的 T 细胞亚群，可抑制过度的效应性免疫应答和相应的组织损伤，在维持机体免疫稳态和自身组织耐受中发挥至关重要的作用。近年来，世界各地的学者进行了广泛的基础研究和临床研究，揭示了 Treg 在生理和各种病理条件下的生物学特性、可能的作用机制及临床应用前景。

一、Treg 的发现过程

早在 1970 年，Gershon R 等学者在免疫耐受的研究中就发现，某些 T 细胞具有免疫抑制活性，并把这类 T 细胞命名为抑制性 T 细胞（suppressor T cells）。之后陆续有研究报道，此类抑制性 T 细胞可下调抗肿瘤免疫应答。1985 年，日本学者 Shimon Sakaguchi 发现，某些 T 细胞可抑制器官特异性自身免疫反应的发生。尽管上述工作开辟了调节性 T 细胞的研究领域，并初步展示了其在免疫生物学上的重要性，但由于未能呈现表型和功能明确的细胞亚群，免疫学界质疑这类抑制性 T 细胞的存在。1995 年，日本学者 Shimon Sakaguchi 研究发现，IL-2 受体 α 链（CD25）可成为 CD4$^+$ 抑制性 T 细胞或调节性 T 细胞的表面标志。2003 年，学者 Shimon Sakaguchi（Science，2003，299：1057-1061）、Alexander Y Rudensky（Nat Immunol，2003，4：330-336）和 Fred Ramsdell（Nat Immunol，2003，4：337-342）所在的 3 个实验室均发现，转录因子 Foxp3 不仅是 CD4$^+$CD25$^+$ 调节性 T 细胞的胞内标志，而且还与 CD4$^+$CD25$^+$ 调节性 T 细胞的发育和功能密切相关。此后，Treg 得到免疫学界的广泛认同，并成为免疫学研究的热点。日本学者 Shimon Sakaguchi 为 Treg 发现者的地位得到学界认可。

二、Treg 的表型鉴定及分类

（一）Treg 表型

Treg 表型最初被鉴定为 CD4$^+$CD25^{high}T 细胞，其细胞表面组成性高表达 IL-2 受体 α 链（IL-2Rα，即 CD25），于 1995 年首先由 Sakaguchi 等学者报道。因 CD25 表达于所有活化状态的 T 细胞表面，其并不是一个最优的 Treg 膜表面标记分子。随后于 2003 年，多项研究发现，叉头状蛋白 P3（forkhead box P3，Foxp3）是 Treg 特异性的转录因子，且在其分化发育、稳态和功能中发挥着不可或缺的作用。在人类和小鼠中，Foxp3 基因的病理性突变或缺失可导致严重的致死性自身免疫病。Foxp3 基因突变小鼠表现出严重的自身免疫症状，如贫血，肝、脾、淋巴结肿大，以及多种组织中大量淋巴细胞浸润。人类 Foxp3 基因突变导致免疫失调、多内分泌腺病、肠病、X 性连锁综合征（immunodysregulation，polyendocrinopathy，enteropathy，X-linked syndrome，IPEX），该疾病是一种罕见的免疫系统遗传性

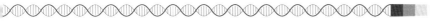
疾病，患者表现出内分泌系统和胃肠道的多种免疫病理症状。目前的共识是将人类 Treg 表型鉴定为 CD4⁺CD25⁺Foxp3⁺Treg，占外周血 CD4⁺T 细胞的 5% ~ 10%。

由于 Foxp3 表达于胞内，透膜标记后细胞活性和功能丢失，因此，用 Foxp3 标记 Treg 进行功能研究受到限制。CD127 分子是 IL-7 特异性受体 α 亚基（IL-7Rα），在胸腺细胞的分化、外周 T 细胞的增殖存活中发挥重要作用。CD127 分子在 Treg 表面表达低下 / 缺失，其作为阴性标记分子亦用于识别鉴定人类 Treg。有研究证实，CD4⁺CD25⁺CD127^low/−T 细胞高表达 Foxp3 蛋白，且具有较强的免疫抑制功能。目前多数研究将 CD4⁺CD25⁺CD127^low/−T 细胞作为 Treg 体外功能研究的识别鉴定标记。

此外，还有其他表型的 Treg，如不表达 Foxp3 但同样具有免疫调节功能的 Foxp3⁻Treg，包括 Tr1 细胞、Th3 细胞等。Tr1 细胞属于 CD4⁺T 细胞亚群，多在 IL-10 的诱导下生成，具有较强的增殖能力，能够发挥旁观者抑制效应和免疫记忆功能。Th3 细胞在研究口服耐受机制的过程中被发现，主要分泌 TGF-β，对 Th1 和 Th2 均具有抑制作用。其他类型的 T 细胞，如 CD8⁺Foxp3⁺CD25⁺CD127^lowT 细胞、CD8⁺CD122⁺T 细胞和 CD8⁺Foxp3⁺CD25⁺TNFR2⁺T 细胞亦显示出一定的免疫抑制功能。虽然各种不同来源的细胞可能在某些特定条件下具有一定的免疫抑制功能，但目前的研究证据表明，CD4⁺CD25⁺Foxp3⁺T 细胞是以维持自身免疫耐受为"本职工作"的自然发生的专职免疫调节细胞。

（二）Treg 分类

1. 根据来源分类

根据 Treg 来源和分化途径的差异，可分为自然 Treg（natural Treg，nTreg）和诱导性 Treg（inducible Treg，iTreg）。nTreg 直接从胸腺分化发育而来，又称为胸腺来源的 Treg（thymic Treg，tTreg）；iTreg 由初始 CD4⁺T 细胞在外周经抗原刺激和特定细胞因子（如 TGF-β 和 IL-2）诱导产生，也被称为外周调节性 T 细胞（peripheric Treg，pTreg）。两类 Treg 的基本生物学特性比较见表 1.1.1。

表 1.1.1　两类 Treg 的基本生物学特性比较

项目	自然 Treg	诱导性 Treg
诱导部位	胸腺	外周（如肠道、脾、淋巴结、炎症组织）
CD25 表达	+++	−/+
转录因子 Foxp3 表达	+++	+
抗原特异性	自身抗原（胸腺中）	组织特异性抗原和外来抗原
所需共刺激信号	CD28 信号	CTLA-4
分化发育需要的细胞因子	IL-2 或 IL-15	IL-2 和 TGF-β
发挥效应作用的机制	细胞接触、分泌细胞因子 IL-10、TGF-β 和 IL-35	分泌细胞因子、细胞接触
功能	抑制自身反应性 T 细胞介导的病理性应答	抑制自身损伤性炎症反应，抑制排斥反应，利于肿瘤生长
举例	CD4⁺CD25⁺Foxp3⁺T 细胞	CD4⁺Tr1

CD4⁺Foxp3⁺Treg 高表达 CD25，在免疫应答中发挥负向调控作用。转录因子 Helios 和神经纤毛蛋白 -1（Neuropilin-1，Nrp-1）表达于胸腺来源的 Foxp3⁺Treg，可作为 nTreg 的标签，用于区分胸腺来源 Treg 和外周来源的 Treg。CD4⁺Tr1 细胞表达高水平的免疫抑制因子 IL-10，但不表达或低表达转录因

子 Foxp3，在 CD4 分子的介导下表达 CD49b 和 LAG-3（CD233）分子，可抑制炎症反应，促进免疫耐受。

2. 根据细胞活化状态分类

根据细胞表面 CD44 和 CD62L 分子的表达水平、细胞活化状态及分布的组织部位不同，Treg 可分为静息 Treg 和效应 Treg。静息 Treg 是一类处于静息状态、生命周期较长的亚型，其表型为 CD44^{low}CD62L^{high}Treg，又称为 central Treg（cTreg）；效应 Treg 是一类处于活化状态的亚型，高表达多种活化相关分子，其表型为 CD44^{high}CD62L^{low}Treg，又称为 effector Treg（eTreg）。

cTreg 高表达趋化因子受体 CCR7，使得其具有淋巴归巢（lymphoid homing）的能力，并依赖 T 细胞滤泡区的 IL-2 信号维持其稳态。eTreg 表面 CCR7 分子表达低下，对 IL-2 阻断不敏感，其稳态维持依赖共刺激受体 ICOS 信号。cTreg 通过二级淋巴器官参与再循环过程，而 eTreg 参与再循环的能力有限，是肝脏、肠道等非淋巴组织中 Treg 的主要亚群。

此外，eTreg 高表达黏附分子和趋化因子受体（如 CXCR3、CD103、P 选择素配体），以利于向非淋巴组织迁移，以及高表达细胞活化的表面标记（如 ICOS、CD69、KLRG1）。与 cTreg 相比，eTreg 具有更强的增殖能力，其增殖标记分子 Ki67 表达增高，且在炎症反应中发挥免疫抑制功能。cTreg 的免疫抑制活性较弱，在一定条件下（如炎性信号刺激）可转化为 eTreg，并向非淋巴组织迁移。

转录因子 Helios 和表面膜分子 Nrp-1 优势表达于胸腺来源的 Treg。cTreg 和 eTreg 均表达上述 2 种标记分子。

3. 根据是否表达 Foxp3 及是否具备免疫抑制功能分类

Foxp3 是 Treg 特异性的转录因子和标记分子，调控其发育分化和功能。根据 Treg 是否表达 Foxp3 及是否具备免疫抑制功能，分为：①稳定型 Treg：表达 Foxp3，具有免疫抑制功能；②脆弱型 Treg：表达 Foxp3，但 IL-10 等抑制因子表达下降，无/低免疫抑制功能，可分泌 IFN-γ，具有抗肿瘤活性；③不稳定型 Treg：不表达 Foxp3，不具有免疫抑制功能。

（三）其他类型的调节性 T 细胞

1. CD8$^+$Foxp3$^+$Treg

CD8$^+$Foxp3$^+$Treg 是 Treg 的一种亚型，其表面高表达 IL-2 和 CD122，同时也表达 CD103、CD39、CD73、CD152、CTLA-4 和 LAG-3 等分子。CD8$^+$Foxp3$^+$Treg 可有效抑制 CD4$^+$/CD8$^+$ 效应 T 细胞增殖及其活性，减轻自身免疫病和移植物抗宿主病（graft versus-host disease，GVHD）中的炎症反应，参与肿瘤免疫逃逸。

2. Tfr 细胞

Tfr 细胞是一类分布于淋巴滤泡生发中心的 CD4$^+$T 细胞亚群，其细胞表型与 Tfh 细胞和 Treg 均有重叠，不仅表达 Tfh 细胞的标记分子 CXCR5、Bcl-6、程序性死亡蛋白 -1（programmed cell death 1，PD-1）和诱导性共刺激分子（inducible costimulator，ICOS），还表达 Treg 的标记分子 Foxp3、CTLA-4 和 GITR 分子。与 Treg 不同，发育成熟的 Tfr 细胞表面 CD25 分子表达低下。

3. exFoxp3Treg（exTreg）

exFoxp3Treg（CD25^{low}Foxp3$^+$CD4$^+$T cells lose Foxp3 expression）或称为 exTreg，是一种表型可塑的 Treg，其 Foxp3 表达低下或缺失，并可分泌促炎细胞因子 IL-17 等。该种现象称为 Treg 的"可塑性"，即通过一系列免疫机制，导致 Treg 由生理性抗炎表型转化为病理性促炎表型，并失去正常的免疫抑制功能。

4. CAR-Treg

嵌合抗原受体 Treg（chimeric antigen receptors Treg cells，CAR-Treg）是一种经基因工程改造的新

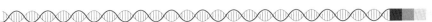
型靶向免疫细胞,是应用基因编码嵌合抗原受体(chimeric antigen receptors,CAR)技术对 Treg 进行特异性改造。CAR-Treg 将 CAR 的优势与 Treg 的负向免疫调控作用相结合,可特异性诱导机体免疫耐受,且在激活时不受主要组织相容性复合体(major histocompatibility complex,MHC)限制。此外,通过基因工程将 4-1BB 或 CD28 共刺激序列表达至嵌合受体的胞内部分,可增强 CAR-Treg 在体内的存活和功能。已有研究将靶向 CD19 的 CAR-Treg 应用于 SLE 小鼠模型,证实抗 CD19 CAR-Treg 治疗可有效清除 B 细胞,阻断 SLE 小鼠模型的疾病进展;与嵌合 CD28 共刺激序列的 CAR-Treg 比较,嵌合 4-1BB 共刺激序列的抗 CD19 CAR-Treg 显示出更好的治疗效果。

5. 组织 Treg

Treg 不仅存在于外周循环和淋巴组织中,在多种非淋巴组织,如脂肪组织、肠黏膜、皮肤、肝脏、肺组织及炎性滑膜中,Treg 亦发挥重要作用。非淋巴组织中的 Treg 表型和功能均不同于淋巴组织中的 Treg,且不同组织中 Treg 表型和功能均有差异。不同组织的 Treg 均来自于淋巴组织器官中的 CD4$^+$Foxp3$^+$Treg,在到达定居组织后,这些组织 Treg 前体细胞均经历明确的"特化"过程,发生某些共同的和组织特异的转录改变。组织 Treg 具有独特的转录组学特征、T 细胞受体库及发育生存所依赖的因子环境。除发挥免疫抑制作用、调控局部的炎症反应、维持组织稳态外,组织 Treg 还可以调节局部组织或系统性代谢,促进组织修复和再生,以及调控不同组织中非淋巴细胞前体细胞的增殖分化。相关内容具体见第一章第八节。

三、Treg 的分化发育和迁移

(一)T 细胞的分化发育和迁移

T 细胞来源于骨髓或胚肝淋巴样干细胞分化发育的早期 T 细胞系前体(early T lineage precursor,ETP),在胸腺中分化、发育、成熟。ETP 经血流输送至胸腺后,从胸腺的浅皮质区向深皮质区、髓质区移行,在由胸腺基质细胞、细胞外基质和细胞因子等组成的胸腺微环境作用下,不断分化发育,先后发生各种分化抗原和细胞受体的表达,并通过阳性选择和阴性选择过程,最终形成具有高度多样性并能有效区分"自我"与"非我"的 T 细胞库。成熟的 T 细胞由胸腺迁出,大部分通过皮髓质连接处的毛细血管后静脉进入血液,少数通过淋巴管入血。这些未接触抗原的成熟 T 细胞称为初始 T 细胞,其表面表达归巢受体,并趋化至外周淋巴器官中的胸腺依赖区定居;受到相应抗原刺激后,初始 T 细胞即发生活化、增殖,分化为效应 T 细胞(effector T cell,Teff)和记忆 T 细胞,并经血液—组织—淋巴—血液再循环,流经全身,并发挥相应的免疫功能。

(二)nTreg 的分化发育和迁移

1. nTreg 的分化发育

nTreg 和"主流"T 细胞发育的分叉发生在 T 细胞发育的哪个阶段,至今尚无定论。目前广泛接受的模型是胸腺细胞首先在 TCR 信号刺激下分化为 CD25$^+$Foxp3$^-$ 前体细胞,后经 IL-2 信号激发进一步发育为 CD25$^+$Foxp3$^+$ 功能成熟的 nTreg。因此,nTreg 在胸腺中的发育可分为两个阶段:①在 TCR 依赖阶段,表达对自身抗原具有中等亲和力 TCR 的胸腺细胞,分化为 CD4$^+$CD25$^+$Foxp3$^-$ 和 CD4$^+$CD25$^-$Foxp3^{low} 的 Treg 前体细胞;②在其后的 TCR 非依赖阶段,上述 Treg 前体细胞通过 IL-2 依赖的 STAT5 激活过程,介导 Foxp3 分子表达。

Treg 胸腺发育必需的三种信号:① TCR 依赖的 pMHC Ⅱ 配体识别;②共刺激配体 CD80/CD86 促发的 CD28 依赖信号;③感知 IL-2 促发的细胞因子信号。当未成熟 T 细胞在胸腺中进行阴性选择和阳性选择时，部分 CD4$^+$T 细胞因其 TCR 与 MHC Ⅱ 自身抗原肽复合物呈现高亲和力而结合、活化，在 TCR-CD28 双信号刺激下，表达 CD25 并获得其他特质，进而发育成为 CD4$^+$CD25$^+$Foxp3$^+$ 的 nTreg。IL-2 对 Treg 存活、Foxp3 和 CD25 的持续表达及其抑制功能均有重要影响。IL-2 激活的信号转导可活化 STAT5，活化的 STAT5 直接入核结合 Foxp3 的 CNS2，导致 CNS2 去甲基化，从而维持细胞分裂后 Foxp3 的表达。

来源于胸腺的 nTreg 是表型稳定的特异性 Treg 亚群，由于 nTreg 的 TCR 对自身抗原具有较高亲和力，因此可抑制针对自身组织抗原的异常免疫应答。胸腺中缺乏同源抗原的表达会破坏抗原特异性 Treg 的分化机制，导致相应抗原外周免疫耐受的缺失。

2. nTreg 的迁移

Treg 在不同组织间及组织内部的再循环使得其维持机体免疫耐受成为可能，但相关的迁移机制仍未阐明。有研究证实，Treg 表达涉及与传统 CD4$^+$T 细胞相似的归巢受体，但其向二级淋巴器官归巢的能力弱于传统 CD4$^+$T 细胞。在参与淋巴再循环之前，Treg 在淋巴结中的存留时间是传统 CD4$^+$T 细胞的 2 ~ 3 倍，且未参与再循环的 Treg 在表型、迁移能力及与树突状细胞相互作用的时间均不同于再循环中的 Treg。

鞘氨醇 1 磷酸 1（S1P1）参与 T 细胞胸腺迁出和淋巴归巢过程。在单阳性阶段后期，胸腺细胞开始表达 S1P1 受体（S1PR1），获得胸腺迁出能力。在淋巴结中，由于 S1P 表达梯度差异，使得传统 CD4$^+$T 细胞可顺 S1P 表达梯度迁移至淋巴窦，进行再循环。研究表明，静息 Treg（cTreg）表面表达 S1PR1，而效应 Treg（eTreg）表面 S1PR1 表达水平低下，提示静息 Treg 可根据淋巴结中的 S1P 表达梯度差异进行趋化迁移，并进入再循环，而效应 Treg 的再循环能力明显减弱。

（三）iTreg 的分化发育

iTreg 可以在不同的外周组织由不同因素诱导产生，如 iTreg 可以存在于慢性炎症组织、肿瘤组织、移植物组织，以及诱导口服耐受机体的肠系膜淋巴结中。目前还未完全阐明诱导 iTreg 的具体微环境，但现有的研究提示，TCR 信号、IL-2 和 TGF-β 等细胞因子参与并介导外周初始 CD4$^+$T 细胞向 iTreg 分化发育。iTreg 的功能主要是抑制针对非自身抗原的过度炎症反应。此外，iTreg 在器官移植免疫耐受中发挥重要作用。

（四）Tfr 和 Tfh 细胞的分化发育

滤泡调节性 T 细胞（follicular regulatory T cells，Tfr）和滤泡辅助性 T 细胞（follicular helper T cells，Tfh）是两种定居在淋巴滤泡的 T 细胞亚群。目前认为，Tfr 细胞来源于胸腺的天然 Treg（natural Treg，nTreg），而 Tfh 细胞由初始 CD4$^+$T 细胞分化形成。

在淋巴组织中，经抗原激活的 CD4$^+$T 细胞表达趋化因子受体 CXCR5，在趋化因子 CXCL13（CXCR5 配体）的作用下，从淋巴滤泡的 T 细胞区迁移至 B 细胞区，诱导生发中心的形成，并为同源 B 细胞提供必需的存活、增殖和活化信号，促使大量高亲和力抗体和记忆性 B 细胞的生成。鉴于这些 CXCR5 阳性的 CD4$^+$T 细胞能够进入 B 细胞滤泡区，具有辅助 B 细胞的功能，因此被命名为 Tfh 细胞。Bcl-6 是调控初始 T 细胞分化为 Tfh 的转录因子，而 IL-21 和 IL-6 是诱导 Tfh 分化发育的关键细胞因子。

Tfr 细胞可负向调控体液免疫的中心轴"Tfh-B 细胞—抗体"，在维持正常体液免疫应答的同时，防止抗体介导的自身免疫病的发生。nTreg 是如何分化形成的 Tfr 细胞，目前尚未完全阐明。有研究认为，在 PD-1 和 ICOS 等分子的调控作用下，Treg 获得向 Tfr 细胞分化的信号，并诱导转录因子 Bcl-6 及趋化因子受体 CXCR5 的表达，使得 Tfr 细胞初步活化并进入 B 细胞滤泡区，在生发中心最终分化为功能成熟的 Tfr 细胞。国内学者刘新东等发现，Tfh 细胞可通过 SOSTDC1 促进 Tfr 细胞分化，负反馈调节抗体的产生。

四、Treg 功能

Treg 通过多种机制发挥其免疫抑制功能，包括通过共抑制分子调节抗原提呈细胞的功能、产生抑制性细胞因子、营养剥夺、IL-2 耗竭及细胞毒性作用等。Treg 的免疫抑制作用为非抗原特异性，也无 MHC 限制性。此外，Treg 还可通过释放生长因子促进组织修复。

（一）共抑制分子的作用

Treg 结构性表达共抑制分子 CTLA-4，CTLA-4 可与共刺激分子 CD28 竞争性结合树突状细胞（DC）表面的 CD80/CD86 分子，诱导 DC 对 CD80/CD86 的内吞，阻断并下调其在 DC 表面的表达，限制 DC 向初始 T 细胞提供协同刺激作用，导致 T 细胞共刺激信号缺失，从而抑制其活化。Treg 表面的 CTLA-4 同 DC 表面的 CD80/CD86 分子相互作用，还可诱导 DC 表达吲哚胺双氧合酶（IDO），调控色氨酸代谢，进而抑制 DC 对效应 T 细胞的活化作用。Treg 表面的 LAG-3 分子与未成熟 DC 细胞表面的 MHC Ⅱ 分子结合，使得 DC 停留在未成熟状态，失去抗原提呈能力。Nrp-1 持续在 Treg 表面表达，Nrp-1 能够使 Treg 和未成熟 DC 保持长时间结合，阻止 DC 与效应细胞的接触和相互作用，减弱其抗原提呈能力。Treg 表面表达的共抑制分子 TIGIT 与 DC 结合，可介导 IL-10 和 TGF-β 的产生。

（二）产生抑制性细胞因子

Treg 分泌抑制性细胞因子 IL-10、TGF-β 和 IL-35，进而抑制效应 T 细胞增殖及致炎性细胞因子产生。

IL-10 是介导 Treg 发挥免疫抑制作用的细胞因子，且 IL-10 对 Treg 的分化发育及维持其 Foxp3 的表达发挥重要作用。IL-10 通过与 Th17 细胞表面的 IL-10 受体 α 结合，直接调控 Th17 细胞介导的免疫应答。

TGF-β 可诱导 Treg 产生及维持 Treg 的体内稳态，但其作为一种免疫抑制因子的作用仍存在争议。TGF-β 主要通过激活下游的 Smad 信号通路，上调 Foxp3 表达，进而诱导 Treg 分化，但其亦参与包括 Th17 细胞在内的其他 T 细胞亚型的分化发育。目前认为 TGF-β 可诱导初始 CD4$^+$T 细胞分化发育为 iTreg，而 iTreg 又可分泌大量的 TGF-β，并高表达以糖蛋白 A 为主的重复序列（glycoprotein A repetitions predominant，GARP）和 αv 整合素。GARP 是一种富含亮氨酸重复序列的跨膜蛋白，可捕获 TGF-β，并与 αv 整合素共同激活 TGF-β。活化态的 TGF-β 以自分泌或旁分泌的形式作用于 iTreg 或其他"旁观"免疫细胞。

IL-35 属于 IL-12 家族成员，是一种二聚体蛋白，由 IL-12α、Ebi3 两个亚基组成，具有抗炎和免疫抑制活性，是介导 Treg 免疫抑制功能的重要细胞因子。IL-35 由 Treg 组成性分泌，可抑制包括 Th17 细胞在内的效应 T 细胞增殖，并可诱导 Treg 扩增，对于 Treg 功能的发挥是必需的。

（三）IL-2 耗竭

Treg 组成性高表达 CD25（IL-2 受体 α 链），与 β 链和 γ 链形成高亲和力的 IL-2 受体，高亲和力的 IL-2 受体与 IL-2 结合导致 IL-2 耗竭，从而降低了 IL-2 与效应 T 细胞的结合，使得效应 T 细胞的增殖和存活受抑。有研究指出，Foxp3$^+$Treg 可能通过与传统效应 T 细胞竞争性消耗 IL-2，抑制效应 T 细胞的增殖，最终导致效应 T 细胞发生由促凋亡因子 Bim 介导的细胞凋亡。

（四）营养剥夺

Treg 高表达 CD39 和 CD73 分子。CD39 是一种膜型三磷酸核苷二磷酸水解酶，CD73 是一种膜型 -5'-核苷酸酶。细胞外的 ATP 首先由 CD39 降解为 AMP，再进一步由 CD73 裂解为腺苷。腺苷通过与效应 T 细胞和 APC 细胞表面的腺苷受体 A2A 结合，下调 NF-κB 信号转导，抑制效应性细胞因子和趋化因子的产生。此外，腺苷酸环化酶能够催化环磷酸腺苷（cAMP）形成，腺苷与靶细胞表面受体结合，活化靶细胞内的腺苷酸环化酶，使得胞内 cAMP 浓度升高，激活下游 cAMP 直接激活蛋白（EPAC）通路和蛋白酶 A（PKA）通路，抑制靶细胞增殖。CD39-CD73- 腺苷通路是 Treg 发挥免疫抑制功能的重要途径。

（五）细胞毒性作用

Treg 活化后，可释放颗粒酶 A/B 和穿孔素，介导细胞毒性作用，诱导 APC 细胞、CD4$^+$/CD8$^+$T 细胞和 NK 细胞等靶细胞的溶解和凋亡。

（六）促进组织修复

Treg 可通过释放生长因子促进组织修复过程。在中枢神经系统，Treg 不仅可通过分泌 IL-10 抑制炎症反应，还可分泌生长蛋白 CCN3，从而促进少突胶质细胞分化和神经元髓鞘再生。在皮肤损伤愈合过程中，Treg 通过表达 Jagged-1（Notch 受体的配体），促进伤口愈合。Treg 亦参与肌肉损伤修复过程，可直接作用于骨骼肌实质细胞促进组织修复，通过分泌双调蛋白与肌卫星细胞相互作用，促进骨骼肌再生。在组织损伤修复过程中，IL-33 作为一种内源性危险信号，通过作用于 Treg 的 ST2 受体，趋化诱导 Treg 至多种组织损伤部位，包括肌肉、皮肤及中枢神经系统等。

在心肌缺血梗死模型中，特定表型的 Treg 可调控损伤局部组织中巨噬细胞从促炎 M1 亚型向抗炎 M2 亚型极化，并抑制浸润至梗死部位的中性粒细胞的致炎功能，降低炎性因子 IL-6 和 TNF-α 水平，减轻间质纤维化和心肌凋亡，促进心肌修复过程。此外，目前的研究亦提示，Treg 在肺脏、肝脏、肾脏等组织损伤修复过程中也发挥保护作用。

五、Treg 研究领域的重要科学问题

随着对 Treg 研究的深入，其功能特点不断被揭示，包括 Treg 谱系和功能的不稳定性、可塑性、亚型异质性和组织特异性。

（一）不稳定性

转录因子 Foxp3 的稳定表达在维持 Treg 功能中发挥关键作用。在某些条件下，Foxp3 蛋白表达水平发生改变，导致 Treg 谱系和功能的不稳定性。

目前已知多种因素可影响 Treg 谱系和功能稳定，包括 Foxp3 转录水平调控、表观遗传学修饰及翻译后修饰等。①转录水平的调控：TCR 及下游信号，包括 PI3K/Akt/mTOR、IL-2、TGF-β/Smad、Notch/NF-κB、IFN-γ/IRF 等多条信号通路均参与了 Foxp3 转录水平的调控。②表观遗传水平的调控：Foxp3 基因位点的甲基化，尤其是 CNS2 位点的低甲基化水平与 Foxp3 功能稳定相关；*Foxp3* 基因染色质上组蛋白的乙酰化表观遗传修饰可促进 Foxp3 蛋白的稳定表达；miRNA 是由内含子基因表达的非编码 RNA，目前的研究提示，可调控 Treg 稳定性的 miRNA 包括 Dicer、Drosha、miR-10、miR-155、miR-15a-16、miR-210 等，其中部分 miRNA 可正向调节 Treg 的抑制功能，而一些 miRNA 则可负向调控 Treg 功能。③翻译后修饰：Foxp3 的转录活性可通过翻译后修饰进行微调，包括泛素化、乙酰化、

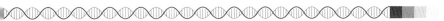

磷酸化、甲基化，以及氧连 -N- 乙酰氨基葡萄糖（O-linked N-acetylglucosamine，O-GlcNAc）糖基化等。其中，Foxp3 蛋白的多聚泛素化修饰和基于蛋白酶体的降解可抑制 Treg 功能，而 Foxp3 蛋白的乙酰化水平增高可避免蛋白酶体介导的降解过程，并增加 Foxp3 蛋白的表达水平；磷酸化反应可发生于蛋白质的丝氨酸、苏氨酸和酪氨酸残基，Foxp3 蛋白的磷酸化修饰可以正向或负向调控 Treg 功能；甲基化修饰主要发生于精氨酸残基，Foxp3 蛋白甲基化可促进 Treg 的免疫抑制功能；O-GlcNAc 糖基化修饰发生于丝氨酸和苏氨酸残基，Foxp3 蛋白的 O-GlcNAc 糖基化修饰通过对抗泛素化作用，稳定 Foxp3 蛋白，维持 Treg 功能。

（二）可塑性

在某些特定的微环境中，Treg 可由生理性抗炎表型转化为病理性促炎表型，并失去正常的免疫抑制功能，称为 Treg 的可塑性。目前的研究证实，在炎性因子微环境中，Treg 可表达促炎细胞因子，获得辅助性 T 细胞（Th）表型，如 Th1-like Treg 表达 Th1 特异性转录因子 T-bet，并分泌 IFN-γ；Th2-like Treg 上调转录因子 IRF4 和 Gata-3 的表达，并分泌 IL-4 和 IL-13；由 IL-1β 和 IL-6 介导的 Th17-like Treg 表达 STAT3 和 ROR-γt 增加，并分泌 IL-17。此类 Treg 的免疫抑制功能受抑制，但仍维持 Foxp3 的表达。

在大多数情况下，尽管 Th-like Treg 获得效应 T 细胞的功能，但其 TSDR Foxp3 基因位点仍表现为去甲基化状态，提示此类细胞表型和功能状态可能呈可逆性。目前的研究旨在阐明在特定的自身免疫病中，驱动 Treg 可塑性的信号通路，并利用细胞的可塑性治疗人类相关疾病，以及 Treg 可塑性在自身免疫相关疾病中的作用。

（三）亚型异质性

Treg 具有表型和功能的异质性，不同的 Treg 亚型与不同的组织部位和炎症条件相关。随着研究深入，更多的特异性表面受体分子被鉴定出来，用于识别不同的 Treg 亚型。

$CD4^+CD25^+Foxp3^+$Treg 是以维持机体自身免疫耐受为"本职工作"的来源于胸腺的专职免疫调节细胞。$CD4^+CD25^+CD127^{low/-}$T 细胞是目前 Treg 体外功能研究中常见的识别鉴定标记。CTLA-4 和 GITR 高表达在 Treg 表面，CD39 和 CD73 亦高表达于 Treg，且参与免疫抑制功能的发挥，部分研究采用上述分子标记 Treg。转录因子 Helios 和 Nrp-1 分子表达于胸腺来源的 $Foxp3^+$Treg，可作为 nTreg 的标记。但亦有研究提示，人类活化态的 T 细胞表达 Nrp-1，而人 Treg 并不表达 Nrp-1。LAG-3 是与 Treg 抑制功能密切相关的表面分子，也常用于标记 Treg。

（四）组织特异性

在生理或某些病理条件下，Treg 可驻留在不同的组织，如脂肪、肠道、皮肤、肝脏及炎性滑膜等组织中，且不同组织中 Treg 表型和功能均有差异，表现为 Treg 的组织特异性。组织 Treg 大多来源于胸腺，执行非免疫功能，在维持组织稳态和伤口修复中发挥作用，包括维持自身免疫环境下的组织稳态。组织 Treg 表达组织特异性的转录因子和细胞介质，提示局部的组织微环境激发此类 Treg 亚型的分化，但具体的分子机制仍有待探索。有研究表明，组织驻留 Treg 均表达 KLRG1 和 ST2 分子。此外，骨免疫学的研究提示，Treg 通过 CTLA-4 抑制破骨细胞的分化，同时也有体内实验证明，Treg 对局部及全身骨质破坏具有一定的保护效应。在肠道组织中，Treg 通过分泌 IL-10 抑制共生菌群的免疫反应，调节肠道菌群的组成及功能，并直接或间接作用于肠道干细胞，影响肠道上皮屏障。

（牛红青）

参考文献

[1] SAKAGUCHI S, MIKAMI N, WING J B, et al. Regulatory T cells and human disease. Annu Rev Immunol, 2020, 38: 541-566.

[2] HU W, WANG Z M, FENG Y, et al. Regulatory T cells function in established systemic inflammation and reverse fatal autoimmunity. Nat Immunol, 2021, 22 (9): 1163-1174.

[3] 曹雪涛, 何维. 医学免疫学. 3 版. 北京: 人民卫生出版社, 2015.

[4] MAHMUD S A, MANLOVE L S, FARRAR M A. Interleukin-2 and STAT5 in regulatory T cell development and function. Jakstat, 2013, 2 (1): e23154.

[5] KIEBACK E, HILGENBERG E, STERVBO U, et al. Thymus-derived regulatory T cells are positively selected on natural self-antigen through cognate interactions of high functional avidity. Immunity, 2016, 44 (5): 1114-1126.

[6] KOLIOS A G A, TSOKOS G C, KLATZMANN D. Interleukin-2 and regulatory T cells in rheumatic diseases. Nat Rev Rheumatol, 2021, 17 (12): 749-766.

[7] MISHRA S, SRINIVASAN S, MA C, et al. CD8$^+$ regulatory T cell - a mystery to be revealed. Front Immunol, 2021, 12: 708874.

[8] SAVAGE P A, KLAWON D E J, MILLER C H. Regulatory T cell development. Annu Rev Immunol, 2020, 38: 421-453.

[9] SINGH K, HJORT M, THORVALDSON L, et al. Concomitant analysis of Helios and Neuropilin-1 as a marker to detect thymic derived regulatory T cells in naïve mice. Sci Rep, 2015, 5: 7767.

[10] HUANG W, SOLOUKI S, CARTER C, et al. Beyond type 1 regulatory T cells: co-expression of LAG3 and CD49b in IL-10-producing T cell lineages. Front Immunol, 2018, 9: 2625.

[11] OKAMURA T, YAMAMOTO K, FUJIO K. Early growth response gene 2-expressing CD4 (+) LAG3 (+) regulatory T cells: the therapeutic potential for treating autoimmune diseases. Front Immunol, 2018, 9: 340.

[12] BOLLYKY P L, WU R P, FALK B A, et al. ECM components guide IL-10 producing regulatory T-cell (TR1) induction from effector memory T-cell precursors. Proc Natl Acad Sci USA, 2011, 108 (19): 7938-7943.

[13] SMIGIEL K S, RICHARDS E, SRIVASTAVA S, et al. CCR7 provides localized access to IL-2 and defines homeostatically distinct regulatory T cell subsets. J Exp Med, 2014, 211 (1): 121-136.

[14] REN J, HAN L, TANG J, et al. Foxp1 is critical for the maintenance of regulatory T-cell homeostasis and suppressive function. PLoS Biol, 2019, 17 (5): e3000270.

[15] VIEYRA-LOBATO M R, VELA-OJEDA J, MONTIEL-CERVANTES L, et al. Description of CD8 (+) Regulatory T Lymphocytes and Their Specific Intervention in Graft-versus-Host and Infectious Diseases, Autoimmunity, and Cancer. J Immunol Res, 2018, 2018: 3758713.

[16] SAXENA V, LAKHAN R, IYYATHURAI J, et al. Mechanisms of exTreg induction. Eur J Immunol, 2021, 51 (8): 1956-1967.

[17] JIN X, XU Q, PU C, et al. Therapeutic efficacy of anti-CD19 CAR-T cells in a mouse model of systemic lupus erythematosus. Cell Mol Immunol, 2021, 18 (8): 1896-1903.

[18] MUÑOZ-ROJAS A R, MATHIS D. Tissue regulatory T cells: regulatory chameleons. Nat Rev Immunol, 2021, 21 (9): 597-611.

[19] LEE J, KIM D, MIN B. Tissue resident Foxp3$^+$ regulatory T cells: sentinels and saboteurs in health and disease. Front Immunol, 2022, 13: 865593.

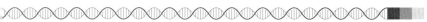
[20] TONG A A, FORESTELL B, MURPHY D V, et al. Regulatory T cells differ from conventional CD4$^+$T cells in their recirculatory behavior and lymph node transit times. Immunol Cell Biol, 2019, 97（9）: 787-798.

[21] WU X, WANG Y, HUANG R, et al. SOSTDC1-producing follicular helper T cells promote regulatory follicular T cell differentiation. Science, 2020, 369（6506）: 984-988.

[22] WING J B, KITAGAWA Y, LOCCI M, et al. A distinct subpopulation of CD25- T-follicular regulatory cells localizes in the germinal centers. Proc Natl Acad Sci USA, 2017, 114（31）: E6400-E6409.

[23] KOENIG A, VAETH M, XIAO Y, et al. NFATc1/αA and Blimp-1 support the Follicular and effector phenotype of tregs. Front Immunol, 2022, 12: 791100.

[24] 刘莉，续珊，焦沃尔，等. 调节性 T 细胞亚群的分化机制与功能研究进展. 中华耳鼻咽喉头颈外科杂志，2021，56（5）: 522-527.

[25] 刘新东，吴鑫. 滤泡调节性 T 细胞分化的作用机制. 第三军医大学学报，2020，42（24）: 2355-2357.

[26] SCHEINECKER C, GÖSCHL L, BONELLI M. Treg cells in health and autoimmune diseases: New insights from single cell analysis. J Autoimmun, 2020, 110: 102376.

[27] QURESHI O S, ZHENG Y, NAKAMURA K, et al. Trans-endocytosis of CD80 and CD86: a molecular basis for the cell-extrinsic function of CTLA-4. Science, 2011, 332（6029）: 600-603.

[28] BAYATI F, MOHAMMADI M, VALADI M, et al. The therapeutic potential of regulatory t cells: challenges and opportunities. Front Immunol, 2020, 11: 585819.

[29] CLOUGH J N, OMER O S, TASKER S, et al. Regulatory T-cell therapy in Crohn's disease: challenges and advances. Gut, 2020, 69（5）: 942-952.

[30] CHINEN T, KANNAN A K, LEVINE A G, et al. An essential role for the IL-2 receptor in T（reg）cell function. Nat Immunol, 2016, 17（11）: 1322-1333.

[31] CHRISTIANSEN D, MOUHTOURIS E, HODGSON R, et al. Antigen-specific CD4（+）CD25（+）T cells induced by locally expressed ICOS-Ig: the role of Foxp3, Perforin, Granzyme B and IL-10 - an experimental study. Transpl Int, 2019, 32（11）: 1203-1215.

[32] MOREAU J M, VELEGRAKI M, BOLYARD C, et al. Transforming growth factor-β1 in regulatory T cell biology. Sci Immunol, 2022, 7（69）: eabi4613.

[33] 黄一可，张正华，韩凌. 调节性 T 细胞 CD39-CD73- 腺苷通路研究进展. 国际免疫学杂志，2018，41（3）: 315-321.

[34] CAMPBELL C, RUDENSKY A. Roles of regulatory T cells in tissue pathophysiology and metabolism. Cell Metab, 2020, 31（1）: 18-25.

[35] 陈坤威，童亚林，姚咏明. 调节性 T 细胞在组织损伤修复中的作用及其调控机制研究进展. 中华烧伤杂志，2019，35（11）: 828-832.

[36] DIKIY S, LI J, BAI L, et al. A distal Foxp3 enhancer enables interleukin-2 dependent thymic Treg cell lineage commitment for robust immune tolerance. Immunity, 2021, 54（5）: 931-946.

[37] 宋美雪，徐雯. 影响调节性 T 细胞稳定性的主要因素. 国际免疫学杂志，2020，43（6）: 683-690.

[38] DOMINGUEZ-VILLAR M, HAFLER D A. Regulatory T cells in autoimmune disease. Nat Immunol, 2018, 19（7）: 665-673.

第二节　自身免疫耐受与 Treg

免疫耐受（immune tolerance）是机体免疫系统对特定抗原成分的"免疫无应答"或"免疫负应答"状态，是免疫系统的重要功能组成，可天然形成，也可后天获得。免疫耐受具有高度特异性，即机体只对特定的抗原不应答，对不引起耐受的抗原，仍能进行良好的免疫反应。因此，免疫耐受不同于免疫缺陷或免疫抑制所致的非特异性免疫低反应或无反应状态。免疫耐受与多种疾病的发生、发展及转归密切相关。

自身免疫耐受是机体免疫系统对自身组织抗原的免疫无应答状态。自身组织抗原的生理性免疫耐受被打破，是自身免疫病发生的根本原因。在临床实践中，对于自身免疫病，希望能够通过重建对自身组织抗原的生理性耐受，从而促进免疫稳态和疾病恢复。调节性 T 细胞作为重要的适应性免疫细胞，通过负向免疫调控作用，参与维持机体自身组织耐受和免疫稳态。

一、免疫耐受的分类

（一）先天免疫耐受和获得性免疫耐受

在免疫系统发育成熟前，若胚胎期接触了某种抗原，出生后再次遇到相同抗原时，表现为对该抗原的特异性无应答状态，称为先天免疫耐受。机体免疫系统在胚胎期接触了某些自身组织抗原后，产生对自身组织抗原的免疫无反应性，称为自身免疫耐受。在出生后或机体免疫系统发育成熟后，通过改变抗原性状、剂量或免疫途径等诱导产生的针对某种抗原的免疫耐受，称为后天免疫耐受或获得性免疫耐受，如人工注射某种抗原后诱导的获得性免疫耐受。先天免疫耐受为天然形成，而后天免疫耐受则多为病原感染或人工诱导形成。后天形成的免疫耐受可持续一段时间，部分耐受现象可能会随着诱导因素的消失而逐渐解除，并重新恢复对相应抗原的免疫应答能力。

（二）中枢耐受和外周耐受

免疫耐受按照形成时期和免疫器官的不同，可分为中枢耐受和外周耐受。中枢耐受是指在胚胎期及出生后，T 细胞、B 细胞在中枢免疫器官发育过程中（T 细胞、B 细胞未成熟时），接触自身抗原所形成的耐受；外周耐受是指成熟的 T 细胞、B 细胞遇到内源性（自身）或外源性（非我）抗原所形成的耐受。

（三）完全免疫耐受和部分免疫耐受

机体对耐受原的刺激，既不产生细胞免疫应答，也无体液免疫应答，称为完全免疫耐受；如机体仅对耐受原表现出低水平的细胞免疫应答或体液免疫应答，称为部分免疫耐受或不完全免疫耐受。细胞免疫耐受因 T 细胞耐受所致，而体液免疫耐受的形成则既可能因 T 细胞耐受所致，也可能因 B 细胞耐受所致。

二、免疫耐受的特性

免疫耐受的类型多样，但其基本特点是对特异性抗原的低反应或无反应状态。这种免疫低反应或无反应表现为抗原特异性、记忆性、诱导性、转移性。

（一）抗原特异性

抗原特异性是指机体仅对诱导免疫耐受的某一特定抗原无反应，而对其他抗原仍保持正常的免疫应答能力。因此，免疫耐受不同于免疫抑制和免疫缺陷所致的非特异性免疫无反应状态。免疫耐受是

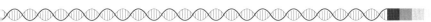

抗原特异性的免疫无应答状态；而抗原非特异性的免疫无应答为免疫抑制；对所有抗原缺乏全部或某一特定类型的免疫应答为免疫缺陷。

（二）记忆性

形成免疫记忆是适应性免疫应答的主要特征之一，也是获得性免疫的重要组成部分，可使机体在再次遇到初次致敏抗原后发生快速有效的免疫反应。免疫记忆由特化的记忆细胞完成，对于机体适应环境、抵御病原微生物入侵具有重要意义。免疫耐受与免疫应答一样，具有记忆性。免疫耐受的记忆性与记忆细胞、耐受原的存在密切相关。CD45RO 是免疫记忆细胞的标记分子。CD8$^+$CD122$^+$T 细胞具有中央记忆型 T 细胞（central memory T cell，Tcm）的表型特征（CD45RA$^-$CD62L^{high}CCR7$^+$），可抑制自身免疫反应和异源性免疫反应，被认为是一群记忆性 Treg。

（三）诱导性

免疫耐受是特异性抗原诱导机体免疫系统发生免疫应答的结果，因此所有的免疫耐受均为抗原物质诱导后产生。后天免疫耐受是由于病原微生物感染或人为给予抗原诱导产生，而先天免疫耐受虽然发生于免疫系统成熟前，但也是在抗原诱导后产生。

（四）转移性

免疫耐受的细胞学基础是 T 细胞和（或）B 细胞对特异性抗原的免疫无反应状态。这些对特定抗原的无反应状态可通过耐受性的 T 细胞、B 细胞转移给非免疫耐受的个体。免疫耐受的转移性可通过实验进行验证。

三、免疫耐受形成的机制及进展

机体免疫系统具有识别"自我"和"非我"抗原物质的能力，以保护自身组织免受免疫系统的攻击。这种对自身组织抗原的免疫耐受主要发生于中枢免疫器官。按照发生部位的不同，将免疫耐受分为中枢耐受和外周耐受。中枢耐受发生在中枢免疫器官，是指胚胎期或新生儿期未成熟的免疫细胞在胸腺或骨髓接触自身抗原后所形成的耐受；外周耐受则发生在外周淋巴器官，是指成熟的 T 细胞、B 细胞在外周组织接触内源性或外源性抗原后，所产生的免疫无应答状态。介导免疫耐受的细胞主要是 T 淋巴细胞和 B 淋巴细胞。

（一）中枢免疫耐受形成的机制及研究进展

造血前体细胞分别在胸腺和骨髓发育并分化为 T 细胞和 B 细胞。在输出到外周前，新近产生的、尚未完全成熟的淋巴细胞经历复杂的阴性选择过程，主要借助克隆清除机制建立对自身组织抗原的耐受。中枢免疫耐受机制对防止自身免疫反应的发生至关重要。发育中的 T 细胞、B 细胞自身缺陷或胸腺及骨髓微环境中基质细胞缺陷均可能导致阴性选择发生障碍，使得个体出生后易患自身免疫病。

1. T 细胞中枢免疫耐受

T 细胞在胸腺微环境的发育过程中，编码 TCR 的 V 区基因片段发生随机重排，产生能够识别不同抗原的 TCR，其中包括可识别自身抗原的 TCR，此类 TCR 与微环境基质细胞表面表达的自身抗原肽 -MHC 分子复合物呈高亲和力结合时，将导致细胞程序性死亡，使得自身反应性 T 细胞的克隆被清除。此为 T 细胞胸腺内发育过程中的阴性选择。T 细胞中枢耐受异常与自身免疫病的发生密切相关。

诱导胸腺中发生克隆清除的抗原是体内各组织细胞普遍存在的自身抗原，其亦表达在胸腺的基质细胞，通过克隆清除机制诱导自身反应性淋巴细胞的凋亡。而针对某些组织特异性自身抗原应答的淋巴细胞克隆清除过程与自身免疫调节因子（autoimmune regulator，AIRE）有关。作为一种转录调控分子，AIRE 可促使多种原本仅在外周组织表达的组织特异性自身抗原，如胰岛素、甲状腺球蛋白、腮腺组织蛋白等在胸腺髓质区上皮细胞异位表达。这些异位表达的组织特异性自身抗原可诱导自身反应性 T 细胞的凋亡和克隆清除。*AIRE* 基因缺陷导致髓质上皮细胞不能表达外周组织特异性抗原，使得相应的自身反应性 T 细胞克隆得以逃脱阴性选择，进入外周，导致自身免疫病的发生。有文献报道，雌性个体的胸腺髓质区上皮细胞 AIRE 表达水平低于雄性个体，其中雌激素在 AIRE 的表达中发挥重要作用，部分解释了女性易发自身免疫病的原因和机制。

此外，有研究提示，AIRE 在外周组织器官亦有表达，通过调节 TLR 表达和 APC 细胞的功能状态，介导 T 细胞耐受和分化，参与外周免疫耐受。

2. B 细胞中枢免疫耐受

B 细胞发育过程中的阴性选择机制促进中枢免疫耐受的形成。未成熟 B 细胞表面表达功能性 BCR 复合物 mIgM-Igα/Igβ，当这类细胞与自身抗原呈高亲和力时，可诱导相应细胞克隆的凋亡和清除。此外，部分自身反应性 B 细胞在受到自身抗原刺激后，可发生受体编辑，重启 *Ig* 基因重排，表达新的轻链基因，改变 BCR 的抗原特异性，使得相应 B 细胞克隆不再对自身抗原产生应答，从而形成免疫耐受。正常情况下，受体编辑仅限于骨髓中未成熟 B 细胞，这可能与骨髓微环境所提供的某种独特信号有关。受体编辑主要发生在轻链，偶尔也会涉及重链。

与克隆清除不同，受体编辑使得 B 细胞有机会进行自我修正，避免凋亡的命运，从而提高 B 细胞的生成效率。同时，这一机制也进一步增加了 BCR 的多样性。此外，受体编辑虽然可以改变 BCR 特异性，但该过程并不能删除早先已经产生的自身反应性重链或轻链基因，此类 B 细胞可能具有不止一种抗原特异性。在某些条件下，被沉默的自身反应性重链或轻链基因可能再次表达，从而引发自身免疫病的发生。

总之，T 细胞、B 细胞的中枢免疫耐受机制使得自身反应性细胞克隆在发育阶段被清除。如果胸腺和骨髓微环境基质细胞缺陷、阴性选择功能障碍，易导致出生后自身免疫病的发生。出生后，T 细胞和 B 细胞的发育仍在进行，对自身抗原应答的不成熟 T 细胞、B 细胞的克隆清除亦在进行。如果出生后胸腺和骨髓微环境基质细胞缺陷、阴性选择障碍，则自身免疫病的发生概率增加。

（二）外周耐受

在成人个体的外周免疫器官中，存在具有潜在自身反应性的淋巴细胞。这些在中枢免疫耐受机制中未能完全克隆清除的自身反应性 T 细胞、B 细胞克隆，可通过外周免疫耐受机制在外周免疫器官被清除或使其丧失相应的功能。这也是机体免疫自稳的重要机制。

1. 免疫忽视和克隆失能

如果自身反应性 T 细胞、B 细胞的 TCR/BCR 对组织特异性自身抗原的亲和力较低，或自身抗原表达水平很低，则不能有效活化相应的初始 T 细胞、B 淋巴细胞，称为免疫忽视。处于免疫忽视状态的自身反应性细胞克隆与相应组织特异性抗原并存，在正常情况下，不引起自身免疫病的发生。在某些情况下，自身抗原水平或共刺激信号强度发生显著改变，这类潜在的自身反应性细胞克隆可从免疫忽视状态转变为免疫应答状态。如某些感染的病原体与自身抗原存在"分子模拟"现象，可促使 APC 活化，诱导免疫应答，产生效应 T 细胞，进而导致自身组织细胞的损伤；或在某些病原体感染时，Th 细胞被旁路活化，产生相应的细胞因子，使得呈免疫忽视状态的自身反应性 B 细胞被活化，产生相应的自身抗体，导致自身免疫病的发生。随着感染的控制和消失，APC 或 Th 细胞不再活化，这类自身反应性 T 细胞、B 细胞恢复至静止的免疫忽视状态。

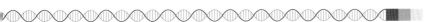

在外周免疫器官，成熟的 T 细胞、B 细胞不能对相应的特异性抗原产生正向免疫应答，发挥相应的免疫效能，称为克隆失能。其核心是 T 细胞、B 细胞不能被有效地活化。常见于无共刺激信号，或抑制性分子 CTLA-4 与 B7 结合，使得 T 细胞在接触抗原后不能获得有效的第二刺激信号，从而不能充分活化，导致细胞失能。

2. 抑制性免疫细胞的调节作用

有多种免疫调节细胞在免疫耐受的形成和维持中发挥作用。其中 Treg 是重要的负向免疫调节细胞，包括在胸腺中分化发育的 nTreg 和在外周诱导产生的 iTreg。nTreg 一般通过细胞与细胞间直接接触发挥免疫抑制作用，而 iTreg 则主要通过分泌 IL-10、TGF-β、IL-35 等细胞因子发挥免疫抑制功能。

此外，近年来还发现多种其他类型的免疫调节细胞，如调节性 B 细胞、调节性 DC、髓源性抑制细胞等，这些细胞在外周免疫耐受维持中亦发挥一定的作用。调节性 B 细胞主要通过分泌抑制性细胞因子 IL-10、TGF-β 或与其他细胞相互作用发挥免疫调节作用，可抑制效应 T 细胞的增殖和炎性细胞因子分泌，并促进 Treg 分化。调节性 DC 可诱导 Treg 的生成。在稳态条件下，分布于肠道黏膜固有层的 $CD103^+DC$ 可迁移至肠黏膜上皮层，捕获肠腔内的致耐受性抗原，随后迁移至肠系膜淋巴结，提呈抗原给初始 $CD4^+T$ 细胞，并诱导其分化发育为 $Foxp3^+Treg$。髓源性抑制细胞来源于未成熟髓系细胞，是一群形态、表型和功能多样的异质性细胞群，可通过直接接触及分泌细胞因子等方式抑制 T 细胞介导的免疫反应。

3. 负向免疫分子的调节作用

在免疫应答过程中，受抗原刺激活化的免疫细胞表达新的膜蛋白分子（CTLA-4、CD95L）或分泌一些细胞因子（TNF、LT、TGF-β），在增殖分化、发挥效应功能的同时，能诱导活化的免疫细胞凋亡或功能抑制，进而负向调节免疫反应，维持机体免疫平衡和自身耐受。如果这些负性调控分子表达不足或缺陷，可破坏免疫耐受，导致自身免疫病。CD5 作为负性调控分子，对胸腺细胞的 TCR 信号通路和 $CD5^+B$ 淋巴细胞的 BCR 信号通路发挥负向调控作用。CD5 高表达于无能状态的 B 细胞。共刺激分子中的负性调控分子 CTLA-4 和 PD-1 表达或功能缺陷，均易导致自身免疫病。

亦有学者将这些发挥负向免疫调控作用、参与免疫耐受的共抑制分子称为免疫检查点（immune checkpoints，ICP）分子。免疫检查点调控主要包括抑制性免疫受体及其配体。受体多表达在免疫细胞表面，而配体可表达于免疫细胞或非造血细胞。当 ICP 中的配体和受体相结合，该 ICP 倾向于转导抑制性信号，同时，表达 ICP 受体的细胞转变为免疫抑制模式。

抑制性免疫受体通过免疫受体酪氨酸相关的抑制性基序来转导其抑制信号，所募集的下游磷酸酶或激酶，如酪氨酸蛋白激酶的活性减弱，甚至能消除刺激性信号，以此达到抑制免疫反应的目的。目前已发现的常见的 ICP 有程序性死亡分子 1（programmed death-1，PD-1）、CTLA-4、B/T 淋巴细胞衰减因子（B and T cell lymphocyte attenuator，BTLA）、T 细胞免疫球蛋白和黏蛋白分子 3（T-cell immunoglobulin domain and mucin domaincontaining molecule-3，TIM-3）、T 细胞免疫球蛋白和免疫受体酪氨酸抑制性基序结构域（T-cell immunoglobulin and immunoreceptor tyrosine-based inhibitory motif domain，TIGIT）、T 细胞活化的 V 结构域 Ig 抑制因子（V-domain Ig suppressor of T cell activation，VISTA）、淋巴细胞活化基因 3（lymphocyte activation gene 3，LAG-3）和 CD200。ICP 在维持免疫耐受和阻断自身免疫紊乱中的重要性已经在多种动物模型和部分人类疾病治疗中得到证实。

4. 生理条件下免疫隔离部位的免疫耐受

机体某些特殊部位，如脑、男性睾丸、胎盘及眼的前房等，为免疫隔离部位。在生理条件下，免疫隔离部位的细胞不能随意穿过屏障，进入淋巴循环和血液循环；反之，免疫效应细胞亦不能随意进入这些隔离部位。此外，隔离部位存在抑制性细胞因子，如TGF-β、IL-10等，或通过表达PD-1配体，抑制致炎性T细胞的应答和功能。

免疫隔离部位中表达组织特异性抗原的细胞几乎没有机会活化自身反应性T细胞克隆，因此这类自身反应性T细胞克隆处于免疫忽视状态。在某些特殊情况下，如外伤或感染等原因，导致隔离部位中的抗原成分释放出来，可诱导机体产生特异性免疫应答，使之成为自身免疫反应攻击的靶点，如交感性眼炎。

胎盘亦为免疫豁免部位。除了血胎屏障的物理性隔离外，还有其他多种因素参与母胎耐受的建立和维持。绒毛膜滋养层细胞高表达人类白细胞抗原-G（human leukocyte antigen-G，HLA-G），与NK细胞或杀伤性T细胞表面抑制性受体结合，抑制杀伤性免疫细胞的杀伤能力，从而抑制T细胞反应等。此外，Treg亦参与妊娠免疫耐受的建立和维持。有研究提示，在胎盘蜕膜组织中存在不同表型的Treg，包括$CD25^{high}Foxp3^+$Treg、$PD1^{high}IL-10^+$Treg和$TIGIT^+Foxp3^{dim}$Treg，均参与调控胎盘组织中的炎症反应，介导母胎耐受。

综上所述，机体通过多种途径维持对自身组织的免疫耐受，包括Treg和APC等多种免疫细胞、抑制性细胞因子和膜表面分子等免疫分子，并相互作用、相互制约形成免疫调控网络，以维持机体免疫稳态和自身耐受。此外，不同机制发挥免疫调控作用的程度受具体的微环境影响。

四、调节性T细胞在自身免疫耐受中的作用

免疫细胞通过分泌细胞因子或细胞间直接接触，对免疫应答进行直接或间接调控，从而维持机体免疫稳态和对自身组织的免疫耐受。作为机体重要的负向免疫调节细胞，Treg可通过多种机制抑制自身反应性T细胞的活化，下调效应性免疫应答，在诱导和维持自身免疫耐受中发挥重要作用。

Treg发挥负向免疫调控作用的机制：①Treg活化后，通过分泌环腺苷酸，抑制传统效应T细胞的代谢及活性；②高表达IL-2高亲和力受体，竞争性消耗IL-2，使得邻近效应T细胞的活化增殖受抑；③Treg组成性表达共抑制分子，通过减弱共刺激信号、抑制抗原提呈等方式，对APC细胞进行负向调控；④分泌抑制性细胞因子如IL-10、IL-35和TGF-β等，抑制细胞活化与增殖；⑤Treg活化后，通过释放穿孔素或颗粒酶B，杀伤效应T细胞或APC，从而抑制免疫应答。

Treg可诱导和维持自身免疫耐受，抑制自身免疫病的发生和发展。Treg的可塑性及体外诱导的可行性是其应用于临床疾病治疗的关键因素。有学者针对Treg回输治疗自身免疫病进行了广泛的临床应用和尝试。体外成功诱导功能和表型稳定的Treg是过继转移治疗的基础。嵌合抗原受体Treg（chimeric antigen receptors Treg，CAR-Treg）可特异性诱导机体免疫耐受，且在激活时不受MHC分子限制。通过将共刺激序列表达至嵌合受体的胞内部分，可增强CAR-Treg在体内的存活和功能。目前已有将CAR-Treg应用于系统性红斑狼疮等自身免疫病治疗的报道。应用药物体内诱导Treg分化，可多克隆扩增Treg，介导非特异性的免疫抑制，用于自身免疫病中，诱导或重建对自身组织的免疫耐受，已有学者对此进行了积极的探索和临床验证。

（牛红青）

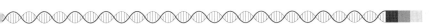

参考文献

[1] HUFFAKER M F，SANDA S，CHANDRAN S，et al. Approaches to establishing tolerance in immune mediated diseases. Front Immunol，2021，12：744804.

[2] 曹雪涛. 免疫学前沿进展. 4 版. 北京：人民卫生出版社，2017.

[3] LIU J，CHEN D，NIE G D，et al. CD8（＋）CD122（＋）T-cells：a newly emerging regulator with central memory cell phenotypes. Front Immunol，2015，6：494.

[4] WANG W，HONG T，WANG X，et al. Newly found peacekeeper：potential of CD8+Tregs for Graft-Versus-Host disease. Front Immunol，2021，12：764786.

[5] 安海转，李芳，李小峰. 调节性 T 细胞的免疫耐受机制及其增殖研究. 中华风湿病学杂志，2020，24（5）：348-352.

[6] 吕凌，倪绪浩. 个体化免疫耐受的诱导与调节性 T 细胞. 器官移植，2020，11（1）：8-12.

[7] PASSOS G A，SPECK-HERNANDEZ C A，ASSIS A F，et al. Update on AIRE and thymic negative selection. Immunology，2018，153（1）：10-20.

[8] PERNIOLA R. Twenty years of AIRE. Front Immunol，2018，9：98.

[9] DRAGIN N，BISMUTH J，CIZERON-CLAIRAC G，et al. Estrogen-mediated downregulation of AIRE influences sexual dimorphism in autoimmune diseases. J Clin Invest，2016，126（4）：1525-1537.

[10] BERRIH-AKNIN S，PANSE R L，DRAGIN N. AIRE：a missing link to explain female susceptibility to autoimmune diseases. Ann N Y Acad Sci，2018，1412（1）：21-32.

[11] ZHAO B，CHANG L，FU H，et al. The role of autoimmune regulator（AIRE）in peripheral tolerance. J Immunol Res，2018，2018：3930750.

[12] ANDERSON M S，SU M A. AIRE expands：new roles in immune tolerance and beyond. Nat Rev Immunol，2016，16（4）：247-258.

[13] NEMAZEE D. Mechanisms of central tolerance for B cells. Nat Rev Immunol，2017，17（5）：281-294.

[14] ROBERTSON H，LI J，KIM H J，et al. Transcriptomic analysis identifies a tolerogenic dendritic cell signature. Front Immunol，2021，12：733231.

[15] SHIOKAWA A，KOTAKI R，TAKANO T，et al. Mesenteric lymph node CD11b-CD103+PD-L1High dendritic cells highly induce regulatory T cells. Immunology，2017，152（1）：52-64.

[16] WEGNER A，VERHAGEN J，WRAITH D C. Myeloid-derived suppressor cells mediate tolerance induction in autoimmune disease. Immunology，2017，151（1）：26-42.

[17] ZHAI Y，MOOSAVI R，CHEN M. Immune checkpoints，a novel class of therapeutic targets for autoimmune diseases. Front Immunol，2021，12：645699.

[18] SALVANY-CELADES M，VAN DER ZWAN A，BENNER M，et al. Three types of functional regulatory T cells control T cell responses at the human maternal-fetal interface. Cell Rep，2019，27（9）：2537-2547.

[19] KROP J，HEIDT S，CLAAS F H J，et al. Regulatory T cells in pregnancy：it is not all about FoxP3. Front Immunol，2020，11：1182.

[20] GENEBRIER S，TARTE K. The flawless immune tolerance of pregnancy. Joint Bone Spine，2021，88（5）：105205.

[21] AHN S H，NGUYEN S L，PETROFF M G. Exploring the origin and antigenic specificity of maternal regulatory T cells in pregnancy. Front Immunol，2020，11：1302.

[22] HU W，WANG Z M，FENG Y，et al. Regulatory T cells function in established systemic inflammation and

reverse fatal autoimmunity. Nat Immunol，2021，22（9）：1163-1174.

[23] EGGENHUIZEN P J，NG B H，OOI J D. Treg enhancing therapies to treat autoimmune diseases. Int J Mol Sci，2020，21（19）：7015.

[24] BOARDMAN D A，LEVINGS M K. Emerging strategies for treating autoimmune disorders with genetically modified Treg cells. J Allergy Clin Immunol，2022，149（1）：1-11.

[25] BAETEN P，VAN ZEEBROECK L，KLEINEWIETFELD M，et al. Improving the efficacy of regulatory T cell therapy. Clin Rev Allergy Immunol，2022，62（2）：363-381.

第三节　共信号分子与 Treg

20 世纪 80 年代，CD28 分子被鉴定为一种共刺激受体，这开启了免疫学中共刺激分子的相关研究，也成为人类白细胞分化抗原研究领域的重要组成部分。随着共刺激分子新成员的不断发现和功能研究的深入，以及负性共刺激分子及其免疫调节功能的发现，有研究者提议将原先定义的共刺激分子进一步分为正性共刺激分子和负性共刺激分子，或统称为共刺激分子和共抑制分子。近年有研究将共刺激分子和共抑制分子统称为共信号分子。

在基础研究中，共刺激 / 共抑制作用成为 T 细胞活化双信号学说、外周免疫耐受和肿瘤免疫逃逸等领域的重要理论基础；在临床研究中，共刺激 / 共抑制作用不仅阐述了免疫相关疾病的发病机制，而且成为当前生物治疗领域的重要靶点。共信号分子不仅对 T 细胞有激发作用，是赋予 T 细胞活化的第二信号，可增强正性免疫应答效应，且可通过负性免疫信号精确调控免疫应答的程度和持续时间，从而维持机体内环境稳态和免疫耐受。近年来，有关共信号分子的研究在广度和深度上都有很大的拓展。

调节性 T 细胞组成性表达 CTLA4、GITR 和 OX40 共信号分子。此外，Treg 表面优势过表达 PD1、ICOS、TIGIT、LAG3、TIM3、TNFR Ⅱ 和 4-1BB 分子。这种优势过表达是由于 Treg 在胸腺选择过程中经历了相对传统效应 T 细胞更强的 TCR 信号。Treg 通过表达的共抑制分子干扰抗原提呈细胞与 T 细胞的相互作用，并抑制自身免疫中效应 T 细胞的免疫应答。本节内容主要就共信号分子在 Treg 分化发育、功能及自身免疫耐受中的作用进行阐述。

一、共信号分子概述

（一）共信号分子的分类

1. 根据胞外区结构域分类

根据胞外区结构域的不同，共信号分子可分为三类：①免疫球蛋白超家族（IgSF）成员：是指分子结构中含有免疫球蛋白（Ig）样结构域的共信号分子。共刺激 / 共抑制分子中 IgSF 家族数量最多。IgSF 是人胞膜分子中数量最多的一个家族。在生物进化过程中，IgSF 的主要功能是识别其他膜分子或介质，有"识别结构域"之称。IgSF 中的共信号分子包括 CD28、B7、CD226、TIM、CD2/SLAM 和 LAIR 等不同家族。②肿瘤坏死因子受体超家族（TNFRSF）成员：TNFRSF 可分为 V 型、L 型和 S 型等不同的家族。在 TNFRSF 中，胞外区有 1 个至数个富含半胱氨酸结构域，而肿瘤坏死因子超家族（TNFSF）的胞外区一般有 1 个 TNF 同源结构域。TNFRSF 中的共信号分子包括 TNFR2（TNFRSF1B）、GITR（TNFRSF18）、OX40（TNFRSF4）、4-1BB（TNFRSF9）、CD27（TNFRSF7）、DR3（TNFRSF25）、CD30（TNFRSF8）和 HVEM（TNFRSF14）等。③补体调控蛋白家族中的某些成员也成为新的共刺

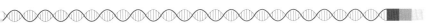

激分子。例如，CD55 [衰变加速因子（decay-accelerating factor，DAF）] 作为共刺激分子，通过与 CD97 相互作用，诱导 Tr1 的分化，刺激 CD4⁺CD49b⁺LAG3⁺CD226^high Tr1 产生大量 IL-10，介导 Tr1 亚群的免疫抑制功能；在 IL-2 存在的条件下，CD4⁺T 细胞 TCR 和 CD46 [人膜辅蛋白（human membrane cofactor protein，MCP）] 结合相应配体后，可诱导产生 IL-10，抑制"旁立"（bystander）T 细胞的活化。亦有研究提示，CD55（DAF）在 CD103⁺DC 的致耐受效应和抑制自身免疫中发挥重要作用，DAF 基因敲除小鼠中 CD103⁺DC 共信号分子受体（ICOSL、PD1-L1）、趋化因子（CCR7、CCR9）及 Cx3CR1 表达受损，且 Treg 生成和抑制功能下调。

2. 根据功能分类

基于功能不同，共信号分子包括共刺激分子和共抑制分子：①共刺激分子介导正向免疫信号，在 T 细胞免疫应答启动、增殖分化、存活及效应功能中提供激活信号；主要的共刺激分子包括 CD28、ICOS、TNFR-Ⅱ、GITR、OX40 和 4-1BB 等。②共抑制分子介导负向免疫信号，下调或终止免疫应答过程，减弱生理性免疫应答强度，发挥免疫调节作用；在病理状态下共抑制分子功能受损，不能有效抑制过度活化的自身免疫过程，导致自身免疫病的发生；主要的共抑制分子包括 CTLA4、PD1、LAG3、TIM3 和 TIGIT 等。

（二）共信号分子的作用特点

共信号分子及其介导的信号转导有以下特点：①配体、受体和互为配受体：共信号分子均是以受体与配体相互作用的形式介导信号。在某些条件下，同一对分子在不同细胞上分别互换配体或受体的角色，称为互为配受体，由此产生的信号为双向共信号转导。②受体和配体通常表达在不同的靶细胞上，其中一个呈持续性表达，另一个为诱导性表达。③共信号分子中的受体或配体，均存在膜型和可溶型两种，表达于细胞膜上或分泌于体液中，参与共刺激信号的转导和自身调节。④在不同的免疫应答阶段，共信号分子以各自独特而又相关的方式参与免疫应答过程，且不同分子之间相互作用，构成了复杂且精确的免疫调节网络。⑤共抑制分子是机体免疫系统在长期进化中形成的调节机制，以对机体免疫应答进行更为精准的调节，防止过度应答对自身组织的损伤，维持免疫稳态和自身组织耐受。

二、IgSF 共信号分子对 Treg 发育和功能的调节

（一）CD28 家族

1. CD28

CD28 组成性表达在初始 T 细胞、活化的 CD4⁺/CD8⁺T 细胞和 Treg 表面。B7-1(CD80)和 B7-2(CD86) 是 CD28 的配体分子，表达在抗原提呈细胞表面。胸腺中 CD4⁺CD8⁺ 双阳性细胞高表达 CD28，而单阳性 CD4⁺T 细胞和 CD8⁺T 细胞表面 CD28 表达水平相对较低。

CD28 共信号途径对胸腺和外周 Treg 的分化、发育及功能发挥重要作用。B7-1/B7-2 与 CD28 的结合可介导 CD28 分子胞内区域的免疫受体酪氨酸活化基序（immunoreceptor tyrosine-based activation motif，ITAM）磷酸化，诱导磷脂酰肌醇 3- 激酶（phosphatidylinositide 3-kinase，PI3K）和 ITK/EMT 与之结合并激活 PTK。CD28 转导的共刺激信号协同 TCR 接受的致耐受原信号，共同诱导 Treg 的活化。有研究表明，C57BL6 品系和 NOD 品系的 CD28⁻/⁻ 小鼠 CD4⁺CD25⁺Foxp3⁺Treg 的数量显著降低。阻断 CD28 信号后，给予 Treg 过继转移，发现过继转移的 Treg 快速丢失，提示 CD28 信号对外周 Treg 存活具有重要作用。CD28⁻/⁻ 小鼠的 Treg 功能受损，且可出现皮肤和肺组织的自身免疫反应。

2. CTLA-4

CTLA-4 与 CD28 分子结构相似，组成性表达在 Treg 表面，活化的 CD4⁺/CD8⁺T 细胞亦表达 CTLA-4。与 CD28 相比，CTLA-4 与 B7-1/B7-2 的亲和力更高，可竞争性结合 B7-1/B7-2，并诱导其内吞，使得 B7-1/B7-2 在 APC 细胞的表达水平降低，进而下调 CD28 对效应 T 细胞的共激活作用，发挥免疫抑制功能。此外，CTLA-4 还可以通过以下 3 种途径介导胞内信号转导来抑制 T 细胞的活化和扩增：①减少 CD3ζ 链的磷酸化；②破坏 ZAP-70 的微团簇结构；③与磷脂酰肌醇 -3 激酶（PI3K）和具有去磷酸化作用的酪氨酸磷酸酶 SHP1、SHP2 结合，使 TCR 信号蛋白失活。CTLA-4⁻/⁻ 小鼠体内 Treg 抑制功能缺失，可出现严重的淋巴增生性疾病，以及重度心肌炎和胰腺炎。应用抗 CTLA-4 阻断抗体治疗的癌症患者体内的 Treg 免疫抑制功能减退，患者出现自身免疫症状。上述研究结论均提示 CTLA-4 信号对 Treg 免疫抑制功能发挥重要作用。

阿巴西普（abatacept，CTLA4-Ig）是一种融合蛋白，由 CTLA-4 的胞外结构域与修饰的人免疫球蛋白 G（IgG）Fc 段融合形成，通过阻断 APC 细胞表面的 CD80/CD86 分子与 T 细胞表面 CD28 分子的结合，抑制 T 细胞的活化和功能，从而发挥负向免疫抑制作用，临床被用于治疗成人类风湿关节炎和幼年特发性关节炎。然而，多项研究表明，在多发性硬化、狼疮性肾炎和银屑病中，阿巴西普并没有表现出诱导或维持机体免疫耐受的临床益处。与安慰剂组相比，接受阿巴西普治疗的多发性硬化患者外周血活化的 CD4⁺T 滤泡辅助细胞和调节性 T 细胞的相对比例均明显降低。其他研究亦显示了类似的变化，阿巴西普治疗后，调节性 T 细胞的数量减少，已在其他疾病中被观察到。考虑上述现象的原因为：阻断 CD28 信号可抑制效应 T 细胞的活化，产生短暂的免疫调节作用，但这种免疫抑制作用需要持续的药物治疗。Treg 活化同样需要 CD28 共刺激信号，因此长期阻断 CD28 信号也会抑制 Treg 的活化和功能，导致阿巴西普作为一种诱导免疫耐受的治疗选择，其临床疗效有限。这可能也是使用 CD28 共刺激阻断作为免疫耐受治疗策略的多项临床试验结果令人失望的原因。

3. PD-1

静息或活化状态的 Treg 均表达 PD-1 及其配体 PD-L1。此外，PD-1 表达在活化的 CD4⁺T/CD8⁺T 细胞、B 细胞、单核细胞及部分 DC 细胞表面。CD4⁻CD8⁻ 双阴性胸腺细胞表达 PD-1，而 PD-L1 和 PD-L2 分别在胸腺皮质细胞和髓质细胞表面广泛表达。PD-1 共抑制信号通过调节 T 细胞功能和外周免疫耐受调控自身免疫过程。

PD-1 和相应配体 PD-L1 的结合可介导 PD-1 分子胞浆段免疫受体酪氨酸抑制基序（immunoreceptor tyrosine-based inhibitory motif, ITIM）磷酸化，招募下游的酪氨酸磷酸酶 SHP-2，下调酪蛋白激酶（casein kinase-2，CK-2）活性，上调人第 10 号染色体缺失的磷酸酶及张力蛋白同源物的基因活性，导致 zeta 链相关蛋白激酶（Zap70）去磷酸化，进而下调 PI3K/Akt、mTOR 和 ERK 等分子的活化，促进 iTreg 的活化和功能。PD-L1-Ig 可促进初始 T 细胞向 iTreg 谱系分化，增强 Foxp3 表达及 Treg 的免疫抑制功能。ex-Foxp3 Treg（CD25ˡᵒʷFoxp3⁺CD4⁺T cells lose Foxp3 expression called exFoxp3 cell）是一种表型可塑的 Treg，其 Foxp3 表达缺失，并可分泌促炎细胞因子。有研究证实，PD-1 表达缺失会导致小鼠体内 ex-Foxp3 Treg 数量增加，并导致自身免疫反应加重或复发。

4. 诱导性共刺激分子（inducible costimulator，ICOS）

ICOS（CD278）亦属于 CD28 家族成员，其表达受到 TCR 信号的诱导，局限于活化后的 T 细胞上，故命名为诱导性共刺激分子（inducible costimulator，ICOS）。ICOS 具有 B7 家族受体的特点，其属于同源二聚体结构，为 I 型跨膜受体，含有一个胞外 IgV 样结构域，选择性表达在活化的 CD4⁺T 细胞和

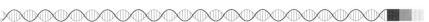

CD8⁺T 细胞，以及 Th1、Th2、Th17、Tfh 等细胞亚群，Treg 表面亦有表达。其配体为 ICOSL（CD275），是一种 B7 同源蛋白（B7 homolog，B7h），也称为 B7-H2。ICOSL 在淋巴组织和非淋巴组织均有表达。

ICOS/ICOSL 信号除了对效应 T 细胞的共刺激效应，其对 Treg 的增殖活化也发挥重要作用。在体外，ICOS/ICOSL 信号通路能够促使 Treg 增殖及存活；ICOS 敲基因小鼠中，CD4⁺Foxp3⁺Treg 的数量减少，均提示 ICOS 对于维持 Treg 的稳态和功能发挥重要作用。

既往有研究表明，迁移至非淋巴组织的效应性 Treg 表面高表达 ICOS 分子，且参与 Treg 稳态和免疫抑制功能的维持。然而，近期有研究结果提示，ICOS 表达及下游的 PI3K 信号可抑制内脏脂肪组织中 Treg 的丰度、相关表型及功能；ICOS 信号缺失可促进 Treg 在内脏脂肪组织中的聚集和 CCR3 的表达，并降低高脂饮食状态下脂肪组织的炎症，增强胰岛素敏感性。

5. B/T 淋巴细胞衰减因子（B and T cell lymphocyte attenuator，BTLA）

BTLA 是 CD28/B7 家族的新成员，具有一个 IgV 样结构域的胞外段、一个跨膜区和一段胞浆序列。BTLA 与其配体单纯疱疹病毒侵入介质（herpesvirus entry mediator，HVEM）结合后，可转导抑制 T 细胞活化、增殖的负向免疫信号。

BTLA/HVEM 负性信号可抑制 IL-2 的分泌和 CD25 表达，进而抑制 T 细胞的增殖。对 HVEM 在 CD4⁺CD25⁺Fxop3⁺Treg 的表达及对效应 T 细胞作用的研究中发现，初始 T 细胞在 TCR 活化后上调表达 BTLA，而 Treg 表面 BTLA 的表达仍然低下。HVEM 在活化的效应 T 细胞中表达下调，在 Treg 中表达上调，表明 Treg 能够通过上调表达 HVEM，与效应 T 细胞表达的 BTLA 受体结合，介导 Treg 的免疫抑制效应。BTLA/HVEM 的负向信号可募集活化胞内的 SHP-1、SHP-2 等抑制性磷酸酶，使得 CD3 分子内的免疫抑制基序 ITAM 中的酪氨酸去磷酸化，从而产生对 T 细胞的负向调节作用。

（二）脊髓灰质炎病毒受体（polio virus receptor，PVR）样家族

PVR 样家族的共信号分子属于 IgSF 家族新成员，在第一个 Ig 可变区结构域中含有 PVR 特征性基序。PVR 家族成员包括 CD226、CD355、TIGIT 和 CD96 受体。CD155 和 CD112 是 PVR 家族的配体分子，CD226 与 CD155/CD112 结合传递共激活信号，而 TIGIT 与 CD155/CD112 结合传递共抑制信号。

TIGIT 表达在效应 T 细胞、记忆 T 细胞、Tfh 细胞及 NK 细胞表面，部分 Treg 亚型亦有表达。TIGIT 胞内有一个 ITIM 基序和免疫球蛋白酪氨酸尾部（immunoglobulin tyrosine tail，ITT）基序。TIGIT 与 CD155 的结合和相互作用能力更强，而与 CD112 的结合相对较弱。TIGIT 主要通过下列途径发挥免疫抑制效应：① TIGIT 与 CD115 的结合可以介导 Erk 和 p38 的磷酸化，促进 Treg 分泌 IL-10；②TIGIT 与 CD115 的结合可调节 TCR 的表达，介导免疫抑制分子 FGL2 的分泌，从而阻断 T 细胞的启动；③在 NK 细胞中，TIGIT 胞内结构的磷酸化可募集 Grb2 和 β 抑制蛋白，进而招募 SHIP-1 和 SHIP-2 分子，阻断 PI3K 和 NF-κB 信号通路转导。与 TIGIT⁻Foxp3⁺Treg 相比，TIGIT⁺Foxp3⁺Treg 的 Foxp3 基因位点去甲基反应明显增强，且这类细胞具有更强的免疫抑制活性，TIGIT 信号可通过正反馈机制促进 Foxp3 的表达。

（三）T 细胞免疫球蛋白和黏蛋白（TIM）家族

TIM 家族包含共信号分子 TIM1、TIM2、TIM3 和 TIM4，其中 TIM3 具有免疫抑制功能。部分 Treg 亚型表达 TIM3 分子。TIM3 与相应配体半乳糖凝集素 -9（galectin-9）结合可激活共抑制信号转导。TIM3 活化可通过诱导胞内结构域中酪氨酸基序的磷酸化，募集下游信号分子。另外，高迁移率族蛋白 B1（high mobility group protein B1，HMGB1）也可与 DC 细胞表面的 TIM3 结合，通过半乳糖凝集素 -9

介导的 Toll 样受体（Toll like receptor，TLR）和胞浆传感器（cytosolic sensors）的识别抑制固有免疫反应。TIM3$^+$Treg 可通过 TIM3 分子磷酸化的残基与 SH2 结合，激活 NFAT/AP-1 或 NF-κB 通路，促进 Treg 活化，抑制抗肿瘤免疫应答，参与肿瘤侵袭过程。有研究指出，HLA-B 关联转录因子 3（HLA-B associated transcript 3，Bat-3）可与 TIM3 蛋白的 C 端结合，影响 TIM3 介导共抑制信号的功能。当 Bat-3 分子高表达时，可形成 TIM3-Bat3-Lck 轴，阻断 TIM3 的共抑制信号，当 Bat-3 分子低表达时，TIM3 可通过募集 SH2 结构域蛋白介导共抑制信号。TIM3$^+$Foxp3$^+$Treg 分泌 IL-10 的能力优于 TIM3$^-$Foxp3$^+$Treg，且可有效抑制 IFN-γ 和 TNF-α 的产生。

（四）淋巴细胞活化基因 -3（lymphocyte activating gene-3，LAG-3）

LAG-3（CD233）属于 IgSF 共信号分子家族。活化的 CD4$^+$/CD8$^+$T 细胞、NK 细胞、nTreg、iTreg 和 Tr1 细胞（CD4$^+$Foxp3$^-$IL-10$^+$Tr1）表面表达 LAG-3 分子。T 细胞接受抗原刺激活化后，LAG-3 分子表达上调，并负向调控 TCR 信号。LAG-3 的胞内区域含有一个保守的 KIEELE 基序，该基序在 LAG-3 介导的免疫抑制功能中发挥重要作用。LAG-3 在自身免疫和肿瘤侵袭中发挥共抑制信号作用。LAG-3 与 CD4 具有结构同源性，但 LAG-3 与 MHC Ⅱ类分子具有更高的亲和力，可抑制 CD4 与 MHC Ⅱ类分子的结合，阻断抗原刺激信号的胞内转导，从而发挥免疫抑制作用。肿瘤组织表达的 DC-SIGN 家族（CD209）成员 LSECtin 分子作为配体可与 LAG-3 结合，下调细胞周期依赖激酶（cyclin-dependent kinases，CDK）的活性，抑制 CD8$^+$T 细胞的增殖，促进肿瘤侵袭。LAG-3$^{-/-}$ 小鼠体内 CD4$^+$CD25$^+$Treg 免疫抑制能力降低，提示 LAG-3 参与了 Treg 的功能发挥。LAG-3$^+$Treg 的免疫抑制活性不依赖 Foxp3。LAG-3$^+$Treg 特征性表达早期生长反应基因 2（the early growth response gene 2，EGR2），EGR2 是一种锌指转录因子，可介导 T 细胞失能及 LAG-3$^+$Treg 的免疫抑制活性。

（五）CD160

CD160 是 IgSF 家族的另一个特殊成员，是一种具有糖脂样免疫球蛋白结构域的膜锚定蛋白。CD160 可表达在 CD4$^+$T 细胞表面，与疱疹病毒侵入介质（herpesvirus entry mediator，HVEM）结合后，介导共抑制信号，发挥免疫抑制效应。CD160 亦可抑制 NKT 细胞活化及细胞因子的产生。

三、TNFSF 共信号分子对 Treg 发育和功能的调节

（一）TNFR 家族

TNFR1 和 TNFR2 可与 TNF-α 和淋巴毒素 -α（lymphotoxin-α，LT-α）结合。TNFR1 与 TNF-α 结合后，可激活含有适配蛋白的死亡结构域 FADD（Fas-associated death domain）和 TRADD（TNFR1-associated death domain），进而导致细胞死亡。TNFR2 和 TNF-α 的结合可促进 TRAF 介导的 NF-κB 的活化，参与细胞的增殖和存活。在免疫细胞中，TNFR2 表达在活化的 T 细胞表面，为 T 细胞的增殖分化转导共激活信号。TNFR2 高水平表达在部分初始 Treg 亚型表面，与 TCR 信号协同发挥共激活作用，诱导胸腺中 Treg 前体细胞分化，并且与 IL-2 介导的 STAT5 信号发挥协同作用，促进胸腺 Treg 成熟。而 TNFR 可通过下调下游转录因子 Foxo1 和 Foxo3a 活性抑制 Foxp3 的表达，对 iTreg 的分化和发育发挥负向调控作用。也有研究表明，外源性 TNF-α 可通过活化 TNFR2 信号通路，介导 iTreg 的分化和成熟。

（二）GITR（TNFRSF18，CD357）

GITR 是 TNFRSF 家族成员之一，其胞内结构域与 TNFRSF 家族的其他成员高度同源。GITR 分子在初始 T 细胞、B 细胞和 NK 细胞表面低水平表达，而 Treg 和活化 T 细胞高水平、组成性表达

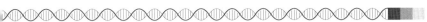

GITR，其相应配体 GITRL（TNFSF18）表达在 APC 细胞和髓系胸腺内皮细胞表面。GITR 分子具有共激活功能，可诱导 Teff 细胞大量增殖，促进 CD4$^+$/CD8$^+$T 细胞的分化和扩增。GITR 介导的活化信号亦可促进 Treg 的增殖、存活和细胞因子的产生。GITR 可在 TRAF2 和 TRAF5 的参与下活化 NF-κB 和 MAPK 等多条信号通路，并协同 TCR 信号和 IL-2 介导的 STAT5 信号，促进胸腺中 Treg 的分化成熟。GITR 通过激活 PI3K/Akt 信号抑制 Foxp3 的表达，介导对 iTreg 分化发育的抑制，也可通过刺激 T 细胞产生 IL-6 等促炎因子，抑制 iTreg 分化。

（三）4-1BB（TNFRSF9，CD137）

4-1BB 在初始 Treg 表面低水平表达，但在活化 T 细胞、活化的 Treg，以及多种内皮细胞、上皮细胞表面高水平表达。相应配体 4-1BBL（TNFSF9）表达在专职 APC 细胞表面。4-1BB/4-1BBL 的结合为 T 细胞增殖、存活、效应功能的发挥及记忆细胞的定向分化提供共激活信号。4-1BB 与其配体结合后，活化胞内相关基序，招募 TRAF1 和 TRAF2 分子，介导 NF-κB、Akt 和 MAPK 通路的活化，促进胸腺Treg 的分化和发育。4-1BB 也可激活 PI3K/Akt 信号，并通过下调下游转录因子 Foxo1 和 Foxo3a 活性来抑制 Foxp3 的表达，为 iTreg 的分化提供负向信号。

（四）OX40（TNFRSF4，CD134）

OX40 组成性表达在 Treg 表面，活化的 T 细胞亦表达 OX40。相应配体 OX40L（TNFSF4）短暂性表达在 APC 细胞表面，高水平表达在固有淋巴细胞（ILC）2 和 ILC3 表面。在缺少 MHC Ⅱ类抗原提呈时，OX40 信号以 IL-2 依赖的方式促进 Treg 增殖。TCR 接受抗原刺激后，OX40/OX40L 的结合可以增强 TCR 信号激活 T 细胞增殖的效应，促进 T 细胞的免疫功能，并促进记忆 T 细胞的定向分化。OX40$^{-/-}$ 小鼠胸腺中 Treg 数量下降，但外周 Treg 数量没有明显变化。可溶性 OX40L-Fc 可介导鼠和人类胸腺中 Treg 前体细胞增殖，该增殖效应不依赖 TCR 的抗原刺激信号；给予 IL-2 后，可共同促进Treg 成熟。OX40 可激活 PI3K/Akt 信号转导，通过下调下游转录因子 Foxo1 和 Foxo3a 活性，进而负向调控 Foxp3 的表达，抑制 iTreg 的发育和成熟。OX40 信号也可通过拮抗 TGF-β，抑制外周 iTreg 的分化。

（五）HVEM（TNFRSF14）

HVEM 是一个独特的 TNFRSF 成员，其胞外段含有 4 个特征性的半胱氨酸丰富结构域。HVEM 表达在静止和活化的 T 细胞、B 细胞、NK 细胞和 DC 细胞表面，具有双相调节 T 细胞的功能。HVEM 与 TNF 配 体 分 子 LIGHT（lymphotoxin-related inducible ligand that competes with HSV glycoprotein-D for herpesvirus entry mediator on T-cells）结合可介导 T 细胞活化的共刺激信号，与共抑制分子 CD160 和 BTLA 结合介导共抑制信号。此外，LIGHT 还可与表达在多种非造血细胞表面的淋巴毒素 β 受体（lymphotoxin beta receptor，LTβR）和诱骗受体 3（decoy receptor 3，DcR3）结合，并转导相关信号。DC 表面表达的 BTLA 可与初始 T 细胞表面的 HVEM 结合，并通过上调 CD5 的表达，向胞内传递mTOR 抑制信号，进而促进外周 Foxp3$^+$Treg 的分化发育。

（六）CD27（TNFRSF7）

CD27 是 TNFRSF 的另一个成员，表达在 Treg 和活化的效应 T 细胞表面。CD70 是 CD27 的配体，组成性表达在胸腺髓质上皮细胞和胸腺 DC 细胞。CD27-CD70 共刺激通路缺陷可导致 Foxp3$^+$Treg 发育受阻。CD27 信号可能是 Treg 发育中伴随 CD28 刺激信号和 Foxp3 诱导的后续事件，CD27 信号通过抑制致凋亡因子 Bcl-2 家族成员的表达，进而抑制 Treg 的凋亡，使得 Treg 通过阳性选择而存活。由于

CD70 特异地在胸腺髓质上皮细胞和 CD8α⁺DC 上表达，缺失 CD70 表达可显著影响 Treg 的分化和发育，因此胸腺髓质上皮细胞和 DC 可以在胸腺髓质区通过提供 CD70-CD27 刺激信号以支持 Treg 的发育。CD27 表达在肿瘤浸润 Treg 的生存和功能中亦发挥重要作用。CD27 缺陷的 Treg 不能在肿瘤微环境中聚集。

（七）CD30（TNFRSF8）

CD30 表达在活化的 CD4⁺/CD8⁺T 细胞和 Treg 表面，其配体 CD30L 诱导性表达在活化的 T 细胞和专职 APC 细胞中。CD30-CD30L 信号促进效应 T 细胞和记忆 T 细胞的增殖和存活。在免疫性炎症中，CD30-CD30L 可促进气道的过敏性炎症反应。CD30 阻断可减轻野生型小鼠实验性自身免疫性脑脊髓炎的发生和发展。近期有研究提示，在急性髓系白血病中，CD30 是效应性肿瘤 Treg 的活化标记，可通过调节 CD30 和 TNFR2 的表达，促进 Treg 的抑制活性和效应性亚型的产生。

（八）死亡受体 3 [death receptor 3（DR3），TNFRSF25]

T 细胞表面低水平表达 DR3，活化后表达上调。Treg 高表达 DR3。TNF 样配体 1A（TNF-like ligand 1A，TL1A）是 DR3 的配体，诱导性表达在 APC 细胞表面。DR3 胞内段缺乏 TRAF 结合序列，但含有 DD 结构域。DR3 的功能主要是促进 T 细胞的活化和扩增，而不是诱导凋亡。DR3-TL1A 信号可介导促炎和抗炎效应。DR3-TL1A 通路活化可刺激效应 T 细胞活化，而 Treg 中该通路活化可介导 Treg 的扩增和免疫抑制活性，进而参与抗炎效应、维持免疫稳态。半乳糖凝集素 -9（galectin-9）可与 DR3 受体的胞外结构域结合，两者相互作用可促进 CD4⁺T 细胞产生 IL-2 和 IFN-γ，以及促进 Treg 扩增和免疫抑制活性。

总之，TNFRSF 共激活分子在 Treg 的分化和发育中具有双重作用，可促进胸腺 Treg 的分化，但是抑制外周 iTreg 的分化。TNFRSF 信号通路对 Treg 分化、增殖和功能的影响依赖于 Treg 的活化状态及其周围的细胞因子微环境。

四、结语与展望

随着对 Treg 研究的不断深入，越来越多的证据表明，共信号分子的表达与 Treg 的分化、发育及功能密切相关。CTLA-4 组成性表达在 Treg 表面，PD-1/PD-L1、LAG-3、TIM3 和 TIGIT 等共抑制分子优势过表达于肿瘤浸润性 Treg。上述共抑制分子的检查点阻断治疗可以克服肿瘤特异性的免疫抑制，但同时会破坏机体自身免疫耐受，导致自身免疫病的发生。目前 CTLA-4 和 PD-1 的免疫阻断治疗已经被应用于临床，但其他共抑制分子能否用于检查点阻断治疗仍需要进行更多的临床试验来验证其安全性和有效性。在自身免疫病中，Treg 表面共抑制受体分子表达下调及相应信号转导异常是重要的病理机制。靶向诱导共抑制分子的表达及功能、重建自身免疫耐受是自身免疫病治疗的策略和方向。TNFSF 家族成员在不同的微环境中对 Treg 具有双重作用，尽管与 CD28 和 CD40 分子相比，4-1BB、GITR 和 OX40 分子在介导自身免疫中发挥次要作用，但是上述信号通路的激活会加重自身免疫反应，这些分子的靶向治疗策略仍具有挑战性。部分共信号分子在 Treg 中的作用及机制仍需进一步研究。此外，仍需构建更多适宜的动物模型，以研究共信号分子调控 Treg 稳态参与机体免疫自稳和自身组织耐受，以及在病理状态下促进自身免疫病或肿瘤免疫逃逸的分子机制。

（牛红青）

参考文献

[1] KUMAR P，BHATTACHARYA P，PRABHAKAR B S. A comprehensive review on the role of co-signaling receptors and Treg homeostasis in autoimmunity and tumor immunity. J Autoimmun，2018，95：77-99.

[2] WING J B，TAY C，SAKAGUCHI S. Control of regulatory T cells by co-signal molecules. Adv Exp Med Biol，2019，1189：179-210.

[3] 曹雪涛. 免疫学前沿进展.4 版. 北京：人民卫生出版社，2017.

[4] ZHANG R，HUYNH A，WHITCHER G，et al. An obligate cell-intrinsic function for CD28 in Tregs. J Clin Invest，2013，123（2）: 580-593.

[5] NAGAI S，AZUMA M. The CD28-B7 family of co-signaling molecules. Adv Exp Med Biol，2019，1189：25-51.

[6] WALKER L S，SANSOM D M. Confusing signals：recent progress in CTLA-4 biology. Trends Immunol，2015，36（2）: 63-70.

[7] ACCESS TRIAL GROUP. Treatment of lupus nephritis with abatacept：the abatacept and cyclophosphamide combination efficacy and safety study. Arthritis Rheumatol，2014，66（11）: 3096-3104.

[8] KHOURY S J，ROCHON J，DING L，et al. ACCLAIM：a randomized trial of abatacept（CTLA4-Ig）for relapsing-remitting multiple sclerosis. Mult Scler，2017，23（5）: 686-695.

[9] GLATIGNY S，HÖLLBACHER B，MOTLEY S J，et al. Abatacept targets T follicular helper and regulatory t cells，disrupting molecular pathways that regulate their proliferation and maintenance. J Immunol，2019，202（5）: 1373-1382.

[10] HUFFAKER M F，SANDA S，CHANDRAN S，et al. Approaches to establishing tolerance in immune mediated diseases. Front Immunol，2021，12：744804.

[11] CAI J，WANG D，ZHANG G，et al. The role of PD-1/PD-L1 axis in Treg development and function：implications for cancer immunotherapy. Onco Targets Ther，2019，12：8437-8445.

[12] AZUMA M. Co-signal molecules in T-Cell activation：historical overview and perspective. Adv Exp Med Biol，2019，1189：3-23.

[13] KINOSADA H，YASUNAGA J I，SHIMURA K，et al. HTLV-1 bZIP factor enhances T-cell proliferation by impeding the suppressive signaling of co-inhibitory receptors. PLoS Pathog，2017，13（1）: e1006120.

[14] ZHANG B，CHIKUMA S，HORI S，et al. Nonoverlapping roles of PD-1 and FoxP3 in maintaining immune tolerance in a novel autoimmune pancreatitis mouse model. Proc Natl Acad Sci U S A，2016，113（30）: 8490-8495.

[15] CHEN Q，MO L，CAI X，et al. ICOS signal facilitates Foxp3 transcription to favor suppressive function of regulatory T cells. Int J Med Sci，2018，15（7）: 666-673.

[16] MITTELSTEADT K L，HAYES E T，CAMPBELL D J. ICOS signaling limits regulatory T cell accumulation and function in visceral adipose tissue. J Exp Med，2021，218（6）: e20201142.

[17] BLAKE S J，DOUGALL W C，MILES J J，et al. Molecular pathways：targeting CD96 and TIGIT for cancer immunotherapy. Clin Cancer Res，2016，22（21）: 5183-5188.

[18] LEE D J. The relationship between TIGIT（+）regulatory T cells and autoimmune disease. Int Immunopharmacol，2020，83：106378.

[19] JOLLER N，LOZANO E，BURKETT P R，et al. Treg cells expressing the coinhibitory molecule TIGIT selectively inhibit proinflammatory Th1 and Th17 cell responses. Immunity，2014，40（4）: 569-581.

[20]   YASINSKA I M, SAKHNEVYCH S S, PAVLOVA L, et al. The Tim-3-Galectin-9 pathway and its regulatory mechanisms in human breast cancer. Front Immunol, 2019, 10: 1594.

[21]   DAS M, ZHU C, KUCHROO V K. Tim-3 and its role in regulating anti-tumor immunity. Immunol Rev, 2017, 276 (1): 97-111.

[22]   SUN H, GAO W, PAN W, et al. Tim3 (+) Foxp3 (+) Treg cells are potent inhibitors of effector T cells and are suppressed in rheumatoid arthritis. Inflammation, 2017, 40 (4): 1342-1350.

[23]   HE Y, RIVARD C J, ROZEBOOM L, et al. Lymphocyte-activation gene-3, an important immune checkpoint in cancer. Cancer Sci, 2016, 107 (9): 1193-1197.

[24]   XU F, LIU J, LIU D, et al. LSECtin expressed on melanoma cells promotes tumor progression by inhibiting antitumor T-cell responses. Cancer Res, 2014, 74 (13): 3418-3428.

[25]   KIM T J, PARK G, KIM J, et al. CD160 serves as a negative regulator of NKT cells in acute hepatic injury. Nat Commun, 2019, 10 (1): 3258.

[26]   RODRIGUEZ-BARBOSA J I, SCHNEIDER P, WEIGERT A, et al. HVEM, a cosignaling molecular switch, and its interactions with BTLA, CD160 and LIGHT. Cell Mol Immunol, 2019, 16 (7): 679-682.

[27]   OKAMURA T, YAMAMOTO K, FUJIO K. Early growth response Gene 2-Expressing CD4 (+) LAG3 (+) regulatory T cells: the therapeutic potential for treating autoimmune diseases. Front Immunol, 2018, 9: 340.

[28]   WARD-KAVANAGH L K, LIN W W, ŠEDÝ J R, et al. The TNF receptor superfamily in co-stimulating and co-inhibitory responses. Immunity, 2016, 44 (5): 1005-1019.

[29]   MAHMUD S A, MANLOVE L S, SCHMITZ H M, et al. Costimulation via the tumor-necrosis factor receptor superfamily couples TCR signal strength to the thymic differentiation of regulatory T cells. Nat Immunol, 2014, 15 (5): 473-481.

[30]   YANG S, XIE C, CHEN Y, et al. Differential roles of TNFα-TNFR1 and TNFα-TNFR2 in the differentiation and function of CD4 (+) Foxp3 (+) induced Treg cells in vitro and in vivo periphery in autoimmune diseases. Cell Death Dis, 2019, 10 (1): 27.

[31]   RODRIGUEZ-BARBOSA J I, SCHNEIDER P, GRACA L, et al. The role of TNFR2 and DR3 in the in vivo expansion of Tregs in T cell depleting transplantation regimens. Int J Mol Sci, 2020, 21 (9): 3347.

[32]   CLOUTHIER D L, ZHOU A C, WATTS T H. Anti-GITR agonist therapy intrinsically enhances CD8 T cell responses to chronic lymphocytic choriomeningitis virus (LCMV), thereby circumventing LCMV-induced downregulation of costimulatory GITR ligand on APC. J Immunol, 2014, 193 (10): 5033-5043.

[33]   BITRA A, DOUKOV T, DESTITO G, et al. Crystal structure of the m4-1BB/4-1BBL complex reveals an unusual dimeric ligand that undergoes structural changes upon 4-1BB receptor binding. J Biol Chem, 2019, 294 (6): 1831-1845.

[34]   KUMAR P, MARINELARENA A, RAGHUNATHAN D, et al. Critical role of OX40 signaling in the TCR-independent phase of human and murine thymic Treg generation. Cell Mol Immunol, 2019, 16 (2): 138-153.

[35]   BOURQUE J, HAWIGER D. The BTLA-HVEM-CD5 Immunoregulatory axis-an instructive mechanism governing pTreg cell differentiation. Front Immunol, 2019, 10: 1163.

[36]   SAKAGUCHI S, MIKAMI N, WING J B, et al. Regulatory T cells and human disease. Annu Rev Immunol, 2020, 38: 541-566.

[37]   SAVAGE P A, KLAWON D E J, MILLER C H. Regulatory T cell development. Annu Rev Immunol, 2020, 38: 421-453.

[38]   HUANG W, SOLOUKI S, CARTER C, et al. Beyond type 1 regulatory T cells: co-expression of LAG3

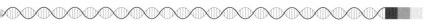

and CD49b in IL-10-producing T cell lineages. Front Immunol，2018，9：2625.

[39] SCHEINECKER C，GÖSCHL L，BONELLI M. Treg cells in health and autoimmune diseases：New insights from single cell analysis. J Autoimmun，2020，110：102376.

[40] BAYATI F，MOHAMMADI M，VALADI M，et al. The therapeutic potential of regulatory T cells：challenges and opportunities. Front Immunol，2020，11：585819.

[41] CLOUGH J N，OMER O S，TASKER S，et al. Regulatory T-cell therapy in Crohn's disease：challenges and advances. Gut，2020，69（5）：942-952.

[42] CHRISTIANSEN D，MOUHTOURIS E，HODGSON R，et al. Antigen-specific CD4（＋）CD25（＋）T cells induced by locally expressed ICOS-Ig：the role of Foxp3，Perforin，Granzyme B and IL-10 - an experimental study. Transpl Int，2019，32（11）：1203-1215.

[43] STRAINIC M G，LIU J，AN F，et al. CD55 is essential for CD103⁺ dendritic cell tolerogenic responses that protect against autoimmunity. Am J Pathol，2019，189（7）：1386-1401.

[44] SO T，ISHII N. The TNF-TNFR family of co-signal molecules. Adv Exp Med Biol，2019，1189：53-84.

[45] SWATLER J，TUROS-KORGUL L，BREWINSKA-OLCHOWIK M，et al. 4-1BBL-containing leukemic extracellular vesicles promote immunosuppressive effector regulatory T cells. Blood Adv，2022，6（6）：1879-1894.

[46] YU Y，JIANG P，SUN P，et al. Analysis of therapeutic potential of preclinical models based on DR3/TL1A pathway modulation（Review）. Exp Ther Med，2021，22（1）：693.

[47] MADIREDDI S，EUN S Y，MEHTA A K，et al. Regulatory T cell-mediated suppression of inflammation induced by DR3 signaling is dependent on Galectin-9. J Immunol，2017，199（8）：2721-2728.

第四节　Treg 与 Th17 细胞的代谢特征

免疫细胞数量和功能异常是多种疾病发生、发展的基础，调节性 T 细胞与 Th17 细胞数量失衡已被证明在多种疾病中发挥重要作用。此外，物质和能量代谢是维持细胞正常发育和功能发挥所必需的环节，因此免疫细胞代谢状态的改变可进一步影响疾病的发生、发展。本章就 Th17 和 Treg 的生物学特性及功能进行总结，并集中介绍代谢在 Th17 和 Treg 激活、分化和生理功能中发挥的作用及其调控机制的最新研究进展，以期为免疫介导的疾病治疗提供新思路和新靶点。

一、免疫代谢概述

在 T 细胞生物学中，免疫代谢与细胞发育、激活、分化和功能之间存在必然的内在联系。2002 年，随着 CD28 与 T 细胞糖酵解联系的发现，免疫代谢作为一个新的代谢分支走入免疫学者的视野。越来越多的证据表明，代谢过程不仅为 T 细胞提供能量，而且作为调节因子调节 T 细胞的激活、分化和功能，并控制 T 细胞介导的免疫应答，影响多种疾病的最终结局。

原始 T 细胞维持在一种称为静息的低反应状态，其具有细胞体积小、增殖率低、基础代谢低等特点，主要通过线粒体氧化磷酸化（oxidative phosphorylation，OXPHOS）和脂肪酸分解供能。活化 T 细胞的代谢途径与静止期截然不同，其通过代谢重编程在短时间内为克隆扩展和发挥细胞效应功能提供能量。首先，葡萄糖转运体（glucose transporter，GLUT）、丙氨酸—丝氨酸—半胱氨酸转运体 2（alanine-serine-cysteine Transporter，ASCT2）和谷氨酰胺转运体高度表达。同时，哺乳动物雷帕霉素靶蛋白（mammalian targets of rapamycin，mTOR），是一种丝氨酸 / 苏氨酸激酶和细胞代谢的关键调节器，作用于 Myc 和缺氧诱导因子 -1（hypoxia inducible factor-1，HIF-1），使 T 细胞代谢从丙酮酸氧化和脂肪酸氧化（fatty acid oxidation，FAO）转变为糖酵解、谷氨酰胺水解及磷酸戊糖途径（pentose phosphate pathways，PPP），从而促进 T 细胞的分化和增殖。

静止 T 细胞代谢重编程的细微差异将导致初始 CD4$^+$T 细胞向不同 T 细胞谱系分化。免疫效应 T 辅助细胞（如 Th17）和免疫抑制调节性 T 细胞对调节炎症反应和免疫耐受至关重要。Th17/Treg 失衡已被广泛认为是类风湿关节炎（rheumatoid arthritis，RA）、系统性红斑狼疮（systemic lupus erythematosus，SLE）、干燥综合征（sjogren syndrome，SS）等患者自身免疫病理的关键因素。因此，了解 Th17 和 Treg 发育的代谢过程和功能异质性，可能为疾病治疗提供新靶点和新途径。

二、Treg 和 Th17 细胞的分化

在抗原和特定细胞因子的相互作用下，原始 CD4$^+$T 细胞可分化为不同的细胞谱系。最初，CD4$^+$T 细胞主要分为两个亚群：①分泌白介素（Interleukin，IL）-2 和干扰素（interferon，IFN）-γ 的 Th1 细胞；②分泌 IL-4 和 IL-5 的 Th2 细胞。IL-17 作为 Th17 细胞的标志性细胞因子，在 2000 年被首次报道，随后被证明在小鼠关节炎模型中可诱导关节损伤。IL-17A 作为 IL-17 家族成员之一，可刺激上皮细胞、内皮细胞和成纤维细胞分泌 IL-6、IL-8、粒细胞—巨噬细胞集落刺激因子（granulocyte-macrophage colony stimu-lating factor，GM-CSF）、趋化因子（chemokines，CXCL1、CCL20）和前列腺素 E$_2$（prostaglandin E$_2$，PGE$_2$）等促炎因子。随后，学者提出，产生 IL -17 的 Th17 细胞是不同于 Th1 和 Th2 亚群的一个新的 CD4$^+$T 细胞亚群，且 IL-23 可促进其发育和增殖。然而，原始 T 细胞向 Th17 细胞的分化不仅依赖于 IL-23，在初始阶段还需要 IL-6 和转化生长因子（transforming growth factor，TGF）-β 共同驱动。TGF-β 和 IL-6 通过激活信号转导及转录激活因子（signal transducers and activators of transcription，STAT）诱导视黄酸相关孤儿受体（retinoid acid-associated orphan receptors，RORs）表达。ROR-γt 进一步调控 Th17 特异性基因 *IL-17*、*IL-21* 和 *IL-22* 的转录，IL-21 已被鉴定为 Th17 细胞生长和扩增的重要细胞因子。IL-1β 是另一个诱导 Th17 细胞分化的重要促炎因子，其可通过 mTOR 激活分解代谢途径，特别是有氧糖酵解和脂肪酸合成（induces fatty acid synthesis，FAS），从而促进 TCR 介导的原始 T 细胞向 Th17 细胞分化。

20 世纪 70 年代初，Gershon RK 首次发现 CD4$^+$T 细胞亚群具有抑制功能。1995 年，CD4$^+$T 细胞的抗炎能力被 Sakaguchi 定义为共同表达白介素 -2 受体（IL-2R）α- 链（CD25）的外周 T 细胞的一个亚群。由于 CD25 是淋巴细胞的活化标记，因此作为 Treg 标记分子的用途是有限的，不能区分活化的效应 T 细胞和 Treg。随后，CD4$^+$CD25$^+$CD127$^{-/low}$ 被认为是人类 Treg 的一种较好的标记。随后的研究证实，Treg 高度表达叉头转录因子 P3（forkhead box p3，Foxp3），并在 Treg 的分化和功能中发挥关键作用，从而成为 Treg 更特异的标志物。Foxp3 作为一种转录因子，主要定位于细胞核内，通过与其他转录因子相互作用，参与调控 TCR 信号转导、细胞通信和转录。近年来，细胞毒性 T 淋巴细胞抗原（cytotoxic T lymphocyte antigen，CTLA）-4、CD45RA 和 CD45RO 等标志物已被用于人类 Treg 的精细分型。Treg 在体外主要通过细胞间接触依赖机制发挥抑制作用；体内调节功能主要依赖于免疫调节因子，如 IL-10、IL-4、IL-35 和分泌型 TGF-β；亦可与抗原提呈细胞相互作用调节机体免疫。越来越多的证据表明，AID 与 Treg 数量减少和（或）抑制功能受损密切相关。

尽管 Th17 和 Treg 在炎症状态下的功能不同，但在 TGF-β 的影响下，Th17 和 Treg 都可以由原始

CD4⁺T 细胞前体发育而来。IL-6 或 IL-21 通过 ROR-γt 诱导 Th17 细胞分化，IL-2 特异性诱导 TGF-β 处理的 CD4⁺ 细胞向 Foxp3⁺Treg 分化。此外，在高浓度 TGF-β 时，细胞分化为 Foxp3⁺Treg，而低浓度的 TGF-β 联合 IL-6 和 IL-21 则会削弱 Foxp3 的活性，促进 Th17 细胞的发育。细胞因子与受体的结合引发复杂的细胞内分子间相互作用，触发信号级联放大效应，最终导致特定细胞效应分子基因转录的改变。因此，细胞因子和环境因素在 Th17 和 Treg 的分化、发育和功能中发挥关键作用（图 1.4.1）。

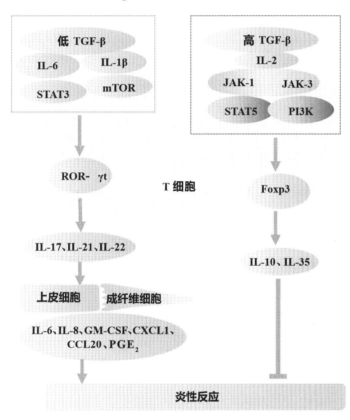

ROR-γt 和 Foxp3 分别是 Th17 和 Treg 的特异性转录因子。IL-6 或 IL-1β 通过 STAT3 或 mTOR 诱导低 TGF-β 处理的 T 细胞向 Th17 细胞分化，IL-2 则通过 JAK/STAT 诱导高 TGF-β 处理的 T 细胞向 Foxp3⁺Treg 分化。炎症环境控制 Treg 和 Th17 细胞分化的平衡。

图 1.4.1　Th17 和 Treg 的分化

三、调控 Treg 和 Th17 细胞平衡的代谢途径

（一）mTOR 依赖的糖酵解途径调控 Th17/Treg 平衡

受抗原刺激的静息 T 细胞生物能量需求急剧增加，从 OXPHOS 到有氧糖酵解的代谢重塑是 T 细胞活化的标志，亦是细胞增殖代谢所必需的过程。糖酵解不仅加速 ATP 的产生，而且还为其他代谢途径，如 PPP、己糖胺生物合成、氨基酸生物合成和 FAS 提供必要的中间体。近年来，代谢途径在 T 细胞活化和分化中的作用越来越受关注。研究表明，细胞代谢控制着 T 细胞谱系的选择。

作为细胞代谢网络的枢纽和环境变化的传感器，mTOR 控制多种 T 细胞谱系的命运和功能，包括 Th17 和 Treg，其通过与蛋白质形成复合物 mTORC1 和 mTORC2 发挥作用。mTORC1 和 mTORC2 共享 mTOR 催化亚基，分别以 mTOR 支架蛋白调控相关蛋白（regulatory associated protein of mTOR，RAPTOR）和 mTOR 雷帕霉素不敏感伴侣（rapamycin-insensitive companion of mTOR，RICTOR）区

分。mTOR 复合物已被证明在小鼠效应 T 细胞中差异表达，Th17 和 Th1 细胞主要表达 mTORC1，Th2 细胞主要表达 mTORC2。mTORC1 可被 AMP 活化蛋白激酶（AMP activated protein kinase，AMPK）抑制，而 AMPK 受肝激酶 B1（liver kinase B1，LKB1）调控。此外，mTORC1 通过 PI3K/Akt 通路促进 GLUT1 细胞表面转运和糖酵解进而促进 Th17 细胞分化。如上所述，无论是通过 PI3K/Akt 介导的信号转导，还是通过抑制 LKB1-AMPK 活性导致的 mTORC1 信号通路的激活，都会增强糖酵解作用，促使原始 T 细胞向促炎性 Th17 细胞分化。mTOR 亦可调控小鼠 Treg 功能，小鼠 Treg 表达较少的 mTORC1。mTORC1 的过度激活促进糖酵解，破坏 Treg 的稳定性，从而破坏其抑制活性，导致炎症环境下抑制功能的丧失。Foxp3 的表达可反过来抑制 mTORC1 活性和糖酵解，并增强线粒体氧化作用。总之，mTOR 依赖的糖酵解促进 Th17 细胞的发育，却阻碍 Treg 的形成。

HIF1α 作为 mTOR 信号通路的下游分子在调节 mTOR 介导的 T 细胞分化中发挥重要作用。HIF1α 在 Th17 细胞中选择性表达，可调节多种糖酵解酶的表达与活性。对小鼠进行的研究表明，代谢在调节 Th17 和 Treg 的从头分化中发挥显著作用，当 TGF-β 存在时，激活 HIF1α 促进原始 T 细胞向 Th17 细胞分化，但抑制 Treg 分化。HIF1α 缺乏可导致糖酵解活性大大降低，并导致 Th17 细胞分化程序受损，增加 Treg 的发育与分化。因此，HIF1α 依赖的糖酵解途径对调节 Th17 和 Treg 分化至关重要。

Myc 是 T 细胞代谢的另一个关键调控因子，也是 mTOR 的下游靶点。在 T 细胞活化过程中，Myc 作为 GLUT1（淋巴细胞中主要的葡萄糖转运体）、己糖激酶 2（hexokinase 2，HK2）、丙酮酸激酶（pyruvate kinase，PK）和乳酸脱氢酶 A（lactate dehydrogenase A，LDHA）的转录因子诱导糖酵解。研究表明，丙酮酸激酶肌肉同工酶（pyruvate kinase muscle isozyme，PKM2）抑制剂可抑制糖酵解和 Th1、Th17细胞的分化，并通过抑制 PK 活性降低疾病活动，减轻实验性自身免疫性脑脊髓炎（experimental autoimmune encephalomyelitis，EAE）。此外，Myc 可通过 Akt 信号通路快速转运到质膜，增加糖酵解。研究表明，CD28 通过增加多发性硬化患者 CD4$^+$T 细胞中的 GLUT1 和 c-Myc，在不依赖 T 细胞受体（T cell receptor，TCR）的情况下上调糖酵解，这对 Th17 细胞相关炎性因子的分泌至关重要。此外，Foxp3 可抑制 Treg 中的 c-Myc，这与糖酵解受损和氧化磷酸化增强有关。总的来说，mTOR 依赖的糖酵解过程是 T 细胞谱系选择的一个重要代谢检查点，并决定 Th17 和 Treg 的分化，下调转录因子 c-Myc 对抑制糖酵解至关重要。雷帕霉素可阻断 mTOR 依赖的代谢途径，包括糖酵解活性和 IL-17 的产生。此外，雷帕霉素在 Treg 的存活和增殖中发挥作用，其可通过干预 Treg 的代谢重编程恢复免疫耐受。mTOR 依赖的糖酵解途径为 T 细胞诱导的自身免疫和炎症性疾病的治疗干预提供了靶点。

（二）脂代谢驱动 Th17 和 Treg 分化

脂代谢是另一个调控免疫细胞代谢的重要途径（图 1.4.2）。Th17 细胞的发育依赖于 FAS，而 Treg 的分化则需要 FAO。众所周知，胞质中的游离脂肪酸（free fatty acids，FFA）首先被酰基辅酶 A 合成酶（acyl coenzyme A synthetase，ACS）催化生成脂肪酸酰基辅酶 A，然后被肉碱棕榈酰转移酶（carnitine palmityl transferase，CPT）-1、CPT-2 和转位酶运输到线粒体生成乙酰辅酶 A，进入三羧酸循环（tricarboxylic acid cycle，TCA）。小鼠研究表明，CPT1 抑制剂可抑制 Treg 的分化，而对 Th17 细胞的分化没有影响。此外，乙酰辅酶 A 羧化酶（acetyl-CoA carboxylase，ACC）在 FAS 和分解代谢中发挥着重要作用，是催化脂肪酸合成代谢的关键酶。在哺乳动物中，ACC 是一种组织特异性酶，以 ACC1 和 ACC2 两种基因形式存在。ACC1 存在于大多数脂肪组织的细胞质中，催化长链脂肪酸（long chain fatty acid，LCFA）合成的限速反应。ACC2 分布在心脏和肌肉组织中，N 端比 ACC1 多约 140 个氨基酸，这些氨基酸序列促使 ACC2 锚定在线粒体外膜上，从而催化线粒体脂肪酸氧化。在 ATP 和

Mg^{2+} 的存在下，HCO^- 作为羧基供体，乙酰辅酶 A 被 ACC 羧化为丙二酰单酰基辅酶 A，通过调节从头 FAS，在 Th17 和 Treg 分化中发挥核心作用。在 Th17 极化条件下，使用 soraphen（一种 ACC 同工酶的特异性抑制剂）抑制 ACC 可促进小鼠 Treg 分化。研究小表明，抑制 ACC 对人类 T 细胞分化也有相同作用。同时，AMPK 可通过阻碍固醇调节元件结合蛋白 1（sterol regulatory element-binding protein 1，SREBP1），灭活 ACC1 从而抑制 FAS，间接抑制 Th17 细胞分化。

另外，FAO 与 Treg 的抗炎表型密切相关，并在维持 Treg 谱系的稳定性方面发挥重要作用。AMPK 活性升高促进线粒体脂质氧化，并增强 FAO 和抑制 mTOR 活性。在小鼠中，与其他效应 T 细胞亚群相比，新分化的 Treg 显示出最高的 FAO 水平，阻断 FAO 可显著降低 Treg 的分化，并下调其免疫抑制功能。反过来，抑制 mTOR 可导致外源性 FAO 增加，从而促进 Treg 分化。此外，在无糖酵解的情况下抑制 FAS 可显著降低 Th17/Treg 比值。在 T 细胞激活的初始阶段，补充脂质会强烈抑制 Th17 相关细胞因子的产生，而不影响 Treg 的抑制功能。有趣的是，FAS 上调与 FAO 下调相关，这表

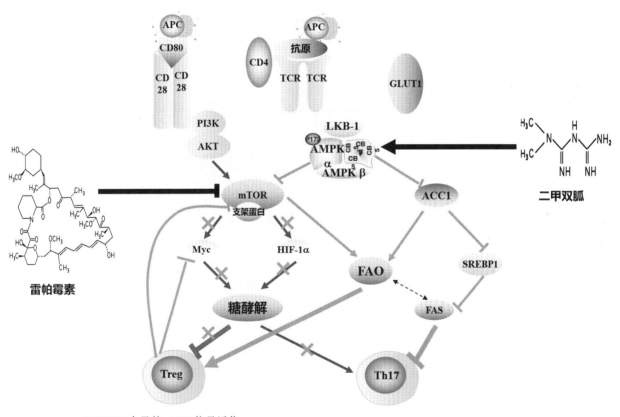

—— PI3K/Akt 介导的 mTOR 信号活化
—— LKB1/AMPK 介导的 mTOR 信号抑制
—— 调控 Th17 和 Treg 分化的靶点

在抗原刺激下，细胞代谢控制 T 细胞谱系的选择。mTOR、Myc 和 HIF-1 的过度激活促进糖酵解，从而削弱 Treg 的抑制活性，最终导致炎症条件下抑制功能的丧失。反过来，Foxp3 可抑制 Treg 中的 c-Myc 的表达。此外，脂质代谢影响 $CD4^+T$ 细胞的分化，Th17 分化需要 FAS，而 Treg 则依赖于 FAO。抑制 mTOR 可增强 FAO，促进 Treg 分化。雷帕霉素抑制 mTOR 可降低糖酵解并增加 FAO。二甲双胍诱导 Treg 增殖并发挥抗炎作用。

图 1.4.2 调节 Th17/Treg 稳态的代谢机制和治疗靶点

明代谢途径之间相互关联。总的来说，脂质代谢影响 CD4$^+$T 细胞的分化，抑制 FAS 或促进 FAO 可使 Th17/Treg 轴偏向 Treg 分化。

二甲双胍是一种 AMPK 激动剂，在 EAE 和关节炎等各种疾病模型中使脂质代谢改变，诱导 Treg 扩张从而发挥抗炎作用。在小鼠研究中，AMP 模拟物 5- 氨基咪唑 4- 羧酰胺核糖核苷酸（AMP analog 5-aminoimidazole-4-carboxamide ribonucleotide，AICAR）通过激活 AMPK 增强 FAO，在体内外促进 Treg 并抑制 Th17 细胞分化。Foxp3 通过阻止转录后修饰（如乙酰化）靶向延长其半衰期从而维持 Treg 功能稳定，而 Foxp3 乙酰化主要依赖于乙酰辅酶 A，脂肪酸分解可导致乙酰辅酶 A 增加，因此 FAO 在维持 Treg 功能稳定方面至关重要。此外，雷帕霉素介导的 mTOR 抑制可增加骨骼肌细胞中 FAO 的速率，同时通过降低 ACC1、丙二酰辅酶 A 和甘油磷酸酰基转移酶水平，降低进入合成代谢储存途径的通量。综上所述，抑制 mTOR 和激活 AMPK 在调节脂代谢中发挥重要作用，可导致 CD4$^+$T 细胞刺激后的促氧化作用。

（三）IL-2/IL-2R 调控 Treg 和 Th17 细胞代谢

细胞内代谢途径直接影响细胞命运和功能。IL-2 作为一种多源性细胞因子，是 T 细胞代谢程序的关键调节因子，对胸腺中 Treg 的发育及外周组织中 Treg 的增殖和调节等至关重要，可促使 TGF-β 处理的 CD4$^+$ 细胞向 Foxp3$^+$Treg 分化。众所周知，高亲和力 IL-2 受体（IL-2R）由 CD25（IL-2 受体 α 链，IL-2Rα）、CD122（IL-2 受体 β 链，IL-2Rβ）和 CD132（γ 亚基，γc）三个亚基组成。三个亚基的共同表达是高亲和力 IL-2 与细胞结合的必要条件，亦是 IL-2/IL-2R 调节促炎和抗炎 T 细胞分化稳态信号通路的分子基础。

IL-2 主要激活两个信号轴，即 STAT5 和 PI3K（图 1.4.3）。STAT5 介导的转录程序对 IL-2 的生

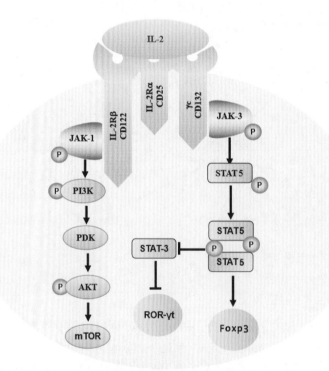

IL-2Rα、IL-2Rβ 和 γc 的共同表达是 IL-2 与细胞结合的必要条件。IL-2 通过 PI3K/Akt 和 JAK/STAT5 通路调控 Treg 分化。IL-2 通过 JAK/STAT5 通路促进 Treg 分化，抑制 IL-17 转录，从而抑制 Th17 分化。

图 1.4.3　IL-2/IL-2R 信号通路控制 Th17 和 Treg 的谱系选择

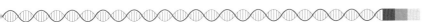

物学作用至关重要，是启动 Foxp3 表达的必要条件，因此在 Treg 发育中发挥重要作用。研究证实，STAT5A/B 缺乏的小鼠 Treg 不能分化。此外，在 Stat5a/b^{fl/fl} 小鼠中，当 IL-2 缺失或其信号转导中断时，转录因子 Stat5 缺失可导致 Th17 细胞发育增强。Stat5 结合 IL-17a-IL-17f 位点抑制 Stat3 介导的 *IL-17* 基因转录，从而抑制 Th17 细胞分化。在人类中，STAT5B 功能的丧失也与 Treg 分化降低有关。IL-2 调控 Treg 的另一个关键信号通路是 PI3K/Akt，其主要通过激活胞质丝氨酸 / 苏氨酸激酶发挥生物学效应。mTOR 作为一种重要的丝氨酸 / 苏氨酸激酶，可感知各种环境信号，如 IL-2，而 IL-2 对 mTORC1 活性的控制依赖于 JAK 激酶活性。IL-2Rβ 链结合 JAK1，IL-2Rγc 结合 JAK3，IL-2 受体占位导致 JAK-STAT 激活。此外，IL-2 调控 Myc、mTORC1 和 HIF1α/HIF1β 的表达和激活。低剂量 IL-2 亦可通过恢复 Treg 数量和功能重塑免疫平衡。

（四）肠道微生物在 Th17/Treg 免疫代谢中的作用

人体内的大多数微生物都存在于肠道中，并影响促炎和抗炎免疫反应之间的平衡。肠道微生物在自身免疫病（如 RA、SLE、SS 和 SSc）发病机制中的作用已被研究证实。肠道菌群作为维持免疫系统功能的重要参与者，在 T 细胞代谢重编程中亦发挥作用，其主要由微生物的分解代谢产物如短链脂肪酸 [（short-chain fatty acids，SCFAs），特别是乙酸、丙酸和丁酸]、胆汁酸（bile acids，BAs）和色氨酸（tryptophan，Trp）等所介导（图 1.4.4）。

脂肪酸内部平衡对 CD4⁺T 细胞分化有显著影响，可根据免疫环境使 T 细胞分化为效应 T 细胞或 Treg。SCFAs 以组蛋白去乙酰化酶（histone deacetylase，HDAC）依赖的方式诱导 Foxp3 表达，促进体外 Treg 的发育，而 LCFAs 通过 MAPKs p38 和 JNK1 促进 Th1 和 Th17 细胞分化。富含 LCFA 的饮食已被证实会加重小鼠 T 细胞介导的自身免疫病理过程，相反，喂食 SCFA 的小鼠则受到保护。此外，由肠道菌群代谢膳食纤维产生的 SCFAs 可扩散到细胞质，作为 FAO 的底物，进一步产生乙酰辅酶 A，为 TCA 和 OXPHOS 提供燃料。研究亦表明，添加乙酸、丙酸和丁酸等 SCFAs 可以增加肠道 IgA、细胞因子和趋化因子的产生并介导免疫应答，该过程与 mTOR 对免疫细胞的调节功能相关。具体而言，SCFAs 可诱导 ATP 产生和 AMP 消耗（ATP 和 AMP 分别是 AMPK 的抑制剂和激活剂），从而降低 AMPK 对 mTOR 的抑制活性，导致 mTOR 的激活。

BAs 在 T 细胞分化中亦发挥重要作用。石胆酸（lithocholic acid，LCA）衍生物 isoalloLCA 可刺激 OXPHOS 和线粒体活性氧（mitoROS）的产生，从而通过 Foxp3 启动子区组蛋白（H3K27）乙酰化导致 Foxp3 上调，进一步促进 Treg 分化。相反，LCA 的另一个衍生物 3-oxoLCA 通过直接与关键转录因子类维生素 A 相关孤儿受体 -γt（ROR-γt）相互作用，抑制 Th17 细胞分化。此外，BAs 通过 BA 受体调控 RORγ⁺Treg 的功能，在维持结肠环境稳定方面发挥作用。BA 及其代谢产物对 Th17 和 Treg 的调控有助于阐明肠道微生物控制宿主免疫应答的机制。

此外，Trp 分解代谢在外周免疫耐受中发挥重要作用。肠道微生物失调可通过改变 Trp 代谢诱导 SLE 易感小鼠的自身免疫反应。犬尿氨酸（kynurenine，Kyn）是 Trp 代谢的主要分解途径，在哺乳动物中占 90%。Trp 在吲哚胺吡咯 2，3- 双加氧酶（indoleamine-pyrrole 2，3-dioxygenase，IDO）的作用下分解为 Kyn，并最终产生烟酰胺腺嘌呤二核苷酸（nicotinamide adenine dinucleotide，NAD）。IDO 是一种可替代的诱导酶，受促炎细胞因子如 TNF-α、IL-6 和 IFN-γ 的调节。在 SLE 易感小鼠中可观察到 Kyn 的增加。最近的一项质谱研究显示，PPP 是 SLE 患者外周血淋巴细胞改变最显著的代谢途径。此外，Kyn 的积聚与 PPP 活性增加有关，谷胱甘肽前体 N - 乙酰半胱氨酸（N-acetylcysteine，NAC）通过抑制 mTOR 显著降低 SLE 患者的 Kyn 水平，同时降低 SLE 患者的疾病活动度。mTOR 被

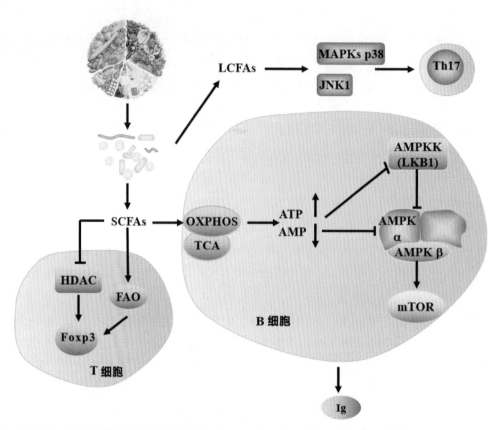

肠道微生物代谢膳食纤维产生的短链脂肪酸可作为 FAO 的底物，进一步产生乙酰辅酶 A，为 TCA 和 OXPHOS 提供燃料。SCFAs 通过 HDAC 依赖的方式诱导 Foxp3 表达，促进 Treg 的分化，而 LCFAs 通过 MAPKs p38 和 JNK1 促进致病性 Th17 细胞的生成。此外，SCFAs 可通过诱导 ATP 的产生和 AMP 的消耗，间接导致 B 细胞中 mTOR 的激活和免疫球蛋白的产生。

图 1.4.4　微生物代谢与 Th17/Treg 平衡

广泛认为参与自噬的抑制，并可被雷帕霉素调控。此外，研究表明 SLE TregGATA-3 和 CTLA-4 的表达减少，其自噬和抑制功能降低。雷帕霉素可恢复 GATA-3 和 CTLA-4 的表达，并恢复 Treg 抑制功能（图 1.4.5）。线粒体自噬由动力相关蛋白 1（Dynamically-related protein 1，Drp1）引起，最终导致线粒体降解。Caza 等的研究表明，RAS 相关蛋白 4 介导的 Drp1 缺失加剧 SLE 易感小鼠的疾病进展。综上所述，肠道微生物紊乱引起的 Trp 代谢异常可能是自身免疫活化的机制之一。总之，益生菌可能是预防和治疗疾病的一种选择。

（五）Th17/Treg 和单细胞免疫代谢

由于每个细胞都生活在一个独特的环境中，人体内没有一个细胞在代谢、表型和功能上完全相同，即使是同一类型的细胞，因此评估单个免疫细胞的代谢状态已成为自身免疫病的焦点。同时，免疫细胞的复杂性、组织中不同细胞类型的多样性，以及临床表现的异质性使单细胞测序成为揭示免疫代谢的必要手段。近年来，随着机器学习算法的发展，从单细胞中提取和识别生物信息的能力不断提高。免疫学领域以高维单细胞分析为主，包括 2006 年报道的基于单细胞 DNA 测序的基因组学、2009 年 Tang 等实现的基于单细胞 RNA 测序（single-cell RNA-sequencing，scRNA-seq）的转录组学，以及最近允许直接测量原位代谢的 Mass Cytometry、Met-Flow 和质谱（mass spectrometry，MS）成像

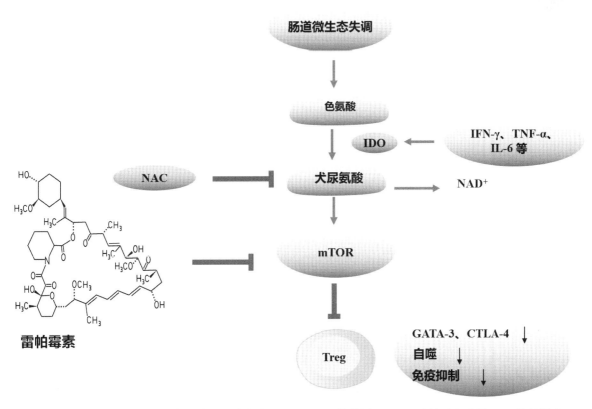

大多数 Trp 可被代谢为 Kyn，最终导致 NAD$^+$ 的产生和 mTOR 的激活。NAC 干预可以逆转 Kyn 的积累和 mTOR 的激活，恢复 Treg 功能。

图 1.4.5　色氨酸代谢途径和自身免疫

其中，scRNA-seq 被应用得最为广泛，它不需要提前选择目标基因，可在分离的单个细胞中高效扩增 mRNA，然后进行高通量测序，从而捕获整个转录组。该方法可以有效解决免疫细胞转录组异质性问题，为转录状态提供多维度评估。scRNA-seq 允许单个细胞被定义为不同的代谢实体，并从代谢的角度描绘相应的转录本。

Caublomme 等对 722 个 Th17 细胞的转录组进行测序，并通过计算、分析体内到体外分化的 Th17 细胞的细胞状态谱，最终证明控制 EAE 的致病性和易感性的四个关键分子为 Gpr65、Plzp、Toso 和 Cd5l。其中，Cd5l 和 Gpr65 与已知的调节和促炎基因相关。Wagner 最近通过 Compass 研究了致病性 / 非致病性 Th17 细胞的代谢差异，Compass 是一种基于单细胞 RNA-Seq 和通量平衡分析来表征细胞代谢状态并将代谢异质性与其他细胞表型联系起来的算法。研究明确了致病性 Th17 细胞主要依赖需氧糖酵解和 TCA 产生 ATP，而非致病性 Th17 细胞主要依靠 FAO 获得能量。糖酵解酶磷酸甘油酸突变酶可抑制 Th17 细胞的致病性，减轻 Th17 介导的体内神经炎。Miragaia 通过单细胞 RNA-seq 强调了小鼠结肠、皮肤、脾和结肠和皮肤淋巴结中 Treg 的代谢异质性。此外，基于 Met-Flow 的一项研究发现，代谢重塑可改变 T 细胞亚群的表型和功能。Treg 的特征表面标记分子 CD25 的表达依赖于糖酵解，并与 GLUT1 蛋白水平呈正相关。Met-Flow 基于高维流式细胞术允许同时分析单细胞代表性途径上的关键蛋白和激活分子的代谢状态，克服了传统代谢 mRNA 分析中 mRNA 丰度和蛋白浓度时间不一致的固有缺陷。单细胞图谱技术的建立与发展，允许捕获任何细胞复杂的代谢状态，从而更好地理解代谢异质性在免疫应答中的作用，将免疫代谢领域推向一个新的水平。

四、自身免疫病与 Th17/Treg 代谢

自身免疫病的特点是免疫调节网络失衡（如 Th1/Th2、Th17/Treg 等平衡被破坏），促炎细胞过度活化或凋亡延迟。免疫耐受和炎症之间的平衡是维持最佳免疫状态的必要条件，Th17/Treg 轴的破坏有助于疾病的发生、发展。研究表明，Th17 细胞扩增及 Treg 数量减少和抑制功能的破坏是各种 AID 发生、发展的基础。由于代谢控制免疫细胞的命运和功能，免疫代谢成为自身免疫病的一个活跃的研究领域，支持 RA 和 SLE T 细胞代谢发生改变的证据亦越来越多。

研究表明，RA T 细胞具有糖酵解活性降低、线粒体活性降低、ATP 产量低，以及细胞内 ROS 浓度降低等特点，这可能是由 RA T 细胞 AMPK 活性被显著抑制所致。降低的糖酵解活性剥夺了它们产生氧化应激或执行自噬所需的能量，从而使 T 细胞更倾向于利用 PPP 生产 NADPH。此外，研究亦证实 RA 患者破骨细胞 mTORC1 活性增加，而 IL-17 对成纤维细胞样滑膜细胞（fibroblast-like synoviocytes，FLS）的诱导依赖于 mTORC1 的增殖。在这个背景下，mTOR 抑制剂雷帕霉素可降低 RA FLS 的侵袭性。此外，葡萄糖的分解产物和炎性关节的主要代谢物乳酸通过 PKM2 和 FAS 介导的 STAT3 磷酸化诱导 IL-17 的表达，从而影响 T 细胞的效应功能。因此，阻断 FAS 可抑制 RA T 细胞的组织侵袭力。

与 RA T 细胞不同，SLE 患者的 $CD4^+T$ 细胞致力于将营养物质快速转化为能量，表现为糖酵解活性升高、线粒体过度活化和过度氧化应激。研究表明，SLE 患者和 SLE 易感小鼠 $CD4^+T$ 细胞糖酵解和线粒体氧化代谢均升高。此外，2-脱氧葡萄糖（2-Deoxy-Dglucose，2DG）和葡萄糖代谢抑制剂及线粒体代谢抑制剂二甲双胍可降低 IFN-γ 的表达，使 T 细胞代谢正常化，从而逆转疾病发生。过表达丙酮酸脱氢酶磷酸酶催化亚基 2（pyruvate dehydrogenase phosphatase catalytic subunit 2，PDP2）可削弱 SLE 患者 Th17 细胞分化，而高水平诱导 cAMP 早期抑制因子（inducible cAMP early repressor，ICER）可抑制 PDP2 表达，并最终将葡萄糖分解为乳酸。此外，谷氨酰胺分解作为能量来源在所有增殖细胞中发挥着重要作用。Kono M 等发现 ICER 直接与谷氨酰胺酶 1（glutaminase 1，Gls1）结合，加速谷氨酰胺分解，从而促进 Th17 细胞分化。由他们执行的另一项研究表明，抑制 Gls1 可影响 MRL/lpr 小鼠的糖酵解能力并减少 Th17 细胞中的 HIF-1α 表达，从而改善狼疮样疾病和 EAE。此外，线粒体代谢增加是 Treg 的主要代谢特征。线粒体呼吸链复合体 Ⅲ 的缺失可导致 Treg 抑制能力丧失，从而导致炎症性疾病的发生，但不影响 TregFoxp3 的表达和数量。综上所述，RA 患者 T 细胞表现为线粒体功能缺陷，而 SLE 患者 T 细胞线粒体和 ROS 均过度活化。不同疾病的 T 细胞具有不同的代谢特征，这为疾病的靶向治疗提供了进一步支持。然而，mTORC1 的持续激活是 RA 和 SLE T 细胞共有的代谢特征。mTOR 抑制剂雷帕霉素可抑制促炎 T 细胞分化，在改善 RA 和 SLE 病情中发挥不可或缺的作用。细胞外信号通过调节代谢途径驱动 T 细胞增殖和分化。代谢途径对 T 细胞发育和功能的影响已成为免疫学研究的热点。

五、肿瘤与免疫代谢

免疫系统需要不断适应和响应各种环境，这就需要高度交互的免疫细胞网络内生物能量机制的协调，以实现高效和适当的效应功能。新兴的免疫代谢领域强调了代谢在免疫细胞的激活、分化和功能中的重要性，这为理解肿瘤进展或治疗过程中免疫细胞的代谢变化提供了分子和生化基础。代谢是调节肿瘤细胞和免疫细胞功能命运的关键决定因素，了解不同细胞的不同代谢需求，有助于对肿瘤进行细致入微的评估，进而寻找治疗窗口。肿瘤细胞和免疫细胞之间的相互作用促进了两者的代谢重编程，

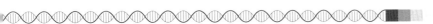
如糖酵解、谷氨酰胺水解、脂质代谢、线粒体生物发生等。肿瘤细胞可通过多种代谢机制逃避免疫系统，如竞争营养物质、释放代谢产物、损害免疫细胞活性或诱导抑制免疫细胞（如 Treg）的增殖与活化等。因此，肿瘤治疗的一个重要目标是克服免疫抑制，有效动员肿瘤特异性效应 T 细胞并诱导记忆 T 细胞增殖。

肿瘤细胞为满足高度增殖状态下巨大的合成代谢需求进行代谢转化，代谢重编程已成为肿瘤发生和发展过程中的一个标志。这种代谢导致酸性、缺氧的肿瘤微环境和（或）免疫细胞所需的关键营养物质耗尽，主要特征是葡萄糖和谷氨酰胺消耗增加，依赖糖酵解产生的 ATP 作为主要能量途径，并提高脂质从头合成，从而支持细胞生长和增殖。此外，癌细胞中的代谢重编程产物，如乳酸、磷酸烯醇丙酮酸、精氨酸和色氨酸等可以进一步促进免疫抑制环境，并重塑免疫细胞的功能。近年来的研究揭示了肿瘤细胞代谢的免疫影响，以及由此导致的肿瘤逃脱免疫监视。

抑制性或调节性免疫细胞的功能适用于肿瘤微环境，可促进肿瘤的进展或侵袭。因此，对肿瘤微环境中代谢重编程机制的理解可能为开发免疫效应细胞抗肿瘤潜能提供新思路。在肿瘤中，免疫检查点蛋白在调节免疫反应中发挥至关重要的作用，这些蛋白在肿瘤中失调，导致肿瘤细胞免疫逃避。越来越多的证据表明，免疫检查点信号可以导致肿瘤细胞和免疫细胞的代谢重编程。肿瘤微环境内的生长因子激活 PI3K/Akt，PI3K/Akt 反过来导致许多糖酵解基因（*GLUT1*、*HK2*、*PFKFB3* 和 *LDHA*）和 PDK 的升高，导致葡萄糖和氨基酸缺失，从而直接导致肿瘤浸润免疫细胞的功能障碍。此外，PI3K/Akt/mTOR 通路参与调控记忆 $CD8^+T$ 细胞的形成。药理抑制 Akt 通过增强 FAO 促进人类肿瘤特异性淋巴细胞向记忆 T 细胞的扩展和分化。由于代谢编程驱动免疫细胞的发育和功能，使用代谢靶向药物可能为肿瘤免疫治疗提供新方向。最近的研究表明，激活 PD-L1/PD-1 信号通路可以通过抑制糖酵解重编程、过表达 CPT1A 促进内源性脂质的 FAO，以及诱导脂质分解阻止效应 T 细胞的发育。抗 PD-1 抗体联合阿伐麦布，在控制肿瘤生长方面显示出比单一疗法更好的疗效。因此，封锁免疫检查点成为一种既定的肿瘤治疗方式。

通过靶向 HIF-1 破坏 Th17 细胞分化途径及促肿瘤过程是一种诱人的治疗策略。在肿瘤中，抑制 HIF-1 可抑制 IL-17 的产生，IL-17 是一种促进肿瘤发生的细胞因子。虽然 HIF-1 抑制剂可以干扰肿瘤的血管生成过程和糖酵解代谢，但它们也会导致 Treg 免疫抑制。一些研究进一步表明 Th17 细胞在肿瘤发展的后期可发挥抗肿瘤作用，因此将抑制 HIF-1 的治疗窗口限制在肿瘤早期可能是一种更有效的治疗策略。此外，嵌合抗原受体工程 T 细胞（CAR-T）治疗是一种免疫治疗策略，其结合了 T 细胞效应功能和抗体细胞外可变区域，从而允许独立于抗原交叉的肿瘤细胞的特异性识别。CAR-T 治疗已在恶性血液病中取得了显著的临床疗效，例如，慢性淋巴细胞白血病、急性淋巴细胞白血病和弥漫性大 B 细胞淋巴瘤。

虽然免疫疗法正在成为最有前途的肿瘤治疗方式之一，但长期临床效益并没有实现。识别肿瘤和免疫细胞共享的代谢途径将允许选择适当的代谢靶向药物作为肿瘤潜在的免疫调节剂。因此，未来的研究还需要进一步关注靶向代谢对肿瘤抑制和免疫激活的相对作用。

（秦　艳）

参考文献

[1] O'NEILL L A, KISHTON R J, RATHMELL J. A guide to immunometabolism for immunologists. Nat Rev Immunol, 2016, 16（9）: 553-565.

[2] WANG R, DILLON C P, SHI L Z, et al. The transcription factor myc controls metabolic reprogramming upon T lymphocyte activation. Immunity, 2011, 35（6）: 871-882.

[3] SHEN H, SHI L Z. Metabolic regulation of Th17 cells. Mol Immunol, 2019, 109: 81-87.

[4] SHEVACH E M. Foxp3+ T regulatory cells: still many unanswered questions-A perspective after 20 years of study. Front Immunol, 2018, 9: 1048.

[5] LEE G R. The Balance of Th17 versus treg cells in autoimmunity. Int J Mol Sci, 2018, 19（3）: 730.

[6] SANJABI S, OH S A, LI M O. Regulation of the immune response by TGF-beta: from conception to auto-immunity and infection. Cold Spring Harb Perspect Biol, 2017, 9（6）: a022236.

[7] YANG Z, MATTESON E L, GORONZY J J, et al. T-cell metabolism in autoimmune disease. Arthritis Res Ther, 2015, 17（1）: 29.

[8] KOGA T, HEDRICH C M, MIZUI M, et al. CaMK4-dependent activation of AKT/mTOR and CREM-alpha underlies autoimmunity-associated Th17 imbalance. J Clin Invest, 2014, 124（5）: 2234-2245.

[9] MACIVER N J, BLAGIH J, SAUCILLO D C, et al. The liver kinase B1 is a central regulator of T cell de-velopment, activation, and metabolism. J Immunol, 2011, 187（8）: 4187-4198.

[10] GERRIETS V A, KISHTON R J, JOHNSON M O, et al. Foxp3 and toll-like receptor signaling balance Treg cell anabolic metabolism for suppression. Nat Immunol, 2016, 17（12）: 1459-1466.

[11] SHI L Z, WANG R, HUANG G, et al. HIF1alpha-dependent glycolytic pathway orchestrates a metabolic checkpoint for the differentiation of Th17 and Treg cells. J Exp Med, 2011, 208（7）: 1367-1376.

[12] KONO M, MAEDA K, STOCTON-GAVANESCU I, et al. Pyruvate kinase M2 is requisite for Th1 and Th17 differentiation. JCI Insight, 2019, 4（12）: e127395.

[13] KUNKL M, SAMBUCCI M, RUGGIERI S, et al. CD28 autonomous signaling up-Regulates C-Myc expression and promotes glycolysis enabling inflammatory T Cell Responses in multiple sclerosis. Cells, 2019, 8（6）: 575.

[14] CHARBONNIER L M, CUI Y, STEPHEN-VICTOR E, et al. Functional reprogramming of regulatory T cells in the absence of Foxp3. Nat Immunol, 2019, 20（9）: 1208-1219.

[15] MICHALEK R D, GERRIETS V A, JACOBS S R, et al. Cutting edge: distinct glycolytic and lipid oxidative metabolic programs are essential for effector and regulatory CD4+T cell subsets. J Immunol, 2011, 186（6）: 3299-3303.

[16] BEROD L, FRIEDRICH C, NANDAN A, et al. De novo fatty acid synthesis controls the fate between regulatory T and T helper 17 cells. Nat Med, 2014, 20（11）: 1327-1333.

[17] LI Y, XU S, MIHAYLOVA M M, et al. AMPK phosphorylates and inhibits srebp activity to attenuate hepatic steatosis and atherosclerosis in diet-induced insulin-resistant mice. Cell Metab, 2011, 13（4）: 376-388.

[18] CLUXTON D, PETRASCA A, MORAN B, et al. Differential regulation of human Treg and Th17 cells by fatty acid synthesis and glycolysis. Front Immunol, 2019, 10: 115.

[19] KANG K Y, KIM Y K, YI H, et al. Metformin downregulates Th17 cells differentiation and attenuates murine autoimmune arthritis. Int Immunopharmacol, 2013, 16（1）: 85-92.

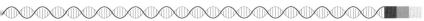

[20] GUALDONI G A, MAYER K A, GÖSCHL L, et al. The AMP analog AICAR modulates the Treg/Th17 axis through enhancement of fatty acid oxidation. FASEB J, 2016, 30（11）: 3800-3809.

[21] SIPULA I J, BROWN N F, PERDOMO G. Rapamycin-mediated inhibition of mammalian target of rapamycin in skeletal muscle cells reduces glucose utilization and increases fatty acid oxidation. Metabolism, 2006, 55（12）: 1637-1644.

[22] ZHENG S G, WANG J, WANG P, et al. IL-2 is essential for TGF-beta to convert naive CD4$^+$CD25 cells to CD25$^+$Foxp3$^+$ regulatory T cells and for expansion of these cells. J Immunol, 2007, 178（4）: 2018-2027.

[23] LAURENCE A, TATO C M, DAVIDSON T S, et al. Interleukin-2 signaling via STAT5 constrains T helper 17 cell generation. Immunity, 2007, 26（3）: 371-381.

[24] COHEN A C, NADEAU K C, TU W, et al. Cutting edge: decreased accumulation and regulatory function of CD4$^+$CD25（high）T cells in human STAT5b deficiency. J Immunol, 2006, 177（5）: 2770-2774.

[25] PRESTON G C, SINCLAIR L V, KASKAR A, et al. single cell tuning of myc expression by antigen receptor signal strength and interleukin-2 in T lymphocytes. EMBO J, 2015, 34（15）: 2008-2024.

[26] ROSENZWAJG M, LORENZON R, CACOUB P, et al. Immunological and clinical effects of low-dose interleukin-2 across 11 autoimmune diseases in a single, Open Clinical Trial. Ann Rheum Dis, 2019, 78（2）: 209-217.

[27] SMITH P M, HOWITT M R, PANIKOV N, et al. The microbial metabolites, short-chain fatty acids, regulate colonic Treg cell homeostasis. Science, 2013, 341（6145）: 569-573.

[28] HAGHIKIA A, JÖRG S, DUSCHA A, et al. Dietary fatty acids directly impact central nervous system autoimmunity via the small intestine. Immunity, 2015, 43（4）: 817-829.

[29] KIM M H, KANG S G, PARK J H, et al. Short-chain fatty acids activate GPR41 and GPR43 on intestinal epithelial cells to promote inflammatory responses in mice. Gastroenterology, 2013, 145（2）: 396-406.

[30] KIM M, QIE Y, PARK J, et al. Gut microbial metabolites fuel host antibody responses. Cell Host Microbe, 2016, 20（2）: 202-214.

[31] HANG S, PAIK D, YAO L, et al. Bile acid metabolites control Th17 and Treg cell differentiation. Nature, 2019, 576（7785）: 143-148.

[32] SONG X, SUN X, OH S F, et al. Microbial bile acid metabolites modulate gut RORgamma（+）regulatory T cell homeostasis. Nature, 2020, 577（7790）: 410-415.

[33] CHOI S C, BROWN J, GONG M, et al. Gut microbiota dysbiosis and altered tryptophan catabolism contribute to autoimmunity in lupus-susceptible mice. Sci Transl Med, 2020, 12（551）: eaax2220.

[34] PERL A, HANCZKO R, LAI Z W, et al. Comprehensive metabolome analyses reveal N-acetylcysteine-responsive accumulation of kynurenine in systemic lupus erythematosus: implications for activation of the mechanistic target of rapamycin. Metabolomics, 2015, 11（5）: 1157-1174.

[35] KATO H, PERL A. Blockade of Treg cell differentiation and function by the interleukin-21-mechanistic target of rapamycin axis via suppression of autophagy in patients with systemic lupus erythematosus. Arthritis Rheumatol, 2018, 70（3）: 427-438.

[36] CAZA T N, FERNANDEZ D R, TALABER G, et al. HRES-1/Rab4-Mediated depletion of drp1 impairs mitochondrial homeostasis and represents a target for treatment in SLE. Ann Rheum Dis, 2014, 73（10）: 1888-1897.

[37] GAUBLOMME J T, YOSEF N, LEE Y, et al. Single-cell genomics unveils critical regulators of Th17 cell pathogenicity. Cell, 2015, 163（6）: 1400-1412.

[38] MIRAGAIA R J, GOMES T, CHOMKA A, et al. Single-cell transcriptomics of regulatory T cells reveals trajectories of tissue adaptation. Immunity, 2019, 50 (2): 493-504.

[39] AHL P J, HOPKINS R A, XIANG W W, et al. Met-flow, a strategy for single-cell metabolic analysis highlights dynamic changes in immune subpopulations. Commun Biol, 2020, 3 (1): 305.

[40] WEN Z, JIN K, SHEN Y, et al. N-myristoyltransferase deficiency impairs activation of kinase AMPK and promotes synovial tissue inflammation. Nat Immunol, 2019, 20 (3): 313-325.

[41] LARAGIONE T, GULKO P S. mTOR regulates the invasive properties of synovial fibroblasts in rheumatoid arthritis. Mol Med, 2010, 16 (9/10): 352-358.

[42] SHEN Y, WEN Z, LI Y, et al. Metabolic control of the scaffold protein TKS5 in tissue-invasive, Proinflammatory T Cells. Nat Immunol, 2017, 18 (9): 1025-1034.

[43] KONO M, YOSHIDA N, MAEDA K, et al. Pyruvate dehydrogenase phosphatase catalytic subunit 2 limits Th17 differentiation. Proc Natl Acad Sci USA, 2018, 115 (37): 9288-9293.

[44] KONO M, YOSHIDA N, MAEDA K, et al. Transcriptional factor ICER promotes glutaminolysis and the generation of Th17 cells. Proc Natl Acad Sci USA, 2018, 115 (10): 2478-2483.

[45] KONO M, YOSHIDA N, MAEDA K, et al. Glutaminase 1 inhibition reduces glycolysis and ameliorates lupus-like disease in MRL/lpr mice and experimental autoimmune encephalomyelitis. Arthritis Rheumatol, 2019, 71 (11): 1869-1878.

[46] WEINBERG S E, SINGER B D, STEINERT E M, et al. Mitochondrial complex Ⅲ is essential for suppressive function of regulatory T cells. Nature, 2019, 565 (7740): 495-499.

[47] GUO C, CHEN S, LIU W, et al. Immunometabolism: A new target for improving cancer immunotherapy. Adv Cancer Res, 2019, 143: 195-253.

[48] LEONE R D, POWELL J D. Metabolism of immune cells in cancer. Nat Rev Cancer, 2020, 20: 516-531.

第五节　Treg 信号转导通路

在细胞中，各种信号转导分子相互识别、相互作用，将信号进行转换和传递，构成信号转导通路。当外界环境变化时，单细胞生物可以直接做出反应，多细胞生物则通过复杂的信号传递系统来传递信息，从而调控机体活动。转导方式包括相邻细胞直接接触和细胞分泌各种化学物质，以此调节其他细胞代谢和功能。跨膜信号转导的一般步骤包括：特定的细胞释放信息物质，细胞物质经扩散或血液循环到达靶细胞，与靶细胞受体特异性结合，受体对信号进行转换并启动细胞内信使系统，靶细胞产生生物学效应。

Treg 为一类介导免疫耐受的抑制性 T 细胞，负调控自身反应 T 细胞活化及增殖，在自身免疫病、机体免疫平衡、移植物耐受及肿瘤免疫调节方面均有重要作用，可抑制炎症反应、维持机体免疫稳态、阻止不必要的免疫激活。Treg 的增殖、分化和维持有赖于 PI3K/Akt/mTOR、Toll 样受体通路、Notch 和 STAT3 等分子信号的调控，以下是对目前研究关注较多的信号通路的介绍。

一、PI3K/Akt/mTOR 与 Treg

哺乳动物雷帕霉素靶蛋白（mammalian target of Rapamycin, mTOR）是一种分子量为 289 kDa 的丝氨酸 / 苏氨酸蛋白激酶，属于磷脂酰肌醇 3- 激酶相关激酶（PIKK）家族。该蛋白由一个催化激酶结构域、一个 FRB（FKBP12- 雷帕霉素结合）结构域、C- 末端附近的一个预测的自抑制结构域（抑制子

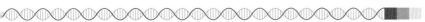
结构域）、氨基末端多达 20 个重复的 HEAT 基序，以及 FAT（FRAP-ATM-TRRAP）和 FATC（FAT C-末端）结构域组成。TOR 的 C 末端与磷脂酰肌醇 3-激酶的催化结构域高度同源。TOR 蛋白在进化上是保守的，人、小鼠和大鼠的 mTOR 蛋白在氨基酸水平上有 95% 的同源性。人 *mTOR* 基因编码 2549 个氨基酸的蛋白质，与酵母 TOR1 和 TOR2 的序列同源性分别为 42% 和 45%。mTOR 在参与控制细胞生长和增殖的信号通路中起中心作用。

mTOR 通路受多种细胞信号的调控，包括有丝分裂生长因子、胰岛素等激素、营养素（氨基酸、葡萄糖）、细胞能量水平和应激条件。其中瘦素和营养素（氨基酸、葡萄糖）在体内呈脉动式分泌，机体细胞随着环境变化也在不断调整自身各种基因和蛋白的表达。这些变化最终能够激活胞内代谢感受器 mTOR，而 mTOR 通过自身活性的波动也在调控特异性的基因表达，进而控制体内 Treg 的增殖和功能。ATP 升高能提高 mTOR 信号转导活性，mTOR 本身也被认为是 ATP 传感器，可以使细胞感受和解码能量状态的变化相应地决定细胞生长和增殖的速度。mTOR 的下游靶点很多，研究较为成熟和公认的下游靶点是 p70s6 激酶（p70s6k）和 S6 核糖体蛋白。mTOR 磷酸化后被活化传递能量，并调控下游的 p70s6k 使其磷酸化并激活，形成的 mTOR-p70s6k 信号通路是蛋白质翻译的中枢性调控通路。目前已明确瘦素可以激活 mTOR 信号通路来调控 Treg 的增殖能力，可能存在 Leptin-mTOR 轴把细胞的能量状态与 Treg 代谢相关的信号整合到一起，并且以波动的环路形式促使能量协调和 Treg 的动态平衡。

PI3K/Akt 信号转导通路是通过 mTOR 传递信号的主要通路，在介导细胞存活和增殖中起重要作用。PI3K/Akt/mTOR 是调节 Treg 等细胞周期的重要细胞内信号通路。PI3K/Akt/mTOR 信号通路与多种细胞的休眠、增殖、癌变和寿命直接相关。PI3K/Akt/mTOR 信号通路中有 PI3K 蛋白、Akt 蛋白和 mTOR 复合体三个枢纽。PI3K 蛋白家族参与细胞增殖、分化、凋亡和葡萄糖转运等多种细胞功能的调节。PI3K 蛋白有四种催化亚基，即 p110α、β、δ、γ（分别由 *PIK3CA*、*PIK3CB*、*PIK3CD* 和 *PIK3CG* 基因编码）。PI3K 激活后磷酸化并激活 Akt 蛋白，将其定位在质膜中。Akt 蛋白通过作用于 TSC1/TSC2 复合体及 mTORC 信号转导调节细胞生长。Akt 通过磷酸化 CDK 的抑制剂 p21 和 p27 影响细胞增殖。Akt 是细胞存活的主要调节因子，通过直接抑制促凋亡蛋白或抑制由转录因子产生的促凋亡信号实现调节。信号可通过 Akt 传递到下游不同的靶点，如激活 CREB，抑制 p27，将 FOXO 定位于细胞质中，激活 PtdIns-3ps 和 mTOR。mTOR 有两个复合体，分别是 mTOR 复合体 1（mTORC1）和 mTOR 复合体 2（mTORC2）。mTORC1 由 mTOR、Raptor、GβL 和 DEPTOR 构成，受 rapamycin 抑制，mTORC1 是一种主要的生长调节分子，可感受并结合不同的营养因素和环境因素，包括生长因子、能量水平、细胞应激和氨基酸。mTORC1 结合这些信号后就能通过将底物磷酸化以增强合成代谢或限制分解代谢，从而促进细胞生长。mTORC2 由 mTOR、Rictor、GβL、Sin1、PRR5/Protor-1 和 DEPTOR 构成。mTORC2 可以通过激活 Akt 促进细胞存活。这些信号与 Treg 的增殖、分化和稳定密切相关。众多学者已对 PI3K/Akt/mTOR 信号通路和 Treg 生长分化之间的关系给出自己的观点。Feuerer 等认为激活 PI3K/Akt/mTOR 信号通路会抑制 Treg 的分化，Strauss 等也认为 PI3K/Akt/mTOR 信号通路在 CD4⁺Foxp3⁺Treg 生长、分化中起着重要作用，Haxhinasto 等提出 PI3K/Akt/mTOR 信号通路负面调节 Foxp3 的表达，并推测抑制 mTOR 会上调 Foxp3 的表达。

二、Toll 样受体通路与 Treg

Toll 是果蝇中决定胚胎背腹轴线发育、参与抗感染的一组基因。通过数据库搜寻同源物，科学家们很快在哺乳动物中发现结构相似的一个跨膜分子家族，主要包括 IL-1R 和 Toll 类似物，后者又被称为 Toll 样受体（Toll like receptor，TLR）。TLR 是 I 型跨膜蛋白，细胞外结构域含有形似马鞍状的亮氨酸富集重复序列（leucinerichrepeat，LRR），该重复区域构成配体结合区。细胞质结构域为 TIR（Toll/IL-1R），是所有 TLR 及 IL-1R 分子胞内段所特有的。TIR 结构域与细胞内其他带有相同 TIR 结构域的分子相互作用，由后者启动下游信号传递。TLR 主要表达于免疫细胞，包括巨噬细胞、树突状细胞（Dendriticcell，DC）、B 细胞和 T 细胞。在一些非免疫细胞如上皮细胞、内皮细胞和成纤维细胞中也有表达。目前在哺乳动物中已发现 13 种 TLR，其中小鼠和人均表达 TLR1 至 TLR9，TLR10 仅存在于人体内，TLR11 至 TLR13 仅在小鼠体内被发现。TLR 是一种模式识别受体，不同的 TLR 识别不同的病原相关分子模式（pathogen-associated molecular pattern，PAMP）。TLR 与 PAMP 的相互作用主要表现为两个特点：①在细胞中因表达部位、蛋白组成等差异，不同的 TLR 分子识别不同的 PAMP；②胞膜 TLR 通常以二聚体形式发挥作用，相组合的 TLR 一般识别同类配体分子。在体内除了外源性配体外，一些 TLR 结合内源性配体，如 TLR2 和 TLR4 可以与细胞内高表达的热休克蛋白 70、热休克蛋白 gp96 和 HMGB1 相互作用，这与坏死细胞释放内容物作为危险相关分子（damage-associated molecular patterns，DAMP）有关。此外，有研究报道 TLR4 还与体内纤连蛋白、纤维蛋白原、肺表面活性蛋白 A、肝素、透明质酸和鼠的 β 防御素相互作用。在系统性红斑狼疮中，TLR9 通过与染色质免疫球蛋白 G 复合物结合被激活。这些内源性配体的存在，增加了 TLR 参与自我耐受和免疫检测的可能性，提示 TLR 对于自身免疫病和癌症的治疗至关重要。

Toll 样受体信号通路是连接天然免疫和获得性免疫的桥梁，它对于 PAMP 的识别及下游信号通路的激活是机体免疫应答的重要途径之一。TLR 介导的信号通路激活需要衔接蛋白的参与，衔接蛋白主要包括髓样分化因子 88（myeloid differentiation factor 88，MyD88）、MyD88 样衔接蛋白（MyD88adapter-like，MAL）、诱导 β 干扰素的 TIR 结构域衔接蛋白（TIR-domain-containing adaptor protein inducing IFN-β，TRIF）、TRIF 相关衔接分子（TRIF-related adaptor molecule，TRAM）和含不育 α 和犰狳基序的蛋白（sterilealpha and armadillo-motif-containing protein，SARM）。TLR 信号通路可分为 MyD88 依赖和非依赖途径。TLR5、TLR7 和 TLR9 等分子直接与 MyD88 作用激活下游信号通路，而 TLR2 和 TLR4 则需要 MyD88 和含 TIR 结构域的衔接蛋白共同作用，促进下游通路的激活。此外，TLR3 和 TLR4 都可介导非 MyD88 依赖途径的信号转导，其中 TLR3 只能利用该途径。TLR 信号通路激活主要引起核转录因子（NF-κB）活化，诱导 IL-1β、IL-6、TNF-α 等炎性细胞因子的分泌和 I 型干扰素的表达，参与炎症反应或炎症病理反应，同时调节免疫反应。除此之外，TLR 还能通过激活丝裂原活化蛋白激酶（mitogen-activated protein kinase，MAPK）、胞外信号调节激酶（extracellular regulated protein kinases，ERK）、p38 和 c-JUNN 端激酶（c-JunN-terminal kinase，JNK）等调节细胞的增殖、转化和死亡。

TLR 信号通路以直接或间接的方式调控 CD4$^+$CD25$^+$Treg 的功能。间接调控主要通过 APC 介导的 TLR 信号通路调节 Treg 功能。而 Treg 上的 TLR 也可以通过与相应配体的结合直接影响自身功能。相比于其他 CD4$^+$T 细胞，Treg 中的 TLR 表达水平更高，这提示 Treg 更容易受到 TLR 配体的调控。Caramalho 等比较分析了 C57BL/6 小鼠 Treg 和 Tconv 细胞中 TLR 的表达情况，结果表明两者均表达 TLR1、TLR2 和 TLR6，而 TLR4、TLR5、TLR7 和 TLR8 在 Treg 中选择性表达，TLR3 和 TLR9mRNA 在小鼠 CD4$^+$T 细胞亚群中没有检测到。Gelman 等发现在 BALB/c 小鼠中活化的 CD4$^+$T 细胞表达 TLR3、TLR5 和 TLR9，但不表达 TLR2 和 TLR4。这种差异可能是由于使用的检测方法、

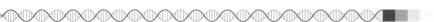

T 细胞纯度或者小鼠的亚系不同造成的。Chiffoleau 等发现 TLR9mRNA 在大鼠 CD4$^+$T 细胞中表达，TLR5mRNA 在 CD4$^+$CD25$^+$T 细胞中高度表达。人类 CD4$^+$CD25$^+$Treg 表达更高水平的 TLR2、TLR5 和 TLR8。不同的 TLR 对 Treg 的影响不同，作用方式也不同。

（一）TLR2 对 Treg 的调节

近来很多研究表明，TLR2 在调节 Treg 功能方面发挥了关键作用。TLR2 是 T 细胞的共调控受体，在体外，天然免疫细胞 TLR2 分子的活化可以促进细胞分泌 IL-10，而且与体内抑制炎症反应有直接的关系。APC 和 Treg 上的 TLR2 都会调控 Treg 的功能。APC 上的 TLR2 活化后会促进细胞分泌 IL-1 和 IL-6，逆转 CD4$^+$CD25$^+$Treg 的低反应性。Treg 上的 TLR2 激活后直接调控 Treg 功能。研究表明 *TLR2* 基因缺陷小鼠的 Treg 数目与 *TLR4* 基因缺陷小鼠相比明显减少，并且用 TLR2 配体 Pam3Cys 刺激野生小鼠，不但会使 Treg 数目增加、CD25 分子表达上调，而且在此期间 Treg 的抑制显型也会短暂消除。随后的研究表明，小鼠 Treg 中的 TLR2 信号激活会增加 Treg 糖酵解和增殖，并降低其抑制能力。而且 Lal 等发现肽聚糖（peptiglycan，PGN）能够激活 TLR2-MyD88-IRF1 信号通路。IRF1 活化后与 Foxp3 基因座的近端启动子、内含子、增强子区域中存在的 IRF1 反应元件结合，负调控 *Foxp3* 的转录，以抑制 Treg 的功能。此外，不同的 TLR2 配体对 Treg 功能有不同的影响。研究表明 HSP60 可以通过 Treg 上的 TLR2，活化信号分子 PKC、PI3K 和 P38，上调 Treg 的抑制功能。然而人工合成的脂肽 Pam3Cys、FSL-1 和 Pam2Cys 通过增强 Akt/PKB 磷酸化减弱 Treg 的抑制功能。Treg 在受到 TLR2 配体刺激后，会促使自身分泌 IL-6 和 TGF-β，这不仅会使 Treg 的抑制功能减弱，还会促进 Treg 向分泌 IL-17 的表型 Th17 分化。人体内存在 IL-17$^+$Foxp3$^+$ 循环记忆样 Treg，当机体受到外界病原体感染时，会激活这类细胞，增强免疫反应，更有效地应对感染。因此，TLR2 活化是一把双刃剑，一方面限制 Treg 抑制活力，促进免疫反应的开始；另一方面增加 Treg 的数量，阻碍病原体和癌细胞的最终消除。TLR2 在很多自身免疫病中发挥着重要作用。TLR2 信号活化提高 Treg 的免疫调节功能，进而预防 1 型糖尿病；在类风湿关节炎小鼠模型中，TLR2 敲除鼠 Treg 的抑制功能降低，T 细胞的 IFN-γ 产生大大增加，显示出更严重的关节炎。这些研究表明 TLR2 介导的通路在活化 Treg 抑制功能方面起重要作用。

（二）TLR4 对 Treg 的调节

目前，TLR4 分子对 Treg 功能的影响仍未完全确定。Caramalho 等的研究表明 TLR4 配体脂多糖（Lipopolysaccharide，LPS）可以直接促进 Treg 的生存和增殖，使 Treg 的免疫抑制功能增强 10 倍。此外 LPS 还能上调 CD69、CD44、CD38 等 Treg 活性标记分子的表达水平。随后他们发现用 LPS 处理非肥胖性糖尿病小鼠可以增加 Foxp3$^+$ 和 CD103$^+$Treg 的数量和活力，有助于糖尿病的防护。此外，用不同剂量的 LPS 预先处理小鼠，会诱发小鼠出现迟发型超敏反应、移植物抗宿主反应、移植排斥反应，并且显著降低正常免疫应答的水平，这也可能是 LPS 活化 Treg 导致的。随后研究发现在小鼠肠炎模型中，TLR4 和 IL-2 缺陷小鼠的 Treg 表达高水平的炎性细胞因子，包括 GM-CSF、IFN-γ 和 IL-17，并且其抑制活力也有所降低。这些研究都提示 TLR4 通过与配体的作用直接介导 Treg 的增殖与活化。TLR4 分子还可以通过间接作用的方式调控 Treg 的功能。Cao 等在肠炎模型中发现 TLR4 以 MyD88 依赖的方式负调节 Treg 的产生，Treg 减少的原因是在受到肠内配体刺激后，会促进 Foxp3$^+$Treg 向 IL-17$^+$ 和 IFN-γ$^+$Foxp3$^-$ 细胞分化。然而 2018 年有研究发现热休克蛋白 HSP60 通过激活 TLR4-Mal（MyD88 衔接样蛋白）信号转导通路，促进巨噬细胞中 TGF-β 的表达，进而诱导 Treg 的产生。先前也有报道称，LPS 能够通过 TLR4 刺激树突状细胞产生 IL-6，IL-6 直接作用于效应 T 细胞，使其对于 Treg 的抑制功能产生抗性。还有研究提示高度纯化的 LPS 并不影响小鼠 Treg 功能。上述不同的实验结果可能是由于采用的动物模型、实验方法等有差异造成的，同时也提示 TLR4 对 Treg 功能的影响可能还受其他免疫细胞和微环境的制约。因此，TLR4 介导的 Treg 调控机制还需进一步研究。

（三）TLR5 对 Treg 的调节

Crellin 等证明人类 $CD4^+CD25^-$ T 细胞和 $CD4^+CD25^+$ T 细胞均表达 TLR5，在 $CD4^+CD25^+$ T 细胞中 TLR5mRNA 水平明显高于 $CD4^+CD25^-$ T 细胞，但两者 TLR5 分子蛋白水平无明显差异，其具体机制还有待探索。TLR5 配体鞭毛蛋白会直接影响人类 $CD4^+CD25^+$ T 细胞和 $CD4^+CD25^-$ T 细胞的功能，在黏膜免疫调控中发挥重要作用。多克隆刺激低反应性是 Treg 的主要特征。研究表明 TLR5 配体鞭毛蛋白不改变 Treg 的低反应性。相反，它作为共刺激分子促进 $CD4^+CD25^-$ 效应 T 细胞的增殖和 IL-2 的产生。然而鞭毛蛋白在不存在 APC 的情况下，会增强 Treg 的免疫抑制功能和 Foxp3 的表达，这种 TLR5 介导的 Treg 的抑制功能增强可能与 Foxp3 表达升高有关。在小鼠移植肿瘤模型中，使用鞭毛蛋白处理小鼠会加速肿瘤的生长，这主要与 IFN-γ、IL-4 数量降低及 Treg 数量增加有关。但是在肿瘤移植 8 ~ 10 天后，再用鞭毛蛋白处理会抑制肿瘤的生长，此时小鼠 IFN-γ 和 IL-4 数量增加，但 Treg 数量却降低。这种 TLR5 配体对于 Treg 和效应 T 细胞的影响差异机制还需要进一步的研究。另有研究报道，重组鞭毛蛋白 rFliC 给药可延长同种异体移植物的存活时间，这可能与 TLR5 激活 Treg 有关。综上所述，TLR5 对 Treg 的调节功能主要以激活为主。

（四）TLR7 对 Treg 的调节

TLR7 在抗病毒防御和几种系统性红斑狼疮小鼠模型自身免疫中起着重要作用。TLR7 激活可能破坏由 Treg 介导的外周耐受。有研究表明，TLR7 通过促进 APC 分泌 IL-6 的方式使得应答性 T 细胞对 Treg 产生抗性。Hackl 等发现在小鼠 DC 存在的情况下，TLR7 配体咪喹莫特类似物 S-27609、CL-076 和 R848 可以活化 DC 上的 TLR7，减少分化的 Treg 数目，这一过程依赖于 DC 细胞分泌的 IL-6，它可能诱导 Treg 分化成促炎性辅助性 T 细胞。因此，通过干扰 TLR7 激活或阻断下游效应细胞因子（如 IL-6）来逆转 Foxp3 下调可能是治疗 SLE 的有效策略。Van 等发现在 OVA 诱导的过敏性哮喘小鼠模型中，TLR7 激动剂 R848 能够靶向肺部 Treg，使其数目增加，减缓哮喘症状，TGF-β 在这一过程发挥主要作用。上述研究提示 TLR7 配体如果直接作用于 Treg 上的 TLR7 可能增强 Treg 的功能，但如果作用于其他免疫细胞则可能抑制其功能。

（五）TLR8 对 Treg 的调节

近来，Peng 等发现人类 Treg 表达高水平的 TLR8。Poly-G10 寡聚核苷酸和类似的 TLR8 配体 ssRNA40、ssRNA33 与阳离子脂质的复合物都能直接逆转 Treg 的抑制功能，促进初始 $CD4^+$T 细胞的增殖。应用 siRNA 技术敲除 TLR8、MyD88 和白介素 -1 受体相关激酶 4（interleukin 1 receptor associated kinase 4，IRAK4）后，Treg 的免疫抑制功能不再被 Poly-G10 逆转，该实验进一步表明 TLR8 对于 Treg 抑制功能的逆转直接依赖于上述效应分子。在 T 细胞、B 细胞都缺陷的 $Rag1^{-/-}$ 小鼠肿瘤模型中，传输 TLR8 配体刺激的 Treg 实验发现 TLR8 介导的 Treg 抑制功能的逆转对于抗肿瘤免疫应答有很大的影响，提示通过 TLR8 信号通路抑制 Treg 改变其和效应 T 细胞之间的功能平衡，可能有助于增强肿瘤的免疫治疗效果。最近的研究表明，人 Treg 和肿瘤细胞中 TLR8 信号的激活可以预防细胞衰老。不仅如此，TLR8 信号对 Treg 的能量代谢也有调节作用，它能选择性地抑制人 Treg 中葡萄糖摄取和糖酵解过程，逆转 Treg 的抑制作用。在黑色素瘤过继转移 T 细胞治疗模型中，TLR8 信号介导的人 Treg 内葡

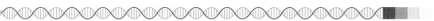

萄糖代谢和功能的重编程可以增强体内的抗肿瘤免疫力。这些结果均表明 TLR8 介导的信号通路主要抑制 Treg 的功能。

（六）TLR9 对 Treg 的调节

大鼠 T 细胞与 TLR9 配体预培养实验证实，相比于 CD4$^+$CD25$^+$T（Treg）细胞，CD4$^+$CD25$^-$T（Tconv）细胞对 TLR9 配体更敏感。并且经 CPG-ODN2006 处理的 Tconv 对 Treg 的抑制作用产生抵抗，从而间接消除了 Treg 的抑制活力。在小鼠模型中，TLR9 与自身免疫病 SLE 密切相关，TLR9 缺失导致 SLE 病情加重，这主要与 Treg 抑制能力受损、效应 T 细胞活化有关。Hall 等发现固有层树突状细胞（Laminapropriadendriticcell，LpDC）中 TLR9 激活后通过抑制 Treg 来促进肠道炎症。肠道菌群 DNA 激活 TLR9 可以破坏肠道稳态，促进 Th1 和 Th17 反应，同时抑制 CD4$^+$Foxp3$^-$T 细胞向 CD4$^+$Foxp3$^+$T 细胞的转化，并完全激活 LpDC，该结果可以作为治疗肠炎的新型疗法，并且对于口服疫苗的发展也提供了启示。通过共生 DNA 或合成的 TLR9 激动剂抑制 Treg 转化可能改善通过口服途径递送的疫苗的免疫原性。这提示 TLR9 对 Treg 的作用受其他免疫细胞和免疫微环境的影响。

综上所述，大量研究表明 TLR 激动剂可以通过直接或间接的方式调节 Treg 增殖和免疫抑制功能。就直接调节作用而言，有研究表明 TLR2、TLR4 和 TLR5 等分子活化后可以直接增强 Treg 的免疫抑制活性。另有研究则表明 TLR2、TLR8 和 TLR9 可以消除或逆转 CD4$^+$CD25$^+$Treg 的免疫抑制功能，而 TLR2、TLR4 分子对 Treg 功能的具体影响至今仍未有定论，需要进一步深入研究。同时，除了影响 Treg 的功能外，TLR2、TLR4、TLR7 和 TLR9 在配体的刺激下可促进 CD4$^+$CD25$^+$Treg 的增殖，提高 CD4$^+$CD25$^+$Treg 数量。造成以上研究结果不一致的原因可能有：①不同 TLR 在 Treg 表面或细胞内的表达水平存在很大差异，细胞中其他分子如 SOCS1、IRAK1、NFκB、TRAF3 也会参与调节 TLR 下游通路，因此对这些 TLR 的定量分析和对细胞内其他调节分子的检测将有助于分析激动剂对 TLR 介导下游通路激活的强度和对 Treg 功能的影响；② Treg 表型的不稳定性及效应 Treg 不同的亚型都可能影响 TLR 下游通路对其抑制功能的作用，因此有必要深入研究 TLR 配体或激动剂对不同表型和不同亚型的 Treg 的影响。就间接调节作用而言，APC 上的 TLR2、TLR7 和 TLR9 活化后通过分泌促炎性细胞因子增强效应细胞的功能，进而间接减弱 Treg 的抑制功能，这说明应当在 Treg 所处的具体免疫环境下了解 TLR 介导的通路对其功能的影响。此外，Foxp3 作为 Treg 标志性转录因子，对 Treg 的功能和分化具有重要影响，但是 TLR 活化对 Foxp3 表达的调节机制还有待深入研究。热休克蛋白家族多个成员可以通过 TLR2、TLR4 等作用增强 Treg 的功能，可作为潜在新型 TLR 激动剂治疗自身免疫病，由于多个以热休克蛋白为基础的药物或疫苗已经用于临床治疗，其安全性有保障，因此具有良好的应用前景。综上所述，TLR 配体或激动剂在调节 Treg 的功能、增殖方面发挥重要作用，鉴于 Treg 在维持机体免疫稳态和引发免疫耐受中均发挥关键作用，因此深入探究不同 TLR 分子活化和下游通路对于 Treg 免疫功能的影响及作用机制，开发新型 TLR 激动剂用于自身免疫病、抗感染免疫和抗肿瘤免疫研究，不仅具有理论价值，而且具有实际应用潜力。

三、Notch 通路与 Treg

Notch 信号通路广泛存在于脊椎动物和非脊椎动物中，在进化上高度保守，通过相邻细胞之间的相互作用调节细胞、组织、器官的分化和发育。近年来，有大量研究证实其与非小细胞肺癌和小细胞肺癌的发生、发展及预后相关，尤其与肿瘤干细胞的生物学功能关系密切。

Notch 途径共有 4 个受体，分别为 Notch1、Notch2、Notch3 和 Notch4；还有 5 个配体，分别为

jagged1、jagged2、Delta-like1（DLL1）、Delta-like3（DLL3）、Delta-like4（DLL4）。这些配体 N 端有一个结合 Notch 受体必需的 DSL 基序，其由含 6 个半胱氨酸、3 个甘氨酸的 45 个氨基酸组成。与 Notch 受体一样，配体胞外区含有数量不等的 EGF 样重复区。Serrate/Jagged 家族在邻近胞膜处有一半胱氨酸富含区（cysteine-richdomain，CR）。与 Notch 受体不同的是，配体分子的胞浆区很短，只有 70 ~ 215 个氨基酸残基，其保守性差，但最近的研究发现 Delta-like1、Jagged1 胞浆区有一 PDZ 结合区。所有的同源 Notch 受体都是 I 型跨膜蛋白，均由胞内区、跨膜区和胞外区组成。胞内区包含 1 个 N 端 RAM 结构域、6 个锚蛋白样重复序列、2 个核定位信号、1 个转录激活区及 1 个 PEST 结构域，胞内区负责将 Notch 信号转到细胞核内。胞外区有 29 ~ 36 个表皮生长因子样重复序列，其中第 11 个和第 12 个表皮生长因子样重复序列介导与配体的相互作用。同源配体也是 I 型跨膜蛋白，具有数量不同的表皮生长因子样重复序列，保守的 N 端为 Notch 受体结合和活化所必需的 DSL 基序。Serrate 样配体还有一个富含半胱氨酸区域，而 Delta 样配体则无此区域。

　　Notch 信号通路的激活需要经过三步酶切过程：首先在细胞内，合成的受体蛋白单链前体分子被高尔基体内的 furin 蛋白酶酶切，酶切位点在 Notch 跨膜区胞外端的 S1 位点，酶切形成的 ECN 和 NTM 通过一种 Ca^{2+} 依赖的非共价键结合在一起，形成异二聚体形式的成熟 Notch 受体，并转运至细胞表面。当配体与胞外区结合后，Notch 受体在 ADAM 金属蛋白酶家族的肿瘤坏死因子 -α- 转换酶（tumor necrosis factor-α-convening enzyme，TACE）或 kuzbanian 的作用下，于 S2 酶切位点发生第二次酶切，释放部分胞外片段，剩余的部分粘连在细胞膜上，被称为 "Notch-intro TM"。早老素（presenilin，PS）依赖的 γ- 分泌酶进行组成性酶切过程，发生于 S3 酶切位点。经过此步酶切过程，形成可溶性 NICD（Notch 的胞内段）并转移至核内。NICD 进入细胞核后，其 RAM 区结合 CSL 蛋白。NICD 与 CSL 蛋白结合，将原本 "协同抑制复合物" 转换为 "协同活化复合物"，并与 DNA 形成多蛋白 -DNA 复合体，激活相关基因的表达。Notch 信号转导除了通过与 CSL 结合发挥作用外，还可通过非 CSL 依赖调控途径，调节相关基因的表达。NICD 能作用的下游基因多为碱性螺旋—环—螺旋类转录因子（basic helix-loop-helix，bHLH），如果蝇中的分裂增强子（enhancer of split，E/sp1）、哺乳动物中的 HES 及 HERP 等。

　　研究发现，Notch 配体的过度表达可诱导 Treg，Treg 通过结合膜 TGF-β 触发靶细胞 Notch1 的激活，阻断 Notch1 信号，逆转 Treg 的免疫抑制功能。值得注意的是，Treg 优先表达细胞膜上的 Notch 配体，通过特异性阻断 Notch 配体可抑制 Treg 的免疫抑制功能。然而，DAPT 阻断 Notch 信号对 Treg 无明显影响，但 Treg 的比例略有升高。此外，由于 DAPT 并非 Notch 信号通路的特异性抑制剂，Treg 可能受 Notch 信号其他家族成员，尤其是 Delta4 的调控，Treg 和 Notch 信号之间的相互作用还需要进一步探讨。

四、STAT3 信号通路与 Treg

　　STAT 是一种能与 DNA 结合的蛋白质独特家族，通常对各种细胞外的细胞因子和生长因子信号做出应答，是一类含有能与磷酸化酪氨酸结合的 SH2 信号分子。该通路已在黏液菌、蠕虫、鸟类和脊椎动物中被发现。许多细胞因子和生长因子通过 JAK/STAT 信号转导通路来传递信号，多种细胞因子及信号分子在细胞膜表面都具有其紧密联系的受体，尽管这些受体自身不含有激酶的活性，但是细胞内段上分布有含酪氨酸激酶 JAK 的结合位点，受体和相关的配体进行结合后，JAK 就开始发挥作用，它能够诱导配体活化，进而磷酸化不同种类的酪氨酸残基以达到信号自胞外到胞内的转导过程。STAT 被酪氨酸磷酸化而激活，可响应细胞质中不同的细胞因子信号。激活后，STAT 蛋白转移到细胞核，结合到它们特定靶点并作为转录因子。STAT 影响许多生理过程，包括细胞增殖、凋亡、分裂和分化。在健

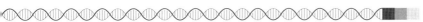

康细胞中，STAT 的激活受到严格调控，以防止基因表达失控；然而，STAT 在癌细胞中的过度激活可能会导致耐药和严重的预后不良。现已发现 7 个 STAT 家族成员：STAT1、STAT2、STAT3、STAT4、STAT5a、STAT5b 和 STAT6，分子量在 84 ～ 113 kD。在这 7 个成员中，STAT3 和 STAT5 与肿瘤进展的关联性最强。持续激活 STAT3 或 STAT5（尤其是 STAT3）可调节多种生物功能，包括增殖、细胞周期、凋亡、血管生成和免疫逃避。

Krause 等指出 STAT3 具有调节类风湿关节炎（rheumatoid arthritis，RA）滑膜细胞非正常生长及其存活特性的功效，它们通过使用反转录病毒来使基因发生迁移，从而产生 STAT3 显性负突变体的办法来对 RA 的滑膜细胞培养，发现阻碍 STAT3 的功能使得表皮生长因子对滑膜细胞的功能由生长存活转变成死亡抑制。因此，STAT3 在滑膜细胞的正常性死亡中具有极其重要的作用。作为 RA 疾病进展过程中至关重要的致病因子，STAT3 通路的持续激活可能影响自身免疫稳态，导致 RA 发病。有文献表明，STAT3 是影响 Treg 分化的重要转录分子。STAT3 能够和 Foxp3 相互作用，以此来帮助 Treg 抑制 Th17 细胞的效能。临床试验发现，RA 患者 STAT3 的信号转导通路明显活化。因此，对 STAT3 表达量的调控能够改变 Th17/Treg 的比率，进一步缓解 RA 疾病的进展。另有研究发现，STAT3 可以通过抑制 Foxp3 的表达影响 Treg 的发育，降低 Foxp3$^+$Treg 数量。因此，笔者推测，在 RA 患者 Treg 中，STAT3 通路的活化状态发生改变，导致 RA 患者 Treg 抑制功能异常。研究发现，RA 患者外周血 TregTAT3 通路过度活化，高表达 STAT3。当使用 STAT3 抑制剂作用后，RA 患者 Treg 增殖作用有明显恢复。

（程　婷）

参考文献

[1] SCHEINECKER C，GSCHL L，BONELLI M. Treg cells in health and autoimmune diseases：New insights from single cell analysis. Journal of Autoimmunity，2020，110：102376.

[2] GÖSCHL L，SCHEINECKER C，BONELLI M. Treg cells in autoimmunity：from identification to Treg-based therapies. Semin Immunopathol，2019，41（3）：301-314.

[3] MA B，ATHARI S S，MEHRABI NASAB E，et al. PI3K/AKT/mTOR and TLR4/MyD88/NF-κB signaling inhibitors attenuate pathological mechanisms of allergic asthma. inflammation，2021，44（5）：1895-1907.

[4] XU J，JIANG C，CAI Y，et al. Intervening upregulated SLC7A5 could mitigate inflammatory mediator by mTOR-P70S6K signal in rheumatoid arthritis synoviocytes. Arthritis Res Ther，2020，31，22（1）：200.

[5] PROCACCINI C，DE ROSA V，GALGANI M，et al. An oscillatory switch in mTOR kinase activity sets regulatory T cell responsiveness. Immunity，2010，33（6）：929-941.

[6] ZHU L，CHEN Y，DING W，et al. Caspase-3/Treg and PI3K/AKT/mTOR pathway is involved in Liver Ischemia Reperfusion Injury（IRI）protection by everolimus. Transpl Immunol，2022，71：101541.

[7] GAN X，ZHANG R，GU J，et al. Acidic microenvironment regulates the severity of Hepatic Ischemia/Reperfusion Injury by modulating the generation and function of Tregs via the PI3K-mTOR pathway. Front Immunol，2020，10：2945.

[8] BRUBAKER S W，BONHAM K S，ZANONI I，et al. Innate immune pattern recognition：a cell biological perspective. Annu Rev Immunol，2015，33：257-290.

[9] GUO P，ZHANG H，LI C，et al. Research progress on Toll-like receptors pathways regulating function of

regulatory T cells. Sheng Wu Gong Cheng Xue Bao，2020，36（9）：1701-1712.

[10] GERRIETS V A，KISHTON R J，JOHNSON M O，et al. Foxp3 and Toll-like receptor signaling balance Treg cell anabolic metabolism for suppression. Nat Immunol，2016，17（12）：1459-1466.

[11] BRAZA F，BROUARD S，CHADBAN S，et al. Role of TLRs and DAMPs in allograft inflammation and transplant outcomes. Nat Rev Nephrol，2016，12（5）：281-290.

[12] DELIYANTI D，TALIA D M，ZHU T，et al. Foxp3+ Tregs are recruited to the retina to repair pathological angiogenesis. Nat Commun，2017，29，8（1）：748.

[13] HOSSAIN M J，TANASESCU R，GRAN B. Innate immune regulation of autoimmunity in multiple sclerosis：Focus on the role of Toll-like receptor 2. J Neuroimmunol，2017，304：11-20.

[14] NAKAO M，SUGAYA M，FUJITA H，et al. TLR2 deficiency exacerbates imiquimod-induced psoriasis-like skin inflammation through decrease in regulatory T cells and impaired IL-10 production. Int J Mol Sci，2020，21（22）：8560.

[15] JIA Y P，WANG K，ZHANG Z J，et al. TLR2/TLR4 activation induces Tregs and suppresses intestinal inflammation caused by Fusobacterium nucleatum in vivo. PLoS One，2017，12（10）：e0186179.

[16] GONG Y，TAO L，JING L，et al. Association of TLR4 and Treg in helicobacter pylori colonization and inflammation in mice. PLoS One，2016，11（2）：e0149629.

[17] ELLENBROEK G H，VAN PUIJVELDE G H，ANAS A A，et al. Leukocyte TLR5 deficiency inhibits atherosclerosis by reduced macrophage recruitment and defective T-cell responsiveness. Sci Rep，2017，7：42688.

[18] HAO J，ZHANG C，LIANG T，et al. rFliC prolongs allograft survival in association with the activation of recipient Tregs in a TLR5-dependent manner. Cell Mol Immunol，2014，11（2）：206-214.

[19] HANNA KAZAZIAN N，WANG Y，ROUSSEL-QUEVAL A，et al. Lupus autoimmunity and metabolic parameters are exacerbated upon high fat diet-induced obesity due to TLR7 signaling. Front Immunol，2019，10：2015.

[20] PANDA S K，FACCHINETTI V，VOYNOVA E，et al. Galectin-9 inhibits TLR7-mediated autoimmunity in murine lupus models. J Clin Invest，2018，128（5）：1873-1887.

[21] YE J，MA C，HSUEH E C，et al. TLR8 signaling enhances tumor immunity by preventing tumor-induced T-cell senescence. EMBO Mol Med，2014，6（10）：1294-1311.

[22] LIU X，LI L，PENG G. TLR8 reprograms human Treg metabolism and function. Aging（Albany NY），2019，11（17）：6614-6615.

[23] LI L，LIU X，SANDERS K L，et al. TLR8-Mediated Metabolic Control of Human Treg Function：A Mechanistic Target for Cancer Immunotherapy. Cell Metab，2019，29（1）：103-123.

[24] SCHMITT H，ULMSCHNEIDER J，BILLMEIER U，et al. The TLR9 agonist cobitolimod induces IL10-producing wound healing macrophages and regulatory T cells in ulcerative colitis. J Crohns Colitis，2020，14（4）：508-524.

[25] ALIKHAN M A，SUMMERS S A，GAN P Y，et al. Endogenous Toll-like receptor 9 regulates AKI by promoting regulatory T cell recruitment. J Am Soc Nephrol，2016，27（3）：706-714.

[26] KINNER-BIBEAU L B，SEDLACEK A L，MESSMER M N，et al. HSPs drive dichotomous T-cell immune responses via DNA methylome remodelling in antigen presenting cells. Nat Commun，2017，8：15648.

[27] VIDYA M K，KUMAR V G，SEJIAN V，et al. Toll-like receptors：Significance，ligands，signaling pathways，and functions in mammals. Int Rev Immunol，2018，37（1）：20-36.

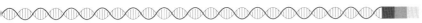

[28] YIN X，LIU B，WEI H，et al. Activation of the Notch signaling pathway disturbs the CD4+/CD8+，Th17/Treg balance in rats with experimental autoimmune uveitis. Inflamm Res，2019，68（9）: 761-774.

[29] JIAO W E，WEI J F，KONG Y G，et al. Notch signaling promotes development of allergic rhinitis by suppressing Foxp3 expression and treg cell differentiation. Int Arch Allergy Immunol，2019，178（1）: 33-44.

[30] RONG H，SHEN H，XU Y，et al. Notch signalling suppresses regulatory T-cell function in murine experimental autoimmune uveitis. Immunology，2016，149（4）: 447-459.

[31] RADTKE F，MACDONALD H R，TACCHINI-COTTIER F. Regulation of innate and adaptive immunity by Notch. Nat Rev Immunol，2013，13（6）: 427-437.

[32] YUAN X，WU H，HAN N，et al. Notch signaling and EMT in non-small cell lung cancer: biological significance and therapeutic application. J Hematol Oncol，2014，7: 87.

[33] ZHENG Y，DE LA CRUZ C C，SAYLES L C，et al. A rare population of CD24（+）ITGB4（+）Notch（hi）cells drives tumor propagation in NSCLC and requires Notch3 for self-renewal. Cancer Cell，2013，24（1）: 59-74.

[34] WANG Y，SHEN Y，WANG S，et al. The role of STAT3 in leading the crosstalk between human cancers and the immune system. Cancer Lett，2018，415: 117-128.

[35] ZHANG X，ZHANG X，QIU C，et al. The imbalance of Th17/Treg via STAT3 activation modulates cognitive impairment in P. gingivalis LPS-induced periodontitis mice. J Leukoc Biol，2021，110（3）: 511-524.

[36] RUWANPURA S M，MCLEOD L，BROOKS G D，et al. IL-6/Stat3-driven pulmonary inflammation，but not emphysema，is dependent on interleukin-17A in mice. Respirology，2014，19（3）: 419-427.

第六节　滤泡 Treg 与滤泡辅助性 T 细胞

初始 CD4[+]T 细胞在不同类型的转录因子及细胞因子的调控下可以分化为多种调节性 T 细胞亚群和辅助性 T 细胞（helper T cell，Th）亚群，参与不同的免疫应答反应。滤泡调节性 T 细胞（follicular regulatory T cells，Tfr）和滤泡辅助性 T 细胞（follicular helper T cells，Tfh）是两类新发现的 CD4[+]T 细胞亚群，均定位于淋巴滤泡中。Tfh 细胞属于 CD4[+]T 细胞亚群，可促进 B 细胞的成熟、分化及抗体的产生，并支持生发中心（germinal center，GC）的形成。Tfh 细胞主要与 B 淋巴细胞的发育、成熟、活化，生发中心形成，高亲和力抗体、免疫球蛋白亚群分类转换及记忆 B 细胞形成等有关，是机体适应性免疫的重要组成部分。Tfr 是一类新型 Treg 亚群，该细胞兼具 Tfh 细胞和 Treg 的表型特征，在抗体产生、免疫记忆产生中发挥重要功能，对 Tfh 起抑制作用，但 Tfr 细胞有着比 Treg 更强的免疫抑制能力，Tfh 细胞和 Tfr 细胞的平衡对于维持免疫稳态至关重要，也是当前免疫学的前沿热点。目前的研究认为，Tfh 和 Tfr 细胞在系统性红斑狼疮、类风湿关节炎、原发性干燥综合征、系统性硬化、重症肌无力、炎症性肠病等多种自身免疫病的发病机制中发挥着重要作用。

一、Tfr 细胞的起源与分化

2011 年，多个研究团队发现一种表达 CXCR5 的特异性 Foxp3[+]Treg，并首次将这种新型调节性 T 细胞命名为滤泡调节性 T 细胞。Tfr 细胞不仅表达 Tfh 细胞的标志物转录因子 B 细胞淋巴瘤基因 6（Bcl-6），诱导性共刺激分子（ICOS）和程序性细胞死亡分子（PD-1），还表达 Treg 的标志物细胞毒性 T 淋巴细胞抗原 4（CTLA-4）、糖皮质激素诱导的 TNFR 相关基因（GITR）和 Foxp3。后续研究证明，Tfr 细胞的表型特征可因不同的分化阶段或者不同的组织定位而异。例如，循环中的 Tfr 细胞表达 ICOS 的水平显著低于淋巴结中的 Tfr 细胞，部分循环中的 Tfr 细胞甚至不表达 PD-1 或 Bcl-6，这种表型差异很可能与不同部位、不同阶段的 Tfr 细胞所发挥的功能密切相关。因此，Tfr 细胞的稳定表型和谱系标志物仍有待进一步确认。相较于 Tfh 细胞，目前人们对 Tfr 细胞分化的认识仍然十分有限。目前研究认为，Tfr 细胞主要来源于胸腺的天然 Treg。然而，Treg 如何分化形成 Tfr 细胞尚未完全阐明。此外，在某些特定条件下，Tfr 细胞亦可以直接起源于幼稚的 CD4$^+$T 细胞。最新研究表明，Tfr 细胞还可在 IL-2 诱导下由 Tfh 细胞转化而来。关于 Tfr 细胞分化的调控机制目前尚不清楚，初步已知其分化进程很可能与 Tfh 细胞类似：在分化早期，细胞因子受体及其他共刺激 / 共抑制信号协同启动 Treg 向 Tfr 细胞的分化信号，此信号最终诱导受抗原激活的 CD4$^+$T 细胞表达趋化因子受体 CXCR5 及 Bcl-6，分化为早期 Tfr 细胞；而后续的完全分化和增殖则有赖于早期 Tfr 细胞与 B 细胞在生发中心的相互作用。但 Treg 如何整合包括细胞因子刺激在内的各种信号，从而启动其向 Tfr 细胞的分化机制仍是领域内尚未解决的关键科学问题。Tfr 细胞分化所经历的极为复杂的免疫微环境亦不明确。最新研究发现，mTORC1 可以在 Treg 里磷酸化转录因子信号转导子和激活因子 3（STAT3），磷酸化后的 STAT3 启动转录因子 TCF-1 的生成，并最终促进转录因子 Bcl-6 的产生，从而推动 Treg 向 Tfr 细胞分化。这为揭示 Treg 向 Tfr 细胞定向分化的关键分子机制提供了新思路。后续研究亦证实，在 CD4$^+$T 细胞中条件性敲除 STAT3 可导致 Tfr 细胞的分化几乎完全缺失。还有研究发现，在 Treg 中条件性敲除肿瘤坏死因子受体相关因子 3（TRAF3）后，小鼠 Tfr 细胞的分化和功能受到明显抑制，表明 TRAF3 可抑制 Tfr 细胞的分化，也同时证明 Tfr 细胞可由 Treg 分化而来。最新研究表明，Tfh 细胞对 Tfr 的分化亦具有重要调控作用。成纤维网状细胞和 T-B 细胞边界的 Tfh 细胞分泌的含骨硬化蛋白结构域蛋白 1（recombinant sclerostin domain containing protein 1，SOSTDC1）以 SOSTDC1 依赖的方式促进 Tfr 细胞分化，从而负反馈调控生发中心反应，维持体液免疫稳态。其具体机制尚不清楚，可能与 SOSTDC1 对 WNT/β-catenin 信号通路的抑制作用有关。该研究中，SOSTDC1 被认为是 Tfr 细胞分化所必需的信号分子。此外，众多细胞因子也参与调控 Tfr 细胞的分化和成熟。IL-2 信号介导 Stat5 磷酸化和 Blimp-1 上调，从而拮抗 Bcl-6，引起 CD25 的下调并促进 Tfr 细胞的分化。细胞因子 IL-21 和 IL-6 则可以负向调控 Tfr 细胞分化。具体来讲，细胞因子 IL-21 与其受体 IL-21R 结合，上调转录因子 Bcl-6，减少 CD25 表达，从而抑制 Tfr 细胞的分化。PD-1/PD-L1 信号在 Tfr 细胞分化中的作用更为复杂。PD-1 也被称为 CD279，是一种重要的免疫抑制分子，主要表达于激活的免疫细胞表面，通过抑制 T 细胞炎症活动来调节免疫功能并促进自身耐受。研究发现，Tfh 和 Tfr 细胞均显示出高水平的 PD-1 表达。部分研究表明，PD-1 信号激活对 Tfr 细胞的分化和功能具有抑制作用。但在正常妊娠小鼠模型中，阻断 PD-L1 反而促进了 Tfr 细胞的增殖。PD-1/PD-L1 信号在 Tfr 细胞分化中的复杂作用仍有待进一步探究。非编码 RNA 在 Tfr 细胞的分化过程中亦具有重要作用，在小鼠中，miR-17-92 通过抑制 PI3K 抑制剂磷酸化和 PTEN 的表达，以及增强 PI3K/Akt/mTOR 信号来促进 Tfr 细胞分化。而 T 细胞中 miR-146a 缺陷通过增强 ICOS 信号转导促进 Tfr 细胞增殖、分化。

总之，Tfr 细胞的分化是一个多种调节因子共同参与的多阶段过程，各因素在 Tfr 细胞分化中发挥协同或拮抗作用，形成复杂的调控网络。虽然 Tfr 细胞分化的调控机制取得了重大进展，但仍有众多难题尚未解开，例如，驱动 Tfr 细胞对 GC 做出响应的信号是什么？Tfr 细胞是否调节记忆 B 细胞的分化或存活？这其中具体的分子机制均有待进一步研究和探索，对于细胞、亚细胞调控节点的深入探究将有助于临床免疫工作者更好地认识 Tfr 细胞在自身免疫病中的作用，促进对机体免疫的精准调控。

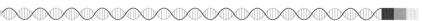

二、Tfr 细胞的功能

Tfr 细胞主要通过表面的 CXCR5 感受其配体 CXCL13 的浓度梯度从而进入 GC 维持自身耐受和促进有效的体液免疫反应。亦有研究发现 Tfr 细胞迁移至 GC 的过程可不依赖 CXCR5，而由 CXCR4 或鞘氨醇 -1- 磷酸受体 2（2S1PR2）介导。GC 由两个具有不同结构的区域组成：一个是暗区，B 细胞在其中大量增殖并发生体细胞高突变。另一个是亮区，B 细胞在其中进一步产生高亲和力抗体。启动和维持生发中心反应的主要细胞群为生发中心 B 细胞和 Tfh 细胞。两者的相互作用促进生发中心 B 细胞最终分化为可以分泌高亲和力抗体的浆细胞。然而，过度或失控的生发中心反应可能会造成自身免疫病。因此，机体的 GC 反应需要精准的调控机制。作为一种主要定位于淋巴滤泡的负性调节细胞，Tfr 可通过与 Tfh 及 B 细胞的相互作用来特异性调控 GC 反应。一方面 Tfr 细胞通过 CTLA-4 依赖的方式抑制 GC 中 Tfh 和 B 细胞的增殖和功能，从而维持机体的免疫耐受；另一方面，Tfr 细胞通过分泌抗炎细胞因子 IL-10、TGF-β 和颗粒酶 B 直接发挥免疫抑制作用。CTLA-4 缺陷的 Treg 和 Tfr 细胞均不能下调活化 B 细胞表面的 CD80 和 CD86。具体来讲，Tfr 细胞通过 CTLA-4 抑制 Tfh 细胞分泌 IL-4 并抑制 B 细胞中的 CD80 和 CD86 介导的共刺激信号，从而限制了抗原特异性体液免疫反应。Tfr 细胞的免疫抑制作用还与其对靶细胞的代谢调节密不可分。体外共培养研究发现，Tfr 细胞可对 Tfh 细胞、B 细胞代谢水平产生抑制（包括葡萄糖摄取、糖酵解等），导致 B 细胞的抗体类别转换过程受阻，且这种抑制作用可导致靶细胞发生表观遗传学的改变。可见，Tfr 细胞与 Treg 具有相似的免疫抑制作用，且这种作用涉及多个水平的复杂调节。在自身免疫病、感染性疾病、过敏性疾病及移植排斥反应等疾病中均存在 Tfr 细胞的功能和数量的紊乱，Tfr 细胞与这些疾病的发生、发展密切相关。

三、Tfh 细胞的分化和调控

（一）Tfh 细胞的分化

Tfh 细胞分化是一个多步骤、多信号的过程。在识别 DC 细胞呈递的 pMHC 后，一些活化的 CD4$^+$T 细胞增强 Blimp1 的表达，分化为非 Tfh 细胞，包括 Th1、Th2、Th17 等。同时，初始 CD4$^+$T 细胞上调 Bcl-6，形成 Tfh 细胞。早期 Tfh 细胞分化受 IL-6、诱导 ICOS、IL-2 和 TCR 信号强度的调节。IL-6 是最早参与启动 Tfh 细胞分化的非 TCR 信号，通过 IL-6 受体的 IL-6 信号瞬时诱导新激活的 CD4$^+$T 细胞表达 Bcl-6。在缺乏 IL-6 的情况下，观察到 Tfh 细胞分化的早期缺陷。ICOS 在 Tfh 分化和迁移过程中均发挥重要作用，有研究表明 ICOS 和 IL-6 存在协同作用。IL-2 是 Tfh 细胞分化的有效抑制剂，并且可以在 T 细胞启动早期发挥作用。因此，IL-6、ICOS、IL-2 和 TCR 信号之间相互作用，通过控制 CXCR5、Bcl-6 和其他靶点，协调 DC 启动期间 Tfh 细胞的早期分化。然后早期 Tfh 细胞通过上调 CXCR5，下调趋化因子受体 7，下调 P- 选择素糖蛋白配体 1 与滤泡、滤泡间区或 T-B 边界中的抗原特异性 B 细胞相互作用。在这里，它们与同源 B 细胞相互作用并获得足够的信号，以支持它们迁移到 B 细胞滤泡并启动 GC 反应。在这一过程中，Bcl-6 的表达得到加强，推动了全功能 Tfh 细胞的成熟。ICOS 是一种共刺激分子，研究证明，ICOS-ICOS 配体结合也可诱导 CD4$^+$T 细胞定向迁移，这在早期 Tfh 细胞正确定位到 B 细胞滤泡中起到重要作用。Tfh 细胞分化的第三阶段涉及生发中心。大多数生发中心 Tfh 细胞都具有典型的 Tfh 细胞分化程序。在 Tfh 发育的后期，Tfh 细胞接收多种内在和外在信号，以指导其进一步分化和功能成熟，包括转录因子和环境因素，如氨基酸、压力、氧气等。这些信号的整合对于 Tfh 的成熟至关重要。

（二）Tfh 细胞分化的调控

Tfh 细胞的分化是一个复杂而严格的过程，目前发现多种因素可调控其分化、发育、功能。转录因子 Bcl-6 是 Tfh 细胞的主调节转录因子，是 Tfh 细胞形成、辅助 B 细胞和 GC 形成必不可少的，缺乏 Bcl-6 的 CD4$^+$T 细胞不能分化为 Tfh 细胞，而对其他 Th 细胞亚群几乎没有影响。Blimp-1 与 Bcl-6 是相互拮抗的，Bcl-6 在 Tfh 细胞上高表达，而其他 CD4$^+$T 细胞亚群高表达 Blimp-1，高表达 Blimp-1 的 CD4$^+$T 细胞可抑制 Bcl-6 的表达和 Tfh 细胞的形成，而不抑制其他 CD4$^+$T 细胞亚群。STAT3 作为 Tfh 分化的一个积极调节因子发挥着关键作用。STAT3 缺乏的患者循环 Tfh 细胞减少，IL-21 表达缺陷。Ascl2 能够促进 Tfh 细胞的生成，同时参与 CXCR5 的上调和 CCR7 的下调，从而帮助 Tfh 细胞迁移到生发中心。IRF4 通过控制 Bcl-6 的表达，从而调节 Tfh 细胞的生成。Th1 和 Tfh 细胞的主转录因子 T-bet 和 Bcl-6 分别在分化的早期和晚期共同表达，并相互调节以促使细胞朝向 Th1 或 Tfh。在 Th1 细胞分化的早期，通过 STAT4 启动 IL-12 可诱导 IL-21 和 Bcl-6，但在分化的后期，STAT4 诱导的 T-bet 抑制 Bcl-6，导致幼稚的 CD4$^+$T 细胞分化为 Th1。在 T 细胞激活过程中，持续的 STAT5 信号通过调节 CXCR5、c-Maf 和 Bcl-6 的表达抑制 Tfh 产生。此外，Batf、LEF-1、AP-1、Roquin-1、Notch-1、Notch-2、Foxo1、KLF2 及某些 miRNA 也参与 Tfh 细胞的分化和功能的调节。

多种细胞因子参与调控 Tfh 细胞分化，IL-6、IL-21、IL-12、IL-23、IL-2 及 IL-1β 均参与 Tfh 细胞的分化过程。IL-6 通过激活 STAT3 和诱导 Bcl-6 mRNA 表达而启动 Tfh 细胞发育，同时抑制 Ⅰ 型干扰素（IFN）信号转导。另有研究表明，IL-6 诱导的 NFAT2/STAT3 也可能参与 Tfh 细胞 PD-1 的表达。IL-21 对 Tfh 细胞的分化及其对 T 辅助细胞分化的共刺激能力非常重要，它通过 Vav1 在 T 细胞受体信号小体的水平上发挥作用。c-Maf 的过度表达可以诱导 IL-21 及 CXCR5 的表达，进而调节 Tfh 的产生。Bcl-6 控制与 Tfh 分化相关的大多数基因的表达，但在 IL-21 表达中不起任何作用。IL-27 可通过 STAT3 信号通路和诱导 IL-21 产生阻止 Tfh 细胞凋亡。IL-2 是 Tfh 细胞分化的有效抑制因子，IL-2/STAT5 轴通过调节 Blimp-1 负向调节 Tfh 分化。树突状细胞和 B 细胞通过产生细胞因子或细胞间直接接触，在促进 Tfh 分化和迁移中起着至关重要的作用。

四、Tfh 细胞的功能

Tfh 细胞最突出的作用是其对生发中心的发育和功能的辅助作用。Tfh 细胞不仅帮助 B 细胞，而且通过自分泌细胞因子或通过与 B 细胞相互作用帮助自己。生发中心是 B 细胞亲和力成熟的主要场所。Tfh 细胞辅助的调节是实现 GC 反应的核心，即生成和选择对病原体具有更高亲和力的生发中心 B 细胞，以及产生大多数记忆 B 细胞和浆细胞所必需的。Tfh 细胞在两个方面为生发中心 B 细胞提供帮助：一是促进生发中心 B 细胞成熟；二是促进抗体产生，这个过程取决于 Tfh 细胞对多个 B 细胞命运的调节。Tfh 细胞上表达的 CD40L 是诱导形成高亲和力浆细胞和记忆 B 细胞所必需的。在生发中心中，B 细胞在两个区域循环，即亮区和暗区。在亮区中，生发中心 B 细胞与抗原结合并将抗原肽 -MHC Ⅱ 复合物呈递给 Tfh 细胞，而 Tfh 细胞又向生发中心 B 细胞提供辅助信号，这对生发中心 B 细胞的生存和增殖至关重要。接收生存信号的生发中心 B 细胞随后迁移到暗区，并经历增殖和体细胞超突变，从而产生具有抗原亲和力谱的 BCR。这些突变的生发中心 B 细胞随后移回亮区，Tfh 细胞再次选择亲和力最高的 B 细胞进行另一轮增殖和突变，而缺少 Tfh 细胞辅助的低亲和力 B 细胞则在接受抗原呈递后 24 小时内死亡。Tfh 细胞调节生发中心大小、限制低亲和力 B 细胞进入生发中心、支持生发中心的高亲和力 B 细胞占用，并在亲和力成熟期间选择高亲和力 B 细胞。此外，大多数生发中心 B 细胞不能触发

BCR 信号。因此，生发中心 B 细胞依赖于来自 Tfh 细胞的辅助信号来区分不同生发中心的 B 细胞增殖。Tfh 细胞还可在生发中心调节 BCR 的突变多样性。Tfh 细胞对 B 细胞的帮助可导致生发中心 B 细胞在一轮选择中积累多个突变，这可能对产生罕见的多个突变组合很重要，特别是在单个突变本身有害时。这是一个反复诱导增殖和选择细胞的过程，Tfh 细胞在生发中心不断进行，亲和力成熟过程持续数天或数周，经过几十代生发中心 B 细胞。Tfh 细胞通过多种途径向生发中心 B 细胞提供生存信号，包括 CD40L、IL-4、IL-21、PD-1 和 BAFF，它们与 Fas-FasL 相互竞争。生发中心 B 细胞组成性地表达高水平的 Fas。在缺乏促生存刺激的情况下，生发中心 Tfh 细胞将通过 Fas-FasL 杀死生发中心 B 细胞。

Tfh 细胞产生多种细胞因子，如 IL-2、IL-10 和 IL-21，其中主要分泌的细胞因子是 IL-21。IL-21 是 γ 链细胞因子家族成员，是 Tfh 细胞发挥免疫效应功能的主要细胞因子，在 Tfh 细胞的分化、GC 形成、B 淋巴细胞增殖及抗体类别转换中发挥重要作用。有研究表明，IL-21 的缺失可导致 Tfh 水平下调。IL-6 通过激活 STAT3 和诱导 Bcl-6 mRNA 表达而启动 Tfh 细胞发育，同时抑制 I 型干扰素信号转导。有研究证明细胞因子 IL-6 可以诱导 IL-21 的表达。IL-21 不仅可以诱导 Tfh 细胞的分化，还可以调节 CD4$^+$T 细胞上调 CXCR5 和 ICOS 的表达，使 Tfh 细胞发生迁移。IL-21 主要通过与 IL-21 受体结合，在浆细胞和免疫球蛋白的生成过程中发挥作用。IL-21 的生物效应很多，可以诱导 T 细胞、B 细胞和 NK 细胞的活化与增殖，有一定的抗肿瘤作用，还与自身免疫病的发病有关。IL-21 是 Tfh 细胞执行功能的主要细胞因子，在 Tfh 细胞发挥的功能中处于核心地位。Tfh 细胞所表达的 CD40L 与 B 细胞表面的 CD40 相互结合，通过分泌 IL-21 等细胞因子，在刺激 B 淋巴细胞增殖分化、促进抗体类别转换中发挥非常重要作用。并且发现 IL-21 在很大程度上可以加强 CD40 与 CD40L 的结合，诱导 B 细胞增殖，同时还可以调节抗体的生成及类别转换。

五、Treg 与 Tfh 细胞的相互作用

Treg 是一群负性调节机体免疫反应的淋巴细胞，在维持自身免疫耐受和避免免疫反应过度损伤机体的过程中发挥重要作用，同时也参与肿瘤细胞逃避机体免疫监视和慢性感染。Treg 最重要的分子标记是一种转录因子 Foxp3，在所有 Treg 中均发现有多量表现。Teff 是初始 T 细胞接收次级增殖分化形成的执行免疫行为的细胞亚群，可通过是否表达 CD44、淋巴归巢分子 L 选择素（CD62L）和 CCR7 划分为 Th 细胞、Tc 细胞、Tfh 细胞等。Teff 在被激活后能迅速释放大量炎性细胞因子执行免疫应答，可通过特异性识别抗原完成对异常细胞的直接杀伤，或者分泌一系列细胞因子促进分化为 Th、Tfh 等细胞，促进 B 细胞的增殖和分化，是保证机体正常免疫监控、免疫杀伤的重要细胞。同时，在此过程中，Teff 与宿主细胞接触，激活靶细胞内的溶酶体酶，并最终导致宿主细胞裂解死亡。Treg 与 Teff 细胞互相调控，共同作用，维持机体正常的免疫应答。若 Treg 过多，则可通过细胞接触等途径抑制 T 淋巴细胞的增殖和活化，而造成 Teff 减少，无法维持正常的免疫监视及防御功能；若各种原因造成 Treg 表达过少，则 Teff 无法被抑制而表达亢进，免疫反应的程度及维持时间无法被调控，将造成自身免疫损伤或免疫疾病。CTLA-4 在维持免疫稳态和调节 Treg 功能方面具有广为人知的功能。Treg 上缺乏 CTLA-4 的小鼠具有自发的生发中心反应。三苯氧胺在免疫激发时诱导的 Treg CTLA-4 耗竭将导致生发中心 B、Tfr 和 Tfh 细胞的扩增。目前有研究表明，Treg 通过 Th 特异性转录因子来抑制相应的效应器反应，但其具体机制尚未完全阐明。研究发现磷酸酶 PTEN 的活性既能够保持性 Treg 的种群稳定，又能抑制 Th1 和 Tfh 细胞反应，在 Treg 中敲除 PTEN 后，发现了超常的 Tfh 细胞反应、生发中心反应，以及自发炎性疾病，PTEN 控制着 Treg 的转录程序和代谢平衡，PTEN-mTORC2 轴是协调 Treg 稳定性和

限制 Th1 和 Tfh 反应的中心途径。

表达 Foxp3 转录因子的 Treg 对于维持免疫系统稳态是必不可少的。Treg 可能会失去 Foxp3 表达或被重新编程为产生促炎细胞因子的细胞，如 Th1 样 Treg、Th2 样 Treg、Th17 样 Treg 和 Tfh 样 Treg。因此，操纵 Treg 谱系稳定性和（或）功能活性的选择性治疗分子可能具有改善人类异常免疫反应的潜力。在派氏结中，Tfh 细胞可由 Foxp3$^+$T 细胞分化而来，但在外周淋巴结和脾中未发现此现象。组织中的 Treg 对于促进组织稳态和再生具有重要作用。Markus 等的研究表明正常皮肤和脂肪组织中的 BATF$^+$CCR8$^+$Treg 与非淋巴 T 滤泡辅助样细胞具有相同的特征，通过诱导未激活状态下人 Treg 向 Tfh 方向分化，能够部分重现组织特异性 Treg 的修复特征，包括伤口愈合潜力。研究表明，晚期 GC 的收缩和最终关闭是通过 Tfh 细胞群获得 Foxp3 来促进的，Foxp3 的表达可诱导 Tfh 细胞调节类似于生理条件下获得的 Treg 相关转录程序的表达，Tfh 细胞异位表达 Foxp3 足以改变 Treg 相关基因的表达并触发 GC 收缩。

六、Tfh/Tfr 平衡与自身免疫病

（一）Tfh/Tfr 平衡与免疫稳态

Tfh 细胞和 Tfr 细胞之间的相互作用是 GC 反应的重要决定因素，Tfh 细胞和 Tfr 细胞在功能上相互制约，从而维持机体免疫稳态的平衡。microRNA、肠道微生物群和多种细胞因子在调节 Tfr/Tfh 平衡中至关重要。正常生理状态下，Tfh 细胞与生发中心 B 细胞产生协同作用，促进自身抗体的产生。Tfr 细胞作为 Tfh 细胞对应的 Treg，通过多种机制限制 Tfh 细胞的异常活化，使生发中心反应和 B 细胞抗体分泌保持稳定，从而维持机体免疫稳态的动态平衡。Tfh 细胞的主要效应因子 IL-21 对 Tfr 分化具有负向调节作用。但在致病因素的作用下，Tfh 细胞过度活化，产生大量的 IL-21，抑制 Tfr 细胞的负向调节作用，从而导致 Tfh 细胞的过度增殖，形成过度的 GC 反应。Tfh 细胞亦可以 SOSTDC1 依赖的方式促进 Tfr 细胞分化。在 IL-2 作用下，Tfh 细胞还能直接转化为 Tfr 细胞。最新研究还发现，Foxp3 与 zeste 同源物 2 的协同作用可促进 Tfh 细胞转化为抑制性的 Tfr 样细胞。可见，Tfr 细胞和 Tfh 细胞间具有复杂的双向调节作用。当 Tfr 细胞和 Tfh 细胞的数量及功能失调时，免疫稳态被打破，导致 GC 反应异常和自身抗体过度产生，最终引起多种自身免疫病。

（二）Tfh/Tfr 失衡在自身免疫病中的作用

目前已发现，Tfh 细胞和 Tfr 细胞的功能障碍和分化异常与多种自身免疫病有关，如类风湿关节炎、系统性红斑狼疮、系统性硬化、强直性脊柱炎和 IgG4 相关疾病。但由于从人类淋巴组织中获取 Tfh 细胞和 Tfr 细胞非常受限，因此大多数临床研究主要通过检测循环中的 Tfh 细胞和 Tfr 细胞来评估患者的 GC 反应。且由于 Tfr 细胞、Tfh 细胞的生物学特性尚未被完全解释，两者在自身免疫病中的病理作用亦缺乏深入探究。

在干燥综合征患者的外周血中，CD4$^+$T 细胞的绝对数量显著低于正常人群，尽管 Tfr 绝对数量也减少，但其与 CD4$^+$T 细胞的比例却显著增加，当前尚无直接证据表明 Tfr 细胞在干燥综合征中的病理作用。在重症肌无力患者的外周血中，Tfr 细胞的频率较健康对照组降低，且 Tfr 细胞的频率与临床病理评分呈负相关，在接受有效治疗后，患者的外周血 Tfr 细胞升高且 Tfh/Tfr 比例降低，患者的临床病理评分也有所下降。该临床研究表明，Tfh/Tfr 失衡可能参与了重症肌无力的发生和发展，且靶向 Tfh/Tfr 的治疗方案具有一定的临床效果。类似的，在多发性硬化患者中亦观察到 Tfr 细胞升高、Tfh/Tfr 比

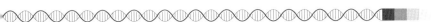

例降低。但并非所有类型的自身免疫病 Tfh/Tfr 失衡都表现为外周血 Tfr 细胞频率增加和 Tfh 细胞频率降低。例如，在强直性脊柱炎患者外周血中，Tfr 细胞和 Tfh 细胞的频率均上调，Tfr/Tfh 比值升高。这些患者 Tfr 细胞频率增加的原因可能是 Treg 前体细胞发育微环境发生变化，在这种情况下，Tfr 细胞无法进入 GC 分化为成熟 Tfr 细胞，大量未成熟的 Tfr 细胞聚集在外周血中，导致患者外周血中 Tfr 细胞的频率增加。

关于抗炎、抗风湿病药物对自身免疫病中 Tfr/Tfh 平衡的影响也有报道。在 RA 中，甲氨蝶呤治疗后的患者外周血 Tfh/Tfr 的百分比显著降低。临床试验表明，与健康供体相比，SLE 患者的活化的 Tfr 细胞百分比和 Tfr/Tfh 细胞百分比均显著降低，且活动期患者这一比例更低。而低剂量的 IL-2 可直接活化 Tfr 细胞并通过 Tfh 细胞间接增强 Tfr 细胞的功能。可以预见，对 Tfr/Tfh 免疫平衡调控的研究将有助于改进低剂量 IL-2 疗法在自身免疫病中的应用。未来，Tfr 细胞很有可能成为自身免疫病的新型生物标志物和治疗靶点。

总体来讲，Tfh 和 Tfr 细胞在体液免疫应答中发挥关键作用，近年来，深入研究其分化和调控机制也成为免疫学的热点话题。重塑 Tfr 细胞和 Tfh 细胞的比例和功能，或可帮助机体恢复免疫稳态，从而为自身免疫病的临床治疗带来新前景。当前，针对 Tfr 细胞相关的部分细胞因子、转录因子、特异性受体及其他免疫检查点的靶向疗法已经应用于临床。因此，深入探索 Tfh/Tfr 的相互作用将为众多自身免疫病的免疫干预疗法提供新视角。

（程丽云　丁婷婷）

参考文献

[1] DELACHER M，SIMON M，SANDERINK L，et al. Single-cell chromatin accessibility landscape identifies tissue repair program in human regulatory T cells. Immunity，2021，54（4）：702-720.

[2] JACOBSEN J T，HU W，TB R C，et al. Expression of Foxp3 by T follicular helper cells in end-stage germinal centers. Science，2021，373（6552）：eabe5146.

[3] SAGE P T，RON-HAREL N，JUNEJA V R，et al. Suppression by T（FR）cells leads to durable and selective inhibition of B cell effector function. Nat Immunol，2016，17（12）：1436-1446.

[4] CHUNG Y，TANAKA S，CHU F，et al. Follicular regulatory T cells expressing Foxp3 and Bcl-6 suppress germinal center reactions. Nat Med，2011，17（8）：983-988.

[5] LINTERMAN M A，PIERSON W，LEE S K，et al. Foxp3+ follicular regulatory T cells control the germinal center response. Nat Med，2011，17（8）：975-982.

[6] WING J B，KITAGAWA Y，LOCCI M，et al. A distinct subpopulation of CD25（-）T-follicular regulatory cells localizes in the germinal centers. Proc Natl Acad Sci U S A，2017，114（31）：e6400-e6409.

[7] SAGE P T，ALVAREZ D，GODEC J，et al. Circulating T follicular regulatory and helper cells have memory-like properties. J Clin Invest，2014，124（12）：5191-5204.

[8] SAGE P T，SHARPE A H. T follicular regulatory cells in the regulation of B cell responses. Trends Immunol，2015，36（7）：410-418.

[9] JANDL C，LIU S M，CAÑETE P F，et al. IL-21 restricts T follicular regulatory T cell proliferation through Bcl-6 mediated inhibition of responsiveness to IL-2. Nat Commun，2017，8：14647.

[10] WU X，WANG Y，HUANG R，et al. SOSTDC1-producing follicular helper T cells promote regulatory

follicular T cell differentiation. Science, 2020, 369（6506）: 984-988.

[11] JOHNSTON R J, CHOI Y S, DIAMOND J A, et al. STAT5 is a potent negative regulator of TFH cell differentiation. J Exp Med, 2012, 209（2）: 243-250.

[12] BÉLANGER S, CROTTY S. Dances with cytokines, featuring TFH cells, IL-21, IL-4 and B cells. Nat Immunol, 2016, 17（10）: 1135-1136.

[13] HUANG Q, HU J, TANG J, et al. Molecular Basis of the Differentiation and Function of Virus Specific Follicular Helper CD4（+）T Cells. Front Immunol, 2019, 10: 249.

[14] WU S, YANG T, PAN F, et al. Increased frequency of circulating follicular helper T cells in patients with ankylosing spondylitis. Mod Rheumatol, 2015, 25（1）: 110-115.

[15] BOLLIG N, BRÜSTLE A, KELLNER K, et al. Transcription factor IRF4 determines germinal center formation through follicular T-helper cell differentiation. Proc Natl Acad Sci U S A, 2012, 109（22）: 8664-8669.

[16] LIU X, CHEN X, ZHONG B, et al. Transcription factor achaete-scute homologue 2 initiates follicular T-helper-cell development. Nature, 2014, 507（7493）: 513-518.

[17] RAY J P, MARSHALL H D, LAIDLAW B J, et al. Transcription factor STAT3 and type I interferons are corepressive insulators for differentiation of follicular helper and T helper 1 cells. Immunity, 2014, 40（3）: 367-377.

[18] LEE J Y, SKON C N, LEE Y J, et al. The transcription factor KLF2 restrains CD4[+]T follicular helper cell differentiation. Immunity, 2015, 42（2）: 252-264.

[19] HALIM T Y, STEER C A, MATHÄ L, et al. Group 2 innate lymphoid cells are critical for the initiation of adaptive T helper 2 cell-mediated allergic lung inflammation. Immunity, 2014, 40（3）: 425-435.

[20] AUSTIN J W, LU P, MAJUMDER P, et al. STAT3, STAT4, NFATc1, and CTCF regulate PD-1 through multiple novel regulatory regions in murine T cells. J Immunol, 2014, 192（10）: 4876-4886.

[21] SPOLSKI R, LEONARD W J. Interleukin-21: a double-edged sword with therapeutic potential. Nat Rev Drug Discov, 2014, 13（5）: 379-395.

[22] KROENKE M A, ETO D, LOCCI M, et al. Bcl6 and Maf cooperate to instruct human follicular helper CD4 T cell differentiation. J Immunol, 2012, 188（8）: 3734-3744.

[23] JOGDAND G M, MOHANTY S, DEVADAS S. Regulators of Tfh Cell Differentiation. Front Immunol, 2016, 7: 520.

[24] REIS B S, ROGOZ A, COSTA-PINTO F A, et al. Mutual expression of the transcription factors Runx3 and ThPOK regulates intestinal CD4[+]T cell immunity. Nat Immunol, 2013, 14（3）: 271-280.

[25] NURIEVA R I, PODD A, CHEN Y, et al. STAT5 protein negatively regulates T follicular helper（Tfh）cell generation and function. J Biol Chem, 2012, 287（14）: 11234-11239.

[26] VICTORA G D, NUSSENZWEIG M C. Germinal centers. Annu Rev Immunol, 2012, 30: 429-457.

[27] GOOD-JACOBSON K L, SZUMILAS C G, CHEN L, et al. PD-1 regulates germinal center B cell survival and the formation and affinity of long-lived plasma cells. Nat Immunol, 2010, 11（6）: 535-542.

[28] KHALIL A M, CAMBIER J C, SHLOMCHIK M J. B cell receptor signal transduction in the GC is short-circuited by high phosphatase activity. Science, 2012, 336（6085）: 1178-1181.

[29] WING J B, SAKAGUCHI S. Foxp3[+]T（reg）cells in humoral immunity. Int Immunol, 2014, 26（2）: 61-69.

[30] WING J B, ISE W, KUROSAKI T, SAKAGUCHI S. Regulatory T cells control antigen-specific expansion of Tfh cell number and humoral immune responses via the coreceptor CTLA-4. Immunity, 2014,

41（6）：1013-1025.

[31] SAGE P T，PATERSON A M，LOVITCH S B，et al. The coinhibitory receptor CTLA-4 controls B cell responses by modulating T follicular helper，T follicular regulatory，and T regulatory cells. Immunity，2014，41（6）：1026-1039.

[32] BALLESTEROS-TATO A，LEÓN B，GRAF B A，et al. Interleukin-2 inhibits germinal center formation by limiting T follicular helper cell differentiation. Immunity，2012，36（5）：847-856.

[33] SHRESTHA S，YANG K，GUY C，et al. Treg cells require the phosphatase PTEN to restrain TH1 and TFH cell responses. Nat Immunol，2015，16（2）：178-187.

[34] YU W Q，JI N F，GU C J，et al. Coexpression of helios in Foxp3（+）regulatory T cells and its role in human disease. Dis Markers，2021，2021：5574472.

[35] HAO H，NAKAYAMADA S，YAMAGATA K，et al. Conversion of T follicular helper cells to T follicular regulatory cells by interleukin-2 through transcriptional regulation in systemic lupus erythematosus. Arthritis Rheumatol，2021，73（1）：132-142.

第七节 抗原特异性 Treg

适应性免疫应答是由体液免疫和细胞免疫组成的复杂系统，可通过识别自身和非己成分，有效地排除体内异物抗原，并维持机体对自身抗原的耐受。免疫耐受机制是免疫系统区别自身和非己的关键。达到对自身抗原的外周免疫耐受可以通过多种不同的机制，但主要通过调节性 T 细胞对免疫应答的抑制作用来达到。广义而言，具有免疫抑制或免疫调节作用的 T 细胞统称为 Treg，它能防止机体对自身抗原或环境中的无害抗原，包括过敏原，产生免疫反应，它们限制机体对抗致病原的免疫反应以减少因清除病原体而导致的组织自身免疫损伤。然而，众所周知 NK 细胞、NKT 细胞、CD8⁺T 细胞、B 细胞和肥大细胞等都具有重要的免疫调节作用，但目前学者将焦点放在了 CD4⁺Treg 上，主要是由于其能产生且扩增与疾病相关抗原特异性抑制细胞。

根据 Treg 起源、抗原特异性和效应机制的不同，将其分为天然发生的 Treg（natural Treg，nTreg）和外周诱导产生的 Treg（induced Treg，iTreg），通常所说的 CD4⁺CD25⁺Treg 主要指的是 nTreg。Treg 具备免疫无能和免疫抑制两大功能。Treg 可以通过控制对自身抗原的免疫反应来预防自身免疫病的发生，同时能够抑制免疫系统对外来抗原的应答，从而减少 T 细胞介导的病理性免疫应答。Treg 通过抑制效应性 CD4⁺T、CD8⁺T 细胞及 B 细胞的活化反应诱导自身免疫耐受，避免自身免疫病的产生。同时，Treg 又可限制病原性抗原应答过度所致的免疫损伤。大量实验研究证实，Treg 能够控制自身免疫病、诱导移植耐受，以及预防移植物抗宿主病等。Treg 的抑制特性使得其成为免疫治疗的重要靶点，即要维持机体免疫动态平衡，Treg 的作用必须获得一个平衡：一方面通过抑制潜在的自主免疫应答维持外周免疫耐受；另一方面也要控制对感染的应答。

（一）抗原特异性 Treg

外周自然发生的 CD4⁺CD25⁺Treg 具有广泛的抗原特异性，其广泛的 T 细胞受体多样性表明了这一点。多数研究者一致认为，尽管不同种类的 Treg 均具有抗原特异性，但却以非抗原特异性的途径发挥着免疫抑制作用。目前比较清楚的是 Th3 细胞通过分泌 TGF-β，Tr1 细胞通过分泌 IL-10 发挥免疫抑制作用。而多数报道指出 CD4⁺CD25^{high}Foxp3⁺Treg 在人和小鼠中主要是依赖细胞接触机制发挥作用。多克隆 Treg 能够预防各种自身免疫病，体外实验显示，Treg 抑制功能的激活需要通过 T 细胞受体，一旦被活化，Treg 能够非抗原特异性抑制 T 细胞。有研究分析外周自然发生的 Treg T 细胞受体的多样性，结果显示大部分该群细胞能够识别外周自身抗原，具有广泛的抗原特异性。Treg 在外周自身抗原的长期刺激下，形成了 Treg 的广泛抑制作用，而建立抗原特异性免疫应答能够克服这个问题。有文献报道，Treg 的功能和器官特异性耐受主要与抗原特异性 Treg 相关。

在器官移植过程中，将具有免疫调节特性的 Treg 靶向输注到抗供体效应反应的部位，可以避免 Treg 相对缺乏的问题。早期的 Treg 治疗研究提到 Treg 的体外回输需要大量的多克隆 Treg，并且要在淋巴细胞减少的情况下实施，这样能够驱使回输 Treg 的扩增及激活抑制能力。但是间接识别途径中的同种异体特异性 T 细胞因无法直接识别同种异体移植物组织，从而介导直接裂解或细胞免疫，直接损伤同种异体移植物。相反，直接识别途径中的异体 T 细胞通过识别已表达的 MHC 在移植物部位募集并发挥作用。最近研究显示，在小鼠异种 GVHD 模型中，抗原特异性 Treg 比多克隆扩增 Treg 能够更有效地控制 GVHD 的发生。与多克隆 Treg 相比，针对直接途径供体同种异体特异性选择的人类 Treg 的转移在防止人源化小鼠异种移植模型中的人类皮肤移植排斥方面更有效。因此，异体转移具有抗原特异性 Treg 的一个直接优势是它们可以定位到同种异体效应 T 细胞启动的部位，以介导它们的调节作用。这些结果提示抗原特异性是 Treg 发挥其最佳功能的关键，同时也预测 Treg 治疗的有效性受益于从多克隆 Treg 中获得的能够识别和选择性扩增的器官特异性 Treg。

抗原特异性 Treg 的扩增为自身免疫病提供了一种潜在的治疗工具。目前，调节性 T 细胞的输注治疗一直是国内外研究的热点课题。早期，人们利用从小鼠体内直接分选的 $nCD4^+CD25^+Treg$ 或非特异性扩增的 Poly-Treg 防治小鼠甚至是人的造血干细胞移植的引起的移植物抗宿主反应、非肥胖性糖尿病、器官移植排斥反应及抗原诱发的关节炎等疾病，取得了一定的效果，但是其免疫调节功能远远低于抗原特异性 Treg。用 DC 负载的胰腺 β 抗原扩增来自 BDC2.5 转基因小鼠的 Treg 所产生的胰岛抗原，特异性 Treg 在抑制 NOD 小鼠糖尿病方面较 Poly-Treg 有更强的作用，5000 个胰岛抗原特异性 Treg 的输注能阻断由 Teff 引起的糖尿病，而 105 Poly-Treg 对此则没有明显抑制作用；AurelieTrendo 用受者抗原 sTreg 输入造血干细胞移植的小鼠体内，可以使全部受者小鼠生存 90 天而无任何排斥现象，反之，接受 Poly-Treg 输注的小鼠在移植后第 52 天即出现 GVHD 现象，到第 90 天，4/5 的小鼠死亡。Daniel 等认为 sTreg 的功能增强是因为其能够识别受损靶器官周围引流淋巴结内 DC 呈递的受损组织抗原，在局部迅速活化并增殖，且不抑制其他 T 细胞的功能。Masteller 等用淋巴细胞没有减少的自身免疫性糖尿病鼠模型证明，抗原特异性 Treg 比多克隆的 Treg 更能有效抑制疾病。因此，从多克隆群体中选择扩增抗原特异性的 Treg 将更有效地促进以 Treg 为基础的治疗，同时也可以避免多克隆的 Treg 对肿瘤及感染性疾病带来的不良反应。本节将对抗原特异性 Treg 的扩增技术、功能、抗原特异性及 Treg 在临床中的潜在治疗进行阐述。

（二）抗原特异性 Treg 的体外扩增

在胸腺中产生天然存在的 $CD4^+CD25^+Foxp3^+Treg$，对自身抗原具有特异性，对于预防自身免疫至关重要，也可以有效控制微生物感染。已经在自身免疫病的动物模型如 NOD 小鼠中证明，对靶器官中的抗原具有特异性的 Treg 可用于治疗，这促使人们努力设计方法来选择性扩展这种罕见的特异性。

2007 年的一项研究证明，在移植物抗宿主病过程中，Treg 的逐渐减少会导致持续的疾病病理学改变和急性移植物抗宿主病向慢性的转化。早期 Treg 缺失的研究表明，这些细胞对同种异体抗原的耐受发挥了关键作用，Treg 缺失时，GVHD 会高度恶化。Sawamukai 等进一步调查了捐赠者 Treg 的组成，

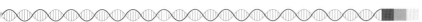

发现 nTreg、iTreg 及 T 细胞亚群 CD4⁺ 和 CD8⁺Treg 都参与了对 GVHD 的保护作用。然而，不仅包含在移植物中的供体 Treg 可以减弱同种免疫反应，在条件化疗法中存活下来的受体型 Treg 也能够抑制疾病的发展。基于捐赠者 Treg 在同种免疫调节中发挥重要作用的发现，在随后的几年中，为了了解通过细胞疗法提高移植物抗宿主病的可能性，同时进行了几项小鼠 Treg 转移研究。

无论是刚从供体中分离出来的 Treg 还是移植前体外扩增的 Treg，在与移植物共同移植时都可以预防急性移植物抗宿主病的发生。最初的方法是通过与受体抗原提呈细胞共培养来选择和扩增同源特异性 Treg，尽管与非特异性 Treg 相比，结果不尽如人意，但为了在不降低 GvL 效应的情况下产生针对主要和次要组织相容性抗原的特异性 Treg，还是对这种方法进行了进一步评估。为了有效地抑制 T 细胞扩增和 GVHD 的发生，Treg 在骨髓移植后早期是必不可少的，后期移植 Treg 会严重降低它们预防 GVHD 的效果。此外，Treg 在骨髓移植之后在体内可以大量扩增，因此 Treg 在 Tcon 之前的移植仅需要较小数量的转移。

在体内回输治疗中如何获得足够数量的 Treg 是早期研究的难点。在小鼠和人中，CD4⁺CD25⁺Treg 在 CD4⁺T 细胞中占 3% ~ 5%，因此有大量实验研究建立了体外扩增多克隆 Treg 的方案。体外研究发现，Treg 具有免疫无能性，它对效应 T 细胞的刺激源表现出无应答状态。当经 TCR 介导信号刺激并有高浓度外源性白细胞介素（IL）-2 存在的情况下，Treg 可活化并增殖。IL-2 最早被称为 T 细胞生长因子，在体外能够促进 T 细胞的生长和扩增。有研究发现 IL-2 不仅能够增强 Treg 的表型和功能，还可能是 Treg 的生存因子。

体外诱导 sTreg 的方法主要有两种：一是利用转基因技术使 Treg 的 TCR 能够识别某种特定的抗原，从文献报道的数量来看，目前应用较普遍的是利用 DC 强大的吞噬和抗原呈递功能来诱导和扩增 sTreg；二是负载某种靶器官或组织的抗原肽的 DC，在 IL-2 存在的条件下刺激从体内分选的 nTreg，使得 nTreg 中能够识别 DC 表面 MHC Ⅱ 类分子及所呈递的抗原肽的一群 Treg 被激活而增殖，从而得到某种 sTreg。2009 年，Wright 等报道用逆转录基因技术在 nTreg 负载 *OT-TCR* 基因，使后者获得卵清蛋白抗原特异性识别的能力，成为卵清蛋白抗原特异性 Treg，能有效防治卵清蛋白所致的小鼠关节炎模型。Tengvall 等利用基因技术，产生 Ⅱ 型胶原肽特异性 Treg，能阻止 95% 的小鼠发展为 Ⅱ 型胶原肽所致的关节炎。Litjens 等利用异基因 *DC* 联合 IL-15 扩增出抗原特异性 Treg。在胰岛表达溶血素的转基因小鼠模型中，DC 细胞能够向多克隆 Treg 呈递胰岛溶血素肽，从而扩增出抗原特异性 Treg，并且具有抑制功能。同时也有大量研究显示，体外各种条件刺激能够诱导 CD4⁺CD25⁺ 细胞表达 Foxp3，从而转变为 Treg。有研究报道，能够通过谷氨酸脱羧酶、葡糖 -6- 磷酸催化亚基相关蛋白肽和 1 型糖尿病相关 HLA-DRbeta 等位基因将 CD4⁺Foxp3⁺T 细胞诱导成胰岛抗原特异性 Treg。Tu 等报道，在没有外源细胞因子的刺激下，将 CD40 活化 B 细胞与 CD4⁺CD25⁺T 细胞共培养 3 周后，能诱导出抗原特异性 Treg。这种诱导的异基因抗原特异性 Treg 属于 CD45RO⁺CCR7⁻ 记忆细胞，表达 CD4、CD25、Foxp3 和 CD62L。尽管 CD4⁺CD25⁺Foxp3⁺ 抗原特异性 Treg 没有细胞毒性作用，但是，他们通过细胞间接触来发挥其抑制功能并依赖于 CTLA-4。Zheng 等用 CD40 活化 B 细胞诱导和扩增 CD8 Treg，使其具有抗原特异性，其发挥抑制功能依赖于干扰素 γ、IL-2、IL-4 和 CTLA-4。但由于 Treg 本身含量极少，转基因技术只是改变了其调节方式与活性，在数量上，还要借助其他方法对其进一步扩增。另外，利用转基因技术诱导 sTreg 前必须明确致病的靶抗原，才能够进一步克隆相应 TCR 基因序列，加上技术流程过于繁杂，该种研究方法实际应用并不多见。

除此之外，另有研究表明 DC 细胞不是用于扩展非转基因 Treg 的主要 APC，这个过程需要额外的

TCR 刺激。Fisson 等观察到，利用在促进 Treg 增殖方面特别有效的特定 DC 子集扩增后，只有 TCR 转基因 Treg 被这些 DC 扩增，并且相同的 DC 不能扩增内源性 Treg。这些观察结果表明，胸腺通常无法获得的抗原 DC 可能在介导 Treg 扩增方面最有效。

高效能的抗原特异性 Treg 的应用能够减少 Treg 回输的数量，而目前抗原特异性 Treg 的细胞频率尚不明确，但似乎与抗原特异性 T 细胞在 $CD4^+$ 效应细胞中的细胞频率相似。尽管细胞频率很低，抗原特异性 Treg 从多克隆 Treg 中扩增还是能够实现的。Treg 的扩增依赖于 TCR 和 CD28 信号途径，扩增多克隆 Treg 需要外源性添加 IL-2、TCR 和 CD28 对 Treg 进行刺激。有研究将人 Treg 分别经过 2 轮扩克隆刺激（抗 CD3/CD28 磁珠）和人类白细胞抗原（human leukocyte antigen，HLA）不匹配的异基因外周血单个核细胞刺激联合重组 IL-2 和重组 IL-15 来诱导异基因抗原特异性 Treg。经过 2 轮刺激后，Treg 扩增倍数达 7 ~ 80 倍，并具有抑制功能及抗原特异性。抗原特异性 Treg 的成功诱导取决于抗原刺激的顺序。当 Treg 经异基因抗原刺激和多克隆刺激后，可获得大量 Treg，并具有抗原特异性抑制作用。而 Treg 在体外先经过多克隆刺激，再接受异基因抗原刺激，虽然能够获得大量细胞，抑制作用具有抗原特异性，但是对第三方抗原刺激仍有抑制作用。人的 Treg 先在 CD3/CD28 抗体包被磁珠刺激联合雷帕霉素和高剂量 IL-2 在体外培养 1 个周期（7 天）以富集 Treg 数，扩增后的 Treg 再与异种抗原猪 PBMC 共培养 2 个周期以获得异种抗原特异性 Treg。研究结果显示，Treg 经过 1 个周期异种抗原刺激后，Treg 表型没有发生改变，且具有抑制作用，但是扩增倍数只有 14.2 倍，并且没有获得异种抗原特异性。经过 3 个周期异种抗原刺激后，Treg 的异种抗原特异性显著增强，其扩增倍数达 1329 倍，但 Treg 抑制能力较第 2 周期时有所下降。经过 2 个周期异种抗原刺激后，Treg 的扩增倍数达到 814 倍，在异种抗原刺激的混合淋巴细胞反应中，异种抗原特异性 Treg 在反应细胞与 Treg 的比例为 8∶1、16∶1 和 32∶1 时的抑制率远高于多克隆 Treg 在相同比例下的抑制率。结果提示，异种抗原刺激 2 个周期，Treg 在异种抗原反应中的抑制作用增强，具有异种抗原特异性。

另一个解决 Treg 数量低的可行方法是从 Tcon 中体外诱导和扩增 iTreg。早期的研究表明，体外制备 Treg 面临一个严重的问题：体外制备的 Treg 很快就会失去 Foxp3 的表达，获得炎症性 T 细胞表型，从而无法阻止，甚至加重 GVHD。Foxp3 表达是由 Foxp3 启动子保守区的低甲基化表观遗传控制的。与 nTreg 相反，iTreg 只保持部分去甲基化，导致再刺激后和缺乏 TGF-β 抑制时，Foxp3 表达逐渐丧失。低甲基化反应物如地西他滨，可以使 Foxp3 持续表达，因此有较好效果。

然而，包括体外处理人类细胞在内的临床方法需要复杂的细胞培养技术来确保安全性，这对于临床治疗而言仍是极高的成本与挑战。因此，有研究试图通过在体内扩增 nTreg，以提供一种替代方法，如在鼠异源 HCT 模型中，阻断 IL-6 信号通路、增加 Treg 数目，同时减少效应 T 细胞。此外，使用 CD28 抗体和 CD1d 配体的研究表明，Treg 可以在体内扩增，在临床前模型中减少 GVHD 的发生，为 Treg 的临床治疗带来希望。最近的一份报告显示，外源性人抗 CD45RB 单克隆抗体可增强 Treg 与 APC 的相互作用，从而增强 Treg 扩增。另外，广泛的研究表明，雷帕霉素联合 IL-2 应用在具有调节表型的 T 细胞的扩增中是有效的，但应用范围和具体机制尚未完全阐明。由于雷帕霉素专一扩增 Treg，同时抑制其他 T 细胞亚群，所以成为将扩增 Trge 用于过继移植的强有力工具。在小鼠急性移植物抗宿主病模型中，Treg 移植配合雷帕霉素治疗，在通过高活性 Treg 改善疾病预后并保持长期耐受中表现出协同效应。

（三）Treg 的抗原特异性

为研究 Treg 是否存在抗原特异性，Thornton 等用 $CD4^+CD25^+$Treg 分别作用于 HA 特异性和 PCC

特异性 CD4 转基因鼠的 CD4$^+$CD25$^+$T 细胞，发现只有在两种肽共同存在时，一种抗原特异性的 Treg 才能抑制另一种抗原特异性的 CD4$^+$CD25$^+$T 细胞。因此可以推测，CD4$^+$CD25$^+$Treg 抗原特异性是发生在抑制功能的诱导阶段，而不是效应阶段。越来越多的实验表明，CD4$^+$CD25$^+$Treg 的功能和器官特异性的耐受主要依靠其本身的抗原特异性。Treg 对器官特异性自身免疫的治疗依赖于 Treg 对相关抗原的识别能力，研究发现 Treg 和 CD4$^+$CD25$^+$T 细胞一样，都能表达 TCR 家族多种基因，提示 Treg 能够识别多种抗原。Treg 在阳性选择和阴性选择的亲和范围内对自身抗原做出应答，因此 Treg 的 TCR 对自身抗原具有高度亲和力。但是近来有研究提出，嵌合抗原受体在 T 细胞中更重要。一种 Treg 发育模式表明，未成熟的胸腺细胞上的 TCR 与特异性的主要组织相容性复合体Ⅱ类分子抗原肽复合物结合诱导 Foxp3 表达，这种亲和力的范围在阳性选择和阴性选择之间。分析 Treg 的 TCR 证实与 CD4$^+$CD25$^+$ 细胞相比，这群细胞对自身抗原具有高度亲和力，而 Treg 的 TCR 与 CD4$^+$CD25$^+$ 细胞的 TCR 只有小部分重叠。

抗原特异性 Treg 通过识别靶抗原或表位对治疗自身免疫病有潜在作用。不同自身免疫病的致病抗原被发现，如 1 型糖尿病中的胰岛素和谷氨酸脱羧酶、多发性硬化的髓磷脂碱基蛋白及风湿关节炎中的Ⅱ型胶原等。抗原特异性 Treg 的过继转移治疗能够针对特异性抗原发挥抑制作用，而不影响机体其他免疫功能。非肥胖型糖尿病小鼠模型实验数据表明，胰岛抗原特异性 Treg 具有抑制功能，并且能够控制糖尿病的发生。Karim 等将 CBA 小鼠的 Treg 分离后用供者特异性抗原（B10 小鼠血液）和抗 CD4 单克隆抗体预处理，再与 CD45RB^{high}CD4$^+$ 细胞共同回输到 CBARag$^{-/-}$ 小鼠，1 天后将 B10 小鼠的皮肤移植到细胞回输的 CBARag$^{-/-}$ 小鼠的尾部，结果发现这种方式诱导的抗原特异性 Treg 能够预防供者来源皮肤移植排斥的发生，长达 100 天。为了证明 Treg 的抗原特异性，研究者将 CBA 小鼠的 Treg 分离后用第三方来源抗原（BALB/c 小鼠血液）和抗 CD4 单克隆抗体预处理，再与 CD45RB^{high}CD4$^+$ 细胞共同回输到 CBARag$^{-/-}$ 小鼠，1 天后将 B10 小鼠的皮肤移植到细胞回输的 CBARag$^{-/-}$ 小鼠的尾部，结果发现诱导的第三方抗原特异性 Treg 不能有效地预防供者来源皮肤移植排斥的发生，B10 小鼠的皮肤在第 25 天被完全排斥。此外，研究者用抗 CD4 单克隆抗体和 BALB/c 小鼠血液注射到 CBA 小鼠体内，将 Treg 从该小鼠脾中分离，同时和 CD45RB^{high}CD4$^+$ 细胞回输到 CBARag$^{-/-}$ 小鼠，1 天后将 BALB/c 小鼠的皮肤移植到细胞回输的 CBARag$^{-/-}$ 小鼠的尾部，结果发现 Treg 能够有效防止 BALB/c 小鼠的皮肤移植排斥的发生。但是用 BALB/c 小鼠抗原诱导出的 Treg 并不能阻止 B10 小鼠皮肤移植排斥反应的发生。这些结果提示用抗 CD4 单克隆抗体和供者特异性抗原能够在体内和体外诱导出具有抗原特异性的 Treg，并且能够发挥抗原特异性的抑制作用。

（四）抗原特异性 Treg 的抑制机制

目前关于 Treg 机制的研究有很多，而且对 Treg 抑制免疫应答的机制仍然存在很多争论。体外研究表明，抗原特异性 Treg 不仅通过细胞与细胞之间的接触来发挥其抑制作用，还通过细胞因子的分泌来发挥其抑制功能。体外扩增的抗原特异性 Treg 比非特异性 Treg 分泌更多的 IL-10、IL-35 和转化生长因子 -β，并且表达更多的 CTLA-4 和诱导性共刺激分子，提示这些分子可能与 Treg 免疫调节的增强有关。当在体外培养体系中封闭 IL-10、IL-35 后，Treg 保持抑制功能，但其功能下降。当用 Transwell 小室将 Treg 与反应细胞分开后，再向该培养体系中加入抗体封闭 IL-10、IL-35，则能阻断 Treg 的抑制功能。尽管 Treg 依赖于细胞表面分子 Foxp3 和 CTLA-4 及表面活化因子 ICOS 和 HLA-DR 发挥抑制作用，但依赖细胞因子的抑制作用仍是其发挥功能的重要机制之一。而在体内，Treg 可能不止通过一种机制来发挥抑制作用。Yi 等的体内研究表明，IL-10 在 Treg 介导的异种抗原免疫应答的抑制作用中扮演着重要角色。不同机制的发挥可能取决于 Treg 是否抑制自身免疫病的起始应答，以及对疾病中活化 T 细胞的控制。局部细胞因子环境或疾病病理环境可能都对 Treg 的抑制功能有影响。

降低共刺激活性和 APC 的提呈能力是 Treg 发挥 T 细胞活化抑制功能的第一步。为了更好地了解抗原特异性 Treg 在体内的机制，Tang 等使用双光子扫描显微镜观察淋巴结内 Treg 和糖尿病致病 T 细胞及 DC 之间的动态变化。当胰岛反应性 T 细胞过继到 CD28 缺陷 NOD 小鼠中时，这些辅助性 T 细胞起初在胰腺淋巴结与 DC 短暂性地相互作用，并且在胰腺淋巴结集结成簇，Th 细胞识别 DC 呈递的抗原，形成一个比较稳定的结合状态，促使 T 细胞的活化与增殖。当胰岛抗原特异性 Treg 与胰岛反应性 T 细胞同时过继到 CD28 缺陷 NOD 小鼠中时，在胰腺淋巴结中却表现为不规则和大幅度的运动状态。这表明 Treg 可在胰腺淋巴结内阻止糖尿病致病性 T 细胞与 DC 接触从而抑制其活化。Treg 和 Th 之间的作用不如两者与 DC 之间的作用稳定。虽然 Treg 在胰腺淋巴结内可以部分抑制活化前的 Th 与 DC 相互作用，但却无法完全阻断这种作用。实际上，在淋巴结内，无论是 Treg 还是 Th，都与 DC 间存在着稳固的相互作用，虽然 Treg 与 Th 相互间的接触并不稳定，但由于 DC 的存在，Treg 与 DC 相互作用，使其活化并分泌可溶性细胞因子，从而发挥抑制功能。

Treg 被发现之后，Cederbom 和他的同事就发现 DC 上 CD80 和 CD86 的表达下降。2006 年，两个研究组用双光子显微镜证明 Treg 长时间与 DC 接触，同时在次级淋巴器官中抑制 Tcon 与 APC 的长期结合。Treg 抑制免疫活化的一个主要受体是 CTLA-4，它是 CD80 和 CD86 的高亲和力受体。它的基本作用在受体缺陷的小鼠发展成严重的淋巴组织增殖性疾病中变得明显。CTLA-4 介导的直接抑制性信号通路仍然存在争议，常见的假设是 DC 抑制机制来源于高亲和力 CTLA-4，其与 CD80/CD86 的竞争性结合较 CD28 强。这一理论得到了 CTLA-4 上调淋巴细胞功能相关抗原 LFA-1 的数据支持，这可能导致 Treg 和 APC 之间持续的细胞—细胞接触增加。最近的发现揭示了第二种机制：一个称为反式内吞的过程，即 Treg 通过 CTLA-4 与 CD80 和 CD86 连接，进一步使 CD80 和 CD86 被 Treg 内部化和降解，从 DC 表面移除，从而导致深刻和持续的 DC 抑制。此外，CTLA-4 诱导 DC 产生吲哚胺双加氧酶（IDO），从而启动色氨酸代谢。色氨酸缺失强烈抑制 T 细胞增殖和细胞因子的产生，IDO 表达也可能导致 IDO 表达细胞本身的耐受性表型的形成。IDO 是一种主要的抑制诱导分子，因为它也通过 DC 高分泌 TGF-β 刺激 Treg 的发展和强烈激活，并抑制 Treg 重编程为炎症性 T 细胞。

LAG-3 作为另一个 Treg 受体，它结合 MHC Ⅱ 类，可能介导 Tcon 和 APC 活化的抑制。此外，LAG-3 也通过 Tcon 表达使这些细胞更容易受到 Treg 的调节。进一步的 Treg 抑制表面分子如 CD30，已被证明是早期 Treg 保护 GVHD 必不可少的部分；此外，CD39 和 CD73 可以通过降低胞外 ATP 对免疫调节分子传递的危险信号，从而抑制效应 T 细胞代谢。

除了参与 Treg 激活和增强抑制因子功能的受体之外，许多文献都将 Treg 表达的糖皮质激素诱导的肿瘤坏死因子相关蛋白描述为一种负调节因子，活化时可降低 Treg 抑制功能，而 Toll 样受体如 TLR8 或 TLR4 在抑制或诱导 Treg 反应中的作用似乎取决于 TLR 的类型。Treg 也可表现出直接杀伤机制，通过释放穿孔素来杀死 DC，同时释放颗粒酶 A 和 B 诱导靶细胞（如 CD4$^+$ 和 CD8$^+$T 细胞、单核细胞和 DC）凋亡。

一些研究小组还研究了 Treg 对 B 细胞的抑制能力，包括通过穿孔素和颗粒酶、细胞程序性死亡蛋白 1（PD-1）/PD-L1 相互作用或 Fas/FasL 通路对 B 细胞活化、类别转换、抗体产生及凋亡的干扰。在移植物抗宿主病的背景下，B 细胞抑制值得考虑，因为 B 细胞能够为效应细胞提呈抗原，并在慢性移植物抗宿主病中发挥重要作用。

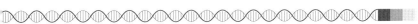

最近的数据证明了早期中性粒细胞激活和迁移到靶器官在急性移植物抗宿主病的发病机制中的重要性，这使得这些细胞在 GVHD 关键节点逃离了 Treg 的抑制作用。Treg 不仅能够降低中性粒细胞的迁移潜能并诱导细胞凋亡，而且最近的一项研究发现，Treg 甚至能够促进中性粒细胞的免疫抑制特征，从而对免疫调节做出贡献。对于其他天然免疫细胞，Treg 也能够通过细胞—细胞接触依赖机制，抑制自然杀伤细胞的细胞毒性。此外，Treg 通过与 Fas/FasL 的相互作用，可以直接减少单核细胞和巨噬细胞活化，导致细胞因子分泌和刺激分子表达减少，并诱导单核细胞凋亡。

（五）抗原特异性 Treg 在临床中的应用前景

1. 抗原特异性 Treg 与自身免疫病

近几年 Treg 在自身免疫病中的作用得到了广泛的重视，Treg 数量或功能的缺乏与人器官特异性自身免疫病的发生相关。一些研究中发现，1 型糖尿病患者的 Treg 数量在外周血中减少；而另一些研究发现，1 型糖尿病患者的 Treg 数目在外周血中并没有减少，但是其抑制增殖和炎性细胞因子分泌的功能显著下降。Tang 等首次采用有效方法从 NOD 小鼠中扩增出抗原特异性 Treg，并发现其具有抑制效应 T 细胞增殖的作用。将其回输到 NOD 小鼠体内，能有效地阻止糖尿病的发展，逆转糖尿病并长期维持免疫稳定。Masteller 等的研究也显示，扩增出的胰岛抗原特异性 Treg 具有免疫抑制功能，与多克隆 Treg 相比具有更好控制 NOD 小鼠糖尿病的作用。Tran 等将 $CD4^+CD25^+Treg$ 与 IL-4 和表达 IL-5R 的自身抗原共培养，诱导抗原特异性 Treg。rIL-5 治疗实验性自身免疫性神经炎能够显著减少临床瘫痪，减轻体质量，减少脱髓鞘及 $CD4^+$、$CD8^+T$ 细胞和巨噬细胞在神经中的浸润。实验中通过 rIL-5 扩增出的自身抗原特异性 Treg 能有效控制自身免疫病。最近有研究报道，用自身免疫病相关肽结合 MHC II 类分子包被的纳米颗粒能够诱导出类似抗原特异性 1 型 Treg，将其回输到不同自身免疫病的小鼠模型中，能够抑制自身免疫反应。

2. 抗原特异性 Treg 与 GVHD

异基因造血干细胞移植（HSCT）已经被广泛用于治疗恶性和非恶性血液系统疾病，但 GVHD 是 HSCT 的主要障碍，也是移植后的主要并发症和死亡原因。GVHD 是由供者 T 细胞特异性识别受者异基因抗原而发生的多阶段病理过程。在鼠类 HSCT 模型中，共移植多克隆扩增 Treg 能够有效减少 GVHD 的发生，促进免疫重建，保留抗肿瘤的活性。抗原特异性 Treg 可选择性清除对供者有特异性反应的效应 T 细胞，将对宿主的影响降到最低，促进移植后免疫重建，推测其控制 GVHD 更为有效。而多项实验研究证明，体外诱导扩增的抗原特异性 Treg 比多克隆扩增 Treg 能更有效地控制 GVHD 的发生，并保留移植物抗肿瘤效应。Trenado 等将异体抗原特异性 Treg 与多克隆 Treg 相比，发现两种 Treg 都能预防 GVHD，但在接受多克隆 Treg 回输小鼠组中，其脾、肺和肝脏出现 GVHD 病理征兆，而在接受异体抗原特异性 Treg 小鼠中未发现 GVHD 的征兆。因此，抗原特异性 Treg 可能更有效地改善 GVHD。异体抗原特异性 Treg 能够选择性地对异基因抗原做出应答，其作用效率是多克隆 Treg 和新鲜分离 Treg 的 100 倍，抗原特异性 Treg 高表达 Foxp3、Bcl-2、CD62L 和 CCR7，并且迁移到淋巴组织中。与非特异性 Treg 相比，抗原特异性 Treg 分泌更多的 TGF-β 和 IL-10，表达更多的 CTLA-4，提示用 HLA 不匹配的抗原选择性扩增 Treg 能够有效地预防 GVHD 并保留移植物抗肿瘤效应。但是 Koenecke 等的研究结果与上述报道不尽相同。他们通过 DC 诱导的抗原特异性 $Foxp3^+Treg$ 主要表达 CD62L，在体外具有有效的抑制作用。但是与天然调节性 T 细胞（nTreg）相比，抗原特异性 $Foxp3^+Treg$ 过继治疗并不能预防 GVHD。在体内，回输的抗原特异性 $Foxp3^+CD4^+Treg$ 很快转变成 $Foxp3CD4^+T$ 细胞。因此，他们提出在 GVHD 治疗中只能采用 nTreg 的过继治疗，而对抗原特异性 Treg 的使用需要谨慎，诱导的抗原特异性 Treg 的调节表型的稳定性值得关注。

3. 抗原特异性 Treg 与移植耐受

nTreg 可对自身和非自身抗原进行免疫调节，并广泛运用于诱导移植耐受。有研究小组发现，在人源化小鼠模型中输注体外多克隆扩增的 Treg 能通过抑制效应 T 细胞的免疫反应，有效预防异种胰岛移植物的排斥和异种 GVHD，诱导移植物耐受。这些数据证实了 Treg 过继治疗的潜在可能，这种免疫疗法可抑制免疫排斥反应，也能减少免疫抑制剂的使用负担。nTreg 和多克隆活化的 Treg 被广泛应用，但同时他们会导致全身性免疫抑制，增加感染和肿瘤发生的风险。抗原特异性 Treg 能达到有效免疫，同时又能减少免疫抑制剂或多克隆 Treg 带来的不良反应。多个实验抑制模型证明供者特异性 Treg 比多克隆 Treg 更有效，能延长移植物存活，诱导耐受。Sagoo 等通过 DC 在体外扩增出异基因抗原特异性人 Treg，共表达 CD69 和 CD71 两种活化表型。在人源化小鼠皮肤移植的异基因免疫损伤模型中，与多克隆 Treg 相比，回输异基因抗原特异性 Treg 能显著减少临床相关的皮肤组织损伤指标，能更有效地保护皮肤移植物免受免疫损伤，诱导移植物耐受。在 Treg 过继治疗后 3 天，抗原特异性 Treg 和多克隆 Treg 都被招募到皮肤移植物处，但抗原特异性 Treg 的数量大于多克隆 Treg，并在移植处与供者细胞相互作用。实验结果提示，供者特异性 Treg 介导的抑制作用发生在异体抗原表达的部位和效应细胞的靶组织处，并可能通过早期的相互作用，影响抗原呈递细胞的功能和效应细胞的募集。Takasato 等研究中发现回输体外扩增的抗原特异性 Treg 至心脏移植的小鼠模型中，能预防心脏移植物排斥反应的发生并能延长移植物存活时间，同时他们证明了在临床细胞治疗中回输体外扩增的抗原特异性 Treg 诱导心脏同种异体移植终生免疫耐受的潜在可能。临床预实验显示人或小鼠抗原特异性 Treg 能从多克隆 Treg 中选择性扩增，而这些抗原特异性 Treg 比多克隆 Treg 在预防移植物排斥和诱导耐受中更为有效。

（六）抗原特异性 Treg 治疗疾病的展望

Treg 是一种重要的具有免疫调节功能的细胞，在体内外得到了广泛研究并取得较大进展，但其能否在临床中得以应用仍需进一步研究与改善，例如，探寻识别鉴定 Treg 更好的方法、扩增抗原特异性 Treg 更有效的方法，以及检测 Treg 在体内功能的方法等。如何在体内诱导 Treg 及其功能的发挥需要进一步研究，在体内诱导和扩增抗原特异性 Treg 的研究也并不多。因此，在体内外诱导扩增抗原特异性 Treg 是治疗自身免疫病和诱导移植耐受的重要目标。

（王　佳）

参考文献

[1] OHKURA N，SAKAGUCHI S. Transcriptional and epigenetic basis of Treg cell development and function: its genetic anomalies or variations in autoimmune diseases. Cell Res，2020，30（6）：465-474.

[2] REZAEI KAHMINI F，SHAHGALDI S，AZIMI M，et al. Emerging therapeutic potential of regulatory T（Treg）cells for rheumatoid arthritis: New insights and challenges. Int Immunopharmacol，2022，108：108858.

[3] CHUNG D C，JACQUELOT N，GHAEDI M，et al. Innate lymphoid cells: role in immune regulation and cancer. cancers（Basel），2022，14（9）：2071.

[4] AHMADI A，FALLAH VASTANI Z，ABOUNOORI M，et al. The role of NK and NKT cells in the pathogenesis and improvement of multiple sclerosis following disease-modifying therapies. Health Sci Rep，2022，

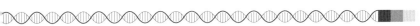

5（1）：e489.

[5]　LAN Q，FAN H，QUESNIAUX V，et al. Induced Foxp3（+）regulatory T cells：a potential new weapon to treat autoimmune and inflammatory diseases. J Mol Cell Biol，2012，4（1）：22-8.

[6]　TADOKORO C E，SHAKHAR G，SHEN S，et al. Regulatory T cells inhibit stable contacts between CD4[+]T cells and dendritic cells in vivo. J Exp Med，2006，203（3）：505-511.

[7]　LI C R，BAATEN B J，BRADLEY L M. Harnessing memory adaptive regulatory T cells to control autoimmunity in type 1 diabetes. J Mol Cell Biol，2012，4（1）：38-47.

[8]　DE WOLF A，HERBERTS C A，HOEFNAGEL M H N. Dawn of monitoring regulatory T cells in（pre-）clinical studies：their relevance is slowly recognised. Front Med（Lausanne），2020，7：91.

[9]　GERTEL S，POLACHEK A，ELKAYAM O，et al. Lymphocyte activation gene-3（LAG-3）regulatory T cells：an evolving biomarker for treatment response in autoimmune diseases. Autoimmun Rev，2022，21(6)：103085.

[10]　SELCK C，DOMINGUEZ-VILLAR M. Antigen-specific regulatory T cell therapy in autoimmune diseases and transplantation. Front Immunol，2021，12：661875.

[11]　HEFAZI M，BOLIVAR-WAGERS S，BLAZAR B R. Regulatory T cell therapy of graft-versus-host disease：advances and challenges. Int J Mol Sci，2021，22（18）：9676.

[12]　CHERAI M，HAMEL Y，BAILLOU C，et al. Generation of human alloantigen-specific regulatory T cells under good manufacturing practice-compliant conditions for cell therapy. Cell Transplant，2015，24（12）：2527-2540.

[13]　LITJENS N H，BOER K，ZUIJDERWIJK J M，et al. Allogeneic mature human dendritic cells generate superior alloreactive regulatory T cells in the presence of IL-15. J Immunol，2015，194（11）：5282-5293.

[14]　TU W，LAU Y L，ZHENG J，et al. Efficient generation of human alloantigen-specific CD4[+] regulatory T cells from naive precursors by CD40-activated B cells. Blood，2008，112（6）：2554-2562.

[15]　ZHENG J，LIU Y，QIN G，et al. Efficient induction and expansion of human alloantigen-specific CD8 regulatory T cells from naive precursors by CD40-activated B cells. J Immunol，2009，183（6）：3742-3750.

[16]　FISSON S，DJELTI F，TRENADO A，et al. Therapeutic potential of self-antigen-specific CD4[+]CD25[+] regulatory T cells selected in vitro from a polyclonal repertoire. Eur J Immunol，2006，36（4）：817-827.

[17]　PETERS J H，HILBRANDS L B，KOENEN H J，et al. Ex vivo generation of human alloantigen-specific regulatory T cells from CD4（pos）CD25（high）T cells for immunotherapy. PLoS One，2008，3（5）：e2233.

[18]　JIN X，WANG Y，HAWTHORNE W J，et al. Enhanced suppression of the xenogeneic T-cell response in vitro by xenoantigen stimulated and expanded regulatory T cells. Transplantation，2014，97（1）：30-38.

[19]　JIN X，LU Y，ZHAO Y，et al. Large-scale in vitro expansion of human regulatory T cells with potent xenoantigen-specific suppression. Cytotechnology，2016，68（4）：935-945.

[20]　THORNTON A M，SHEVACH E M. Suppressor effector function of CD4+CD25+ immunoregulatory T cells is antigen nonspecific. J Immunol，2000，164（1）：183-190.

[21]　MASTELLER E L，TANG Q，BLUESTONE J A. Antigen-specific regulatory T cells：ex vivo expansion and therapeutic potential. Semin Immunol，2006，18（2）：103-110.

[22]　KARIM M，FENG G，WOOD K J，et al. CD25[+]CD4[+]regulatory T cells generated by exposure to a model protein antigen prevent allograft rejection：antigen-specific reactivation in vivo is critical for bystander regulation. Blood，2005，105（12）：4871-4877.

[23] YI S, JI M, WU J, et al. Adoptive transfer with in vitro expanded human regulatory T cells protects against porcine islet xenograft rejection via interleukin-10 in humanized mice. Diabetes, 2012, 61 (5): 1180-1191.

[24] TANG Q, ADAMS J Y, TOOLEY A J, et al. Visualizing regulatory T cell control of autoimmune responses in nonobese diabetic mice. Nat Immunol, 2006, 7 (1): 83-92.

[25] NAKANDAKARI-HIGA S, JACOBSEN J T. In Vivo Imaging of Tfh Cells. Methods Mol Biol, 2022, 2380: 15-27.

[26] GOSWAMI T K, SINGH M, DHAWAN M, et al. Regulatory T cells (Tregs) and their therapeutic potential against autoimmune disorders - Advances and challenges. Hum Vaccin Immunother, 2022, 18(1): 2035117.

[27] BUCKLEY M W, MCGAVERN D B. Immune dynamics in the CNS and its barriers during homeostasis and disease. Immunol Rev, 2022, 306 (1): 58-75.

[28] GERMAIN R N, MILLER M J, DUSTIN M L, et al. Dynamic imaging of the immune system: progress, pitfalls and promise. Nat Rev Immunol, 2006, 6 (7): 497-507.

[29] GAO R, SHI G P, WANG J. Functional diversities of regulatory T cells in the context of cancer immunotherapy. Front Immunol, 2022, 13: 833667.

[30] ELIAS S, SHARMA R, SCHIZAS M, et al. CXCR4+ Treg cells control serum IgM levels and natural IgM autoantibody production by B-1 cells in the bone marrow. J Exp Med, 2022, 219 (7): e20220047.

[31] PERRI V, RUSSO B, CRINO A, et al. Expression of PD-1 molecule on regulatory T lymphocytes in patients with insulin-dependent diabetes mellitus. Int J Mol Sci, 2015, 16 (9): 22584-22605.

[32] TANG Q, HENRIKSEN K J, BI M, et al. In vitro-expanded antigen-specific regulatory T cells suppress autoimmune diabetes. J Exp Med, 2004, 199 (11): 1455-1465.

[33] TRAN G T, HODGKINSON S J, CARTER N M, et al. IL-5 promotes induction of antigen-specific CD4+CD25+T regulatory cells that suppress autoimmunity. Blood, 2012, 119 (19): 4441-4450.

[34] JIANG Z, ZHU H, WANG P, et al. Different subpopulations of regulatory T cells in human autoimmune disease, transplantation, and tumor immunity. Med Comm (2020), 2022, 3 (2): e137.

[35] TRENADO A, SUDRES M, TANG Q, et al. Ex vivo-expanded CD4+CD25+ immunoregulatory T cells prevent graft-versus-host-disease by inhibiting activation/differentiation of pathogenic T cells. J Immunol, 2006, 176 (2): 1266-1273.

[36] KOENECKE C, CZELOTH N, BUBKE A, et al. Alloantigen-specific de novo-induced Foxp3+ Treg revert in vivo and do not protect from experimental GVHD. Eur J Immunol, 2009, 39 (11): 3091-3096.

[37] SAGOO P, ALI N, GARG G, et al. Human regulatory T cells with alloantigen specificity are more potent inhibitors of alloimmune skin graft damage than polyclonal regulatory T cells. Sci Transl Med, 2011, 3(83): 83ra42.

[38] TAKASATO F, MORITA R, SCHICHITA T, et al. Prevention of allogeneic cardiac graft rejection by transfer of ex vivo expanded antigen-specific regulatory T-cells. PLoS One, 2014, 9 (2): e87722.

[39] ADAIR P R, KIM Y C, ZHANG A H, et al. Human tregs made antigen specific by gene modification: the power to treat autoimmunity and antidrug antibodies with precision. front immunol, 2017, 8: 1117.

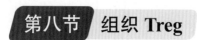

第八节 组织 Treg

血液和淋巴组织是最初定义淋巴细胞生物学的主要解剖部位，这为适应性免疫的作用机制提供了

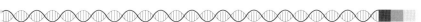
重要基础。然而，很多时候免疫系统并不直接通过血液或淋巴器官发挥作用，而是通过组织内的一群免疫细胞发挥作用，这些不易接近或常驻的细胞群在免疫监视、保护性免疫和器官稳态中发挥着关键作用。

如果把研究限制在容易获得的血液上，那么大多数免疫系统将被隐藏在视野之外。应当把免疫系统看作几乎任何特定组织或器官的组成部分。因此，组织中的免疫细胞必须与不同的局部环境相协调，这些环境在可用营养物质、氧气、pH、血液供应、基质蛋白、实质细胞类型和无数其他相关生理因素方面有所不同。反过来，组织免疫细胞为细胞适应和监视不同区域提供条件，这种监视作用可能超出检测感染的范围，还包括监视影响机体稳态的其他扰动因素。这一观点更广泛地涵盖了免疫系统在新陈代谢、炎症疾病、癌症、伤口修复等疾病中的参与，以及在控制外来影响因素方面的作用。进一步了解这群组织免疫细胞的生物学特性，如何可跟踪地测量及控制它们的形成、功能或保留的策略，对于启动针对感染和癌症的免疫反应，以及相关疾病的治疗提供了一个新的视角。这一领域的相关研究还处于相对起步阶段，但目前的发展非常迅速。到目前为止，组织免疫细胞生物学的研究重点主要集中在 T 细胞上。本篇着重介绍组织 Treg 的研究进展。

一、内脏脂肪组织调节性 T 细胞

（一）概述

炎症是肥胖和 2 型糖尿病之间的关键纽带，过量的能量摄入可诱导内脏脂肪组织（visceral adipose tissue，VAT）的慢性炎症反应，最终引起血脂紊乱、胰岛素抵抗等代谢异常，甚至发展为 2 型糖尿病等代谢性疾病。肥胖相关内脏脂肪组织炎症主要是由于 M1 型巨噬细胞的累积和效应 T 细胞（如 Th1 细胞和 CD8$^+$ 毒性 T 细胞）的扩增，它们分别通过产生 TNF-α、IL-6 和 INF-γ，增加内脏脂肪组织炎症的严重程度。Treg 在抑制炎症中发挥关键作用，进而维持免疫稳态。研究发现，内脏脂肪 Treg 在抵御肥胖相关的代谢紊乱中发挥关键作用，它们能够抑制效应 T 细胞的浸润，促进脂肪组织巨噬细胞从 M1 表型向 M2 表型的重建，以及在过氧化物酶体增殖物激活受体 γ（peroxisome proliferator-activated receptor，PPAR-γ）驱动下通过 CD36 从脂肪细胞中摄取脂质，最终抑制脂肪组织炎症。

（二）内脏脂肪与慢性炎症

脂肪组织不仅是一种能量储存库，还是一个动态的内分泌器官，尤其是 VAT，它是调节全身代谢的关键。长期的营养过剩能够导致脂肪组织和系统性的慢性低度炎症，尤其是内脏脂肪炎症。VAT 产生大量的炎症因子和趋化因子（如瘦素、TNF-α、巨噬细胞趋化蛋白 -1 和 IL-6 等），它们在肥胖状态下可能发生病理性失调，对胰岛素抵抗起到重要作用。

在细胞水平上，巨噬细胞在肥胖相关慢性炎症中起着关键作用。随着肥胖的增加，巨噬细胞在内脏脂肪组织中逐渐积累，有时甚至占到细胞总数的一半。数量增加的同时还伴随着从 M2 抗炎表型向 M1 促炎表型的转化，这与胰岛素抵抗的增加相关。在肥胖状态下，巨噬细胞和脂肪细胞产生多种相同的炎症调节因子和介质，包括 TNF-α、IL-6、基质金属蛋白酶（matrix metall oproteinase，MMP）、PPAR-γ 和脂肪酸结合蛋白 -4（FABP-4）（表 1.8.1）。这些研究结果表明，脂肪细胞和脂肪组织巨噬细胞可能协同促进胰岛素抵抗。

与任何炎症状态一样，肥胖相关的慢性低度炎症也应该受到常规的抑制过度免疫反应的调控机制影响。这些机制包括许多类型的细胞通过各种细胞—细胞接触或多种可溶性介质发挥作用。已有对肥胖相关的具有潜在调节性表型的细胞的报道（如自然杀伤 T 细胞），还在脂肪组织中检测到抗炎细胞因子（如 IL-10 和 TGF-β）。其中，最有效的调节细胞群 CD4⁺Foxp3⁺Treg 的作用近年来逐渐被大家认识（图 1.8.1）。

表 1.8.1　肥胖状态下免疫和炎症情况变化

标志物	变化	人群 / 动物模型
血清 TNF-α	↑	成人 儿童，青少年
血清 IL-6	↑	成人 儿童，青少年
血清 CRP	↑	成人，成年女性 儿童，青少年
血清可溶性 TNFR	↑	成年女性 儿童
血清 PAI-1	↑	儿童，青少年
血清补体 C3 和 C4	↑	儿童，青少年
淋巴细胞计数	↑	成人
疫苗接种后抗体产生	↓	成人
脂肪组织 *TNF-α* 基因表达	↑	成年女性
脂肪组织中巨噬细胞浸润	↑	小鼠
脂肪组织中 *M-CSFR* 基因表达	↑	小鼠
脂肪组织 *CD68* 基因表达	↑	小鼠
巨噬细胞促炎表型	↑	小鼠

CRP，C 反应蛋白；M-CSFR，巨噬细胞集落刺激因子受体；PAI-1，纤溶酶原激活物抑制剂 -1；TNFR，TNF 受体。
引自 DE HEREDIA F P, GÓMEZ-MARTÍNEZ S , MARCOS A. Obesity, inflammation and the immune system. Proceedings of the Nutrition Society, 2012, 71（2）：332-338.

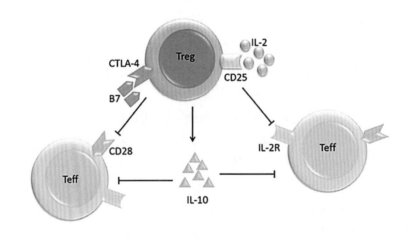

图 1.8.1　Treg 免疫抑制功能的潜在机制

引自 ZHU F X, WANG A T, LI Y Y, et al. Adipose tissue-resident regulatory T cells. Adv Exp Med Biol, 2017, 1011：153-162.

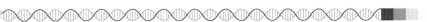

（三）VAT Treg 的起源与表型

Treg 可以来自胸腺或外周。天然 Treg 由胸腺生成，它们具有针对自身抗原的 T 细胞受体，有助于控制自身免疫和炎症反应。原始 CD4$^+$T 细胞在 TGF-β、IL-2 或视黄酸的作用下也能转化为 Treg。由于天然 Treg 的 TCR 可以特异性地识别自身抗原，所以 VAT Treg 似乎也是天然 Treg 的一个亚群。此外，非淋巴组织中自身抗原的激活可能有助于 VAT Treg 的维持。也就是说，自身抗原在原位的持续激活有助于将 Treg 保留在外周组织。TCR 库分析比较了 VAT Treg 和来自淋巴器官的 Treg，结果显示它们之间几乎没有重叠，这就表明 VAT Treg 代表了一个不同的群体。VAT Treg TCR 也不同于传统的 CD4$^+$ 细胞，这表明 VAT Treg 群体也不来自于传统的原始 T 细胞。最后，在 VAT Treg 的 TCR 库中有很多重复，这表明脂肪组织中的特定抗原可能是 VAT Treg 累积的主要原因。有证据表明，VAT Treg 是天然 Treg 的一个子类，但是目前还不清楚哪些自身抗原对脂肪组织中 VAT Treg 的激活和维持有反应。

在基因表型上，VAT Treg 有 63% 完整的 Treg 基因标记，包括特征性的 Foxp3、CD25（IL-2 受体 α 链）、糖皮质激素诱导的肿瘤坏死因子受体（GITR）和细胞毒性 T 淋巴细胞相关抗原 4（CTLA-4），发挥免疫抑制功能。但是相对于脾、淋巴结及其他非淋巴组织，VAT Treg 有如下差异：①独特的 TCR；②趋化因子受体谱；③ IL-10 表达的升高程度是淋巴结中 Treg 的 136 倍；④ PPAR-γ 表达升高，它是一种在脂肪细胞分化和炎症抑制中起重要作用的核受体；⑤不同于淋巴器官 Treg 的转录谱。此外，在数量上，正常成年小鼠内脏脂肪组织中 Treg 占 CD4$^+$T 细胞的 50% ~ 70%，比例明显高于脾、淋巴结、其他脂肪组织（如皮下和神经脂肪）及肺脏、肝脏、皮肤和肌肉等。

（四）VAT Treg 对内脏脂肪炎症的代谢调控作用

脂肪组织中的慢性炎症与 2 型糖尿病、胰岛素抵抗和动脉粥样硬化等代谢紊乱密切相关。内脏脂肪炎症主要是由驻留免疫细胞所介导的，脂肪组织巨噬细胞被认为是肥胖相关炎症的主要驱动因子，脂肪组织中的多种脂肪酸均可以诱导脂肪细胞分泌 TNF-α，而后 TNF-α 可以促进 M1 型巨噬细胞的炎症表型。脂肪组织中的 CD8$^+$T 细胞也可以促进脂肪组织巨噬细胞向促炎 M1 表型转化。脂肪组织中的 NK 细胞也能够产生 TNF-α 和 IFN-γ，促进 M1 表型极化。除了脂肪组织巨噬细胞外，Th1 和 Th17 细胞也参与肥胖相关的代谢紊乱。

由于 Treg 在抑制炎症中发挥着重要作用，因而它们在许多肥胖相关的代谢性疾病中也发挥着重要作用。研究表明，在小鼠中诱导 VAT Treg 可以保护动物免受高脂肪饮食诱导的代谢紊乱，如胰岛素抵抗，而删除 VAT Treg 则会增加脂肪组织炎症的易感性。

因此，人们普遍认为 VAT Treg 的存在与降低炎症、改善糖代谢和降低胰岛素抵抗相关。2 型糖尿病小鼠模型显示，过继 Treg 后，脂肪细胞的大小、数量和重量都有所减少。由于慢性炎症是胰岛素抵抗的主要原因之一，VAT Treg 可能通过抑制局部炎症来减轻胰岛素抵抗。M1 型巨噬细胞主要分泌 IL-6、TNF-α 等炎症因子，它们通过抑制葡萄糖向脂肪细胞转运，进而诱导糖耐量异常和胰岛素抵抗。VAT Treg 可以通过产生 IL-10 逆转 TNF-α 和 IL-6 的作用。此外，VAT Treg 可以促进脂肪组织巨噬细胞由 M1 型向 M2 型的转换。M2 型巨噬细胞还能阻止产生炎性 INF-γ 的 CD8$^+$T 细胞和 Th1 细胞的浸润。VAT Treg 还可能有助于 Th2 细胞的累积，从而提高胰岛素敏感性（图 1.8.2）。

（五）VAT Treg 的影响因素

1. 趋化因子和趋化因子受体

Treg 的转运是由黏附分子和趋化因子介导的。根据特征性的趋化因子受体谱，Treg 可以在不同组

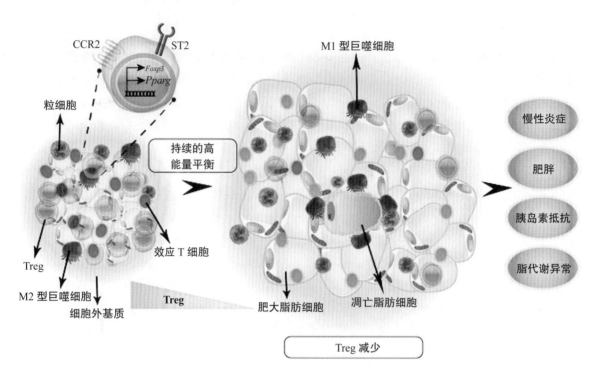

图 1.8.2　VAT Treg 参与内脏脂肪炎症的代谢调控

引自 SHARMA A，RUDRA D. Emerging functions of regulatory T cells in tissue homeostasis. Frontiers in Immunology，2018，9：883.

织中累积。nTreg 在离开胸腺后表达 L- 选择素（L-selectin）和 CC 趋化因子受体 7（CC chemokine R 7），继而在血液及次级淋巴组织中循环。这些细胞被激活后会失去 CCR7 的表达，并获得向其他组织迁移的趋化因子受体。VAT Treg 有独特的趋化因子受体谱，与淋巴细胞迁移及外渗有关的趋化因子受体高表达，如 CCR1、CCR2、CCR3 等，而 CCR6、CCR7 和 CXCR3 低表达，这些都可能促进内脏脂肪组织中 Treg 的累积。在肥胖小鼠中，CCR6 和 CXCR3 的上调与 VAT Treg 的减少相关，而脾 Treg 的数量随着 CCR7 和 CXCR3 的上调而增加，这表明不同趋化因子受体的获取决定了 Treg 的组织定位。因此，肥胖可影响 Treg 趋化因子受体的表达，从而影响 Treg 的迁移（图 1.8.3）。

2. 脂肪因子

（1）瘦素

瘦素主要由脂肪细胞产生，它通过中枢神经系统调节进食行为。缺乏瘦素的小鼠（ob/ob 小鼠）表现为过度进食、肥胖和胰岛素抵抗，而补充瘦素则可以逆转这些变化。然而，血液中的瘦素水平与脂肪量呈正相关，表明肥胖状态下存在瘦素抵抗，可是肥胖的人虽然有高水平的瘦素，却没有预期的厌食反应。研究发现，瘦素在结构上与螺旋状细胞因子家族相似，如 IL-2 和生长激素 -1 被认为是一种具有促炎活性的脂肪因子。瘦素通过单核细胞促进 TNF 和 IL-6 的产生，并通过激活 JAK2- STAT3 途径，刺激巨噬细胞产生 CC 趋化因子配体（CCL3、CCL4 和 CCL5）。在单核细胞中，瘦素也刺激 ROS 的产生，并促进细胞增殖和迁移反应。血清和脂肪组织中的瘦素水平对促炎刺激的反应增加，包括 TNF 和脂多糖（LPS）。此外，瘦素增加 Th1 型细胞因子 IL-2 和 IFN-γ 的产生，并抑制 T 细胞或单核细胞产生 Th2 型细胞因子 IL-4，从而使 T 细胞极化为 Th1 细胞表型。

Treg 自身也能分泌瘦素并通过自分泌方式表达瘦素受体，瘦素影响 Treg 的增殖及免疫抑制功能。在瘦素缺陷或瘦素受体缺陷的小鼠模型中可以观察到，外周血 Treg 数量、比例和免疫抑制功能的显著

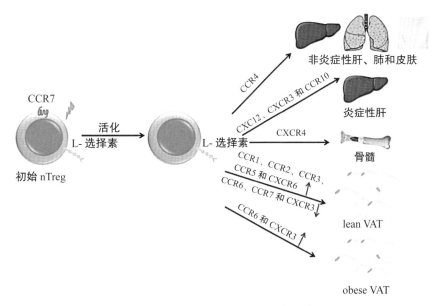

图 1.8.3　Treg 通过趋化因子和趋化因子受体到达局部组织和器官

引自 ZHU F X，WANG A T，LI Y Y，et al. Adipose tissue-resident regulatory T cells. Adv Exp Med Biol，2017，1011：153-162.

提高。外源性补充瘦素后，Treg 的数量及比例则下降。在人体研究中发现，瘦素可以降低 Treg 的增殖。体外研究证明，在 CD3/CD28 抗体刺激下，中和瘦素后可使 Treg 增殖。有研究发现，肥胖个体的血清瘦素水平升高，而 VAT Treg 的数量减少。瘦素通过诱导 mTOR 信号通路的激活，下调 Treg 的激活和增殖。最新研究表明，瘦素可以通过树突状细胞间接调控 Treg。研究者观察到，瘦素缺乏降低了树突状细胞成熟标志物的水平，并减少了促炎细胞因子（IL-12、TNF-α 和 IL-6）的产生，而这与 Treg 增加 TGF-β 的产生有关。与瘦素存在时相比较，当在无瘦素条件下，这种独特的树突状细胞表型支持诱导的 Treg 或 Th17 细胞的产生。此外，在缺乏瘦素的情况下，Treg 的诱导需要树突状细胞增加 TGF-β 的表达。总而言之，在缺乏瘦素的情况下，树突状细胞的激活可能是 CD4$^+$T 细胞中 mTOR 激活的原因，因此，树突状细胞可能是特异性 T 细胞转化的主要原因（图 1.8.4）。

（2）脂联素

脂联素是一种主要由脂肪细胞产生的蛋白质激素，具有抗炎作用，其水平与内脏 VAT Treg 的数量呈正相关。内脏脂肪组织中 VAT treg 数量和脂联素水平较皮下和肾周脂肪组织明显增高，这表明脂肪因子对 VAT Treg 的累积有作用，但是脂联素对 VAT Treg 的直接影响尚未被研究。越来越多的证据表明，脂联素介导的巨噬细胞功能和表型调节有助于其控制炎症。与皮下脂肪组织相反，脂联素在内脏中高度表达。脂联素可诱导 IL-10 合成，并使巨噬细胞表型向抗炎型 M2 转变。因此，脂联素可能间接参与 VAT Treg 的诱导。IL-10 由 M2 型巨噬细胞分泌，其依赖于脂联素的刺激。大量 IL-10 的存在对 VAT 中 Foxp3 的表达和 Treg 活性的维持发挥重要作用。

3. 胰岛素

许多研究发现，Treg 的数量降低与肥胖患者的胰岛素抵抗之间存在负相关，但胰岛素直接影响 Treg 的确切机制仍不清楚。有研究认为，胰岛素是通过 IL-10 调控 Treg 功能的。在小鼠中发现，Treg 表达胰岛素受体。高浓度的胰岛素通过 Akt/mTOR 信号通路使得 Treg 抑制炎症的作用受损。Treg 中胰岛素通过激活 Akt 信号通路来抑制 IL-10 的产生，同时以非接触方式降低 Treg 抑制巨噬细胞产生

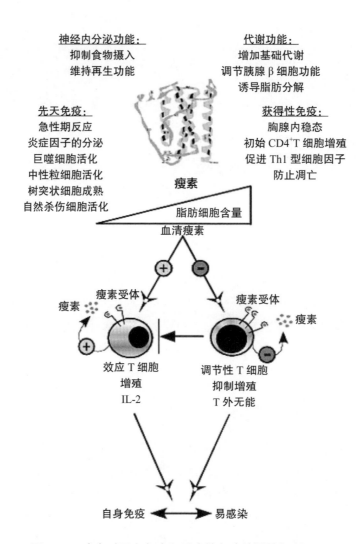

图 1.8.4　瘦素对固有免疫和适应性免疫的调控机制

引自 MA ARESE G，LEI TER E H，LA CAVA A. Leptin in autoimmunity：many questions，some answers. Tissue Antigens，2007，70（2）：87-95.

TNF-α 的能力。在饮食诱导的肥胖小鼠中，VAT Treg 可以产生少量 IL-10，同时伴随 IFN-γ 生成增加。这些数据表明，高水平的胰岛素可能通过影响 IL-10 的分泌来介导 Treg 功能，进而促进肥胖相关炎症和胰岛素抵抗的发展。

4. PPAR-γ

　　PPAR-γ 是核受体超家族成员，它通过促进脂肪储存、脂肪细胞分化和关键脂肪形成蛋白的转录来促进脂肪形成，同时还能调控糖代谢。PPAR-γ 对 VAT Treg 的聚集、表型和功能发挥重要的调控作用。通过对 Treg 的基因分析发现，VAT Treg 较淋巴组织 Treg 高表达 PPAR-γ。原始 CD4[+]T 细胞上在异位表达 PPAR-γ 及 Foxp3 后，可产生 VAT Treg 的特定基因标记。当删除 Treg 特异性的 PPAR-γ 后，VAT Treg 数量明显减少，而淋巴和其他非淋巴器官中 Treg 数目无明显变化。免疫共沉淀实验证明，PPAR-γ 与 Foxp3 相互作用，共同对 VAT Treg 的基因表型起调控作用。VAT Treg 能够摄取脂质，而这一功能依赖于 PPAR-γ 诱导 Treg 表面 CD36 的表达。由于 PPAR-γ 信号能够对脂肪酸及其代谢产物做出反应，因此可以推测，VAT Treg 参与了这一途径以保持脂肪组织内的稳态。肥胖状态下 VAT Treg 数量的减少，这可能与 PPAR-γ 的磷酸化作用或其他转录后修饰有关。研究发现，在肥胖状态下，脂肪组织中炎症因子能够激活细胞周期蛋白依赖性激酶 5，继而导致 PPAR-γ 的丝氨酸磷酸化。最近研究发现，肥胖可以降低 VAT Treg PPAR-γ 的转录，同时诱导 IFN 反应转录；肥胖诱导局部 pDC 产生的 IFN-α 对 VAT-Treg 有直接毒性；阻断 pDC-IFN-γ 可以恢复 VAT Treg 和胰岛素敏感性。

5. IL-33

现有研究发现，IL-33 及其受体 St2 在 VAT Treg 生物学中发挥作用。IL-33 主要由非造血细胞产生，是 IL-1 家族细胞因子的一员；St2 由 Il1rl1 编码，主要表达在各种类型的造血细胞系细胞上。IL-33 主要通过作用于 ILC2、Th2 和 M2 型巨噬细胞促进 2 型免疫反应；也可以作为一种警报素，由坏死细胞释放，提示近期或即将发生的组织损伤（如来自缺氧或机械压力）。它的释放机制尚不清楚，但现在已经清楚的是 IL-33 也可以影响某些 Treg 群体，促进其对 Treg 群体的影响。Il1rl1 转录本在 VAT 中相对于淋巴器官 Treg 转录组中过表达，St2 在 VAT Treg 中表达比例明显增大，在 20 ~ 25 周龄的瘦小鼠中超过 80%。St2- 或 IL-33 缺陷小鼠继续吃正常的食物，VAT Treg 的数量显著减少，而同样动物的淋巴器官循环中的 Treg 只轻微改变或没有影响。将外源性 IL-33 注射到瘦小鼠或肥胖小鼠中，可使 VAT Treg 至少增加一个数量级，而淋巴器官中 Treg 的增加不足其几倍；结果是，VAT 炎症减少，代谢指标改善。

6. 抗原提呈细胞

抗原提呈细胞（antigen presenting cell，APC）在 Treg 分化过程中发挥重要作用。APC 通过将 MHC Ⅱ 结合的抗原提呈给初始 T 细胞的 TCR，严格调控 Treg 分化。脂肪细胞上的共激活因子 B7CD80/B7-1 和 CD86/B7-2）与 MHC Ⅱ 一起募集 T 细胞表面的 CD28 和 CTLA-4。低水平的抗原和 B7/CTLA-4 的结合可促进 Treg 分化，而高抗原浓度可增加 B7/CD28 结合，从而抑制 Treg 分化。CTLA-4 和 CD28 之间对 B7 的竞争性结合决定了正常的 Treg 分化。因此，B7 缺乏显著降低了 Treg 水平，导致血、脾和 VAT 炎症增加。脂肪细胞和巨噬细胞上抗原提呈的同时丢失，导致了 VAT Treg 的显著减少，进一步强调了抗原提呈的重要性，而两者只有一个的丢失与 VAT Treg 的增加相关。

Treg 和表达 MHC Ⅱ 的 APC（包括 CD11b⁺c⁺ 巨噬细胞和 CD11b⁻c⁻ DC）在 VAT 中位置非常接近，这种共定位可以通过使用抗 MHC Ⅱ 单克隆抗体治疗小鼠而消除。在 *MHC Ⅱ* 基因缺失小鼠的 VAT 中，Foxp3⁺CD4⁺T 细胞无法积累，这进一步表明 TCR 和 MHC Ⅱ 的相互作用是 VAT Treg 分化和（或）积累所必需的。但是，MHC Ⅱ 在 APC 和脂肪细胞中的表达对 CD4⁺T 细胞活性的相对重要性，目前仍有争议。

7. 性别

最近有研究发现，VAT Treg 具有明显的性别二态性。相对于雌性 VAT，雄性 VAT 富集了更多的 Treg，它们在表型、转录谱和染色质可及性方面与雌性有显著差异。雄性 VAT 中炎症加剧，通过 CCL2-CCR2 轴促进 Treg 的募集。雄激素调节一种独特的产生 IL-33 的基质细胞群的分化，这种分化与雄性 VAT 细胞的局部扩增相一致。性激素还能够调节 VAT 炎症，以 Blimp1 转录因子依赖的方式重塑 VAT Treg 的转录谱。综上所述，该研究发现 VAT Treg 的性别特异性差异通过组织生态位影响，以一种性激素依赖的方式限制脂肪组织炎症。

（六）结论

VAT Treg 对肥胖代谢稳态具有重要影响。VAT Treg 的存在与较低的脂肪炎症程度和较好的胰岛素敏感性相关。然而，目前仍有许多问题有待解决：VAT Treg 的起源是什么？ VAT Treg 的抗原和关键信号分子是什么？未来，这些问题的解决可以使临床医务工作者更好地理解肥胖的免疫功能障碍，为肥胖及其并发症的治疗和预防开辟新的前景。

二、骨骼肌调节性 T 细胞

（一）概述

肌肉是位于肌纤维基底层下的肌原干细胞激活和分化而产生的，该细胞被称为卫星细胞。卫星细胞激活后，从静止状态转变为增殖状态。激活的卫星细胞通过对称分裂扩大卫星细胞库，还可以通过不对称分裂产生肌源祖细胞，它们最终分化融合成多核肌纤维。肌肉干细胞的再生过程可由内在程序控制，也可受外在信号调节。其中，炎症细胞和免疫细胞在再生过程中起着至关重要的作用。肌肉损伤后早期立即募集中性粒细胞，随后来源于循环单核细胞池的髓系单核细胞浸润急性损伤的肌肉。在随后的几天内，髓系单核细胞浸润从促炎表型转变为抗炎表型，这一转变对正常修复至关重要。最初的促炎细胞，也就是 M1 型巨噬细胞，它们的作用是清除凋亡或坏死的细胞及衍生的碎片；随后的抗炎细胞，也就是 M2 型巨噬细胞，具有多种促再生功能，如基质重塑和促进血管生成。急性损伤后的骨骼肌还被淋巴细胞浸润，但数量没有巨噬细胞那样明显，它们的功能目前还不完全清楚。

在急性和慢性骨骼肌损伤中，存在一个独特的 Foxp3$^+$CD4$^+$Treg 亚群，它除间接保护组织免受炎症反应的间接损害外，还可能对实质组织损伤修复具有直接作用（图 1.8.5）。在骨骼肌处于稳态时，仅含有少量的 Treg，约占 CD4$^+$T 细胞的 10%，明显低于脾。当心脏毒素诱导肌肉损伤后，可引起 Treg 的快速增加，在损伤后第 4 天 Treg 占 CD4$^+$T 细胞的 40% ~ 50%。同样，在杜氏肌营养不良的患者和实验小鼠模型中，骨骼肌 Treg 数量也显著升高。

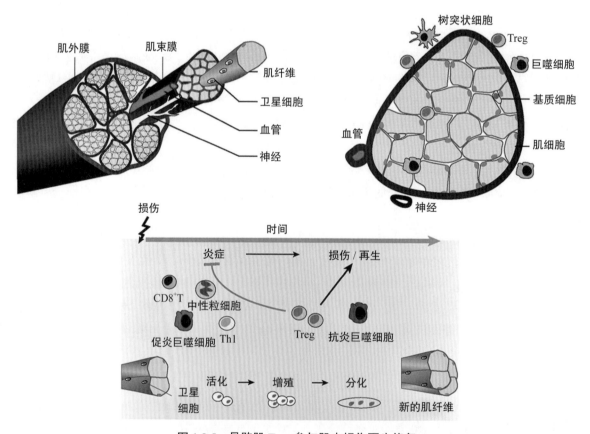

图 1.8.5　骨骼肌 Treg 参与肌肉损伤再生修复

引自 MUÑOZ-ROJAS A R，MATHIS D. Tissue regulatory T cells: regulatory chameleons. Nature Reviews Immunology，2021，21（9）：597-611.

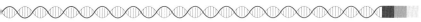

（二）骨骼肌 Treg 起源

目前，损伤后肌肉中 Treg 的起源仍不完全清楚。虽然骨骼肌 Treg 数量在受伤 1 周后急剧下降，但仍比未受伤肌肉高出 8 倍。损伤后肌肉中 Treg 数量升高的潜在原因有两种：它们来自其他淋巴器官的浸润性 Treg，或它们来自一种罕见的常驻肌肉的 Treg 种群扩增。一旦组织修复成功，Treg 就会游离出肌肉或不能在肌肉中存活。迄今为止，支持和反对这些观点的实验证据是相互矛盾的。在心脏毒素诱导的肌肉损伤之前，使用 T 细胞流出抑制剂 FTY720 可以降低 Treg 数量，但不能降低它们在 CD4$^+$ 细胞中的比例，也不能降低 CD45$^+$ 细胞的总丰度，这表明肌肉 Treg 的累积可能依赖于 T 细胞从其他淋巴器官募集。然而，通过 Kaede 小鼠的体内追踪，受伤肌肉中只有一小部分 Treg 来自颈部淋巴结。虽然这并不排除肌肉 Treg 可能从其他淋巴器官募集的可能性，但至少有一部分肌肉 Treg 在损伤时浸润其中。此外，84% 的损伤后肌肉 Treg 高度扩增，相对于脾 Treg 或肌肉 / 脾效应 T 细胞，Ki67 和 EdU 表达水平更高。基于 TCR-α 和 TCR-β 链的 CDR3 测序，20% ～ 40% 的肌肉 Treg 具有相同的 TCR 序列，提示存在克隆扩增。重要的是，肌肉 Treg 的 TCR 序列不同于肌肉效应 T 细胞，这表明肌肉 Treg 不太可能起源于 pTreg。因此，肌肉中 Treg 的累积也可能来源于现有 Treg 的局部增殖。综上所述，究竟是哪一部分最终导致了损伤肌肉中 Treg 的累积，目前尚未完全明确。

（三）骨骼肌 Treg 特征

骨骼肌 Treg 可以通过 3 个标准来与其他淋巴来源 Treg 区分：表达水平、TCR 库和转录组。正常肌肉中存在着一小群 Foxp3$^+$CD4$^+$T 细胞，在轻度冷冻损伤或注射心脏毒素（cardiotoxin，ctx）引起严重损伤后，Foxp3$^+$CD4$^+$T 细胞迅速扩增，其表达水平占 CD4$^+$T 细胞的 60%。这种扩增与巨噬细胞表型由促炎向抗炎转变相一致。在急性肌肉损伤至少 1 个月后，仍可以检测到肌肉 Treg 比例和数量的升高。同时 Treg 不仅在受损肌肉的炎性浸润内可以见到，在远端肌纤维之间也能见到。Foxp3$^+$CD4$^+$T 细胞在慢性肌肉损伤小鼠模型中也存在富集，如 *mdx* 或 *Dysf* 基因敲除模型。

与大多数哺乳动物组织一样，骨骼肌的老化与体积、功能和再生能力的稳步下降有关。再生功能的缺陷部分是由与年龄相关的卫星细胞的频率和功能降低所致。此外，一些循环因子和迁移免疫细胞也在其中发挥重要作用。在人类和小鼠中，Foxp3$^+$CD4$^+$T 细胞在淋巴器官中的表达随年龄增长而增加；然而，在老年老鼠受伤的骨骼肌中，它们的数量却明显减少。这种数量的减少反映了其年龄依赖的影响，包括将 Treg 募集到肌肉、Treg 的增殖及驻留在肌肉的能力。

骨骼肌 Treg 的克隆性扩增常常出现在急性和慢性肌肉损伤中，甚至比典型的 VAT Treg 更明显。在心脏毒素损伤后第 2 ～ 4 天检测，发现 11 只小鼠中有 9 只出现了同一种克隆（相同的 TCR-α 和 -β 链）；另外 2 只小鼠的 CDR3α 的丙氨酸—缬氨酸的克隆被保守的缬氨酸—赖氨酸所取代。这些特征表明，这种组织 Treg 可能对局部抗原有反应。损伤肌肉中的传统 T 细胞也可以表现出克隆重复，但与 Treg 扩增相比有一定的延迟。

骨骼肌 Treg 的转录组与淋巴器官 Treg 的转录组存在明显差异。同样，编码转录因子的基因、趋化因子及其受体、细胞因子及其受体也存在显著差异，如 Ccr2、Il10 和 Il1rl1。

（四）骨骼肌 Treg 功能

在携带 Foxp3^{DTR} 等位基因的小鼠中，白喉毒素诱导 Treg 缺乏损害了肌肉再生，包括：浸润的髓细胞由促炎向抗炎转变减弱；健康再生的组织学标记不明显，特别是中央有核肌纤维和增加的纤维宽度；纤维化加剧；全肌肉转录组的正常更迭受阻，尤其是与修复、再生和稳态相关的特征。此外，

Treg 的缺乏对肌肉祖细胞（MPC）也有明显影响，包括更稀疏的表达和更低的克隆效率。据报道，在体外分化的 Treg（iTreg）可以提高培养的卫星细胞的增殖能力，同时抑制其分化，但这一现象的相关性还不明确，因为真正的骨骼肌 Treg 不是 iTreg，它有自己独特的表型。至少部分对 MPC 的影响是由双向调节蛋白（amphiregulin，Areg）介导的，Areg 是表皮生长因子家族的成员，其受体（表皮生长因子受体）在卫星细胞上表达。研究发现，肌肉 Foxp3$^+$CD4$^+$T 细胞过表达 Areg，将这种生长因子注射到 Treg 不足的小鼠中可以促进肌肉修复，在 MPC 培养液中加入 Areg 可增强其分化能力。然而，目前还不清楚 Treg 产生多大程度的 Areg 对肌肉损伤修复是必需的。还有 IL-10 的潜在作用也备受关注，主要是因为这种细胞因子在肌肉 Treg 中高水平表达，以及其在肌肉再生中对髓系细胞有影响。

在营养不良和老年肌肉中的研究发现，Treg 在维持骨骼肌稳态中发挥重要作用。如上所述，在 mdx 或 Dysf 敲除小鼠中，肌肉中 Foxp3$^+$CD4$^+$T 细胞数量增加，而淋巴器官中的 Treg 没有变化。短期研究发现，在 mdx 小鼠中注射 IL-2/抗 IL-2 复合体可以系统性地扩增 Treg，进而阻断肌肉损伤；然而，通过抗 CD25 单克隆抗体或通过遗传敲除，Treg 的减少加剧肌肉损伤。老年小鼠的骨骼肌中，Foxp3$^+$CD4$^+$ 群细胞亚群减少，同时其再生能力降低。

（五）骨骼肌 Treg 的调控因素

IL-33-St2 轴是骨骼肌中 Treg 累积的关键。肌肉中大量 Foxp3$^+$CD4$^+$T 细胞都是 St2$^+$，这一比例在肌肉损伤后的前几天快速上升，并在随后的几周内保持在 30% 左右。在急性肌肉损伤后，Treg 特异性敲除 St2 小鼠中的肌肉 Treg 数量显著减少，且肌肉再生较差。在受伤的老年小鼠中注射重组 IL-33 可以使 Treg 表达增加一个数量级，并促进肌肉显著再生。在骨骼肌中，产生高水平 IL-33 的主要细胞是纤维脂肪生成祖细胞（fibro-adipogenic progenitors，FAP）。IL-33 转录水平在肌肉损伤后的数小时内激增，并且 IL-33$^+$FAP 在受损肌肉中有较高的表达。老年小鼠损伤肌肉中 IL-33 转录本和 IL-33$^+$FAP 减少。骨骼肌中一些产生 IL-33 的细胞还与神经结构密切相关，如神经纤维束、神经束和肌纺锤，这些都是与本体感觉有关的拉伸敏感结构。这一观察结果需要对 IL-33 在连接神经和肌肉内免疫细胞活动中的作用进行更直接的实验研究。

（六）骨骼肌 Treg 与肌肉相关疾病

在 mdx 营养不良蛋白缺乏小鼠的骨骼肌中可以检测到 Treg，肌肉损伤和炎症可以通过增加 Treg 数量而减轻，也会因 Treg 减少而加重。在营养不良晚期，当肌肉组织逐渐被纤维性结缔组织和脂肪组织取代时，Treg 的耗竭是否会导致再生潜力的丧失仍不明确。导致营养不良肌肉中纤维化组织累积的因素仍有待确定，但可能涉及不同类型的细胞，包括巨噬细胞、FAP 和 T 细胞。已有研究表明，在典型 Wnt 信号通路激活时，TGF-β2 可以诱导营养不良小鼠的肌肉干细胞转化为成纤维细胞，但尚不确定免疫细胞是否参与了这一过程。敲除骨桥蛋白（一种由多种组织分泌的糖蛋白）可以导致 mdx 小鼠 M1 向 M2 的转换，增加 Foxp3 表达，这可能反映了 Treg 浸润增加与肌肉纤维化减少、TGF-β 减少和肌肉再生增加有关。坏死肌纤维和炎症细胞释放的 ATP 通过激活嘌呤能 P2X 受体抑制 Treg，阻断 ATP/P2X 嘌呤酶信号通路可以增加 Treg、降低炎症反应，阻断肌营养不良的进展。P2X7 嘌呤能受体似乎在这方面特别重要，因为 mdx 小鼠中 P2rx7 基因的敲除或 P2rx7 拮抗剂的使用，可以改善肌肉结构和功能、减少炎症和纤维化，并增加肌肉力量和耐力。

Treg 功能障碍在特发性炎性肌病中已有研究，如多发性肌炎和皮肌炎。虽然 scurfy 小鼠中骨骼肌不会发生炎症性自身免疫反应，就像在患有 IPEX 综合征的人类中一样，但当 Foxp3 突变并结合异常

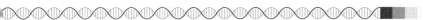

暴露的肌肉抗原（如肌球蛋白）时，这些小鼠会发生严重的肌炎，经过补充 Treg 则可以有效抑制这种自身免疫炎症反应。另一项研究表明，使用弗氏佐剂乳化的肌肉肌球蛋白诱发的实验性自身免疫性肌炎，在 Treg 衰竭的小鼠中更为严重，而在免疫时注射体外扩增的多克隆 Treg 可显著改善疾病。

三、结肠调节性 T 细胞

（一）概述

结肠的主要功能是从排泄前的固体废物中提取水和盐，并对尚未被吸收的物质进行微生物发酵，产生维生素 K 和维生素 B_{12}、硫胺素、核黄素等。事实上，结肠包含了消化道中最大和最多样化的微生物群。为了最佳地执行这些任务，大肠分为不同的区域：肠腔，结肠相关微生物驻留的场所；黏膜层，大多数局部免疫反应发生的场所；黏膜下层，一层致密的结缔组织，承载着免疫活跃的结肠祥，并充满副交感神经；平滑肌层，主要负责结肠收缩；浆膜层，一层厚的纤维覆盖层，在腹膜内隔离小肠。

结肠黏膜可分为上皮层、固有层和黏膜肌层。上皮层为抵御微生物入侵提供了直接的物理和化学屏障：Paneth 细胞可以分泌抗菌肽；大量的杯状细胞产生了一层黏液屏蔽层；大部分细胞都有各种模式的识别受体，如 Toll 样受体、NOD 样受体和 NOD 样受体。上皮层和固有层都承载着先天和适应性免疫细胞的特殊群体：几个单核吞噬细胞亚群，包括在腔内采集微生物样本并将抗原运送到结肠引流淋巴结的不同类型的吞噬细胞；ILC，特别是分泌 IFN-γ 的 ILC1 型；浆细胞，主要产生 IgA2 同型；罕见 CD8αα⁺ 上皮内淋巴细胞；传统的 CD8αβ⁺T 细胞和不同辅助类的 CD4⁺T 细胞（尤其是 Th1 和 Th17 细胞）。最近有报道称，这些细胞类型中有许多是可移动的，它们往返于结肠，这一发现强调了黏膜免疫反应可以被系统性转导。

黏膜免疫系统主要负责保护机体免受潜在致病微生物和摄入物质的侵袭，同时促进微生物的定植和有益营养的吸收。肠道菌群和免疫系统相互影响。其中，结肠 Treg 是结肠平衡的关键执行者。

（二）结肠 Treg 的表型特征与分类

从肠道 Treg 的转录组学和功能分析来看，目前能够基本确定 3 个特殊的亚群。按照转录因子和表面分子表达的不同，这些亚群分别为 GATA3⁺Helios⁺（Nrp1⁺）、ROR-γt⁺Helios⁻ 和 ROR-γt⁻Nrp1⁻（Helios⁻）（图 1.8.6）。

第一种 Treg 亚群是肠道中的 GATA3⁺Helios⁺（Nrp1⁺）。约 1/3 的肠道 Treg 表达 GATA3，并可在 TCR 参与下诱导 CD4⁺Foxp3⁺Treg，这些 Treg 大部分是 Helios⁺，且不受微生物存在的影响，这表明它们可能起源于胸腺。然而，在 TCR 参与下，GATA3 也可以诱导成 CD4⁺Foxp3⁻ 初始 T 细胞。虽然在稳态条件下不需要 GATA3 的表达，但在炎症条件下，Treg 中缺乏 GATA3 会阻碍其在炎症部位的累积。在 Treg 中，GATA3 和 Foxp3 在蛋白和基因水平上相互作用，GATA3 与 Foxp3 位点结合，当 GATA3 在 Treg 中缺失时会降低 Foxp3 的表达。GATA3 占据大量的基因，这些基因都是 Foxp3 的直接靶标，因此 GATA3 与 Foxp3 共同建立了 Treg 基因表达谱。事实上，Treg 特异性 GATA3 缺失会导致肠道病理改变，增加大肠效应 T 细胞产生 Th2 细胞因子。结肠中大部分 GATA3⁺Treg 表达 ST2，而 ST2 又受到 GATA3 前反馈调节。类似 IL-33 这样的警报素会在局部组织损伤时产生，进而通过激活 GATA3⁺ST2⁺Treg 部分限制自伤。ST2⁺Treg 能够增强 IL10 和 TGF-β 的生成和活化。

第二种 Treg 亚群是肠道中的 CD4⁺Foxp3⁺ROR-γt⁺Treg。这种细胞是专注于微生物免疫的 Treg 亚群，它们占据结肠中约 50% 的 Treg，在 GF 小鼠或抗生素治疗中很容易缺失。大多数 ROR-γt⁺Treg 不表达 Helios 或 Nrp1，表明它们可能源于胸腺外。然而，这些细胞显著降低了 Foxp3 位点 CNS2 增强

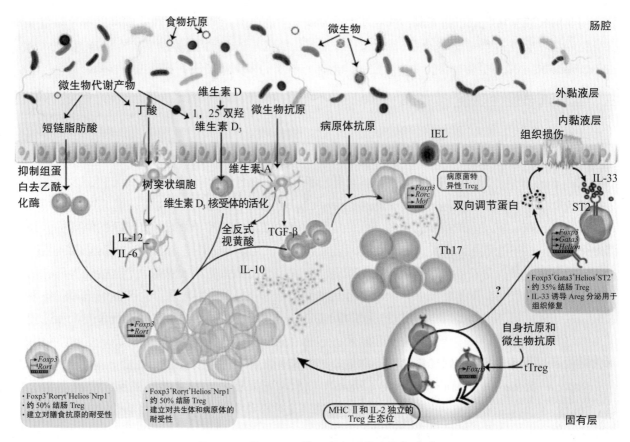

图 1.8.6　结肠 Treg 的不同亚群的分化与功能

引自 SHARMA A, RUDRA D. Emerging functions of regulatory T cells in tissue homeostasis. Frontiers in Immunology, 2018, 9：883.

子区域内的 CpG 甲基化，这与 Foxp3 的稳定表达密切相关。并非所有的细菌都能诱导出相似数量的 ROR-γt⁺Treg，因为研究发现 Treg 诱导能力存在不同的分级。有研究表明，梭状芽孢杆菌菌株在淀粉和其他膳食纤维中产生短链脂肪酸（主要是丁酸和丙酸），可以促进结肠 Treg 的生成。从机制上讲，这是由于它们的组蛋白去乙酰化酶抑制特性导致 Foxp3 位点乙酰化增加。除直接作用于 T 细胞外，丁酸还会影响 DC 诱导 Treg 分化的能力。当敲除编码 NFκB 亚基的 *Relb* 基因后，可以通过抑制 DC 成熟产生具有耐受性的 DC。在体外实验中，丁酸可以抑制脂多糖应答基因。在人类炎症性肠病患者中，结肠丁酸产生菌减少，黏膜丁酸转运体和单羧酸转运体 1 表达明显下调。此外，结肠 Treg 也可能是以抗原特异性的方式产生。事实上已有研究显示，结肠 Treg TCR 在体外与结肠细菌相互作用。最近，有研究表明，结肠 T 细胞上的 TCR 与一种肝幽门螺杆菌的抗原表位同源，在稳态条件下可诱导 pTreg。本研究也证实了结肠 pTreg 在诱导和维持对病原体的耐受性中的作用。令人惊讶的是，虽然这类 Treg 是 ROR-γt⁺，但它们的主要功能抑制能力是通过转录因子 cMAF 的表达实现的。cMAF 通过产生 TGF-β1-STAT3 信号下游的 IL10 来抵消 Th17 的极化。因此，结肠中的 ROR-γt⁺pTreg 以一种 cMAF 依赖的方式建立对共生体和病原体的耐受并抑制炎症反应。

　　第三种 Treg 亚型是 CD4⁺Foxp3⁺ROR-γt⁻。这些细胞大多表达低水平的 Nrp1，因此被认为是 pTreg。这些细胞约占结肠 Treg 的 15%。这类细胞亚群的定位表明，它们主要是针对膳食抗原产生的。事实上，长期抗生素治疗 SPF 小鼠并不能减少其肠道内的数量，而 ROR-γt⁺Nrp1ˡᵒʷpTreg 却减少

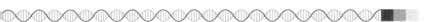

了数倍。另外，SPF 级小鼠断奶后无抗原饮食显著降低了 ROR-γt⁻Nrp1⁻pTreg。AF 小鼠过继转移初始 OTII CD4⁺T 细胞主要引起 Th1 细胞免疫反应，而 Th17 和 Th2 反应与 SPF 小鼠相当。然而，在该模型中产生的 pTreg 主要是 ROR-γt⁺Nrp1⁻pTreg，这表明在没有微生物群的情况下，膳食抗原也可以产生 ROR-γt⁺pTreg。

（三）结肠 Treg 的影响因素

肠道菌群对驻留在结肠中的 Foxp3⁺CD4⁺T 细胞数量有重要影响。结肠 Treg TCR 识别来自肠道微生物的抗原，结肠 Treg 数量在低细菌负荷条件下数目减少，如在广谱抗生素治疗或无菌环境下，对肠道细菌有反应的主要是 ROR-γt⁺Heliosᴸᵒʷ′⁻ 亚群。虽然早期研究强调从小鼠或人类肠道中分离出梭状芽孢杆菌的重要性，但现在很清楚的是，许多细菌种类可以单独诱导结肠中的 Heliosᴸᵒʷ′⁻Treg 亚群。多个研究发现，短链脂肪酸如丁酸、丙酸或乙酸通过改变 Foxp3 组蛋白乙酰化状态诱导肠道 Treg。但不同的研究涉及不同的短链脂肪酸，并不是所有的研究都能证明短链脂肪酸在微生物诱导结肠 Treg 中的作用。其他影响诱导 Heliosᴸᵒʷ′⁻ 结肠 Treg 亚群的因素还有 TGF-β、IL-6、IL-23 和视黄酸等。

在用抗生素治疗或无菌小鼠中，结肠中的 Treg 种群并没有完全消失。Helios⁺ 亚群，尤其是 Gata3⁺Helios⁺ 亚群，对肠道菌群组成的敏感性明显降低。相反，IL-33 促进了这些细胞的累积。高达 50% ~ 70% 的结肠 Treg 表达 St2，并且共表达 Gata3。体内注入 IL-33 导致 Treg 数目明显增加，这类似于体外 Gata3 诱导丝氨酸磷酸化，以及募集 Foxp3 启动子和 St2 增强子所发挥的作用。

（四）结肠 Treg 的功能

肠道免疫系统的艰巨任务是保护身体免受致病微生物的侵袭，同时允许甚至促进有益微生物群的建立，清除摄入的潜在有害物质，同时吸收有益营养物质。肠道 Treg 对口腔耐受性、微生物互生菌的耐受性和控制肠道病原体的免疫反应至关重要。鉴于消化酶（高—低）和定植微生物（低—高）沿消化道从近端向远端移动的逆向梯度，结肠 Treg 可能是参与口腔耐受性最少的。在局部，结肠 Treg 影响固有层中各种免疫细胞的活动，无论它们是长期驻留还是短暂经过，抗原提呈细胞是目标之一；另一种可能是局部 B 细胞或浆细胞及其产生 IgA，此外，还具有调节固有层中 CD4⁺ 和 CD8⁺ 效应 T 细胞的作用。最近的研究表明，来自远端结肠的 Treg 可以通过外周血淋巴系统循环来发挥肠外影响的作用。

结肠驻留的 ROR-γt⁺Heliosᴸᵒʷ′⁻ 和 Gata3⁺Helios⁺Treg 转录组存在显著不同，因此它们有着不同的功能。有研究提出假设，前者可能控制局部炎症反应，而后者参与修复过程。ROR-γt⁺Heliosᴸᵒʷ′⁻ 结肠 Treg 似乎可以控制炎症反应，但关于它们是仅控制 2 型超敏反应还是有更广泛范围的作用还存在争议。与之相关的是，由于 Foxp3 基因座 CNS1 区发生突变而缺乏 pTreg 的小鼠，会使包括结肠在内的黏膜部位发生 2 型超敏反应。在多种结肠炎模型中，这种大肠 Treg 亚群也抑制病理反应。这些不同的发现可能来自于不同位置的小鼠所携带的不同微生物群，或者它们可能只是简单地反映了最突出的检测结果。另外，Gata3⁺Helios⁺Treg 似乎很好地参与了局部修复反应，因为它能诱导 IL-33 和组织修复因子 A 的表达。缺乏 Gata3 或 St2 的 Treg 在 Foxp3CD4⁺T 细胞转移到淋巴细胞减少的小鼠后，控制肠道炎症的能力降低，但尚不清楚缺陷在结肠内或结肠外的哪个点表现出来。

四、其他组织驻留 Treg

目前，对组织中 Treg 亚群的研究还在不断增加，包括皮肤、肺、中枢神经系统、肿瘤和滑膜组织等。显然，组织 Treg 及其对生物体内稳态的影响是一个供免疫学界探索的新世界，未来会有更多的组织 Treg 被人们认识。

五、展望

目前，对于组织 Treg 的认识大多数来源于动物模型。通过对不同组织中不同 Treg 的研究发现，它们在起源、转录组、TCR 库、生长和生存因子依赖性及效应机制等方面存在广泛的异质性。这些细胞对机体的作用，除免疫学作用以外，已经越来越多地影响到非免疫过程。科研工作者需要在 Treg 所处的微环境中"捕获"和认识它们，包括它们的表型、对邻近细胞信号的反应、对邻近细胞的行为、是如何与特定的组织细胞进行沟通的，以及在稳态和炎症情况下的代谢变化等。对人体组织 Treg 的认识还相当匮乏，这可能与大多数人体非淋巴组织的可及性较差有关。

近 10 年来，从维持免疫耐受到组织修复，再到成为维持组织生理功能的主要贡献者，可以说 Treg 是众所周知的"万事通"。但是，正如目前许多疾病的治疗由于缺乏特异性而使机体组织受到损害一样，Treg 的临床应用也面临着类似的困境。未来，随着对组织 Treg 的深入了解，进一步明确特定组织 Treg 的起源和累积因素，逐渐建立特定组织 Treg 明确的表型，有效控制其不稳定性和可塑性，精准地定位指定组织 Treg 进行靶向治疗，这样的治疗方式会更加有效，风险也会更低。

（李　伟）

参考文献

[1] MASOPUST D，SOERENS A G. Tissue-resident T cells and other resident leukocytes. Annu Rev Immunol，2019，37：521-546.

[2] LUMENG C N，BODZIN J L，SALTIEL A R. Obesity induces a phenotypic switch in adipose tissue macrophage polarization. J Clin Invest，2007，117（1）：175-184.

[3] CIPOLLETTA D，FEUERER M，LI A，et al. PPAR-γ is a major driver of the accumulation and phenotype of adipose tissue Treg cells. Nature，2012，486（7404）：549-553.

[4] DE HEREDIA F P，GÓMEZ-MARTÍNEZ S，MARCOS A. Obesity，inflammation and the immune system. Proc Nutr Soc，2012，71（2）：332-338.

[5] ZHU F，WANG A，LI Y，et al. Adipose tissue-resident regulatory T cells. Adv Exp Med Biol，2017，1011：153-162.

[6] PANDURO M，BENOIST C，MATHIS D. Tissue Tregs. Annu Rev Immunol，2016，34：609-633.

[7] YUN J M，JIALAL I，DEVARAJ S. Effects of epigallocatechin gallate on regulatory T cell number and function in obese v. lean volunteers. Br J Nutr，2010，103（12）：1771-1777.

[8] JAGANNATHAN-BOGDAN M，MCDONNELL M E，SHIN H，et al. Elevated proinflammatory cytokine production by a skewed T cell compartment requires monocytes and promotes inflammation in type 2 diabetes. J Immunol，2011，186（2）：1162-1172.

[9] LUMENG C N，SALTIEL A R. Inflammatory links between obesity and metabolic disease. J Clin Invest，2011，121（6）：2111-2117.

[10] FRIEDMAN J M，HALAAS J L. Leptin and the regulation of body weight in mammals. Nature，1998，395（6704）：763-770.

[11] SANTOS-ALVAREZ J，GOBERNA R，SANCHEZ-MARGALET V. Human leptin stimulates proliferation and activation of human circulating monocytes. Cell Immunol，1999，194（1）：6-11.

[12] LORD G M，MATARESE G，HOWARD K，et al. Leptin modulates the T-cell immune response and

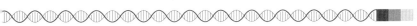

reverses starvation-induced immunosuppression. Nature，1998，394（6696）：897-901.

[13] MORAES-VIEIRA P M，LAROCCA R A，BASSI E J，et al. Leptin deficiency impairs maturation of dendritic cells and enhances induction of regulatory T and Th17 cells. Eur J Immunol，2014，44（3）：794-806.

[14] OUCHI N，WALSH K. Adiponectin as an anti-inflammatory factor. Clin Chim Acta，2007，380（1/2）：24-30.

[15] HAN J M，PATTERSON S J，SPECK M，et al. Insulin inhibits IL-10-mediated regulatory T cell function：implications for obesity. J Immunol，2014，192（2）：623-629.

[16] CIPOLLETTA D. Adipose tissue-resident regulatory T cells：phenotypic specialization，functions and therapeutic potential. Immunology，2014，142（2）：517-525.

[17] DHAVAN R，TSAI L H. A decade of CDK5. Nat Rev Mol Cell Biol，2001，2（10）：749-759.

[18] KOLODIN D，VAN P N，LI C，et al. Antigen- and cytokine-driven accumulation of regulatory T cells in visceral adipose tissue of lean mice. Cell Metab，2015，21（4）：543-557.

[19] VASANTHAKUMAR A，MORO K，XIN A，et al. The transcriptional regulators IRF4，BATF and IL-33 orchestrate development and maintenance of adipose tissue-resident regulatory T cells. Nat Immunol，2015，16（3）：276-285.

[20] MOLOFSKY A B，VAN G F，LIANG H E，et al. Interleukin-33 and interferon-gamma counter-regulate group 2 innate lymphoid cell activation during immune perturbation. Immunity，2015，43（1）：161-174.

[21] HAN J M，WU D，DENROCHE H C，et al. IL-33 reverses an obesityinduced deficit in visceral adipose tissue ST2+ T regulatory cells and ameliorates adipose tissue inflammation and insulin resistance. J Immunol，2015，194（10）：4777-4783.

[22] RAMALINGAM R，LARMONIER C B，THURSTON R D，et al. Dendritic cell-specific disruption of TGF-beta receptor II leads to altered regulatory T cell phenotype and spontaneous multiorgan autoimmunity. J Immunol，2012，189（8）：3878-3893.

[23] ZHENG S G，GRAY J D，OHTSUKA K，et al. Generation ex vivo of TGF-beta-producing regulatory T cells from CD4+CD25-precursors. J Immunol，2002，169（8）：4183-4189.

[24] BENSON M J，PINO-LAGOS K，ROSEMBLATT M，et al. All-trans retinoic acid mediates enhanced T reg cell growth，differentiation，and gut homing in the face of high levels of co-stimulation. J Exp Med，2007，204（8）：1765-1774.

[25] YAMAGUCHI T，KISHI A，OSAKI M，et al. Construction of self-recognizing regulatory T cells from conventional T cells by controlling CTLA-4 and IL-2 expression. Proc Natl Acad Sci U S A，2013，110（23）：E2116-E2125.

[26] BAR-ON L，BIRNBERG T，KIM K W，et al. Dendritic cell-restricted CD80/86 deficiency results in peripheral regulatory T-cell reduction but is not associated with lymphocyte hyperactivation. Eur J Immunol，2011，41（2）：291-298.

[27] SALOMON B，LENSCHOW D J，RHEE L，et al. B7/CD28 costimulation is essential for the homeostasis of the CD4+CD25+ immunoregulatory T cells that control autoimmune diabetes. Immunity，2002，12（4）：431-440.

[28] BLASZCZAK A M，WRIGHT V P，ANANDANI K，et al. Loss of antigen presentation in adipose tissue macrophages or in adipocytes，but not both，improves glucose metabolism. J Immunol，2019，202（8）：2451-2459.

[29] CHO K W，MORRIS D L，DELPROPOSTO J L，et al. An MHC II-dependent activation loop between adipose tissue macrophages and CD4+T cells controls obesity-induced inflammation. Cell Rep，2014，9（2）：

605-617.

[30] VASANTHAKUMAR A，CHISANGA D，BLUME J，et al. Sex-specific adipose tissue imprinting of regulatory T cells. Nature，2020，579（7800）：581-585.

[31] BRACK A S，RANDO T A. Tissue-specific stem cells：lessons from the skeletal muscle satellite cell. Cell Stem Cell，2012，10（5）：504-514.

[32] WANG Y X，RUDNICKI M A. Satellite cells，the engines of muscle repair. Nat Rev Mol Cell Biol，2012，13（2）：127-133.

[33] DUMONT N A，WANG Y X，RUDNICKI M A. Intrinsic and extrinsic mechanisms regulating satellite cell function. Development，2015，142（9）：1572-1581.

[34] SCIORATI C，RIGAMONTI E，MANFREDI A A，et al. Cell death，clearance and immunity in the skeletal muscle. Cell Death Differ，2016，23（6）：927-937.

[35] LUI P P，CHO I，ALI N. Tissue regulatory T cells. Immunology，2020，161（1）：4-17.

[36] BURZYN D，KUSWANTO W，KOLODIN D，et al. A special population of regulatory T cells potentiates muscle repair. Cell，2013，155（6）：1282-1295.

[37] VILLALTA S A，ROSENTHAL W，MARTINEZ L，et al. Regulatory T cells suppress muscle inflammation and injury in muscular dystrophy. Sci Transl Med，2014，6（258）：258ra142.

[38] JANG Y C，SINHA M，CERLETTI M，et al. Skeletal muscle stem cells：effects of aging and metabolism on muscle regenerative function. Cold Spring Harb Symp Quant Biol，2011，76：101-111.

[39] BLAU H M，COSGROVE B D，HO A T. The central role of muscle stem cells in regenerative failure with aging. Nat Med，2015，21（8）：854-862.

[40] LAGES C S，SUFFIA I，VELILLA P A，et al. Functional regulatory T cells accumulate in aged hosts and promote chronic infectious disease reactivation. J Immunol，2008，181（3）：1835-1848.

[41] KUSWANTO W，BURZYN D，PANDURO M，et al. Poor repair of skeletal muscle in aging mice reflects a defect in local，interleukin-33-dependent accumulation of regulatory T cells. Immunity，2016，44（2）：355-367.

[42] CIPOLLETTA D，COHEN P，SPIEGELMAN B M，et al. Appearance and disappearance of the mRNA signature characteristic of Treg cells in visceral adipose tissue：age，diet，and PPAR-γ effects. PNAS，2015，112（2）：482-487.

[43] KUSWANTO W，BURZYN D，PANDURO M，et al. Poor repair of skeletal muscle in aging mice reflects a defect in local，interleukin-33-dependent accumulation of regulatory T cells. Immunity，2016，44（2）：355-356.

[44] CASTIGLIONI A，CORNA G，RIGAMONTI E，et al. FOXP3[+] T cells recruited to sites of sterile skeletal muscle injury regulate the fate of satellite cells and guide effective tissue regeneration. PLoS One 2015，10（6）：e0128094.

[45] SCHIAFFINO S，PEREIRA M G，CICILIOT S，et al. Regulatory T cells and skeletal muscle regeneration. FEBS J，2014，284（4）：517-524.

[46] SHARMA A，RUDRA D. Emerging functions of regulatory T cells in tissue homeostasis. Front Immunol，2018，9：883.

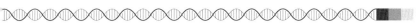

第九节 肠道菌群与 Treg

人类的远端肠道中有超过 100 万亿种细菌，包括 1000 多种菌株。共生菌促进食物的分解，满足宿主的能量代谢需要。强有力的证据表明，共生细菌的定植对哺乳动物免疫系统的发生和发育起着至关重要的作用。通过使特定的共生菌株在无菌（germ-free，GF）小鼠肠道中定植，一些研究发现某些菌株可以诱导特定的免疫细胞如 Th17 和 Treg 的发育。然而肠道共生菌调节宿主免疫的具体机制目前尚未阐明，一些研究提示共生菌可能通过营养和代谢物依赖的机制影响宿主免疫。本节笔者将具体讨论肠道菌群及其衍生的代谢产物对 Treg 的影响。

（一）肠道 Treg 的来源

肠道 Treg 可以通过多种方式防止对共生菌群不利的免疫反应的产生，如产生抗炎细胞因子 IL-10、表达 CD25、分泌 IL-2，以及通过 CTLA-4 与表达在树突状细胞（dendritic cell，DC）的 CD28 配体相互作用。tTreg 和 pTreg 可以通过 Helios 和 Nrp-1 的差异表达来区分，这些标志物在 pTreg 中的表达低至无法检测。然而这些可能并不是严格的表型标记，因为在自身免疫脑脊髓炎的实验模型中观察到 pTreg 在炎症条件下也可以表达 Nrp-1。

（二）肠道共生菌与 Treg 的发育

与常规小鼠相比，GF 小鼠中结肠而非小肠的 Treg 数量明显减少，通过接种共生菌则可以逆转 Helios⁻Foxp3⁺ 细胞数量的减少。在哺乳动物的新生儿中同样如此。哺乳动物胎儿一直在无菌条件下，只在出生后才接触微生物。之后细菌在黏膜表面如结肠中定植，并促进结肠 Treg 的诱导、迁移和增殖。因此，结肠总 CD4⁺T 细胞中的 Treg 的百分比在婴儿期迅速增加。并且这种暴露介导的扩张明显局限于结肠，而没有扩展到全身性淋巴组织如脾。这些观察结果表明，细菌定植是肠道免疫系统中 Treg 发育的关键决定因素。研究发现，pTreg 在结肠固有层中丰富，而在脾中不丰富，进一步支持了这一观点。最近的研究确定了一些在肠道中诱导功能性 Treg 的菌株。例如，Round 和 Mazmanian 发现，脆弱杆菌可以通过刺激 CD4⁺T 细胞上的 TLR2 受体诱导产 IL-10 的 Treg 的发育。此外，Atarashi 等证明了暴露在 46 种属于 Ⅳ 和 ⅩⅣa 簇的梭状芽孢杆菌足以促进 GF 小鼠结肠中 Helio⁻Treg 的分化。用从 46 菌株相关的子代小鼠中分离的粪便口服接种到特异性无病原体幼鼠可以通过促进结肠 Treg 的分化，减弱卵白蛋白诱导的 IgE 反应和 DSS 诱导的结肠炎。同时研究显示，梭状芽孢杆菌属 Ⅳ 和 ⅩⅣa 簇细菌，如柔嫩梭菌和拟球梭菌数量的减少与溃疡性结肠炎的发生有关。进一步研究显示，从人类粪便中分离出的 17 株梭菌属 Ⅵ、ⅩⅣa 和 ⅩⅧ簇的混合物也表现出了 Treg 诱导活性，这更加证明了这些物种有助于维持肠道的免疫稳态。与脆弱杆菌依赖的 IL-10⁺Treg 的诱导不同，46 株梭状芽孢杆菌在无 MyD88（TLR 途径关键适配器分子）时能强烈诱导 Treg 发育。此外，缺失 NOD 的适配器分子 RIP2 或 Dectin-1 的适配器分子 CARD9 的特异性无病原体小鼠，结肠 Treg 数量正常。基于这些观察，可以认为模式识别受体在梭状芽孢杆菌依赖的 Treg 诱导中不是必要的。最近，有研究证明，共生微生物来源的短链脂肪酸，特别是来自梭菌的短链脂肪酸，可以促进 Treg 的结肠迁移和新生。这些报道与梭菌Ⅳ和ⅩⅣa 能有效产生丁酸的研究一致。

此外，Geuking 等发现，用改变的 Schaedler 菌群 ASF 接种 GF 小鼠可导致结肠中 Treg 的激活和新生，并相应地降低 Th1 和 Th17 的反应。ASF 是由 8 种细菌组成的一组良性肠道共生菌群，已被用于使 GF 小鼠盲肠容积正常化。ASF 定植的小鼠细菌群落经过微生物发酵可以产生大量的小分子代谢物。目前尚不知这些小分子代谢物是否对结肠中 Treg 的分化有影响。

（三）肠道菌群代谢产物与 Treg

1. 短链脂肪酸促进 Treg 肠道归巢和分化

SCFA 是不易消化的物质经细菌发酵在盲肠（小鼠）和结肠产生的，如膳食纤维和抗性淀粉。使用丁基化高直链玉米淀粉向结肠腔输送丁酸，可显著增加结肠 Treg 的数量。当给 GF 或抗生素治疗的小鼠饮用含有高浓度（150 mmol/L）SCFA 的水时，能提高结肠 Treg 的频率。相反，在体外实验中，丁酸盐可以最有效地提高初始 $CD4^+T$ 细胞向 $Foxp3^+$ 细胞的转化率，而生理浓度的丙酸盐和醋酸盐分别有中度影响或无影响。以上研究显示，丁酸可能在结肠 pTreg 的重新生成中起着核心作用。SCFA 不仅通过促进其分化，也通过其他机制，如调节肠外 Treg 的结肠迁移增加结肠 Treg 的数量。口服丙酸可以诱导 Treg 中 Gpr15 的上调，这是一种 Treg 特异性的肠道归位分子。口服的 SCFA 可能在到达结肠之前被门静脉吸收或被肠上皮细胞利用。考虑到共生菌群生产 SCFA 主要存在于大肠中，口服 SCFA 可能不适合于评估这些局部产生的生理作用。含乙酰化、丙酰化或丁基化高直链玉米淀粉的高纤维饲料是单独研究各 SCFA 生物功能的合适方法。这些经过化学修饰的淀粉可抵抗小肠淀粉酶，大量到达结肠，并在结肠中被共生菌消化产生酯化酸，从而提高其在结肠内的含量。与体外观察结果一致，在 SPF 小鼠中，丁基化淀粉可显著增强结肠 Treg 的分化，而丙基化或乙酰化淀粉则分别轻微诱导或未能诱导结肠 Treg。总的来说，这些数据表明，局部产生的丁酸盐在结肠新生 Treg 的发育中发挥着核心作用，而口服醋酸盐和丙酸盐似乎通过 Gpr15 的上调介导 Treg 向结肠的迁移，这是一种依赖于 gpr43 的方式。

丁酸盐通过至少两种不同的机制促进 Treg 分化。第一，丁酸败露可提高初始 $CD4^+T$ 细胞 Foxp3 基因位点启动子区和 CNS3 增强子区组蛋白 H3 的乙酰化状态。第二，丁酸盐改变 DCs 的表型。Singh 等的研究表明，丁酸和烟酸受体 Gpr109a 的激活可诱导 DCs 中 Raldh1 的表达，促进视黄酸的产生，从而诱导 Treg 分化。

2. 胆汁酸增加肠道 $ROR\gamma^+Treg$ 的表达

胆汁酸（bile acid，BA）在肝细胞内合成，释放到十二指肠，促进脂质或脂溶性维生素的吸收。部分 BA（约 5%）逃逸到结肠，肠道共生菌可以改变这些来自宿主分子的生物活性，将其转化为多种肠道 BA。这些肠道 BA 可通过多个核受体和（或）G 蛋白偶联受体调节宿主胆固醇代谢和能量平衡。最近有研究显示，饮食和微生物因素可以影响肠道 BA 库的组成，并调节结肠 $Foxp3^+Treg$ 的一个重要群体 $ROR\gamma^+Treg$ 的数量。在肠道共生体中废除 BA 代谢途径显著减少了该 Treg 种群。肠道 BA 库的恢复则增加了结肠 $ROR\gamma^+Treg$ 水平，并通过 BA 核受体改善了宿主对炎症性结肠炎的敏感性。另外，在 Clarissa Campbell 等的研究中，他们筛选了肠道 BA 的主要种类以增强 pTreg 的分化。他们发现二级 BA 3β- 羟基去氧胆酸（isoDCA）可通过作用于 DC，降低其免疫刺激特性来增加 Foxp3 的诱导。DC 中 Farnesoid X 受体的消融促进了 Treg 的生成，并产生了类似于 isoDCA 的转录谱，表明 isoDCA 通过其对应核受体而发挥作用。同时，Clarissa Campbell 等在体内研究中采用生物学方法合成了产生 isoDCA 的最小菌群，并通过无菌小鼠肠道定植的方式，证实该菌群以 CNS1 依赖的方式增加结肠 $ROR-\gamma t^+Treg$，显示 isoDCA 主要增加了 pTreg 的生成。

3. 维生素和 Treg

维生素 A 可被肠道固有层的 DC 通过醛脱氢酶代谢产生视黄酸，其在 Treg 的分化和聚集中起关键作用。视黄酸联合转化生长因子 -β 诱导 pTreg 分化。此外，视黄酸还能上调 pTregCCR9 和 α4β7 整合素等肠靶向标志物的表达。然而，与 IL-15 结合，视黄酸则激活 DC 产生促炎细胞因子并取消对饮食

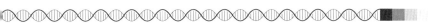

抗原的耐受性。因此，视黄酸的作用是环境依赖性的，并介导抗炎和促炎双重作用。

从膳食中获得的维生素 D_3 被肠道菌群代谢为 1，25- 二羟基维生素 D_3，它能与核维生素 D 受体结合，促进 $CD4^+T$ 细胞中 Foxp3 的表达。维生素 B_9（也称为叶酸）是一种来源于食物或者共生菌群的水溶性维生素。维生素 B_9 受体（叶酸酸性受体 4）在 Treg 上高表达，通过上调抗凋亡因子 Bcl-2 维持结肠 Treg 的存活。小鼠饲喂缺乏维生素 B_9 的饮食可导致结肠 Treg 选择性减少，并对三硝基苯磺酸诱导的结肠炎高度易感。

4. 氨基酸与 Treg

色氨酸是多种食物中所含的一种必需氨基酸。色氨酸在肠道上皮细胞和 DC 中通过双加氧酶代谢，并可通过芳香烃受体和其他机制促进 Treg 的发育。另一种色氨酸衍生物——烟酸（也称维生素 B_3），也有抗炎特性。烟酸可结合结肠巨噬细胞和 DC 上的 GPR109A（也称为 HCAR2，由 Niacr1 编码），使它们在结肠诱导 Treg 和 TR1 细胞的分化。$Niacr1^{-/-}$ 小鼠对结肠炎的敏感性增强。

枯草杆菌特异性多 -gama- 谷氨酸（gama-PGA）是由枯草芽孢杆菌等微生物产生的一种可食用且安全的外聚物，可以调节 T 细胞亚群的发育。研究显示，它能够刺激树突状细胞促进初始 $CD4^+T$ 细胞向 Th1 而不是 Th2 的分化，同时有证据表明，gama-PGA 可以促进 Treg 的分化，抑制 Th17 细胞的分化。Gama-PGA 启动 Foxp3 表达的部分原因是通过 TLR-4 途径诱导了 TGF-β 的生成。

5. 其他菌群产物与 Treg

其他一些菌群代谢产物也能影响 Treg 的发育，例如，从人类共生菌群脆弱拟杆菌中分离出来的多糖 A（PSA）。PSA 可以通过 TLR2 介导 $CD4^+T$ 细胞转化为产生 IL-10 的 $Foxp3^+Treg$。

（四）小结与展望

在本节中，笔者讨论了肠道菌群对于 Treg 的影响。肠道共生菌群对 Treg 的发育起着重要作用，同时共生菌群的代谢产物如 SCFA、胆汁酸等是 Treg 分化和聚集的重要调节因子。尽管近年来笔者对于肠道共生菌群—代谢产物—Treg 轴的理解取得了重大进展，但共生菌群、代谢产物调节 Treg 的分子机制仍存在部分空白。利用共生菌群—代谢产物—Treg 轴治疗肠道共生菌群、改变相关人类疾病仍存在挑战。继续深入研究并阐明笔者对共生菌—代谢—免疫系统轴的理解，将为开发更好的预防和治疗疾病的药物提供有用见解。

（白云强）

参考文献

[1] FURUSAWA Y，OBATA Y，HASE K. Commensal microbiota regulates T cell fate decision in the gut. Seminars in immunopathology，2015，37（1）：17-25.

[2] WANG Y，YIN Y，CHEN X，et al. Induction of intestinal Th17 cells by flagellins from segmented filamentous bacteria. Frontiers in immunology，2019，10：2750.

[3] ATARASHI K，TANOUE T，SHIMA T，et al. Induction of colonic regulatory T cells by indigenous Clostridium species. Science，2011，331（6015）：337-341.

[4] CHIBA T，SENO H. Indigenous clostridium species regulate systemic immune responses by induction of colonic regulatory T cells. Gastroenterology，2011，141（3）：1114-1116.

[5] BRESTOFF J R，ARTIS D. Commensal bacteria at the interface of host metabolism and the immune system.

Nature immunology, 2013, 14（7）: 676-684.

[6] ABBAS A K, BENOIST C, BLUESTONE J A, et al. Regulatory T cells: recommendations to simplify the nomenclature. Nature immunology, 2013, 14（4）: 307-308.

[7] THORNTON A M, KORTY P E, TRAN D Q, et al. Expression of Helios, an Ikaros transcription factor family member, differentiates thymic-derived from peripherally induced Foxp3+ T regulatory cells. J Immunol, 2010, 184（7）: 3433-3441.

[8] YADAV M, LOUVET C, DAVINI D, et al. Neuropilin-1 distinguishes natural and inducible regulatory T cells among regulatory T cell subsets in vivo. The Journal of experimental medicine, 2012, 209（10）: 1713-1722.

[9] WEISS J M, BILATE A M, GOBERT M, et al. Neuropilin 1 is expressed on thymus-derived natural regulatory T cells, but not mucosa-generated induced Foxp3+ Treg cells. The Journal of experimental medicine, 2012, 209（10）: 1723-1742.

[10] OBATA Y, FURUSAWA Y, ENDO T A, et al. The epigenetic regulator Uhrf1 facilitates the proliferation and maturation of colonic regulatory T cells. Nature immunology, 2014, 15（6）: 571-579.

[11] ROUND J L, MAZMANIAN S K. Inducible Foxp3+ regulatory T-cell development by a commensal bacterium of the intestinal microbiota. Proceedings of the National Academy of Sciences of the United States of America, 2010, 107（27）: 12204-12209.

[12] ATARASHI K, TANOUE T, OSHIMA K, et al. Treg induction by a rationally selected mixture of Clostridia strains from the human microbiota. Nature, 2013, 500（7461）: 232-236.

[13] SMITH P M, HOWITT M R, PANIKOV N, et al. The microbial metabolites, short-chain fatty acids, regulate colonic Treg cell homeostasis. Science, 2013, 341（6145）: 569-573.

[14] MOSCONI I, GEUKING M B, ZAISS M M, et al. Intestinal bacteria induce TSLP to promote mutualistic T-cell responses. Mucosal immunology, 2013, 6（6）: 1157-1167.

[15] ANNISON G, ILLMAN R J, TOPPING D L. Acetylated, propionylated or butyrylated starches raise large bowel short-chain fatty acids preferentially when fed to rats. The Journal of nutrition, 2003, 133（11）: 3523-3528.

[16] ARPAIA N, CAMPBELL C, FAN X, et al. Metabolites produced by commensal bacteria promote peripheral regulatory T-cell generation. Nature, 2013, 504（7480）: 451-455.

[17] FURUSAWA Y, OBATA Y, FUKUDA S, et al. Commensal microbe-derived butyrate induces the differentiation of colonic regulatory T cells. Nature, 2013, 504（7480）: 446-450.

[18] KIM S V, XIANG W V, KWAK C, et al. GPR15-mediated homing controls immune homeostasis in the large intestine mucosa. Science, 2013, 340（6138）: 1456-4569.

[19] SINGH N, GURAV A, SIVAPRAKASAM S, et al. Activation of Gpr109a, receptor for niacin and the commensal metabolite butyrate, suppresses colonic inflammation and carcinogenesis. Immunity, 2014, 40（1）: 128-439.

[20] RIDLON J M, KANG D J, HYLEMON P B. Bile salt biotransformations by human intestinal bacteria. Journal of lipid research, 2006, 47（2）: 241-259.

[21] SONG X, SUN X, OH S F, et al. Microbial bile acid metabolites modulate gut RORγ（+）regulatory T cell homeostasis. Nature, 2020, 577（7790）: 410-415.

[22] CAMPBELL C, MCKENNEY P T. Bacterial metabolism of bile acids promotes generation of peripheral regulatory T cells.Nature, 2020, 581（7809）: 475-479.

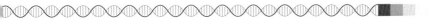

[23] COOMBES J L, SIDDIQUI K R, ARANCIBIA-CÁRCAMO C V, et al. A functionally specialized population of mucosal CD103+ DCs induces Foxp3+ regulatory T cells via a TGF-beta and retinoic acid-dependent mechanism. The Journal of experimental medicine, 2007, 204（8）: 1757-1764.

[24] SUN C M, HALL J A, BLANK R B, et al. Small intestine lamina propria dendritic cells promote de novo generation of Foxp3 T reg cells via retinoic acid. The Journal of experimental medicine, 2007, 204（8）: 1775-1785.

[25] KANG S G, LIM H W, ANDRISANI O M, et al. Vitamin A metabolites induce gut-homing FoxP3+ regulatory T cells. J Immunol, 2007, 179（6）: 3724-3733.

[26] DEPAOLO R W, ABADIE V, TANG F, et al. Co-adjuvant effects of retinoic acid and IL-15 induce inflammatory immunity to dietary antigens. Nature, 2011, 471（7337）: 220-224.

[27] KANG S W, KIM S H, LEE N, et al. 1, 25-Dihyroxyvitamin D3 promotes FOXP3 expression via binding to vitamin D response elements in its conserved noncoding sequence region. J Immunol, 2012, 188（11）: 5276-5282.

[28] YAMAGUCHI T, HIROTA K, NAGAHAMA K, et al. Control of immune responses by antigen-specific regulatory T cells expressing the folate receptor. Immunity, 2007, 27（1）: 145-159.

[29] KINOSHITA M, KAYAMA H, KUSU T, et al. Dietary folic acid promotes survival of Foxp3+ regulatory T cells in the colon. J Immunol, 2012, 189（6）: 2869-2878.

[30] MEZRICH J D, FECHNER J H, ZHANG X, et al. An interaction between kynurenine and the aryl hydrocarbon receptor can generate regulatory T cells. J Immunol, 2010, 185（6）: 3190-3198.

[31] KIM S, YANG J Y, LEE K, et al. Bacillus subtilis-specific poly-gamma-glutamic acid regulates development pathways of naive CD4（+）T cells through antigen-presenting cell-dependent and -independent mechanisms. International immunology, 2009, 21（8）: 977-990.

[32] LEE K, HWANG S, PAIK D J, et al. Bacillus-derived poly-γ-glutamic acid reciprocally regulates the differentiation of T helper 17 and regulatory T cells and attenuates experimental autoimmune encephalomyelitis. Clinical and experimental immunology, 2012, 170（1）: 66-76.

第十节　滑膜组织中的 Treg

　　Treg 在不同组织中表现出较强的特异性，那么自身免疫病中滑膜组织中的 Treg 又是怎样表现的呢？众多学者对自身免疫病，包括类风湿关节炎、多发性硬化等患者滑液中的 Treg 进行了研究。

　　类风湿关节炎（rheumatoid arthritis，RA）是一种慢性自身免疫病，主要影响外周关节，导致骨骼和软骨损伤。在 RA 关节腔中，正常滑膜主要由 A 型和 B 型滑膜细胞组成。A 型滑膜细胞是单核细胞／巨噬细胞，而 B 型滑膜细胞是由间充质细胞衍生而来的，称为滑膜成纤维细胞。滑膜组织由内层和亚层组成，亚层主要由 T 细胞组成，T 细胞占所有细胞类型的 30% ~ 50%。滑膜组织中 T 细胞数量的变化反映了与 RA 相关的病情变化。滑膜成纤维细胞以其独特的侵袭性和蛋白酶产生特性成为影响软骨环的主要因素。因此，滑膜成纤维细胞在促进 RA 的炎症和软骨破坏方面起着关键作用，T 细胞和滑膜成纤维细胞之间的相互作用被认为促进了 T 细胞的募集和滑膜成纤维细胞的激活。在 RA 滑膜中募集的活化／记忆 CD4[+]T 细胞被认为通过刺激巨噬细胞和成纤维细胞产生促炎细胞因子、激活 B 细胞，以及促进破骨细胞的形成来驱动滑膜炎症。RA 由于自身免疫耐受性崩溃，导致对自身抗原的异常免疫反应。Treg 是 CD4⁺CD25⁺ 淋巴细胞的一个子集，表达 *Foxp3* 基因并负责维持免疫耐受，Treg 通过释放 IL-10 和 TGF-β 来实现这一功能，且 Treg 对 TCR 刺激具有抑制性和无反应性。Treg 的抑制导致 CD4⁺CD25⁻T 细胞增殖减少、促炎细胞因子的产生减少，此抑制能力似乎是由细胞与 CD4⁺CD25⁻T 细胞直接接触产生的。以上种种促成了 Treg 的免疫抑制能力。RA 滑膜中的大部分 CD4⁺T 细胞是 CD45RO⁺，表达多种激活标志物，如 CD69 和 HLA-DR，并且似乎显示出 Th1 效应表型。然而，Treg 或其他类型的免疫调节 T 细胞在控制 RA 中的效应 T 细胞功能和炎症过程中发挥怎样的作用？

一、滑膜组织中 Treg 的特性和功能

任何自身免疫病都可能源于 Treg 的发育或功能受损。众多研究对 RA 患者中 CD4⁺CD25⁺Treg 的存在和特征进行了探索。因为虽然 CD25⁺ 细胞代表滑液（synovial fluid，SF）中 CD4⁺ 群体的少数，但与患者外周血（peripheral blood，PB）相比，CD4⁺T 细胞表达 CD25 的频率显著增加。RA 中，在 SF 中研究 Treg 发现 Treg 显示出增强的调节活性。在 SF 中，40%～50% 的 CD4⁺CD25⁺T 细胞表达活化表型，即 CD69+、II 类 MHC（+）、OX-40（+），具有高水平的 CTLA-4、糖皮质激素诱导的肿瘤坏死因子受体。Treg 通过由膜结合分子（如 CTLA-4）介导的细胞间相互作用抑制自身反应性 T 细胞。在正常条件下，CTLA-4 通过与 CD80/CD86 更强烈地结合来阻断 T 细胞活化。因此，与血液 CD4⁺CD25⁺T 细胞相比，这些滑膜 CD4⁺CD25⁺T 细胞显示出更高的免疫调控能力。然而，这种增强的活性被抵消了，因为 SF 中活化的效应 T 细胞比来自 PB 的效应 T 细胞更不容易受到 CD4⁺CD25⁺T 细胞介导的调控。此研究证明 CD4⁺CD25⁺T 细胞存在于 RA 患者中并具有功能性，与外周血相比，SF 中的调节性 T 细胞具有更强的抑制效应 T 细胞的作用。这些发现表明，在炎症部位存在活跃的负反馈系统。激活效应 T 细胞和调节性 T 细胞之间的平衡影响 RA 中免疫调节的程度。

RA 患者 PB 中的 CD4⁺CD25⁺ 细胞数量与健康对照组相当，表明 RA 中循环 CD4⁺CD25⁺Treg 群的大小没有显著改变，并且 CD4⁺CD25⁺Treg 特异性地积聚到 RA 患者的关节中。然而，有研究表明，RA 患者 PB 中 CD4⁺CD25^high 细胞的数量明显低于正常对照组，而绝大多数患者 SF 中的 CD4⁺CD25^high 远高于 PB，进一步支持 Treg 向滑膜组织中的主动迁移。已经证明，具有调节功能的 CD4⁺CD25⁺Foxp3⁺T 细胞可在激活 CD4⁺CD25⁻Foxp3⁻ 细胞后被诱导。因此，SF 中 CD4⁺CD25⁺Treg 的数量高可能是由于局部产生对滑膜环境的反应，也可能是由于募集作用所致。研究发现 SF CD4⁺CD25⁺T 细胞，尤其是 CD4⁺CD25 高表达细胞，高水平表达 CTLA-4、GITR 和 OX40 受体。GITR 和 CTLA-4 表达的强度与 Treg 的抑制能力相关。通过 CTLA-4 发出的信号对 Treg 的抑制功能至关重要，而 GITR 可能向 Treg 传递负信号。与 PB CD4⁺CD25⁺T 细胞相比，SF CD4⁺CD25⁺T 细胞上 CTLA-4（表面和细胞内）、GITR 和 OX40 的表达非常高，表明 SF 细胞代表活化的 Treg。SF CD4⁺CD25⁺T 细胞上 CD69 的高表达进一步支持了这一点。尽管 CD69 没有显示出能将 Treg 与常规 T 细胞分离的作用，但已显示 CD69 激活后在 Treg 中的表达上调。此研究结果表明，炎症组织中 Treg 的表型与 PB 中相应的 Treg 表型不同。

最近的研究表明，虽然从 RA 患者的 PB 中分离的 CD4⁺CD25⁺Treg 在体外可抑制效应 T 细胞的增殖，但它们不能抑制活化的 T 细胞和单核细胞产生促炎细胞因子，以及将抑制功能传递给效应 CD4⁺CD25⁻ 细胞。最重要的是，在抗 TNF-α 治疗后抑制能力得到恢复。这些数据表明，RA 的特征可能是功能受损的 Treg 室，增加 Treg 数量或恢复这些细胞功能的药物可能在 RA 治疗中非常有效。有趣的是，最近在一些其他自身免疫病（如多发性硬化）中也观察到 PB Treg 功能受损。

滑膜中的许多炎症反应被认为是 T 细胞驱动的。然而，已观察到 SF 中 CD4⁺T 细胞的数量与膝关

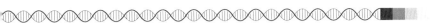

节疼痛评分呈负相关。此外，已经证明用耗竭的抗 CD4 抗体治疗 RA 患者可以减少累积的 T 细胞数量，但没有显著的临床改善。这些结果可能反映了 Treg 在疾病过程中的重要参与。Treg 具有使靶 T 细胞失能的能力，滑膜 T 细胞的普遍低反应性可能部分是由于滑膜中存在 Treg。然而，考虑到 T 细胞的无能状态可能在滑膜炎症中起作用，滑膜中 Treg 的存在实际上可能阻碍炎症的清除。

以上研究均证实在 RA 进展过程中关节中存在具有免疫调节功能的 CD4$^+$CD25$^+$T 细胞。滑膜中 CD4$^+$CD25$^+$T 细胞的鉴定为 RA 中 T 细胞稳态和滑膜炎症的调节提供了新的见解。越来越多的证据表明，CD4$^+$CD25$^+$T 细胞在 RA 及其他自身免疫病中起着至关重要的作用。然而，需要进一步的研究来揭示其在 RA 发病机制中的确切作用，并确定调节其功能和在滑膜中积聚的因素。

二、滑膜组织中 Treg 与滑膜细胞的相互作用

Treg 对于维持免疫自身耐受和抑制包括自身免疫性关节炎在内的各种自身免疫病的发展是必不可少的，尤其是表达转录因子 Foxp3 的 Treg。然而，在人类 RA 和动物模型中，关于 Treg 和 FLS 之间相互作用的报道很少。

FLS 存在于滑膜内，在 RA 中表现出改变的表型，并产生许多炎症介质，包括基质金属蛋白酶、趋化因子和细胞因子。通过破坏软骨和骨骼，维持炎症免疫反应，在 RA 的发病机制中发挥重要作用。FLS 产生的众多促炎细胞因子都与 Treg 存在着千丝万缕的联系。

（一）FLS 产生的 IL-6 对 Treg 的影响

促炎细胞因子中的 IL-6 影响着外周 Th17/Treg 分化的平衡。事实上，用人源化抗 IL-6 受体抗体 tocilizumab 治疗活动性 RA 可显著降低临床疾病活动，同时外周血中 Th17 细胞显著减少，Treg 增加。这表明 RA 患者体内高水平的全身性 IL-6 使平衡朝着 Th17 细胞占优势的方向倾斜。RA SF 中丰富的 IL-6 主要由 FLS 和滑膜巨噬细胞产生，也可能影响浸润关节炎关节的 Th 细胞的分化和增殖。

另一项关于 FLS 和 Treg 相互作用的研究报告，来自酵母多糖诱导的关节炎小鼠的 FLS 表达 GITR 的配体，并通过细胞间接触减少 Treg 中 GITR 和 Foxp3 的表达。FLS 和 Treg 之间的相互作用降低了 Treg 的抑制活性，增强了 FLS 的促炎活性，从而导致了关节炎的加重。

（二）FLS 产生的 IL-15 对 Treg 的影响

最近的一项研究报道，FLS 也能诱导 Treg 增殖并增强其抑制活性。FLS 产生的 IL-15 似乎对 Treg 和效应器 T 细胞之间的平衡有双重作用。FLS 在其表面表达 T 细胞生长因子 IL-15，刺激效应 T 细胞产生促炎细胞因子。

在 RA 患者存在 FLS 的情况下，人 CD4$^+$CD25$^+$Treg 的无反应状态被打破，然而它们对 Tresp 增殖的抑制作用不明显；同时，Treg 对 Tresp 促炎细胞因子分泌的抑制不仅被保留，而且得到加强。总 CD4$^+$T 细胞含有天然比例的 Treg 和 Tresp，当与 RA FLS 共培养时，会使致病细胞因子数量增加，同时 Treg 也在增加，且具有卓越的调节效力。总之，FLS 在增强 Treg 抑制作用的同时，增强 Tresp 的促炎作用，对 Treg 和 Tresp 之间的功能平衡发挥双重作用；结果是 Treg/Tresp 平衡向促炎状态转变。研究表明 FLS 表达的 IL-15 在这种效果中起着关键作用。值得注意的是，在骨关节炎患者 FLSs 或真皮成纤维细胞存在时未观察到 Treg/Tresp 平衡的这种改变。研究者观察到受刺激的 Tresp 中诱导的 Foxp3 表达似乎与调节特性的获得无关。此外，在 RA FLS 下增殖的 Treg 显示出上调的 Foxp3 表达和卓越的调节效力。受刺激的 Treg 显示出增强的抑制能力，并且与受刺激的 Tresp 中诱导的 Foxp3 水平相比，它们增加的 Foxp3 表达仍然更高。

（三）FLS 产生的 TNF-α 对 Treg 的影响

TNF-α 在 Treg 稳定性和抑制功能中的免疫调节作用仍存在争议。Treg 的功能缺陷最初是在富含 TNF-α 的环境中报道的，如 RA 的外周血和关节炎关节中所见，并且已经提出了几种可能的机制。例如，高水平的 TNF-α 可能通过抑制 Treg 和 APC 之间免疫突触（IS）的形成而阻止 Treg 功能。IS 中蛋白激酶 -θ（PKC-θ）的动力学似乎受到效应 T 细胞和 Treg 的调节：PKC-θ 向 IS 的募集是效应 T 细胞充分激活所必需的，而 PKC-θ 募集降低了 Treg 的抑制活性。值得注意的是，高水平的 TNF-α 增强了 Treg 中 PKC-θ 向 IS 的募集，并抑制了其抑制活性，而 PKC-θ 阻断保护 Treg 不被 TNF-α 灭活并恢复抑制功能。相反，Disc 同源染色体 1（Dlgh1），一种支架蛋白，在 Treg 中的含量是效应 T 细胞中的 4 倍，从而增强了 Treg 的抑制功能。活动性 RA 患者或接受 TNF-α 治疗的健康对照组的 Treg 显示 Dlgh1 募集减少，抑制功能降低。此外，*Dlgh1* 基因表达的沉默消除了人类 Treg 的功能。在 TNF-α 存在的情况下，Treg 的抑制功能通过蛋白磷酸酶 1 在 Foxp3 的 Ser418 位点的去磷酸化来调节，相反，抗 TNF-α 抗体治疗可恢复 RA 患者的 Treg 功能。这些发现共同表明，慢性炎症抑制 RA 中 Treg 的抑制功能，部分原因是高水平的 TNF-α 调节 Foxp3 磷酸化，并以 Treg 固有的方式调节 PKC-θ 和 Dlgh1 的表达和穿梭。然而，这一概念最近受到了挑战。根据不同实验条件的报道，TNF-α 不抑制人 Treg 的抑制功能，而是在 IL-2 存在下增强 CD25 和 Foxp3 的表达，通过 TNF-α 对 TNFR 2 的直接作用，以 Treg 固有的方式控制效应 T 细胞，进一步促进 Treg 的增殖和存活。如上所述，还应考虑 TNF-α 对效应 T 细胞的影响，并且富含 TNF 的环境中的效应 T 细胞亚群可能更能抵抗 Treg 的抑制，至少部分是通过 TNF-α 对效应 T 细胞的共刺激作用。有必要进行进一步调查，以解决这一矛盾。

（四）FLS 产生的 IL-1β 对 Treg 的影响

IL-1β 是一种促炎介质，在先天性免疫和适应性免疫中发挥作用。研究表明，IL-1β 在人和小鼠中均可介导 Treg 分化为破骨细胞型 -Treg，能够通过 NF-κB 受体激活蛋白配体（receptor activator of NF-κB ligand，RANKL）的表达诱导破骨细胞形成，从而导致自身免疫性关节炎。并且可以在类风湿关节炎滑膜组织中鉴定出相应的 RANKL^{high}Foxp3^{+}T 细胞。

综上所述，滑膜中 Treg 已被证实在 RA 进展过程中具有免疫调节功能。并且与滑膜细胞的相互作用在 RA 和其他自身免疫病中起着至关重要的作用。继续深入研究，进一步阐明 Treg 的确切作用，或将对自身免疫病的治疗提供帮助。

（李 媛）

参考文献

[1] CARMONA-RIVERA C，CARLUCCI P M，MOORE E，et al. Synovial fibroblast-neutrophil interactions promote pathogenic adaptive immunity in rheumatoid arthritis. Sci Immunol，2017，2（10）：eaag3358.

[2] TANG Y，WANG B，SUN X，et al.，Rheumatoid arthritis fibroblast-like synoviocytes co-cultured with PBMC increased peripheral CD4（+）CXCR5（+）ICOS（+）T cell numbers. Clin Exp Immunol，2017，190（3）：384-393.

[3] LANGDON K，HALEAGRAHARA N. Haleagrahara，regulatory T-cell dynamics with abatacept treatment in rheumatoid arthritis. Int Rev Immunol，2018，37（4）：206-214.

[4] WING J B，TANAKA A，SAKAGUCHI S. Sakaguchi，human FOXP3（+）regulatory T cell heterogeneity

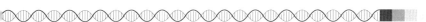

and function in autoimmunity and cancer. Immunity，2019，50（2）: 302-316.

[5] KIM S H，YOUN J. Rheumatoid fibroblast-like synoviocytes downregulate Foxp3 Expression by regulatory T cells Via GITRL/GITR interaction. Immune Netw，2012，12（5）: 217-221.

[6] LEVESCOT A，CHANG M H，SCHNELL J，et al. IL-1beta-driven osteoclastogenic Tregs accelerate bone erosion in arthritis. J Clin Invest，2021，131（18）: e141008.

第十一节 Treg 与昼夜节律

一、人体昼夜节律概述

（一）昼夜节律概念

昼夜节律是指生命活动以 24 小时左右为周期的节律性变化。地球上所有的生命体都暴露于地球自转产生的恒定循环中，这种恒定的节律使得暴露在自转周期下的生物体逐渐进化出细胞自主的节律性演变，进而各生物体形成了自身特定的生物钟来预测并适应所处环境的时间变化。睡眠—觉醒周期是生物钟系统最明显的节律性输出，机体各系统的生命过程同样受昼夜节律系统的统一调控，包括体温、进食 / 禁食模式及激素的释放等。

（二）昼夜节律形成的机制

有关昼夜节律分子机制的研究始于 Ron Konopka 和 Seymour Benzer，他们发现了第一个昼夜节律异常的突变果蝇，确定了基因表型及其位置，并命名为 *Period* 基因（*Per*）。2017 年，Jeffrey C Hall、Michael Rosbash 和 Michael W Young 这三位遗传学家因发现昼夜节律调控的分子机制共同获得了诺贝尔医学奖。

在哺乳动物中，有两种主要的时钟机制，位于下丘脑视交叉上核（suprachiasmatic nucleus，SCN）的中央时钟，以及被认为存在于身体外周组织及器官的外围时钟。中央时钟通过视神经从主要的授时因子（即光）接收信号，并通过神经转导及激素分泌等多种方式协调并统一外周组织及器官的外围生物钟。

在细胞水平上，昼夜节律振荡由高度有序的受调节的基因和蛋白质网络组成，其核心机制由三条连锁的转录和翻译反馈回路构成。其中，中央回路中的 CLOCK/BMAL1 转录因子异二聚体通过结合启动子 E-box 调控序列来驱动编码多个时钟的基因，如 *PER1/2*、*CRY1/2*、*RORα*、*REV-ERBα/β* 的表达，这些基因编码的蛋白均为核心时钟的抑制剂，其中 PER 和 CRY 蛋白在进入细胞核后通过作用于 E-box 位点，节律性负反馈调节 CLOCK-BMAL1 复合物在靶基因上的转录，进而抑制这些时钟基因的转录。随着 PER-CRY 复合物的衰变及 BMAL1 蛋白的结构改变，这种抑制会在深夜解除，CLOCK/BMAL1 复合物可以重新激活转录，从而形成规律的昼夜循环模式。另外的两条回路与中央回路协调，建立并健全了 24 小时节律系统。首先是由核受体 RORα 与 REV-ERBs 组成的回路，其中 RORα 在前馈回路中诱导 BAML1 的表达，而 REV-ERBs 通过在负反馈回路中竞争同一基因位点来抑制 BAML1 的转录。第三条回路由 DBP 蛋白组成，该蛋白通过主回路的 E-box 和阻遏核因子白介素 3（NFIL3）发挥调节作用。这三条回路构成了生物钟的分子基础，形成了完整的 24 小时昼夜节律，并将节律线索传递给细胞，以协调机体的各项功能（图 1.11.1）。

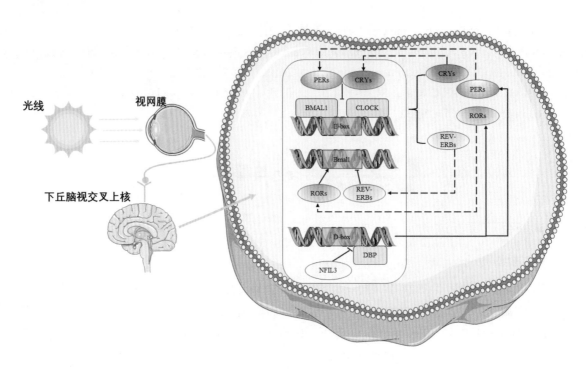

图 1.11.1　生物钟的转录—翻译反馈回路

二、昼夜节律在免疫系统中的作用

　　免疫系统是一套复杂的生理机制，其众多生理学过程在一天中以时间依赖的方式变化，这包括淋巴细胞的增殖、NK 细胞的活性、循环白细胞的数目及细胞因子水平等，这些过程主要受 SCN 及免疫细胞内在的固有节律共同控制。免疫系统的正常昼夜节律对人体的免疫稳态至关重要，其通过暂时性地分离不同免疫途径（拮抗途径所致免疫耐受、协同途径所致免疫损伤及其效率低下的持续性免疫激活途径），使得机体在最需要的时候做出最有效的反应，最小化免疫激活相关的直接成本，避免不必要的能量损耗。而免疫系统的异常昼夜节律，不仅会扰乱免疫细胞的正常发育及功能的发挥，还会扰乱机体的炎症途径。

（一）昼夜节律系统维持免疫细胞的发育及正常功能的发挥

　　生物体中各种类型的免疫细胞均表现出一定的昼夜节律性，而特定的生物钟基因是免疫细胞发育及正常功能发挥的重要影响因素。淋巴细胞的发育与生物钟基因密切相关，在 BMAL1 基因敲除的小鼠模型中，其外周血及脾的 B 淋巴数目显著减少，除此之外，在进行免疫应答时，出现特定的 IgG1 抗体的表达缺陷，但其他抗体产生未受到明显影响。虽然 BMAL1 基因敲除小鼠中，T 淋巴细胞的数目未受明显影响，但 Yu 等的研究表明，生物钟基因在 Th17 细胞的分化过程中发挥调节作用，转录因子 NFIL3 通过直接结合并抑制孤儿核受体 Rorγt 的启动子来抑制 Th17 细胞发育，Th17 细胞在 Nfil3$^{-/-}$ 的小鼠模型的脾、小肠和结肠中数目增多，异常发育的 Th17 细胞进一步促使小鼠在自身免疫模型中发生病变，包括实验性自身免疫性脑脊髓炎、小鼠多发性硬化和结肠炎等。此外，生物钟基因 Rora 是 2 型固有淋巴细胞（ILC2）分化所必需的，而 Rorg 的可变剪接体 Rorgt 对 3 型固有淋巴细胞（ILC3）、淋巴样组织诱导细胞（LTi）和 CD4$^+$T 辅助细胞亚群的发育至关重要。

　　生物钟基因的正常表达是机体免疫细胞功能正常发挥的前提。其中，Per1 基因是脾 NK 细胞功能发挥的重要元素，当 *Per1* 基因缺失时，脾 NK 细胞本身的节律性虽然能够保持，但是 INF-γ、颗粒酶及穿孔素 B 的表达节律改变。在巨噬细胞中，核受体 REV-ERBs 是其正常节律维持及功能发挥的关键，其通过抑制 CC- 趋化因子配体 2（Ccl2）调节巨噬细胞的多项生理功能，包括细胞的黏附、迁移和整合素的激活。在中性粒细胞中，*BMAL1* 基因可以调节细胞的成熟，介导中性粒细胞的骨架和黏附的改变，增强中性粒细胞向外周组织的节律性迁移。此外，生物钟核心转录因子 REV-ERBα 还能调控 Th17 和 ILC3 的功能。

（二）异常的昼夜节律会扰乱免疫细胞的节律性转运及炎症途径

免疫细胞最突出的节律性特征为节律性的细胞转运，而生物钟是机体免疫细胞在骨髓、外周血及免疫器官之间节律性转运的关键。众所周知，无论人体还是小鼠，其外周血白细胞池中细胞数目随着时间发生变化，然而在敲除 *BMAL1* 基因的小鼠中这种节律会消失。中性粒细胞在固有免疫细胞中数目最多，在稳态情况下，因趋化因子 CXCL12 与其受体 CXCR4 结合，中性粒细胞得以在骨髓中停留，但昼夜的肾上腺素能信号会抑制骨髓中 CXCL12 的表达，导致趋化因子的节律性变化，从而调节中性粒细胞从骨髓到外周血的转运。同样的，适应性免疫细胞的转运同样表现出较强的昼夜节律，如 T 细胞、B 淋巴细胞在生物体的休息阶段，归巢到淋巴结的淋巴细胞数目达到峰值，而在生物的活动期离开淋巴组织，这种节律性的转运受糖皮质激素及儿茶酚胺诱导的细胞表面转录因子 CXCR4 及 CX3CR1 的节律性表达的调节。除外淋巴细胞表面趋化因子的节律性改变，淋巴结本身微环境的昼夜节律是也是淋巴细胞归巢及流出的重要调节因素。T 细胞、B 淋巴细胞表面会规律性表达趋化因子 CCR7，而其受体 CCL21 在淋巴结内的高内皮小静脉中同步表达，这一过程能诱导淋巴细胞的归巢。此外，淋巴细胞流出道的功能同样具有节律性，通过对淋巴细胞流出道的细胞数目计数，发现在 ZT9 时数目达到峰值，而 ZT21 时数目最低，这表明淋巴细胞流出道协助淋巴细胞规律有序地离开淋巴结，其具体的分子生物学机制还有待进一步研究。

免疫细胞的节律性转运在机体炎症状态下会发生改变，Haspel 等的研究表明，肺中的白细胞数目呈现一定的自然节律性，但在炎症情况下持续存在，同样的在败血症休克的小鼠模型中，中性粒细胞向肝脏的转运表现出较正常更为强烈的昼夜节律。此外，新近研究发现，炎症可以刺激巨噬细胞表达 BMAL1 以维持线粒体的代谢，继而确保细胞功能的发挥，当骨髓特异性敲除 BMAL 后，巨噬细胞无法维持线粒体功能，加剧细胞的能量压力及 Hif-α 介导的代谢的重新编码，并加剧黑色素瘤的肿瘤负荷。通常情况下，机体的炎症状态会伴随体温的升高，升高的体温会促进免疫细胞的激活、功能和转运，同样会影响生物钟基因的表达。因此，炎症状态下高于 38 ℃的体温是机体免疫功能昼夜代谢途径的触发器，而低温（< 36 ℃）是危重患者预后不良的因素。动物模型同样证实低温通过影响转运分子的表达及淋巴细胞的再循环来抑制机体抗炎作用的发挥。综上所述，正常情况下，机体免疫细胞的规律性转运受生物钟基因的调节，但在炎症及高体温的刺激下，节律相关基因的表达升高并可能进一步调整免疫细胞的新陈代谢，协助机体对病原体进行更好地清除。

三、Treg 的昼夜节律及其意义

（一）Treg 数目及功能的昼夜节律

最早关于 Treg 昼夜节律的报道出现在 2008 年，Bollinger 等学者通过定期检测 7 名健康男性外周静脉血中 Treg 数目及功能，发现人体外周血 nTreg 数目存在明显的昼夜节律，在夜间数目最高（平均 95 个 /mL），白天数目最低（平均 55 个 /mL）。并且在正常睡眠的条件下，nTreg 的抑制活性在 2：00

最高，15：00 稍低，而在 7：00 其抑制活性基本消失。并且这种外周血 Treg 数目及功能的节律性波动是独立于其关键细胞因子节律而存在的细胞固有性节律，因为并未发现 Treg 增殖及功能发挥的关键细胞因子 IL-2 与 Treg 相伴行的节律性变化。此后诸多相关研究，均得出了类似的结论，即夜间 Treg 数目较多，活性最高，其免疫抑制效能最强，而白天，尤其是晨起时，是 Treg 数目及功能的相对沉默期，这种特定节律的免疫含义及其对机体的影响，笔者会在后面详细展开。

骨髓来源的 Treg 通常在胸腺中发育成熟，研究表明，胸腺中的 Treg 的数目及功能同样存在昼夜节律，并且不同发育程度的 Treg，其节律的具体表现也不尽相同，并且其节律性受到性别因素的影响。在小鼠的胸腺中，Treg 百分比的峰值时间出现在授时因子时间（授时因子即为光照，光照开始的时间即为受时因子时间的 0 时，即 ZT0）的 13 ~ 14 时（ZT13-ZT14），并且以成熟的 Treg 为主（此处成熟 Treg 的表型定义为 $CD4^+CD25^{high}$，幼稚 Treg 表型为 $CD4^+CD25^{low}$），并且独立于性别而存在，相比于外周 Treg，数目的峰值时间靠前，但同样出现在夜间。此外，雄性小鼠胸腺 Treg 的昼夜差异较雌性小鼠更为显著，并且成熟 Treg 的比例更高。功能分析表明，雄性小鼠胸腺 $CD4^+CD25^{high}$ 和 $CD4^+CD25^{low}$ 细胞中 $Foxp3^+$ 细胞百分比的峰值时间分别位于 ZT13 至 ZT14 和 ZT1 至 ZT2，并且 $CD4^+CD25^{high}$ 的峰值水平更高。此外，这种胸腺中 Treg 数目的节律变化是独立于凋亡而存在的自身昼夜节律性变化，因为胸腺中各时刻凋亡细胞数目的百分比与 Treg 的节律并无明显的相关性。综上所述，胸腺中 Treg 的数目及功能同样存在波动，并且在不同的性别间存在一定的差异，此外，发育成熟的 Treg 其胸腺中的节律性更加明显。

（二）Treg 昼夜节律的意义

1. Treg 的昼夜节律与机体其他免疫细胞的节律相协调

大多数免疫细胞的水平在外周血中呈现昼夜节律性波动，然而 Treg 的节律与机体内的多数效应细胞的节律趋势相反。研究发现，外周血中的固有免疫细胞、效应记忆性细胞，通常在白天达到峰值，而 Treg、中央记忆型 T 细胞及 B 细胞的达峰时间一般在夜间出现。也就是说，在夜间 Treg 的高峰时期，固有免疫细胞（如 NK 细胞、DC 细胞）和效应记忆性 T 细胞（$CD4^+$ 和 $CD8^+$）频率较低，并达到其最低水平。这种效应细胞与抑制细胞间相反昼夜节律的维持，对机体免疫的稳态有着重要的意义，因为在白天人体的活动较为频繁，容易暴露于各种病原微生物所组成的外界环境中，因此较高的效应细胞及细胞因子水平有利于机体发挥高效的免疫防御作用，而夜间睡眠期机体处于相对安全及稳定的环境中，这种高能耗、高反应性免疫环境的活性被 Treg 所抑制，使得免疫反应的能量成本最小化，提高机体的适应能力。

机体的一些免疫过程，如自身免疫中的免疫反应、过敏反应及疫苗接种后的免疫效能均呈现节律依赖性，即在不同的时间点，这些免疫过程的炎症强度常有着较大的区别。其潜在的机制可能与 T 辅助细胞（Th1、Th2、Th17）在一天中的节律性变化有关。作为抑制免疫过程的关键细胞，Treg 会抑制这些 T 辅助细胞的活性及关键炎性细胞因子的分泌。因此，Treg 所表现出的昼夜节律势必会与这些炎症效应细胞的节律相协调。一项 2010 年的研究分析了 Treg 节律性变化对辅助性 T 细胞因子分泌的影响。通过检测不同时间点外周血中各类关键细胞因子的水平来研究细胞间的节律性。结果显示 $CD4^+T$ 细胞分泌的 IL-2、INF-γ、TNF-α 及 IL-10 的分泌具有昼夜节律性，其峰值水平大都出现在 2：00 左右。然而，在共培养体系中加入 Treg 后，这些细胞因子的分泌节律虽未出现明显变化，但其分泌水平显著降低，尤其是 IL-2、INF-γ、TNF-α，值得注意的是，Treg 对 IL-2 分泌抑制效应最明显的时间为 7：00，该时刻正好对应 Treg 活性的最低水平。鉴于 IL-2 对 Treg 有关键作用，笔者发现，Treg 在发挥节律性免疫抑制效应的同时，还调节其自身节律继续推进所需的局部微环境。

诸多研究报道了外周血 NK 细胞及 Treg 群体频率之间显著的负相关。既往认为血清 IL-2 水平是这种相关性形成的关键，IL-2 具有多效性，其生物学效应的差异一方面取决于不同的受体组成，还可能与细胞接收到的 IL-2 信号阈值不同有关，信号阈值由环境中 IL-2 的浓度和细胞暴露于 IL-2 信号的时间长短决定。当体内 IL-2 水平较低时，由于 CD25 的高表达，Treg 上的高亲和力受体会优先结合 IL-2，并限制 NK 细胞对 IL-2 的获取，从而抑制 NK 细胞功能的发挥。体内 IL-2 水平的升高诱导 NK 细胞表达 IL-2 的 IL-2Rβ（CD122）和 IL-2Rγ（CD132）受体成分对高浓度的 IL-2 做出反应，促进自身增殖并发挥细胞毒性。有趣的是，如果将昼夜节律因素纳入，这种相关性变得更加清晰。因为在清晨，Treg 的数目开始逐渐下降，NK 细胞获取 IL-2 的限制被解除，使得 NK 细胞数目逐渐上升，在整个下午和晚上 Treg 水平进行性升高，逐渐获得 IL-2 的优先权，并且其免疫抑制作用逐渐增强，NK 细胞的数目及活性开始逐渐下降，直至下一周期重启。

综上所述，Treg 数目及功能的节律性变化与其他免疫细胞的节律相协调，共同维持机体免疫系统的稳定状态。

2. Treg 节律性诱导进食后的肠道免疫耐受

日常进食会使生物体暴露于环境或者食源性抗原及各类微生物中，因此规律的进食活动使得机体有节奏地与外源性微生物或者食源性抗原接触，而肠道对于食源性抗原的长期过度反应会导致慢性肠道炎症。因此，进食后机体的肠道会出现对食源性抗原的短暂免疫耐受，以防止过度的肠道炎症反应，这段对食源性抗原的短暂免疫豁免期的形成，与 Treg 的节律相关。在特定抗原（卵清蛋白）致敏的小鼠模型中，不同时间予以喂养这种食源性抗原，模型小鼠的反应不同。在 ZT23（小鼠的进食活动即将结束进入休息期）喂养后，肠道固有层中的 Treg 频率明显上升，诱导食源性抗原物质的免疫耐受效能增强。而在 ZT13（小鼠的活动期刚开始）时予喂养食源性抗原，Treg 则主要集中于脾。这表明在进食即将结束时，肠道的局部免疫环境倾向于诱导免疫耐受的形成。

APC 也参与进食后免疫耐受的形成过程。肠道对食源性抗原的反应依赖于肠道中的 APC 细胞，其能够持续提呈抗原并从肠道的固有层迁移至肠道淋巴结。研究发现，小鼠肠道中 APC 的绝对数量在暗期即将开始（ZT11）时增加，这发生在大量食源性抗原进入机体之前。研究人员通过分离不同时间段小鼠肠道淋巴结中的 APC 细胞并与 Treg 进行共培养，发现在 ZT5 时其诱导 Foxp3 表达的效能最高。由此可知，Treg 进食依赖性的节律行为在小鼠中 ZT5 是进食后肠道免疫耐受环境形成的关键时期。

综上所述，肠道局部环境中 Treg 的节律性对进食后肠道免疫耐受环境的形成至关重要。

四、Treg 昼夜节律的影响因素

（一）睡眠节律

1. 睡眠剥夺

睡眠活动是机体生命活动的重要组成部分，正常的睡眠节律是机体生理功能稳定发挥的关键，各种形式的睡眠节律紊乱都会对机体生理及行为活动造成不良的影响，严重威胁机体健康。人体中 Treg 的数目及活性在夜间逐渐升高，即 Treg 在人体正常睡眠期间发挥着重要的免疫耐受作用，因此睡眠节律的紊乱势必会对 Treg 夜间的功能发挥造成一定影响，久而久之导致机体的免疫反应 / 免疫耐受失衡，促使一些免疫相关疾病的发生。

鉴于 Treg 的功能呈现出睡眠依赖性，睡眠剥夺是研究其睡眠依赖的重要手段。7 名健康男性在睡眠剥夺的第 2 日，Treg 的节律便出现了变化，虽然其数目的昼夜波动未出现明显变化，但其免疫抑制活性的节律消失，在各个测量时间点，尤其是夜间，均不能对目标细胞的增殖进行有效抑制。数据表明，Treg 夜间免疫抑制功能的发挥依赖于正常的睡眠状态。

2. 轮班工作

随着生活方式的变化，人类的睡眠模式发生了巨大的改变，睡眠时间的推迟，甚至是昼夜颠倒逐渐成为现代人类的生活常态，一些特殊的工作种类甚至需要长期进行轮班工作，这种不健康的睡眠节律势必会对机体造成一定的影响。一项研究调查了长期轮班工作的护士中食物过敏的发生率，发现 668 名护士中有 86 名存在食物过敏的现象（12.9%），而同一人群中，无长期轮班工作食物过敏的发生率仅为 3.9%。并且食物过敏者血清特异性 IgE 和 IL-4 水平显著高于健康受试者，$CD4^+CD25^+Foxp3^+$ 的 Treg 频率也明显低于健康受试者。此外，本研究中大部分食物过敏者（81.4%）发生于从事白班 / 夜班轮换工作 4 年之后。数据表明长期轮班工作所致的食物过敏症状可能与体内 Treg 的数目减少有关。

既往研究表明，Treg 异常与食物过敏的发病相关，因为睡眠节律的改变导致了食物过敏的发生，因此昼夜节律可能通过改变肠道中的 Treg 导致疾病的发生。一项相关的动物实验中，研究人员使用卵清蛋白（OVA）致敏小鼠并将其随机置于正常昼夜节律（RCC 组）及昼夜节律倒置（ACC 组）的喂养环境中。一段时间后 ACC 组即出现肠道过敏症状，表现为肠道内高水平的 IL-4、IL-5、IL-13 和 OVA 特应性 IgE，以及肠黏膜肥大细胞和嗜酸性粒细胞深度浸润。流式细胞术分析显示，RCC 小鼠 $CD4^+T$ 细胞中 Treg 含量约为 9.94%，而 ACC 小鼠中检测到的 Treg 含量较少，仅为 5.92%，而向 ACC 小鼠体内注入 OVA 特异性 Treg 后，食物过敏的现象明显减轻，有些个体甚至消失。这表明昼夜节律颠倒所致的 Treg 数目减少可能是食物过敏发生的重要因素之一。经进一步深入研究发现，ACC 小鼠中核因子 IL-3（NFIL-3）在 Foxp3 启动位点上的表达特异性升高，升高的 NFIL-3 特异性结合 Foxp3 的启动位点，继而抑制 Treg 的增殖及功能发挥。研究结果同样在人体中得到了证明，在倒班工作开始前，受试者 $CD4^+T$ 细胞中 NFIL-3 的 mRAN 水平与对照组接近，而在夜班结束后，受试者 NFIL-3 水平开始升高并呈现出时间依赖性，在夜半结束的 2 天后恢复到正常水平。综上所述，长期倒班工作可能通过升高 NFIL-3 水平来抑制肠道 Treg 的增殖与活性，继而导致食物过敏的发生。

（二）光照节律

生物体暴露于由地球自转所致的规律性明—暗交替的环境中，节律性的光线刺激是昼夜节律形成的主要驱动因素，机体的诸多生理活动与光照节律相协调。随着科技水平的迅猛发展，出现了各式各样的照明工具，现代人类所处的生活环境早已摆脱了地球自转所致的环境明暗改变，相反，人类更容易暴露于持续的光照环境中，这种光照环境使得机体处于持续性的光照应激中，久而久之会造成机体的生物钟紊乱，严重扰乱机体的代谢及免疫稳态。在哺乳动物中，负责产生昼夜节律的分子机制从产前到产后逐渐发育并完善，在生命发育的早期，生物钟很容易受到持续光照的干扰，在恒定光照条件下，SCN 和外周组织的时钟基因表达几乎没有节律。尤其是现代的医学环境下的新生儿重症监护病房，新生儿会持续暴露在光照下，这会影响各种功能的发育，导致生理和行为紊乱，如睡眠—觉醒模式和出生后体重增加。新生儿期同样是免疫耐受形成的关键时期，小鼠在新生儿期的抗原致敏导致成年期对抗原特异性过敏反应的耐受，而 Treg 深度参与了免疫耐受的诱导和维持，在胎儿或新生儿的皮肤和淋巴组织中出现频率很高。

虽然其具体的机制目前仍在研究中，但在幼儿时期致敏的小鼠模型中进行的一些研究表明，幼儿时期的持续光照不利于其免疫耐受的形成，可造成成年后对特定抗原免疫耐受的失败，进而诱发一些不必要的过敏反应。在一项 2017 年的相关研究中，研究人员将新生小鼠分别置于持续光照（LL 组）、明—暗（LD 组）条件下饲养，在出生后的第 2 天应用半抗原致敏。6 周后将半抗原涂于耳部皮肤，结果显示 LL 组的小鼠比 LD 小鼠表现出更加明显的耳肿胀反应，行组织学分析发现 LL 组炎症皮肤的细胞浸润明显增加。此外，与 LD 组相比，LL 组炎症皮肤浸润总细胞中 Foxp3⁺ Treg 的百分比和数量显著降低。并且这些表现在妊娠期就暴露于持续光照条件下的小鼠胚胎中更为明显。有趣的是，持续性光照还损害了炎症局部引流淋巴结的功能。为了证明持续光照是通过扰乱生物钟来损害免疫耐受的，研究人员特异性敲除实验鼠中的 *Bmal1* 基因，相比于野生型的小鼠，基因敲除鼠表现出更明显的耳肿胀，组织学分析同样显示炎症局部的浸润细胞增多及 Treg 数目及百分比的下降。综上所述，胎儿 / 新生儿时期的持续性光照能通过扰乱机体昼夜节律来损害 Treg 诱导的免疫耐受的形成。

（三）褪黑素节律

人体昼夜节律的形成过程中，SCN 的定时信号以内分泌系统为传播介质同步到整个机体中，因此生物体中的大多数内分泌激素的水平均呈现节律依赖性的波动。褪黑素是一种同步睡眠、昼夜节律及许多其他生理功能的时间生物制剂，色氨酸是其主要的合成原料。褪黑激素最初被描述为由松果体产生，但随着研究的深入，哺乳动物众多的组织和器官，也会合成并分泌褪黑素。褪黑素的分泌具有明显的昼夜节律性，在夜间光刺激减弱，松果体合成褪黑素的酶类活性增强，体内褪黑素的分泌水平也相应增高，在凌晨 2：00 至 3：00 达到其峰值水平，并且夜间褪黑素水平的高低直接影响到睡眠的质量。而日间的光照会抑制褪黑素的分泌，故白天水平较低。

褪黑素通过作用于其特异性膜受体（MT1、MT2）及核结合位点来发挥各种生理作用，这些膜受体及核结合位点在各类 T 细胞中存在不同水平的表达，影响 T 细胞的分化、增殖及功能发挥。Treg 通过 MT1、MT2 及视黄酸相关核孤儿受体 α（ROR-α）接受褪黑素的信号，从而在机体不同的炎症状态下对褪黑素信号做出不同的相应。

在健康人群中，褪黑素对外周血 Treg 数目并无明显影响，但可以显著增加系统性红斑狼疮（systemic lupus erythematosus，SLE）患者外周血 Treg 数目，更重要的是 SLE 患者外周血 Foxp3 的 mRNA 水平与 HIOMT（一种褪黑素的合成酶）mRNA 水平呈显著正相关。类似的，在实验性自身免疫性脑脊髓炎小鼠的中枢神经系统中，Treg 的数目同样升高。此外，在胃癌少数的肿瘤组织中，褪黑素能降低 Treg 的数目及其表面 Foxp3 的表达，这种现象在诸多不可治疗的转移性实体肿瘤的患者中得到验证。上述证据表明，在机体不同的炎症状态下，Treg 对褪黑素的反应不尽相同，正常情况下对 Treg 并无显著影响，炎症状态下能增加其数量来抑制过强的免疫反应，而在免疫抑制的情况下则显著减少其数目及功能的发挥。

目前，虽然并无褪黑素节律性波动对 Treg 昼夜节律影响的直接研究证据，但是鉴于褪黑素对 Treg 的重要调节功能，不难推测褪黑素的昼夜波动会对 Treg 的数目及活性造成一定的影响。

（四）进食节律

1. 异常进食节律

进食是哺乳动物为了保持体能和生命所进行的规律有序地摄取营养和能量的过程，进食时间是机体昼夜节律活动的重要组成部分，正常的进食节律与机体的生物钟相协调，确保营养物质及能量的及时获取和高效吸收，而异常的进食节律不仅严重扰乱机体的代谢健康，并且影响外周组织与中央生物钟的同步。众所周知，机体外周组织的节律除了受中央时钟的调控，还受其所处微环境中外部因素的调控，如在禁食阶段的异常进食活动可以改变70%的肝脏基因的周期性表达，并且独立于光照因素的影响，此外还介导了局部的慢性炎症及新陈代谢的模式紊乱。在现代社会中，随着生活方式的改变，以深夜进食或者接近生理休息阶段的大量进食为特征的异常进食模式非常普遍，这直接介导了一系列代谢相关疾病的发生。此外，异常的进食模式也能影响肠道中Treg的数目及活性。

结直肠癌是世界第三大癌症，近年来随着经济增长而产生的现代生活方式导致人口中结肠癌的发病率增加，其中昼夜节律紊乱及饮酒是结直肠癌发病的独立危险因素。一项2020年的最新研究通过结合这两种危险因素探讨其对结直肠癌发病的作用，发现异常的进食模式及酒精暴露不仅扰乱了肠道菌群的多样性及肠道生态的失衡，还降低了肠道中Treg的数目。研究人员改变了模型鼠的进食模式（睡眠期进食），并在饮食中添加酒精。喂养6周后发现肠道炎症及生态失调，不仅肠道的通透性升高，其肠道菌群的结构也发生了改变，具体表现为肿瘤相关细菌家族血尿杆菌等的丰度增加，而SCFA的产生细菌毛螺杆菌的丰度降低，并且伴随SCFA水平的下降。12周后开始出现肠道息肉及肿瘤症状，异常进食+酒精处理的小鼠息肉更大且肿瘤负荷更高。进一步行组织学分析发现，小鼠肠道组织中Treg的数目明显下降，而Th17细胞的数目明显上升，两者的比例失衡可能导致了肠道内一系列的炎症变化。因此，睡眠期的异常进食会导致肠道内Treg功能的下降并诱发肠道的慢性炎症。

2. 食源性营养素的节律性吸收

在自身免疫病发病的过程中，遗传及环境因素扮演了较为重要的角色。西方国家目前急剧增加的自身免疫病发病率表明，西方生活模式是其重要的诱发因素，如病原体暴露的减少、烟雾、激素、压力、污染物、饮食及肥胖。此外，越来越多的研究强调了营养、代谢状态和免疫反应之间复杂的相互作用。Treg能感知多种营养素的信号，这些营养物质会对Treg的功能及其活性发挥一定的调节作用，因此在Treg所处的局部微环境中（尤其是肠道组织），由规律进食所致的营养物质水平的节律性波动，必然会对Treg的状态造成一定影响。

（1）节律性热量摄入

现代的饮食结构容易导致过量的能量及营养物质的摄入，在炎症及自身免疫病中，热量限制可以减轻疾病并延长寿命。肥胖是最容易导致自身免疫病的因素之一，饮食中过多的热量以脂肪的形式储存于脂肪组织中，作为内分泌器官，脂肪组织会分泌促炎的脂肪因子及细胞因子如瘦素、IL-6、IL-1β等，导致低水平的慢性全身性的炎症过程。值得注意的是，肥胖小鼠中Treg的数目明显减少，尤其发生在脂肪组织中，而淋巴结、脾及其他的非淋巴组织中并无此现象发生。而细胞因子及脂肪因子是机体肥胖状态下内脏脂肪组织中Treg数目减少的主要调节因素。此外，过量的热量摄入还会改变内脏脂肪组织中Treg的表型，诱导其向其他类型细胞分化。

除了热量的摄入水平，热量摄入的间隔同样会对Treg造成一定影响。研究表明，Treg在体外短时间暴露于高浓度营养物质或瘦素的时，其mTOR通路会过度激活，损害Treg的增殖及诱导Foxp3的表达；相反，短时间雷帕霉素或者瘦素单抗的处理能逆转这种作用，导致Treg的频率增加。但值得注意的是，持续性的雷帕霉素暴露或mTOR通路的沉默同样能抑制Treg的体内增殖。综上所述，能量摄入的水平及频率都能对Treg的状态造成影响，因此笔者可以推测，现代饮食中过量的热量摄入及不恰当的饮食节律能同样通过多种方式造成Treg活性的改变。

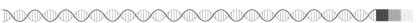

（2）节律性营养物质波动

研究发现，食物中所包含的诸多物质均能够调节 Treg 的活性，现有的报道主要集中在各种维生素的研究上。例如，维生素 A 的代谢产物视黄酸能够与 TGF-β 一起诱导初始 T 细胞向 Treg 方向的分化，稳定 Foxp3 的表达，并且在 IL-1β/IL-6 存在的情况下，阻止初始 T 细胞向 Th1、Th17 细胞的转变。维生素 D 的代谢产物骨化三醇则能够促进 Treg 的生长。而维生素 C 能够增加同种异体抗原特异性培养物中 Foxp3$^+$iTreg 的产生，并导致 Foxp3 基因 TSDR 位点的甲基化，提高 Foxp3 的稳定性。值得注意的是，针对不同类型的 Treg，维生素 C 能发挥不同的作用。新近研究表明，经过维生素 C 预处理后，tTregFoxp3 的表达增加，但在与 CD4$^+$ 效应 T 细胞共培养后发现，其抑制 T 细胞增殖的能力并未得到增强。而相比之下，维生素 C 的存在会使得 iTreg 在体外表现出更好的免疫抑制能力。

某些与芳基氢受体相关的营养物质及其代谢物也控制 Treg 功能。例如，色氨酸的代谢产物犬尿氨酸能促进 Treg 的分化增殖及功能的发挥，而西蓝花中所富含的吲哚 -3- 甲醇（I3C）及吲哚 -2- 甲烷（DIM），能够促进 EAE 小鼠模型中枢神经系统中的 Treg 浸润，起到改善病情、延缓进展的作用。

综上所述，进食活动所致的规律能量摄入及营养物质水平的波动均会对 Treg 的活性及功能发挥一定的调节作用，这些研究突出了饮食能够靶向调节 Treg 并改善自身免疫病进展的潜力。因此，改变进食节律并调整饮食结构可能是自身免疫病重要的辅助治疗手段。

（五）微生物及其代谢产物节律

1. 微生物节律

人体的肠道中存在大约 1000 种微生物，这些微生物构成的微生物群与人体保持着一种恒定、互惠的关系。近 10 年来，随着实验技术及检测手段的进步，人类已经能够更详细地研究这数万亿的微生物，识别大量的物种及其功能，并进一步揭示微生物群落的组成及功能存在的节律性。这些微生物群的节律不仅受到宿主节律及免疫系统节律调节，还会直接或间接地对宿主节律、代谢及免疫造成影响。宏基因组学研究能够发现节律微生物组的潜在功能，通过该技术手段的分析发现，小鼠和人类总微生物组多达 1/4 的遗传物质发生振荡，进一步行 KEGG 通路富集分析发现，在光照阶段，与趋化性和运动性相关的微生物途径增加，如环境感、鞭毛组装、解毒和运动相关通路，协助微生物对肠壁更好地黏附；相反，在暗期，与生长代谢相关的途径增加，从而产生诸多代谢产物，使宿主受益。

众所周知，Foxp3 的表达是 Treg 正常功能发挥的关键，Foxp3 活性受组蛋白 / 蛋白质乙酰转移酶和组蛋白 / 蛋白质去乙酰酶（HDAC）的调节。其中组蛋白去乙酰化酶 3（HDAC3）可以诱导 Treg 的发育及功能。令人兴奋的是，肠道微生物群通过组蛋白去乙酰化酶 3（HDAC3）在小鼠小肠中调节昼夜代谢节律。微生物群诱导肠上皮表达 HDAC3，HDAC3 被有节奏地募集到染色质，并在组蛋白乙酰化、代谢基因表达和营养吸收等方面产生同步的昼夜改变。HDAC3 还非常规地共同激活雌激素相关受体 α，诱导脂质转运蛋白基因 Cd36 的微生物群依赖性节律性转录，并促进脂质吸收和饮食诱导的肥胖，因此 HDAC3 能整合微生物和昼夜节律信号以调节昼夜代谢节律。鉴于 HDAC3 对 Treg 发育及成熟的重要作用，微生物信号所致的 HDAC3 的节律性表达可能会使 Treg 的活性产生波动。

2. 微生物代谢产物节律

（1）短链脂肪酸

肠道菌群对肠道组织及免疫细胞调节作用的发挥，主要以代谢物依赖的方式进行。肠道微生物的主要功能副产品为短链脂肪酸，其主要由真细菌科、梭菌科、毛螺菌科和瘤胃球菌科等肠道微生物酵解食物中的膳食纤维产生，其不仅可以调节能量摄入、能量消耗等代谢过程，还可以调节免疫反应，包括诱导 Treg 的产生。Leone 等学者测量了来自 C57Bl/6 WT 小鼠盲肠和粪便内容物中的 SCFA 水平，发现丁酸盐和丙酸盐都表现出丰富的昼夜波动，而在高脂肪饮食的情况下，这种节律性会丢失。SCFA 是最早发现的可以调节 Treg 功能的肠道微生物代谢产物，其中丁酸盐和丙酸盐通过增强非编码区域中组蛋白 H3 的乙酰化及 *Foxp3* 基因座位启动子的表达，促进 Treg 的胸腺外生成。因此，微生物代谢所致的 SCFA 水平的节律性改变势必会对 Treg 的活性造成影响，进而影响 Treg 的节律性。

（2）胆汁酸

另一类参与调节 Treg 活性的微生物代谢物是胆汁酸，其代谢通常以时间依赖的方式进行调节，在小鼠中，初级和次级 BA 都表现出血清丰度的显著波动，峰值水平出现在黑暗阶段结束时，而未结合的 BA 水平在光明阶段达到峰值。肠道中许多属于厚壁菌门和拟杆菌门的细菌能够生成、代谢 BA 所需的酶类，这些酶不仅能调节脂类及胆固醇的代谢，还能够协调生物钟基因 *Per1/Per2* 在肝脏和回肠中的表达。肠道细菌代谢产物未结合 BA 同样可以促进外周 Treg 的分化。Clarissa 等学者发现，在体外共培养条件下，次级胆汁酸 3β- 羟基去氧胆酸（isoDCA）通过作用于 DC，降低其免疫刺激特性，从而增加 Foxp3 的诱导。在 DC 中，Farnesoid X 受体的消融增强了 Treg 的生成，并产生了类似于 isoDCA 的转录谱。为了在体内证实，研究者采用合成生物学的方法，设计了包含工程拟杆菌的最小微生物群，发现其中的 isoDCA 产生菌群以 CNS1 依赖性方式增加结肠 ROR-γt+Treg，其具有较强的胸腺外分化能力。综上所述，与进食相关的肠道微生物代谢产物节律同样会对暴露于其中的 Treg 的分化及功能产生一定作用，因此代谢产物节律的紊乱可能会影响机体内促炎和抗炎机制间的平衡，促使一些自身免疫病的发生。

五、Treg 昼夜节律失调在自身免疫病中的研究进展

（一）类风湿关节炎

类风湿关节炎是一种慢性炎症性自身免疫病，以多发性关节炎和关节破坏为特征。RA 患者的临床症状呈典型的昼夜节律性改变，主要表现为晨僵及夜间睡眠障碍，患者外周血细胞因子谱、神经内分泌激素的节律紊乱是其重要的诱发因素。此外，最新的研究证据表明，Treg 的节律同样是 RA 患者临床症状的节律性的重要驱动因素。研究人员通过对胶原诱导关节炎小鼠不同时间段炎症关节内 Treg 进行计数，发现炎性关节内 Treg 的数目呈昼夜波动，而 Th17 与 Th1 的数目无明显变化，炎症关节中 Treg 数目在 ZT18 时最多，而 ZT6 时较少，并且在 ZT18 时 Treg 分泌的 IL-10 的数目较多，并且炎性关节内 Treg 数目的昼夜节律与外周血中 Treg 的节律无关。进一步减少 Treg 后发现夜间关节炎症状加重，关节肿胀及疾病评分均增加，这与夜间病变关节中单核细胞及巨噬细胞等炎性细胞活性增加、Treg 无法有效发挥其免疫抑制功能有关。结合 RA 临床症状及炎性细胞因子谱的节律特征，发现在夜间关节炎症最严重时，关节内的 Treg 数目达到峰值，其抗炎作用的发挥有助于夜间炎症的抑制，而 Treg 数目的减少可能是其晨起症状较重的影响因素。因此，类风湿关节炎病变关节中 Treg 的节律变化及其对其他炎性细胞的影响与外周血中表现相符合，更加证明 Treg 的昼夜节律并非是器官特异性的，而是细胞发育中形成的固有节律。

（二）多发性硬化

多发性硬化（multiple sclerosis，MS）是一种 T 细胞介导的累及中枢神经系统的脱髓鞘性神经退行性疾病。研究表明，年轻时轮班工作能够增加 MS 的患病风险，并且其复发常呈季节依赖性，即春季时症状容易反复，而夏季和秋季时症状相对较轻。既往的研究表明，MS 症状的严重程度呈季节性

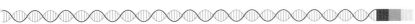

波动的主要原因是促炎和抗炎细胞因子水平的季节变化。尽管已经提出了一些假说来解释 MS 的季节性变化，如不同传染因子的季节性变化，但大多数研究指出，阳光照射时间的差异是最可能导致这些变化的因素，在温带地区，日照的持续时间全年都在变化，主要表现为在夏至冬季之间相对较长，但在冬季较短。因此，复发频率或 MRI 活动的增加与不同季节成人日晒时间的差异有关。

新近的研究发现，MS 患者中不同季节 Treg 的数目的改变是影响其症状季节性变化的关键因素之一。一项回顾性、观察性的动物实验纳入了 292 只 MS 动物模型（EAE 小鼠），这些模型分别来自 2013 年至 2018 年的 51 项独立研究。首先，研究发现，相较于其他季节，夏季出生的小鼠虽然在临床症状出现的时间上没有明显的延迟，但疾病严重程度明显降低，进一步分析发现，夏季诱导的模型小鼠其中枢神经系统炎性细胞浸润最不明显，Th17 细胞的数目比其他组低，而 Treg 的数目较高，因此夏季出生的小鼠临床症状较轻可能是中枢神经系统中较多的 Treg 诱导所致。令人惊讶的是，夏季诱导造模成功的小鼠，虽然 EAE 的症状较轻，但中枢神经系统中的炎性细胞（Th1、Th17 等）浸润升高，与之相伴的 Treg 数目也出现明显的上升，因此夏季诱导造模成功小鼠的症状较轻可能是因为中枢神经系统中较多的 Treg 抑制了炎性浸润细胞的活性。综上所述，无论是夏季出生，还是夏季诱导造模成功的 EAE 小鼠，其临床症状均比其他季节轻，中枢神经系统中 Treg 数目增高可能是其重要的诱导因素。因此，季节因素这种特殊的昼夜节律形式可能通过影响中枢神经系统中 Treg 的数目来影响疾病的严重程度。

（三）1 型糖尿病

1 型糖尿病（type 1 diabetes mellitus，T1DM）是一种由 T 淋巴细胞介导的胰岛 β 细胞破坏的自身免疫病。生物钟是糖尿病发病的一个重要方面，其对机体的代谢调控及胰岛 β 细胞的调节至关重要。动物实验表明，昼夜节律失调不仅与周围神经病变等糖尿病并发症的发生相关，还加速并发症的进展并降低免疫治疗的效果。多种生物钟相关基因被证实与糖尿病的发病相关，包括 *CLOCK*、*BMAL1* 及 *CRY*，尤其是 *Arntl2*（编码 BMAL2）基因在 T1DM 的发病中发挥重要作用，是 T1DM 的疾病候选基因。此外 *Arntl2* 在 T1DM 中还能维持 Treg 的稳定，在质粒构建的 *Arntl2* 基因特异性沉默的 T1DM 小鼠模型中，发现 CD4⁺T 细胞的百分比在脾和胰腺淋巴结中显著升高，而 CD8⁺T 和 B 细胞的数量无明显变化，CD4⁺T 细胞是 1 型糖尿病发生和发展的一个决定因素。有趣的是，脾中 CD25⁺ 和 Foxp3⁺ 的 T 细胞数量均显著减少，这表明，T1DM 中 Arntl2 对维持 Treg 数目的稳定有一定作用。

六、Treg 昼夜节律研究的发展前景

昼夜节律是免疫系统的重要特性之一，Treg 作为机体免疫耐受维持最重要的组分，其数目及功能的正常节律性循环对机体免疫稳态的维持至关重要。现有的研究已表明，在免疫系统的不同炎症状态及一些自身免疫病的发病过程中，Treg 的昼夜节律有着不同程度的受损，其异常节律的纠正可能有助于机体免疫稳态的恢复及自身免疫病的治疗。因此，针对 Treg 的靶向节律调节有广泛的临床治疗前景。

不良生活习惯是 Treg 昼夜节律系统受损的诱发因素，因此迎合 Treg 节律性的睡眠及生活方式对其节律及正常功能的恢复有一定帮助，可能是某些节律相关疾病的辅助治疗手段。

IL-2 是一种具有双向免疫调节作用的 T 细胞因子，低剂量的 IL-2 能通过特异性刺激 Treg 增殖来增强免疫抑制反应，并且在一些自身免疫病及炎性疾病中取得了一定的疗效。鉴于不同疾病或炎症状态下 Treg 存在节律紊乱，特定时间的 IL-2 运用可能在促进 Treg 增殖的同时对其异常的节律进行纠正，实现免疫状态的个体化精准调节。

（李葆宸）

参考文献

[1] GRECO C M，SASSONE-CORSI P. Circadian blueprint of metabolic pathways in the brain. Nat Rev 2019，20（2）：71-82.

[2] MOHAWK J A，GREEN C B，TAKAHASHI J S. Central and peripheral circadian clocks in mammals. Annu Rev Neurosci，2012，35：445-462.

[3] PATKE A，YOUNG M W，AXELROD S. Molecular mechanisms and physiological importance of circadian rhythms. Nat Rev Mol Cell Biol，2020，21（2）：67-84.

[4] PARTCH C L，GREEN C B，TAKAHASHI J S. Molecular architecture of the mammalian circadian clock. Trends Cell Biol，2014，24（2）：90-99.

[5] ZHENG D，RATINER K，ELINAV E. Circadian influences of diet on the microbiome and immunity. Trends Immunol，2020，41（6）：512-530.

[6] YU X，ROLLINS D，RUHN K A，et al. TH17 cell differentiation is regulated by the circadian clock. Science，2013，342（6159）：727-730.

[7] HASPEL J A，ANAFI R，BROWN M K，et al. Perfect timing：circadian rhythms，sleep，and immunity - an NIH workshop summary. JCI Insight，2020，5（1）：e131487.

[8] LOGAN R W，WYNNE O，LEVITT D，et al. Altered circadian expression of cytokines and cytolytic factors in splenic natural killer cells of Per1（-/-）mutant mice. J Interferon Cytokine Res，2013，33（3）：108-114.

[9] SATO S，SAKURAI T，OGASAWARA J，et al. A circadian clock gene，Rev-erbα，modulates the inflammatory function of macrophages through the negative regulation of Ccl2 expression. J Immunol，2014，192（1）：407-417.

[10] ADROVER J M，DEL FRESNO C，CRAINICIUC G，et al. A neutrophil timer coordinates immune defense and vascular protection. Immunity，2019，50（2）：390-402.

[11] WANG Q，ROBINETTE M L，BILLON C，et al. Circadian rhythm-dependent and circadian rhythm-independent impacts of the molecular clock on type 3 innate lymphoid cells. Sci Immunol，2019，4（40）：eaay7501.

[12] SCHEIERMANN C，KUNISAKI Y，LUCAS D，et al. Adrenergic nerves govern circadian leukocyte recruitment to tissues. Immunity，2012，37（2）：290-301.

[13] NATHAN P，GIBBS J E，RAINGER G E，et al. Changes in circadian rhythms dysregulate inflammation in ageing：focus on leukocyte trafficking. Front Immunol，2021，12：673405.

[14] BESEDOVSKY L，BORN J，LANGE T. Endogenous glucocorticoid receptor signaling drives rhythmic changes in human T-cell subset numbers and the expression of the chemokine receptor CXCR4. FASEB J，2014，28（1）：67-75.

[15] DRUZD D，MATVEEVA O，INCE L，et al. Lymphocyte circadian clocks control lymph node trafficking and adaptive immune responses. Immunity，2017，46（1）：120-132.

[16] HASPEL J A，CHETTIMADA S，SHAIK R S，et al. Circadian rhythm reprogramming during lung inflammation. Nat Commun，2014，5：4753.

[17] LANGAN D，KIM E Y，MOUDGIL K D. Modulation of autoimmune arthritis by environmental 'hygiene' and commensal microbiota. Cell Immunol，2020，339：59-67.

[18] SINGH D P，BARANI LONBANI Z，WOODRUFF M A，et al. Effects of topical icing on inflammation，angiogenesis，revascularization，and myofiber regeneration in skeletal muscle following contusion injury.

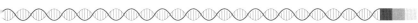
Front Physiol，2017，8：93.

[19] BOLLINGER T，BOLLINGER A，SKRUM L，et al. Sleep-dependent activity of T cells and regulatory T cells. Clin Exp Immunol，2009，155（2）：231-238.

[20] BOLLINGER T，BOLLINGER A，NAUJOKS J，et al. The influence of regulatory T cells and diurnal hormone rhythms on T helper cell activity. Immunology，2010，131（4）：488-500.

[21] BEAM C A，WASSERFALL C，WOODWYK A，et al. Synchronization of the normal human peripheral immune system：a comprehensive circadian systems immunology analysis. Sci Rep，2020，10（1）：672.

[22] KIERNOZEK E，KOWALIK A，MARKOWSKA M，et al. Day/night changes of thymus-deriving natural regulatory T cell development and function. J Neuroimmunol，2014，274（1/2）：102-110.

[23] DIMITROV S，LANGE T，TIEKEN S，et al. Sleep associated regulation of T helper 1/T helper 2 cytokine balance in humans. Brain Behav Immun，2004，18（4）：341-348.

[24] ROSS S H，CANTRELL D A. Signaling and Function of Interleukin-2 in T Lymphocytes. Annu Rev Immunol，2018，36：411-433.

[25] GASTEIGER G，HEMMERS S，FIRTH M A，et al. IL-2-dependent tuning of NK cell sensitivity for target cells is controlled by regulatory T cells. J Exp Med，2013，210（6）：1167-1178.

[26] BARRIOS B E，MACCIO-MARETTO L，NAZAR F N，et al. A selective window after the food-intake period favors tolerance induction in mesenteric lymph nodes. Mucosal Immunol，2019，12（1）：108-116.

[27] YANG G，ZHANG H，LIU Y，et al. Alternation of circadian clock modulates forkhead box protein-3 gene transcription in CD4（+）T cells in the intestine. J Allergy Clin Immunol，2016，138（5）：1446-1449.

[28] VAN ESCH B C，SCHOUTEN B，BLOKHUIS B R，et al. Depletion of CD4+CD25+ T cells switches the whey-allergic response from immunoglobulin E- to immunoglobulin free light chain-dependent. Clin Exp Allergy，2010，40（9）：1414-1421.

[29] SUMOVÁ A，BENDOVÁ Z，SLÁDEK M，et al. Setting the biological time in central and peripheral clocks during ontogenesis. FEBS Lett，2006，580（12）：2836-2842.

[30] VÁSQUEZ-RUIZ S，MAYA-BARRIOS J A，TORRES-NARVÁEZ P，et al. A light/dark cycle in the NICU accelerates body weight gain and shortens time to discharge in preterm infants. Early Hum Dev，2014，90（9）：535-540.

[31] MIZUTANI H，TAMAGAWA-MINEOKA R，MINAMI Y，et al. Constant light exposure impairs immune tolerance development in mice. J Dermatol Sci，2017，86（1）：63-70.

[32] CIPOLLA-NETO J，AMARAL F G D. Melatonin as a Hormone：New Physiological and Clinical Insights. Endocr Rev，2018，39（6）：990-1028.

[33] REN W，LIU G，CHEN S，et al. Melatonin signaling in T cells：Functions and applications. J Pineal Res，2017，62（3）.

[34] MEDRANO-CAMPILLO P，SARMIENTO-SOTO H，ÁLVAREZ-SÁNCHEZ N，et al. valuation of the immunomodulatory effect of melatonin on the T-cell response in peripheral blood from systemic lupus erythematosus patients. J Pineal Res，2015，58（2）：219-226.

[35] ÁLVAREZ-SÁNCHEZ N，CRUZ-CHAMORRO I，LóPEZ-GONZáLEZ A，et al. Melatonin controls experimental autoimmune encephalomyelitis by altering the T effector/regulatory balance. Brain Behav Immun，2015，50：101-114.

[36] LIU H，XU L，WEI J E，et al. Role of CD4$^+$CD25$^+$regulatory T cells in melatonin-mediated inhibition of murine gastric cancer cell growth in vivo and in vitro. Anat Rec，2011，294（5）：781-788.

[37] CHALLET E. The circadian regulation of food intake. Nat Rev Endocrinol, 2019, 15（7）: 393-405.

[38] GREENWELL B J, TROTT A J, BEYTEBIERE J R, et al. Rhythmic food intake drives rhythmic gene expression more potently than the hepatic circadian clock in mice. Cell Rep, 2019, 27（3）: 649-657.

[39] BISHEHSARI F, ENGEN P A, VOIGT R M, et al. Abnormal eating patterns cause circadian disruption and promote alcohol-associated colon carcinogenesis. Cell Mol Gastroenterol Hepatol, 2020, 9（2）: 219-237.

[40] MATVEEVA O, BOGIE J F J, HENDRIKS J J A, et al. Western lifestyle and immunopathology of multiple sclerosis. Ann N Y Acad Sci, 2018, 1417（1）: 71-86.

[41] PICCIO L, STARK J L, CROSS A H. Chronic calorie restriction attenuates experimental autoimmune encephalomyelitis. J Leukoc Biol, 2008, 84（4）: 940-948.

[42] FANTUZZI G. Adipose tissue, adipokines, and inflammation. J Allergy Clin Immunol, 2005, 115（5）: 911-919.

[43] CIPOLLETTA D, KOLODIN D, BENOIST C, et al. Tissular T（regs）: a unique population of adipose-tissue-resident Foxp3$^+$CD4$^+$T cells that impacts organismal metabolism. Semin Immunol, 2011, 23（6）: 431-437.

[44] PROCACCINI C, DE ROSA V, GALGANI M, et al. An oscillatory switch in mTOR kinase activity sets regulatory T cell responsiveness. Immunity, 2010, 33（6）: 929-941.

[45] RAVERDEAU M, MILLS K H. Modulation of T cell and innate immune responses by retinoic Acid. J Immunol, 2014, 192（7）: 2953-2958.

[46] CHAMBERS E S, SUWANNASAEN D, MANN E H, et al. 1α, 25-dihydroxyvitamin D3 in combination with transforming growth factor-β increases the frequency of Foxp3$^+$ regulatory T cells through preferential expansion and usage of interleukin-2. Immunology, 2014, 143（1）: 52-60.

[47] NIKOLOULI E, HARDTKE-WOLENSKI M, HAPKE M, et al. Alloantigen-Induced regulatory T cells generated in presence of vitamin C display enhanced stability of Foxp3 expression and promote skin allograft acceptance. Front Immunol, 2017, 8 : 748.

[48] OYARCE K, CAMPOS-MORA M, GAJARDO-CARRASCO T, et al. Vitamin C fosters the in vivo differentiation of peripheral CD4$^+$Foxp3-T cells into CD4$^+$Foxp3$^+$regulatory T cells but impairs their ability to prolong skin allograft survival. Front Immunol, 2018, 9 : 112.

[49] ROUSE M, SINGH N P, NAGARKATTI P S, et al. Indoles mitigate the development of experimental autoimmune encephalomyelitis by induction of reciprocal differentiation of regulatory T cells and Th17 cells. Br J Pharmacol, 2013, 169（6）: 1305-1321.

[50] THAISS C A, LEVY M, KOREM T, et al. Microbiota diurnal rhythmicity programs host transcriptome oscillations. Cell, 2016, 167（6）: 1495-1510.

[51] KUANG Z, WANG Y, LI Y, et al. The intestinal microbiota programs diurnal rhythms in host metabolism through histone deacetylase 3. Science, 2019, 365（6460）: 1428-1434.

[52] SONG D, LAI L, RAN Z. Metabolic Regulation of group 3 innate lymphoid cells and their role in inflammatory bowel disease. Front Immunol, 2020, 11 : 580467.

[53] LI Y, SHAO L, MOU Y, et al. Sleep, circadian rhythm and gut microbiota: alterations in Alzheimer's disease and their potential links in the pathogenesis. Gut Microbes, 2021, 13（1）: 1957407.

[54] JACOBSE J, LI J, RINGS EHH M, et al. Intestinal regulatory T cells as specialized tissue-restricted immune cells in intestinal immune homeostasis and disease. Front Immunol, 2021, 12 : 716499.

[55] TAHARA Y, YAMAZAKI M, SUKIGARA H, et al. Gut microbiota-derived short chain fatty acids induce

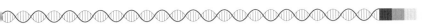

circadian clock entrainment in mouse peripheral tissue. Sci Rep，2018，8（1）：1395.

[56] FURUSAWA Y，OBATA Y，FUKUDA S，et al. Commensal microbe-derived butyrate induces the differentiation of colonic regulatory T cells. Nature，2013，504（7480）：446-450.

[57] JOYCE S A，MACSHARRY J，CASEY P G，et al. Regulation of host weight gain and lipid metabolism by bacterial bile acid modification in the gut. Proc Natl Acad Sci U S A，2014，111（20）：7421-7426.

[58] CAMPBELL C，MCKENNEY P T，KONSTANTINOVSKY D，et al. Bacterial metabolism of bile acids promotes generation of peripheral regulatory T cells. Nature，2020，581（7809）：475-479.

[59] CUTOLO M. Circadian rhythms and rheumatoid arthritis. Joint Bone Spine，2019，86（3）：327-333.

[60] HAND L E，GRAY K J，DICKSON S H，et al. Regulatory T cells confer a circadian signature on inflammatory arthritis. Nat Commun，2020，11（1）：1658.

[61] DAMASCENO A，MORAES A S，FARIAS A，et al. A spring to summer shift of pro-inflammatory cytokine production in multiple sclerosis patients. J Neurol Sci，2016，360：37-40.

[62] HARDING K，TILLING K，MACIVER C，et al. Seasonal variation in multiple sclerosis relapse. J Neurol，2017，264（6）：1059-1067.

[63] AMIYA E，WATANABE M，TAKATA M，et al. Diurnal body temperature rise is reduced in diabetes with autonomic neuropathy. Clin Auton Res，2014，24（2）：95-97.

[64] LEBAILLY B，BOITARD C，ROGNER U C. Circadian rhythm-related genes：implication in autoimmunity and type 1 diabetes. Diabetes Obes Metab，2015，17：134-138.

[65] HE C X，AVNER P，BOITARD C，et al. Downregulation of the circadian rhythm related gene Arntl2 suppresses diabetes protection in Idd6 NOD.C3H congenic mice. Clin Exp Pharmacol Physiol，2010，37（12）：1154-1158.

[66] BEAM C A，BELI E，WASSERFALL C H，et al. Peripheral immune circadian variation，synchronisation and possible dysrhythmia in established type 1 diabetes. Diabetologia，2021，64（8）：1822-1833.

第十二节　妊娠免疫耐受与 Treg

　　人类妊娠是一个极其复杂而又协调的生理过程。从免疫学的角度来看,胎儿作为半同种异体移植物,携带着一半父方的基因，能在母体内生长发育而不被排斥，直至成功妊娠到胎儿娩出，其中机制十分复杂。孕妇的免疫系统不仅要耐受胎儿，还要保持防御感染的能力，妊娠期的免疫耐受和母胎间双向免疫调节的动态平衡在此过程中发挥了主要作用。

一、母胎界面概述

　　母胎界面指的是母体与胎儿直接接触的界面，是一个三维结构，包括：①胎盘绒毛的合体滋养细胞直接与母血及其循环免疫细胞接触；②绒毛膜与包蜕膜交界面；③绒毛外细胞滋养叶（或称非绒毛细胞滋养叶）与母体底蜕膜交界面，两者共同构成胎盘，在母胎之间构成一个"缓冲地带"。在妊娠期激素等因素的影响下，蜕膜中免疫活性细胞及其分泌的细胞因子构成母胎界面局部独特的、动态的免疫微环境，为免疫耐受的形成和维持起到关键作用。

　　母胎界面免疫微环境由两部分构成，首先为细胞，大致分三类：①免疫细胞：包括 NK 细胞、巨噬细胞、T 细胞及 B 细胞，占蜕膜细胞的 15%，包括特异性免疫细胞如 T 细胞、B 淋巴细胞等和非特异性淋巴细胞如大颗粒淋巴细胞、蜕膜巨噬细胞等。在早孕蜕膜中，T 细胞、B 淋巴细胞数量较少，仅占蜕膜中免疫细胞的 20% ~ 30%。T 淋巴细胞也主要为 CD8$^+$ 细胞，而 CD4$^+$ 细胞极少，即 Ts/Th 比值上升，同时蜕膜 T 淋巴细胞的受体表达下降，这些均提示正常妊娠时免疫防护反应。②免疫潜能细胞：包括蜕膜基质细胞及子宫内膜上皮细胞。③侵蚀至蜕膜的绒毛外细胞滋养细胞。其次是免疫细胞分泌的细胞因子及其他生物活性物质。

母胎界面位于与胚胎外的组织直接接触的蜕膜上，其局部的免疫微环境有利于妊娠的建立、维持和胎儿的生长发育。晚期妊娠时，母胎界面由两个不同的区域组成：一是位于基蜕膜与有侵蚀功能的裂隙滋养细胞间的胎盘上；二是位于壁蜕膜与羊膜、绒毛膜间的胎膜上，其局部的免疫微环境逐渐变化为分娩的内源性准备。如果母胎界面免疫微环境改变导致这种免疫耐受机制失衡，将产生一系列的妊娠疾病及并发症，如妊娠高血压、反复自发性流产、早产、感染等病理妊娠情况。

二、正常妊娠免疫耐受

正常妊娠时的免疫耐受机制尚未完全明确，也许由以下几方面因素共同作用。

1. HLA-G 抗原表达学说

HLA-G 是位于人第 6 号染色体短臂上的一群紧密连锁的基因群，属于人类非经典的 MHC Ⅰ类分子，胎盘滋养细胞无Ⅱ类 HLA 的表达，但高水平表达非典型性Ⅰ类 HLA 基因（*HLA-C*、*HLA-E*、*HLA-F*、*HLA-G*），参与人体对异物的免疫排斥反应。其中，HLA-G 在母胎界面的表达对母胎免疫耐受和维持正常妊娠有重要作用，主要通过抑制自然杀伤细胞和 T 细胞的作用发挥功能。

HLA-G 抗原表达在母胎界面交界处确实可以避免 NK 细胞的杀伤作用而引起母体对胎儿的耐受。目前发现，识别 HLA-G 的自然杀伤细胞受体至少有 3 种，均属于免疫球蛋白超家族的杀伤细胞抑制受体，即白细胞免疫球蛋白样受体 1、免疫球蛋白样转录产物 2、免疫球蛋白样转录产物 4 和 p49。Le Bouteiller 发现在早期胎盘和足月胎盘的滋养细胞上均有 HLA-G 的表达，滋养细胞在早期强表达 HLA-G，随后表达逐渐下降。滋养细胞上表达的 HLA-G 与 NK 细胞抑制性受体结合，传入抑制性信号，从而抑制 NK 细胞活性。Dorling 等研究表明，除了抑制 NK 细胞杀伤活性外，HLA-G 分子还可抑制 NK 细胞游走，当 HLA-G 表达低时，绒毛膜外滋养层细胞可以被 NK 细胞杀伤。

在妊娠早期的蜕膜淋巴细胞中，T 淋巴细胞主要是 CD4$^+$ 和 CD8$^+$ 细胞。可溶型 HLA-G 通过清除活化的 T 细胞来调节 CD8$^+$T 细胞功能，膜结合型 HLA-G 对 CD4$^+$T 淋巴细胞有明显的抑制作用，LeMaoult 等证实 HLA-G1 转染的 APC 可以抑制 CD4$^+$T 细胞的增殖。Contini 等研究认为，在妊娠过程中 HLA-G 可通过促使 CD8$^+$T 细胞表达并分泌 Fas 配体，使被激活的 CD8$^+$T 细胞发生 Fas/FasL 程序性死亡而除去同种异体反应性 T 细胞。因此，妊娠过程中，HLA-G 通过诱导凋亡清除同种异型母体 CD8$^+$T 淋巴细胞，以及抑制母体 CD4$^+$T 淋巴细胞对胚胎细胞的反应性这两条途径来诱导 T 淋巴细胞对胎儿的耐受而维持正常妊娠过程。此外，正常妊娠是一种 Th2 现象，即妊娠母体趋向 Th2 型细胞及因子介导的体液免疫，避免 Th1 型细胞及因子参与的免疫攻击。HLA-G 能诱导产生 Th2 型因子，使 Th1/Th2 型平衡向有利于妊娠维持的 Th2 型反应偏移。

2. 调节性 T 细胞平衡学说

通常根据表型、细胞因子分泌和组织来源，将具有不同抑制功能的 CD4$^+$ 调节性 T 细胞分为三个亚群。分别是 1 型调节性 T 细胞（Tr1）、Th3 细胞和 CD4$^+$CD25$^+$ 调节性 T 细胞。具有调控特征的 CD8$^+$/Foxp3$^+$T 细胞的功能、个体发生和调控目前仍未知。CD4$^+$CD25$^+$Foxp3$^-$T 细胞经 IL-10 诱导产生 Tr1 细胞，并且通过分泌 IL-10 发挥抑制活性。Th3 细胞通过合成 TGF-β、IL-10 和 IL-4 发挥抑制作用。

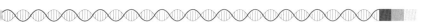

在这三个细胞亚群中，CD4$^+$CD25$^+$Foxp3$^+$Treg 具有抑制自我反应的淋巴细胞以维持免疫的自我耐受性。已证实早期人类妊娠蜕膜中含有大量 CD4$^+$CD25$^+$Foxp3$^+$Treg，并且自然流产患者蜕膜 CD4$^+$CD25$^+$Treg 的量比正常要求人流患者的量显著降低。这些结果均提示 CD4$^+$CD25$^+$Treg 在母体对胚胎抗原免疫耐受的机制中起作用。

有报道证实，在妊娠开始第 2 天，血液、淋巴结和胸腺中的 Treg 已经开始增加，从妊娠中期开始，Treg 数量逐渐减少，直到足月或之后不久达到未孕水平。其实在妊娠前的发情期，Treg 的数量就已经开始有所变化。此外，Treg 具有父系来源的细胞特异性，它们的功能可能是保护父系来源的细胞免受母体免疫系统的排斥。Treg 数量增加是正常妊娠的人和小鼠的特征。Treg 的数量或功能减少可能导致妊娠失败，可以通过从正常妊娠小鼠移植 Treg 来预防小鼠流产。

妊娠期，胎盘细胞可通过分泌大量雌激素、人绒毛膜促性腺激素、前列腺素等调节母胎免疫耐受。妊娠期机体内生理剂量的雌二醇可以通过结合免疫分子 CD3/CD28 促进 Treg 的增殖，而且用雌二醇预处理过的调节性 T 细胞其抑制功能显著增强。Foxp3 在调控 Treg 的发育和功能中起着主控开关的作用。雌二醇对胸腺和脾中 CD4$^+$CD25$^+$Treg 及其叉头翼状螺旋转录因子的表达有上调作用，主要促使 Treg 发育，并在体外刺激 CD4$^+$CD25$^-$T 细胞向 CD4$^+$CD25$^+$T 细胞转化，使外周血 Treg 活化、增殖而发挥其免疫抑制作用。

早期妊娠女性蜕膜 Foxp3$^+$Treg 明显富集，并且蜕膜中的 Treg 比循环中 Treg 更多，这有可能是胎儿同种抗原诱导蜕膜 Treg 发生了局部增殖。最初的 Treg 增殖表现出的是一个激活的、非抑制的、非 Treg 群体，Treg 从循环中招募，在蜕膜中增殖并参与胎儿异体抗原的局部耐受。虽然蜕膜中的 Treg 增加，但循环中的 Treg 数量并没有增加，显示出"正常"的表型和抑制能力。Treg 必须从外周血迁移到母胎界面以促进胎儿耐受。Treg 表达多种趋化因子受体，其配体如 CCL22、107CX3CL3、108、109CCL3、CCL4 和 CCL5110-112 在母胎界面表达，可能有助于 Treg 的局部迁移。

妊娠过程会影响 T 辅助细胞和 Treg 的可塑性。Treg 在妊娠期表现出更高的灵活性。刺激后，Treg 似乎为不同的 T 辅助细胞谱系产生更多的转录因子。在需要的时候能够被抑制，同时在感染的情况下能够迅速转变为更具攻击性的表型。

Treg 可能通过多种机制发挥作用，这些机制会协调工作，以确保对胎儿的保护。在小鼠中，Treg 可以通过在母胎界面创造一个"宽容"的特权微环境来保护异基因胎儿，其特征是 HO-1、TGF-b 和 LIFF 的高表达。有研究认为，Treg 通常通过细胞接触或分泌免疫抑制细胞因子直接介导其保护功能。通过细胞—细胞接触抑制活化的效应 T 细胞已被证明是由抑制 Treg 表达的 PD-1 或 CTLA-4 等分子介导的。除此之外，还有其他可能的几种机制。

（1）Treg 利用胞外酶 CD39 和 CD73 将三磷酸腺苷裂解为腺苷，作用于效应 T 细胞上的抗炎腺苷受体 A2a。

（2）Treg 被激活后，表达 CTLA-4，CTLA-4 与 CD80/CD86 相互作用，从而直接或间接影响 T 细胞穿透 APC。

（3）可溶性细胞因子 IL-10、TGF-b 和（小鼠）IL-35 具有免疫调节和抑制作用。此外，膜结合 TGF-b 可能有抑制作用，至少在小鼠中有。

（4）Treg 也可能通过穿孔素依赖的细胞毒途径裂解靶细胞进行抑制。

（5）由于 Treg 表达高水平的 IL-2 受体 a 链 CD25，Treg 可能充当 IL-2 池，消耗可用的 IL-2 分子，牺牲效应 T 细胞。

（6）Treg（至少在小鼠中）能够通过 CTLA-4 的作用诱导树突状细胞中 IDO 酶的表达，导致色氨酸饥饿并诱导周围效应 T 细胞凋亡。

最新的研究进一步细化了 Treg 在母胎界面对妊娠免疫的调节作用。研究调查了健康孕妇的三种不同的 CD4$^+$Treg 类型，包括 CD25^{high}Foxp3$^+$、PD1^{high}IL10$^+$ 和 TIGIT$^+$Foxp3^{dim}，它们具有调节表型和抑制 T 细胞反应的能力。此外，与单独培养的 T 细胞相比，HLA-G$^+$ 滋养层外细胞 EVTs 或蜕膜巨噬细胞与血液 CD4$^+$T 细胞共培养可直接提高 CD25^{high}Foxp3$^+$Treg 的比例。EVTs 还增加了 PD1^{high}Treg，而 PD1^{high}Treg 可以被 HLA-C 和 CD3 抗体抑制，表明这是一种抗原特异性诱导。不同 Treg 类型的存在可能允许调节胎盘中的多种炎症反应。

3. 妊娠免疫耐受中父亲的作用

精液通常只被看作是携带精子的载体，但值得注意的是，精液中含有与女性生殖道相互作用的成分，可以启动免疫反应，影响生育和妊娠结果。啮齿类动物模型实验表明，精液在促进强健的胚胎着床和最佳胎盘发育方面发挥了关键作用。特别是精液能够促进白细胞的募集和调节性 T 细胞的产生，通过抑制炎症，帮助子宫血管适应和维持胎儿抗原的耐受性来促进胚胎着床。

精液由悬浮在精浆中的精子组成，除含有多种离子、能量底物、有机化合物和含氮化合物之外，还含有高浓度的免疫调节因子，如 TGF-β，其中 TGF-β1 和 TGF-β3 含量较高，TGF-β2 含量较低。还有 IL-8 和可溶性 IL-2 受体前列腺素 E$_2$、19- 羟基前列腺素 E、可溶性肿瘤坏死因子受体、γ 球蛋白 Fc 部分的受体、精胺和补体抑制剂等。最近的研究表明，精液可以推动 Treg 的增殖。因此，抗原独立机制和抗原依赖机制都可能参与 Treg 的扩张。然而，异基因妊娠中 Treg 增殖的数量高于同基因妊娠，这使得在自然交配中，即异基因结合中，更有可能是父亲的抗原驱动 Treg 增殖，激素不是主要驱动原因。精液来源的抗原和其他因素在 Treg 的产生、扩展、迁移和功能中起着关键作用。着床前，精液诱导子宫本身 CD4$^+$CD25$^+$Foxp3$^+$Treg 数量增加。通过与精囊缺陷和输精管切除术的雄性交配，证实精液是子宫 Treg 增殖的必要条件。此外，机械刺激诱发的假妊娠并没有导致 Treg 增加，更加说明了精液对 Treg 增殖的重要性。在精液中大量存在的 TGF-β 可能是精液驱动 Treg 增殖的重要因素。在含有 TGF-β 抗体的精液中加入 Treg 可以抑制 Treg 增殖，并且精液诱导的 Treg 是具有抑制调节功能的。在小鼠模型中，由精液来源的父亲抗原诱导的 Treg 有效地阻止了表达相同父亲抗原的移植瘤细胞的排斥反应也证明了这一点。

4. 胎盘的屏障功能

胎盘由母体的底蜕膜和胎儿的滋养层构成。一直以来都认为胎盘绒毛中的血管壁、绒毛间质、基膜和绒毛上皮细胞构成了母体血与胎儿血之间的机械性屏障，使母体、胎儿的免疫细胞互不接触，防止胎儿抗原与母体淋巴细胞及抗体接触，从而避免胎儿被母体排斥和免疫攻击。随着研究的深入，这个理论并不能站住脚。因为母胎界面是一个双向交换面。母体免疫细胞不仅存在于母胎界面，而且还存在于母体循环中。在婴儿身上也能发现母细胞。这种现象被称为胎母微嵌合体，许多报告表明，微嵌合体在几十年后仍然存在于母亲和孩子体内，研究表明，胎母嵌合体甚至在妊娠早期就出现了。这改变了曾经被接受的母亲和胎儿解剖分离的概念。当母体和胎儿明确感觉到对方的存在时，他们之间就不会发生不良免疫反应。

三、病理妊娠的免疫耐受改变

妊娠过程涉及多种复杂因素，是母体、胎儿、胎盘共同参与的复杂生理过程。临床常见的病理妊

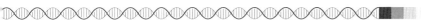

娠有流产、早产及妊娠期高血压疾病、感染等，严重影响母婴的生命安全。前文谈到妊娠成功取决于母胎间免疫微环境平衡和免疫耐受的维持，一旦平衡失调，将打破免疫耐受，出现病理性妊娠的结果。

1. 妊娠期高血压

妊娠期高血压是病理妊娠疾病，其中子痫前期（preeclampsia，PE）是严重影响母儿健康的妊娠期特有疾病，我国发病率为 9.4%，国外报道其发病率为 7% ~ 12%，是孕产妇和围生儿发病和死亡的主要原因之一。其病因与发病机制尚不明确。但已确认与 PE 发病机制相关的因素包括血管生成不良、内皮功能障碍、螺旋动脉浅血管内细胞滋养细胞侵袭、慢性炎症和免疫耐受性不足。并且越来越多的证据表明子痫前期与免疫耐受密切相关，正常妊娠时母体趋向于 Th2 细胞介导的体液免疫状态，子痫前期时患者外周血中的 Th1、Th2 型细胞因子失衡而偏向于 Th1 优势型，因此认为 Th1/Th2 细胞间的平衡失调在子痫前期的发病过程中发挥了重要作用。

Treg 和 Th17 细胞分化不平衡与子痫前期的发生和发展也有重要关系。这种不平衡可以通过 T 细胞转录因子的变化表现出来，Treg 分化的主转录因子 Foxp3 的表达减少，而 Th17 细胞转录因子 ROR-γt 的表达显著增加。这些发现表明，Th17 应答占主导地位，Treg 介导的免疫在 PE 中降低。Treg 在免疫调节和妊娠期母胎免疫耐受诱导中发挥着关键作用，Treg 数量和功能的减少可能是激活这种疾病特有的炎症反应的原因。与正常妊娠相比，子痫前期患者 CD4$^+$CD25$^+$Foxp3$^+$Treg 占 CD4$^+$T 细胞总数的百分比降低，且其功能也减弱，提示 Treg 参与子痫前期的发生和发展。在此过程中，程序性细胞死亡 -1（PD-1）/pd- 配体 -1（PD-L1）途径可增强 Treg 的稳定性，促进 Treg 分化，抑制 T 效应因子（如 Th17）细胞应答，最终诱导免疫耐受。进一步研究表明，PD-L1-Fc 通过抑制 PI3K/Akt/mTOR 信号途径同时增强人第 10 号染色体缺失的磷酸酶及张力蛋白同源物（phosphates and tensin homologue deleted on chromosome ten，PTEN）的基因表达的方式扭转 PE 模型大鼠体内 Treg/Th17 不平衡。其次 PD-L1-Fc 在 T 细胞分化过程中，选择性促进 Treg 的生成而抑制 Th17 分化，并伴随 PI3K/Akt/mTOR mRNA 表达下降而 PTEN mRNA 表达升高；再次，PD-1/PD-L1 信号通路封闭后，Treg 中的 ROR-γt 和 IL-17 mRNA 表达增加，而 Foxp3 和 IL-10 mRNA 表达降低，说明可以通过 PD-1/PD-1L 途径促进 PE 患者体内 Treg 向 Th17 分化。

此外，研究还证明了子痫前期患者的滋养细胞中 CD81 的上调伴随着胎盘基底侧（胎盘母体侧）和外周血中 Treg 减少，以及 Th17 细胞增加。CD81 在滋养细胞中的上调促进了 T 细胞向 Th17 的分化，抑制了 Treg 的分化。这种作用由滋养细胞的 IL-6 旁分泌信号介导。在子痫前期的发病机制中，CD81 也是调节 Treg/Th17 失衡的关键分子。

2. 反复自然流产

反复自然流产（recurrent spontaneous abortion，RSA）是在妊娠 24 周前与同一性伴侣发生 ≥ 3 次的流产，连续或者不连续。RSA 是妇产科常见病之一，发生率为 1% ~ 5%。RSA 常见的原因包括父母或胚胎核型异常、子宫解剖异常、感染、内分泌紊乱和抗磷脂综合征。然而，近 50% 的病例仍然无法用以上原因来解释。母胎免疫异常可能是不明原因反复自然流产（unexplained recurrent spontaneous abortion，URSA）的原因之一。

不明原因的反复自然流产可能与母胎界面微环境中 Th17 和 Treg 免疫功能异常有关。当 URSA 病史的女性再次妊娠时，外周血 Treg 并不升高，且与无 URSA 病史的女性不同，提示 Treg 可能与有 URSA 史的女性有关。Treg、CTLA-4、TGF-β1 水平下降，IL-6、TNF-α 水平升高，母胎界面 Th17/Treg 比值升高，可能是 URSA 母胎免疫不耐受的原因。研究表明，在 RSA 患者外周血中 Treg 的比例降低，而 Th17 细胞的比例增加。Th17 和 Treg 的平衡倾向于 Th17 细胞。蜕膜组织中的结果与外周血的结果一致。并且对 Th17 和 Treg 分化调控的前期研究发现，原始 T 细胞可以分化为 Th17 和 Treg 过渡型细胞，其后续向 Th17 还是 Treg 分化取决于周围细胞因子及其浓度。结果表明，Th17 和 Treg 在外周血和蜕膜组织中均呈中度负相关，提示 Th17 和 Treg 分化调控过程密切相关，相互制约，具有功能拮抗作用。人绒毛膜促性腺激素（human chorionic gonadotropin，HCG）已被用作治疗流产的基本药物。虽然其治疗机制尚不完全清楚，但 HCG 在预防和治疗 RSA 中发挥着积极作用。人免疫球蛋白（immunoglobulin，Ig）也被广泛应用于治疗 RSA，特别是对于原因不明、结局不佳但疗效良好的病例。先前的研究表明，HCG 和 Ig 都可以通过调节免疫机制发挥作用。Treg 表面有 HCG 受体，HCG 参与 Treg 的招募。Ig 通过 IgG 抗体增加记忆 T 细胞中 Treg 的水平，抑制 Th17 细胞分化扩张和 Th17 细胞产生细胞因子。有研究比较了药物治疗前后的妊娠率及外周血 Th17 和 Treg 水平的变化。治疗后临床妊娠率为 60%。Treg 比例增加，Th17 和 Treg 比例降低，说明 Th17 和 Treg 平衡向 Treg 倾斜。提示 Ig 和 HCG 可逆转 Th17 和 Treg 失衡，实现成功妊娠结局。

构成母胎界面微环境，Treg 的募集在局部免疫中发挥重要作用。URSA 可能与子宫内膜组织中 Treg 募集不足有关。外周血免疫细胞的变化反映了全身的免疫状态，蜕膜组织反映了母胎界面微环境的局部免疫状态。因此，同时检测外周血和蜕膜组织中的 Th17 和 Treg 有助于了解 RSA 的免疫机制。

3. 早产与 Treg

早产在全世界的发病率为 5% ~ 18%，分为三个类型，包括自发性早产、治疗性早产和未足月胎膜早破早产。自发性早产是指在妊娠满 37 周前无明显诱因，自发出现早产征兆，最终导致的分娩。在所有早产类型中自发性早产约占 75%，是围生儿患病、病死的最常见和最主要的因素，但其发病机制目前还不十分清楚。感染是造成自发性早产的首要原因，泌尿系统感染、口腔黏膜感染、消化系统炎症、宫内感染等均可诱发感染性早产。有研究认为，免疫系统的调节与感染性早产的发生和发展密切相关。从特异性免疫角度来看，自发性早产的发生是促炎症细胞因子介导母胎界面产生炎症反应，从而使胎儿失去免疫保护并被母体内源性免疫排斥的结果。从非特异性免疫方面看，有研究发现自发性早产患者体内巨噬细胞的数量明显增多，促进非特异性免疫系统激活，诱导早产的发生。从细胞因子水平看，炎性因子 IL-1、IL-6、IL-8 及 TNF-α 引起前列腺素分泌增加，子宫平滑肌收缩，宫颈扩张，导致分娩提前发动。

妊娠期感染常伴有肌层、子宫颈和胎膜的亚临床过程。宫颈的定性/定量变化评估有助于发现导致早产的慢性炎症过程。早产的临床症状包括宫缩、胎膜早破和宫颈功能不全，其中包括宫颈的过早改变，即缩短和（或）扩张。此外，近 1/4 的短宫颈（≤ 15 mm）患者出现羊膜内炎症，这一过程可能会导致早产。事实上，宫颈缩短至 ≤ 15 mm，在 ≤ 32 周时发生自然早产的风险几乎为 50%。一般来说，自发性早产的风险与宫颈长度和胎龄成反比。最近的研究表明，Treg 可能在早产的病理生理学中发挥重要作用，因为它们参与调节半异体移植胎儿的免疫耐受。Treg 计数和子宫颈长度随分娩时胎龄的增加而增加。足月分娩的女性的 Treg 数量明显高于早产的女性。研究证实了 Treg 水平降低与早产发生率之间的关系。首次表明了 Treg 计数和子宫颈长度的联合评估比单独使用任何一个参数都能更好地预测早产。

Treg 在妊娠期间数量增加，但在感染性早产孕妇体内 Treg 表达降低，其原因可能是：正常妊娠期间，Treg 被募集到母胎界面，调节局部抗炎微环境，帮助在母体与胎儿之间形成免疫耐受，维持妊娠的发展。当有微生物侵袭并形成炎症时，炎性介质刺激免疫细胞分化成 Th17 细胞，使得 Treg 在免疫细胞中比

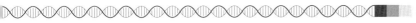

例降低，细胞外环境中的抗炎细胞因子表达降低。

　　Th17/Treg 构成另一组细胞因子网络，适当水平的 Treg 对维持正常妊娠意义重大，较低水平的 Th17 细胞是维持正常妊娠的基础。Th17 细胞和 Treg 分泌的相关细胞因子作为其发挥免疫功能的促炎或抗炎因子，同样影响着母胎界面的细胞因子微环境，最终影响妊娠结局。IL-17 是 Th17 细胞分泌的细胞因子，IL-17 家族由 IL-17A ～ F 组成，IL-17A 是其家族中的首要成员，并且是诱导免疫应答的效应因子。IL-35 是新发现的抗炎类细胞因子，主要由 Treg 分泌产生，对促进 Treg 发挥最大的免疫负调节作用至关重要。

4. 弓形虫感染所致的不良妊娠

　　刚地弓形虫是一种机会性寄生虫，可以感染广泛的温血动物，包括人类。弓形虫虫体可通过胎盘感染胎儿，在胎儿组织和细胞内寄生并繁殖，破坏细胞侵犯周围组织，引起炎症反应，影响胎儿生长发育；弓形虫感染胎盘可引起胎盘功能下降，对胎儿的细胞代谢造成影响。然而，弓形虫感染导致不良妊娠结局的机制仍不清楚。

　　母胎界面的 Treg 表达高水平的抑制分子，在妊娠期间发挥重要的免疫保护作用。感染弓形虫的孕鼠 Treg/Th17 细胞的比例明显低于未感染弓形虫的小鼠。弓形虫感染后 Treg/Th17 失衡可能与 Treg 凋亡、内源性 Treg 增殖受限，以及在 IL-6 和 TGF-β 存在下 Treg 向 Th17 细胞分化有关。因此，感染可能通过引发炎症免疫反应与不良妊娠结局相关的免疫发病机制有关。在弓形虫感染小鼠的脾和母胎界面的 CTLA-4$^+$Treg 和 PD-1$^+$Treg 的绝对数量减少可以诱导 Treg 凋亡。因此，笔者将正常孕鼠母胎界面或脾的 Treg 转移到感染孕鼠体内。当 Treg 从母胎界面转移而不是从脾转移时，妊娠结局得到改善。其机制可能是通过上调 CTLA-4$^+$Treg 和 PD-1$^+$Treg 的数量，来纠正耐受细胞因子（IL-10，TGF-β）和炎症细胞因子（IFN-γ）之间的失衡。局部 IL-10 和 TGF-β 水平的增加对妊娠期 Treg 诱导的保护性耐受很重要，Treg 通过分泌 IL-10 和 TGF-β 来抑制炎症反应。而弓形虫感染的不良妊娠结局小鼠 IL-10 和 TGF-β 水平降低，IFN-γ 水平升高。

　　有研究发现弓形虫感染可诱导 Treg 凋亡，导致妊娠结局异常，而过继转移 Treg 可改善不良反应，提示细胞凋亡导致 Treg 数量减少可能是弓形虫感染导致严重妊娠结局的重要机制。弓形虫感染可通过内在凋亡途径引起 Treg 凋亡。研究报道 Caspase-3 和 Caspase-8 的表达随弓形虫感染而显著增加，提示弓形虫感染也可通过外在凋亡途径触发蜕膜 Treg 凋亡。研究结果显示 IL-10 可下调 Caspase-3 和 Caspase-8 的表达，进而对 Treg 的凋亡有调节作用。研究中，IL-10 可通过外源凋亡途径明显减少弓形虫感染诱导的蜕膜 Treg 凋亡，从而改善弓形虫感染后的异常妊娠结局。提示 IL-10 可能通过减少蜕膜 Treg 凋亡，在改善弓形虫感染引起的妊娠异常结局中发挥免疫保护作用。这可能为 IL-10 改善弓形虫感染不良妊娠结局的机制提供新的思路。

四、展望

　　调节性 T 细胞是一种特殊的 T 细胞亚群，在维持免疫稳态中起着关键作用。虽然有大量的学者对 Trega 细胞在妊娠免疫耐受中的作用做了研究，但目前的研究大多停留在对现象的描述，而 Treg 在整个妊娠中的作用还没有完全被了解，如 Treg 作用的具体通路、关键的检查点、在不同的生理环境下 Treg 的增殖转化、不同型别的 Treg 的功能及之间的转化、外周血与蜕膜中 Treg 的关系，以及 Treg 与其他免疫细胞的互相作用等问题均需要进一步研究。

（李　娜）

参考文献

[1] ZENCLUSSEN A C. Regulatory T cells in pregnancy.Springer Semin Immun. 2006, 28（1）: 31-39.

[2] DIMOVA T, NAGAEVA O, STENQVIST A C, et al. Maternal Foxp3 expressing CD4$^+$CD25$^+$and CD4$^+$CD25- regulatory T-cell populations are enriched in human early normal pregnancy decidua: a phenotypic study of paired decidual and peripheral blood samples. Am J Reprod Immunol, 2011, 66（Suppl 1）: 44-56.

[3] AKKAYA B, SHEVACH E M. Regulatory T cells: master thieves of the immune system. Cell Immunol, 2020, 355: 104160.

[4] MELLOR A L, MUNN D H. Physiologic control of the functional status of Foxp3$^+$ regulatory T cells. J Immunol, 2011, 186（8）: 4535-4540.

[5] TILBURGS T, SCHERJON S A, VAN DER MAST B J, et al. Fetal-maternal HLA-C mismatch is associated with decidual T cell activation and induction of functional T regulatory cells. J Reprod Immunol, 2009, 82（2）: 148-157.

[6] DARMOCHWAL-KOLARZ D, KLUDKA-STERNIK M, TABARKIEWICZ J, et al. The predominance of Th17 lymphocytes and decreased number and function of Treg cells in preeclampsia. J Reprod Immunol, 2012, 93（2）: 75-81.

[7] QIAN J, ZHANG N, LIN J, et al. Distinct pattern of Th17/Treg cells in pregnant women with a history of unexplained recurrent spontaneous abortion. Biosci Trends, 2018, 12（2）: 157-167.

[8] GUO Z, XU Y, ZHENG Q, et al. Analysis of chromosomes and the T helper 17 and regulatory T cell balance in patients with recurrent spontaneous abortion. Exp Ther Med, 2020, 19（4）: 3159-3166.

[9] SCHUMACHER A, ZENCLUSSEN A C. The paternal contribution to fetal tolerance. Adv Exp Med Biol, 2015, 868: 211-225.

[10] SAITO S, SHIMA T, NAKASHIMA A, et al. Role of paternal antigen-specific Treg cells in successful implantation. Am J Reprod Immunol, 2016, 75（3）: 310-316.

[11] HOSSEINI A, DOLATI S, HASHEMI V, et al. Regulatory T and T helper 17 cells: Their roles in preeclampsia. J Cell Physiol, 2018, 233（9）: 6561-6573.

[12] LEBER A, TELES A, ZENCLUSSEN A C. Regulatory T cells and their role in pregnancy. American Journal of Reproductive Immunology, 2010, 63: 445-459.

[13] SCHUMACHER A, ZENCLUSSEN A C. Regulatory T cells: regulators of life. Am J Reprod Immunol, 2014, 72（2）: 158-170.

[14] TELES A, ZENCLUSSEN A C, SCHUMACHER A. Regulatory T cells are baby's best friends. Am J Reprod Immunol, 2013, 69（4）: 331-339.

[15] RAHIMZADEH M, NOROUZIAN M, ARABPOUR F, et al. Regulatory T-cells and preeclampsia: an overview of literature. Expert Rev Clin Immunol, 2016, 12（2）: 209-227.

[16] VARGAS-ROJAS M I, SOLLEIRO-VILLAVICENCIO H, SOTO-VEGA E. Th1, Th2, Th17 and Treg levels in umbilical cord blood in preeclampsia. J Matern Fetal Neonatal Med, 2016, 29（10）: 1642-1645.

[17] DING H, DAI Y, LEI Y, et al. Upregulation of CD81 in trophoblasts induces an imbalance of Treg/Th17 cells by promoting IL-6 expression in preeclampsia. Cell Mol Immunol, 2019, 16（1）: 302-312.

[18] MOLD J E, MICHAËLSSON J, BURT T D, et al. Maternal alloantigens promote the development of tolerogenic fetal regulatory T cells in utero. Science, 2008, 322（5907）: 1562-1565.

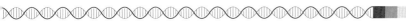

[19] ZENCLUSSEN A C. Adaptive immune responses during pregnancy. Am J Reprod Immunol，2013，69（4）：291-303.

[20] DU M R，GUO P F，PIAO H L，et al. Embryonic trophoblasts induce decidual regulatory T cell differentiation and maternal-fetal tolerance through thymic stromal lymphopoietin instructing dendritic cells. J Immunol，2014，192（4）：1502-1511.

[21] SALVANY-CELADES M，VAN DER ZWAN A，BENNER M，et al. Three types of functional regulatory T cells control T cell responses at the human maternal-fetal interface. Cell Rep，2019，27（9）：2537-2547.

[22] KOUCKÝ M，MALÍČKOVÁ K，CINDROVÁ-DAVIES T，et al. Low levels of circulating T-regulatory lymphocytes and short cervical length are associated with preterm labor. J Reprod Immunol，2014，106：110-117.

[23] AREIA A L，RODRIGUES P，ALARCÃO A，et al. Is Preterm labor influenced by the maternal-fetal interface? Fetal Pediatr Pathol，2017，36（2）：89-105.

[24] LAO K，ZHAO M，LI Z，et al. IL-10 regulate decidual Tregs apoptosis contributing to the abnormal pregnancy with Toxoplasma gondii infection. Microb Pathog，2015，89：210-216.

[25] LIU Y，ZHAO M，XU X，et al. Adoptive transfer of Treg cells counters adverse effects of Toxoplasma gondii infection on pregnancy. J Infect Dis，2014，210（9）：1435-1443.

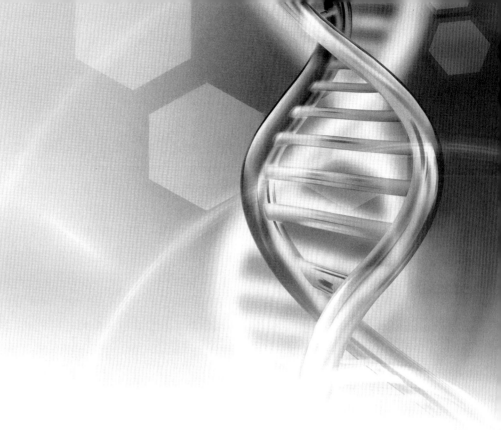

第二章
调节性T细胞多组学研究进展

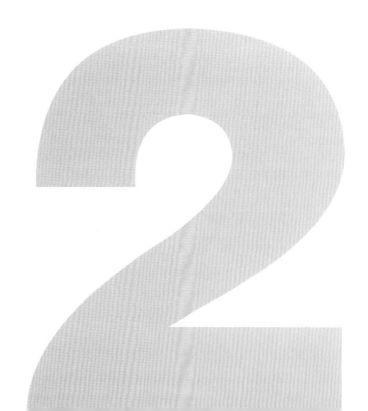

第一节 Treg 基因组学和功能基因组学

遗传信息是决定患者疗效的重要因素，它的任一环节发生变异均有可能导致耐药。基因组学是耐药机制研究的基础，是对全部基因进行表征和定量的研究，以期在 DNA 层面发现与耐药相关的基因突变。转录组学是在 RNA 水平寻找基因融合、基因重排、剪接变异等导致的耐药。表观基因组学是从遗传物质细胞模型的修饰角度研究耐药机制。蛋白质组学和代谢组学分别以蛋白质、代谢物为研究对象，反映耐药过程中其在生物体内的动态变化。影像组学是采用自动化算法，从影像的感兴趣区内提取大量的特征信息进行定量分析，从而提供对诊断、治疗、预后有价值的信息。近年来，单组学在耐药领域得到广泛应用，但任一单组学都不足以系统地阐释耐药机制。多组学联合具有多元性、关联性、海量性、系统性等优势，有利于系统阐明肿瘤的耐药机制，推动精准治疗的发展。

一、基因组学

基因组是在 1924 年被提出的用于描述生物的全部基因和染色体组成的概念。1986 年由美国科学家 Thomas Roderick 提出的基因组学是指对所有基因进行基因组作图（包括遗传图谱、物理图谱、转录本图谱）、核苷酸序列分析、基因定位和基因功能分析的一门科学。它以分子生物学、电子计算机和信息网络技术为研究手段，以生物体内全部核苷酸为研究对象，主要研究基因组的结构、功能、进化、定位和编辑等，以及对生物体的影响。自 1990 年人类基因组计划实施以来，基因组学发生了翻天覆地的变化，已发展成为生命科学研究的前沿和热点领域。

1977 年首个物种（噬菌体 tpXl74）全基因组测序完成，2000 年第一个植物全基因组（拟南芥）测序完成，2001 年人类基因组草图公布，使得基因组学技术于世界范围内迅速普及，成为人类破译生物种质信息、开展遗传演化和多样性研究的有力工具。基因组学从代表生物种质最核心的全部核苷酸入手，研究生命这一具有自组织和自装配特性的复杂系统，认识生命活动的规律，具有大数据、统计性、整体性的特点，能够使人们更加全面地探索生命的本质和面貌。

（一）基因组学

基因组学主要是通过测序技术对生物体内所有基因进行表征和定量，研究其对生命活动的影响。基因组学的测序技术表型主要包括全外显子测序、全基因组测序、DNA 微阵列技术。基因组学开创了组学时代的先河，更是多组学的根基。

目前从基因组学角度探索耐药机制主要有以下几方面：①点突变，是目前肿瘤耐药领域中发现的主要生物标志物，如使用间充质向上皮转化因子酪氨酸激酶抑制剂的肺癌患者发生 MET 14 号外显子突变后，将对抑制剂产生耐药，TKIs 根据结合区域不同分为 I 型、II 型、III 型，研究发现携带 D1228 和 Y1230 点突变的患者对 I 型 TKIs 耐药，而携带 L1195 和 F1200 点突变的患者对 II 型 TKIs 耐药。针对不同的点突变类型给予不同类型的 TKIs 有助于提高疗效。②结构变异，主要指染色体结构变异，变异类型有重复、倒位、易位，统称为染色体不稳定性，目前关于其与耐药的研究较少。③拷贝数变异，影响耐药的拷贝数变异标志物较多，如最近利用全基因组测序发现在结直肠癌中酪氨酸激酶受体 2 扩增导致患者对靶向表皮生长因子受体和人类 EGFR2（也称 HER2）耐药。④小插入 / 缺失，如肺癌患者发生 EGFR20 号外显子插入突变，则对 EGFR 靶向用药疗效不佳，但目前还没有更好的药物。人第 10 号染色体缺失的磷酸酶及张力蛋白同源的基因、p53、细胞周期依赖性激酶抑制因子 2A 等抑癌基因

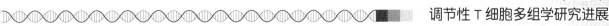

两个等位基因的缺失或失活，会使抑癌作用降低，从而促进肿瘤耐药。另外，种系突变也与肿瘤耐药相关，利用全外显子测序发现发生铁蛋白 4（tektin 4，TEKT4）种系变异的乳腺癌患者会调节微管蛋白稳定性，拮抗紫杉醇的作用，引发耐药。

随着高通量测序技术的深入发展，基因组学在临床上应用更加广泛，测序深度加深，准确性提高，费用降低，因此在多组学联用中，基因组学发挥了至关重要的作用，为多组学研究提供了系统性的基因全貌。

（二）表观基因组学

表观基因组学是指基于非基因序列改变所致基因表达水平的变化，包括 DNA 甲基化、组蛋白修饰、染色体重塑和非编码 RNA 调控等，主要通过调控基因转录或翻译过程，影响其功能和特性，其中 DNA 甲基化和组蛋白修饰对肿瘤耐药的影响最为重要。表观遗传修饰易受环境和药物的影响，具有动态性，其主要技术手段是靶向甲基化微阵列和亚硫酸氢盐测序。

DNA 甲基化在 DNA 调控中起重要作用，位于启动子区或第 1 外显子区域的 CpG 岛的甲基化状态对基因表达的影响最为显著。甲基化的实现依靠甲基转移酶，抑制该酶活性可以降低甲基化水平。抑癌基因启动子区域发生高甲基化，则该基因表达被抑制。卵巢癌中肿瘤抑制因子对接蛋白 2（docking protein 2，DOK2）、miR193a 因启动子区域高甲基化沉默，使用卡铂治疗无效，而联用瓜地西滨则可降低甲基化水平，使 DOK2、miR193a 上调，铂类药物复敏。同理，若高甲基化发生在原癌基因启动子区域，则原癌基因表达受到抑制，有助于提高药物敏感性。骨形态发生蛋白 4（bone morphogenetic protein 4，BMP4）是胃癌原癌基因的一种，当启动子区域甲基化水平降低时，BMP4 高表达，患者对顺铂耐药。总的来说，抑癌基因 CpG 岛的高甲基化和原癌基因 CpG 岛的低甲基化均不利于肿瘤的化疗，但目前还没有针对原癌基因低甲基化的甲基化增强剂，这也为药物研发提供了新思路。

组蛋白修饰主要通过甲基化、乙酰化、磷酸化、泛素化等修饰方式调节基因的转录活性。与肿瘤耐药相关的组蛋白甲基化修饰主要有 H3K9me3、H3K27me3 和 H3K4me3 修饰。例如，赖氨酸脱甲基酶 6B 可导致 RTK 信号拮抗剂 4 和胰岛素样生长因子结合蛋白 5 基因启动子区域的 H3K4me3 脱甲基，从而下调这 2 个基因的表达，负调控干扰素介导的信号通路。另外，赖氨酸脱甲基酶 5A 和 5B 也与耐药相关。

（三）转录组学

转录组是指生物体内所有转录产物的总和，主要涉及的 RNA 有 mRNA、ncRNA、miRNA、lncRNA、rRNA 和 tRNA，转录组学研究依靠 RNA 测序（RNA sequencing，RNA-seq）技术，其具有低背景噪音、定量、精确的优点。

目前测序技术已经发展到单细胞测序（singlecell RNA sequencing，scRNA-seq）。scRNA-seq 可以从单细胞层面更加精确地揭示肿瘤内与肿瘤间的异质性。scRNA-seq 技术还可识别出对药物耐药的细胞亚群，Ho 等在黑色素瘤中利用 scRNA-seq 识别出对靶向 BRAF 抑制剂耐药的细胞亚群，发现耐药细胞群里多巴色素互变异构酶（dopa chrome tautomerase，DCT）高表达，可作为新型抗性标志物。虽然 scRNA-seq 推动了研究的深入发展，但也存在很多亟待解决的问题，如转录本丢失率高、全长转录本及低转录本难以检测等。

在转录水平，基因重排、剪接变异、基因融合等会导致耐药的发生。基因重排改变基因与启动子之间的距离，从而影响基因的转录活性；而基因融合是指 2 个及以上的基因在同一套调控序列下以首尾相连的方式表达；剪接变异在肿瘤耐药中较为常见，是指在原始 RNA 剪接形成成熟 RNA 的过程中发生错误，导致成熟 RNA 中含有内含子或者缺失外显子。

然而，由于分析技术、测序深度、时间、经济成本等原因，目前临床测序工作还未纳入 RNA-seq。相信随着技术的成熟与发展，RNA-seq 在临床工作中将得到广泛应用。

二、功能基因组学

为全面理解"功能基因组"，应追溯到"基因组"的由来。"基因组"这一名词已经提出近 90 年了，它是指某种生物有机体全部的基因或染色体。而基因组学是在 1986 年才由 Thomas Roderick 为一新刊物命名而首先提出的，并被科学界广泛接受。此后，在 1995 年左右，一些眼光长远的科学家预见到序列爆炸的大趋势，提出了"后基因组"的概念，在弄清楚基因组静态的碱基序列之后，转入对基因组动态的生物学功能的研究，即"功能基因组学"。人类基因组计划的顺利进展，提供了以往不可想象的巨量的生物学信息资源，推动了世纪之交的生物学走向以功能基因组学为标志的后基因组时代，从根本上改变了传统生物学的思维方式。

现在，基因组学的研究正从测序和建立图谱向基因组功能研究方向发展。有人把基因组研究的发展过程分为两部分：前期的结构基因组学和后期的功能基因组学。也就是说，结构基因组学代表基因组分析的早期阶段，以建立生物体高分辨率遗传、物理和转录图谱为主；功能基因组学代表基因分析的新阶段，是利用结构基因组学提供的信息系统地研究基因功能，它以高通量、大规模实验方法及统计与计算机分析为特征。随着人类基因组计划的顺利进行，生物、医学等的研究已进入了后基因组时代。如果说结构基因组学提供了巨大的 DNA 和蛋白质数据，那么功能基因组学的一个任务就是借助新技术和新方法充分利用数据库去研究基因功能。

（一）基因功能的含义

基因的功能主要包括：①生物化学功能，如作为蛋白质激酶对特异的蛋白质进行磷酸化修饰；②细胞学功能，如参与细胞间和细胞内的信号传递途径；③发育的功能，如参与形态建成等。当然，对于一段 DNA 序列的功能分析可以简单地利用软件（如 KLJM4I- 和 KLJM4N）与 GenBank 中公布的基因序列进行同源性比较。比较的结果可能有以下几种情况：①与生理和生化功能已知的基因具同源性；②与生化功能已知的基因具同源性，但该基因的生理功能未知；③与其他物种中的生化和生理均未知的基因具同源性；④虽与生化和生理功能均已知的基因具同源性，但对该基因的功能了解尚不深入。

直接研究基因的功能可以通过如下途径：①研究基因的时空表达模式确定其在细胞学或发育上的功能，如在不同细胞类型、不同发育阶段、不同环境条件下及病原菌侵染过程中 mRNA 和（或）蛋白质表达的差异；②研究基因在亚细胞内的定位和蛋白质的翻译后调控等；③利用基因敲除技术进行功能丧失分析或通过基因的过量表达（转基因）进行功能获得分析，进而研究目的基因与表型性状间的关系；④通过比较研究自发或诱发突变体与其野生型植株在特定环境条件下基因表达的差异来获取基因功能的可能信息。这可以启发笔者研究、探索新的功能基因组研究方法。

（二）功能基因组的研究方法

基因的时空差异表达是有机体发育、分化、衰老和抗逆等生命现象的分子基础。基因在不同组织、不同器官和不同环境条件下的差异表达特征为基因的功能提供了重要的信息。Velculescu 等将在特定组织或细胞内转录的所有基因及其表达丰度称为转录组，因此在转录水平上进行的基因表达差异分析，实际

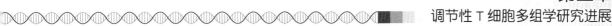

上就是进行转录组研究。经典的减法杂交、差示筛选、替代差异分析及 mRNA 差异显示等技术已被广泛用于鉴定和克隆差异表达的基因，但是这些技术不能对大量的基因进行全面、系统的分析，于是基因表达序列分析、cDNA 微阵列和 DNA 芯片等能够大规模地进行基因差异表达分析的技术应运而生。

基因表达概况是比较不同组织和不同发育阶段、正常状态和疾病状态，以及体外培养的细胞中基因表达模式的差异。传统的 PCR、RNase 实验、RNA 印迹杂交等方法也能做到这一点，但这些方法只能一次做一个或几个基因，高通量的基因表达分析方法需要借助新技术——差异显示反转录 PCR 技术、基因表达序列分析和微阵列分析等。

1. 差异显示反转录 PCR 技术

差异显示反转录 PCR（DDRT-PCR）技术是由 Liang 和 Pardee 发明的，它以分子生物学上最广泛应用的两种技术 PCR 和聚丙烯酰胺凝胶泳为基础。其基本原理是：以一对细胞（或组织）的总 RNA 反转录而成的 cDNA 为模板，利用 PCR 的高效扩增，通过 5'端与 3'端引物的合理设计和组合，将细胞（或组织）中表达的约 15 000 种基因片段直接显示在 DNA 测序胶上，从而找出一对细胞（或组织）中表达有差异的 cDNA 片段。同其他方法相比，DDRT-PCR 具有周期短、功能多、灵敏度高、所需 RNA 量少（大约 100 个反应仅需 1 μg mRNA）和重复性高等优点。但是，DDRT-PCR 技术实施起来存在着假阳性率高、凝胶中单条 cDNA 带成分不均一、所获 cDNA 仅代表 mRNA（非翻译区）、一些低拷贝数 mRNA 不能有效呈现等问题。

2. 基因表达序列分析

基因表达序列分析（serial analysis of gene expression，SAGE）技术的主要理论依据是：来自 cDNA 3'端特定位置的一段 9 ~ 11 bp 长的序列能够区分基因组中 95% 的基因。这一段基因特异的序列被称为 SAGE 标签。通过对 cDNA 制备 SAGE 标签，并将这些标签串联起来，然后对上述串联起来的 SAGE 标签进行测序，不仅可以显示各 SAGE 所代表的基因在特定组织中是否表达，还可以将各 SAGE 标签所出现的频率作为其所代表的基因表达丰度的指标。应用 SAGE 技术的一个前提条件是 GenBank 中必须有足够的某一物种的 DNA 序列资料，尤其是 EST 序列资料。

3. 微阵列分析

DNA 微阵列或 DNA 芯片技术是近年来发展起来的又一新的分子生物学研究工具。

DNA（cDNA）微阵列和 DNA 芯片在原理上相同。两者的基本思想都是首先利用光导化学合成、照相平版印刷及固相表面化学合成等技术，在固相表面合成成千上万个寡核苷酸"探针"（cDNA、EST 或基因特异的寡核苷酸），并与放射性同位素或荧光物标记的来自不同细胞、组织或整个器官的 DNA 或 mRNA 反转录生成的第一链 cDNA 进行杂交，然后用特殊的检测系统对每个杂交点进行定量分析，用于分析 DNA 突变及多态性、DNA 测序、监测同一组织细胞在不同状态下或在同一状态下多种组织细胞基因表达水平的差异、发现新的致病基因或疾病相关基因等多个研究领域。两者的优点是可以同时对大量基因，甚至整个基因组的基因表达进行对比分析。

cDNA 微阵列技术是 Schena 等提出的，其主要优点是：灵敏度极高，mRNA 丰度低至 1/10 万仍能被检测出；可使用几种不同颜色的荧光染料标记探针，这样在同一张阵列膜上进行一次杂交实验就可以同时分析不同细胞间或不同环境胁迫下基因表达的差异。但是 cDNA 微阵列的主要不足是成本非常高，如需要机器人点膜和特殊的信号检测分析系统，点在玻璃片上的阵列不能重复使用等。近年来，胡玉欣等采用 cDNA 文库直接建立 cDNA 阵列，建立了一种简单的、可普遍应用的鉴定基因表达及定向克隆的方法。

DNA 微阵列或芯片几乎可用于所有核苷酸杂交技术的各个方面，而在同时比较各组织或同一组织在不同状态下成千上万个基因的表达状况、DNA 序列分析等方面具有更大的优越性。

4. 遗传足迹法

遗传足迹法是源于经典微生物诱变筛选的一种基因功能鉴定方法，Victoria Smith 首先将这一设想和方法用于基因组范围内的功能分析。该方法基于含转座子 Ty1 的酵母。由于转座的作用，Ty1 可随机插入基因组内许多基因中，并留下毁坏基因功能的遗传足迹，这样便产生了许多突变。然后将上述处理过的酵母在不同的环境条件下增殖。一段时间后，即使带有微小有害突变的酵母便不能与其生长在一起的其他品系的酵母竞争，并最终绝迹。通过 PCR 扩增分析规定时间间隔内每一群体的 DNA 来监测这些品系的消失，进而鉴定出有害突变。在酵母适合度的研究中，该方法能快速确定关键基因和另外的仍然未知的基因所起的作用。例如，在酵母 5 号染色体的批量分析中，发现 13% 的该染色体基因是必需的，因为在这些基因上发生的突变阻止或严重延缓了酵母的生长；另外 28% 的基因突变导致了生长速率的改变。同时这一方法也有助于发现已知基因的新功能，如 cho1 基因上发生突变可使生长延缓，同时改变膜的合成，但带有这种突变的酵母在高盐条件下生长旺盛，这也许是该基因的一个新功能。Smith 打算用这种方法来研究整个酵母基因组的功能特征，并将这些数据输入公用数据库。酵母遗传学家 Philip Hieter 称这种方法是非常聪明的基因功能研究策略。

5. 反求遗传学

传统的遗传学，即正向遗传学，主要研究自发或诱变突变体中某一突变性状的遗传行为，如控制突变性状的基因数目及其在染色体上的位置、突变性状在后代中的传递规律等。而反求遗传学是在已知基因功能序列的基础上研究基因生物学功能，一般创造功能丧失突变体并研究突变所造成的表型效应。而鉴定基因功能最有效的方法是观察基因表达被阻断或增加后在细胞和整体水平所产生的表型变化。

所有生物都是通过一个共同的进化树联系在一起的，因此一种生物可为其他生物的研究提供有用的信息。随着酵母、果蝇、小鼠等生物全基因组测序工作的完成，可以把它们作为模式生物体，通过同源重组的方法用突变的基因取代野生型基因创造功能丧失突变体进行反向遗传学研究。

植物中有成熟的转座子标签系统和 T-DNA 标签系统，而且目前已经获得了拟南芥、金鱼草、番茄、玉米和水稻等植物的转座子插入突变的突变群体，以及 T-DNA 插入诱变了的拟南芥突变群体。从这些突变群体中筛选出被特异基因突变了的植株，并对突变株进行表型分析，将有助于揭示目的基因的生物学功能。

6. 蛋白质组学的研究

大部分细胞生命活动发生在蛋白质水平，而不是 RNA 水平，因而即便知道了全部基因表达概况，也难以阐明基因的实际功能。基因在生物体整体的功能最终由其编码的蛋白质在细胞水平上体现。蛋白质组学研究细胞内蛋白质组成及其活动规律，是对不同时间和空间发挥功能的特定蛋白质群体的研究。通过比较分析不同条件蛋白质组的差异表达，着眼发现和鉴定出有差异的蛋白质或蛋白质群，即比较蛋白质组学。

（1）蛋白质组和功能蛋白质组学的概念

蛋白质组的概念是澳大利亚学者 Wasinger 等于 1994 年提出的，它指的是由基因组编码的全部蛋白质。从这个定义看，蛋白质组内蛋白质的数目应该等于基因组内编码蛋白质的基因的数目。但在生物体内，蛋白质组是不存在的，因为它是动态的，具有时空性和可调节性，能反映某基因的表达时间、表达量，以及蛋白质翻译后的加工修饰和亚细胞分布等。因此，提出了功能蛋白质组学的概念，它是

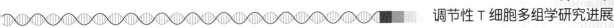

指在特定时间、特定环境和实验条件下基因组活跃表达的蛋白质。事实上笔者所研究的就是功能蛋白质组，它只是总蛋白质组的一部分。

（2）研究蛋白质组的技术

蛋白质组分析主要涉及两个步骤：蛋白质的分离和蛋白质的鉴定。用于蛋白质分离的技术主要有双向凝胶电泳，其原理是细胞抽提物在电泳过程中，蛋白质个体依据所带电荷和分子大小被分离。这种方法的最大缺点是重复性差，使得几乎不能同来自其他实验室的资料进行比较。于是需要将蛋白质加以分离鉴定，用于蛋白质鉴定的技术有 Edman 降解法测 N 端序列、质谱技术和氨基酸组成分析等。其中应用最广的是质谱技术，发展较快。其基本原理是样品分子离子化后，根据不同离子间的质荷比差异来分离并确定相对分子质量。现在有人将质谱技术与同位素标记方法相结合来定量分析蛋白质表达水平的差异、分析鉴定蛋白质组中膜蛋白。与此同时，一种更先进的基于芯片技术的蛋白质检测方法——抗体与蛋白质阵列技术也在迅速发展，有望能够快速并且平行定量分析蛋白质的分布。此外，大规模酵母双杂交技术也正发展成为蛋白质组功能模式研究的主要手段。

（3）比较蛋白质组学

蛋白质组具有动态性、多样性、时间性、空间性和特异性。蛋白质的合成受时空等多种因素调控，在不同的组织细胞中蛋白质合成及表达的种类和数量有很大的差异，在细胞发育的不同阶段，蛋白质组的构成在不断变化，是动态的过程。此外，病理状态下的细胞蛋白质组与正常生理条件下的也有不同，因此分析比较不同条件下蛋白质组的变化和差异，发现和鉴定在不同生理条件下蛋白质组中的差异组分，从中揭示一定的生物学现象和规律，是比较蛋白质组学的研究内容。

通过比较蛋白质组学研究，能对疾病发生过程中蛋白调控网络有广泛而完整的认识，有利于找到疾病发生过程中的标志性蛋白或新的药物靶标蛋白。这些蛋白可作为诊断标记或诊断靶分子提供给从事医药和诊断研究的机构。比较蛋白质组学研究有利于揭示生命活动规律，而且又为重大疾病如肿瘤等的机理诊断提供研究基础。

几乎所有的生理和病理过程及药物和环境因子的作用都赖于蛋白质，并引起蛋白质的变化。反之，对蛋白质组变化的分析也能提供对上述过程或结果的重要信息。任何一种疾病在表现出可察觉的症状之前，就已经有一些蛋白质发生了变化。因此，寻找各种疾病的关键蛋白和标志蛋白，对阐明疾病的发病机制、寻找诊断的特异性标记、药物的筛选、药物毒性和耐药机制的研究等都具有重要意义，而这些都属于比较蛋白的应用范畴。

（4）蛋白质组分析的意义

与另一后基因组研究的方法——转录组学相比，虽然转录组学研究方法简单、自动化程度高、效率高，但它只反映了基因所表达蛋白质合成的可能性，并不能代表蛋白质实际合成的情形。而蛋白质组的研究可以在分子水平从动态的、整体的角度对生命现象的本质及其规律进行研究。蛋白质组可以提供如下信息：①从基因序列预测的基因产物是否及何时被翻译；②基因产物的相对浓度；③翻译后修饰的程度。这三点都无法单独从核苷酸序列进行精确预测，蛋白质组分析能不依赖于 DNA 序列信息进行，而且反过来又有效地补充了差异显示、微点阵、表达序列标签分析、直接或间接减法杂交染色体连锁分析及核酸测序等研究基因组的方法。

7. 生物信息学

（1）生物信息学概述

1990 年启动人类基因组计划和其他的生物基因组研究以来，产生了大量的数据。而事实上不仅仅是核苷酸和蛋白质序列的数据在迅速增长，各种生物的特征基因和蛋白质结构的数据量也飞速增长。而且由于生物学学科本身所固有的多样性、复杂性和社会性，使数据库中的数据呈现出相当的复杂性。面临这种数据和复杂性上的巨大挑战及计算机信息管理技术的飞速发展，一门新兴的交叉学科——生物信息学诞生了。生物信息学以DNA和蛋白质为研究对象，以计算机为主要工具，发展各种软件，对日益增长的DNA和蛋白质的序列和结构进行收集、整理、储存、发布、提取、加工、分析和发现。它由数据库、计算机网络和应用软件三大部分组成。

（2）生物信息学的主要研究领域

1）实验室的数据管理。如果依旧用传统的实验室笔记本记录大量的实验样本和产生的实验数据，将无法对它们进行跟踪和管理。理想的实验室信息管理系统应能够记录实验程序和数据，提供目录控制，进行样本跟踪、自动的常规数据分析、目标分析和管理、质量控制，解决问题，并把数据自动输出到相应的公共数据库。因此，开发一个可交互操作的实验室数据自动化管理系统，使各实验室联系起来，从而满足每个实验室的需要非常重要。

2）数据的获取和解读。实验数据及其派生数据的分析也需要操作自动化。例如，当一股核苷酸通过检测器时，对来自荧光DNA测序仪的信号的翻译过程（读碱基）和对图像数据的分析过程就是其中的两个例子。图像技术也是所有实验生物学的中心。大多数实验的自动化需要通过计算机化图形系统记录和解释可视结果。如信号检测就是生物芯片技术的一个关键环节。它将芯片置入专用扫描仪中，通过采集各反应点的荧光位置、荧光强弱，再经相关软件分析图像，以快速准确地获取样品中的生物信息。另外，如果图像数据在不同的实验室传输并由不同的软件包分析，那么数据的标准化就显得尤为重要。

3）毗连序列群的组装。测序仪测出一个基因（或更长的）DNA片段的序列需要多次反应，将每次测序的结构联合起来才能确定基因的正确碱基顺序。组装序列数据的程序必须考虑多次被测的问题（如末端序列的每个碱基被测了多次），而且测序仪读每一个碱基都可能出现实验误差。大规模的测序计划需要对序列组装的算法进行改进和扩充。

4）预测基因组序列的功能区。随着测序技术的进步，笔者可以更经济地获得大量未知序列。因此，要充分利用大规模测序计划的结果，为预测基因的编码区开发功能更强的计算方法就显得尤为重要。一个准确的方法是用一个大矩阵来表示位点上的每个部位和每个核苷酸出现的频率。现有的快速搜索计算方法可用大矩阵作为查询顺序，就如同用程序（FASTA）来决定搜索数据库的查询顺序。一个更普遍的方法是尽量调试一个程序，用来区分已知的或假设已知的含有特殊功能位点的序列和已知的但没有功能位点的序列。

5）序列对比。通常在实验获得核苷酸顺序后的第一步是将其与已知序列做对比，看能否发现一些具有指导意义的相似性。如果找到一个与已知功能相似的序列，常常有助于阐明新克隆基因的功能。序列对比算法的基础是使对比的两个（或多个）序列之间相互转化时所需的改变数量尽量小。根据概率理论，已知统计意义上的相似性与数据库大小的对数成正比。然而通过比较两个同源序列得到的相似性却与它们的数据库大小不相关。因此，当数据库增大时，同源序列相似性可能被这种干扰所掩盖。解决这一问题的一种方法是删去多余序列简化数据库（如NCBI的非多余蛋白质和DNA数据库），或将相似序列家族减少为一个具有代表性的序列（或典型共有序列），可用它来进行起始搜索；另一种方法是开发新的或改进原有的序列对比计算方法，并且把它们用于数据库的搜索。另外，在后基因组时代，生物信息学家面对的不仅是序列和基因，而是越来越多的完整基因组。比较基因组学的研究也

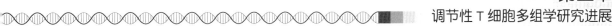

必将成为生物信息学研究的新领域。

综上所述，功能基因组学时代已经来临，上述研究功能基因组的方法各有优缺点，但相辅相成。随着基因组研究的不断发展和深入，笔者不仅需要完善现有的研究手段，而且必须发展、探索一些新的基因功能研究技术，同时加强国际的学术交流和材料交流，建立共享基因组数据库，以最终阐明生物基因组的结构与功能。

三、Treg 的基因组学和功能组学

CD4$^+$Foxp3$^+$Treg 是控制过度炎症的关键因素。越来越多的证据表明，Treg 在免疫和非免疫过程中发挥着更加多样化的功能。Treg 的发育、维持和功能规范受多层因素的调节，包括抗原和 TCR 信号转导、细胞因子、表观遗传修饰因子和转录因子。由于其在外周耐受中的作用，Treg 对于免疫稳态是必不可少的。作为 Treg 的主要转录因子，Foxp3 强烈调节 Treg 功能和可塑性。正因为如此，大量的研究工作都集中在阐明控制 Foxp3 及其共同调节因子的机制上。这样的工作不仅促进了笔者对 Treg 生物学的理解，而且还揭示了自身免疫病、器官移植和肿瘤治疗中临床操作的新靶点。最近，许多研究探索了 Foxp3 的翻译后调控，表明乙酰化、磷酸化、糖基化、甲基化和泛素化对于确定 Foxp3 的功能和可塑性很重要。此外，其中一些靶标被认为具有很大的治疗价值。

Foxp3$^+$Treg 是胸腺衍生的（tTreg）或由胸腺外的常规 CD4$^+$T（Tconv）细胞诱导而来的（pTreg），或者可以在体外产生（iTreg），为抑制自身反应和过度炎症的关键免疫细胞。然而，炎症环境对 Treg 的特性和功能构成威胁。Treg 已被证明非常稳定，并且可以在稳定状态和炎症期间的一系列条件下保持其身份和功能。多种信号，包括共刺激信号，被确定有助于 Treg 的稳定性。然而，Treg 在 Foxp3 表达缺失后失去其特性，并且 Treg 谱系稳定性的想法在严重炎症中受到挑战。

Treg 发育和功能相关的途径。Foxp3 的上游和下游参与一系列信号转导通路，使 Treg 专用于谱系特定的承诺。磷脂酶 C 信号转导是 Treg 中 TCR 激活下游的关键转导途径，其缺陷会导致小鼠发生严重的自身免疫病。主要介质磷脂酶 C 产生二级信使分子 1，4，5- 三磷酸（IP3）和二酰基甘油（DAG）。IP3 激活钙通量，然后触发激活的 T 细胞（NFAT）的转录因子核因子与 Foxp3 相互作用。DAG 在 p38-MAPK 信号转导的级联上游起作用，它调节细胞周期并且在诱导无反应性和维持 Treg 抑制功能中是必不可少的。

表观遗传 DNA 标记是 Treg 身份的关键决定因素。Foxp3 基因座的第一个内含子中的保守非编码序列 2（CNS2），也称 Treg 特异性去甲基化区域（TSDR）的完全去甲基化，是 Foxp3 的最佳表达所必需的。相反，CNS2 的甲基化导致 Foxp3 的转录减少和随后的 Treg 功能丧失。值得注意的是，与 tTreg 相比，iTreg 中 CNS2 较少的去甲基化会导致它们不稳定。虽然对表观遗传操作进行了深入探索以"稳定"iTreg（也用于治疗），但对 tTreg 中表观遗传 DNA 标记的修饰知之甚少。有趣的是，tTreg 中的 CNS2 去甲基化已经在胸腺发育过程中开始，这个过程似乎与 Foxp3 的诱导无关。因此，尽管存在完全安装的 Foxp3 依赖性转录程序，tTreg 中受损的 DNA 去甲基化可能会损害其身份。

Treg 使用多种机制来抑制异常免疫反应。它们组成性表达细胞毒性 T 淋巴细胞相关蛋白 4，该蛋白提供关闭信号并与效应 T 细胞上的 CD28 竞争，与树突状细胞和其他抗原呈递细胞上的 B7 相互作用。CD25 是高亲和力的 IL-2 受体，它可以从环境中浸出 IL-2，耗尽效应 T 细胞生存所需的 IL-2。三磷酸二磷酸水解酶 1（Entpd1/CD39）在炎症条件下使 Treg 上调，并将细胞外 ATP 转化为 ADP 和 AMP，它们进一步代谢为抑制性细胞周腺苷（pAde）通过另一种外切核苷酸酶，即 5- 核苷酸酶外切酶（Nt5e/

CD73）。pAde 与效应 T 细胞上的 A2A 受体结合，pAde/A2AAR 信号转导导致 cAMP（3'，5'- 环状单磷酸腺苷）的积累，从而阻止效应 T 细胞增殖和促炎细胞因子的产生。糖皮质激素诱导的肿瘤坏死因子相关受体（Tnfrsf18/GITR）在 Treg 上表达为组成型，并具有免疫抑制作用。

（一）Foxp3

Treg 具有强大的免疫抑制能力，对维持免疫稳态和外周耐受至关重要。Treg 转录程序依赖于 TF Foxp3，这对于它们的发育和抑制功能也是必不可少的。人类 TF Foxp3 的改变会导致致命的自身免疫病。尽管 Foxp3 不可或缺，但单独的 Foxp3 不足以诱导 Treg 程序，其他 TF 对 Treg 程序和功能很重要，包括 T-bet、GATA3、Helios 和 FoxA1。

Foxp3 基因座有几个保守的非编码序列（CNS-0-3），每个在 Foxp3 表达中都有特定的作用。CNS-0 位于 Treg 超级增强子，需要以依赖于基因组组织者 Satb1 的方式在 Treg 前体中诱导 Foxp3 表达。CNS-1 和 CNS-2 位于 Foxp3 基因未翻译外显子 1 之后的内含子中，CNS-3 位于第一个编码外显子之后的内含子中。CNS-1 对于诱导 Foxp3 表达和产生外周诱导的 Treg（pTreg）细胞至关重要，尤其是在肠和肺中。CNS-2 与 RUNX1-Cbfβ 复合物结合，其低甲基化是 Foxp3 长期稳定表达和 Treg 稳定性所必需的。它的缺失导致 Foxp3 表达的丧失和不稳定的 Treg，这些细胞开始分泌促炎细胞因子。

TCR 信号在胸腺 Treg 发育中的关键作用也已在其他研究中得到证实。据报道，在 TCR 信号的下游，许多 TF（包括 NF-κB、NFAT、AP1、CREB 和 ATF）可调节 Foxp3 的表达。Foxp3 在 Treg 中的表达受 CREB/ATF 的序列特异性结合和 CpG 岛的 DNA 甲基化控制。最近，据报道，CARD11-Bcl-10-MALT1（CBM）信号在 Treg 中介导 TCR 诱导的 NF-κB 活化，并控制 Treg 在稳态条件下从静息到效应阶段的转化。MALT1 似乎在这个信号级联中发挥核心作用。Treg 中 MALT1 的缺失会导致类似皮屑的致死性自身免疫病，这是由功能缺陷而非 Treg 数量引起的。一项研究报告称，MALT1 支持胸腺中 Treg 的发育，但在炎症期间抑制外周的 Treg 生成。然而，在已建立的 Treg 中，TCR 信号似乎对于维持 Foxp3 表达是不必要的。已发现 Nr4a 家族因子在保护胸腺 Treg 发育的完成方面发挥重要作用。有趣的是，这些 Nr4a 因子也参与消除未能发育为成熟 Treg 的 Treg 前体。

NF-κB 家族由 c-Rel、RelA（p65）和 NF-κB1（aka，p105/50）组成，属于经典的 NF-κB 通路，以及 NF-κB2（p100/52）和 RelB 亚基非经典途径。NF-κB 家族成员参与 Treg 发育、稳定性和功能的多个方面。

在 NF-κB 的家族成员中，c-Rel 已在 Treg 生物学中得到广泛研究。c-Rel 在 Treg 中发挥多种功能。首先，胸腺 Treg 的发育需要 c-Rel；其次，c-Rel 消融会特别损害活化 Treg（aTreg）子集的产生和维持；最后，c-Rel 缺陷的 T 细胞失去了通过 TGF-β 信号转变成 Treg 的能力。然而，c-Rel 在 pTreg 诱导中的作用仍然存在争议。一些研究报告称，在 c-Rel 缺陷的幼稚 T 细胞中，TGF-β 诱导的 pTreg 生成严重受损，而其他研究表明，c-Rel 缺陷的幼稚 CD4⁺T 细胞在受到 TGF-β 刺激时通常会上调 Foxp3。c-Rel 对 Treg 的抑制功能是可有可无的，因为 c-Rel 缺陷的 Treg 是完全抑制性的。从机制上讲，c-Rel 与 Foxp3 调节区的多个位点结合。通过与 Foxp3 CNS2 结合，c-Rel 使该区域的 CpG 位点去甲基化。此外，c-Rel 还可以与 Foxp3 启动子结合，并形成一个大的增强体，包含 c-Rel、RelA/p65、NFAT、SMAD 和 CREB。有趣的是，SMAD 和 CREB 首先与 Foxp3 增强子结合，但后来它们移动到启动子参与 Foxp3 增强体的形成。此外，c-Rel 还可以与 Foxp3 CNS3 结合并调节 Foxp3 的诱导。

RelA/p65 是另一种经典的 NF-κB 家族蛋白。Treg 中 RelA 的条件失活会诱导自身免疫病。RelA 和 c-Rel 在发育和成熟的 Treg 中具有不同且部分冗余的作用。RelA 在初始和效应 Treg 中具有组成型活性。

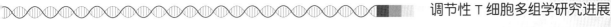

几项研究表明，RelA 促进效应 Treg（eTreg）生成和 Treg 谱系稳定性。RelA 是通过与 NF-κB1 结合来维持在 eTreg 池中的作用的。

（二）Blimp1

Blimp1 是一种锌指蛋白，作为转录调节因子，对于浆细胞和功能齐全的效应 CD8⁺T 细胞的发育必不可少。在 CD4⁺T 细胞中，Blimp1 限制滤泡辅助性 T 细胞分化。Blimp1 还反式激活 IL-10，从而驱动 Th1 和 Th17 细胞转化为 1 型调节性 T（Tr1）细胞。此外，已确定 Blimp1 支持非淋巴组织中 CD8⁺T 细胞的驻留程序。Blimp1 是 Treg 中 IL-10 的主要调节因子，并且是维持 Foxp3 所需的一个因素。在 Treg 中，Blimp1 与干扰素调节因子 4 合作建立 Treg 效应程序，包括 IL-10 和颗粒酶 B 的表达，特别是在非淋巴组织中的表达。还发现，Blimp1 在保持 Treg 身份方面有非冗余功能，特别是在炎症挑战的条件下。IL-6 信号转导诱导并激活 DNA 甲基化酶 Dnmt3a，该酶在 Blimp1 不存在的情况下安装在不同的 DNA 位点，导致 CNS2 甲基化和 Foxp3 下调。相反，Blimp1 抑制 Dnmt3a 的上调，防止 Foxp3 基因座中 CNS2 的甲基化，从而维持 Treg 的身份和功能。因此，炎症环境中 Blimp1 的 Treg 特异性缺失导致 CNS2 甲基化、Foxp3 表达缺失和促炎 T 细胞表型的获得。

Blimp1 通路可以拮抗 IL-6-STAT3 诱导的 tTreg 中 Foxp3 的消除，并通过将 CNS2 保持在去甲基化状态来支持炎症部位的 Treg 身份，从而允许 Foxp3 的持续表达和抑制功能的维持。STAT3 和 Blimp1 的相反活性会聚在 Dnmt3a 上，这将有助于进一步探索可用于稳定自身免疫中的 Treg 并使其不稳定，以治疗癌症的药物靶点。

（三）Hip1

迄今为止在与 Treg 无关的 12 个转录本中，Hip1 具有潜在的免疫调节相关性。Hip1 是一种丝氨酸水解酶蛋白，嵌入结核分枝杆菌的细胞包膜中，存在于宿主的巨噬细胞和树突状细胞内，通过使用 Hip1 阻碍这些初级 APC 的功能来逃避免疫反应。首先，结核分枝杆菌通过 Hip1 使 Toll 样受体 2 和 MyD88 依赖性通路失活，减少巨噬细胞和树突状细胞的活化和细胞因子产生。其次，结核分枝杆菌通过 Hip1 水解的产物 GroEL2 破坏 CD4⁺T 细胞和 APC 之间的相互作用。因此，Hip1 可能是 Treg 负调节 APC 的另一种机制。

（四）Themis1

Themis1 最近被描述为 TCR 信号机制的一个新组成部分，它对胸腺中 T 细胞的阳性选择和阴性选择至关重要。在 TCR 参与后，Themis1 被 src 家族激酶 LCK 磷酸化，并被募集到跨膜衔接蛋白 LAT（用于激活 T 细胞家族成员 1 的链接器）。然而，目前尚不清楚 Themis1 是作为 TCR 信号的正调节器还是负调节器。事实上，尽管最初的研究未能确定 Themis1 缺陷胸腺细胞中 TCR 信号的重大改变，但 Themis1⁻/⁻ 小鼠中 T 细胞发育的缺陷表明 Themis1 可能作为 TCR 信号的增强子。与这种解释相反，最近的两份报告表明 Themis1 通过降低阳性选择和阴性选择之间的信号阈值，充当胸腺细胞中 TCR 信号的衰减器。Themis1 被证明与抑制性磷酸酶 SHP-1/Ptn6（也称为酪氨酸蛋白磷酸酶非受体 6 型）结合，并被提议作为一种衔接蛋白，在近端 TCR 信号复合物附近募集 SHP-1，以使它们去磷酸化，并降低 TCR 信号强度。然而，最近一项研究使用 TCR 信号报告小鼠，相反将 Themis1 鉴定为胸腺细胞阳性选择期间 TCR 信号的增强子。Themis1 的这种积极作用被认为主要是通过鸟嘌呤核苷酸交换因子 Vav1 介导的，这种蛋白质通过定量质谱分析显示是胸腺细胞中 Themis1 相互作用组，以及生长因子受体结合蛋白 2/Grb2 和 SHP-1 的主要成分。因此，Themis1 的机制似乎相当精细，可能具有双重功能，即通过 SHP-1 对 TCR 信号转导的负调节器和通过 Vav1 对 TCR 信号转导的正调节器。Themis1 表现为一种在 Treg 中特别下调的蛋白质（4 倍），Themis1 在 Treg 中的过表达导致其抑制功能增加，表明其作为 Treg 抑制功能检查点控制的重要性。

（五）肿瘤坏死因子受体 2（TNFR2）

肿瘤坏死因子受体 2 在 Treg 生物学中起着至关重要的作用。与非 Treg 相反，人和鼠 Treg 都组成性表达高水平的 TNFR2。TNFα-TNFR2 的相互作用促进了 Treg 的增殖及抑制能力。使用 TNFR2 激动剂抗体刺激 TNFR2 可导致人 Treg 的同质扩增。另外，在急性移植物抗宿主病（acute graft versus host disease，aGVHD）小鼠模型中，可用选择性 TNFR2 激动剂治疗导致宿主 Treg 的体内扩增和对 aGVHD 的保护。有趣的是，Treg 对 GVHD 的抑制活性似乎取决于供体 T 细胞产生的 TNF-α 和异基因造血干细胞移植中 Treg 上表达的 TNFR2。为响应 TCR 刺激，$CD4^+Foxp3^-$ Teff 及细胞毒性 $CD8^+$ 细胞也上调 TNFR2 表达。TNFR2 阳性 CD4 Teff 具有高度增殖性，并且对 Treg 介导的抑制具有更强的抵抗力。有趣的是，TNFR2 激动剂可有效且选择性地诱导 1 型糖尿病患者的胰岛素自身反应性 $CD8^+$ 细胞凋亡。因此，特定的 TNFR2 激动剂对于治疗自身免疫病具有两种细胞免疫作用：①自身反应性 T 细胞的选择性死亡；②有利于 Treg 的扩增。

（六）组蛋白甲基转移酶（EZH2）

改变染色质组织的表观遗传机制对于控制极化 T 细胞亚群的分化和维持很重要。组蛋白甲基转移酶 EZH2 主要在多梳抑制复合物 2 内起作用，并催化组蛋白 H3（H3K27me3）暴露的 N 末端尾部上赖氨酸 27 的三甲基化，这是一种与附近基因表达抑制相关的组蛋白修饰。EZH2 通过在激活的 Treg 中与 Foxp3 形成复合物，对于适当的 Treg 抑制功能至关重要，因为携带 EZH2 的 Treg 特异性缺失的突变小鼠会发生与大量 T 细胞激活和细胞因子产生相关的致命炎症。在 Treg 中特异性缺乏 EZH2 表达的小鼠会发展为自发性炎症性肠病，这进一步支持 EZH2 对 Treg 功能的关键作用。最近，有报道显示，人类 Treg 表达 EZH2 mRNA。EZH2 在 CD28 超激动剂刺激下在人 Treg 中被诱导。有趣的是，雷帕霉素和 TNFR2 激动剂的联合添加以 TNF-α 依赖性方式维持 EZH2 表达。

（七）杀伤细胞凝集素样受体 G1（KLRG1）

KLRG1 是在几个免疫亚群上发现的抑制性受体，在自然杀伤细胞和活化的 $CD8^+$T 细胞上被用作耗竭的 $CD8^+$T 细胞的标记。它被描述为结合钙黏蛋白家族成员，包括 E- 钙黏蛋白、N- 钙黏蛋白和 R- 钙黏蛋白。交联 T 细胞受体（TCR）和 KLRG1 已被证明对 TCR 介导的信号具有抑制作用。与许多抑制性受体一样，KLRG1 由 Treg 表达，但与抑制性受体 CTLA-4 相比，不是在每个 Treg 上都发现它，而是只在效应 Treg 的一个亚群中发现。虽然 KLRG1 经常被用作效应 Treg 的标志物，但尚未研究它是否能够影响 Treg，或者是如何影响的。

（八）Bcl11b

Bcl11b 是一种 C2H2 锌指 DNA 结合蛋白，与核小体重塑和脱乙酰酶复合物（Mi-2/NuRD）相关时作为转录抑制因子，与组蛋白乙酰基相关时作为转录激活剂转移酶。Bcl11b 首先在胸腺细胞发育的 DN2 阶段表达，并在胸腺细胞发育、定型、选择和存活中发挥重要作用。Bcl11b 的缺失导致这些基因染色质可及性的改变，以及它们在 mRNA 和蛋白质水平上的表达降低，从而导致抑制失败。我们发现，Bcl11b 在 Treg 特征基因上的结合与 Foxp3 结合重叠，表明可能存在协同作用机制，至少在 Treg 亚群中，Bcl11b 和 Foxp3 支持这一观察结果。有趣的是，Bcl11b 还结合了小鼠幼稚 $CD4^+$T 细胞中大部分

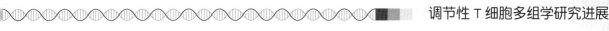

相同的 Treg 特征基因，但不会影响幼稚 CD4⁺Treg 中这些基因的染色质可及性。因此，Bcl11b 可能在某些基因组位点等待 Foxp3 和其他转录因子合作，促进 Treg 特征基因的表达。Bcl11b 在 CD4⁺T 细胞与 Treg 中相同位点的结合也支持了 Bcl11b 可能在 Treg 中对这些基因的调节发挥不同作用的观点，它可能与 Foxp3 相协同，以正调节它们的表达，与 CD4⁺T 细胞相反，Foxp3 不存在，因此 Bcl11b 可能会抑制它们的表达。这些结果再次强调了 Bcl11b 不仅在 T 细胞发育的不同阶段，而且在 T 细胞的不同亚群中的复杂性和差异作用，这取决于 T 细胞亚群特异性转录因子。

（九）Fam129a

Fam129a 和由 Fam129a 和 Actn4 编码的 Alpha 肌动蛋白 4 抑制细胞凋亡，而由 ctsz 编码的组织蛋白酶 Z 促进血管生成和转移。这三种蛋白质可能会被特定的 mAb 阻断，从而减弱癌症微环境中 Treg 的数量和功能。其余 8 个转录本参与 T 细胞活化：cadm1、frmd4b、lmna、anxa2、galm、pou2f2、csfl 和 ptprj 的蛋白质产物可以直接或间接增强 TCR 信号转导或 T 细胞与 APC 的相互作用。需要单细胞 RNA-seq 来进一步探索这些转录本对 Treg 的重要性，同时确认其蛋白质产物的差异表达及其在抑制功能中的作用。

（十）RLTPR

RLTPR 是一种肌动蛋白脱帽蛋白，被证明对通过 CD28 共刺激 TCR 至关重要。有趣的是，在 Rltpr 突变的小鼠中，胸腺 Treg 的发育严重受损。此外，据报道，Rltpr 在银屑病患者中下调，并且 Rltpr 的多态性与人类强直性脊柱炎有关，表明它可能在自身免疫中发挥作用。笔者的研究同样得出，其在 Treg 中上调，这些数据表明 RLTPR 蛋白可能参与 Treg 的发育和抑制功能。有趣的是，其他已知参与调节肌动蛋白结构组织的蛋白质也被发现在 Treg 中上调（Coronin-2A/Coro2a，巨噬细胞加帽蛋白 / Capg）或下调（细丝蛋白相互作用蛋白 FAM101B/Fam101b 也已知作为 RefilinB）。这表明在驱动细胞骨架结构和肌动蛋白重塑的机制中具有潜在的重要作用，已知这些机制积极参与 TCR 信号转导。需要进一步研究这些蛋白质的机制和功能。

Treg 是一种具有基本免疫调节特性的细胞群，其表观遗传调控的发现为理解这些细胞在健康和疾病中的作用提供了相当多的见解。过去几年的研究表明，Treg 与肠道微生物群的相互作用不仅对健康 Treg 功能的发展至关重要，而且对于在人类疾病的发病机制中起关键作用的 Treg 功能也至关重要，如过敏性疾病、自身免疫病和癌症。Treg 的表型可塑性和稳定性之间的平衡由确保 Foxp3 在 Treg 中稳定表达所需的微调转录和表观遗传事件定义。

随着多组学研究的不断深入和发展，研究的重点内容已从寻找差异基因、蛋白、代谢物等，过渡到基因、蛋白质、代谢物的功能鉴定、相互作用及关系网络图谱工作领域。以这类标志蛋白为依据的分子诊断技术将形成未来临床诊断的主流，这会有力地促进各国辅助医疗诊断的发展，使整个医疗事业的面貌发生巨大的变化。

（尚莉丽）

参考文献

[1] LAVER T，HARRISON J，O'NEILL P A，et al. Assessing the performance of the Oxford Nanopore Technologies MinION. Biomol Detect Quantif，2015，3：1-8.

[2] WOYCHIK R P, KLEBIG M L. Functional genomics in the post genome ear. Mutation Research, 1998, 400: 3.

[3] WANG K, FU W. Transcriptional regulation of Treg homeostasis and functional specification.Cell Mol Life Sci, 2020, 77 (21): 4269-4287.

[4] HAYDEN M S, GHOSH S. Regulation of NF-kappaB by TNF family cytokines. Semin Immunol, 2014, 26 (3): 253-266.

[5] ISOMURA I, PALMER S, GRUMONT R J, et al. c-Rel is required for the development of thymic Foxp3+ CD4 regulatory T cells. J Exp Med, 2009, 206 (13): 3001-3014.

[6] GRINBERG-BLEYER Y, OH H, DESRICHARD A, et al. NF-kappaB c-Rel is crucial for the regulatory T cell immune checkpoint in cancer. Cell, 2017, 170 (6): 1096-1108.

[7] RUAN Q, KAMESWARAN V, TONE Y, et al. Development of Foxp3 (+) regulatory t cells is driven by the c-Rel enhanceosome. Immunity, 2009, 31 (6): 932-940.

[8] VISEKRUNA A, HUBER M, HELLHUND A, et al. c-Rel is crucial for the induction of Foxp3 (+) regulatory CD4 (+) T cells but not T (H) 17 cells. Eur J Immunol, 2010, 40 (3): 671-676.

[9] MESSINA N, FULFORDT, O' REILLYL, et al.The NF-kappaB transcription factor RelA is required for the tolerogenic function of Foxp3 (+) regulatory T cells. J Autoimmun, 2016, 70: 52-62.

[10] OH H, GRINBERG-BLEYER Y, LIAO W, et al. An NF-kappa B transcription-factor-dependent lineage-specific transcriptional program promotes regulatory T cell identity and function. Immunity, 2017, 47 (3): 450-465.

[11] VASANTHAKUMAR A, LIAO Y, TEH P, et al.The TNF receptor Superfamily-NF-kappaB axis is critical to maintain effector regulatory T cells in lymphoid and non-lymphoid tissues. Cell Rep, 2017, 20 (12): 2906-2920.

[12] GARIMA G, MUSCHAWECKH A, MORENO H, et al. Blimp1 prevents methylation of Foxp3 and loss of regulatory T cell identity at sites of inflammation. Cell Rep, 2019, 26 (7): 1854-1868.

[13] DUGUET F, LOCARD-PAULET M, MARCELLIN M, et al. Proteomic analysis of regulatory T cells reveals the importance of Themis1 in the control of their suppressive function. Mol Cell Proteomics, 2017, 16 (8): 1416-1432.

[14] PAN S, LIU R, WU X, et al. LncRNA NEAT1 mediates intestinal inflammation by regulating TNFRSF1B. Ann Transl Med, 2021, 9 (9): 773.

[15] TATA A, DODARD G, FUGÈRE C, et al. Combination blockade of KLRG1 and PD-1 promotes immune control of local and disseminated cancers. Oncoimmunology, 2021, 10 (1): 1933808.

[16] MEINICKE H, BREMSER A, BRACK M, et al. KLRG1 impairs regulatory T-cell competitive fitness in the gut, 2017, 152 (1): 65-73.

[17] DRASHANSKY T T, HELM E, HUO Z, et al. Bcl11b prevents fatal autoimmunity by promoting Treg cell program and constraining innate lineages in Treg cells. Sci Adv, 2019, 5 (8): eaaw0480.

[18] TERRY L V, OO Y H. The next frontier of regulatory T cells: promising immunotherapy for autoimmune diseases and organ transplantations.Front Immunol, 2020, 11: 565518.

[19] MIJNHEER G, LUTTER L, MOKRY M, et al. Conserved human effector Treg cell transcriptomic and epigenetic signature in arthritic joint inflammation. Nat Commun, 2021, 12 (1): 2710.

[20] SAM ZHOU W B, SHI X Q, LIU Y, et al. Unbiased proteomic analysis detects painful systemic inflammatory profile in the serum of nerve injured mice. Pain, 2022, 19.

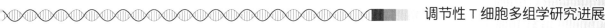

[21] MELBY J A，ROBERTS D S，LARSON E J，et al. Novel strategies to address the challenges in top-down proteomics. J Am Soc Mass Spectrom，2021，32（6）：1278-1294.

[22] MCSHANE E，SELBACH M. Physiological Functions of Intracellular Protein Degradation. Annu Rev Cell Dev Biol，2022，19.

[23] GARRANZO-ASENSIO M，RODRÍGUEZ-COBOS J，SAN MILLÁN C，et al. In-depth proteomics characterization of ΔNp73 effectors identifies key proteins with diagnostic potential implicated in lymphangiogenesis，vasculogenesis and metastasis in colorectal cancer. Mol Oncol，2022，16（4）：2672-2692.

[24] TORRES-SANGIAO E，GIDDEY A D，LEAL RODRIGUEZ C，et al. Proteomic approaches to unravel mechanisms of antibiotic resistance and immune evasion of bacterial pathogens. Front Med（Lausanne），2022，9：850374.

[25] PASQUINI M，GROSJEAN N，HIXSON K K，et al. Zng1 is a GTP-dependent zinc transferase needed for activation of methionine aminopeptidase. Cell Rep，2022，39（7）：110834.

[26] CHEN C，HUANG H，WU C H. Protein bioinformatics databases and resources. Methods Mol Biol，2017，1558：3-39.

[27] FU Y，LING Z，ARABNIA H，et al. Current trend and development in bioinformatics research. BMC Bioinformatics，2020，21（Suppl 9）：538.

[28] LEBO M S，HAO L，LIN C F，et al. Bioinformatics in clinical genomic sequencing. Clin Lab Med，2020，40（2）：163-187.

[29] ALI M M，HAMID M，SALEEM M，et al. Status of bioinformatics education in south asia：past and present. Biomed Res Int，2021，2021：5568262.

[30] PITTARD W S，VILLAVECES C K，LI S. A bioinformatics primer to data science，with examples for metabolomics. Methods Mol Biol，2020，2104：245-263.

[31] ORLOV Y L，BARANOVA A V，TATARINOVA T V.Bioinformatics methods in medical genetics and genomics. Int J Mol Sci，2020，21（17）：6224.

[32] COSTA M C，GABRIEL A F，ENGUITA F J. Bioinformatics research methodology of non-coding RNAs in cardiovascular diseases. Adv Exp Med Biol，2020，1229：49-64.

[33] DENG G，SONG X，FUJIMOTO S，et al. Foxp3 post-translational modifications and Treg suppressive activity. Front Immunol，2019，10：2486.

[34] SHI H，CHI H. Metabolic control of Treg cell stability，plasticity，and tissue-specific heterogeneity. Front Immunol，2019，10：2716.

[35] SCHEINECKER C，GÖSCHL L，BONELLI M. Treg cells in health and autoimmune diseases：New insights from single cell analysis. J Autoimmun，2020，110：102376.

[36] MIKAMI N，KAWAKAMI R，SAKAGUCHI S. New Treg cell-based therapies of autoimmune diseases：towards antigen-specific immune suppression. CurrOpin Immunol，2020，67：36-41.

[37] XU C，SUN S，JOHNSON T，et al. The glutathione peroxidase Gpx4 prevents lipid peroxidation and ferroptosis to sustain Treg cell activation and suppression of antitumor immunity. Cell Rep，2021，35（11）：109235.

[38] BELLANTI J A，LI D. Treg cells and epigenetic regulation. Adv Exp Med Biol，2021，1278：95-114.

[39] DONG Y，YANG C，PAN F. Post-translational regulations of Foxp3 in treg cells and their therapeutic applications. Front Immunol，2021，12：626172.

一、转录组学

1997 年 Vogelstein 和 Kinzler 等在研究酵母基因表达时首次提出"转录组"概念。转录组广义上指在某一生理条件下，特定组织或细胞所转录出的所有 RNA 产物的集合，包括 1% ~ 4% 编码蛋白质的信使 RNA（mRNA）和 95% 以上的各种非编码 RNA（ncRNA），如核糖体 RNA（rRNA）、转运 RNA（tRNA）、核仁小 RNA（snoRNA）、小核 RNA（snRNA）、微 RNA（mRNA）和其他长链非编码 RNA；狭义上指转录出的所有 mRNA 的集合。根据遗传学中心法则，mRNA 在精密调控下将遗传信息从 DNA 传递到蛋白质，影响生物性状，因而被认为是遗传信息传递的"桥梁"。

核基因组在生物体中相对稳定，突变率较小。与基因组不同，同一组织或细胞在不同生长环境（生长阶段）的转录组非常可变，极易受其所属器官、细胞周期阶段、疾病状态、药物暴露、衰老等影响。因此，转录组的研究是基因功能及结构研究的基础和出发点，了解转录组可解读基因组功能元件，并反映特定条件或疾病状态下的组织或细胞基因表达的改变，进而揭示生物学发生过程或疾病发生机理。转录组学是一门在整体水平上研究生物细胞中转录组的发生和变化规律的科学。

作为一种新的研究方法，转录组学改变了以往单基因的研究方式，从整体水平上研究不同样本中全部基因转录水平的改变和转录组的定位及功能，已迅速发展为应用最广的技术。转录组学分析提供了对细胞和组织特异性基因表达特征的直接洞察，如转录本的存在或定量，评估替代/差异剪接以预测蛋白质亚型，使用表达定量性状基因座分析或等位基因特异性表达来定量评估基因型对基因表达的影响。这些信息对于更好地了解细胞和组织转录组谱的变化及对健康和疾病的影响至关重要。转录组学联合基因组学、代谢组学和蛋白组学等，将生命科学的研究带入了功能基因组学，为生物学研究、临床研究和靶向药物开发等提供了新思路和新方法。

二、转录组学研究方法

转录组学研究是分析生理条件和疾病进展差异背后分子变化的强大技术。在这类研究中的典型问题是寻找样本组之间显著变化的基因。在过去的 20 年里，很多定量转录本的分析技术在转录组学的研究中起关键作用，包括杂交技术和测序技术。杂交技术包括微阵列技术（cDNA 微阵列、寡核苷酸微阵列）和基因芯片技术。测序技术包括表达序列标签技术（expression sequence tags technology，EST）、基因表达系列分析技术（serial analysis of gene expression，SAGE）、大规模平行测序技术（massively parallel signature sequencing，MPSS）、RNA 测序技术（RNA sequencing，RNA-seq）。其中基因芯片、SAGE、MPSS 和 RNA-seq 能够高通量检测组织或细胞的转录组，有助于揭示特定生物学发生过程中基因表达差异的整体水平。

目前基因芯片技术和 RNA-seq 是转录组学分析中最常用的两大方法，两者几乎可以捕获整个转录组。这两种方法生成原始转录组数据的工作流程包括以下内容：①纯化高质量的兴趣 RNA；②将 RNA 转化为互补 DNA（cDNA）；③化学标记 cDNA 并将其与芯片探针杂交（基因芯片），或将 cDNA 片段化并构建文库以通过合成进行测序（RNA-seq）；④通过选择的平台运行检测；⑤质量控制。基因芯片技术相对稳健，并通过不断更新的预先设计的探针优化了全面覆盖；它的缺点是不包括在探针集中的转录本将不会被检测到。RNA-Seq 能在单核苷酸水平对任意物种的整体转录活动进行

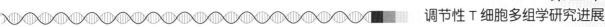

检测，在分析转录本的结构和表达水平的同时，还能发现未知转录本和稀有转录本，精确地识别可变剪切位点及 cSNP（编码序列单核苷酸多态性），提供更为全面的转录组信息。相对于传统的芯片杂交平台，RNA-Seq 无须预先针对已知序列设计探针，即可对任意物种的整体转录活动进行检测，提供更精确的数字化信号、更高的检测通量及更广泛的检测范围，是目前深入研究转录组复杂性的强大工具，已广泛应用于生物学研究、医学研究、临床研究和药物研发等。

RNA-seq 分为批量 RNA-seq 和单细胞 RNA 测序（scRNA-seq）。基因表达受细胞内或细胞间多种因素的影响，因此理想情况下，应该使用单细胞进行基因表达分析。然而由于获取大量单细胞存在很大的技术挑战，大多数转录谱表达研究都是使用大量组织样本进行 bulk RNA-seq，这意味着基因表达谱代表所有细胞的平均效应。虽然这些集成分析的数据是有效的，但无法显示细胞之间的基因表达异质性。大多数临床组织样本含有各种各样的细胞，每个细胞都有独特和特定的功能。如果这些细胞中只有一个细胞亚群与疾病的状态或病理有关，那么批量 RNA-seq 将掩盖它们的转录特征及疾病的发病机制。此外，转录不是一个连续的过程，它以短时间爆发的形式出现，并且因基因而异。因此，同一类型的细胞内存在基因表达的异质性和表达程度的异质性，但这种变异是随机的还是受调控的，以及它是否驱动或促进生物变化尚不清楚。基于此，单细胞转录组分析逐渐成为人们关注的焦点。近年来，随着流式分选技术的发展，scRNA-seq 技术也取得了长足的进步，并将取代批量 RNA-seq。通过分析单细胞水平上的转录组，scRNA-seq 为复杂的生物系统提供了新的见解，并赋予生物体内每个细胞一个独特的身份，解决了笔者过去几年中一直回避的细胞异质性等科学问题。

由转录组概念可知，多细胞生物中每个细胞的基因表达都严格按特定的时间和空间顺序发生，即基因表达具有时间特异性和空间特异性。时间特异性可以通过对不同时间点的样本取材，使用 scRNA-seq 来解析时间维度上细胞类型和基因表达模式。由于细胞在组织内的物理位置是其分子身份的关键决定因素，而分离单细胞会导致细胞失去原有的空间坐标，掩盖细胞的空间特异性信息。因此，空间转录组学（spatial transcriptomics，ST）应运而生。ST 是指从一个完整的组织切片中产生全部的转录组数据，为基因表达提供了丰富的空间背景。通过结合成像和测序技术，ST 不仅能反映单细胞的异质性、定义细胞类型，还可将组织内不同细胞的基因表达信息定位到组织的原始空间位置，从而指示特定基因的特定位点表达。

三、调节性 T 细胞的转录谱表达

（一）调节性 T 细胞分类

调节性 T 细胞被定义为 CD4$^+$CD25$^+$Foxp3$^+$ 细胞，基于起源不同分为胸腺来源的 Treg 和外周来源的 Treg，是维持免疫耐受的关键调节者，在预防自身免疫病、限制炎症反应和维持免疫稳态方面起着至关重要的作用。根据表型和功能特性，在次级淋巴器官中 Treg 又分为中心 Treg 和效应 Treg。cTreg 高表达 CD62L 和 CCR7，而 eTreg 显示激活的表型和效应程序，高表达由 Prdm1 编码的 Blimp1 转录因子及 CD44 和 ICOS 等表面标志物。Treg 不仅存在于淋巴样器官的 T 细胞区，也存在于 B 细胞区，即滤泡调节 T（follicular regulatory T，TFR）细胞，它控制着抗体的成熟和产生。趋化因子受体（如 CXCR5）是 TFR 细胞的表面标志物。除淋巴组织外，越来越多的研究表明，内脏脂肪组织（visceral adipose tissue，VAT）、骨骼肌、皮肤或结肠固有层或肺等多种非淋巴组织中亦存在 Treg，形成了独特的功能微环境。

（二）淋巴组织 Treg 转录本

最近的 scRNA-seq 数据结果显示 Treg 和 Tconv 细胞之间的转录组数据有大量重叠。只有一小部分核心转录本在所有 Treg 中一致表达，而在 Tconv 细胞中始终缺失或表达不足，这些转录本才可能是真正定义 Treg 身份的指标。其中 Foxp3 的稳定表达对于 Treg 谱系的识别很重要，并且在 Treg 的发育和功能中起主导调节作用。Foxp3 主要定位于细胞核，并与 700 多个基因结合，这些基因参与各种细胞程序，包括 TCR 信号、细胞通信和转录调控。此外，与 Tcon 细胞相比，Treg 中 *IKZF2*、*CTLA4*、*RTKN2*、*LAYN*、*UTS2*、*CSF2RB*、*TRIB1*、*F5*、*CECAM4*、*CD70*、*ENC1* 和 *NKG7* 等基因的表达有显著差异。

（三）非淋巴组织 Treg 转录本

在 Treg 研究的早期，出现了一些关于 Treg 群在非淋巴组织中功能的报告。然而，直到 2009 年内脏脂肪组织 Treg 的发现，人们才意识到非淋巴样组织中也存在独特的 Treg 群，如在骨骼肌、皮肤、结肠固有层、心肌、肺、肝脏和中枢神经系统等多个部位。目前认为，不同组织中的 Treg 共享位于淋巴器官内的 $CD4^+Foxp3^+$ 前体细胞，当前体细胞在次级淋巴器官中受到刺激后，前体细胞可能会响应独特的组织归巢信号（如趋化因子受体和整合素表达）而在组织中分隔和运输。前体细胞一旦进入组织便会发生特定分化，形成组织特异性 Treg。由于分布位置的多样性，组织特异性 Treg 具有不同的转录组、T 细胞受体库、代谢适应，以及生长和存活因子依赖性，以帮助它们在特定组织中生存和作用。其功能从免疫监视扩展到维持组织稳态，包括调节局部和全身代谢、促进组织修复和再生，以及控制非淋巴细胞祖细胞的增殖、分化和结局。从功能组学角度，Zhang 等发现脾（s-Treg）、淋巴结（LN-Treg）、肠道（int-Treg）和内脏脂肪组织（VAT Treg）的 Treg 存在转录组异质性。与 Tconv 相比，脾 s-Treg 中有 31 个基因（0.2%）上调，13 个基因（0.09%）下调；LN-Treg 中 325 个基因上调（1.5%），72 个基因下调（0.33%）；int-Treg 中 371 个基因上调（1.7%），385 个基因下调（1.77%）；VAT Treg 中 641 个基因上调（2.97%），283 个基因下调（1.31%）。这些结果表明，与 int-Treg 和 VAT Treg 相比，s-Treg 和 LN-Treg 的差异基因更多，提示非淋巴组织环境对 Treg 转录组的重塑起着重要作用；*LN-Treg* 和 *VAT Treg* 基因上调 / 下调的比值比 s-Treg 和 int-Treg 基因高几倍，说明功能选择在转录组重塑中起着关键作用；脂肪组织和肠道有更多类型和高强度的刺激。进一步分析发现，四种组织 Treg 共享 16 个上调基因，包括 *Foxp3*、*Fam129a*、*TNFRSF4*、*CD134*、*OX40*、*Ikzf2*、*TNFRSF1b*、*CD120b*、*DUSP4*、*Vav2*、*Capg*、*CTLA4*、*TNFRSF18*、*GITR*、*CD357* 和 *Klrg1*，5 个下调基因，包括 *Hs3st3b1*、*Igfbp4*、*Tmie*、*Tgfbr3* 和 *Atp1b1*。

1. 脂肪组织

脂肪组织是由脂肪细胞和复杂的基质血管部分（包括脂肪前体细胞、多种基质细胞类型、血管内皮细胞、交感神经和各种免疫细胞类型）组成的松散结缔组织。脂肪组织分布在全身，如内脏器官、颈、骨髓、肝脏和骨骼肌。VAT Treg 是第一个被识别的组织特异性 Treg 亚群。

能量过量摄入可导致肥胖，诱导内脏脂肪组织的慢性炎症反应，最终引起血脂异常、胰岛素抵抗等代谢异常，甚至发展为 2 型糖尿病等代谢性疾病。VAT Treg 存在于脂肪细胞交叉的空隙中，在脂肪组织中的抗炎免疫细胞群体中占相当大的比例，参与调控局部及系统性的炎症和代谢。瘦鼠附睾脂肪组织中的 Treg 亚群在 3 ～ 4 个月时开始积累，5 ～ 7 个月时 VAT Treg 构成了 $CD4^+T$ 细胞的绝大部分。研究发现，随着年龄的增长和肥胖的发生，VAT Treg 的数量逐渐减少，但转录组差异逐渐增大。与肥胖小鼠相比，Treg 在瘦鼠的腹部脂肪中明显富集，且能控制脂肪细胞的胰岛素敏感性。此外，通过瘦素缺陷及高脂饮食两种胰岛素抵抗小鼠模型，发现遗传或饮食诱导的肥胖小鼠其 VAT Treg 的比例和数

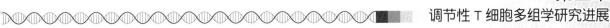

量都显著低于正常小鼠，这些证据说明 VAT Treg 是局部和全身代谢的重要调节因子。

VAT Treg 转录组与淋巴器官中的 Treg 转录组明显不同。最新 RNA-seq 数据结果显示，VAT Treg 中有成千上万个转录本发生改变。富集的转录本包括编码转录因子（如 Pparg、Rora 和 Gata3）、趋化因子及其受体（如 Cxcl2、Cxcr6、Ccr1 和 Ccr2）、细胞因子及其受体（如 Il10、Il5、Il1rl1 和 Il9r）、共刺激分子（如 Pdcd1、CTLA-4 和 Cd80），以及与脂质代谢相关的分子（如 Dgat1、Dgat2 和 Cd36）。此外，脂肪组织特异性转录因子 PPAR-γ 被证实是 VAT Treg 发育、积累和分化的主要调节因子，阻断 PPAR-γ 磷酸化可减少 Treg 转录组改变。对 VAT Treg 的进一步研究表明，它们的发育过程如下：在次级淋巴器官中诱导的 Treg 表达低水平的 PPAR-γ，然后在迁移到脂肪组织后分化为高表达 PPAR-γ 的 Treg，这一过程主要依赖于独特的 TCR 激活，如 IRF、BATF 及特定信号 IL-33-ST2 等。

2. 皮肤和肠道

皮肤和肠道由于持续暴露于各种环境，积累了丰富的微生物群落。因此，作为人体的主要屏障和最大器官，皮肤和肠道具有强大的免疫能力，保护人体免受外界环境的威胁。

皮肤 Treg 的存在已被报道多年，然而直到现在其独特的性质和功能才变得清晰。研究发现，健康成年小鼠皮肤 Treg 为 CD4$^+$T 细胞的 20% ~ 60%，它们集中在毛囊周围，控制毛囊干细胞的活动。毛囊上皮细胞分泌的趋化因子 CCL20 可促进高表达 CCR6（CCL20 受体）的 Treg 的迁移和积累。围产期小鼠皮肤中会出现激活的 Foxp3$^+$CD4$^+$T 细胞，并在局部 CD4$^+$ 细胞中的占比高达 90%，这种积累既依赖于皮肤微生物群，又促进对皮肤微生物群的耐受性。除在健康组织中发挥保护和平衡作用外，皮肤 Treg 还促进各种皮肤损伤（如表皮磨损、紫外照射和全层损伤等）后的组织修复，抑制炎症和纤维化。此外，在皮炎和牛皮癣等患者的皮肤中也发现 Treg 的激活和积累，进一步提示它们的修复活动。

皮肤 Treg 具有独特的转录组。研究发现，编码激活或记忆标记的转录本在皮肤 Treg 中被上调。皮肤 Treg 优先表达编码皮肤特异性趋化因子受体的转录本，包括 CCR2、CCR6、CCR8、CCR10、CXCR4 和 CXCR6。此外，当皮肤被紫外照射后，皮肤 Treg 还上调已知效应分子的转录物的表达，如 IL-10、颗粒酶 B、双调蛋白、Jagged 1 和神经肽 PENK。

在成年小鼠胃肠道中 Treg 占 CD4$^+$T 细胞的 10% ~ 20%。肠道和皮肤中有三种主要 Treg 亚群，包括 ROR-γt-pTreg、ROR-γt$^+$pTreg 和 GATA3$^+$tTreg，然而由于环境不同，肠道和皮肤中 Treg 亚群组成是不同的。小肠中 ROR-γt-pTreg 和 ROR-γt$^+$pTreg 比例接近，而 GATA3$^+$tTreg 只占一小部分。相反，皮肤组织中主要是 GATA3$^+$tTreg，在炎症部位维持高水平的 Foxp3 表达；同样，皮肤中少量的 RORα$^+$pTreg 可促进皮肤共生、伤口愈合和毛囊再生的免疫耐受。

在具有转录特征的组织 Treg 群体中，皮肤和 VAT Treg 最为相似，至少在群体水平上是如此。这种相似性可能反映了对相互上调转录因子的共同依赖，如 BATF、IRF4、GATA3、MAF、BLIMP1 和 RORα。因皮肤和 VAT Treg 绝大多数由 ST2 标记的亚型主导，而该亚型优先表达 Th2 细胞相关分子，因此有学者认为皮肤 Treg 启动可调节 2 型免疫反应。然而，scRNA-seq 又发现皮肤中一共有七种 Treg 亚型，除调节 Th2 细胞免疫反应，这些亚群还可调节 Th1 细胞和 Th17 细胞效应，因此关于皮肤 Treg 还有待进一步研究。

3. 骨骼肌

骨骼肌是脊椎动物最大的器官之一，可承受各种急性和慢性压力从而维持适当的生理收缩功能。由于其大小、表面位置和对机械应力的脆弱性，骨骼肌经常受到损伤，之后启动一个高度协调和定型的修复和再生计划。

2013 年首次报道了骨骼肌中 Treg 亚群。健康幼鼠后肢肌肉中含有少量 Treg 群，但由于其体积小，很难对其进行研究。当受到损伤后，Treg 主要位于骨骼肌炎性病变区及近端肌纤维之间。研究发现，骨骼肌受损后 Treg 数量迅速增加，在第 3 天或第 4 天左右达到峰值，第 14 天左右迅速下降，此后逐渐减少，但在损伤 1 个月后，仍能检测到骨骼肌 Treg 数量的升高。骨骼肌 Treg 数量的升高也是 Duchenne 肌营养不良小鼠模型的膈肌和后肢肌肉的特征。骨骼肌受到急性损伤后，上调的 CCR2 可招募 Treg 聚集，并通过生长因子双调蛋白的分泌促进肌肉再生和修复。当发生肌肉退行性疾病（如缺血/再灌注和肌肉减少症）或骨骼肌受到一定的损伤后，卫星细胞（肌肉祖细胞的内源性来源）被激活，触发骨髓细胞浸润，通过促炎环境转变，导致 Treg 在受损骨骼肌中快速积累并再生。尽管 Treg 在骨骼肌中的作用尚未得到充分证明，但转录组分析表明，骨骼肌中 Treg 可能与其他组织驻留的 Treg 亚群不同。小鼠动物模型中 Treg 的消耗会损害肌肉修复，表明骨骼肌 Treg 是急性损伤和慢性损伤后组织修复和再生的重要调节剂。然而，目前尚不清楚骨骼肌 Treg 是如何改变它们的转录组并导致肌肉特异性活动进而促进肌肉再生的。

与淋巴器官 Treg 相比，骨骼肌 Treg 有数千个转录组的表达增加或减少。骨骼肌 Treg 与相应的 VAT Treg 共享许多转录本，但每个组织 Treg 都有其独特的转录本。其中，骨骼肌 Treg 上调的转录本中最显著的是与细胞周期和增殖相关的基因。此外，研究发现，骨骼肌 Treg 比 VAT Treg 更与脾 Treg 的转录本相似，提示肌肉 Treg 与循环 Treg 有广泛的交流。

4. 骨髓

众所周知，骨髓中含有重要的多能前体细胞，作为位于骨小梁腔内的软组织，主要由脂肪细胞和造血干细胞组成。尽管 Treg 在调节免疫系统和维持自我耐受方面发挥着重要作用，它们作为影响造血或造血干细胞重建的关键参与者，其功能也引起了人们的注意。在 Treg 耗尽的小鼠模型中，B 淋巴细胞生成被废除，这可以通过将那些受损的骨髓细胞或造血干细胞转移到具有正常 Treg 区室的受体中来挽救。最近的研究表明，某些 Treg 发育也需要骨髓来源的抗原呈递细胞重新呈递，表明骨髓参与了 Treg 发育。

5. 黏膜

与皮肤类似，黏膜是另一种重要的屏障组织，覆盖体内各种空腔和内部器官的表面，进而防止外来抗原和入侵病原体的侵害。研究表明 Treg 参与调节口腔黏膜的免疫，其中一个独特的 Treg 群体高度富集，并且可以在表型上与次级淋巴器官中的 Treg 群体区分开来。该 Treg 亚群高表达组织驻留标志物 CD103 和共刺激因子 CTLA4，表明口腔黏膜中的免疫反应的激活可能被动态抑制，这就解释了为什么炎症很少发生在口腔中。进一步，Treg 消融导致活化的效应 T 细胞在口腔黏膜中浸润，造成局部组织破坏。此外，研究表明，口腔黏膜 Treg 和其他黏膜组织（如小肠黏膜和肺）中的 Treg 依赖于从外源性 Treg 迁移到黏膜部位，而不是原位诱导。总之，Treg 在维持黏膜组织的稳态中发挥独特作用。

6. 肝脏

肝内环境缺氧，富含细胞因子和代谢副产物，但缺乏支持 Treg 存活的 IL-2，因此肝脏组织中 Treg 的表型和功能可能与其他组织不同。除 TCR、CD28/CTLA-4 共刺激和细胞因子参与肝内 Treg 激活、发育和维持之外，环境信号（尤其是局部环境氧和代谢物）同样被认为是 Treg 激活的关键因素。此外，越来越多的研究表明在乙肝病毒感染期间，肝细胞通过上调长链非编码 RNA（HULC），进而下调乙肝病毒相关肝硬化中的 p18，最终促进 Treg 分化。在刀豆球蛋白 A（ConA）诱导的肝损伤小鼠模型中，Treg 通过 IL-10 和 TGF-β 依赖性机制介导 ConA 肝炎的免疫耐受，在预防 ConA 诱导的肝炎、肝损伤中发挥重要作用。总的来说，肝脏 Treg 可能具有独特的表型，并且能够调节局部肝脏免疫稳态。

7. 心脏

心肌梗死（myocardial infarction，MI）是最常见的心血管疾病之一，心室破裂和心力衰竭是其死亡的主要原因。因此，预防心脏破裂和控制心室重构能有效改善临床结局。动物实验研究发现，MI 或心肌缺血/再灌注损伤后心脏 Treg 数量明显增加，*CTLA4*、*Areg* 和 *Il1rl1* 等基因的转录组明显上调，表明心脏 Treg 在炎症微环境中具有较高的抑制活性。此外，许多细胞因子、细胞因子受体、趋化因子和趋化因子受体相关基因（如 *Il10*、*Il4ra*、*Ifngr1*、*Irf1*、*Tnf*、*Tnfrsf9*、*Ccr2*、*Ccr7*、*Ccr8*、*Ccrl2* 和 *Cxcl10* 等），以及一些细胞外基质组织或胶原合成相关基因（如 *Sparc*、*Dcn*、*Bgn*、*Mgp*、*Serpinh1*、*Postn*、*Col1a1*、*Col3a1* 和 *Fn1*）的转录本也明显上调。基因集富集分析表明心脏 Treg 上调的基因显示了基因本体生物学过程的富集，涉及细胞外结构组织、细胞外基质组织、胶原蛋白代谢和生物合成，伤口愈合和平滑肌细胞增殖调节的过程表明心脏 Treg 可通过减轻局部炎症、保护心肌细胞免受凋亡、调节巨噬细胞分化和肌成纤维细胞激活在心脏受损后的修复过程中发挥保护作用。

四、Tfr 细胞的转录谱表达

生发中心是 B 细胞克隆增殖和亲和力成熟的场所，诱导高亲和抗体的产生。Tfh 和 Tfr 之间的平衡是充分控制生发中心反应的关键。由于独立组织在不同成熟状态下有不同比例的滤泡 T 细胞，单细胞转录组学研究了从人血、髂淋巴结和扁桃体中分离的 Tfh 和 Tfr 细胞，发现这些细胞主要分为成熟细胞（包括所有来自扁桃体的 Tfh 和 Tfr 细胞及部分来自髂淋巴结的 Tfh 和 Tfr 细胞）和未成熟细胞及循环细胞（包括部分来自髂淋巴结的 Tfh 和 Tfr 细胞）两个簇。CXCR5、PDCD1、ICOS 和 SH2D1A SLAM 相关蛋白（SAP）在成熟细胞上调，而 CCR7、SELL（CD62L）、SELPLG 和 S1PR1 表达在未成熟循环细胞中上调，表明髂淋巴结在成熟的不同阶段含有 Tfh 和 Tfr 细胞的混合物，而富含生发中心的扁桃体含有成熟的滤泡 T 细胞（Tfh 和 Tfr）。此外，扁桃体和血液 Treg 群体在转录组和表面标记表型上存在明显差异，包括 CTLA-4、CD62L 和 CCR7。组织和血液 Treg 差异基因表达分析显示，组织 Treg 中 FOS、JUN、IFITM1、NFKBIA 表达上调。与小鼠 Tfr 细胞发育轨迹不同，人的 Tfr 细胞是出生后暴露于免疫抗原后从胸腺 Treg 发展而来的。Tfr 细胞的成熟主要遵循从前体细胞 Treg 分叉的轨迹，分叉的一只臂通向血液 Tfr 细胞，另一只臂通向最成熟的生发中心 Tfr 细胞。

五、多种疾病中 Treg 的转录谱表达

Treg 是效应 T 细胞的有效抑制因子，通过抑制过度的免疫反应来维持免疫自身耐受和免疫稳态。Treg 主要通过三种机制发挥免疫抑制能力：①通过释放 IL-35、IL-10、TGF-β 等可溶性因子来关闭炎症通路，杀伤靶细胞，进而导致中性粒细胞、NK 细胞和 T 细胞的功能被抑制；②通过表达 PD-1、CTLA-4 和 LAG3 等抑制性分子进而影响抗原提呈细胞呈递抗原的能力；③诱导中性粒细胞、NK 细胞和巨噬细胞等向调节型分化。Treg 数量和功能失调可导致多种疾病的发生和发展，包括炎症、变态性疾病、自身免疫病及肿瘤等。

1. 肿瘤

当细胞发生突变导致快速增殖，而机体免疫系统又无法及时识别并迅速杀灭癌细胞时，便会导致肿瘤发生，因此机体正常的免疫应答是预防肿瘤发生的关键。当肿瘤发生时，会在局部形成一个由肿瘤细胞、基质细胞和免疫细胞等组分构成的肿瘤微环境。Treg 以不同程度浸润在肿瘤组织中，是肿瘤微环境中重要的免疫抑制细胞，能够抑制肿瘤抗原特异性效应 T 细胞，但在肿瘤进展时被恶性细胞和肿瘤微环境之间的相互作用触发的抑制机制所抑制。因此，Treg 的大量积累是癌症免疫逃逸的重要机制，

也是抗肿瘤免疫和免疫治疗的关键屏障。肿瘤组织中 Treg 的数量和功能与肿瘤侵袭性、复发率及总生存率有关。De Simone 等于 2016 年发现，肿瘤组织中 Treg 具有特定的转录本。

研究发现，与正常乳腺组织和外周血中 Treg 相比，乳腺癌患者肿瘤组织 Treg 的丰度和抑制功能明显增加，尤其是三阴性乳腺癌（triple negative breast cancer，TNBC）。此外，肿瘤恶性程度越高，Treg 增殖能力越强。通过 RNA-seq 分析从乳腺肿瘤和正常乳腺组织分离的纯化 Treg 和效应 T 细胞的全基因组基因表达特征，发现肿瘤组织 Treg 和 Tconv 细胞的基因表达模式与正常乳腺组织中 Treg 和 Tconv 细胞的基因表达模式非常相似，但与外周血中 T 细胞的基因表达模式不同。这提示非淋巴组织中的 Treg 和 Tconv 细胞是肿瘤和组织中 Treg 和 Tconv 细胞基因表达特征的主要决定因素，与机体是否健康无关。此外，RNA-seq 结果还显示乳腺肿瘤和组织中 Treg 和 Tconv 细胞在转录本上非常相似，提示乳腺肿瘤中的 Treg 和 Tconv 细胞群可能是由已经存在的组织宿主细胞的局部增殖形成的，或从淋巴结或外周血中被招募到肿瘤组织，随后根据肿瘤组织微环境发生表型变化，或乳腺肿瘤中 Tconv 细胞局部转化为 Treg。通过对外周血和肿瘤 Treg、CD4+T 细胞的 TCR 库比较分析，发现正常组织和肿瘤 Treg 亚群之间的 TCR 库重叠较低，这表明组织内 Treg 的局部增殖可能不是肿瘤内 Treg 的主要来源。肿瘤内 Treg 和 Tconv 细胞之间的 TCR 库重叠程度较低，与 NBP 中 Treg 和 Tconv 细胞之间的 TCR 库重叠程度相当，这表明肿瘤内 Tconv 向 Treg 的转化不明显。此外，与活化的 CD45RO+Treg 相似，正常组织和肿瘤 Treg 亚群都含有大量增殖克隆，支持乳腺肿瘤中大部分 Treg 是从周围组织招募而来的观点。基因本体分析表明肿瘤组织 Treg 的差异表达基因主要富集在细胞因子信号转导、防御反应、炎症反应和淋巴细胞激活类别等方面，而肿瘤组织 Tconv 细胞的差异表达基因主要富集在 I 型干扰素信号。此外，乳腺癌患者肿瘤组织 Treg 中许多趋化因子受体（包括 CCR5、CCR8、CCR10、CX3CR1、CXCR3 和 CXCR6）在 mRNA 和蛋白水平的表达有显著差异。此外，在肿瘤和外周血 Treg 中 CCR4 高表达，肿瘤组织 Treg 中 CCR7 和 CCR9 的 mRNA 和蛋白水平下调。与外周血 Treg 相比，乳腺肿瘤中 Treg 还高表达一些与 Treg 活化及抑制功能相关的基因及其产物，如 CD39（ENTPD1）、CD25（IL-2RA）、ST2（IL-1RL1）和 EB 病毒诱导基因 3（*EBI3*）。

Treg 是肿瘤免疫的屏障和免疫治疗的靶点。研究者对结直肠癌或非小细胞肺癌肿瘤组织中 Th1、Th17 和 Treg 的转录组与正常组织中相同亚群的转录组分析发现，肿瘤组织 Treg 具有高度抑制性，且转录表达差异最为显著。肿瘤组织 Treg 高表达抑制功能相关基因，如 *OX40*、*CTLA4*、*GITR* 和 *4-1BB*（*CD137*），表明它们对效应 T 细胞增殖具有非常高的抑制功能，这可能是肿瘤部位强大的免疫抑制环境形成的原因。当 *LAYN*、*MAGEH1* 和 *CCR8*（肿瘤组织 Treg 中最丰富的三个基因）在肿瘤组织中高度表达时，结直肠癌和非小细胞肺癌患者的 5 年生存率明显降低。此外，单细胞转录组学发现原发性和转移性结直肠癌和非小细胞肺癌中浸润的 CD4+T 细胞高度富集两个大小和抑制功能相当的细胞亚群，其中一种为高表达 Foxp3、MAGEH1、TIGIT、OX40 和 IL-2RA 的 Foxp3+Treg；另一种为高表达 EOMES 和 GZMK 的 Foxp3-1 型调节性 T（EOMES+Tr1）样细胞。研究发现，EOMES+Tr1 样细胞在原发性和转移性肿瘤中克隆性扩增并分泌抑制性细胞因子 IL-10，与疾病进展和程序性细胞死亡蛋白 1 靶向免疫疗法效果相关，有望成为癌症免疫治疗的新的前瞻性靶点。

黑色素瘤患者肿瘤组织浸润 Treg 呈活化表型，表达 Blimp1 转录因子。肿瘤动物模型发现，当肿块达 1cm³ 时，肿瘤浸润淋巴组织中 80%Treg 呈现出 eTreg 表型（CD62L^low^CD44^high^Foxp3 CD4+），且 50% eTreg 表达 Blimp 和 IL-10。此外，与脾 Treg 相比，肿瘤浸润组织中 Blimp+Treg 高表达 Blimp、Foxp3、GITR、Helios 和 CTLA-4。Blimp1+Treg 通过依赖 Eomesodermin（Eomes）表达独特

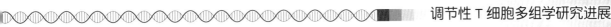

的转录程序，增强肿瘤浸润组织 Treg 功能；在 Blimp1 缺陷的 Treg 中抑制 Eomes 可恢复肿瘤生长并减弱抗肿瘤免疫。这些发现提示 Blimp1 作为肿瘤浸润 Treg 的一个新的关键调控因子，可能是癌症治疗的潜在靶点。

多种肿瘤组织 Treg 中，CCR8 均有稳定的差异性表达，CCR8 的高表达表示 Treg 高度活化，增殖能力强，提示患者预后不良。因此，CCR8 可能是一个有趣的治疗靶标，可抑制 Treg 募集到肿瘤部位，而不干扰其他不表达 CCR8 的效应 T 细胞的聚集。因此，可通过选择性耗尽肿瘤内 Treg 来治疗癌症，增加抗肿瘤特异性免疫反应并降低肿瘤负担，为癌症的免疫治疗提供新思路。尽管使用 Treg 消耗策略已经取得了一定的成果，但为了使该疗法更安全、更有效，以及在临床应用中更广泛，还需要解决一些相关问题。首先，系统性 Treg 耗竭后可能发生严重的自身免疫，因此更加有选择性地耗竭肿瘤中的 Treg 是必要的。其次，Treg 与效应 T 细胞共享大多数治疗靶向分子，盲目抑制肿瘤组织 Treg 也可能同时耗尽肿瘤特异性效应 T 细胞。这提示笔者应更加清晰地认识肿瘤组织 Treg 的多样性，更加具体地描述不同肿瘤部位的 Treg 的分子特征和肿瘤微环境中调节 Treg 功能的网络，以了解它们在不同类型癌症中的功能相关性和预后意义，从而更好地确定治疗靶点，进而选择性耗尽肿瘤组织 Treg 来提高癌症的治疗效率。

免疫检查点是指在免疫细胞上表达的调节免疫激活的一系列分子，对防止自身免疫异常激活起重要作用。免疫检查点分子的表达和功能异常是很多疾病发生的重要原因之一，如免疫检查点分子过度表达或功能过强，免疫功能受到抑制，容易引起肿瘤等疾病的发生。免疫检查点抑制剂（imuune checkpoint inhibitors，ICI）在肿瘤治疗中已取得显著效果，如抗 PD-1、抗 PDL-1 和抗 CTLA-4 等，但仍有超过一半的患者对 ICI 疗法不敏感，并且导致了多种自身免疫毒性症状，包括疲劳、发热、皮疹、关节炎、结肠炎、肺炎及肾上腺或甲状腺功能不全等，称为免疫相关不良事件（irAEs）。研究发现，经抗 PD-1 治疗后发生 irAEs 的黑色素瘤患者外周血 Treg 发生了转录组重编程，这些差异基因主要编码趋化因子和趋化因子受体，如 CXCL2、CXCL16、CXCL10 和 CCR1，以及氨基酸分解代谢酶 ARG1 和抗氧化剂 SOD2 等。与未发生 irAEs 黑色素瘤患者（Mel-ctrl）的 Treg 相反，Mel-irAE Treg 中涉及激活 Treg 功能（如 CCR3 和 SERPINE2）或代谢过程（如 ADAM12 和 ATP6AP1L）的基因显著下调。DEGs 通路分析显示，Mel-irAEs Treg 表现出炎症样表型，包括白细胞激活、炎症反应、细胞因子产生、氧化应激反应、I 型 IFN 信号和 IFN-γ 信号。GSEA 证明 Mel-irAEs Treg 在促炎过程中富集，如 IFN-γ 反应（转录因子为 IRF1、STAT1、STAT3 和 NFKB1A）、IFNα 反应（转录因子为 IFITR2-3、IFITM2 和 IFIH1）、TNF-α 反应（转录因子为 RELB、IL18 和 IL1B）和 IL-6/JAK/STAT3 信号（转录因子为 STAT1、STAT3、TNF、IL1B、IRF1 和 IFNGR2）。与 Mel-ctrl 相比，Mel-irAEs 的 Treg 存在代谢重组，具体表现为 MTORC1 信号通路（*TBK1*、*SERP1* 和 *NAMPT* 基因）、活性氧途径（*MPO*、*SOD2* 和 *CAT* 基因）和脂肪酸代谢（*HMGCS1*、*ACOX1* 和 *ACSL1* 基因）。此外，研究还发现，与健康人相比，自身免疫病患者的 Treg 表现出类似于 Mel-irAEs Treg 表型的去调控转录组程序。GSEA 分析显示，与健康人 Treg 相比，自身免疫 Treg 中 Mel-irAEs Treg DEGs 过表达，包括 IFN-γ 信号通路（CXCL10、IFNGR2、Bcl-3 和 CD63）、白细胞活化（IRF1、ARG1、NLRP3、IFNGR1 和 STAT3）、自噬调节（MAP1LC3B、BNIP3L、FOXO3、LAMTOR5 和 RAB5A）、凋亡细胞死亡（FASLG、KREMEN1、IRF1、SOCS3 和 Bcl-3）和代谢过程的调节（LDLR、ATF3、MAP3K8、ARE、RELB、ADIPOR1、BNIP3L、ARF1 和 MAFF）。这提示炎症性 Treg 重编程是免疫治疗诱导 irAEs 的一个特征，笔者需要在不影响外周免疫耐受的条件下寻找更有效的抗肿瘤免疫方法。

2. 过敏性哮喘

过敏性哮喘（allergic asthma，AA）是我国常见的呼吸道疾病之一，指在过敏原刺激下，由多种细胞参与的气道变应性炎症，屋尘螨是我国哮喘发作最主要的变应原之一。既往认为 Th1/Th2 失衡是造成哮喘的免疫学发病基础，近年来，研究发现 Treg 对 Th2 等效应细胞的免疫抑制作用减弱从而导致的对外界无害抗原的过度免疫应答可能是哮喘发病和难以根治的主要原因。转录组数据分析结果提示尘螨反应性 Treg 高表达其抑制功能相关基因，如 *IL-2RA*、*Foxp3*、*CTLA4*、*IKZF2* 和 *TNFRSF8* 等。此外，研究发现屋尘螨反应性 Treg 在非屋尘螨过敏的哮喘患者中高表达干扰素应答基因，而 TregIFNR 细胞会表达高水平的 TRAIL 转录子，提示 TRAIL 的表达可能在抑制 Th2 对屋尘螨过敏原的反应中起重要作用。

3. 肺结节病

肺结节病（pulmonary sarcoidosis，PS）是一种病因未明的多系统、多器官的肉芽肿性疾病，常侵犯肺、双侧肺门淋巴结、眼、皮肤等器官，其胸部受侵率高达 80% ~ 90%。目前认为，Treg 抑制功能失调、凋亡水平增加在 PS 发病中起重要作用。研究发现，与正常人相比，PS 患者外周血中 Treg 比例及 Foxp3 表达均升高。miRNA 分析显示，支气管肺泡灌洗液（BAL）分离的 Treg 中 miR-34a 和 -146b 的表达较外周血单个核细胞（PBMC）分离出的 Treg 高，这表明肺微环境对 Treg 的 miRNA 谱有强烈的影响。PS 患者 PBMC 分离出的 Treg 中 miR-27a、-146b、-155 和 miR-223 的表达均较正常人高。进一步通过 Diana miR Path 对差异表达 miRNA 分析发现，差异基因显著富集的途径之一是 Ras 信号，可作用于 TCR 的下游。Ras-ERK 信号通路的损伤在 TCR/CD3 介导的 CD69 等共激活标志物的表达中起关键作用，会导致 IL-2 生成降低和 Treg 的低反应性。此外，PS 中显著富集的通路主要涉及免疫反应、细胞死亡、Ras 和 TLR 等，如 MAPK 和 p53 信号通路。RNA-seq 结果显示，PS 患者外周 Treg 有 1174 个差异表达基因，GSEA 提示差异基因主要富集在 TLR、凋亡和趋化因子信号通路等。此外，丰富的生物学过程也表明 TLR 信号转导、细胞增殖及凋亡、免疫应答和 NF-κB 信号转导等过程发生改变。

4. 缺血性脑卒中

缺血性脑卒中又称脑梗死、缺血性脑中风，是指各种脑血管病变所致脑部血液供应障碍，导致局部脑组织缺血、缺氧性坏死，而迅速出现相应神经功能缺损的一类临床综合征。研究表明，Treg 在长期组织修复中发挥着有益作用。脑缺血性损伤后过继移植同源 Treg 或增加内源性 Treg 数量可保护大脑 1 ~ 7 天。肠道菌群也通过调节肠道 Treg 和 γδT 细胞之间的平衡来远程影响急性缺血性卒中结局。脑卒中模型小鼠实验发现，Treg 在小鼠实验性脑卒中后 1 ~ 5 周浸润大脑。转录组分析发现，与对照鼠相比，模型鼠外周血及脑浸润 Treg 高表达炎症反应相关基因（*C3ar1*、*C5ar1*、*Spp1* 和 *Tgfb2* 等）和细胞趋化性相关基因（*Cxcr2*、*Ccr1*、*Ccr5* 和 *Ccl12* 等）。与血液 Treg 相比，脑浸润 Treg 中编码可刺激少突胶质细胞前体细胞分化的营养因子基因（*Igf1*、*Il1a* 和 *Osm* 等）、编码细胞因子（Spp1、Il1b、Il1a 和 Il10 等）及趋化因子（Ccl12、Ccl4 等）的基因上调。选择性减少 Treg 可减少脑卒中后少突胶质发生、白质修复和功能恢复。转录组分析显示，脑浸润 Treg 对其他免疫细胞，包括单核细胞系细胞具有强大的免疫调节作用。小胶质细胞的减少削弱了转移后 Treg 对白质再生的有益作用。IL-2 与 IL-2 抗体复合物治疗可通过增加 Treg 数量改善中风后白质完整性，并长期拯救神经功能。这些发现表明 Treg 是脑卒中恢复的神经恢复靶点。

六、结语

转录组测序技术是科学研究领域中的一项重要突破。在近几十年，该技术迅速发展，给生命科学研究带来了无限可能。Treg 异常与多种疾病的发生和发展密切相关，因此了解 Treg 在不同疾病中的转录谱表达差异可帮助笔者确定更优先的 Treg 靶点，进而更有针对性地调节 Treg 的表型及功能，恢复机体免疫平衡，为炎症、自身免疫病和肿瘤等疾病的治疗提供新思路。

（冯　敏）

参考文献

[1] MANZONI C，KIA D A，VANDROVCOVA J，et al. Genome，transcriptome and proteome：the rise of omics data and their integration in biomedical sciences. Brief Bioinform，2018，19（2）：286-302.

[2] 刘伟，郭光艳，秘彩莉. 转录组学主要研究技术及其应用概述. 生物学教学，2019，44（10）：2-5.

[3] CHAMBERS D C，CAREW A M，LUKOWSKI S W，et al. Transcriptomics and single-cell RNA-sequencing. Respirology，2019，24（1）：29-36.

[4] MOOR A E，ITZKOVITZ S. Spatial transcriptomics：paving the way for tissue-level systems biology. CurrOpinBiotechnol，2017，46：126-133.

[5] WANG H，LU C H，HO P C. Metabolic adaptation orchestrates tissue context-dependent behavior in regulatory T cells. Immunol Rev，2020，295（1）：126-139.

[6] PANDURO M，BENOIST C，MATHIS D. Tissue Tregs. Annu Rev Immunol，2016，34：609-633.

[7] PIERINI A，NISHIKII H，BAKER J，et al. Foxp3+ regulatory T cells maintain the bone marrow microenvironment for B cell lymphopoiesis. Nat Commun，2017，8：15068.

[8] BURZYN D，BENOIST C，MATHIS D. Regulatory T cells in nonlymphoid tissues. Nat Immunol，2013，14（10）：1007-1013.

[9] MIRAGAIA R J，GOMES T，CHOMKA A，et al. Single-Cell transcriptomics of regulatory T cells reveals trajectories of tissue adaptation. Immunity，2019，50（2）：493-504.

[10] BURZYN D，KUSWANTO W，KOLODIN D，et al. A special population of regulatory T cells potentiates muscle repair. Cell，2013，155（6）：1282-1295.

[11] HIRATA Y，FURUHASHI K，ISHII H，et al. CD150high Bone Marrow Tregs Maintain Hematopoietic Stem Cell Quiescence and Immune Privilege via Adenosine. Cell Stem Cell，2018，22（3）：445-453.

[12] LIN J，YANG L，SILVA H M，et al. Increased generation of Foxp3（+）regulatory T cells by manipulating antigen presentation in the thymus. Nat Commun，2016，7：10562.

[13] SCHARSCHMIDT T C，VASQUEZ K S，TRUONG H A，et al. A wave of regulatory T cells into neonatal skin mediates tolerance to commensal microbes. Immunity，2015，43（5）：1011-1121.

[14] KIM K S，HONG S W，HAN D，et al. Dietary antigens limit mucosal immunity by inducing regulatory T cells in the small intestine. Science，2016，351（6275）：858-863.

[15] MALHOTRA N，LEYVA-CASTILLO J M，JADHAV U，et al. RORα-expressing T regulatory cells restrain allergic skin inflammation. Sci Immunol，2018，3（21）：eaao6923.

[16] OHNMACHT C，PARK J H，CORDING S，et al. The microbiota regulates type 2 immunity through RORγt⁺T cells. Science，2015，349（6251）：989-993.

[17] ALI N，ZIRAK B，RODRIGUEZ R S，et al. Regulatory T cells in skin facilitate epithelial stem cell differentiation. Cell，2017，169（6）：1119-1129.

[18] PARK J Y，CHUNG H，DIPALMA D T，et al. Immune quiescence in the oral mucosa is maintained by a

uniquely large population of highly activated Foxp3$^+$ regulatory T cells. Mucosal Immunol，2018，11（4）：1092-1102.

[19] TABEBORDBAR M，WANG E T，WAGERS A J. Skeletal muscle degenerative diseases and strategies for therapeutic muscle repair. Annu Rev Pathol，2013，8：441-475.

[20] CIPOLLETTA D，FEUERER M，LI A，et al. PPAR-γ is a major driver of the accumulation and phenotype of adipose tissue Treg cells. Nature，2012，486（7404）：549-553.

[21] VASANTHAKUMAR A，MORO K，XIN A，et al. The transcriptional regulators IRF4，BATF and IL-33 orchestrate development and maintenance of adipose tissue-resident regulatory T cells. Nat Immunol，2015，16（3）：276-285.

[22] HU Z Q，ZHAO W H. The IL-33/ST2 axis is specifically required for development of adipose tissue-resident regulatory T cells. Cell Mol Immunol，2015，12（5）：521-4.

[23] SCHEINECKER C，GÖSCHL L，BONELLI M. Treg cells in health and autoimmune diseases：New insights from single cell analysis. J Autoimmun，2020，110：102376.

[24] BURZYN D，KUSWANTO W，KOLODIN D，et al. A special population of regulatory T cells potentiates muscle repair. Cell，2013，155（6）：1282-1295.

[25] DELACHER M，IMBUSCH C D，WEICHENHAN D，et al. Genome-wide DNA-methylation landscape defines specialization of regulatory T cells in tissues. Nat Immunol，2017，18（10）：1160-1172.

[26] DISPIRITO J R，ZEMMOUR D，RAMANAN D，et al. Molecular diversification of regulatory T cells in nonlymphoid tissues. Sci Immunol，2018，3（27）：eaat5861.

[27] MUÑOZ-ROJAS A R，MATHIS D. Tissue regulatory T cells：regulatory chameleons. Nat Rev Immunol，2021，21（9）：597-611.

[28] REMEDIOS K A，ZIRAK B，SANDOVAL P M，et al. The TNFRSF members CD27 and OX40 coordinately limit TH17 differentiation in regulatory T cells. Sci Immunol，2018，3（30）：eaau2042.

[29] MALHOTRA N，LEYVA-CASTILLO J M，JADHAV U，et al. RORα-expressing T regulatory cells restrain allergic skin inflammation. Sci Immunol，201，3（21）：eaao6923.

[30] KALEKAR L A，COHEN J N，PREVEL N，et al. Regulatory T cells in skin are uniquely poised to suppress profibrotic immune responses. Sci Immunol，2019，4（39）：eaaw2910.

[31] SHIME H，ODANAKA M，TSUIJI M，et al. Proenkephalin+ regulatory T cells expanded by ultraviolet B exposure maintain skin homeostasis with a healing function. Proc Natl Acad Sci U S A，2020，117（34）：20696-20705.

[32] XIA N，LU Y，GU M，et al. A Unique population of regulatory T cells in heart potentiates cardiac protection from myocardial infarction. Circulation，2020，142（20）：1956-1973.

[33] ZHANG R，XU K，SHAO Y，et al. Tissue Treg secretomes and transcription factors shared with stem cells contribute to a Treg niche to maintain treg-ness with 80% innate immune pathways，and functions of immunosuppression and tissue repair. Front Immunol，2021，11：632239.

[34] BHAIRAVABHOTLA R，KIM Y C，GLASS D D，et al. Transcriptome profiling of human FoxP3+ regulatory T cells. Hum Immunol，2016，77（2）：201-213.

[35] WOLF D，GERHARDT T，WINKELS H，et al. Pathogenic autoimmunity in atherosclerosis evolves from initially protective apolipoprotein B100-Reactive CD4$^+$T-regulatory cells. Circulation，2020，142（13）：1279-1293.

[36] DE SIMONE M，ARRIGONI A，ROSSETTI G，et al. Transcriptional landscape of human tissue lymphocytes unveils uniqueness of tumor-infiltrating T regulatory cells. Immunity，2016，45（5）：1135-1147.

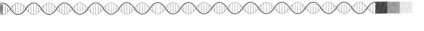

[37] SEUMOIS G, RAMÍREZ-SUÁSTEGUI C, SCHMIEDEL B J, et al. Single-cell transcriptomic analysis of allergen-specific T cells in allergy and asthma. Sci Immunol, 2020, 5 (48): eaba6087.

[38] KACHAMAKOVA-TROJANOWSKA N, JAZWA-KUSIOR A, SZADE K, et al. Molecular profiling of regulatory T cells in pulmonary sarcoidosis. J Autoimmun, 2018, 94: 56-69.

[39] PLITAS G, KONOPACKI C, WU K, et al. Regulatory T cells exhibit distinct features in human breast cancer. Immunity, 2016, 45 (5): 1122-1134.

[40] SMIGIEL K S, RICHARDS E, SRIVASTAVA S, et al. CCR7 provides localized access to IL-2 and defneshomeostatically distinct regulatory T cell subsets. J Exp Med, 2014, 211 (1): 121-136.

[41] CRETNEY E, KALLIES A, NUTT S L. Differentiation and function of Foxp3 (+) effector regulatory T cells. Trends Immunol, 2013, 34 (2): 74-80.

[42] DIXON M L, LUO L, GHOSH S, et al. Remodeling of the tumor microenvironment via disrupting Blimp1+effector Treg activity augments response to anti-PD-1 blockade. Mol Cancer, 2021, 20 (1): 150.

[43] ZHANG P, LEE J S, GARTLAN K H, et al. Eomesodermin promotes the development of type 1 regulatory T (TR1) cells. Sci Immunol, 2017, 2 (10): eaah7152.

[44] GAGLIANI N, MAGNANI C F, HUBER S, et al. Coexpression of CD49b and LAG-3 identifies human and mouse T regulatory type 1 cells. Nat Med, 2013, 19 (6): 739-746.

[45] GRUARIN P, MAGLIE S, DE SIMONE M, et al. Eomesodermin controls a unique differentiation program in human IL-10 and IFN-γ coproducing regulatory T cells. Eur J Immunol, 2019, 49 (1): 96-111.

[46] MASCANFRONI I D, TAKENAKA M C, YESTE A, et al. Metabolic control of type 1 regulatory T cell differentiation by AHR and HIF1-α. Nat Med, 2015, 21 (6): 638-646.

[47] BONNAL R J P, ROSSETTI G, LUGLI E, et al. Clonally expanded EOMES+ Tr1-like cells in primary and metastatic tumors are associated with disease progression. Nat Immunol, 2021, 22 (6): 735-745.

[48] FREEMAN-KELLER M, KIM Y, CRONIN H, et al. Nivolumab in resected and unresectable metastatic melanoma: characteristics of immune-related adverse events and association with outcomes. Clin Cancer Res, 2016, 22 (4): 886-894.

[49] MICHOT J M, BIGENWALD C, CHAMPIAT S, et al. Immune-related adverse events with immune checkpoint blockade: a comprehensive review. Eur J Cancer, 2016, 54: 139-148.

[50] GRIGORIOU M, BANOS A, HATZIOANNOU A, et al. Regulatory T-cell transcriptomic reprogramming characterizes adverse events by checkpoint inhibitors in solid tumors. Cancer Immunol Res, 2021, 9 (7): 726-734.

[51] LI C, WANG G, SIVASAMI P, et al. Interferon-α-producing plasmacytoid dendritic cells drive the loss of adipose tissue regulatory T cells during obesity. Cell Metab, 2021, 33 (8): 1610-1623.

[52] KUMAR S, FONSECA V R, RIBEIRO F, et al. Developmental bifurcation of human T follicular regulatory cells. Sci Immunol, 2021, 6 (59): eabd8411.

[53] ZHANG W, CUI Y, GAO J, et al. Recombinant osteopontin improves neurological functional recovery and protects against apoptosis via PI3K/Akt/GSK-3β pathway following intracerebral hemorrhage. Med Sci Monit, 2018, 24: 1588-1596.

[54] BENAKIS C, BREA D, CABALLERO S, et al. Commensal microbiota affects ischemic stroke outcome by regulating intestinal γδ T cells. Nat Med, 2016, 22 (5): 516-523.

[55] SHI L, SUN Z, SU W, et al. Treg cell-derived osteopontin promotes microglia-mediated white matter repair after ischemic stroke. Immunity, 2021, 54 (7): 1527-1542.

第三节　Treg 蛋白质组学

一、蛋白质组学

（一）蛋白质组学的概念

由于基因的表达方式错综复杂,同样的一个基因在不同条件、不同时期可能会起到完全不同的作用,大部分疾病并不是基因改变而造成的,即使基因组学在基因活性和疾病的相关性等方面为人类提供了有力根据,但仍不能解释这些问题。所以科学家们继人类基因组计划之后又进一步提出了后基因组计划——蛋白质组研究。

1994 年澳大利亚麦考瑞大学的 Wilkins 和 Williams 等在意大利的一次科学会议上首次提出了蛋白质组这个新概念,指出英文词汇"PROTEOME"是由蛋白质的"PROTE"和基因组的"OME"拼接而成的,最初定义为"蛋白质组指的是一个基因组所表达的蛋白质"。现在比较公认的概念是:蛋白质组是指细胞、组织或机体全部基因所表达的全部相应蛋白质的集合,包含蛋白质的存在及其活动方式。与基因组的概念不同,蛋白质组的概念与组织、环境有关。基因组包含的遗传信息经转录产生 mRNA,一个基因可以多种 mRNA 形式剪接,不同细胞在不同生理或病理状态下转录子组包含的 mRNA 的种类不尽相同,将一个细胞在特定生理或病理状态下表达的所有种类的 mRNA 称为转录子组。mRNA 经翻译产生蛋白质,一个蛋白质组不是一个基因组的直接产物,蛋白质组中蛋白质的数目有时可以超过基因组的数目。同理,不同细胞在不同生理或病理状态下所表达的蛋白质的种类也不尽相同。因此,可以将一个细胞在特定生理或病理状态下表达的所有种类的蛋白质称为一个蛋白质组。基因的功能主要通过其编码的蛋白质来实现,蛋白质是生命活动的真正执行者,因此研究蛋白质的结构、定位及蛋白质—蛋白质相互作用等可为阐明生命现象的本质提供基础。

蛋白质组学是指利用高分辨的蛋白质分离技术和高效的蛋白质鉴定技术在蛋白质水平上整体、动态和定量地研究生命现象及规律的科学,是系统生物学的有机组成部分。蛋白质组学以蛋白质组为研究对象,通过对蛋白组进行定性、定量、分子功能分析、通路互作分析和蛋白互作分析等方法来研究细胞、组织或生物体蛋白质组成及其变化规律。蛋白质组学研究还有助于揭示人类免疫细胞之间的网络构架,通过定量蛋白质可以揭示免疫细胞对配体和受体表达的特征及不同的免疫功能。

蛋白质组学的目的是解析基因组全部的蛋白质组,并通过蛋白定量和定性上的变化反映细胞、器官和有机体的生理变化;转录后调控和翻译后修饰使得组成蛋白的数量远远大于组成基因的数量。蛋白质组学可以克服核酸水平预测的不确定性、反映核酸翻译后修饰情况,从整体的角度分析细胞内动态变化的蛋白质组成成分、表达水平与修饰状态,了解蛋白质之间的相互作用与联系,从而揭示蛋白质生物学功能与细胞生命活动规律,探究蛋白质的作用机制、疾病诊断的标志物,以及预测蛋白的上、下游变化关系等。

蛋白质组学研究较基因组学研究更为复杂,其主要表现在:核酸仅由 4 种核苷酸排列而成,而蛋白质则是由 20 种氨基酸经不同的排列方式组成的;许多蛋白质翻译结束后还需经过加工和修饰过程才具有活性,而且修饰的方式多种多样;蛋白质表达存在时空性,具有可调节性;人类细胞类型约有 250 种,不同条件下它们表达不同的亚蛋白质组分,具有复杂性。蛋白质组是动态的,蛋白质有蛋白质的修饰加工、转运定位、结构形成、代谢等自身特有的活动规律,故无法从基因组水平上的研究获知这些信息。蛋白质组学不同于传统的蛋白质学科,主要在于它是在生物体或其细胞的整体蛋白质水

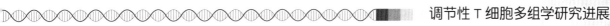

平上进行的研究，它从一个机体或一个细胞的蛋白质整体活动的角度来揭示和阐明生命活动的基本规律。如今，蛋白质组学研究技术已经被多个领域广泛应用，如疾病诊断、新药研究、发病机制等。随着蛋白质组学分析技术的深入发展，蛋白质组学必将对基础研究、医学诊断、新药开发等提供重要的理论基础。

（二）蛋白质组学的分类

根据研究目标的不同，可将蛋白质组学分为表达蛋白质组学和结构蛋白质组学。

表达蛋白质组学主要对细胞或组织在不同条件或状态下蛋白质的表达和功能进行研究，这将有助于各种特异蛋白的识别。目前蛋白质组学的研究在这方面开展得最为广泛，常用的相关技术有双相凝胶电泳技术和图像分析系统。此外，也可以用质谱技术分析感兴趣的蛋白质。根据蛋白质发生修饰后其电泳特性会发生改变的特点，这些技术不仅可以直接测定蛋白质的含量，而且有助于发现蛋白质翻译后的修饰，如糖基化和磷酸化等。

结构蛋白质组学又称组成蛋白质组学，是一种针对有基因组或转录组数据库的生物体或组织、细胞，建立其蛋白质或亚蛋白质组（或蛋白质表达谱）及其蛋白质组连锁群的一种全景式的蛋白组学研究，从而获得对有机体生命活动的全景式认识，能够测定或识别每一个蛋白质的结构，分析蛋白质之间的相互作用。近期，有研究者发现通过纯化蛋白复合物并用质谱进行识别的方式来研究蛋白质相互作用是非常有价值的。

（三）蛋白质组学的研究方法

蛋白质组学的兴起对技术有了新的要求和挑战。蛋白质组学与其他学科的交叉日益增多，其重要性也越来越明显。例如，蛋白质组学与其他大规模科学如基因组学、生物信息学等领域交叉，所呈现出的系统生物学研究模式将成为未来生命科学最令人激动的新前沿。这种交叉是新技术、新方法的活水之源。但是，蛋白质组学的发展既是技术推动的，也是受技术限制的。蛋白质组学的研究技术各有优势和局限性，难以像基因组研究方法一样形成相对一致的方法。因此，随着技术发展，蛋白质组学的研究除了探索新方法外，更强调各种方法间的整合和互补，多种研究技术并存以适应不同蛋白质的不同特征。

蛋白质研究技术较基因技术更加困难和复杂。蛋白质组的研究实质上是在细胞水平上对蛋白质进行大规模的平行分离和分析，往往需要同时处理成千上万种蛋白质。蛋白质组学研究成功与否往往取决于其技术水平的高低程度。分离和分析蛋白质过程中会遇见很多困难，这不仅是因为氨基酸残基种类繁多，还与蛋白质复杂的翻译后修饰有关。此外，通过表达载体对蛋白质进行体外扩增和纯化的过程也十分烦琐复杂，容易出现各种问题，从而难以制备大量的蛋白质。因此，发展高通量、高灵敏度、高准确性的研究技术平台仍是现在，乃至相当一段时间内，蛋白质组学研究中的主要任务。

蛋白质组学技术工作流程包括蛋白质样本的制备、分离、定量及鉴定。双向凝胶电泳、质谱技术、酵母双杂交系统、蛋白质微阵列技术、能进行大规模数据处理的计算机系统和软件、软电离技术及生物信息学技术构成了蛋白质组学研究的主要技术体系。

1. 蛋白质样品制备

好的开始是成功的一半，好的样品就是实验成功的首要条件，样品的收集及预处理是决定实验成败的重要起点。在蛋白质组研究中，常见样品包括细胞样品、组织样品和体液样品。其中，在医学研究中，细胞样品常用动物／人体细胞及真菌、细菌等微生物，组织样品常用动物组织和人体病理组织，体液样品常用血清、血浆和尿液等。此外，蛋白质胶点、胶条、IP 或 Co-IP 样品、石蜡包埋样品、外泌体、亚细胞等也可以作为蛋白质组学研究的样品。总之，凡是含有蛋白质组的都可以作为蛋白质组学研究的样品。但是，在进行蛋白质组学研究时，不同的样品需要选择不同的制备方法。若后续需要使用质谱进行蛋白质组学分析，那么样品制备过程中还需要注意避免污染蛋白质，并且需要使用与质谱仪兼容的试剂和溶液进行样品制备。

制备方法：从来自供体的外周血中纯化出 Treg（至少 1×10^6 个细胞），置于蛋白 Eppendorf 管中，在 PBS 中洗涤，并在 pH 为 8.0、含 4%SDS、100 mM DTT 的 100 mM Tris 在 HCl 中裂解。样品在 95 ℃加热，超声处理，离心（16 000 g）后，上清液细胞裂解物在 80 ℃下分离和储存。此外，也可采用液氮速冻的方式获取蛋白质样品。使用过滤器辅助样品制备处理细胞裂解物，简单来说，使用测序级胰蛋白酶将蛋白质烷基化并消化成肽。使用 StageTips 样品进行脱盐，水相在真空浓缩系统中蒸发，蛋白质在 2% 乙腈和 0.1%TFA 的水中重新组合，然后进行质谱分析。

除可采用 Treg 中的全蛋白质组分进行蛋白质组分析外，也可以进行样品预分级，即采用各种方法将细胞中的全体蛋白质分成几部分，分别进行蛋白质组研究。样品预分级的主要方法包括根据蛋白质溶解性和蛋白质在细胞中不同的细胞器定位进行分级，如专门分离出细胞核、线粒体或高尔基体等细胞器的蛋白质成分。样品预分级不仅可以提高低丰度蛋白质的上样量和检测，还可以针对某一细胞器的蛋白质组进行研究。简单地说，从外周血中纯化出 Treg（至少 1×10^6 个细胞），通过 50 mL 50 mM NH_4HCO_3 和 150 mM NaCl 缓冲液（pH 7.5）获得总 Treg 裂解液。通过离心分离膜蛋白和胞质蛋白，分别获得颗粒蛋白和上清蛋白样品。总蛋白定量可采用 Bio-Rad 蛋白测定法。

2. 蛋白质样品分离和分析

双向凝胶电泳技术是一种将蛋白质组分离的很有效的手段，其原理是利用蛋白质的等电点和分子量将各种蛋白质区分开来。目前该技术发展的关键问题是如何提高双向凝胶电泳的分离容量、灵敏度、分辨率及准确检测蛋白质差异表达。

目前蛋白质组研究技术最主要的目标是发展可替代的或补充双向凝胶电泳的新方法。二维色谱（2D-LC）、新型的荧光染色技术、二维毛细管电泳（2D-CE）、液相色谱—毛细管电泳（LC-CE）等新型分离技术也可能补充和取代双向凝胶电泳技术。此外，蛋白质芯片技术、高通量和高精度的蛋白质相互作用检测技术等新技术的发展也十分迅速。

3. 蛋白质鉴定技术

质谱技术通过测定蛋白质的质量来判别蛋白质的种类，是现在比较常用的一种蛋白质鉴定技术，其工作原理是先将样品分子离子化，然后根据不同离子之间的质荷比差异来分离并确定蛋白质的相对分子质量。根据蛋白质酶解后所得到的肽质量指纹图谱、肽序列标签和肽阶梯序列去检索蛋白质或核酸序列数据库，从而达到对蛋白质的快速鉴定和高通量筛选。质谱技术相较于传统蛋白质鉴定技术而言，拥有灵敏、准确、高通量、自动化等特点。随着质谱技术的快速发展，毛细管电泳—质谱联用（CE-MS）、质谱鸟枪法（Shot-gun）、基质辅助激光解吸离子化质谱、电喷雾离子化质谱、表面增强激光解吸离子化质谱等新技术应运而生，这些技术可直接鉴定全蛋白质组的混合酶解产物，对蛋白质组研究有重要作用。目前大多数研究 Treg 的全蛋白质组采用的是高分辨率质谱技术。

二、Treg 的蛋白质组学

蛋白质是细胞功能的主要执行者，Treg 中异常的蛋白表达或修饰改变在自身免疫病的发生和发展

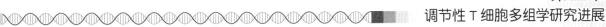

中发挥重要作用。所以，从 Treg 的蛋白质组学层面上进行自身免疫病的生物学功能或疾病机理研究具有重要意义。

（一）Treg 的蛋白表达特征

1. Treg 具有稳定的蛋白特征

早期关于 Treg 的蛋白质组学研究多是基于 $CD4^+CD127^-CD25^+$ 和 $CD4^+CD127^+CD25^-$ 细胞，覆盖的蛋白质组较少，尚未发现 Treg 稳定的蛋白质特征。然而，关于覆盖人类 $CD4^+T$ 细胞亚群的蛋白质组学数据集的最新分析可以追溯大部分 Treg 核心特征。

Cuadrado 等对各种 Treg 和常规 CD4⁺T（Tconv）细胞进行了蛋白质组学研究，确定了 Treg 的蛋白质表达特征。研究者从健康人供体的外周血单核细胞分离出 $CD4^+T$ 细胞亚群。这些细胞亚群包含幼稚（n）Treg（$CD45RA^+CD25^{high}$）、效应（e）Treg（$CD45RA^-CD25^{high}$）、nTconv 细胞（$CD45RA^+CD25^-$）、记忆（m）Tconv 细胞（$CD45RA^-CD25^-$）和 Fr. Ⅲ（$CD45RA^-CD25^{int}$）。两种 Treg 亚群都表达 Foxp3 和 Helios，但缺乏 IL-7 受体 α 链（CD127），nTconv 和 mTconv 细胞亚群则相反，它们缺乏 Foxp3 和 Helios，但是能表达 CD127。Fr. Ⅲ 包含产生效应细胞因子的细胞，但在 Foxp3、Helios 和 CD127 的表达上是异质的，因此可能包括活化的 Tconv 细胞。以上五种 $CD4^+T$ 细胞共被鉴定了平均（35 744±3757）个肽、（5955±344）个蛋白质组，其中对 4358 种不同的蛋白质进行了定量。结果发现，422 种蛋白质基于其非标记定量（LFQ）值在 CD4⁺T 细胞亚群中出现差异表达（FDR < 0.05）。与其他 $CD4^+Treg$ 亚群相比，Treg 常见 22 个具有较高表达的蛋白质和 29 个低表达蛋白质。其中 8 种蛋白的蛋白质组学特征已通过免疫印迹和流式细胞术证实。

Treg 常见的特征包括高丰度表达的 Foxp3、IKZF2（Helios）、代谢蛋白 GK、UGP2 和 SHMT2、铁蛋白重链和轻链（FTH1、FLT）、溶酶体蛋白 ASAH1、GGH、GUSB、SGSH 和 PLBD2，以及低丰度表达的糖酵解酶 HK1、ME2、脂肪酸氧化酶 AP00 和线粒体脂肪酸转运蛋白（CPT1A）。此外，去泛素化酶 OTULIN、脂质磷酸酶 INPP5D（SHIP-1）的高表达，TNF-α 诱导的 NF-κB 激活的抑制剂和 TNFRSF1A 接头 TRADD，mTOR 激活剂 RPS6KA1 和 RPS6KA3，以及 STAT4 和活化 T 细胞核因子（NFATc）2 等信号分子低表达在常见的 Treg 特征中也很突出。这些特征表明 Treg 在 TNFR 信号转导中表现出适应性，也暗示了 PI3K/Akt/mTOR 通路的适应性。其他实验也分析了这些分子与 Treg 之间的关系。有研究证实 Treg 大量表达 TNFR2mRNA 和 OTULIN 蛋白，OTULIN 蛋白是 TNFR1 下游 NF-κB 的抑制剂，是炎症性疾病的抑制因子。TNF-α 可通过多种分子的调节对 Treg 稳定性产生影响。在小鼠中，NF-κB 成分 c-Rel 和 p65 分别是胸腺分化和维持 Treg 特性所必需的。NF-κB1 招募组蛋白去乙酰化酶到 Foxp3 以抑制其表达，表明 NF-κB1 的低表达有助于避免 Treg 中 Foxp3 表达的缺失。即使 Treg 通过 CD3 和 CD28 途径重新激活，其大多数蛋白质特异性表达模式基本上也是保守的。显而易见，常见的 Treg 特征反映了 Treg 核心特性，而不是 Treg 内暴露于某些刺激后的特征。此外，不同的 Treg 也会有自己独特的蛋白质特征。

2. eTreg 的蛋白组学特征

与其他 CD4⁺T 细胞亚群相比，eTreg 除了有常见的 Treg 特征外，还有独特的蛋白质簇表达特征：具有相对高的（eTreghi 簇）和低的（eTreglo 簇）表达。和既往研究一致，eTreghi 簇包括参与 DNA 复制（MCM2、MCM3、MCM4、MCM6、MCM7、FEN1）、有丝分裂（CORO1C、TUBA1B、TUBB、MYH9）和细胞凋亡（FAS、CASP3）相关的蛋白质。而 eTreglo 簇则包含了多种调节细胞凋亡敏感性的 GIMAP。其中 40% 的蛋白质在细胞信号转导中发挥作用，如 NF-κB 途径（PRKCB、DPP4、NF-κB1、NF-κB2）、细胞因子受体（IL-7R、INPP4B、STAM2、STAT3）和 TCR 途径（TRAT1、VAV1、THEMIS）中的多种成分。通过体外 Treg 扩增后验证，eTreghi 簇（41 种蛋白）中的 17 种出现高表达，其中 5 种具有统计学意义。而 eTreglo 簇（39 种蛋白）中的 25 种保持低表达。重要的是，这些蛋白反映了 eTreg 特异性蛋白质组学特征，即使在体外培养，或者在 CD3 和 CD28 的刺激下也保持不变。

通过蛋白质组学标尺方法可以确定 Treg 的蛋白质拷贝数，判断 Treg 中 Foxp3 与其相互作用因子的相对浓度，从而分析两者的相互制约情况。在 eTreg 中 Foxp3 的拷贝数超过其许多伴侣蛋白。其中差别最大的是转录因子 NFATc1 和 STAT4。然而，Foxp3 与 YY1、RUNX1、NFATc2 等转录因子的浓度差别不大，Foxp3 仅是这些转录因子浓度的 2 ~ 3 倍。

炎性细胞因子调控 Treg 的过程也可能影响蛋白质组特征的稳定性。eTreg 中传递细胞因子受体信号的 STAT 转录因子（STAT3、STAT4、STAT6）均呈现低表达，以 STAT4 最为明显。同时 eTreg 转录组中带有 STAT4 结合元素的基因也未充分表达，这再次证实了体内 eTreg 中 STAT4 活性降低的观点。STAT4 是 IFN-γ 基因表达的主要调节因子。与此假设一致，STAT4 的低表达可能使 Treg 不能诱导 IFN-γ 的分泌。在成熟的人 Treg 中 STAT4 强表达可以使 I 型 IFN 和 IL-12 刺激 IFN-γ 的产生，还可通过向 Foxp3 的 CNS2 增强子募集甲基转移酶，抑制 Foxp3 的表达。总之，这些发现表明 STAT4 的选择性低表达允许 Treg 响应炎性细胞因子（如归巢至发炎组织），不是损害 Treg，而是有助于在炎性环境中保护 Treg。

3. nTreg 的蛋白质组学特征

nTreg 只具备常见 Treg 的一般蛋白质组学特征，目前尚未发现特殊的蛋白表达特点。nTreg 与 eTreg 一样，都表现出 cluster1 蛋白的高表达和 cluster9-10 蛋白的低表达。但与 nTreg 不同的是，eTreg 还高表达 cluster2 蛋白和低表达 cluster6 蛋白。此外，NFATc2 在普通 Treg 的蛋白中含量较低，经体外扩增后验证也是如此。虽然 NFATc1 和 NFATc2 蛋白水平在 nTreg 和 eTreg 中都较低，但 eTreg 中 NF-κB1 的抗 CD3 和抗 CD28 诱发的核易位被削弱了，这些特征在 nTreg 中均无体现。

4. 蛋白质组学分析对细胞类型功能表征的重要性

大多数文献中细胞亚群的转录组结果与蛋白质组学结果会存在明显不同。Cuadrado 等的蛋白质组学数据分析结果发现，其研究的 CD4⁺T 细胞亚群之间有 553 个 mRNA 和 409 个蛋白质存在显著差异表达，定量结果发现两者仅重叠 48 个。此外，蛋白质和 mRNA 的丰度水平都超过五个数量级。在蛋白水平方面核糖体和代谢蛋白丰度最高，而编码参与（免疫）细胞、信号转导和功能的核糖体组分和分子在 mRNA 水平中丰度最高，且差异蛋白的丰度通常要比 mRNA 要高。而 Treg 蛋白质组学结果和转录组结果中只有三个分子（Foxp3、SHMT2 和 SWAP70）在表达量趋势上发生重叠。此外，细胞调节具有一定的层次范围，一些分子仅在 mRNA 或蛋白质水平上真正差异表达。例如，在 nTreg 和 eTreg 中，除 FTH1 在两方面都表现为高丰度外，其他分子在 RNA 上呈现高表达，但蛋白质水平并不高。因此，联合蛋白质组和转录组分析可以增加对通路分析的可信度。两种数据的结合更加可靠地证实了 eTreg 中的 NF-κB 和 JAK/STAT 途径较其他 CD4⁺T 细胞亚群更容易脱敏。总之，蛋白质组学分析对细胞类型功能表征具有重要意义。

总而言之，人 Treg 的蛋白质组学数据分析不仅鉴定并定义了所有 Treg 的蛋白质表达特征及 eTreg 的独特特征，也揭示了其在保护细胞信号通路中的适应性，并为进一步研究 Treg 生物学提供了资源。

（二）体外培养的人 Treg 代谢对蛋白质组网络的影响及动态变化

不同于 Cuadrado 对 Treg 的定义，Procaccini 将 Treg 定义为 CD4⁺CD25^high Foxp3⁺CD127 细胞，并通

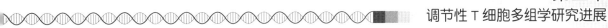

过体外扩增 Treg 后，对其进行蛋白质组学和代谢组学分析，揭示代谢对体外人 Treg 增殖的影响。

为了确定体外培养条件是否会影响代谢程序，Procaccini 等利用多维算法蛋白图技术分析了存在或不存在抗 CD3 和抗 CD28 的 TCR 介导刺激的情况下培养 12 小时后 Treg 的蛋白质组学概况。TCR 刺激后 Treg 膜室中线粒体蛋白表达出现差异，TCR 刺激 Treg 后 IDH2、腺苷酸激酶 2（AK2）（参与能量代谢）、MDH2（柠檬酸循环）、NADH 脱氢酶（辅酶 Q）1α 复合体亚基 10（NDUFA10）和线粒体热休克蛋白 60（HSPD1）表达上调，而其他线粒体蛋白（谷氨酸脱氢酶 1 和谷氨酸脱氢酶 2）、线粒体 ATP 合酶 β 亚单位（ATP5β）和细胞质中的线粒体（HSPA9）表达下调。TCR 刺激 Treg 后膜室中核糖体蛋白的表达增加，这表明诱导高生物合成很少影响糖酵解。糖酵解被认为可促使 T 细胞快速生长的生物合成，糖酵解对于通过诱导特定的 Foxp3 剪接变体产生可诱导的 Treg（iTreg）细胞很重要。

Treg 被 TCR 刺激后，具有同一功能的物质表达也会出现差异。被 TCR 刺激后，FAO 的一个关键酶 HADH 下调，而属于同一功能类的其他蛋白，如 3- 羟酰基辅酶 A 脱氢酶 2 型（HSD17B10）、Δ-（3，5）-Δ（2，4）- 二烯酰 - 辅酶 A 异构酶（ECH1）、α-1- 抗胰糜蛋白酶（SerpinA3）则表达上调。此外，在 TCR 刺激后，载脂蛋白（如 ApoE、ApoC3、ApoA4）的表达也会下降。

Treg 生物学与脂肪组织稳态密切相关。瘦素，一种脂肪组织衍生的细胞因子，通过激活 mTOR 通路和诱导 TCR 低反应性来限制 Treg 增殖。一些核糖体蛋白通过瘦素中和诱导，类似于活化的 CD4+T 细胞依赖糖酵解进行脂肪酸的从头合成，增加细胞膜合成。瘦素中和可逆转 Treg 无反应性并诱导其增殖。Treg 增殖与膜中 2- 酮戊二酸脱氢酶、l- 乳酸脱氢酶 B 链及细胞质中 l- 乳酸脱氢酶 α 链（LDHA）和 β 链（LDHB）、PGAM1、TALDO1、丙糖磷酸异构酶（TPI1）的表达增加相关。此外，增殖的 Treg 上调了膜和细胞质中几种载脂蛋白（如 ApoE、ApoA4、ApoA2）和 FAO 相关的蛋白（如 HSD17B10、ECH1、HADH）的表达。相比之下，属于该功能类的蛋白（如 ApoA1、ApoA4、CLU、ApoA2、ApoC1、SerpinA3）在细胞质中表达下调。Treg 显示，更高量的载脂蛋白可能与 T 细胞增殖需要糖酵解—脂肪生成代谢途径有关。关于线粒体蛋白，增殖的 Treg 中线粒体呼吸链相关蛋白（如 NADH 脱氢酶、1α 复合体亚基 9、细胞色素 b-c1 复合物 1 亚基 1、SLC25A3）和细胞膜中 TCA 蛋白（MDH2）和 ATP 合酶 β 亚基的表达均增加了，这表明 Treg 增加了线粒体活性以维持自身的增殖。

通过多种实验方法验证 Treg 的蛋白质组学结果，发现人 Treg 的体外增殖同时需要糖酵解和脂肪酸氧化，抑制糖酵解和 FAO 能够改变人 Treg 的抑制功能。此外，在抗 CD3 和抗 CD28 激活的 Treg 中，瘦素的中和逆转能量不足，且 Treg 因代谢紊乱而导致的激活 / 增殖减少与 Treg 存活或活力的改变无关。

总之，Treg 对代谢需求非常敏感，在体外具有高度的糖酵解能力，并且体外的 Treg 无能与高糖酵解相关，其短暂抑制（通过瘦素中和）可逆转这种状态，Treg 的体外增殖和功能需要糖酵解和 FAO 的参与。Treg 在体内和体外扩增过程中，参与的代谢途径不同，蛋白质组学结果也存在差异。这些数据也提示笔者，可以通过改变 Treg 代谢状态，影响其体外扩增，以提高治疗效果。研究 Treg 增殖和对刺激反应的潜在代谢调节因子，有利于揭示调控 T 细胞稳态和功能相关的代谢调控网络。

（三）蛋白质组学分析 Treg 与其他细胞的异质性

1. Tconv 细胞和 Treg 之间的蛋白质组学差异

Procaccini 等通过比较新鲜分离的 Tconv 细胞和 eTreg 亚群的蛋白表达谱，发现两者之间差异表达的最具代表性的功能类与代谢相关。蛋白质组学分析结果表明，新鲜分离的人 Treg 的糖酵解相关蛋白，如 3- 磷酸甘油醛脱氢酶（GAPDH）、细胞膜的磷酸甘油酸酯激酶 1（PGK1）、TALDO1、醛缩酶 A（ALDOA）、PGAM1、PGAM2 和烯醇化酶 1（ENO1）的表达上调，符合 Treg 高增殖特性。相反，

Tconv 细胞表达的线粒体蛋白量比 Treg 高，这些线粒体蛋白主要在克雷布斯三羧酸循环（TCA）（异柠檬酸脱氢酶、柠檬酸合酶、苹果酸脱氢酶、琥珀酸脱氢酶）、线粒体呼吸电子传递链（电子转移黄素蛋白、泛素—细胞色素 c 还原酶复合物核心蛋白 2I 和 II）、阴离子通道形成（电压依赖阴离子通道 1、2 和 3）、控制线粒体通透性（溶质载体家族 25）等方面发挥作用。此外，Treg 的脂质代谢相关蛋白含量始终高于 Tconv 细胞，包括载脂蛋白 B-100（ApoB）、载脂蛋白 E（ApoE）、载脂蛋白 C- III 前体（APOC3）、载脂蛋白 A-I 前体蛋白（APOA1）、载脂蛋白 A-IV 前体（APOA4）、载脂蛋白 C- II 前体（APOC2）、载脂蛋白 A- II 前体蛋白（APOA2）、丛生蛋白亚型 2 前体蛋白（CLU）和丝氨酸蛋白酶抑制剂成员 3（SerpinA3）。

通过 Treg 和 Tconv 细胞功能分析（海马分析）评估两者的生物能谱，从而证实蛋白质组学特征与细胞代谢的特定差异相关。体外 Treg 比 Tconv 细胞增殖能力更强。与 Tconv 细胞相比，Treg 的基础和葡萄糖刺激的细胞外酸化率（ECAR）和氧化磷酸化（OXPHOS）的 O_2 消耗速率（OCR）更高，而脂肪酸 β- 氧化更低，这表明 Treg 可能通过增加线粒体呼吸来满足对代谢需求的适应能力，而非增殖 Tconv 细胞将 FAO 作为主要能源产生 ATP。相关数据在生化水平也得到证实。与 Tconv 细胞相比，Treg 中糖酵解相关酶（烯醇化酶、醛缩酶、丙酮酸激酶 1/2）和脂质代谢相关分子（ApoA4 和脂肪酸合成酶）的表达上调。相反，Tconv 细胞中的酶（羟酰基辅酶 A 脱氢酶和酰基辅酶 A 脱氢酶）和 TCA 循环（二氢硫辛酰胺琥珀酰转移酶和琥珀酸脱氢酶）的表达增加。总之，新鲜分离的人 Treg 在蛋白质组学、生化和功能水平上具有高度糖酵解，而新鲜分离 Tconv 细胞主要使用脂肪酸氧化。体外培养时，Treg 增殖需要糖酵解参与和 FAO 激活，而 Tconv 细胞增殖主要依赖葡萄糖代谢。

Cuadrado 等的研究也发现 Treg 在某些代谢功能及重要信号通路的组成中与 Tconv 细胞存在内在差异。其富集分析显示，nTreg 和 Tconv 细胞共享参与磷酸戊糖代谢、NADP 代谢和染色质组织等过程中的过表达蛋白，而 eTreg 和 mTconv 细胞共享参与蛋白质合成、细胞运输、信号转导和凋亡的过表达蛋白。层次聚类分析和 PCA 也表明 CD127 可用于区分 Tconv 和 Treg。

总之，人 Treg 和 Tconv 细胞之间蛋白质谱的主要变化可归因于其代谢方面的不同适应性。与 Tconv 细胞相比，Treg 对代谢扰动高度敏感。Treg 的糖酵解使它们在体外对增殖刺激无反应。糖酵解的短暂抑制逆转了 Treg 能量不足，恢复了对 TCR 激活的反应性；这与短暂 mTOR 抑制可以逆转 Treg 能量不足的发现一致，也与敲除 GLUT1 增加 Treg 体内增殖的研究结果一致。

2. Fr. III 和 Treg 之间的功能异质性

Fr. III 细胞是含有类似 Treg 或 Tconv 的细胞混合群体，该群体中的许多细胞表达 CD127，可以产生炎性细胞因子。依据 CD127 是否表达，Fr. III 细胞可以分为 CD127⁻Fr. III 细胞和 CD127⁺Fr. III 细胞。即使能够明确定义的细胞群体，也会存在异质性：CD127⁻Fr. III 群体中不是所有细胞都能产生效应细胞因子，eTreg 群中也不是所有细胞都不能产生此类细胞因子。此外，蛋白质组学数据分析结果显示细胞上阳性（CD49d）或阴性（CCR4）标志物也可以用来区分 eTreg 和 Fr. III 群体是否可以产生效应细胞因子，且这两种标志物表现出互斥的表达模式。表达 CD49d 的 eTreg 群中可以产生 IL-2 或 IL-17，而 CD49d⁻CCR4⁺ 表型的 eTreg 不能产生效应细胞因子。在 CD127⁻Fr. III 群体中也观察到类似的趋势，其中 CD49d⁻CCR4⁺ 表型的 CD127⁻Fr. III 群体中不能产生 IL-17 和 IFN-γ。然而，CD49d⁻CCR4⁺eTreg 亚群与 CD49d⁻CCR4⁺CD127⁻Fr. III 群体在产生 IL-2 的能力方面表现不同。Foxp3 的相对蛋白水平与每个群体中产生细胞因子的细胞比例呈反比。因此，Foxp3 表达逐渐从 eTreg（最高）降低至 Fr. III CD127⁻和 Fr. III CD127⁺（最低，但仍然高于 mTconv 细胞）。每个群体的 CCR4⁺CD49d⁻细胞的 Foxp3 表达

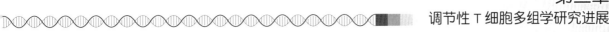

总是比 CCR4⁻CD49d⁺ 细胞更高。此外，CD127⁻Fr. Ⅲ 和 eTreg 之间虽然有紧密的蛋白质组关系，但在 eTreg 中 TSDR 表现为完全去甲基化，而在 CD127⁻CCR4⁺CD49d⁻Fr. Ⅲ 细胞中 TSDR 则表现为甲基化。

总之，通过蛋白质组学分析发现这些细胞与常用的 Treg 标志物不同，可以对细胞进行分类，也可以根据这些标志物与常用的 Treg 标志物组合，用于细胞的鉴定和纯化。

三、翻译后修饰对 Treg 分化的影响

翻译后修饰（post translation modification，PTM）是由肽键的蛋白水解或通过添加修饰基团（如磷酸基、甲基、糖基和乙酰基）到一个或多个氨基酸而产生的蛋白质的共价修饰。其中磷酸化、泛素化是可逆的，可以通过特定去偶联酶的作用去除。PTM 几乎存在于所有蛋白质中，并在各种生物过程中起着至关重要的作用，如基因表达的调节、信号转导、DNA 修复、细胞间相互作用、细胞分化和凋亡。越来越多的证据表明，Foxp3、ROR-γt 及 STAT 等关键分子的活性受 PTM 数量的调节。PTM 可能会影响蛋白质折叠效率和蛋白质构象稳定性，从而决定蛋白质的结构、定位和功能。实验证据表明，在 CD4⁺T 细胞分化过程中，ROR-γt 和 Foxp3 等主要调节转录因子通过 PTM 在转录和蛋白质水平上受到调节，从而释放特征性细胞因子并促进 Treg 的免疫抑制活性。研究还发现，表观遗传修饰（如 DNA 甲基化、组蛋白翻译后修饰）对 T 细胞活化、CD4⁺T 细胞分化和功能至关重要。

1. 磷酸化

由某些激酶和磷酸酶催化的蛋白质磷酸化是蛋白质中最常见和最重要的 PTM 之一。众所周知，Foxp3 的磷酸化与其稳定性、定位和 Treg 发育有关。在 RA 的 Treg 中，Foxp3 在 C 末端 DNA 结合结构域中 S418 残基的磷酸化在调节 Treg 的抑制功能中起到积极作用。体外研究表明，TNF-α 上调蛋白磷酸酶 1（PP1）的表达，使 Foxp3 在 S418 残基处去磷酸化，从而使 Foxp3 失活并损害滑膜 Treg 的功能。在人 Treg 中，PIM1 蛋白激酶通过其 S422 残基的 C 末端叉头结构域的磷酸化负调节 Foxp3 的活性。磷酸化的 S422 导致 Foxp3 DNA 结合活性降低，并下调 Foxp3 诱导的靶基因的表达，如 CD25、细胞毒性 T 细胞抗原 4 和糖皮质激素诱导的肿瘤坏死因子受体。将 Treg 的 PIM1 敲除后，Treg 的免疫抑制活性增强。有趣的是，Foxp3 在 S422 残基的磷酸化可能会被 PIM1 介导的 Foxp3 在 S418 残基的磷酸化所消除。此外，IL-6 也可能通过诱导 PIM1 表达来调节 Treg 活性，而 TCR 信号转导可以有效抑制 PIM1 的上调。在蔬菜和水果中发现的天然类黄酮山奈酚可以减少 PIM1 介导的 Foxp3 在 S422 残基处的磷酸化，并增强 Treg 的抑制功能。流行病学研究表明，山奈酚的摄入可用于预防和治疗某些炎症性疾病，如 SLE、RA 和 AS。

同时，PIM2 激酶作为一种丝氨酸/苏氨酸蛋白激酶和人类原癌基因，也可磷酸化 Foxp3N 端结构域的多个位点，包括 S33 和 S41，从而降低 Treg 的抑制功能。PIM2 对 Foxp3 的磷酸化会改变 Treg 表面标志物（如 CD25 和 GITR）的表达，并影响 Foxp3 蛋白与其他辅助因子的结合活性。Treg 特异性 PIM2 缺陷小鼠在体内似乎对葡聚糖硫酸钠诱导的结肠炎具有抗性。

体外实验表明，细胞周期蛋白依赖性激酶 2（CDK2）和淋巴细胞特异性蛋白酪氨酸激酶（LCK）可促进 Foxp3 的磷酸化。CDK2 与细胞周期蛋白 E 结合到 Foxp3 富含蛋白质的 N 端结构域内的四个 CDK 基序（S/T-P），并导致其在 S19 和 T175 残基处磷酸化。这种类型的磷酸化降低了 Foxp3 蛋白的稳定性及 Treg 的抑制功能。相比之下，用丙氨酸替换 CDK 基序中的丝氨酸或苏氨酸会增强 Foxp3 蛋白的稳定性和转录活性，这表明 CDK2 负调节 Treg 的功能。研究发现，强效 CDKs（CDK1、CDK2 和 CDK5）抑制剂 Kenpaullon 可通过调节 SMAD3 介导的 TGF-β 信号通路，促进功能诱导型 Treg（iTreg）

的产生和分化。简而言之，磷酸化的 SMAD2 和 SMAD3 与 SMAD4 形成复合物，然后转移到细胞核中，与 Foxp3 的增强子和启动子结合以启动和维持其转录。

总之，这些研究结果表明，PIM1、PIM2 和 CDK2 对 Foxp3 的磷酸化对 Foxp3 功能具有负调节作用。也有研究报道，NLK 和 PP1 是 Foxp3 活性的正调节因子，此外，STAT5 磷酸化可增加 Treg 的数量，以及与 Treg 发育相关的分子表达水平。

2. 甲基化

蛋白质甲基化是一种常见的 PTM 类型，由甲基转移酶向目标蛋白质添加甲基（—CH₃）基团。研究发现，蛋白精氨酸甲基化酶 1（PRMT1）可使 R48 和 R51 残基处的 Foxp3 不对称甲基化，增强 Treg 抑制功能。Foxp3 可以通过 Ⅱ 型精氨酸甲基转移酶 PRMT5 在 R27、R51 和 R146 残基处二甲基化，Foxp3 的点突变通过将精氨酸 51 替换为赖氨酸（R51K）来降低人 CD4⁺T 细胞的抑制功能。小鼠 Treg 条件性 PRMT5 缺失会导致 Scurfy 样自身免疫病，引起细胞周期异常，诱导炎症，且小鼠脾中的 Treg 数量减少。溃疡性结肠炎患者 PRMT5 的缺失使 Treg 激活过程中的 Foxp3 甲基化降低，并诱导 TGF-β 反应。PRMT5 还可增强组蛋白 H3 赖氨酸 27 的甲基化，并增加 DNA 甲基转移酶 1 与 Foxp3 启动子的结合，从而导致 Treg 分化受限。

研究发现 Treg 中 Foxp3 的稳定表达与 Treg 特异性去甲基化区域（TSDR）的去甲基化有关。氮杂胞苷抑制 DNA 甲基化，诱导 Foxp3 启动期的从头表达，并能赋予 Foxp3 表达稳定性。据报道，LKB1 是一种丝氨酸—苏氨酸蛋白激酶，通过阻止 STAT4 对 Foxp3 的保守非编码序列 2 的甲基化，增强 Treg 抑制活性，稳定 Foxp3 表达。研究发现，小鼠 Treg 中 LKB1 缺失导致自身免疫病的发展。此外，硫化氢可促进甲基胞嘧啶脱氢酶 Tet1 和 Tet2 的表达，它们被 TGF-β 和 IL-2 招募到 Foxp3，以维持 Foxp3 去甲基化和 Treg 相关的免疫稳态。

3. 亚硝基化

蛋白质亚硝基化是一种普遍存在的 PTM，其中一氧化氮"亚硝基"（—NO）基团与目标蛋白质上的过渡金属或半胱氨酸硫醇（—SH）相连（S- 亚硝基化）。蛋白质的亚硝基化由 NO 调节细胞信号转导，允许细胞以特定和灵活的方式对其环境变化做出反应的关键机制。通过 NO 供体亚硝基谷胱甘肽增加 NO 水平会使 Foxp3 表达和 Treg 数量减少。NO 可通过影响髓鞘碱性蛋白调控 Foxp3 表达，也可通过干扰 Foxp3 启动子的糖皮质激素 / 雌激素依赖性转录激活来抑制 Foxp3 的表达。

4. 乙酰化

蛋白质乙酰化通过乙酰基从辅因子乙酰辅酶 A 转移到靶蛋白的赖氨酸残基上。该反应由赖氨酸乙酰转移酶催化，并且可通过组蛋白去乙酰化酶（HDAC）和去乙酰化酶等的作用逆转。Foxp3 的 K31、K262 和 K267 残基乙酰化可增强 Treg 的分化，从而增加 Treg 的稳定性及抑制功能，并防止 Foxp3 被降解。SIRT1 使 Foxp3 去乙酰化，导致其表达下降。在体外用白藜芦醇（SIRT 激活剂）或 SIRT 抑制剂（NAM）处理人 PBMC 和小鼠脾细胞，分别可使 Foxp3⁺ 细胞减少和增加。此外，用 NAM 处理的小鼠 T 细胞表现为 Treg 抑制功能增强。在小鼠实验中，使用 HDAC 抑制剂会导致 Foxp3 基因表达增加，并且与天然 Foxp3⁺Treg 数量的增加和 Treg 的抑制功能增强有关。HDAC（如 HDAC6、HDAC9 和 Sirtuin-1）的缺失可以增强 Foxp3 乙酰化及 Treg 的功能，从而预防炎症反应。此外，这三种去乙酰酶的联合缺陷能够协同增加 Treg 的抑制功能。原发性免疫缺陷患者出现的 GARP 突变与 Treg 功能障碍有关。GARP 的缺失不影响 Treg 数量或体外抑制功能，但会损害体内 Treg 的抑制功能，对炎症性疾病的易感性增加。GARP 缺失导致 TGF-β 可用性降低，从而导致 HDAC9 表达增加和 Foxp3 去乙酰化。最近的一项研究

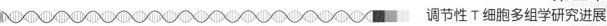

表明，HDAC10 的缺失也可增强 Treg 的功能。

此外，组蛋白的 PTM 也可以干扰 T 细胞分化。CoREST 复合物（HDAC1/2、Rcor1 和 Lsd1）与 Treg 中的 Foxp3 蛋白相关。而 Rcor1 缺失导致 Treg 中 CoREST 复合物被破坏，影响其调节组蛋白乙酰化的能力。

5. 糖基化

蛋白质糖基化也是一种蛋白质的 PTM，是指碳水化合物连接到丝氨酸和苏氨酸的羟基（—OH）基团或天冬酰胺、谷氨酰胺的甲酰胺侧链（—NH₂）。蛋白质的糖基化主要发生在高尔基体和内质网中，影响蛋白质结构和功能的调节，并参与细胞—细胞识别和信号转导。Cabral 等报道，Treg 的表面糖基化对 Treg 的发育和抑制功能非常重要。Treg 中 N- 聚糖的表达水平与 CD39、CD73、ICOS、GITR、PD-1、PD-L1 和 CTLA-4 的高表达相关，后者在确定 Treg 表型和抑制功能方面有重要作用。用 PGNaseF 治疗 Treg 会降低表面 N- 聚糖表达，并损害脾 Treg 的抑制功能。最近发现，O-GlcNAc 糖基化缺陷会损害 Treg 的分化。最近，Liu 等发现 Foxp3 可以在 T38、S57、S58、S270 和 S273 残基处被 O-GlcNAc 转移酶（OGT）修饰。在成熟 Treg 中，蛋白 O-GlcN 乙酰化可稳定 Foxp3 并激活 STAT5，并且对于 Treg 的谱系稳定性和效应器功能至关重要。在泛素特异性肽酶（USP）7（一种控制 Foxp3 多泛素化和降解的蛋白质去泛素酶）的存在下，OGT 不能使 Foxp3 蛋白表达水平增加，这表明 O-GlcN 乙酰化可能抵消 Foxp3 蛋白的泛素化。此外，蛋白质 O-GlcN 乙酰化的缺乏会减弱 Treg 中的 IL-2/STAT5 活性，并降低其抑制功能。

6. 异戊烯化

异戊烯化是指甲羟戊酸衍生的短链异戊二烯类化合物附着在特定蛋白质上。甲羟戊酸途径激活的介质（HMGCR、PGGT1b、FNTB 和 LKB1）在 Treg 中起重要作用。Treg 活化后，HMGCR 和 PGGT1b 的表达增加，但 FNTBmRNA 的表达没有增加。Treg 中 HMGCR 的特异性缺陷引起脾和肠系膜淋巴结中 Foxp3 细胞百分比的降低，并诱导 Treg 中炎性细胞因子的产生。Treg 中 PGGT1b 或 FNTB 的特异性缺陷可使突变小鼠脾和淋巴结中总细胞数量增加。他汀类药物（HMGCR 的抑制剂）处理的 Treg 抑制功能减弱，添加 FPP 或 GGPP 可以逆转这一现象。小鼠 T 细胞 LKB1 的缺失导致脾中 Treg 百分比和 Treg 抑制功能的降低。Treg 中 LKB1 的缺失会影响甲羟戊酸途径，用 GGPP 处理 LKB1 缺陷小鼠，可诱导 TregTAT5 的磷酸化和激活，维持 Treg 谱系稳定性。总而言之，异戊烯化是 Foxp3 表达及维持 Treg 的稳定性和抑制功能所必需的。

7. 泛素化

泛素化是一种普遍研究的 PTM，蛋白质由泛素蛋白标记。泛素化通过蛋白酶体途径的激活来调节蛋白质降解，但也可以用于改变蛋白质—蛋白质相互作用。研究发现，USP7、USP21 和 USP44 等 USP 家族，以及鼠双微基因 2（MDM2）、TNF 受体相关因子 6（TRAF6）和环指蛋白 31（RNF31）对 Foxp3 的泛素化是维持 Treg 稳定性和抑制功能所必需的。然而，STUB1 与 Foxp3 相互作用可介导其 K48 连锁的多泛素化，导致 Foxp3 被蛋白酶体降解。在原代小鼠 T 细胞中，STUB1 的过表达会损害体内外 Treg 的抑制功能。此外，敲除 USP18 的小鼠 Treg 分化增强，但 Treg 的抑制功能被下调。

8. SUMO 化

SUMO 化修饰是一种普遍存在、动态可逆的蛋白翻译后修饰类型，虽然修饰过程与泛素化过程很相似，又称为"小泛素化"，但是 SUMO 化修饰具有与泛素化修饰截然不同的功能。泛素化修饰的靶分子主要被蛋白酶体降解，而 SUMO 化修饰介导靶分子定位与功能调节。SUMO 化循环过程与泛素化循环过程相似，包括活化、结合、连接、修饰和解离等过程，其修饰过程涉及 SUMO 活化酶（E1，包括 Aos1 和 Uba2）、SUMO 结合酶（E2，包括 Ubc9）和 SUMO 连接酶（E3，包括 PIAS、RanBP2 和 PC2）。SUMO 化在 Treg 中的作用仍不清楚，目前仍没有发现 Treg 的直接 SUMO 化，但 Treg 的分化受 SUMO 化的调节。PIAS1 蛋白是一种可以抑制信号转导与转录激活子 1（STAT1）的特异性抑制蛋白，同时具有 SUMO 连接酶 E3 的活性，参与多种转录因子的活性调控和多种蛋白质的 SUMO 化修饰。PIAS1 通过调节 DNMT 与 Foxp3 启动子的结合，在 Foxp3 启动子处维持抑制性染色质状态，从而抑制 Treg 的生成。在缺乏 PIAS1 的情况下，Treg 分化增强。此外，Ubc9 被证明是 Treg 内环境稳定、增殖和抑制功能所必需的，UBC9 缺失导致早期自身免疫病的发生和发展。

四、总结

总的来说，Treg 可以保护免疫耐受，但其功能缺失也可能是人类自身免疫病发生的基础。蛋白质组学测量揭示了人 Treg 群的特定核心程序，这将有助于区分其他 CD4$^+$T 细胞，提高对其功能的理解，并可能实现其选择性操作。识别其表面标志物、区分具有产生炎症细胞因子能力的良性 Treg 有助于选择更纯净、更稳定的 Treg 进行过继转移治疗。了解其代谢特征、信号通路中的适应性等信息可为进一步研究 Treg 生物学提供资源，也为 Treg 治疗自身免疫病提供研究基础。通过调节参与 Treg 代谢的蛋白质，调节蛋白质的稳定性、定位和功能，或通过表观遗传修饰调节基因转录等影响 Treg 稳定、分化及抑制功能，从而调控自身免疫病的发生和发展。鉴于 PTM 在 Treg 中的重要作用，靶向 PTM 似乎有望治疗自身免疫病。更好地理解 PTM 的作用及它们在调节 Treg 分化和功能中的作用，有利于开发新的治疗思路，提供更有效的治疗方案。

蛋白质组学数据是生成关于人 Treg 生物学的新假设的一个强有力的资源，特别是提供了一个分析系统来查询其功能，但人们对 Treg 的蛋白质组学特征及其功能特点知之甚少。因此，需要笔者扩大资源，进行更深一步的研究。

五、Treg 蛋白质组学研究的意义与展望

Treg 蛋白质组学将成为寻找自身免疫病分子标记和药物靶标最有效的方法之一。蛋白质组技术对风湿免疫病的临床诊断和治疗也有十分广阔的前景。目前国际上许多大型药物公司正投入大量的人力和物力进行蛋白质组学方面的应用性研究。研究者可通过蛋白质组学技术手段筛选出潜在的冠心病、早期肝癌等疾病的新型候选生物标志物。因此，蛋白质组学的应用将有助于为自身免疫病的治疗靶点研究提供新的思路。相信通过对 Treg 进行蛋白质组学研究，也可为自身免疫病相关机制的研究提供思路和见解。蛋白质组学技术在鉴定自身免疫病 Treg 的生物标志物、新药开发、医学诊断、临床研究方面具有重要的价值，有助于提出更有效的诊疗手段。

（胡方媛）

参考文献

[1] ARDITO F，GIULIANI M，PERRONE D，et al. The crucial role of protein phosphorylation in cell signaling and its use as targeted therapy. Int J Mol Med，2017，40（2）: 271-280.

[2] BEROD L，FRIEDRICH C，NANDAN A，et al. De novo fatty acid synthesis controls the fate between reg-

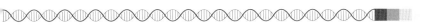

ulatory T and T helper 17 cells. Nat Med，2014，20（11）：1327-1333.

[3] CABRAL J，HANLEY S A，GERLACH J Q，et al. Distinctive surface glycosylation patterns associated with mouse and human CD4（＋）regulatory T cells and their suppressive function. Front Immunol，2017，8：987.

[4] CUADRADO E，VAN DEN BIGGELAAR M；DE KIVIT S，et al. Proteomic analyses of human regulatory T cells reveal adaptations in signaling pathways that protect cellular identity. Immunity，2018，48（5）：1046-1059.

[5] DAHIYA S，BEIER U H，WANG L，et al. Hdac10 deletion promotes Foxp3（＋）T-regulatory cell function. Sci Rep，2020，10（1）：424.

[6] DE ROSA V，GALGANI M，PORCELLINI A，et al. Glycolysis controls the induction of human regulatory T cells by modulating the expression of Foxp3 exon 2 splicing variants. Nat Immunol，2015，16（11）：1174-1184.

[7] DENG G，NAGAI Y，XIAO Y，et al. Pim-2 kinase influences regulatory T cell function and stability by mediating Foxp3 protein n-terminal phosphorylation. J Biol Chem，2015，290（33）：20211-20220.

[8] DENG G，SONG X，FUJIMOTO S，et al. Foxp3 post-translational modifications and treg suppressive activity. Front Immunol，2019，10：2486.

[9] DING X，WANG A，MA X，et al. Protein sumoylation is required for regulatory T cell expansion and function. Cell Rep，2016，16（4）：1055-1066.

[10] FERREIRA L M R，MULLER Y D，BLUESTONE J A，et al. Next-generation regulatory T cell therapy. Nat Rev Drug Discov，2019，18（10）：749-769.

[11] GRINBERG-BLEYER Y，OH H，DESRICHARD A，et al. Nf-kappabCc-rel is crucial for the regulatory T cell immune checkpoint in cancer. Cell，2017，170（6）：1096-1108.

[12] GUO J，JING R，ZHONG J H，et al. Identification of CD14 as a potential biomarker of hepatocellular carcinoma using itraq quantitative proteomics. Oncotarget，2017，8（37）：62011-62028.

[13] HAO X，LI Y，WANG J，et al. Deficient o-glcnac glycosylation impairs regulatory T cell differentiation and notch signaling in autoimmune hepatitis. Front Immunol，2018，9：2089.

[14] KAGOYA Y，SAIJO H，MATSUNAGA Y，et al. Arginine methylation of Foxp3 is crucial for the suppressive function of regulatory T cells. J Autoimmun，2019，97：10-21.

[15] KIM H K，JEONG M G，HWANG E S. Post-translational modifications in transcription factors that determine T helper cell differentiation. Mol Cells，2021，44（5）：318-327.

[16] LACHER S M，BRUTTGER J，KALT B，et al. Hmg-coa reductase promotes protein prenylation and therefore is indispensible for T-cell survival. Cell Death Dis，2017，8（5）：e2824.

[17] LE MENN G，JABLONSKA A，CHEN Z. The effects of post-translational modifications on Th17/Treg cell differentiation. Biochim Biophys Acta Mol Cell Res，2022，1869（6）：119223.

[18] MACINTYRE A N，GERRIETS V A，NICHOLS A G，et al. The glucose transporter glut1 is selectively essential for CD4 T cell activation and effector function. Cell Metab，2014，20（1）：61-72.

[19] NARITA T，WEINERT B T，CHOUDHARY C. Functions and mechanisms of non-histone protein acetylation. Nat Rev Mol Cell Biol，2019，20（3）：156-174.

[20] OH H，GRINBERG-BLEYER Y，LIAO W，et al. An NF-κB transcription-factor-dependent lineage-specific transcriptional program promotes regulatory T cell identity and function. Immunity，2017，47（3）：450-465.

[21] PATEL C H，POWELL J D. Targeting T cell metabolism to regulate T cell activation，differentiation and function. Curr Opin Immunol，2017，46：82-88.

[22] PROCACCINI C，CARBONE F，DI SILVESTRE D，et al. The proteomic landscape of human ex vivo regulatory and conventional T cells reveals specific metabolic requirements. Immunity，2016，44（3）：712.

[23] RAMAZI S，ZAHIRI J. Posttranslational modifications in proteins：Resources，tools and prediction methods. Database（Oxford），2021.

[24] RIECKMANN J C，GEIGER R，HORNBURG D，et al. Social network architecture of human immune cells unveiled by quantitative proteomics. Nat Immunol，2017，18（5）：583-593.

[25] SU W，CHAPMAN N M，WEI J，et al. Protein prenylation drives discrete signaling programs for the differentiation and maintenance of effector Treg cells. Cell Metab，2020，32（6）：996-1011.

[26] TIMILSHINA M，YOU Z，LACHER S M，et al. Activation of mevalonate pathway via Lkb1 is essential for stability of Treg cells. Cell Rep，2019，27（10）：2948-2961.

[27] WANG Z，LU Q，WANG Z. Epigenetic alterations in cellular immunity：New insights into autoimmune diseases. Cell Physiol Biochem，2017，41（2）：645-660.

[28] WU D，LUO Y，GUO W，et al. Lkb1 maintains treg cell lineage identity. Nat Commun，2017，8：15876.

[29] XIAO X，SHI X，FAN Y，et al. Gitr subverts Foxp3（+）tregs to boost Th9 immunity through regulation of histone acetylation. Nat Commun，2015，6：8266.

[30] XIONG Y，WANG L，DI GIORGIO E，et al. Inhibiting the coregulator corest impairs Foxp3+ Treg function and promotes antitumor immunity. J Clin Invest，2020，130（4）：1830-1842.

第四节　Treg 代谢组学

代谢涉及机体内物质与能量的支配、流向及转化，而 T 细胞免疫则负责机体防御及稳态维持。宿主代谢状态与细胞代谢状态对特定器官与组织，以及对不同免疫细胞的分化、发育及功能皆有非常重要的调节作用。代谢与免疫相互交叉，代谢失衡与免疫紊乱互为因果，其相关机制值得深入研究，也是当前免疫学研究的前沿与热点领域。深入了解 T 细胞代谢的调控机制、信号转导及其动态调控将为自身免疫病的防治提供有效的分子靶点和潜在临床治疗新方法、新工具。

现已证实控制代谢和免疫细胞功能的途径是紧密相连的，细胞和系统水平上的细胞代谢变化已被证实可以增强或抑制特定的 T 细胞效应器功能。此外，功能不同的 T 细胞亚群需要不同的能量和生物合成途径来支持其特定的功能需要。特别是 Treg 具有独特的代谢特征，其在不同环境下表现不同。

Treg 参与维持免疫稳态和预防自身免疫。Treg 的分化、增殖、抑制功能和存活受到不同能量代谢程序的影响。一般糖酵解倾向于支持促炎细胞的功能，如 Teff 和 M1 巨噬细胞，而氧化磷酸化（oxidative phosphorylation，OXPHOS）和脂肪酸氧化（fatty acid oxidation，FAO）倾向于被抗炎细胞使用，如 M2 巨噬细胞、记忆 $CD8^+$Teff 和 Treg。静息态 T 细胞主要利用葡萄糖、脂质和氨基酸的分解氧化代谢，而激活后，T 细胞上调其葡萄糖和氨基酸转运体，增加其糖酵解通量，为增强的糖酵解过程提供燃料，从而支持其增殖和炎症功能。虽然人们对传统 T 细胞的代谢需求了解得越来越多，但对 Treg 的重要需求还没有明确界定。大多数情况下，认为 Treg 更多地依赖于三羧酸循环（TCA 循环）和 OXPHOS，而不是糖酵解，这使得代谢和功能状态之间复杂的相互作用暴露不足。因此，更好地了解 Treg 代谢及其与耐受诱导治疗的相关性，有助于进一步改进耐受诱导治疗。

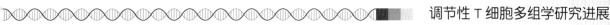

一、Treg 中的代谢途径

（一）糖酵解

葡萄糖通过葡萄糖转运蛋白（glucose transporter，GLUT）从细胞外空间导入后，最初会自发地转化为葡萄糖 -6- 磷酸（通过限速酶己糖激酶）和果糖 -6- 磷酸。随后通过第二个限速酶，即磷酸果糖激酶 -1，形成果糖 1，6- 二磷酸，随后转化为丙酮酸，在缺氧情况下，丙酮酸在乳酸脱氢酶催化下生成乳酸并产生 ATP，该过程称为糖酵解。糖酵解代谢的一个葡萄糖分子仅可以生成两个 ATP 分子。这个过程产生 NAD^+，在糖酵解过程中消耗。当细胞不能通过氧化磷酸化再生 NAD^+ 时，糖酵解可以提供 NAD^+ 并消除糖酵解的限制。

有趣的是，在氧气充足的情况下，有时细胞仍然利用葡萄糖产生乳酸，这被称为瓦伯格效应。这种独特的现象最近经常在肿瘤细胞和 T 细胞激活中被报道。虽然在有氧糖酵解过程中不能产生大量的 ATP，但其 ATP 产生迅速，可以部分满足 T 细胞的能量需求；另外，糖酵解的中间产物在 NADPH 和戊糖的合成中起重要作用。因此，有氧糖酵解是一种有益于 T 细胞活化的代谢模式。与其他 $CD4^+T$ 细胞亚群相比，Treg 具有调节其对抗原刺激反应的特殊代谢特征。具体来说，Th1 细胞、Th2 细胞和 Th17 细胞表面高表达 GLUT1，并且高度糖酵解。相反，Treg 表达低水平的 GLUT1，并在体外具有高脂质氧化率。实验证明剥夺糖酵解会显著损害 Th17 细胞的分化，与此同时会增强 Treg 的分化。此外，与 Th17 细胞相比，Treg 具有高水平的 TCA 循环，而 Th17 细胞有更多的丙酮酸、乳酸和 PPP 中间体，这表明 Treg 更依赖于丙酮酸氧化，而 Th17 细胞更多地依赖于有氧糖酵解和谷氨酰胺氧化。

大多数情况下，认为 Treg 更多地依赖于三羧酸循环和氧化磷酸化，而不是糖酵解。然而最近有研究表明，在某些情况下如肿瘤微环境中，Treg 可能相对于效应 T 细胞有更活跃的糖酵解活动。在 Treg 中，特别是当细胞活化增加蛋白质合成方面的代谢需求时，Treg 会转向这种效率较低的 ATP 生成代谢程序，而不是继续进行氧化磷酸化。同时，Treg 增加 Foxp3 表达、细胞增殖和免疫抑制功能。

需要理解的另一个过程是糖酵解终产物（丙酮酸或乳酸）的调节。这两种产物之间的平衡取决于乳酸脱氢酶（LDH）的活性及烟酰胺腺嘌呤二核苷酸（还原型、NADH 和氧化型、NAD^+）的水平。这与 Treg 有关，因为 Foxp3 可以调节 LDH 以防止乳酸形成，并形成丙酮酸。此外，在高乳酸低葡萄糖环境中，Treg 也能将乳酸转化为丙酮酸。虽然乳酸可能会对 T 细胞增殖产生负面影响，但它不会影响 Treg 免疫抑制。这与已知具有高水平局部乳酸和 Treg 积聚的肿瘤微环境特别相关。如果不转化为乳酸，产生的丙酮酸被运输到线粒体，通过丙酮酸脱氢酶转化为乙酰辅酶 A 和 NADH。该乙酰辅酶 A 分子随后进入 Krebs 循环。

（二）脂肪酸代谢

除了糖酵解外，Treg 还依赖脂质代谢来满足其代谢需求。在小鼠肿瘤微环境中，显示 Treg 同时表达糖酵解基因和磷酸戊糖途径（PPP）。该途径的最终产物可用于脂肪酸合成（FASyn）或蛋白质合成。肿瘤 Treg 也在细胞内储存脂质，并保持脂肪酸氧化（FAO）的能力。总的来说，该数据表明小鼠肿瘤 Treg 能够通过 FASyn/FAO 介导糖酵解和 OXPHOS。然而，目前尚不清楚为什么 Treg 应该维持 FASyn 和 FAO，因为两者在理论上至少会抵消另一个的影响。在一项涉及小鼠 T 细胞的研究中，通过基因敲除或药理学手段抑制幼稚 $CD4^+T$ 细胞中的乙酰辅酶 A 羧化酶（FASyn 的关键酶），使分化过程转向 $Foxp3^+$ 细胞，而不是 IL-17A 产生细胞。这些 FASyn 抑制的 iTreg 在体外与对照 iTreg 一样具有免疫抑制作用。此外，对照 iTreg 和 FASyn 抑制的 iTreg 同样降低糖酵解和谷氨酰胺解的基因水平。两者也摄入等量的棕榈酸酯。综上所述，脂肪酸代谢途径可能影响 iTreg 分化和功能极化。

FAO 的实际过程发生在线粒体中，每个周期形成一个乙酰辅酶 A 分子。酰化脂肪酸不断进入 FAO 循环，直到无法再形成 2- 碳单元。每个循环还产生一个 NADH 和 FADH2 分子，向 ETC 提供额外的电子。就产生 ATP 而言，这是一个非常有效的过程，因为 16 链脂肪酸（棕榈酸酯）的完全代谢产生 106 个 ATP 分子——远远超过通过糖酵解或仅通过葡萄糖底物的 OXPHOS。这可能解释了在缺乏葡萄糖的肿瘤微环境中，Treg 利用 CD36 最大限度地摄取脂肪作为燃料来满足其代谢需求。

（三）Krebs 循环

糖酵解和脂肪酸氧化生成的乙酰辅酶 A，被导入线粒体中，参与 Krebs 循环，然后通过线粒体等生成足够的 ATP。这是 Treg 中的一个重要过程，因为 Foxp3 等合成与细胞功能之间存在联系。尽管其机制尚未揭示，但 iTreg 中 Foxp3 的诱导与线粒体相关基因表达的增加相关。此外，最近关于小鼠的研究证明，复合物Ⅲ本身是促进 Treg 抑制功能的关键。复合物Ⅲ的 Treg 特异性敲除与免疫抑制能力降低和 DNA 甲基化状态增加相关，而不影响 Foxp3 表达、细胞频率或共抑制受体表达。这些小鼠也出现了一般的炎症状态，并且寿命超不过 4 周。总之，这些数据确定了线粒体代谢和 Foxp3 在促进 Treg 功能方面的额外作用（图 2.4.1）。

二、介导 Treg 代谢的因子

Th1、Th2、Th17 细胞主要以糖酵解来维持自身的增殖、分化与功能发挥。然而，Treg 的能量来源主要是脂肪的有氧代谢，并且初始 T 细胞中 90% 的 ATP 来自氧化磷酸化。可见，Treg 的分化过程必然涉及代谢方式的转变，了解调控 Treg 代谢活动的蛋白酶结构与功能的特异性不仅有助于理解 Treg 代谢活动的特异性，也有助于深入了解影响 Treg 功能特异性的分子调控机制。

（一）mTOR

mTOR 复合物在 Treg 代谢和功能中起中心作用。它们能够感知微环境的上游变化，并随后调节 Treg 代谢及功能，从而开启免疫代谢调节。mTOR 信号通过 mTOR 以 mTORC1 和 mTORC2 复合物的形式与其他衔接蛋白连接。mTOR 上游的磷酸化信号级联始于刺激 TCR 复合物或 CD28。这会触发磷脂酰肌醇 3- 激酶（PI3K）、磷脂酰肌醇依赖性激酶 1（PDK1）和蛋白激酶 B（Akt）的顺序磷酸化。Akt 随后抑制异二聚体结节性硬化综合征（TSC1/2）以维持 Rheb 蛋白活性。最后，Rheb 可以直接或间接增加 mTORC1 的激活。这可以促进 Treg 的免疫抑制功能，防止自身免疫的发生，并维持组织内稳态。

从代谢角度来看，mTORC1 活性可通过必需氨基酸和缺氧在上游调节。必需氨基酸（如精氨酸、亮氨酸、异亮氨酸）在 DNA 和蛋白质合成中起着关键作用，在促进 Treg 特异性和 mTORC1 活性方面也至关重要。氨基酸通过特定的受体被吸收，如 SLC7A1、SLC7A5、SLC3A2/CD98 和 ASCT2。这些受体的表达在 TCR 刺激后进一步增加，以优化氨基酸摄取。这是一个重要的机制，因为它的抑制降低了 mTORC1 的激活。急性细胞激活后，持续存在的氨基酸（如精氨酸和亮氨酸）维持 mTORC1 和 Treg 本身的激活（通过增加细胞毒性 T 细胞淋巴细胞抗原 -4、CTLA4 和诱导性 T 细胞共刺激物、ICOS）。已在小鼠模型中显示，抑制氨基酸摄取受体可减少体内 Treg 数量、细胞增殖和抑制能力。

静止的 CD4$^+$Foxp3$^+$（Treg）比幼稚的 CD4$^+$T 细胞或 Teff 细胞具有更高水平的组成性 mTORC1 活性。经抗 CD3 激活后，S6 和 4E-BP1（mTORC1 活性指标）的磷酸化与关键功能标志物，如 CTLA4，一起增加。这些激活的 Treg 也具有更强的免疫抑制作用。从代谢角度来看，与 Teff 细胞相比，静止的非激活的 Treg（以 CD4$^+$CD25$^+$ 或 CD4$^+$CD127^{low}CD49b$^-$ 形式分离）参与葡萄糖代谢（如 GLUT1、GLUT3、

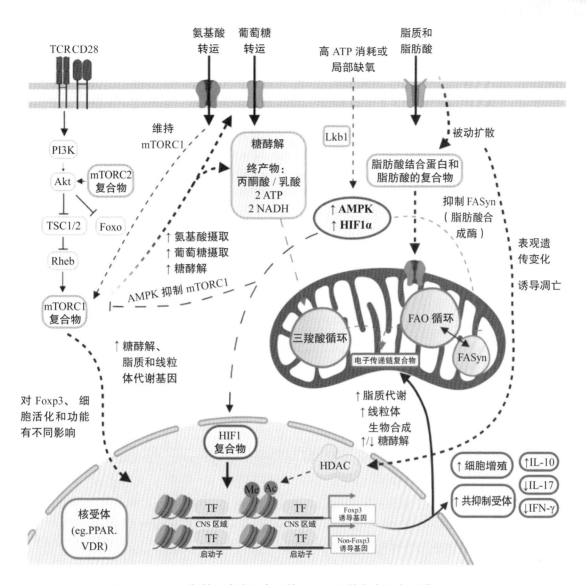

图 2.4.1　Treg 代谢、功能和表观基因组之间的复杂和多重联系

引自 ATIF M，MOHR A，CONTI F，et al. Metabolic optimisation of regulatory T cells in transplantation. Frontiers in immunology，2020，11：2005.

PKM2）和脂质代谢（cpt1、fasn、acc1）的基因表达水平更高。在 Treg 激活后，mTOR 信号的增加上调干扰素调节因子 4（IRF4），进一步促进细胞生长、糖酵解、脂肪酸代谢等基因。此外，用 Rheb 转染 tTreg 以上调 mTOR 信号进一步增加葡萄糖摄取和糖酵解。所有这些数据共同表明，促进 mTORC1 活性也可以促进 Treg 活化，并支持糖酵解和 OXPHOS 代谢途径。

　　与 mTORC1 相比，mTORC2 在 Treg 中的明确作用相对较少。mTORC2 通过丝氨酸残基（位置 473）的磷酸化激活 Akt（图 2.4.2）。作为回应，Akt 磷酸化 mTORC1 和 FOXO 转录因子。FOXO TFs 的磷酸化通过泛素化促进其随后的降解。因此，任何涉及 mTORC2 抑制的实验都需要考虑到下游效应可能涉及 mTORC1 活性降低和 FOXO 水平升高。研究通常证明 mTORC2 调节对 Treg 的表型和功能有混合影响。在一项研究中，Treg 特异性 mTORC2-KO（Rictor$^{-/-}$）的小鼠模型证明所有外周组织（胸腺除外）中的 Treg 频率降低。然而，Treg 的表型没有改变（CTLA4、ICOS 水平）。在体外试验期间，它们也保持免疫抑制。从代谢的角度来看，它们的线粒体功能也没有受到影响。

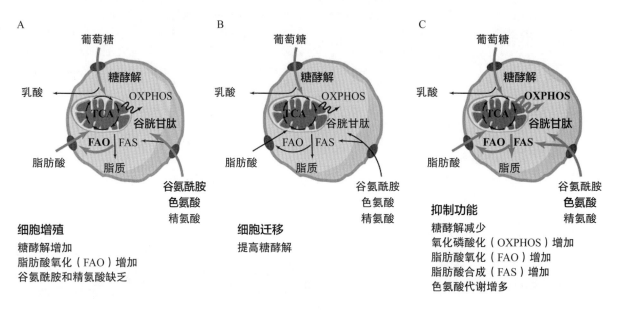

图 2.4.2 Treg 功能涉及的代谢途径

引自 KEMPKES R, JOOSTEN I, KOENEN H, et al. Metabolic pathways involved in regulatory T cell functionality. Frontiers in Immunology, 2019, 10: 2839.

（二）AMPK

AMPK[adenosine 5-monophosphate（AMP）-activated protein kinase]，AMP 依赖的蛋白激酶，是一种异源三聚体复合物，包含 1 个 α- 催化亚基、1 个 β- 调节亚基、1 个 γ- 调节亚基。α 亚基苏氨酸 -172 位点的磷酸化活化 AMPK，β 亚基同时结合 α 亚基与 γ 亚基，γ 亚基包含两个 β 区域，每个 β 区域可以结合一个 AMP 或 ATP。AMPK 通路抑制 mTOR 活性，调节胞内代谢由糖酵解向脂肪代谢转变。二甲双胍（metformin，Met）在临床上为 AMPK 的药理学激活剂，GLUT1 为葡萄糖转运蛋白，其不仅参与葡萄糖的跨膜转运，还与糖尿病慢性并发症相关。Michalek 等发现，tTreg 与 iTreg 中平均 AMPK 磷酸化水平比非调节性 T 细胞高，并且在过敏性哮喘小鼠模型中，经 Met 刺激的小鼠 CD4⁺T 细胞中 GLUT1 表达下调，Treg 所占 T 细胞比例增加。这可能是因为，一方面 Met 激活 AMPK，磷酸化的 AMPK 抑制 GLUT1 的活性，从而抑制了 T 细胞中葡萄糖的代谢活动；另一方面，活化的 AMPK 又可以抑制 mTOR，从而促使 T 细胞代谢活动由糖酵解向脂肪氧化转变，最终促进 Treg 的增加。脂肪滴将脂肪酸转运至线粒体，以利于线粒体对脂肪酸的 β 氧化。活化的 AMPK 能通过提高脂肪滴的移动活力来提升细胞对脂肪的利用，并且 AMPK 通过磷酸化乙酰辅酶 A 羧化酶 1 抑制其活性，从而下调乙酰辅酶 A 向丙二酰辅酶 A 的转化，最终 AMPK 通过加强脂肪的转运与抑制脂肪的合成两条途径上调脂肪的代谢活动。因此，AMPK 可能会通过影响脂肪滴的转运或乙酰辅酶 A 羧化酶的活性参与调控初始 T 细胞向 Treg 的分化，甚至调节 Treg 的功能，其机制有待研究。

（三）HIF-1α

mTOR 信号通路在调节葡萄糖摄取和能量平衡中扮演重要角色，T 细胞糖酵解也受转录因子 HIF-1α 调节，在充足的氧气中也是如此。在严重缺氧状态下，促进多种细胞反应，包括调节代谢途径的 HIF-1α 构成性降解迅速被抑制，以适应低氧环境。有趣的是，即使在正常情况下，活化的 T 细胞也

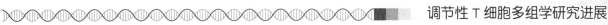

会利用 HIF-1α 信号通过 mTORC1 转到糖酵解途径。mTORC1 的活性可增强 HIF-1α 在转录和翻译水平的表达，从而促进糖酵解和葡萄糖转运，参与 mTOR 下游的糖酵解反应。mTORC1-HIF-1α 通路上调 Th17 细胞糖代谢、分化及功能。此外，与野生型 Treg 相比，在正常或缺氧条件下，HIF-1α 缺乏的 Treg 表现出低水平糖酵解和较高水平脂肪酸和葡萄糖的氧化磷酸化；功能上，在缺氧条件下，HIF-1α 敲除的小鼠 Treg 在体外能更高效抑制 CD8⁺T 细胞的增殖，但在体外和体内均表现出迁移能力受损。

三、不同状态下 Treg 的代谢过程

（一）Treg 的增殖行为与发育

随着细胞生长过程中对能量和生物合成需求的增加，特定代谢途径的参与是必不可少的。增殖细胞通常具有高糖酵解率，并利用糖酵解转向 PPP 和丝氨酸生物合成途径获取能量，同时利用谷氨酰胺作为燃料合成生物质。

与 Teff 细胞主要使用刺激后的糖酵解相比，记忆 T 细胞和 Treg 的代谢状态有很大的不同，因为它们的细胞持久性和功能很大程度上依赖于 FAO。促生长信号通路，包括磷脂酰肌醇 3- 激酶（PI3K）、丝裂原活化蛋白激酶（MAPK）及哺乳动物雷帕霉素靶蛋白（mTOR），促进 Treg 的糖酵解。Treg 的葡萄糖摄取主要是由葡萄糖转运蛋白 GLUT1 的差异表达介导的。有趣的是，活化小鼠诱导的 Treg（iTreg）的 GLUT1 表达高于增殖的 tTreg，并且 GLUT1 增强了 Treg 的增殖，但抑制了其抑制功能。值得注意的是，Treg 转录因子 Foxp3 降低了 GLUT1 的表达。来自具有 GLUT1 转基因 T 细胞特异性表达的小鼠的 tTreg 显示出谱系稳定性受损，因为它们降低了 CD25/EZH2 的表达并分泌 IFN-γ。在 Treg 中抑制 mTOR 可显著降低葡萄糖摄取，但有助于维持稳定的 Treg 表型和高抑制能力。葡萄糖的消耗对 Treg 增殖有害，因为 Treg 线粒体高速氧化脂质和糖酵解衍生的丙酮酸。有趣的是，导致 GCK 活性增强的功能丧失葡萄糖激酶调节蛋白基因的人类携带者循环中的 Treg 数量减少，表明 Treg 增殖受损或 Treg 已迁移到组织部位。此外，有证据表明，抑制糖酵解可以引导 T 细胞向 Treg 分化，这是通过抑制 mTOR 介导的转录因子在缺氧条件下对 HIF-1α 的诱导来增加 Foxp3 的表达实现的。

激活增殖的 T 细胞从分解代谢转变为合成代谢，其中脂肪酸和氨基酸分别从 TCA 循环分流到膜和蛋白质合成中。HIF-1α 在决定将丙酮酸转化为乳酸进行糖酵解或转化为乙酰辅酶 A 进入 TCA 循环中起着重要作用。HIF-1α 诱导糖酵解基因的表达并增加 LDH 酶活性，从而促进丙酮酸向乳酸的转化并导致糖酵解转移。它还通过丙酮酸脱氢酶激酶 1（PDK1）的诱导积极抑制线粒体功能。PDK1 通过丙酮酸转化为乙酰辅酶 A 抑制 PDH，从而减少糖酵解衍生丙酮酸的线粒体氧化，乙酰辅酶 A 是氧磷的线粒体内起始点。PDK1 的抑制增加了小鼠体内的 Treg 数量，这与 PDK 本身无关，而是通过产生活性氧（ROS）来完成的，这可能是由于与其他 T 细胞亚群相比，Treg 清除 ROS 的能力增强所致。tTreg 和 iTreg 都具有较高的线粒体质量和较高的 ROS 生成，这与 Foxp3 表达增加相关。在随后的 OXPHOS 中，TCA 循环后产生 ROS。虽然 ROS 在细胞信号转导和稳态中发挥重要作用，但抑制 OXPHOS 并不影响 Treg 分化。

虽然 Treg 主要利用氧化代谢来生长，但 Treg 的增殖依赖于糖酵解的动态转换。在对小鼠进行的研究中，糖酵解和 OXOPHOS 都参与 iTreg 的产生和 Teff 细胞的生长。新鲜分离的人 Treg 在体外表现出高代谢状态，包括 mTOR 通路增加、高水平的磷酸化 STAT5 和低反应性。有趣的是，在 TCR 刺激前，对 mTOR 的短暂抑制会促进 TCR 诱导的 Treg 增殖，而随后（刺激后 60 ~ 72 小时）活跃增殖的 Treg 显示出较高的 mTOR 活性。这些研究表明 Treg 增殖与 mTOR 活性的动态变化密切相关，而 mTOR 活

性受细胞外环境中营养成分的影响。

在增殖过程中，Treg 表现为 FAO 和 FAO 相关基因表达的增加。FAO 是一个多步骤过程，其中长链脂肪酸首先通过限速酶肉碱棕榈酰转移酶 1（CPT1）与肉碱结合。这些随后被转运到线粒体，并被肉碱棕榈酰转移酶 2（CTP2）转化为酰基辅酶 a。该酰基辅酶 a 进一步被 β 氧化降解生成乙酰辅酶 a，乙酰辅酶 a 随后进入 TCA 循环。CPT1 抑制剂依托莫西抑制 Treg，但不能抑制 Teff 的分化和增殖，表明 Treg 对 FAO 有选择性依赖。与 Teff 或非 T 细胞相比，小鼠 tTreg 和 iTreg 均表现出更高的线粒体质量和更多的 ROS 产生。在上游，激活的 AMPK 释放对 CPT1 的抑制，从而允许长链脂肪酸运输到线粒体，用于随后的 FAO 和 ATP 生成。值得注意的是，Treg 表现出高水平的活化 AMPK，使用二甲双胍（AMPK 的间接激活剂）处理可以减少 T 细胞总数，同时增加 Treg 的百分比和数量。瘦素通过 AMPK 和 mTOR 激活抑制 Treg 的增殖。瘦素 mTOR 途径的短暂抑制促进了 TCR 诱导的 Treg 增殖，而维持 Treg 增殖需要完整的 mTOR 途径。这种看似矛盾的现象可以解释为需要较低的代谢率才能进入细胞周期并在 Treg 中开始增殖。事实上，研究表明，人 Treg 的体外增殖需要糖酵解和 FAO。

Treg 对 FAO 的依赖在组织驻留的 Treg 中更为明显，如内脏脂肪组织（VAT）和肠道黏膜中的 Treg。VAT Treg 被专门招募到脂肪组织中以抑制局部炎症过程。VAT Treg 表达 PPAR-γ，这在过氧化物酶体介导的 FAO 的 β- 氧化中至关重要，并高表达 CD36（一种促进脂肪酸导入的受体）。和其他 Treg 一样，VAT Treg 也表达瘦素受体。瘦素与其受体结合会导致 mTOR 的高激活，从而影响 Treg 的增殖。在老鼠身上，肥胖老鼠的脂肪组织含有高水平的瘦素，与 Treg 的减少有关。此外，肠道环境中富含短链脂肪酸，如由膳食纤维发酵产生的丙酸和丁酸。短链脂肪酸已被证明影响体内 Treg 的数量。丁酸提高 Foxp3 启动子区域组蛋白 H3 乙酰化，从而促进胸腺外 Treg 的形成。此外，丁酸似乎通过与肠上皮细胞结合介导 Treg 分化，随后产生 IL-10 和一系列代谢物，包括视黄酸，后者导致可诱导 Treg 产生。丙酸也能增加组蛋白乙酰化，也能促进 Treg 的产生，而乙酸不能增加组蛋白乙酰化及促进 Treg 的产生。

氨基酸在各种代谢途径中被用作底物。最值得注意的是，谷氨酰胺和谷氨酸等谷氨酸衍生物促进 TCA 循环和清除 ROS。相应地，氨基酸的有效性和代谢在 iTreg 的产生中起着决定性的作用。虽然 Treg 有较大的还原和氧化谷胱甘肽储备池，以应对 Treg 中较高水平的 ROS，但即使在有利于其他 T 细胞亚群的条件下，抑制谷氨酰胺也能促进 Treg 的产生，而补充谷氨酰胺则支持向 Th1 分化。同样，精氨酸和色氨酸的减少也会刺激 Treg 的产生。此外，色氨酸分解代谢的副产物似乎有利于 iTreg 的产生，因为给药色氨酸可以增加 Treg 的数量。此外，已知 Treg 能高度表达氨基酸分解酶精氨酸酶 1（ARG1），该酶负责细胞外 l- 精氨酸的消耗，从而限制 T 细胞的增殖。这表明 Treg 可以感知特定氨基酸及其衍生物在局部环境中的浓度，从而适当调节 Treg 的抑制功能。

综上所述，与其他 T 细胞亚群相比，Treg 在增殖过程中表现出对 FAO 的选择性依赖，而对糖酵解的依赖较小。总的来说，与 Teff 相比，Treg 表现出更高的脂质氧化水平和线粒体葡萄糖氧化水平。葡萄糖是 Treg 生长所必需的，也是 iTreg 产生早期的关键需求。激活的 iTreg 表达了最高的 GLUT1 转运体，但是与非 Treg 相比，它仍然相当低。糖酵解的阻断似乎通过 mTOR 介导的 HIF-1α 的调控促进 iTreg 的生成，从而阻止线粒体对葡萄糖的氧化而导致糖酵解的转移。与非 Treg 一样，Treg 通过 mTOR、AMPK 和 HIF-1α 的相反作用来适应环境营养和氧状态。降低 mTOR 激活的条件，允许 Foxp3 的表达，这反过来又重新编程 T 细胞以增强与 FAO 相关的基因表达。瘦素 -mTOR 通路的振荡变化（在 Treg 扩张过程中，mTOR 活性早期下调，随后 mTOR 通路被完全激活）似乎设定了 Treg 增殖的阈值。FAO 在保持组织驻留 Treg 的最佳数量方面尤其重要，而氨基酸的代谢对 iTreg 的产生至关重要。

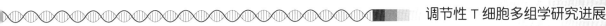

（二）Treg 的迁移行为

正确的免疫应答和抑制需要适当控制淋巴和非淋巴器官中的 Treg 迁移。Chow 等研究发现，Treg 迁移的机制多种多样，且根据其发育阶段、作用和组织靶的不同而不同。为了能够随时随地调节免疫反应，根据 Treg 的发育阶段和微环境，对黏附分子和趋化因子受体的表达进行严格调控是至关重要的。虽然迁移可能是最消耗能量的细胞活动，但对 Treg 运动的代谢需求却鲜有研究。像大多数迁移细胞一样，Treg 通过糖酵解来满足它们迁移时的生物能量需求。Treg 的运动可以通过从培养基中消耗葡萄糖、抑制葡萄糖摄取或糖酵解来抑制。Kishore 等已经证明，在糖酵解的激活过程中，Treg 迁移需要 GCK 激活葡萄糖的转化。GCK 通过 PI3K-mTORC2 的细胞骨架重排和与细胞骨架成分肌动蛋白关联，促进前迁移和前糖酵解刺激后的迁移。在 *GCKR* 基因（*C to T，P446L*）功能缺失多态性的人类携带者中观察到，GCK 对人类 Treg 迁移的贡献导致 GCK 活性增加。与 WT-GCKR Treg 相比，446LGCKR Treg 显示出更强的趋化因子诱导的运动能力，尽管抑制能力和表型与 WT-GCKR Treg 没有显著差异。

糖酵解反馈控制也通过 PI3K/Akt 通路调控 Treg 迁移。Finlay 等最近的研究证实，激活 Akt 可通过控制 Foxo1 和 Foxo3 下调白细胞黏附分子 l- 选择素（CD62L）、趋化因子受体 7（CCR7）和鞘氨醇 -1-磷酸受体 1（S1PR1）的表达。因此，Akt 的激活可能导致白细胞无法归巢到次级淋巴器官，并刺激人类向外周组织迁移。Treg 暴露于 mTOR 抑制剂雷帕霉素可抑制 α4β7 和 CCR9 的上调，表明其机制与 mTOR 有关。引人注目的是，雷帕霉素不敏感伴 mTOR（RICTOR）或（mTORC2）缺失的 Treg 表达 CCR9 的能力不变，而 RAPTOR（mTORC1）缺失的 Treg 却不能上调 CCR9，这表明 mTORC1 选择性地参与了 Treg 运动的调控。人第 10 号染色体缺失的磷酸酶及张力蛋白同源物（PTEN）的基因的丢失也通过降低 CD62L 和 CCR7 的表达影响迁移。这可能是由主激酶磷酸肌苷依赖激酶 -1（PDK1）信号通路介导的，PDK1 在包括胰岛素信号通路在内的多种生长因子和激素激活的信号通路中发挥重要作用。为了保持糖酵解通量，丙酮酸通常转化为乳酸。细胞外乳酸钠和乳酸通过抑制 $CD4^+$ 和 $CD8^+$T 细胞的迁移能力，在感染部位诱捕它们。乳酸介导的体外和体内运动的抑制似乎是由糖酵解的干扰引起的。这种对运动的选择性控制是由特定的单羧酸转运蛋白 Slc5a12 介导的，它可以跨细胞膜运输乳酸和丙酮酸。除此之外，当趋化因子受体 CXCR3 与其配体 CXCL10 结合时，糖酵解被激活，刺激淋巴细胞组织浸润。

目前还没有足够的经验证据证明 TCA 循环和 OXPHOS 能够对 Treg 迁移进行代谢控制。T 细胞迁移的中央介质，淋巴细胞功能关联 1（LFA-1）的参与和脂肪酸氧化的抑制都不会影响 Treg 迁移。然而，脂质激活的 S1PR1 在 Treg 从淋巴器官向血液迁移的过程中诱导了 Akt/mTOR 激酶通路的选择性激活。有趣的是，尽管 Treg 与 Teff 都依赖于 S1PR1，但 S1PR1 驱动肿瘤中 Treg 的积累，而不是 $CD8^+$T 细胞。已知肿瘤微环境中富含吲哚胺—吡咯 2，3- 双加氧酶（IDO），该酶将色氨酸代谢为 kynurenine，kynurenine 是芳香烃受体（AHR）的内源性配体。IDO 可以减少 Treg 附近的宿主色氨酸可用性，从而促进它们的运动。

总之，糖酵解对于支持 Treg 迁移的生物能量需求至关重要，就像大多数迁移细胞一样。mTORC2 在调节 Treg 运动中发挥着非冗余的作用，可能通过调节 PI3K/Akt 通路和 GCK 激酶活性介导细胞骨架重组。

（三）Treg 的抑制功能及稳定性

为了发挥 Treg 的抑制功能及稳定性，Foxp3 的稳定表达是必要的。Treg 的稳定性是目前 Treg 领域许多研究的主题。重要的是，除失去抑制功能外，Treg 可以在特定的微环境下分化为促炎细胞因子产生细胞（也称 exTreg），并诱导有害的免疫反应。激活的 Treg 进一步分化为抑制效应状态涉及多个转录程序。例如，转录因子干扰素调节因子 4（IRF4）对黏膜 Treg 抑制功能和稳定性至关重要。TCR 依赖的信号激活 mTOR，进而促进 IRF4、GATA3 和糖酵解通路上游调控因子 HK2、Myc 和 Foxo 的表达。在 Treg 激活过程中，线粒体代谢以 mTOR 依赖的方式高度诱导，因为 Treg 特异性缺失线粒体转录因子导致小鼠 tconvand 自身免疫的过度激活。

糖酵解以免疫抑制功能为代价促进 Treg 的生长和迁移是公认的。在 TCR 连接和不同的共刺激后，转录因子 c-Myc 和缺氧因子 HIF-1α 启动编码糖酵解途径中重要分子的基因上调，而 Bcl-6 直接下调糖酵解和相关途径。在缺氧情况下，HIF-1α 阻止葡萄糖衍生的丙酮酸从线粒体氧化，导致凝集分解移位，从而导致 Treg 功能的抑制。体外刺激后失去 Foxp3 表达的人类 Treg 分化为 Th2 样 Treg，并且 Foxp3 在 Treg 功能障碍期间抑制 Treg 中 2 型细胞因子产生的直接作用已通过 IPEX 突变 M370I（一种源自 IPEX 患者的自然发生的 Foxp3 突变）得到证实。在小鼠身上也观察到类似现象。Bcl-6$^{-/-}$Treg 可产生 Tconv 样水平的 Th2 细胞因子，无法控制 Th2 型炎症。Th2 样 Treg 的代谢状态尚不清楚。PTEN 介导的 PI3K 活性抑制对于维持 Treg 抑制功能至关重要。PTEN Treg 缺乏增加了糖酵解率，显著降低了 Foxp3 的表达。在 Treg 中，Ndfip1（Nedd4 家族 E3 泛素连接酶的共激活者）对 mTORC1 信号和糖酵解的限制支持其抑制功能。mTOR 通路信号的限制也增加了转录因子 Bcl-6 在 Treg 中的表达，它支持 Treg 的稳定性并抑制由 c-Myc 和 HIF-1α 增强的糖酵解。刺激 CTLA-4 和 PD-1 通路增加 Foxp3 表达，刺激 OXPHOS 并抑制 Treg 中的糖酵解流量。

TGF-β 在促进线粒体氧化代谢和抑制糖酵解方面起到对 Foxp3 的补充作用。Foxp3 表达和 OXPHOS 活性与人类 Treg 内 ROS 水平密切相关。ROS 通过增加活化 T 细胞的转录因子核因子（NFAT）的活性促进人类 Treg 中 Foxp3 的稳定性，NFAT 结合 Foxp3 的 CNS2 增强子（13，50，51）。Foxp3 控制糖酵解和转录促进因子 Myc 的下调，诱导 OXPHOS，并增加电子转移 NAD$^+$/NADH 比值。Foxp3 通过抑制 Myc 和糖酵解、增强氧磷和烟酰胺腺嘌呤二核苷酸氧化来调节 T 细胞代谢。此外，AMPK 途径抑制 mTOR 信号，从而促进 OXPHOS。这些适应性使 Treg 在低糖、富含乳酸的环境中具有代谢优势，如在炎症中，因为它们抵抗乳酸介导的 T 细胞功能和增殖抑制。OXPHOS 调节器是实现最佳 Treg 功能所必需的。消除 OXPHOS 关键调节因子 Pgc1α 或 Sirt3 可消除 Treg 依赖性抑制功能。心肌细胞增强因子 2（Mef2）活性诱导氧磷基因的表达。有趣的是，与 Tcon 相比，组蛋白去乙酰化酶 9 对 Mef2 的抑制不成比例地影响 Treg，并且缺失增加了 Treg 的抑制功能。如前所述，HIF-1α 结合 Foxp3，从而降低抑制功能。此外，HIF-1α 作为一个开关，通过促进糖酵解促进 Treg 迁移，以 OXPHOS 驱动的免疫抑制为代价。HIF-1α 通过阻断 PDH 将葡萄糖引导至糖酵解并远离线粒体，使线粒体代谢依赖于脂肪酸。在缺氧条件下，这会减弱抑制功能。因此，需要 OXPHOS 调节器来实现最佳 Treg 功能。

Treg 还表达高水平的 AMPK，促进脂肪酸氧化，抑制 mTOR 介导的糖酵解。刺激 Treg 效应分子 CTLA-4、PD1 和 Foxp3 的表达，抑制糖酵解并促进脂肪酸氧化。PD-1 通过上调脂肪酸转运蛋白 CPT1，积极促进脂肪酸氧化。CTLA-4 和 PD-1 激活 PTEN 拮抗 PI3K 信号转导。DEP 结构域—含 mTOR 相互作用蛋白（DEPTOR）是 mTOR 的负调节因子，其可部分抑制 mTORC1 活性，使 Treg 代谢向 OXPHOS 转移，同时稳定 Foxp3 表达，从而确保 Treg 生存，并保护其抑制功能。

与脂肪酸氧化类似，虽然 Treg 不依赖于脂肪酸合成，但脂肪酸合成活性是抑制 Treg 功能所必需的。甲戊酸途径有助于抑制分子 CTLA-4 和 ICOS（诱导共刺激因子）的上调。通过他汀类药物破坏 mTOR、RAPTOR 基因缺失，或使 25- 羟基胆固醇或 3- 羟基 -3- 甲基戊二酰辅酶 a 还原酶（HMGR）抑制甲戊酸途径可以有效阻断人的 Treg 抑制活性，而添加甲戊酸可以逆转这种活性。正常的 Treg 功能

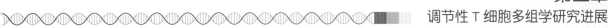

也受到人 Treg 外酶 CD39 表达的调控。CD39 从 ATP 或 ADP 生成 AMP，AMP 进一步被外酶 CD73 转化为细胞外腺苷。腺苷随后与腺苷 2A 受体（A2A）结合，并通过腺苷介导的免疫抑制促进 Treg 的产生和抑制功能。Foxp3 的表达也可以通过翻译后修饰进行调节，这与代谢的改变密切相关。Foxp3 的乙酰化可防止其降解，并依赖于 OXPHOS 的产物乙酰辅酶 a 的可用性。然而，脂肪酸氧化还通过促进 $NAD^+/NADH$ 比值增加，拮抗人类 Treg 的稳定性，从而增加去乙酰化酶 SIRT1 的活性。短链脂肪酸，如丁酸，通过阻止组蛋白去乙酰化酶抑制 Foxp3 的表达来稳定 Treg。IDO 介导的色氨酸代谢对 Th1 和 Th17 细胞有抑制作用，而对下游色氨酸代谢产物 3- 羟基邻氨基苯甲酸（3-HAA）可提高 Treg 的百分比。IDO 缺陷小鼠 Treg 水平降低，而 IDO 在浆细胞样树突状细胞中的表达可以诱导色氨酸降解，从而支持 Treg 的产生和抑制功能。总之，糖酵解与 Treg 抑制功能的降低有关。脂质代谢倾向于 Treg 谱系的稳定性。嘌呤、色氨酸、视黄酸和谷氨酰胺等多种代谢物对 *Foxp3* 基因的诱导及其持续稳定表达至关重要。Treg 上 PD-1、CTLA-4、CD39、AHR 等抑制分子的高表达对 Treg 感知其所在环境的营养和能量变化至关重要。

（四）病理条件下的 Treg 代谢

Treg 数量和功能的改变已在人类自身免疫中得到广泛证实。据报道，2 型糖尿病患者的 Treg 数量减少与血液中高血糖和高密度脂蛋白浓度有关。有报道称，自身免疫中的 IDO 支持传统 $CD4^+T$ 细胞转化为 Treg。缺乏 IDO 的小鼠会发生加重的实验性自身免疫性脑脊髓炎，与健康受试者相比，多发性硬化患者的血细胞中 IDO 和 ARG1 的表达较低。IDO 表达的增加通常伴随 mTOR 表达的增加，导致 Treg 数量的减少和疾病活动性的增加。mTOR 控制的通路也可能造成风湿性疾病中的自身免疫反应。在系统性红斑狼疮患者中，mTORC1 被激活，而 mTORC2 被抑制，且在治疗干预后 mTORC1 表达降低。此外，系统性红斑狼疮易感性的一个重要候选基因已被确定为线粒体代谢的主要调控因子，并已被证明可降低 Treg 中 Foxp3 的表达。进一步研究病理条件下的 Treg 代谢，特别是使用代谢组学方法比较不同患者组和健康受试者，有助于更好地理解 Treg 的功能改变与其细胞内代谢之间的联系。

最近已有研究描述了几种自身免疫病的代谢途径和关键代谢副产物的改变。在类风湿关节炎和多发性硬化中，整体糖酵解活性和氧化状态的疾病特异性代谢变化已被报道。在多发性硬化中，增殖受损被认为是循环瘦素水平增加的结果。谷氨酰胺水解途径被认为是疾病严重的生物标志。代谢在免疫细胞中的作用被认为是调节免疫系统以增强或抑制免疫反应的潜在途径。Treg 的代谢特征在增殖、迁移和抑制功能之间有明显差异，可以使用现成的代谢和免疫调节药物进行调节。然而，代谢调节对 Treg 功能的影响不同，目前缺乏对调节开关的精确了解。虽然糖酵解在某些方面的调控可以保持 Treg 的增殖和抑制功能不变，但糖酵解的整体增加抑制了 Treg 的抑制能力，但这支持了 Treg 的迁移。相反，氧化代谢是支持抑制 Treg 功能的关键，但似乎与迁移行为无关。综上所述，这表明促炎信号和抗炎信号对 Treg 代谢具有反调节作用。目前研究 Treg 免疫代谢的技术有限。糖酵解和 OXPHOS 可以使用 Seahorse 技术或荧光吸收代谢物来测量，但这些技术的应用需要大量细胞。Treg 仅占循环 $CD4^+$ 细胞的 1% ~ 5%，这意味着体外扩增几乎是不可避免的，这可能会改变它们的代谢特征。与之类似，研究组织常驻 Treg 的代谢具有挑战性，从组织中纯化是其额外的挑战。为了使研究的代谢是迁移 Treg，需要改进体内 Treg 跟踪技术，与可以结合迁移室和代谢评估技术的先进体外技术一样。此外，应该认识到，一般来说，代谢谱的差异取决于环境。不同的 Treg 增殖行为已在体外和体内实验中报道，这表明微环境是连接代谢和免疫细胞功能的关键。

四、代谢组学在 Treg 代谢中的应用

细胞代谢组学是系统生物学的重要组成部分，利用代谢组学的分析技术对细胞内外的小分子代谢物进行定性、定量分析的研究，观察细胞内外代谢物的浓度变化，从整体的角度系统全面的观察细胞水平上代谢物的变化，以便更直观地理解参与代谢的化合物之间及所有酶之间的相互作用，是对细胞代谢的抽象表达。目前，采用基于 NMR 的代谢轮廓分析已寻找出多种与能量代谢相关的标志物，主要涉及糖酵解、三羧酸循环、胆碱和脂肪酸代谢等，在癌症诊断和治疗方面扮演着重要角色。此外，国内外许多研究者已对各种肿瘤细胞的代谢轮廓与细胞形态学变化之间的相关性进行了研究，但细胞内的代谢组不是静态的，不同个体对外界干扰所做出的响应也存在较大差异，使得代谢物的准确测定及其与疾病的相关性研究仍面临着巨大挑战。

总的来说，虽然利用 Treg 代谢很有前途，结果可以比较容易地转化为实践，但仍然面临重大挑战。未来利用新的组学方法进行研究将进一步深入了解 Treg 代谢的分子机制。由于特定的 T 细胞亚群依赖于特定的代谢途径，可能导致亚群利用和调节特定途径的能力受到不同的调控，代谢敏感程度也不同。虽然简化的方法使免疫代谢的概念更容易理解，但细胞代谢是复杂的，通路相互交织，并在许多不同的水平上相互影响。从实用的角度来看，免疫代谢为调节免疫反应提供了极好的可能性，可以指导并改进当前关于 Treg 疗法的新研究。

（王 楠）

参考文献

[1] KEMPKES R W M, JOOSTEN I, KOENEN H J P M, et al. Metabolic pathways involved inregulatory T cell functionality. Front Immunol, 2019, 10 : 2839.

[2] ATIF M, MOHR A, CONTI F, et al. Metabolic optimisation of regulatory T cells in transplantation. Front Immunol, 2020, 11 : 2005.

[3] SHAN J, JIN H, XU Y. T cell metabolism: a new perspective on Th17/Treg cell imbalance in systemic lupus erythematosus. Front Immunol, 2020, 11 : 1027.

[4] 王帅威，罗雪瑞，李扬扬，等 . T 细胞代谢及其调节研究进展 . 生命科学，2016，28（2）: 222-230.

[5] 徐睿，王芳 . 调节性 T 细胞糖代谢的研究进展 . 细胞与分子免疫学杂志，2021，37（4）: 378-382.

[6] KISHORE M, CHEUNG K C P, FU H, et al. Regulatory T cell migration is dependent on glucokinase-mediated glycolysis. Immunity, 2018, 48（4）: 831-832.

[7] DENG G, SONG X, FUJIMOTO S, et al. Foxp3 post-translational modifications and treg suppressive activity. Front Immunol, 2019, 10 : 2486.

[8] MICHALEK R D, GERRIETS V A, JACOBS S R, et al. Cutting edge: distinct glycolytic and lipid oxidative metabolic programs are essential for effector and regulatory CD4+ T cell subsets. J Immunol, 2011, 186（6）: 3299-3303.

[9] GERRIETS V A, KISHTON R J, JOHNSON M O, et al. Foxp3 and Toll-like receptor signaling balance Treg cell anabolic metabolism for suppression. Nat Immunol, 2016, 17（12）: 1459-1466.

[10] MOOKERJEE S A, GERENCSER A A, NICHOLLS D G, et al. Quantifying intracellular rates of glycolytic and oxidative ATP production and consumption using extra cellular flux measurements. J Biol Chem, 2017, 292（17）: 7189-7207.

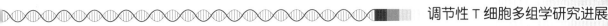

[11] HOWIE D，COBBOLD S P，ADAMS E，et al. Foxp3 drives oxidative phosphorylation and protection from lipotoxicity. JCI Insight，2017，2（3）：e89160.

[12] ANGELIN A，GIL-DE-GOMEZ L，DAHIYA S，et al. Foxp3 reprograms T cell metabolism to function in low-glucose，high-lactate environments. Cell Metab，2017，25（6）：1282-1293.

[13] ANDRE N D，BARBOSA D S，MUNHOZ E，et al. Measurement of cytotoxic activity in experimental cancer. J Clin Lab Anal，2004，18：27-30.

[14] HUI S，GHERGUROVICH J M，MORSCHER R J，et al. Glucose feeds the TCA cycle via circulating lactate. Nature，2017，551（7678）：115-118.

[15] CLUXTON D，PETRASCA A，MORAN B，et al. Differential regulation of human treg and Th17 cells by fatty acid synthesis and glycolysis. Front Immunol，2019，10：115.

[16] BEROD L，FRIEDRICH C，NANDAN A，et al. De novo fatty acid synthesis controls the fate between regulatory T and T helper 17 cells. Nat Med，2014，20（11）：1327-1333.

[17] WANG H，FRANCO F，TSUI Y C，et al. CD36-mediated metabolic adaptation supports regulatory T cell survival and function in tumors. Nat Immunol，2020，21（3）：298-308.

[18] KAMP F，HAMILTON J A. How fatty acids of different chain length enter and leave cells by free diffusion. Prostagland Leukot Essent Fatty Acids，2006，75（3）：149-159.

[19] RAUD B，MCGUIRE P J，JONES R G，et al. Fatty acid metabolism in CD8（+）T cell memory：challenging current concepts. Immunol Rev，2018，283（1）：213-231.

[20] FIELD C S，BAIXAULI F，KYLE R L，et al. Mitochondrial integrity regulated by lipid metabolism is a cell-intrinsic checkpoint for treg suppressive function. Cell Metab，2020，31（2）：422-437.

[21] FRIZZELL H，FONSECA R，CHRISTO S N，et al. Organ-specific isoform selection of fatty acid-binding proteins in tissue-resident lymphocytes. Sci Immunol，2020，5（46）：eaay9283.

[22] LOCHNER M，BEROD L，SPARWASSER T. Fatty acid metabolism in the regulation of T cell function. Trends Immunol，2015，36（2）：81-91.

[23] BEIER U H，ANGELIN A，AKIMOVA T，et al. Essential role of mitochondrial energy metabolism in Foxp3（+）T-regulatory cell function and allograft survival. FASEB J，2015，29（6）：2315-2326.

[24] WEINBERG S E，SINGER B D，STEINERT E M，et al. Mitochondrial complex Ⅲ is essential for suppressive function of regulatory T cells. Nature，2019，565（7740）：495-499.

[25] DO M H，WANG X，ZHANG X，et al. Nutrient mTORC1 signaling underpins regulatory T cell control of immune tolerance. J Exp Med，2020，217（1）：848.

[26] ZENG H，YANG K，CLOER C，et al. mTORC1 couples immune signals and metabolic programming to establish T（reg）-cell function. Nature，2013，499（7459）：485-490.

[27] DELGOFFE G M，POLLIZZI K N，WAICKMAN A T，et al. The kinase mTOR regulates the differentiation of helper T cells through the selective activation of signaling by mTORC1 and mTORC2. Nat Immunol，2011，12（4）：295-303.

[28] CHARBONNIER L M，CUI Y，STEPHEN-VICTOR E，et al. Functional reprogramming of regulatory T cells in the absence of Foxp3. Nat Immunol，2019，20（9）：1208-1219.

第五节　Treg 表观遗传学

表观遗传学是胚胎学家 / 遗传学家康拉德·哈尔·沃丁顿于 1957 年首次创造的术语，用于描述基因型产生表型的过程。表观遗传学是对控制基因表达的可遗传变化机制的研究，而不是由核苷酸序列的变化引起的 DNA 分子。表观遗传学的核心是组蛋白和核酸的各种共价修饰，这些修饰协同调节染色质结构和基因表达。

CD4⁺CD25⁺Foxp3⁺Treg 对于维持免疫稳态和促进自我耐受至关重要，有助于治疗自身免疫和其他免疫疾病。Treg 的稳定功能不仅需要 Foxp3 和其他 Treg 特征基因如 CD25 和细胞毒性 T 淋巴细胞相关抗原 4（CTLA-4）的表达，还需要在这些基因位点产生 Treg 特异性表观遗传变化。表观遗传学就是基因表达的可遗传变化而不改变基因组的 DNA 序列，主要包括 DNA 甲基化、组蛋白修饰和微小 RNA（micorRNA）表达。这些基因修饰可以发生在染色体 DNA 或与染色体 DNA 直接相连的蛋白质中。

（一）DNA 甲基化

DNA 甲基化是最早被发现的，也是研究最为深入的表观遗传调控。在哺乳动物中，大约 60% 的 CpG 双核苷酸的胞嘧啶 5 号碳位被甲基化，并且 DNA 甲基转移酶（DNA methyltransferases，DNMT）控制 CpG 残基的 DNA 甲基化和细胞分化过程中甲基化的维持。目前已知有 3 种不同的 DNMT，即 DNMT1、DNMT3a 和 DNMT3b。DNA 甲基化可分为从头甲基化和保留甲基化 2 种类型。DNMT3a 和 DNMT3b 在胞嘧啶残基上从头引入甲基，而 DNMT1 与复制机制相关，以维持分裂细胞中的甲基化。然而，据报道，在某些 CpG 密集区域，DNMT1 不足以维持甲基化水平复制过程中甲基化的 CpG；在这样的体细胞中，DNMT3a 和 DNMT3b 的活性在维持甲基化方面起着重要作用。甲基化的 CpG 会招募转录抑制因子，如甲基结合蛋白 MBD 和 MeCP，以及组蛋白去乙酰化酶（HDAC）。HDAC 在组蛋白尾部引入正电荷，与带负电荷的核酸紧密结合，形成致密的核小体，阻止转录。

在 Treg 中，*Foxp3* 基因作为发育的主要调节因子，不仅是 Treg 初始分化所必需的，也是成熟 Treg 维持其细胞特性和抑制功能所必需的。Foxp3 是叉头 / 翼状螺旋转录因子家族的成员，Foxp3 的突变或缺乏会导致自身免疫病的发生和发展。在人类中，Foxp3 中的基因缺陷可以导致 IPEX，说明 Foxp3 在 Treg 介导的免疫自我耐受和稳态维持中发挥关键作用。*Foxp3* 基因具有 11 个编码外显子和 3 个非编码外显子。两个 5' 端非编码外显子（-2a 和 -2b）被 640 bp 隔开，这 2 个外显子拼接到第二个常见的非编码外显子（-1）。-2b 和 -1 两个外显子相距约 5000 bp 和数个调节顺式元件。

Treg 特异性去甲基化区域（TSDR）的甲基化状态对维持 Foxp3 在 Treg 中的稳定表达起着重要作用。研究已经证明，Treg 中的 TSDR 区域完全去甲基化，而传统 CD4⁺T 细胞和体外诱导的 Treg 中 TSDR 呈高度甲基化，因此 TSDR 去甲基化是 Foxp3 保持长期稳定的重要因素。TSDR 的去甲基化是 Foxp3 长期维持所必需的，除一个保守的启动子区域外，*Foxp3* 基因具有三个相邻的保守非编码内含子序列——CNS1、CNS2 和 CNS3。

CNS1 位于 Foxp3 启动子的下游，不是 tTreg 发育所必需的，但降低了 Foxp31^CNS1-gfp（CNS1-KO）小鼠肠道相关淋巴组织（GALT）和肠系膜淋巴结（MLN）中 pTreg 水平，这表明 CNS1 区域在外周 CD4⁺T 细胞 Foxp3 诱导过程中非常重要。由于 GALT 和母体胎盘富含 pTreg，CNS1 缺失小鼠的特征还在于黏膜 Th2 型炎症和流产率增加。为了进一步证实 CNS1 在 pTreg 生成中的作用，有研究者观察到 CNS1 缺乏会损害非肥胖糖尿病小鼠的 pTreg 形成，这种现象与更严重的胰岛炎相关。由于组蛋白 H3

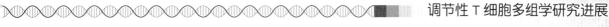

在 Foxp3 启动子上的单甲基化积累受损，CNS3 缺失的 CD4$^+$T 细胞也无法正确诱导 Foxp3。与接受较强 TCR 刺激的细胞相比，接受较弱 TCR 刺激的 CNS3 缺失的细胞中 Foxp3 诱导的损害更为明显，因此增加的 TCR 刺激可能部分补偿了 CNS3 的缺失。

CNS2 在高度抑制的 Treg 中稳定 Foxp3 表达并防止其转化为炎症效应细胞，CNS2 缺失不会抑制 Treg 分化，但会导致效应 Treg 缺乏，炎症和自身免疫病的发展。CNS2 在 Treg 前体中完全甲基化且无活性，但在 Treg 分化过程中通过去甲基化激活以建立 Foxp3 表达的表观遗传记忆以保护 Treg 谱系稳定性。CNS2 包含一个保守 CpG 岛，其在 Treg 中特异性低甲基化。CpG 基序的去甲基化与人和小鼠体外分离的 Treg 中 Foxp3 的稳定表达相关，而同一区域在体外诱导的 Treg 去甲基化较少，出现 Foxp3 表达不稳定。在 tTreg 发育的第一阶段，所有双阳性胸腺细胞在 CNS2 区域高度甲基化，这种表观遗传特征也在 CD4$^+$Foxp3$^-$T 细胞中保持，在 CD4$^+$Foxp3$^+$T 细胞中观察到 CNS2 部分去甲基化，并在成熟的 Treg 中完全去甲基化。此外，尽管 CpG 甲基化，表达 Foxp3 的 tTreg 并不稳定，并且在外周失去它们的调节表型。相关研究表明，CNS2 去甲基化始于 tTreg 发育的早期阶段，在 TCR 刺激下发生，胸腺微环境足以强化调节特性。甲基 CpG 结合域（Mbd）2 蛋白与 CNS2 结合，并招募组蛋白修饰和染色质重塑复合物，特别是直接参与 CNS2 去甲基化的 TET 甲基胞嘧啶双加氧酶 2（Tet2），由于 CNS2 区域的完全甲基化，小鼠 Mbd2 缺失会导致体外和体内 Treg 抑制功能的显著损害。另外，在 IL-2$^{-/-}$ 早期发育的 Treg 中，Tet2 下调与 CNS2 区域甲基化相关。在重组（r）IL-2 存在下培养 IL-2 缺陷型 tTreg 并观察到依赖于 rIL-2 的 Tet2 表达强烈，表明 IL-2 在 Tet2 维持中的直接作用。有报告说，在初始 CD4$^+$CD25$^-$T 细胞中，Foxp3 近端启动子（−250 到 +1）10% ~ 45% 的 CpG 位点被甲基化，而在 nTreg 中，所有 CpG 位点都被去甲基化，并且 TGF-β 可以诱导 CD4$^+$CD25$^-$T 细胞中 CpG 的去甲基化。也有报道表明，人类的 CpG 位点在 CD4$^+$CD25^{low}T 细胞中大约有 70% 被甲基化，而在 CD4$^+$CD25^{high}T 细胞中大约有 5%。这些研究都表明，近端启动子的甲基化是 Foxp3 表达的重要调节因子。

早期活动性类风湿关节炎和健康人的 DNA 甲基化相关酶水平存在显著差异。在早期活动性 RA 中，在基因水平上观察到 Treg 特异性去甲基化区（TSDR）的相对高甲基化和视黄酸相关孤儿受体 C（ROR-C）的低甲基化，表明异常的 DNA 甲基化模式可能有助于确认 RA 的发病机制。活性维生素 D 骨化三醇可以对 Foxp3 基因启动子 CNS2 区域甲基化产生影响，可以降低 CNS2 区域 3 个 CpG 位点的甲基化程度，结果表明，维生素 D 可以参与甲基化过程，从而诱导 Foxp3 基因的表达，并可能诱导 Treg 因子的表达。

另外，某些环境因素被认为与表观遗传修饰有关。已注意到含有三氯乙烯（TCE）的饮用水对许多疾病具有毒性，有研究显示，饮用含 TCE 水的小鼠的 CD4$^+$T 细胞中存在较低水平的 DNA 甲基化，而在饮用含 TCE 水的前 22 周内，某些基因的甲基化变异升高，如 ifng、Cd70、Tnf 和 Dnmt3a。然而，从第 40 周开始，该现象与之前的观察结果相反，甲基化水平增加而 ifng 表达降低。众所周知，母乳喂养可以保护婴儿免于过敏。一项研究将牛奶过敏的儿童与正常对照组进行比较，然后建立低 TSDR 去甲基化与过敏儿童之间的关系，表明 Treg 数量与 IgE 介导的过敏有直接关系。此外，研究发现乳源性外泌体 microRNAs 可能与 Foxp3 启动子区域甲基化水平表达降低有关，从而诱导 Treg 分化过度表达。在最近的一项研究中，维生素 C 被记录为促进 TET 酶家族表达的触发器，该酶家族介导 5hmC 诱导的 DNA 去甲基化过程。维生素 C 增加 TET 酶的活性，从而实现 Foxp3 基因的稳定表达，保证 Treg 的功能和功效。

（二）组蛋白修饰

DNA 包裹在由 8 个组蛋白组成的核小体上（H2A、H2B、H3 和 H4 组蛋白分别有 2 个拷贝），以形成遗传信息的基本组织结构，即染色质。组蛋白具有非球状 N 末端尾部，可以进行多种翻译后修饰，如甲基化、乙酰化、磷酸化或泛素化。迄今为止，已知有十多种组蛋白修饰，组蛋白修饰是调节 Treg 分化和发育的重要机制。Foxp3 的稳定表达依赖于其基因染色质上组蛋白表观遗传学修饰，主要包括组蛋白甲基化和乙酰化。

1. 组蛋白甲基化与去甲基化

组蛋白甲基化是一种经过充分研究的修饰，通过组蛋白甲基转移酶（HMT）将甲基转移至组蛋白突出的 N 末端，HMT 使用 S- 腺苷甲硫氨酸作为甲基供体。组蛋白去甲基化是通过组蛋白脱甲基酶（HDM）催化从组蛋白 N 端去除甲基的过程。组蛋白甲基化主要发生在精氨酸和赖氨酸残基上，组蛋白 H3 的第 4、第 9、第 27 和第 36 位，H4 的第 20 位赖氨酸上，H3 的第 2、第 17、第 26 位及 H3 的第 3 位精氨酸都是常见的甲基化位点。赖氨酸残基能够发生单、双、三甲基化，而精氨酸残基能够单、双甲基化。负责组蛋白甲基化的酶分为 3 类，第 1 类是含有赖氨酸特异性 SET 结构域的组蛋白甲基转移酶，参与 H3 的氨基酸位置 4、9、27 和 36 处赖氨酸的甲基化及 H4 的赖氨酸 20 的甲基化；第 2 类为不含 SET 结构域的赖氨酸甲基转移酶，参与 H3 精氨酸 79 的甲基化；第 3 类是精氨酸甲基转移酶，参与 H3 的精氨酸 2、17 和 26 及 H4 的精氨酸 3 的甲基化。组蛋白的甲基化可能与基因表达的激活、延伸或抑制有关。组蛋白 H3 比 H4 更常被甲基化，这使其比组蛋白 H4 更稳定。这些甲基化的组蛋白募集甲基结合蛋白和其他转录抑制因子，以维持 CpG DNA 甲基化和调节基因转录。

组蛋白 H3 赖氨酸 4 三甲基化（H3K4 me3）标记转录启动子和转录增强子，而组蛋白 H3 赖氨酸 4 单甲基化（H3K4me1）与稳定增强子相关。例如，H3K4me3 可以与含染色质域的蛋白质结合，如染色质重塑剂和组蛋白乙酰转移酶，它们驱动松弛的染色质结构以实现转录。与 H3K4 甲基化相反，H3K27 的三甲基化富集于兼性异染色质并标记参与发育的多压缩基因，而组成型异染色质由 H3K9me3 标记。组蛋白修饰和 DNA 甲基化之间存在公认的关联，这有助于稳定调节基因的表达。

蛋白激酶 C-θ（PKC-θ）通过形成导致 T 细胞转录活动的信号通路参与 T 细胞活化过程。最近，全基因组研究表明，PKC-θ 在转录激活中的作用是通过允许组蛋白修饰实现的，如 H3K4me 和 H3K27ac，它们募集 PKC-θ 以刺激人类记忆 CD4[+]T 细胞。此外，这些表观遗传标记还调节 PKC-θ 信号通路以诱导人类记忆 CD4[+]T 细胞中的基因表达，因此由表观遗传修饰调节的 PKC-θ 通路产生的转录反应再次强调了表观遗传学在 T 细胞活化和发育中的重要性。

2. 组蛋白乙酰化与去乙酰化

组蛋白乙酰化是在 20 世纪 60 年代被发现的，当时首次在氨基末端尾部特定赖氨酸残基的 ε- 氨基处发现了核心组蛋白。组蛋白乙酰化由组蛋白乙酰化转移酶（HAT）催化，可以发生在 4 种组蛋白的特异性赖氨酸上，不仅与基因的转录有关，而且影响 DNA 的复制和修复。HAT 将组蛋白尾部氨基末端赖氨酸残基的保守 ε- 氨基乙酰化，最终减少总正电荷，这是转录因子与染色质结合的平台。赖氨酸乙酰化是一个可逆的翻译后过程，其中 HAT 和组蛋白去乙酰化酶（HDAC）引导动态平衡。HAT 可分为 3 个不同的组：① Gcn5/PCAF 家族，包括 Gcn5、PCAF 和 Gcn5L；② p300/CBP 家族，包括 CBP 和 p300；③ MYST 家族，包括 Esal、MOF 和 TIP60。组蛋白的过度乙酰化被描述为活性区域转录过程的标志。此外，组蛋白的乙酰化会影响 DNA 复制和修复。HDAC 分为 4 类：① I 类 HDAC（HDAC1、HDAC2、HDAC3 和 HDAC8）位于细胞核中，在不同的细胞系和组织中普遍表达，对细胞的功能至关

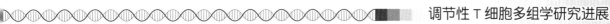

重要，HDAC1 的缺失会损害 Treg 功能，并在同种异体移植模型中消除 Treg 依赖性共刺激阻断的效果，而 HDAC2 缺失会促进 Treg 功能。HDAC3 作为 NCoR/SMRT 复合物的一部分出现，该复合物由 Ⅱ a 类 HDAC 酶招募，并可进出细胞核，其脱乙酰酶活性取决于其与 NCoR 和 SMRT 的相互作用，Treg 中 HDAC3 的条件性缺失导致致命的自身免疫，与 IL-2 产生的抑制及 Treg 发育和抑制功能的破坏有关。HDAC3 活性不依赖于与其他核蛋白的结合，条件性删除 Treg 中的 HDAC8，或使用 HDAC8 抑制剂，会损害 Treg 功能，并促进抗肿瘤免疫。② Ⅱ 类 HDAC（HDAC4、HDAC5、HDAC6、HDAC7、HDAC9 和 HDAC10）以组织特异性方式表达，在大脑、心脏、横纹肌和免疫系统细胞中非常丰富，位于细胞核和细胞质之间。HDAC7 或 HDAC9 的缺失会增加 Foxp3 乙酰化，增强 Treg 功能，HDAC4 和 HDAC5 是实现最佳 Treg 功能所必需的。HDAC6 主要存在于细胞质中，Treg 激活后，HDAC6 可以迁移到细胞核中并调节 Foxp3 的乙酰化水平。HDAC10 也可以去乙酰化 Foxp3，HDAC10 缺失促进 Foxp3 乙酰化、Foxp3 依赖性基因表达（抑制 IL-2，增强 *IL-10*、*CTLA4* 等基因表达）和 Treg 抑制功能。③ Ⅲ 类 HDAC 是烟酰胺腺嘌呤二核苷酸（NAD^+）依赖的组氨酸去乙酰化酶，包括 Sirt-1 至 Sirt-7，它们与 Ⅰ 类和 Ⅱ 类 HDAC 无关，需要激活 NAD 辅因子。④ Ⅳ 类由 HDAC 11 组成，其分类仍有争论。HDAC 参与多种信号通路，并存在于抑制性染色质复合物中。

组蛋白乙酰转化酶 TIP60 在 CD25⁺Treg 和 CD25⁻ T 细胞中表达，并与 Foxp3 共定位于人类细胞核中，表明 TIP60 在生理条件下可以调节 Foxp3 乙酰化，Treg TIP60 乙酰化 Foxp3 蛋白并增强对 IL-2 启动子的抑制能力。同样作为组蛋白乙酰转化酶的 P300，与 Foxp3 一起位于细胞核中并增加其乙酰化，促进了 Foxp3 的抑制活性。有报告证实，在 Foxp3⁺Treg 中，p300（也称 Ep300 或 KAT3B）酶的条件性缺失或药理学抑制会增加 T 细胞受体诱导的 Treg 凋亡，损害 Treg 抑制功能和外周 Treg 诱导，并限制免疫功能正常小鼠的肿瘤生长。这些数据表明 p300 对 Foxp3⁺Treg 功能和体内外稳态很重要，小分子抑制剂可以在不损害 T 效应细胞反应或诱导自身免疫的情况下减少 Treg 功能，为癌症免疫治疗提供新途径，同时也为治疗风湿性疾病提供了新思路。不同的乙酰转移酶可能会对 Foxp3 的不同位点进行乙酰化，并导致其调节功能的不同结果。研究证明 TIP60 和 p300 联合可以促进 Foxp3 乙酰化，但当两者单独存在时，对 Foxp3 的乙酰化作用会减弱。可能原因是乙酰化过程需要 HAT 活性，而 TIP60 和 p300 在 Foxp3 的乙酰化过程中相互结合，促进乙酰化作用，提高蛋白稳定性及乙酰化酶活性，进而和 Foxp3 结合并使其发生乙酰化而提高 Foxp3 蛋白稳定性及转录活性，提高 Treg 的抑制功能。此外，TIP60 促进 p300 的乙酰化，然后将 Foxp3 乙酰化。总之，TIP60 和 p300 之间的关系目前还不是特别明确。

Foxp3 的乙酰化是一种重要且必需的翻译后修饰，它受 Treg 中 HAT/HDAC 复合物的成分调节。HDAC 抑制剂或 HAT 酶可以使乙酰化 Foxp3 更稳定，进一步抑制 Foxp3 降解，被认为是增加 Treg 数量和抑制功能的有效方法。有研究给实验性脑卒中小鼠施用组蛋白去乙酰化酶抑制剂曲古抑菌素 A（TSA），发现 TSA 不仅增加了 Treg 数量及其免疫抑制功能，而且还促进了 IL-10 表达，减少了梗死面积，并控制了脑部炎症。HDAC6 抑制剂 tubastatin 也显示类似的效果。

（三）micro RNA 调控

microRNA（miRNA）是在真核生物中发现的长度为 21 ~ 25 个核苷酸的内源性非编码单链小分子，通过识别同源序列和干扰转录、翻译或表观遗传过程来调节基因表达，许多研究证实了 miRNA 在免疫系统中的重要作用和对 Treg 分化和发育的重要调控作用。RNA 酶 Ⅲ（Dicer）对成熟 miRNA 的产生很重要，会导致胸腺发育受损和 T 淋巴细胞条件性缺失，以及 Th 细胞分化减少。这种相关性已在 nTreg 特异性 Dicer 敲除小鼠中得到证实，并且发现 miRNA 似乎对 T 细胞的发育、稳态和激活很重要。

此外，miRNA 似乎在 nTreg 的抑制功能中发挥作用。可以对 Treg 的表达和稳定性进行调控的 miRNA 包括 miR-10a、miR-21、miR-31、miR-125b、miR-146a、miR-155、miR-210 等。

1. miR-10a

miR-10a 在 Treg 中表达，但在包括单个胸腺细胞亚群在内的其他 T 细胞中不表达。它在 nTreg 中高度表达并由 TGF-β 和视黄酸诱导。研究发现，miR-10a 控制两个关键抑制物 Bcl-6 和 Ncor2 的表达水平，限制 iTreg 向 Tfh 细胞的转化。在初始 CD4$^+$T 细胞暴露于视黄酸的条件下，miR-10a 抑制 Th17 细胞的分化，这种效果取决于视黄酸对 T-bet 的诱导，表明 miR-10a 是一种通过靶向和限制促进交替命运的转录因子来维持 Treg 表型的因子。

同样，体外抑制 miR-10a 时可以导致 Foxp3 表达水平降低，且在不稳定的 exFoxp3Treg 中，miR-10a 表达更低。当 Treg 不稳定时，只有在与 iTreg 稳定性增加相关的视黄酸存在下培养才会表达 miR-10a，而其他情况下的 TGF-β 诱导的 iTreg 不表达 miR-10a，这表明 miR-10a 可能在稳定 Treg 中发挥作用。miR-10a 转染猫 Mya-1 细胞（猫 CD4$^+$T 细胞系）后，Foxp3 水平明显增加，表明 miR-10a 对 Foxp3 蛋白表达和 Treg 功能很重要。

2. miR-21

miR-21 被证明在调节 Th17/Treg 平衡中发挥作用。在肝细胞癌和 RA 患者中观察到 miR-21 与 Th17/Treg 比值呈正相关。在 Th17 细胞分化过程中，与对照组相比，miR-21 显著下调。在 CIA 动物模型中，miR-21 可以上调 Foxp3 的表达以促进 Treg 分化，体外细胞实验也证实转染 miR-21 的原始 CD4$^+$T 细胞倾向于分化为 Treg 而不是 Th17 细胞，这表明 miR-21 是一种 MaR1 下游 miRNA，介导 RA 患者 Th17/Treg 平衡的恢复。在胃癌切除患者外周血中，Th17 细胞数量减少，Treg 数量增加，同时 PD-1/PD-L1 表达增加。分离外周血单个核细胞，通过 Ad-sh-PD1 沉默 PD-1 促进了 miR-21 的表达并增加了 Th17 细胞的百分比，降低了 Treg 的百分比。表明增加 miR-21 的表达可以改善 Th17/Treg 的失衡。

3. miR-31

在人类 nTreg 中，miR-31 转染可以降低 Foxp3 转录和蛋白质水平，miR-31 通过直接结合 Foxp3 mRNA 3'UTR 中的潜在靶位点来负调节 Foxp3 表达。在血管紧张素 II 诱导高血压小鼠模型中，miR-31 在 Treg 中的表达较 Th17 细胞低。miR-31 的遗传缺陷促进了 Treg 分化，而对 Th17 细胞分化没有影响。蛋白磷酸酶 6C（Ppp6C）作为 miR-31 的直接靶点，其特异性缺失抑制了体外诱导 Treg 的分化，证明 miR-31 的缺失通过直接靶向 Ppp6C 来增加 Treg 的生成，促进其免疫抑制功能。pTreg 生成需要 T 细胞受体信号及细胞因子 TGF-β1 和 IL-2。T 细胞受体信号诱导 miR-31 对 pTreg 产生负向调控。miR-31 条件性缺失导致 pTreg 的诱导增强，并降低实验性自身免疫性脑脊髓炎的严重程度。Gprc5a 也称视黄酸诱导蛋白 3，在其核心启动子中含有 RA 的功能性 RAR/RXR 结合位点。其缺陷导致 pTreg 诱导受损和实验性自身免疫性脑脊髓炎严重程度增加。通过产生 *miR-31* 和 *Gprc5a* 双基因敲除小鼠，表明 miR-31 通过靶向 Gprc5a 负向调节 pTreg 的产生。

4. miR125b

miR-125b 在初始 CD4$^+$T 细胞激活后上调，并能调节 CD4$^+$T 细胞的分化。在幼年特发性关节炎患者中，外周血单核细胞和 CD4$^+$T 细胞中 miR-125b 表达降低，与 Th17/Treg 比值呈负相关。miR-125b 还与 ROR-γt 呈负相关，但转录水平与 Foxp3 呈正相关，miR-125b 过表达抑制 Th17 细胞分化促进 Treg 的分化。在荷瘤小鼠模型中，灵芝多糖可以通过增加 IL-2 分泌来消除 Treg 对 Teff 增殖的抑制。添加灵芝多糖治疗 T 细胞可通过增加 miR-125b 表达抑制 Notch1 和 Foxp3 的表达，表明灵芝多糖可以

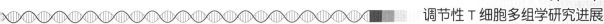

通过 miR-125b 降低 Treg 水平及抑制 Treg 功能。

5. miR-146a

与 miR-155 一样，miR-146a 在 Treg 中高度表达，并在效应 T 细胞和髓样细胞激活时被诱导。在后者中，miR-146a 作为负反馈调节因子，限制炎症环境中 TRAF6 和 IRAK1/2 介导的信号转导。研究已经证实，miR-146a 通过靶向 STAT1（一种与干扰素 -γ 信号相关的转录因子）改善 Treg 的抑制途径。miR-146a 通过下调 STAT1 和抗炎作用，在减少致病性 IFN 介导的 Th1 反应中发挥重要作用。在小鼠心脏移植模型和体外细胞实验中，miR-146a 的缺失促进了体内 Treg 的扩增，增强了 Treg 介导的 CD4$^+$T 细胞增殖和迁移的抑制，以及凋亡的促进，但削弱了 Treg 抑制 Th1 分化的能力，表明 miR-146a 的缺失对 Treg 抑制功能的特定方面有害。在变应性鼻炎患者鼻黏膜和外周血单核细胞中，miR146a 和 STAT5b 水平明显降低，*miR-146a* 基因敲除或 *STAT5b* 基因敲除的外周血单个核细胞中的 Treg 较正常单个核细胞中的 Treg 显著减少，表明 miR-146a 通过正向靶向 STAT5b 增强变应性鼻炎中的 Treg 分化和功能。另有报道称，miR-146a 转导的间充质干细胞（MSC）衍生的外泌体会增加 CIA 小鼠 *Foxp3*、*TGF-β* 和 *IL-10* 基因的表达，外泌体似乎可以促进细胞间 miRNA 的直接细胞内转移，用抗炎 miRNA 操纵 MSC 衍生的外泌体可能会增加 Treg 群和抗炎细胞因子。

6. miR-155

miR-155 是最早发现的 miRNA 之一，是参与免疫调节反应的关键，在感染、炎症和自身免疫中发挥重要作用。它被认为是一种肿瘤免疫调节分子，可以调节多种免疫细胞的抗肿瘤活性。2007 年，miR-155 在免疫系统中的作用在世界首只 *miR-155* 基因敲除小鼠中得到证实，这些小鼠表现出严重的肺部自身免疫症状，其特征是支气管肺泡灌洗液中的白细胞浸润和气道重塑增加，这些结果表明 miR-155 对免疫系统和自身抗原反应有影响。有研究证实，miR-155 缺乏小鼠的胸腺和外周 Treg 数量显著减少，而 Treg 的抑制功能不受影响。研究发现 Foxp3 依赖性 miRNA-155 通过靶向抑制细胞因子信号转导 1（SOCS1）表达和激活转录因子信号转导和转录激活因子 5 来维持 IL-2 水平，表明 miRNA-155 通过抑制 SOCS1 在维持 Treg 增殖活性和数量方面发挥积极作用。SOCS1 的特异性缺失导致胸腺中 Treg 的比例和绝对数量增加。miR-155 诱导 JAK/STAT 和 TGF-β/SMAD5 信号通路失衡导致 Th17/Treg 失衡。miR-155 抑制活化 CD4$^+$T 细胞中 SOCS1 的表达，有助于激活 IL-2/STAT 信号通路，对 Treg 的维持和稳态，以及抑制 Th17 分化至关重要。此外，miR-155 抑制 T 细胞中 SOCS1 的表达，有助于激活 IL-6/STAT3，后者对于 Th17 细胞分化和 Treg 抑制是必不可少的。TGF-β/SMAD5 信号通路包含一个关键的非正调节的 miR-155，在 Treg 功能中发挥重要作用。综上所述，虽然 IL-10 和 TGF-b 的产生没有增加，但是当 miR-155 抑制 SOCS1 的表达时，IL-17 的产生和 Treg 和 Th17 细胞的分化增加。在体外细胞实验中，通过抑制 CD4$^+$T 细胞中的 miRNA-155，显著降低 Treg 水平，逆转应激诱导的 Th17/Treg 比值的增加。

miR-155 被认为是促炎 miRNA。氧化型低密度脂蛋白能诱导人 THP-1 巨噬细胞中的 miR-155 表达。虽然 miR-155 被认为是一种促炎 miRNA，但体外研究报道了其在脂质细胞中的抗炎作用。这些体外研究是将 miR-155 缺陷小鼠或 WT 小鼠的骨髓移植到高脂血症小鼠中，进一步分析证实了 miR-155 造血功能缺陷会促进动脉粥样硬化的发展并降低斑块的稳定性。miR-155 缺陷小鼠的这些炎症阶段显示循环 CD4$^+$CD25$^{+/high}$Foxp3$^+$Treg 减少，炎症型单核细胞亚群（CD11b$^+$LY6G$^-$LY6C^{high}）增加，定居型单核细胞亚群（CD11$^+$Ly6G$^-$Ly6C^{low}）减少。miR-155 作为多功能 miRNA 在免疫和炎症疾病发展中的作用正在被深入研究，这可以为临床领域新治疗方法的开发提供各种资源。

反过来，科研人员使用来自 Foxp3 突变的 scurfy 小鼠的静止和活化的 CD4⁺T 细胞，并将其与 WT 小鼠进行比较，以分析 Foxp3 是否在 BIC/miR-155 中具有调节作用。由于来自 scurfy 和 WT 小鼠的 CD4⁺T 细胞在诱导后具有相同的 miR-155 表达水平，因此 miR-155 不一定受 Foxp3 调节。使用小鼠和人类细胞证明，nTreg 中 miR-155 表达的增加并不影响其抑制 CD4⁺ 效应 Th 细胞的能力，miR-155 的过度表达降低了 CD4⁺ 效应 Th 细胞对 nTreg 抑制的敏感性。

7. miR-210

寻常性银屑病患者 CD4⁺T 细胞中 miR-210 的表达显著增加，miR-210 的过度表达会抑制 Foxp3 表达并损害 CD4⁺T 细胞中 Treg 的免疫抑制功能。相反，抑制 miR-210 会增加 Foxp3 表达并逆转寻常性银屑病患者 CD4⁺T 细胞的免疫功能障碍。同样在咪喹莫特银屑病小鼠模型中，miR-210 的 mRNA 水平是显著上升的，抑制 miR-210 可以上调银屑病小鼠皮损中 Foxp3 的表达，同时下调 ROR-γt 的表达，改善 Th17/Treg 失衡。

8. 其他

miRNA-221-5p 可能通过靶向 SOCS1、ROR-γt/Foxp3 促进 Th17/Treg 的分化和直接抑制 ROR-γt/SOCS1 降低 Th17 细胞的功能，并通过 Foxp3/SOCS1 促进哮喘患者 Treg 的功能。miR-126 可以上调 Treg 表达，通过 PI3K/Akt 通路促进 Treg 抑制功能。

（四）展望

Treg 是一种具有基本免疫调节特性的细胞群体，其表观遗传调节的发现，为理解这些细胞在健康和疾病中的作用提供了相当多的见解。过去几年的研究表明，Treg 的表观遗传调控不仅对健康人 Treg 功能的发展至关重要，而且对在人类的发病机制中起关键作用的 Treg 功能异常也至关重要，如过敏性疾病、自身免疫病、癌症等。Treg 表型可塑性和稳定性之间的平衡由确保 Foxp3 在 Treg 中稳定表达所需的微调转录和表观遗传学事件来决定。Foxp3 的表达及功能稳定性受到表观遗传学等多个方面调控，深入研究调控 Foxp3 稳定性的机制和方法可为炎症和自身免疫病等提供更有效的治疗方法，为免疫相关疾病提供潜在的治疗靶点，具有深远意义。

（梁朝珺）

参考文献

[1] TOKER A，ENGELBERT D，GARG G，et al. Active demethylation of the Foxp3 locus leads to the generation of stable regulatory T cells within the thymus. J Immunol，2013，190（7）：3180-3188.

[2] LOPEZ-PASTRANA J，SHAO Y，CHERNAYA V，et al. Epigenetic enzymes are the therapeutic targets for CD4（+）CD25（+/high）Foxp3（+）regulatory T cells. Transl Res，2015，165（1）：221-240.

[3] SCHUSTER C，JONAS F，ZHAO F，et al. Peripherally induced regulatory T cells contribute to the control of autoimmune diabetes in the NOD mouse model. Eur J Immunol，2018，48（7）：1211-1216.

[4] FENG Y，VAN DER VEEKEN J，SHUGAY M，et al. A mechanism for expansion of regulatory T-cell repertoire and its role in self-tolerance. Nature，2015，528（7580）：132-136.

[5] FENG Y，ARVEY A，CHINEN T，et al. Control of the inheritance of regulatory T cell identity by a cis element in the Foxp3 locus. Cell，2014，158（4）：749-763.

[6] WANG L，LIU Y，HAN R，et al. Mbd2 promotes foxp3 demethylation and T-regulatory-cell function. Mo-

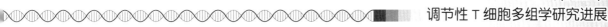

lecular & Cellular Biology，2013，33（20）：4106-4115.

[7] NAIR V S，OH K I. Down-regulation of Tet2 prevents TSDR demethylation in IL2 deficient regulatory T cells. Biochem Biophys Res Commun，2014，450（1）：918-924.

[8] MIKAMI N，KAWAKAMI R，SAKAGUCHI S. New Treg cell-based therapies of autoimmune diseases：towards antigen-specific immune suppression. Curr Opin Immunol，2020，67：36-41.

[9] HUANG Y，WANG H，BA X，et al. Decipher manifestations and Treg /Th17 imbalance in multi-staging rheumatoid arthritis and correlation with TSDR/RORC methylation. Mol Immunol，2020，127：1-11.

[10] ORAEI M，BITARAFAN S，MESBAH-NAMIN S A，et al. Immunomodulatory effects of calcitriol through DNA methylation alteration of FOXP3 in the CD4+ T cells of mice. Iran J Allergy Asthma Immunol，2020，19（5）：509-516.

[11] GILBERT K M，BLOSSOM S J，ERICKSON S W，et al. Chronic exposure to water pollutant trichloroethylene increased epigenetic drift in CD4（+）T cells. Epigenomics，2016，8（5）：633-649.

[12] PAPARO L，NOCERINO R，COSENZA L，et al. Epigenetic features of FoxP3 in children with cow's milk allergy. Clin Epigenetics，2016，8：86.

[13] MELNIK B C，JOHN S M，CARRERA-BASTOS P，et al. Milk：a postnatal imprinting system stabilizing FoxP3 expression and regulatory T cell differentiation. Clin Transl Allergy，2016，6：18.

[14] YUE X，TRIFARI S，ÄIJÖ T，et al. Control of Foxp3 stability through modulation of TET activity. J Exp Med，2016，213（3）：377-397.

[15] HEINZ S，ROMANOSKI C E，BENNER C，et al. The selection and function of cell type-specific enhancers. Nat Rev Mol Cell Biol，2015，16（3）：144-154.

[16] ZHANG T，COOPER S，BROCKDORFF N. The interplay of histone modifications - writers that read. EMBO Rep，2015，16（11）：1467-1481.

[17] BREZAR V，TU W J，SEDDIKI N. PKC-theta in regulatory and effector T-cell functions. Front Immunol，2015，6：530.

[18] BELLANTI J A. Genetics/epigenetics/allergy：The gun is loaded ... but what pulls the trigger? Allergy Asthma Proc，2019，40（2）：76-83.

[19] LIU Y，WANG L，PREDINA J，et al. Inhibition of p300 impairs Foxp3+ T regulatory cell function and promotes antitumor immunity. Nat Med，2013，19（9）：1173-1177.

[20] LIESZ A，ZHOU W，NA S Y，et al. Boosting regulatory T cells limits neuroinflammation in permanent cortical stroke. J Neurosci，2013，33（44）：17350-17362.

[21] TAKAHASHI H，KANNO T，NAKAYAMADA S，et al. TGF-β and retinoic acid induce the microRNA miR-10a，which targets Bcl-6 and constrains the plasticity of helper T cells. Nat Immunol，2012，13（6）：587-595.

[22] JEKER LT，ZHOU X，GERSHBERG K，et al. MicroRNA 10a marks regulatory T cells. PLoS One，2012，7（5）：e36684.

[23] WANG Y，NAG M，TUOHY J L，et al. Micro-RNA 10a is increased in feline T regulatory cells and increases Foxp3 protein expression following in vitro transfection. Vet Sci，2017，4（1）：12.

[24] YAO S X，ZHANG G S，CAO H X，et al. Correlation between microRNA-21 and expression of Th17 and Treg cells in microenvironment of rats with hepatocellular carcinoma. Asian Pac J Trop Med，2015，8（9）：762-765.

[25] DONG L，WANG X，TAN J，et al. Decreased expression of microRNA-21 correlates with the imbalance of Th17 and Treg cells in patients with rheumatoid arthritis. J Cell Mol Med，2014，18（11）：2213-2224.

[26] HUANG J，LIANG Z，KUANG Y，et al. 1，25-Dihydroxyvitamin D3 does not affect microrna expression

when suppressing human Th17 differentiation. Med Sci Monit, 2017, 23: 535-541.

[27] JIN S, CHEN H, LI Y, et al. Maresin 1 improves the Treg/Th17 imbalance in rheumatoid arthritis through miR-21. Ann Rheum Dis, 2018, 77 (11): 1644-1652.

[28] ZHENG X, DONG L, WANG K, et al. MiR-21 participates in the PD-1/PD-L1 pathway-mediated imbalance of th17/treg cells in patients after gastric cancer resection. Ann Surg Oncol, 2019, 26 (3): 884-893.

[29] LI X, CAI W, XI W, et al. MicroRNA-31 regulates immunosuppression in ang II (angiotensin II)-induced hypertension by targeting Ppp6C (protein phosphatase 6c). Hypertension, 2019, 73 (5): e14-e24.

[30] ZHANG L, KE F, LIU Z, et al. MicroRNA-31 negatively regulates peripherally derived regulatory T-cell generation by repressing retinoic acid-inducible protein 3. Nat Commun, 2015, 6: 7639.

[31] FAN Z D, CAO Q, HUANG N, et al. MicroRNA-125b regulates Th17/Treg cell differentiation and is associated with juvenile idiopathic arthritis. World J Pediatr, 2020, 16 (1): 99-110.

[32] LI A, SHUAI X, JIA Z, et al. Ganoderma lucidum polysaccharide extract inhibits hepatocellular carcinoma growth by downregulating regulatory T cells accumulation and function by inducing microRNA-125b. J Transl Med, 2015, 13: 100.

[33] WU Y H, LIU W, XUE B, et al. Upregulated expression of microRNA-16 correlates with Th17/Treg cell imbalance in patients with rheumatoid arthritis. DNA Cell Biol, 2016, 35 (12): 853-860.

[34] TESTA U, PELOSI E, CASTELLI G, et al. miR-146 and miR-155: two key modulators of immune response and tumor development. Noncoding RNA, 2017, 3 (3): 22.

[35] LU J, WANG W, LI P, et al. MiR-146a regulates regulatory T cells to suppress heart transplant rejection in mice. Cell Death Discov, 2021, 7 (1): 165.

[36] ZHANG Y, YANG Y, GUO J, et al. miR-146a enhances regulatory T-cell differentiation and function in allergic rhinitis by targeting STAT5b. Allergy, 2021, 77 (2): 550-558.

[37] TAVASOLIAN F, HOSSEINI A Z, SOUDI S, et al. miRNA-146a Improves Immunomodulatory Effects of MSC-derived Exosomes in Rheumatoid Arthritis. Curr Gene Ther, 2020, 20 (4): 297-312.

[38] WANG D, TANG M, ZONG P, et al. MiRNA-155 Regulates the Th17/Treg Ratio by Targeting SOCS1 in Severe Acute Pancreatitis. Front Physiol, 2018, 9: 686.

[39] DONNERS M M, WOLFS I M, Stöger L J, et al. Hematopoietic miR155 deficiency enhances atherosclerosis and decreases plaque stability in hyperlipidemic mice. PLoS One, 2012, 7 (4): e35877.

[40] ZHAO M, WANG L T, LIANG G P, et al. Up-regulation of microRNA-210 induces immune dysfunction via targeting FOXP3 in CD4 (+) T cells of psoriasis vulgaris. Clin Immunol, 2014, 150 (1): 22-30.

[41] 李锘, 押丽静, 王磊, 等. 清热凉血方对咪喹莫特诱导银屑病样小鼠模型 Th17/Treg 细胞失衡的影响及 miR-210 激动剂的干预作用. 北京中医药大学学报, 2018, 41 (11): 910-917.

[42] GUAN Y, MA Y, TANG Y, et al. MiRNA-221-5p suppressed the Th17/Treg ratio in asthma via RORγt/Foxp3 by targeting SOCS1. Allergy Asthma Clin Immunol, 2021, 17 (1): 123.

[43] QIN A, WEN Z, ZHOU Y, et al. MicroRNA-126 regulates the induction and function of CD4 (+) Foxp3 (+) regulatory T cells through PI3K/AKT pathway. J Cell Mol Med, 2013, 17 (2): 252-264.

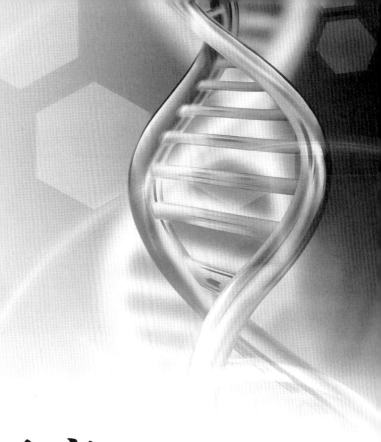

第三章

调节性 T 细胞与自身免疫病

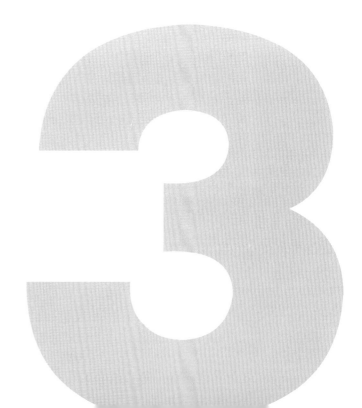

一、类风湿关节炎的发病机制

类风湿关节炎（rheumatoid arthritis，RA）是以破坏性与对称性关节病变、关节滑膜炎为特征的慢性自身免疫病，以关节畸形，晨僵，手、足、腕、踝、颞、颌关节炎等症状为主，不仅会降低患者的运动功能，还会累及肺脏、肾脏、心脏等器官，使得患者的生活、工作受到严重的影响。若是患者的病情得不到及时有效的控制，会引发干燥综合征、心包炎、贫血、坏死性脉管炎等并发症，威胁其生命安全。目前医疗领域对类风湿关节炎的发病机制尚处于研究阶段，但也有学者认为遗传、环境均是引发类风湿关节炎的主要因素，与此同时该病患者的滑膜组织及滑膜液内均存在较多的免疫细胞与免疫分子等物质，说明类风湿关节炎的发生可能与这类物质的活化或释放具有相关性，或是在上述物质的作用下加快患者病情的进展速度。

（一）免疫细胞

1. 滑膜 B 细胞

自从类风湿因子被研究证实与类风湿关节炎发生密切相关后，大部分学者发现 B 细胞在该病的发生过程中占据重要的地位。具体来说，类风湿因子是 B 细胞分泌出的 IgM 抗体，其具有识别免疫球蛋白 Fc 段、形成免疫复合物等作用，并且可以释放趋化因子及固定补体，使炎细胞聚集于患者关节中。此时，被激活的炎细胞会对免疫复合物产生吞噬作用，并释放出蛋白水解酶，直接破坏关节组织。后经研究发现，大部分正常人体内同样存在类风湿因子，说明 B 细胞可引发类风湿关节炎，但并非是引发该病的唯一细胞。

2. 滑膜巨噬细胞

巨噬细胞是可在多种炎症反应中发挥促进作用的主要炎症细胞，经研究发现，在类风湿关节炎患者的软骨组织、滑膜细胞中有大量的巨噬细胞存在，说明巨噬细胞是引发类风湿关节炎的细胞之一。同时，在滑膜巨噬细胞被激活后可使 MHC Ⅱ 分子、趋化因子与炎症因子等过度表达，并且 TL-1β 水平、TNF-α 水平、巨噬细胞数量均与患者关节损伤程度、临床症状具有一定的相关性。

3. 中性粒细胞

中性粒细胞在人体外周血中占比 60%，是人体最重要的免疫细胞，具有杀菌、吞噬与区划等重要作用。由于类风湿关节炎患者的关节血管翳组织中相对缺少中性粒细胞，导致医疗领域学者长期对中性粒细胞在类风湿关节炎中的作用未予以高度关注。后经研究表明，类风湿关节炎活动期时患者滑膜液内中性粒细胞的数量会显著上升，并且中性粒细胞处于激活状态，说明在类风湿关节炎发生过程中，中性粒细胞发挥着一定的作用，尤其是被激活的中性粒细胞可产生多种物质，如水解酶、各种蛋白酶等，从而裂解透明质酸，导致人体关节受损。

4. T 细胞

大量的 T 细胞会聚集在类风湿关节炎患者的滑膜组织和滑膜液内，这提示临床，T 细胞可能与类风湿关节炎的发生有密切的关系。此病的发生由抗原提呈细胞、CD4$^+$ 细胞相互作用而成。T 细胞与主要组织相容性复合体Ⅱ类（MHC Ⅱ）分子、抗原多肽相结合，会激活巨噬细胞等，将炎症细胞因子释放，如 TNF-α、IL-1 等，此类细胞因子会激活滑膜成纤维细胞和软骨细胞，使其分泌多种降解糖蛋白和胶原的酶，从而破坏组织。Treg 具有免疫调节和免疫抑制的作用，其中最重要的细胞是

CD4$^+$CD25$^+$Treg，其对于类风湿关节炎的作用正逐渐受到科研人员的重视。有研究表明，在未使用缓解病情治疗的类风湿关节炎患者或治疗效果不理想的患者中，其外周血内的 CD4$^+$CD25$^+$Treg 数量相对较少，且数量与患者病情活动程度呈负相关，这表示，CD4$^+$CD25$^+$Treg 是类风湿关节炎发生、发展的重要因素。同样有研究表明，未接受治疗的类风湿关节炎早期患者外周血中的 Treg 水平相对较低，而经过治疗且病情控制良好的患者的 Treg 水平与正常人群无明显差异，这说明类风湿关节炎患者的病程及治疗情况会受到 Treg 的影响。类风湿关节炎患者体内的 Treg 功能降低，会使 Th1 细胞驱动有害的自身免疫应答，导致其出现慢性炎症。

（二）自身抗原

医疗领域学者经过对类风湿关节炎患者自身抗原的研究后发现患者体内存在抗体反应与 T 细胞，而抗体反应与 T 细胞均是患者自身抗体引起，主要包括与类风湿关节炎相关的两大类抗原：第一类是患者关节局部所表达的抗原，其中以 PG、人类软骨糖蛋白 39 与 Ⅱ 型胶原为突出候选抗原，研究发现这类抗原能够对动物自身免疫产生诱导作用，但是否可以引发类风湿关节炎目前仍处于未知阶段；第二类抗原主要是多种蛋白，如遍在蛋白、外源性抗原与翻译后改变蛋白。虽然，目前已经证实类风湿关节炎患者血清中有大量自身抗原存在，但抗原与类风湿关节炎之间的关系仍需要做进一步研究。

（三）细胞因子

1. IL-1

IL-1 目前被认定为类风湿关节炎发生过程中一种最重要的细胞因子，尤其是在该病进展期时可加重患者关节的破坏程度。此外，体外 IL-1 与 IL-B 能够对滑膜单核细胞生成因子、成纤维细胞及软骨细胞等物质发挥诱导作用，导致骨破坏，再加上类风湿关节炎患者体内 IL-1 与 IL-Ra 处于不协调状态，从而引发具有破坏性的滑膜炎症，而 IL-1 抗体与重组 IL-Ra 也能够促进关节炎症的显著改善。

2. IL-6

在类风湿关节炎者滑液、血清中，IL-6 始终保持升高趋势，并且其作为 B 细胞分化因子，可诱导高 γ 球蛋白与自身抗体产生，其中产生的自身抗体包含着一定的类风湿因子。同时，IL-6 可在新陈代谢的过程中加快破骨细胞的形成速度，这说明类风湿关节炎患者相关的骨质疏松、软骨破坏可能与 IL-6 密切相关，再加上 IL-6mRNA 局限于滑膜 A 细胞与滑膜 B 细胞构成的滑膜衬里层，有学者认为 IL-6 主要产生于人体局部病灶中。

3. IL-17

在细胞因子引发类风湿关节炎的相关研究中，IL-17 是发现较晚的一种细胞因子，其中包括 IL-17A、IL-17B、IL-17C 等。研究发现，类风湿关节炎患者体内的 IL-17 水平相对高于健康人，且该细胞因子能够对转录的 NF-κB 产生刺激，从而诱导内皮细胞、成纤维细胞与上皮细胞分泌 IL-6 与 IL-8，并促进 T 细胞的增生。同时，IL-7 对人体滑膜细胞具有启动作用，可使粒细胞、巨噬细胞集落产生，对前列腺素与因子进行刺激，提示 IL-17 在炎症反应中发挥着一定作用，并且可与其他炎症细胞因子形成炎症网络中心，促进类风湿关节炎患者病情的进展。

4. IL-8

IL-8 属于白细胞趋化因子，可促进其他中性粒细胞功能增强，其中包括释放溶酶体酶、产生氧自由基等。在类风湿关节炎患者机体内，IL-8 可使中性粒细胞大量聚集于滑膜中，继而增强中性粒细胞的活性及其自身具备的破坏作用。

5. TNF-α

除去 IL-1 之外，TNF-α 也是参与类风湿关节炎发生的重要细胞因子，并且该细胞因子的水平可反映出患者关节炎严重程度，说明 TNF-α 的过度表达能够促进类风湿关节炎的发生。

6. 基质金属蛋白酶（MMP）

MMP 是一组蛋白水解酶，含锌离子，可以将细胞外基质内所有的蛋白成分水解。有研究认为，MMP 的活化是细胞外基质降解的限速环节。MMP 功能多种，降解细胞外基质是主要功能，其在很多病理生理过程中有重要的作用，如胚胎发育、细胞迁移、伤口愈合、血管形成、恶性肿瘤浸润转移等。MMP 主要通过降解血管紧张素、成纤维细胞生长因子、胰岛素样生长因子结合蛋白。转化生长因子-α、IL-1β 等参与细胞功能的调节及信号转导过程。检测类风湿关节炎患者的关节液，显示 MMP-1、MMP-2、MMP-3 水平升高，会对患者细胞外基质进行破坏，导致关节结构受到病理损害。通过抑制类风湿关节炎患者的 MMP 表达，能避免患者的骨关节遭到破坏，患者体内 IL-6、TNF-α 的表达水平与 MMP 有密切的关系，与 MMP-1、MMP-3、MMP-9 呈正相关，这说明，MMP 与类风湿关节炎的发生有关。

（四）类风湿关节炎中细胞亚群和细胞因子的相互作用

RA 发病机制复杂，涉及各种先天性和适应性免疫细胞的相互作用，这些细胞会分泌各种趋化因子、炎症介质、促炎因子、抗炎因子等作用于患者滑膜组织和关节的物质。在 RA 的初始阶段，DC 通过表达 HLA-DR 分子将外源性和内源性抗原呈递给 CD4+T 细胞。CD4+T 细胞可分化为 Th1、Th2 和 Th17 细胞，分泌不同的细胞因子，在 RA 中具有不同的功能。RA 患者滑液中 Th17 分泌的 IL-17、IL-21、IL-23 水平显著升高，与 DAS28、CRP、ACPA 呈正相关。IL-17A 具有多种功能。它可以刺激 FLS 和巨噬细胞产生 VEGF、IL-1、IL-6、TNF-α 和 PGE₂，并可以促进 RANKL 表达以刺激滑膜炎症、血管生成和破骨细胞形成。此外，IL-17、IL-1 和 TNF-α 上调 IL-6、MMP 和 I 型胶原蛋白的水平并参与骨破坏。不同亚群的单核细胞可分泌多种细胞因子，包括 IL-1β、IL-6、IL-18、IL-32、TNF-α、IL-33、IL-23、IL-10 和 IL-1Rα，并表达多种细胞因子以不同方式与 RA 中其他细胞合作的受体。单核细胞可作为抗原呈递细胞激活 CD4+T 细胞分化为 Th1 和 Th17 细胞。IL-18 是 Th1 反应的关键因子，与 IL-12 和 IL-15 协同诱导滑膜组织中 IFN-γ 的产生，并促进促炎因子（如 TNF-α 和 IL-1）的产生。IL-10 可以抑制 TNF-α 和 IFN-γ 的产生，IL-1β 和 TNF-α 促进 FLS 释放 IL-18 以加强这种作用。IL-32 在 RA 滑膜组织中高表达，可诱导小鼠巨噬细胞和人血单核细胞释放 PGE₂。滑膜 IL-32 染色与滑膜炎症指数、TNF-α、IL-1β 和 IL-18 呈正相关。单核细胞产生的 IL-6 和 IL-1β 可以促进炎症和增加黏附。单核细胞和 FLS 也可以分泌 IL-23 和 IL-33。IL-23 对于 Th17 细胞分化和 IL-17A 产生至关重要。IL-33 可诱导 Th2 细胞分化，刺激 IL-4、IL-5 和 IL-13 的产生，并通过与 MC 上的 ST2 受体结合以释放相关细胞因子促进炎症。Th1、Th17、FLS 和单核细胞可以分泌 GM-CSF，通过 IRF4 或 IRF5 诱导巨噬细胞极化为 M1 表型，并促进 IL-6、IL-23 和 CCL17 的产生以诱导炎症。它们还可以分泌 M-CSF，诱导巨噬细胞向 M2 型极化，从而发挥抗炎机制。

M1/M2 巨噬细胞可分泌多种生物介质，包括 IL-1、IL-1β、IL-6、TNF-α、MMP-1、ROS、IL-10 和 TGF-β 等。血清 IL-12 水平与 RA 患者的肿胀关节数量、RF 水平和其他疾病活动标志物呈正相关，可作为疾病活动的预测指标。维生素 D 受体广泛表达于许多免疫细胞的表面，如 CD4+T 细胞、CD8+T 细胞、B 细胞和 DC 细胞。维生素 D 在钙代谢、骨骼健康和抗炎方面发挥作用，IL-2 是 T 细胞依赖性反应的重要调节剂，在 T 细胞增殖和存活中起关键作用。巨噬细胞和 Th22 细胞亚群产生的细胞因子 IL-22 与疾病活动相关，并通过诱导 FLS 中的 RANKL 产生来促进破骨细胞的产生，而 Th2 细胞

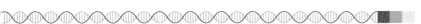

产生的 IL-25 可以通过 STAT3、P38、MAPK 抑制这种作用。此外，IL-25 通过抑制 CD4⁺T 细胞分化为 Th17 细胞来减弱 CIA 的发展。然而，一些研究表明 IL-25 与 FLS 的异常增殖有关。RA 早期血清和滑液中 IL-15 水平升高，促进 TNF-α 和 IL-17 释放，参与 T 淋巴激活和随后的骨质破坏。巨噬细胞分泌的 IL-27 具有双重抗炎和促炎功能。它诱导 FLS 释放多种促炎介质，包括 IL-6、血管细胞黏附蛋白 1、CCL2、CXCL9、CXCL10 和 MMP-1。另一方面，IL-27 与 T 细胞的 IL-27 受体结合诱导它们分化为分泌 IL-10 的 Treg，IL-10 作为一种抗炎机制抑制 Th17 分化。FLS 和巨噬细胞分别产生 IL-26 和 IL-29。IL-26 可通过激活 c-JUN/NF-κB/STAT1 信号通路促进 M1 巨噬细胞的极化，并产生 IL-6 和 TNF-α 促炎因子。IL-29 在 RA 患者血清中升高并参与外周血中粒细胞趋化，通过降低 STAT3/Bcl-6 活性抑制 T 滤泡辅助细胞（Tfh）分化，并通过 MAPK 通路诱导 FLS 中 RANKL 表达参与骨质破坏。IL-29 上调 FLS 中 TLR 的水平以介导 IL-6 和 IL-8 的表达，从而促进炎症。滑膜和血清中的 IL-18 水平与 RA 疾病活动有关。抑制 IL-18 可抑制 IL-6、TNF-α、IFN-γ 等促炎因子的分泌。与其他细胞因子相比，来氟米特治疗后 IL-18 水平显著降低。因此，IL-18 血清水平可用作衡量来氟米特疗效的潜在生物标志物。

TNF-α 抑制剂治疗可显著减少 RA 患者的骨丢失，这与 IL-20 和 RANKL 表达水平降低有关。单核细胞和巨噬细胞分泌的 MIF 促进 Th1 和 Th17 细胞的分泌。促炎细胞因子，包括 TNF-α、IFN-γ、IL-1β、IL-6 和 IL-17A，诱导 MMP-1、MMP-3、MMP-9、MMP-13、磷脂酶 A2 等，诱导 FLS 产生 VEGF、IL-8 和 RANKL，并促进单核细胞分化为破骨细胞，所有这些都介导 RA 中的骨破坏。CXCL1-8 可与 EC 细胞中的 CXCR2 结合参与血管生成。CXCL4 的抑制可能会改善 CIA 小鼠的炎症。CXCL8 的抑制会减少 RA 中的血管生成，而 FLS 中 CXCL12 的释放可以通过与 CXCR4 或 CXCR7 结合来抑制其他趋化因子和 VEFG 的促血管生成活性。RA 中 CCL2/3/4/5 和 CXCL9/10 水平升高，其中 CCL2/5 和 CXCL10 促进破骨细胞生成。FLS 和巨噬细胞通过 PI3K/ERK/JNK 通路产生 CCL2/MCP-1 可导致 IL-17 诱导的单核细胞从血液迁移到滑膜。简而言之，RA 中各种细胞亚群的相互作用促进炎症和骨破坏。虽然分泌了许多抗炎介质，但抗炎介质的水平不足以抑制慢性炎症和骨破坏的过程。

（五）肠道菌群

多种自身免疫病的发生、发展与人体肠道微生物的组成有密切的关系，如炎症性肠病、过敏性疾病、多发性硬化等。这是因为患有自身免疫病的患者体内微生态失衡，有益微生物丰度降低，会减弱微生物功能，使得人体肠道免疫屏障受到损伤，增加炎症反应。有研究针对肠道菌群与类风湿关节炎发病机制的关系进行了试验，对健康人群及类风湿关节炎患者的粪便、唾液进行了测序分析，结果显示，类风湿关节炎患者的微生物组成与健康人群有明显的区别。类风湿关节炎的特异性抗体包括 ACPA 和 RF，有文献称，ACPA 的产生及类风湿关节炎的发病与牙龈卟啉单胞菌引起的牙周炎有密切的关系。近年来，测序技术不断发展，高通量测序未接受治疗的类风湿关节炎早期患者与健康人群的粪便，结果显示，患者粪便中普氏菌的丰度增加，比健康人群高出不少，且普氏菌的丰度与 HLA-DRB1 风险等位基因的存在有密切关系，呈负相关，这表示，在缺乏遗传易感因素的情况下，类风湿关节炎的发生、发展与人体肠道微生物有密切的关联。

综上所述，目前临床上对类风湿关节炎的发病机制已有深入认识，虽然该病的病理过程相对复杂，再加上多种免疫细胞与免疫分子可相互作用并形成庞大网络，显著增加了发病机制复杂属性，但医疗领域学者结合以上提出的多项因素及相关资料制定出综合治疗方案，有利于提高当前类风湿关节炎患者的疗效与预后。

二、Treg 在类风湿关节炎发病机制中的作用

RA 的病因及发病机制目前尚不完全清楚。近年的研究报道显示 CD4$^+$CD25$^+$Treg 在免疫调节及免疫耐受的维系中发挥重要作用，其缺乏或功能性的缺陷与自身免疫病的发生、发展密切相关。对 RA 患者和动物模型的研究均表明 Treg 在 RA 发病中有重要作用。

（一）Treg 的研究进展现状

根据 Treg 来源和分化的不同可以将其分为三大类：①天然 Treg（nTreg）：此类细胞主要由未成熟的 T 淋巴细胞在胸腺发育过程中产生，表型为 CD4$^+$CD25$^+$Foxp3$^+$，称为天然 Treg。其组成性地表达 CD25，并表达特异性核转录因子 Foxp3。它们通过细胞间的接触，来抑制自身反应性 T 细胞应答。②获得性 Treg（iTreg）：在外周有抗原刺激或免疫抑制因子（如 IL-10）诱导的条件下，由成熟 CD4$^+$CD25$^-$T 细胞转化而来，称为获得性 Treg。其主要包括 Tr1 和 Th3 两种亚群，Tr1 细胞主要分泌 IL-10 和 TGF-β，Th3 细胞主要产生 TGF-β。细胞因子 IL-10 和 TGF-β 皆以发挥抑制作用见长。这部分 Treg 主要在微生物感染和移植免疫中起作用，且有利于肿瘤生长，但其抑制功能较胸腺来源 CD4$^+$CD25$^+$细胞弱。③其他调节性 Treg：除了 CD4$^+$ 调节性 T 细胞外，在 CD8$^+$T 细胞中也存在一群 CD8$^+$ 调节性 T 细胞（CD8$^+$Treg），对自身反应性 CD4$^+$T 细胞具有抑制活性，并可抑制移植排斥反应。

1. CD4$^+$CD25$^+$Treg 的功能特征

CD4$^+$CD25$^+$Treg 具有免疫应答负调节和免疫无反应性两大功能。免疫应答负调节指无论是在体内还是体外都能够抑制 CD4$^+$ 和 CD8$^+$T 细胞的活化和增殖，并且主要通过细胞—细胞间的直接接触及分泌抑制性细胞因子来行使下调免疫应答的功能。而免疫无反应性主要指 Treg 在体外对各种免疫刺激（如高浓度 IL-2、抗 CD3 单抗，以及抗 CD3 和抗 CD28 单抗的联合应用）都无应答，也不会分泌 IL-2 等具有促进细胞增殖的细胞因子。但 CD4$^+$CD25$^+$Treg 在接受 TCR 介导的信号刺激并有高浓度外源性 IL-2 存在的情况下，可以活化并大量增殖。

2. CD4$^+$CD25$^+$Treg 免疫抑制作用机制

Treg 主要通过以下 3 种方式来发挥免疫抑制作用。①细胞之间直接接触：有关研究发现 CD4$^+$CD25$^+$Treg 需要通过抑制性辅助因子及 CTAL 两者的介导来完成在体内的活化过程。人类和小鼠 CD4$^+$CD25$^+$Treg 均表达抑制性辅助因子 CTLA-4，它们与效应细胞上的 CD80 和 CD86 结合，把抑制信号逆向传递给效应细胞，从而抑制效应细胞的功能。②分泌抑制性细胞因子：CD4$^+$CD25$^+$Treg 可以分泌具有免疫抑制作用的细胞因子，如 IL-10、TGF-β 等，它们产生的抑制效益非常广泛。有关体内实验发现，Tr1 亚群细胞主要通过分泌 IL-10 来抑制巨噬细胞的功能，而 Th3 亚群细胞主要通过分泌 TGF-β 来抑制 Th1 细胞介导的免疫应答和炎性反应。TGF-β 信号也与 CD4$^+$CD25$^+$T 细胞数量多少和功能强弱密切相关，有关研究表明先天性缺乏 TGF-β 的转基因小鼠的外周血中 CD4$^+$CD25$^+$Treg 数量会明显减少，且与正常小鼠相比更容易患结肠炎。③竞争性抑制作用：CD4$^+$CD25$^+$Treg 表面可以高表达 CD25，而 CD25 分子是 IL-2Rα 链，IL-2 是体内重要的细胞增殖信号，因此 CD4$^+$CD25$^+$Treg 也可以与 IL-2 结合，从而使 CD4$^+$CD25$^+$Treg 可以在免疫应答过程中与效应细胞竞争 IL-2，使效应细胞因为得不到充足的 IL-2 而不能增殖。④表达特异性转录因子 Foxp3：Foxp3 又称叉状头／翅膀状螺旋转录因子。它能够促使 CD4$^+$CD25$^+$T 细胞分化成熟及维持 CD4$^+$CD25$^+$ T 细胞调免疫应答功能，有关实验研究表明，转染 Foxp3 基因后的 CD4$^+$CD25$^-$T 细胞具有 CD4$^+$CD25$^+$T 细胞的功能。CD4$^+$CD25$^+$Foxp3$^+$Treg 能够抑制自身反应性细胞的活化，从而确保机体不会对自身抗原发生反应，有效地抑制对机体有害的自身免疫

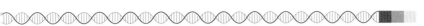

应答，故其突变将有可能导致自身免疫病的发生。在体内环境中，CD4⁺CD25⁺Foxp3⁺Treg 的抑制性作用已经被大量研究结果所证实，如有关实验结论表明 *Foxp3* 基因突变可引起 scurfy 突变小鼠中 X- 连锁的淋巴细胞增生性疾病，*Foxp3* 基因在人类中的突变导致 Treg 缺陷，产生一种名为免疫调节失调—多（种）内分泌病—肠病 -X- 连锁综合征的免疫疾病（immunedysregulation，polyendocrinopathy，and enteropathy，X-linked syndrome，IPEX）。

（二）Treg 与类风湿关节炎

1. Treg 与类风湿关节炎的发病机制密切相关

RA 是以对称性多关节炎为主要临床表现的异质性、系统性、自身免疫病。其特征是长期慢性滑膜炎症、软骨坏死，最后导致关节破坏和功能丧失。各种细胞，如 T 细胞、B 细胞、单核细胞、巨噬细胞及其调节因子（如 TNF-α、IL-1β、IL-6、IL-8、IL-17 等）都与 RA 的发展密切相关。目前很多研究表明 Treg 能够抑制自身免疫反应，当其数量和（或）功能发生异常时，相关抗原和 DR 分子就可以引发免疫级联放大反应，使体内多种细胞因子如 IL-2 等迅速增多，它们可以激活骨关节滑膜巨噬细胞产生 TNF-α、IL-1、IL-6、IL-8 等诸多炎性细胞因子，从而使滑膜发生炎性反应，这些炎性反应能够使关节软骨遭到破坏，从而最终造成关节畸形，导致 RA 的发生。一项研究对 27 例 RA 患者外周血和关节液中的 CD4⁺CD25⁺T 细胞进行了检测，发现 RA 患者外周血中 CD4⁺CD25⁺T 细胞数量与正常对照组的差异无显著性，但关节液中 CD4⁺CD25⁺T 细胞的数量却明显高于对照组。研究表明 RA 活动期关节液的 CD4⁺CD25⁺T 细胞的数量显著高于外周血。在活动期，RA 患者外周血中 CD4⁺CD25^high^Treg 的数目有所减少，其 Foxp3 的表达也比正常对照组及处于 RA 缓解期的患者低，并且 CD4⁺CD25^high^Treg 的表达越少，病情的转归越差。同时 Treg 表面的 CTLA-4 与 IL-10、TGF-β 的表达也呈正相关，在 RA 患者中，CTLA-4 的表达降低，故其也有可能参与了 RA 的发病。

从以上研究中可以看出，CD4⁺CD25⁺Treg 在 RA 的发生与病情转归等过程中发挥着至关重要的作用，RA 患者不仅外周血中 CD4⁺CD25⁺Treg 数目较正常对照组有所减少，而且其细胞表面 Foxp3 及 CTLA-4 的表达也有所减少。这些改变直接破坏了机体正常的免疫调节功能，使 Treg 的免疫抑制作用减弱，从而直接或间接导致了 RA 的发生及病情的恶化。

2. CD4⁺CD25⁺Treg 在类风湿关节炎病理生理中的作用

研究发现，活动性 RA 患者外周血中 CD4⁺CD25⁺Treg 数量升高，而在使用甲氨蝶呤、皮质类固醇激素及抗肿瘤坏死因子（TNF）治疗中并未发现。然而，在抗 TNF 治疗有效的 RA 患者体内，CD4⁺CD25^+/high^T 细胞数量明显增高，但在那些无效患者中不升高。在 RA、强直性脊柱炎及幼年特发性关节炎（JIA）患者的滑液中高表达 CD4⁺CD25^+/high^T 细胞数量明显高于外周血中 CD4⁺CD25⁺Treg，考虑与外周血 CD4⁺CD25⁺Treg 向炎症部位迁移有关。在利什曼原虫感染的 C57BL/6 小鼠及白色念珠菌感染的 Balb/c 小鼠中的炎性细胞浸润部位可找到 CD4⁺CD25⁺T 细胞，这提示在炎症部位 CD4⁺CD25⁺T 细胞的这种聚集可能保护组织免受损伤。引起 CD4⁺CD25⁺T 细胞在类风湿关节聚集的机制可能是炎性细胞因子如 IL-2 及共刺激分子促使 CD4⁺CD25⁺T 细胞转变为一种免疫无反应的亚型。因为在滑液中含有大量的炎性细胞因子及可释放共刺激分子的抗原呈递细胞，这些因素使 CD4⁺CD25⁺T 细胞在关节内扩增。相反，在类风湿关节滑膜中的 T 细胞只具有很低的增殖能力，而在 JIA 滑液中的 T 细胞表现为无活化的状态。由于滑液中的 T 细胞活性受到抑制，凋亡减少，使滑液中的 T 细胞在生存周期上长于外周血中的 CD4⁺CD25⁺Treg，从而使滑液中的 CD4⁺CD25⁺Treg 浓度增高。在这过程中，一种整联蛋白与其配体的相互作用可能对这种成纤维细胞介导的 CD4⁺CD25⁺T 细胞的存活发挥了作用。另外，成纤维细胞分泌的 IFN-β 也可抑制 CD4$^+$CD25$^+$T 细胞的凋亡。近来研究认为，滑液中的 CD4$^+$CD25$^+$T 细胞与外周血中的 CD4$^+$CD25$^+$T 细胞并不相同。RA 患者滑液中的 CD4$^+$CD25$^{+/high}$T 细胞与外周血中 CD4$^+$CD25$^+$T 细胞相比表达更高的 CTLA-4、GITR、CD69 及 MHC II 分子。在体外实验中，滑液 T 细胞可以抑制自身滑液中及外周血中 CD4$^+$CD25$^{+/high}$ 细胞增殖。与血液中 CD4$^+$CD25$^+$T 细胞相比，滑液中 CD4$^+$CD25$^+$T 细胞具有更强的抑制 RA 及 JIA 的能力。

三、Treg 与类风湿关节炎的治疗

RA 的病因、发病机制和治疗新策略的探索始终是国内外热点。迄今由于 RA 的病因和发病机制不清，尚无法根治。目前临床上使用的各种药物疗法除了毒副作用外，其阻止 RA 骨破坏及关节变形的作用有限，最终导致功能障碍残疾。因此，选择性地阻断 RA 病理生理过程的新型药物或疗法是风湿病学领域亟待解决的问题。鉴于 RA 患者的滑膜炎症和关节破坏变形与免疫功能的失衡密切相关，而导致这种病理生理的改变主要是由致炎性 CD4$^+$ 的 Th1 介导的。近年来发现 CD4$^+$CD25$^+$Treg 可控制 T 细胞的稳态增殖，促使 IL-4、IL-10 等 Th2 型细胞因子分泌增加，在抑制 RA 等自身免疫病的发生中发挥重要的调节作用，其数量或功能的改变可对 RA 的发生、发展产生极为重要的影响。

（一）目前的治疗

根据 Treg 在类风湿关节炎中发挥的作用，选用的治疗方案有以下几种。

（1）直接利用体外扩增的 Treg、诱导的 Treg 或促进 Treg 的功能对 RA 的治疗均会起到积极的作用。

（2）基因操控法提高 Foxp3 的表达，可促进 Treg 的疗效。

（3）抗原特异性的 Treg 治疗有助于减少治疗的不良反应。

（4）由于一些炎性因子能抑制 Treg 功能，使一些抗 RA 的治疗可以通过改善炎症环境，间接地影响 Treg 发挥作用。临床上所选用的治疗药物有以下几类：TNF-α 抑制剂、糖皮质激素、MTX、环孢素 A。

随着对 Treg 研究的不断深入，越来越多的实验数据表明 Treg 与类风湿关节炎的发病和转归密切相关，从中可以为此类疾病的治疗方案打开一个新的思路，如血管活性肠肽（VIP）能够上调 Treg，进行体外诱导来促使 Treg 增殖，从而增强其对机体免疫细胞的抑制作用，但是进一步的研究还需要进行大量的动物实验来予以证实，相信不久将会帮助越来越多的类风湿关节炎患者摆脱痛苦。

（二）促进 Treg 增殖或改善 Treg 功能的治疗

调节免疫平衡的药物可以在体内诱导 Treg 的生成，调节 Th17/Treg 比值，恢复免疫耐受从而达到控制疾病的目的，与传统的免疫抑制剂相比，有较好的疗效和较少的不良反应。课题组前期经过很多临床研究发现以下几种药物可起到增多 Treg 绝对数量、恢复免疫耐受的作用，并取得良好的临床效果。

1. 低剂量 IL-2

近年来，越来越多的研究发现 IL-2 是一种多效性细胞因子，既能增强免疫应答，又能维持免疫耐受，主要是因为 IL-2 至少有两种受体（IL-2Rαβγ 和 IL-2Rαβ），能够被多个细胞识别。IL-2 可以抑制 Th17 细胞的发育，促进 Treg 的发育，这有助于逆转 APS 亚群的不平衡。低剂量 IL-2 主要用于急性期，维持时间并不长。

2. 雷帕霉素

雷帕霉素主要是 mTOR 受体的抑制剂，在抑制 Th17 细胞生长的同时促进 Treg 生长，是一个双向免疫调节剂。

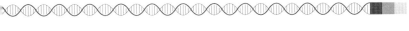

3. 胸腺肽

过去的观点认为胸腺肽是一种免疫增强剂，禁用于自身免疫病患者。但是，近年来的研究证明胸腺肽可以非特异性促进淋巴细胞生长，可以双向调节免疫。在淋巴细胞普遍减少或 Th17、Treg 均减少的情况下使用，不仅可以调节免疫，而且对风湿病疾病患者抗感染、抗肿瘤方面也有益处。

4. 骨化三醇

骨化三醇不仅可以调节 Th17 与 Treg 平衡，而且可以协助钙质吸收、防止骨质疏松，对使用糖皮质激素的自身免疫病患者预防骨质疏松有重要作用。

5. 生物制剂

生物制剂也被称为生物抗风湿药物，与传统的抗风湿药物相比，是一种更直接、更明确、更有针对性的治疗药物，可延缓 RA 疾病进展，但因其严重的不良作用受到限制，如增加感染风险，导致多发性硬化和淋巴瘤等神经系统疾病。目前可供选择的生物制剂包括肿瘤坏死因子抑制剂、IL-1 受体拮抗剂、IL-6 受体拮抗剂、B 细胞耗竭剂、T 细胞靶向药物及 JAK 激酶抑制剂，分别属于不同的药物类别，具有不同的病理生理靶点。

其余药物如视黄酸、硫辛酸和辅酶 Q10 等可以通过其他方式平衡 Th17 与 Treg 数量。但所有这些药物均应根据患者 CD4[+]T 淋巴细胞亚群结果，尤其是 Treg 的数目调整剂量。

四、Treg 与类风湿关节炎研究进展

Treg 功能缺陷被认为是包括风湿关节炎在内的自身免疫病的原因。然而，Treg 在 RA 患者外周免疫耐受中的功能尚未得到充分阐明。即使在 RA 患者外周血（peripheral blood，PB）中 Treg 的比例，以前的报道也没有提供共识。因此，在 RA 患者中 Treg 的现状目前还存在争议。为了阐明 Treg 在 RA 中的状态，笔者对 RA 患者 CD4 中 Treg 的比例进行了荟萃分析。对所有选定研究 Meta 分析显示，RA 患者和对照组之间的 Treg 比例没有显著差异。令人惊讶的是，一些研究显示出了完全不同的结果。部分研究表明，对照组中 Treg 的比例较高，其他研究表明，RA 中 Treg 的比例较高。主要的问题被认为是对 Treg 的定义不一致。子分析显示，更严格的定义减少了结果的异质性，并始终得出相同的结论。Treg，被定义为"CD25 高"、"CD25 高和 Foxp3 双阳性"或"CD25 和 Foxp3 双阳性"，在 CD4[+] 中的比例 RA 患者 PB 中的 T 细胞减少。"CD25 高和 Foxp3 双阳性"的定义表现为异质性最小。CD25 是 Treg 的一个明确定义的标志物。然而，单独表达 CD25 所定义的 Treg 的比例与具有抑制功能的正常 Treg 的状态并不明显相关。其中一个原因可能是 CD25 阳性群体中含有 Foxp3 阴性效应 T 细胞。Sakagi 等报道只有 1% ~ 2%CD25 高表达的细胞发挥抑制功能，因此应该被认为是真正的 Treg。众所周知，*Foxp3* 基因是 Treg 的主调控因子，Foxp3 的表达也是 Treg 的一个非常重要的标志物。然而，仅由 Foxp3 阳性定义的 Treg 在 CD4 中的比例，RA 患者与对照组无显著性差异。相反，"CD25 和 Foxp3 双阳性"定义的 Treg 比例降低和"CD25 高和 Foxp3 阳性"对 Treg 的定义显示 PB 中 Treg 比例下降，研究的异质性最低。从这些结果来看，更准确的定义可以给出结果的均匀分布。同时，与 PB 相比，RA 患者 SF 中 Treg 的比例也增加了，这似乎是由于炎症反应中 Treg 向 SF 的迁移增加。Treg 的迁移在癌症和感染中是众所周知的。此外，静脉注射 Treg 可抑制 CIA 小鼠的关节炎症状。幼年特发性关节炎患者 SF 中 Treg 的 TCR 部分与 PB 和 JIA 患者中的 Treg 相对应。这些结果表明，来自胸腺并在 PB 中循环的 Treg 可能从 PB 迁移到滑膜等炎性组织，然后 PB 中 Treg 的比例减少，而 SF 中 Treg 的比例增加。除了迁移之外，Foxp3[+]T 细胞可由幼稚的 CD4[+]T 细胞诱导形成。PBTreg 向 SF 的迁移和非 Treg 向 Treg

的转化都应增强自身免疫的调节功能。然而，RA 患者 SF 中 Treg 数量的增加显然不足以阻止自身免疫。RA 患者 SF 中 Treg 的抑制功能已被证明是弱的，部分原因是 SF 中产生的 TNF-α 可能会损害从 PB 迁移的 Treg 的抑制功能。本研究有几个局限性：首先，在各项研究中，RA 患者的疾病活动性并不一致。然而，据推测，大多数研究选择了具有高活动度的 RA 患者；其次，不同研究中 RA 发病后的病程并不一致。既往研究表明，RA 早期 Treg 的比例可能较高，而 RA 晚期的比例可能较低。在许多选定的研究中，病程为 5 ~ 15 年；最后，不同研究中的 RA 治疗方法并不一致。这些治疗方法可能会影响 RA 患者中 Treg 的比例。很难排除 RA 治疗对结果的影响。此前，Miyara 等展示了 Foxp3 的亚种群和（或）CD25⁺ 利用 CD45RA 及 Foxp3（或 CD25）在 PB 中的 Treg。他们发现 CD45RA⁺Foxp3（或 CD25）水平较低的细胞是幼稚的 Treg。CD45RA⁻Foxp3（CD25）高的细胞为效应 Treg，和 CD45RA⁻Foxp3（或 CD25）低细胞是非 Treg。准确定义 Treg，如 Miyara 组分，可以为笔者提供更可靠的关于人类 Treg 状态的信息。在笔者选择的研究中，有 2 项研究使用 Miyara 分数模型来定义 Treg。在这两项研究中，效应 Treg 的比例在 RA 患者组中低于对照组。

综上所述，Treg 表面标记差异可能会影响具体的检测结果。通过"CD25""CD25 和 Foxp3 双阳性"等更严格的方法对 Treg 进行评估，发现 RA 患者 PB 中 Treg 的比例可能降低。对 Treg 更严格的定义已经被金标准方法验证，如通过 Foxp3CNS2 的抑制活性和去甲基化分析证明在 PA 患者 PB 中 Treg 的比例降低，这强烈表明可能是这种情况。因此，如果 RA 患者中 Treg 的比例不同，则有必要准确和与 Treg 功能相关的定义来阐明它们在 RA 中的状态。

随着对类风湿关节炎与 Treg 的研究逐渐深入，Treg 在类风湿关节炎发病机制中的作用将更加明确，也会更准确找到治疗的靶点，改善类风湿关节炎患者的疗效与预后。

（刘　燕　尚莉丽）

参考文献

[1] STEPHENS L A, MOTTET C, MASON D, et al. Human CD4⁺CD25⁺thymoeytes and peripheral T cells have immune suppressive activity invitro .Eur J Immunol, 2001, 31（4）: 1247-1254.

[2] CARRIER Y, YUAN J, KUCHROO V K, et al.Th3 cells in peripheral toleranee. ll.TGF- beta-transgenie Th3 cells rescue IL-2-deficient mice from autoimmunity.J Immunol, 2007, 178（1）: 172-178.

[3] READ S, MALMSTRÖM V, POWRIE F.Cytotoxic T Imphocyte-associated antigen 4 plays an essential role in the function of CD4⁺CD25⁺regulatory cells that control intestinal inflammation.J Exp Med, 2000, 192（2）: 295-302.

[4] PAUST S, LU L, MCCARTY N, et al.Engagement of B7 on effector T cells by regulatory T cells prevents autoimmune disease.Proc Natl Acad Sci US A, 2004, 101（28）: 10398-10403.

[5] ZHENG S G, WANG J H, GRAY J D, et al.Natural and induced CD4⁺CD25⁺cells educate CD4⁺CD25⁻cells to develop suppressive activity: the role of IL-2, TGF-beta, and IL-10.Inununol, 2004, 172（9）: 5213-5221.

[6] BENNETT C L, CHRISTIE J, RAMSDELL F, et al. Theimmunedysregulation, Polyendocrinopathy, enteropathy, X-linked syndrome（IPEX）is caused by mutations of Foxp3.Nat Genet, 2001, 27（1）: 20-21.

[7] KOENDERS M I, JOOSTEN L A, VAN DEN BERG W B.Potential new targets in arthritis therapy: interleukin（IL）-17 and its relation to tumour necrosis factor and IL-1 in experimental arthritis .Ann Rheum Dis,

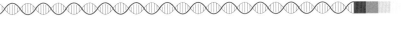

2006，65（3）: 29-33.

[8] GARTLEHNER G，HANSEN R A，JONAS B L，et al. The comparative efficacy and safety of biologics for the treatment of rheumatoid arthritis: a systematic review and metaanalysis.J Rheumatol，2006，33（12）: 2398-2408.

[9] CAO D，MALMSTRÖM V，BAECHER-ALLAN C，et al. Isolation and functional characterization of regulatory CD25+CD4+T cells from the target organ of patients with rheumatoid arthritis.Eur Immunol，2003，33（1）: 215-223.

[10] VAN AMELSFORT J M，JACOBSK M，BIJLSMA J W，et al. CD4+CD25+ regulatory T cells in rheumatoid arthritis: differences in the presence，phenotype，and function between peripheral blood and synovial fluid. Arthritis Rheum，2004，50（9）: 2775-2785.

[11] 陈丽娜 . CD4+CD25Treg 在类风湿关节炎不同病期和 TNF-α 受体抗体融合蛋白治疗中的消长及其意义的研究 . 第四军医大学，2007.

[12] WANG Y，CAO X，WANG L. Study on ratio of CD4/CD8 and the number of CD4+CD25+Treg cells in PBMC of rheumatoid arthritis patients.Chin J Clin Lab Sci，2007，25（2）: 133-134.

[13] EHRENSTEIN M R，EVANS J G，SINGH A，et al. Compromised function of regulatory T cells in rheumatoid arthritis and reversal by anti-TNFalpha therapy. J Exp Med，2004，200（3）: 277-285.

[14] 徐巍，沈波，陈葆国，等 . 类风湿关节炎患者外周血 CD4+CD25+ 调节性 T 细胞的表达及与疾病活动性的关系 . 浙江检验医学，2009，7（1）: 22-23.

[15] NIU Q，HUANG Z C，CAI B，et al. Study on ratio imbalance of peripheral blood Th17/Treg cells in patients with rheumatoid arthritis.Chin J Cell Mol Immunol，2010，26（3）: 267-272.

[16] VAN HAMBURG J P，ASMAWIDJAJA P S，DAVELAAR N，et al. Th17 cells，but not Th1 cells，from patients with early rheumatoid arthritisare potent inducers of matrix metalloproteinases and proinflammatory cytokines upon synovial fibroblast interaction，including autocrine interleukin-17A production. ArthritisRheum，2011，63（1）: 73-83.

[17] ITO Y，HASHIMOTO M，HIROTA K，et. al. Detection of T cell responses to a ubiquitous cellular protein in autoimmune disease. Science，2014，346: 363-368.

[18] ZHU J，CHEN X Y，LI L B，et al. Electroacupuncture attenuates collageninduced arthritis in rats through vasoactive intestinal peptide signalling-dependent re-establishment of the regulatory T cell/T-helper 17 cell balance. Acupunct Med，2015，33（4）: 305-311.

[19] MORGAN M E，FLIERMAN R，VAN DUIVENVOORDE L M，et al. Effective treatment of collagen-induced arthritisby adoptive transfer of CD25+regulatoryT cells. Arthritis Rheum，2005，52（7）: 2212-2221.

[20] PARADOWSKA-GORYCKA A，JURKOWSKA M，FELIS-GIEMZA A，et al. Genetic polymorphisms of Foxp3 in patients with rheumatoid arthritis. J Rheumatol，2015，42（2）: 170-180.

[21] WING K，YAMAGUCHI T，SAKAGUCHI S. Cell-autonomous and -non-autonomous roles of CTLA-4 in immune regulation. Trends Immunol，2011，32（9）: 428-433.

[22] LI G，SHI F，LIU J，et al. The effect of CTLA-4 A49G polymorphism on rheumatoid arthritis risk: a meta-analysis. Diagn Pathol，2014，9: 157.

[23] VALENCIA X，STEPHENS G，GOLDBACH-MANSKY R，et al. TNF downmodulates the function of human CD4+CD25high T-regulatory cells. BLOOD，2015，108（1）: 253-261.

[24] KIMURA A，KISHIMOTO T. IL-6: regulator of Treg/Th17 balance. Eur J Immunol，2010，40（7）: 1830-1835.

[25] LASTOVICKA J. The phenotypic markers of CD4$^+$ CD25$^+$ T regulatory lymphocytes. Res Immunol，2013，2013：119348.

[26] KANDA Y. Investigation of the freely available easy-to-use software 'EZR' for medical statistics. Bone Marrow Transplant，2013，48（3）：452-458.

[27] BARBIERI A，DOLCINO M，TINAZZI E，et al. Characterization of CD30/CD30L$^+$ cells in peripheral blood and synovial fuluid of patients with rheumatoid arthritis.J Immunol Res，2015，2015：729654.

[28] AL-ZIFZAFA D S，EL BAKRYB S A，MAMDOUH R，et al. FoxP3$^+$ T regulatory cells in Rheumatoid arthritisand the imbalance of the Treg/TH17 cytokine axis. EgyptianRheumatologist，2015，37（1）：7-15.

[29] GAAFAR T，FARID R. The TH17/Treg Imbalance in rheumatoid arthritisand relation to disease activity. J Clin Cell Immunol，2015，6（6）：381.

[30] DAÏEN C I，GAILHAC S，AUDO R，et al. High levels of natural killer cells are associated with response to tocilizumab in patients with severrheumatolidarthritis.Rheumatology（Oxford），2015，54（4）：601-608.

[31] CRIBBS A P，KENNEDY A，PENN H，et al. Treg cell function in rheumatoid arthritis is compromised by CTLA-4 promoter methylation resulting in a failure to activate the indoleamine 2，3-dioxygenase pathway. ArthritisRheumatol，2014，66（9）：2344-2354.

[32] MORADI B，SCHNATZER P，HAGMANN S，et al. CD4$^+$CD25$^+$/highCD127low/regulatoryT cells are enriched in rheumatoid arthritisand osteoarthritis joints—analysis of frequency and phenotype in synovial membrane，synovial fluid and peripheral blood. Arthritis Res Ther，2014，16（2）：R97.

[33] MATSUKI F，SAEGUSA J，MIYAMOTO Y，et al. CD45RA-Foxp3high activated/effector regulatoryT cells in the CCR7$^+$ CD45RA$^-$CD27$^+$ CD28$^+$ central memory subset are decreased in peripheral blood from patients with rheumatoid arthritis.Biochem Biophys Res Commun，2013，438（4）：778-783.

[34] GUGGINO G，GIARDINA A，FERRANTE A，et al. The in vitro addition of methotrexate and/or methylprednisolone determines peripheral reduction in Th17 and expansion of conventional Treg and of IL-10 producing Th17 lymphocytes in patients with early rheumatoid arthritis. Rheumatol Int，2015，35（1）：171-175.

[35] JI L，GENG Y，ZHOU W，et al. A study on relationship among apoptosis rates，number of peripheralT cell subtypes and disease activity in rheumatoid arthritis. Int J Rheum Dis，2016，19（2）：167-171.

[36] GAO S，HAO B，YANG X F，et al. Decreased CD200R expression on monocyte-derived macrophages correlates with Th17/Treg imbalance and disease activity in rheumatoid arthritis patients. Inflamm Res，2014，63（6）：441-450.

[37] NIE H，ZHENG Y，LI R，et al. Phosphorylation of FOXP3 controls regulatory T cell function and is inhibited by TNF-α in rheumatoid arthritis.Nat Med，2013，19（3）：322-330.

[38] ABAZA N，EL-KABARITY R H，ABO-SHADY R A. Deficient or abundant but unable to fight? Estimation of circulating FoxP3$^+$ T regulatorycells and their counteracting FoxP3- in rheumatoid arthritisand correlation with disease activity. Egypt Rheum，2013，35（4）：185-192.

[39] KIM J R，CHAE J N，KIM S H，et al. Subpopulations of regulatory T cells in rheumatoid arthritis，systemic lupus erythematosus，and Behcet's disease. J Korean Med Sci，2012，27（9）：1009-1013.

[40] NIU Q，CAI B，HUANG Z C，et al. Disturbed Th17/Treg balance in patients with rheumatoid arthritis. Rheumatol Int，2012，32（9）：2731-2736.

[41] CHEN J，LI J，GAO H，et al. Comprehensive evaluation of different T-helper cell subsets differentiation and function in rheumatoid arthritis.J Biomed Biotechnol，2012，2012：535361.

[42] CHEN R，TAO Y，QIU K，et al. Association of circulating Treg cells with disease activity in patients with

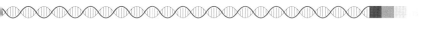

rheumatoid arthritis. J South Med Univ，2012，32（6）：886-889.

[43] XIAO H，WANG S，MIAO R，et al. TRAIL is associated with impaired regulation of CD4$^+$CD25$^-$ T cells by regulatoryT cells in patients with rheumatoid arthritis.J Clin Immunol，2011，31（6）：1112-1119.

[44] FURUZAWA-CARBALLEDA J，LIMA G，JAKEZ-OCAMPO J，et al . Indoleamine 2，3-dioxygenase-expressing peripheral cells in rheumatoid arthritisand systemic lupus erythematosus：a cross-sectional study. Eur J Clin Invest，2011，41（10）：1037-1046.

[45] LOZA M J，ANDERSON A S，O'ROURKE K S，et al. T-cell specific defect in expression of the NTPDase CD39 as a biomarker for lupus. Cell Immunol，2011，271（1）：110-117.

[46] TANG T T，SONG Y，DING Y J，et al. Atorvastatin upregulates regulatory T cells and reduces clinical disease activity in patients with rheumatoid arthritis.J Lipid Res，2011，52（5）：1023-1032.

[47] CHEN M H，CHEN W S，LEE H，et al. Inverse correlation of programmed death 1（PD-1）expression in T cells to the spinal radiologic changes in Taiwanese patients with ankylosing spondylitis. Clin Rheumatol，2011，30（9）：1181-1187.

[48] ZHAO J，GUO S，SCHRODI S J，et al.Molecular and Cellular Heterogeneity in Rheumatoid Arthritis：Mechanisms and Clinical Implications.Front Immunol，2021，12：790122.

[49] HUANG J，FU X，CHEN X，et al. Promising therapeutic targets for treatment of rheumatoid arthritis. Front Immunol，2021，12：686155.

[50] WANG Z，HUANG J，XIE D，et al. Toward overcoming treatment failure in rheumatoid arthritis. Front Immunol，2021，12：755844.

[51] ZHAO J，WEI K，CHANG C，et al. DNA Methylation of T lymphocytes as a therapeutic target：implications for rheumatoid arthritis etiology.Front Immunol，2022，13：863703.

[52] SHAMS S，MARTINEZ J M，DAWSON J R D，et al. The therapeutic landscape of rheumatoid arthritis：current state and future directions. front pharmacol，2021，12：680043.

第二节　Treg 与系统性红斑狼疮

一、系统性红斑狼疮的发病机制

系统性红斑狼疮（systemic lupus erythematosus，SLE）是一种复杂的异质性自身免疫病，以出现多种自身抗体为特征，累及多个系统。SLE 的发病机制中有多种因素的参与，其具体的病因和发病机制迄今未明。有研究认为，SLE 是在遗传因素导致的遗传易感性的基础上，以及在病毒感染或激素环境等促发因素的作用下，机体的免疫系统发生功能紊乱导致自身耐受丧失而引起的。

（一）遗传因素

SLE 的易感性与遗传因素有关，Deapen 等对患有 SLE 的双胞胎进行的流行病学研究表明，单卵双胞胎的同病率可达 25%，而双卵双胞胎的同病率仅为 2%。最近，人们使用基因组筛查来定位与 SLE 易感性有关的基因，几乎每条染色体都被检测过，检测结果发现，许多基因都与 SLE 的发病有关，其中 Johanneson 等仅在 1 号染色体上就检测到了 6 个优势对数评分超过 1.5 的连锁区域。但是许多关于基因与 SLE 相关性的研究结果并不一致,如血管紧张素转化酶基因,某些主要组织相容性复合体基因等,这种不一致的结果可能是由于不同人群中等位基因频率的不同而造成的。

（二）免疫因素

1. 免疫细胞

SLE 患者血清中出现的大量自身抗体说明了自身反应性 B 细胞的存在和活化，B 细胞的活化和存活有赖于 T 细胞的调节，自身反应性 B 细胞的增殖与 T 细胞抑制功能的异常有关。

CD4$^+$CD25$^+$Treg 是具有免疫抑制作用的 T 细胞亚群，在自然条件下处于无能状态，可通过直接接触或分泌 IL-10、TGF-β 等方式发挥负向调节作用，抑制其他 CD4$^+$ 和 CD8$^+$T 细胞的功能及 B 细胞的抗体合成，它的抑制作用不具有抗原特异性，且与其细胞表面的 CTLA-4 和糖皮质激素诱导的肿瘤坏死因子受体（glucocorticoid induced tumor necrosis factor receptor, GITR）家族相关基因的表达密切相关。CD4$^+$CD25$^+$Treg 的免疫抑制活性和细胞数量决定了 CD4$^+$CD25$^+$Treg 介导的抑制反应水平。Crispin 等研究发现，SLE 患者的 CD4$^+$CD25$^+$Treg 功能异常，活动性 SLE 患者体内 CD4$^+$CD25$^+$Treg 的数目较健康对照组和非活动性 SLE 患者组明显下降，CD4$^+$CD25$^+$Treg 数目减少，免疫抑制能力下降，使其对过度活化的自身反应性 B 细胞的抑制能力减弱。抗双链 DNA 抗体是 SLE 患者体内出现的特征性抗体之一，进一步研究发现，CD4$^+$CD25$^+$Treg 可以通过细胞间直接接触的方式抑制 B 细胞产生抗双链 DNA 抗体。Lee 等的研究数据表明，活动性 SLE 患者的 CD4$^+$CD25$^+$Treg 减少，且其减少的程度与疾病的活动性和患者血中抗双链 DNA 抗体的水平呈负相关。

树突状细胞（dendritic cell, DC）是高效的 B 细胞和 T 细胞的激活细胞及关键的免疫调控和耐受调节细胞。SLE 患者外周血中的单核细胞可以诱导自身 CD4$^+$T 细胞增殖，具有 DC 样作用，正常人的单核细胞在经过 SLE 患者的血清孵育后会出现 DC 的形态和功能，这说明在 SLE 患者的血中存在着可以诱导单核细胞分化成为成熟 DC 的环境。这种不断成熟的 DC 可以使自身反应性 T 细胞克隆活化增殖，打破机体的自身免疫耐受。类浆细胞 DC（plasmacytoid DC, pDC）是人体内一类主要分泌 I 型干扰素的DC。在人类中，由病毒激活的 pDC 可以诱导 CD40 激活的 B 细胞分化成浆细胞，这一过程主要通过 pDC 分泌的 IFN-α 和 IL-6 介导：IFN-α 可以诱导 B 细胞分化成非免疫球蛋白分泌型的浆母细胞，之后，浆母细胞又在 IL-6 的作用下分化成免疫球蛋白分泌型的成熟浆细胞。由此可见，DC 可以通过其分泌的细胞因子促进自身反应性 B 细胞分化成浆细胞，从而分泌大量自身抗体。另外，SLE 患者血中的 DC 可促进 CD8$^+$ 效应 T 细胞分化，这些 CD8$^+$ 效应 T 细胞可以通过释放颗粒酶的方式杀伤靶细胞，产生核小体和 SLE 自身抗原，而核小体又可以被 DC 摄取并将自身抗原提呈给 T 细胞、B 细胞。DC 的上述作用使得机体自身耐受被打破，自身反应性 T 细胞、B 细胞活化，自身抗体和含染色质成分的自身抗体—自身抗原免疫复合物形成，这些反过来又可以进一步诱导并维持 DC 成熟，形成恶性循环，使疾病不断进展。

2. 细胞因子

细胞因子是一类具有广泛生物学活性的小分子蛋白质，作为细胞间信号传递分子，主要调节免疫应答、参与免疫细胞分化发育、介导炎症反应等。许多细胞因子在 SLE 的发病过程中发挥了重要的作用。IFN-α 与 SLE 发病关系密切。Bengtsson 等证实，SLE 患者血清 IFN-α 水平升高，且血清水平与 SLE 的活动性密切相关。IFN-α 可以诱导外周血中的单核细胞分化为成熟 DC 并使其持续活化。在小鼠中，IFN-α 可以直接作用于小鼠 B 细胞，促进其对可溶性蛋白抗原的初次抗体反应，并且可以诱导各种亚型 IgG 的合成。应用 IFN-α 治疗癌症或病毒感染的患者中，有 4% ~ 9% 的患者会出现自身抗体，甚至会出现各种 SLE 样症状。实验证明，在人类伴有狼疮性肾炎的 SLE 患者中，IFN-γ 可通过上调 CD40 表达及激活细胞免疫反应而在 SLE 的发生过程中发挥作用。IL-10 可刺激 B 细胞增殖和抗体合成，越来越

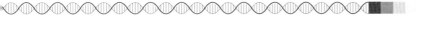

多的证据表明，IL-10 是导致 SLE 患者体内自身抗体过度合成的主要原因，通常 SLE 患者血中 IL-10 的水平与正常对照组相比是升高的。Ripley 等发现在活动期 SLE 患者血中 IL-6 水平显著高于非活动期患者，且 IL-6 水平与 SLE 患者的血红蛋白水平呈负相关，这说明 IL-6 可能与患者的贫血症状相关。

（三）性激素的作用

SLE 的发病表现出女性优势，主要累及脑力和体力处于最佳状态的育龄期女性，男女患病比例为 1∶9，SLE 的这种女性优势表现的原因至今未明，或许与性激素的作用有关。

1. 雌激素

目前关于雌激素在 SLE 发病中的作用尚未有一致的结论，在实验性 SLE 鼠中，经抗雌激素抗体或雌激素受体拮抗剂他莫昔芬处理后，其异常的细胞因子水平恢复正常，自身抗体 IgG3 亚型减少。但是，另有研究显示妊娠 SLE 患者随着孕期延长狼疮活动性增加，体内血清雌二醇水平与年龄相匹配的对照组孕妇相比异常降低，非芳香化的男性激素并没有改善患者的病情，反而加重了患者的疾病活动，雌激素受体拮抗剂他莫昔芬的使用也未改善疾病活动性反而加重。因此，雌激素在 SLE 中的作用究竟是正向的还是负向的还有待于进一步研究。

2. 睾酮

睾酮为雌二醇的前体物质，在男性与女性体内均可存在，通常作为免疫抑制剂使用。合并克兰费尔特综合征（患者性染色体组为 XXY 型，表现为小睾丸，精子缺乏与不育，尿中促性腺激素排泄增加，患者身高体长）的 SLE 患者在接受睾酮治疗后，SLE 的临床症状得到缓解。

（四）环境因素

光过敏是 SLE 患者的一个常见症状，紫外线照射可使得易感个体出现皮疹，甚至全身性反应。某些患者对紫外线高度敏感，据报道有一例 SLE 患者的皮肤狼疮因暴露于影印机发射的紫外线中而恶化。Sontheimer 对紫外线诱发 SLE 的可能机制加以综合后得出如下假设：抗 Ro 抗体与光过敏皮疹的发生相关，紫外线照射使得促炎细胞因子释放增多及角质细胞凋亡率增高，导致包括 Ro 抗原在内的自身抗原暴露和后续角质细胞的细胞毒反应，从而诱发 SLE 或使 SLE 症状加重。综上所述，SLE 是一种由多种因素参与并相互作用而引起的复杂的自身免疫病，对于 SLE 研究已取得了极大的成绩，人们对它的认识也越来越深入。虽然 SLE 的病死率在过去 10 年里逐渐降低，但它仍然是一种严重威胁人类健康的疾病，对 SLE 病因学的进一步研究，将为 SLE 的治疗提供更好的靶点。

二、Treg 与系统性红斑狼疮

1. Treg

T 淋巴细胞在正常人体内环境中，相互抑制，维持一种动态平衡。研究表明，Th17/Treg 和 Th1/Th2 两套细胞平衡状态被破坏参与了 SLE 的发病过程。Treg 是 T 细胞家族一个新亚群，对各种抗原的过度免疫产生抑制作用，包括自身抗原、共生细菌衍生抗原和环境过敏原等。作为免疫抑制的中枢调节剂，在免疫系统的许多方面发挥关键性作用。Treg 能调控潜在并具有伤害性的自身反应性 T 淋巴细胞，不仅可以抑制正在进行的免疫反应，还对维持静息状态下的外周耐受发挥重要作用，且对重建自身免疫耐受也有关键的作用。

（1）Treg 的分类

Treg 按照细胞来源可分为：由胸腺产生的 Treg（thymus Treg，tTreg）初始 T 细胞经过体外诱导分化的 Treg（induced Treg，iTreg）和外周组织中由抗原刺激 T 细胞分化出来的内源性诱导 Treg（peripherally derived Treg，pTreg）。从细胞功能和表面标志来看，迄今已发现多种表型 Treg 的存在，包括 Th3、Tr1、CD4$^+$CD25$^-$Foxp3$^+$Treg 等。

（2）Treg 的作用

CD4$^+$CD25$^+$Treg 是 nTreg 的主要组成成分，占正常人和小鼠外周血及脾脏组织的 5%～10%。近年来，学者对 nTreg 中的 CD4$^+$CD25$^+$Treg 研究较深入，发现其可抑制相关免疫细胞的活性，发挥免疫调节功能。这类细胞除可分泌 TGF-β 之外还常常共同表达 CD4 分子和 CD25 分子，特征性高表达核蛋白转录因子叉头样 / 翼状螺旋转录因子 3。CD4$^+$CD25$^+$Treg 发挥其免疫抑制效应是通过 Foxp3、CTLA-4、GITR 等关键因子介导细胞间的直接接触实现的。CD4$^+$CD25$^+$Treg 也可通过分泌细胞因子来发挥免疫抑制作用。在做出免疫应答时，可抑制自身 T 淋巴细胞的增殖，对机体免疫系统功能具有抑制作用。

由外周幼稚 T 淋巴细胞分化而来的 iTreg，其分化过程需在具有免疫抑制性细胞因子 TGF-β、IL-10 和 IL-2 或者特异性抗原诱导下进行。iTreg 主要包括 Th3 细胞和 Tr1 细胞，主要分泌 IL-35、IL-10 和 TGF-β 等细胞因子发挥免疫负调控作用。Tr1 细胞表型特征为 CD4$^+$CD25^{low}CD45RB^{low}，主要分泌高水平的 IL-10、TGF-β 和 IL-35 等因子，但不分泌 IL-4，也无 Foxp3 基因的表达。Tr1 细胞在维持外周免疫耐受及调节免疫应答反应中具有重要作用。在体外及体内某些条件下可以诱导初始 CD4$^+$T 细胞向 Tr1 细胞转化。通过分泌 IL-10 和 TGF-β 可以抑制幼稚型 T 淋巴细胞和记忆型 T 淋巴细胞增殖反应，防止自身免疫性的发生。Th3 细胞表型特征为 CD4$^+$CD25^{low}，在免疫应答中分化而成，通过特异性抗原刺激后主要分泌 TGF-β1 等细胞因子，对 Th1 细胞和 Th2 细胞的功能均有抑制作用。

Treg 的免疫抑制作用对机体的免疫调控起着十分重要的作用。Treg 异常可导致多种慢性炎症性疾病和自身免疫病的发生、发展，如 SLE、肿瘤、类风湿关节炎等。总结下来 Treg 的免疫抑制调节机制可能主要包括以下几个方面：①细胞与细胞间的接触抑制；②通过分泌抑制性的细胞因子发挥免疫调节作用，Foxp3$^+$Treg 通过产生 IL-10、IL-35、TGF-β 等免疫抑制因子发挥免疫调节作用；③通过上调 IL-2 受体的表达抑制其他 T 淋巴细胞与 IL-2 结合，从而影响其活化增殖；④细胞溶解途径：通过颗粒酶 B 和穿孔素 -1 途径导致自然杀伤细胞和 B 淋巴细胞的溶解死亡；⑤通过表达共抑制分子 CTLA-4 与抗原提呈细胞（antigen presenting cell，APC）表面分子 CD80 和 CD86 高亲和力结合而启动抑制信号，诱导 DC 产生吲哚胺 2，3- 双加氧酶，进而催化色氨酸为犬尿氨酸导致周围细胞死亡。虽然上述机制尚未完全清楚，但 Treg 数量和功能的异常对机体免疫系统功能的影响不容小觑。

（3）Treg 功能相关的细胞因子及作用机制

体外实验表明，Treg 主要通过细胞间接触依赖方式发挥作用。Jonuleit 等研究证实，用半透膜将 Treg 与效应 T 细胞隔开，则 Treg 对效应 T 细胞的抑制作用消失。Treg 表面表达的功能性分子介导这一作用，如 CTLA-4、GITR 相关蛋白、膜结合型 TGF-β、颗粒酶 B。

1）CTLA-4 是一种参与下调 T 细胞功能的抑制性分子，在 CD4$^+$CD25$^+$Treg 激活后表达增加。CTLA-4 能与效应细胞 CD80/CD86 直接结合，将抑制信号传递给效应细胞。CTLA-4 也可与抗原提呈细胞表面的 B7 分子结合，通过逆向转导信号降低 T 细胞活化。同时，CTLA-4 能诱导 APC 产生吲哚胺 2，3- 双加氧酶以分解色氨酸，而游离色氨酸含量的降低与效应 T 细胞活性下降有关。有文献显示，阻遏 CTLA-4 可下调 TGF-β 和生长转化因子 β Ⅱ型受体（TBR Ⅱ）的表达。人类体外研究结果表明，抗 CTLA-4 抗体可部分阻断 CD4$^+$CD25$^+$CTLA-4$^+$Treg 的抑制功能。

2）GITR 属于肿瘤坏死因子受体家族成员，高表达于 CD4$^+$CD25$^+$Treg。CITR 作为共同刺激分子与配体结合可为 CD4$^+$CD25$^+$Treg 增殖提供协同刺激信号，同时逆转 CD4$^+$CD25$^+$Treg 介导的抑制效

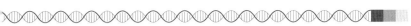

应。研究显示 CITR 可抑制 Smad2/Smad3 磷酸化，提示 CITR 通过调控 TGF-B/TBR II 信号通路来逆转 CD4⁺CD25⁺Treg 的抑制功能。

3）膜结合型 TCF-β 在体内对 CD8⁺ 细胞表现出抑制作用。Bartholome 等报告在 1 型糖尿病小鼠模型中，Treg 可抑制野生型 CD8⁺T 细胞对胰岛细胞的攻击。但对 TCF-βR II（−/−）的 CD8⁺T 细胞无抑制作用。除此之外，膜结合型 TGF-β 也可抑制 NK 细胞。陈万军等的研究证实正常 CD4⁺CD25⁻T 细胞几乎没有 TGF-βR II 表达，但经 TCR 刺激后表达增加。将 CD4⁺CD25⁻T 细胞与 Treg 在体外共同培养时，Treg 表达的膜结合型 TGF-β 会以细胞间直接接触方式与 CD4⁺CD25⁻T 细胞表面的 TGF-βR II 结合，从而抑制其活性。有研究证明活化的 CD4⁺CD25⁺T 细胞可通过颗粒酶 B 发挥接触性依赖抑制作用。

体内实验显示，Treg 的抑制效应需要细胞因子的参与，它们是由 Treg 产生的一类相关抑制性因子：IL-10、TGF-β。IL-10 能直接或间接降低抗原特异性 T 细胞的增殖，其直接作用是抑制 IL-12 的产生，而间接机制包括下调 MHC I 类分子表达、单核细胞 CD80 和 CD86 表达及 CD28 配体表达。尚有文献报道，Treg 在体内可将病理性自身免疫性 Thl 转化为高分泌 IL-10 的 T 细胞，这种 T 细胞以依赖 IL-10 的方式抑制实验性变态反应性脑脊髓膜炎（experimental allergic encephalomyelitis，EAE）。

4）TGF-β 是一种多肽细胞因子，在正常情况下无活性，只有在其活性基团表面的多肽 LAP 去除后，TGF-β 分子方能与受体结合并转导信号。目前 TGF-β 受体至少已发现 3 种 TβRI-M。TGF-β 首先与 TβRI1 结合（TβRI 可协助 TGF-β 与 TβRI 结合），然后激活 TβRI 使之磷酸化，活化后的 TβR 可激活 Smad2/Smad3（TGF-β 信号转导途径的特异介导因子）使其磷酸化。磷酸化的 Smad2/Smad3 与 Smad4 结合成复合物调控相应基因表达。体内 TGF-β 能调节 Foxp3 表达，从而使 CD4⁺CD25⁻T 细胞分化为 Treg，同时参与 CD4⁺CD25⁺T 细胞对排斥反应的抑制。外周循环中经 TGF-β 诱导产生的 Treg（iTreg）能抑制 Th1 细胞介导的结肠炎发生。TGF-β 还可抑制 B 细胞及 CTL 的增殖、分化。

关于 CD4⁺CD25⁺Treg 的作用机制尚不完全明晰。现认为在体外，Treg 以细胞间直接接触机制发挥作用，其为抗原特异性；体内 Treg 的抑制作用与细胞因子有关，且是非抗原特异性。也有文献称诱导产生的 Treg 无论是在体内还是在体外，其抑制作用几乎都依赖于细胞因子。可见，在探讨 Treg 特征和作用机制时，将细胞严格分类是得出正确共识的前提。

2. Treg 在 SLE 中的研究概况

SLE 是一种复杂的慢性自身免疫病，其发病常与免疫复合物沉积、多种自身抗体的产生等造成体内免疫功能紊乱有关。其病因及发病机制尚不明确，可受遗传因素、感染、环境因素及体内激素水平、药物等影响。SLE 患者中机体免疫功能异常，T 淋巴细胞异常活化刺激 B 淋巴细胞产生自体免疫抗体，在各组织中形成免疫复合物沉积造成肾脏、皮肤、关节和其他器官不可避免的损伤，最终导致机体免疫功能异常。Treg 对单核巨噬细胞分泌的炎症因子有抑制作用，SLE 患者改善和修正 Treg 功能有利于改善疾病的状态。实验研究显示，SLE 小鼠主要由外周淋巴器官中的 T 淋巴细胞调节功能障碍所致，Treg 缺陷参与了 SLE 及狼疮性肾炎（lupus nephritis，LN）的发生与发展。

（1）Treg 在 SLE 中的变化

近年来 Treg 在 SLE 发病过程中的作用被学者陆续发现，在正常情况下 Treg 是一类具有免疫调节功能的特殊 T 细胞群，对维持免疫平衡状态起最重要的作用。研究发现，SLE 患者的循环淋巴细胞亚群功能不全，这种现象在伴随感染的患者中更为明显。Treg 数量或功能的改变在 SLE、肿瘤和硬化症反应等多种自身免疫病的发生和发展中发挥着重要作用。Liu 等发现 CD4⁺CD25⁺Treg 数量与 SLE 病情发展及相关器官受损密切相关。Sakaguchi 等发现正常小鼠脾脏的 CD4⁺T 细胞去除 CD25⁺ 细胞后转移给同基因型 T 细胞缺陷小鼠，将导致各种器官特异性自身免疫病，注射 $CD4^+CD25^+Treg$ 可以抑制这些自身免疫病的发生，$CD4^+CD25^+Treg$ 缺陷小鼠的 T 淋巴细胞转移到裸鼠中会导致多种自身免疫病，而预先输入 $CD4^+CD25^+Treg$ 可预防这类疾病的发生，故 $CD4^+CD25^+Treg$ 具有维持外周免疫耐受及预防自身免疫病发生的作用。Gong 等研究发现，发病 20 周的 MRL/lpr 小鼠脾脏中 $CD4^+CD25^+Foxp3^+Treg$ 数量较发病 5 周的小鼠少，表明 $CD4^+CD25^+Foxp3^+Treg$ 在 SLE 发生、发展过程中有着不容忽视的作用。

（2）Treg 调节 SLE 的机制

Treg 抑制 SLE 自身免疫应答的机制已得到证实，主要包括：① Treg 可通过 TGF-β、CTLA-4、IL-10、GITR 等与 Th 细胞表面的相应受体或配体结合，抑制 Th 细胞的增殖，抑制自身反应性 T 淋巴细胞的活化，阻止自身免疫应答的发生。② Treg 通过抑制 Th 细胞活化介导减少 B 细胞产生自身抗体，减轻组织中免疫复合物介导的损伤。③在 SLE 患者体内，DC 向 $CD4^+T$ 细胞呈递自身抗原，促进自身反应性 $CD4^+T$ 细胞的过度活化，在正常人体内 Treg 可抑制 DC 成熟和 APC 功能，维持自身免疫系统的稳态。

此外，最新研究发现其他信号通路也参与 Treg 调控 SLE 的发病机制。如在 SLE 患者中，TGF-β通过抑制 NF-κB 降低 miR-31 的活性，通过直接靶向癌胚抗原相关细胞黏附分子 1（CEACAM-1）来抑制 Treg 的分化并促进自身免疫；IFN-α 激活白细胞介素 -1 受体相关激酶 1，诱导系统性红斑狼疮患者的调节性 T 细胞凋亡，从而诱导 SLE 发病；MicroRNA-448（miR-448）在 SLE 患者的外周血单核细胞及血清中高表达，且其表达水平与疾病严重程度呈正相关，抑制 MRL/lpr 小鼠的 miR-448 表达，可以促进脾脏幼稚 $CD4^+T$ 细胞中的 Treg 活化并抑制 Th17 细胞比例，以及 IL-10 升高和 IL-17A 水平降低，降低组织损伤；肿瘤坏死因子受体相关因子 3 通过调节小鼠的 Th17 细胞和 Treg 平衡及 NF-κB 信号通路在 LN 中发挥作用。

三、Treg 与系统性红斑狼疮的治疗

在 Treg 治疗 SLE 前，应利用全身放疗、免疫抑制剂和生物制剂等预处理。根据 Treg 的扩增来源可分为以下几种治疗途径。

1. nTreg 的体内扩增

临床上使用小剂量 IL-2 治疗移植物抗宿主病和 HCV 相关的血管炎是有效的，IL-2 联合雷帕霉素治疗 1 型糖尿病同样有效。临床试验证明小剂量 IL-2 的输注可使 Treg 增殖而不引起效应 T 细胞扩增，但 IL-2 的输注能否预防复发尚不清楚，而且除了 IL-2，其他细胞因子、激动剂、阻断剂等能否有效地使特异性 Treg 增殖需要进一步研究。课题组前期通过给予 SLE 患者低剂量 IL-2 治疗，发现低剂量 IL-2 诱导 Treg 和 NK 细胞扩增，这可能有助于 SLE 患者免疫稳态的恢复。此外，也有研究者通过动物实验发现 MSC- 外泌体可诱导 M2 巨噬细胞和 Treg 极化来改善肾炎和其他关键器官损伤，在 SLE 中发挥抗炎和免疫调节作用。

最近，纳米颗粒（nanoparticle，NP）已被设计用于纠正稳态调节缺陷并再生治疗抗原特异性 Treg。与传统药物相比，NP 的优势包括：①当靶向特定细胞时（通过增加释放后的局部浓度），将生物制剂的递送量显著降低 100 ~ 1000 倍。这减少了不良反应和成本。②改善不溶性药物的递送，最大限度地提高生物利用度。③将治疗剂与诊断剂结合，产生"治疗诊断剂"。地塞米松（DXM）负载的 IFN-γ 处理的 MHC Ⅰ 类缺陷癌膜包被纳米颗粒（IM-MNP/DXM）以安全地利用肿瘤细胞的免疫抑制能力治疗 SLE。IM-MNPs 继承了膜功能，使得这些颗粒能够逃避免疫清除并积累在炎症器官中。IM-MNP 特异性靶向 SLE $CD4^+T$ 细胞和激动剂 PD-1/TIGIT 信号转导，以抑制效应 T 细胞功能，同时增强 Treg 自身的免

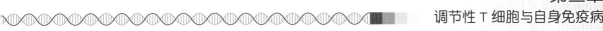

疫抑制功能。DXM 的持续释放抑制了炎症微环境中促炎细胞因子的产生，进一步促进了 Treg 介导的免疫稳态。IM-MNP/DXM 在改善 LN 和减少体内不良反应方面显示出显著的治疗效果。因此，该颗粒代表了一个有前途的平台，可以提高当前的 SLE 治疗效果，同时最大限度地减少 DXM 和 IC 激动剂治疗的全身不良反应。

此外，体内激活和扩增 Treg 有许多替代策略，包括使用 Treg 相关细胞表面蛋白、小分子的信号转导和表观遗传调节，以及使用自身抗原肽和微生物的方法。动物实验研究结果表明，非常低剂量的核小体组蛋白肽有效地控制了 SNF1 SLE 易感小鼠中的狼疮并诱导了 Treg 亚群。微生物组和益生菌在 SLE 免疫调节中的作用也正在积极研究。研究发现，某些梭状芽孢杆菌菌株减少了 Th17 细胞并诱导了 Treg。此外，双歧杆菌补充防止 CD4$^+$T 细胞过度活化，恢复 SLE 中的 Treg/Th17/Th1 失衡。

2. nTreg 或 iTreg 的体外扩增

临床上为了预防 GVHD，通常通过体外扩增被供体者外周血单核细胞刺激过得 Treg，然后把这些 Treg 和造血干细胞一起输入患者体内。自身免疫病患者的 Treg 扩增发生在炎症部位或局部淋巴结，而小鼠则在脾脏里扩增。适合用于治疗的 Treg 应该是处于初始状态或静息状态的 Foxp3$^+$Treg，可是这类细胞在体内并不增殖，但可在高浓度 IL-2 和抗原刺激条件下扩增并表达 Foxp3，同时该条件下的效应 T 细胞会发生凋亡。而且在细胞培养过程中加入雷帕霉素、视黄酸可使 Treg 更稳定的表达 Foxp3 等相关蛋白分子。

3. 普通 T 细胞转化为 Treg

将普通 T 细胞转化为 Treg 的治疗方法尚不成熟，但笔者在知道自身免疫病相关抗原的情况下可以通过体外诱导或体内转化的方式得到自身免疫性抗原特异性的 Treg 用于治疗 SLE。

4. 间充质干细胞

最近，间充质干细胞（mesenchymal stem cell，MSC）是多能祖细胞，在先天性和适应性免疫反应方面发挥免疫抑制功能。十多年来，MSC 在临床环境中用于治疗各种狼疮样疾病。该疗法可以通过促进 Th2 和 Treg 的增殖，以及抑制 Th1、Th17 和 B 细胞等的活性来改善难治性 SLE 的体征和症状。在 MRL/lpr 小鼠中，MSC 来源的外泌体在 SLE 中具有抗炎和免疫调节作用，MSC 外泌体通过诱导 M2 巨噬细胞和 Treg 极化来改善肾炎和其他关键器官损伤。作为天然纳米载体，MSC 外泌体可以作为 SLE 的一种有前途的无细胞治疗策略。

在 SLE 研究领域，已经看到了一些有前途的治疗方法，但现在仍有由于不必要的影响而终止正在进行的试验，并且目前仍然没有批准的药物可以安全地长期用于治疗 LN 患者。随着 SLE 关键细胞因子的鉴定和 Treg 调节功能的明确，将有限的研究集中在扩增和激活 Treg 的替代策略，基于 Treg 治疗，可以为有效地缓解 SLE 提供新的治疗策略。

（曹建平　胡方媛）

参考文献

[1] ALAHGHOLI-HAJIBEHZAD M，OFLAZER P，AYSAL F，et al. Regulatory function of cd4$^+$cd25^{++} t cells in patients with myasthenia gravis is associated with phenotypic changes and stat5 signaling：1，25-dihydroxyvitamin d3 modulates the suppressor activity. J Neuroimmunol，2015，281：51-60.

[2] EDOZIE F C，NOVA-LAMPERTI E A，POVOLERI G A，et al. Regulatory t-cell therapy in the induction

of transplant tolerance: The issue of subpopulations. Transplantation, 2014, 98 (4): 370-379.

[3] GONG L, WANG Y, ZHOU L, et al. Activation of toll-like receptor-7 exacerbates lupus nephritis by modulating regulatory t cells. Am J Nephrol, 2014, 40 (4): 325-344.

[4] GUO Q, CHEN C, WU Z, et al. Engineered pd-1/tigit dual-activating cell-membrane nanoparticles with dexamethasone act synergistically to shape the effector t cell/treg balance and alleviate systemic lupus erythematosus. Biomaterials, 2022, 285: 121517.

[5] JOSEFOWICZ S Z, LU L F, RUDENSKY A Y. Regulatory t cells: Mechanisms of differentiation and function. Annu Rev Immunol, 2012, 30: 531-564.

[6] KANAMORI M, NAKATSUKASA H, OKADA M, et al. Induced regulatory t cells: Their development, stability, and applications. Trends Immunol, 2016, 37 (11): 803-811.

[7] LI A, GUO F, PAN Q, et al. Mesenchymal stem cell therapy: Hope for patients with systemic lupus erythematosus. Front Immunol, 2021, 12: 728190.

[8] LI M, YU D, WANG Y, et al. Interferon-alpha activates interleukin-1 receptor-associated kinase 1 to induce regulatory t-cell apoptosis in patients with systemic lupus erythematosus. J Dermatol, 2021, 48 (8): 1172-1185.

[9] LIU Y, LI C, YANG Y, et al. The TGF-β/miR-31/1-S axis inhibits CD4 (+) CD25 (+) treg differentiation in systemic lupus erythematosus. Immunol Cell Biol, 2021, 99 (7): 697-710.

[10] OHL K, TENBROCK K. Regulatory t cells in systemic lupus erythematosus. Eur J Immunol, 2015, 45 (2): 344-355.

[11] PRINZ I, KOENECKE C. Therapeutic potential of induced and natural foxp3 (+) regulatory t cells for the treatment of graft-versus-host disease. Arch Immunol Ther Exp, 2012, 60 (3): 183-190.

[12] SUN W, YAN S, YANG C, et al. Mesenchymal stem cells-derived exosomes ameliorate lupus by inducing m2 macrophage polarization and regulatory t cell expansion in MRL/lpr mice. Immunol Invest, 2022: 1-19.

[13] SUN X Q, LIU W S, ZHANG H M, et al. TRAF3 plays a role in lupus nephritis by regulating th17 cell and treg cell balance as well as NF-κB signaling pathway in mice. Gen Physiol Biophys, 2022, 41 (2): 151-158.

[14] TALAAT R M, MOHAMED S F, BASSYOUNI I H, et al. Th1/th2/th17/treg cytokine imbalance in systemic lupus erythematosus (sle) patients: Correlation with disease activity. Cytokine, 2015, 72 (2): 146-153.

[15] VENKATADRI R, SABAPATHY V, DOGAN M, et al. Targeting regulatory t cells for therapy of lupus nephritis. Front Pharmacol, 2021, 12: 806612.

[16] ZHANG J, GUO Y, SUN Y, et al. Inhibition of microRNA-448 suppresses cd4 (+) t cell inflammatory activation via up-regulating suppressor of cytokine signaling 5 in systemic lupus erythematosus. Biochem Biophys Res Commun, 2022, 596: 88-96.

[17] ZHANG J Q, ZHANG S X, WANG J, et al. Low-dose il-2 therapy limits the reduction in absolute numbers of peripheral lymphocytes in systemic lupus erythematosus patients with infection. Curr Med Res Opin, 2022, 38 (6): 1037-1044.

[18] ZHOU T, LI H Y, LIAO C, et al. Clinical efficacy and safety of mesenchymal stem cells for systemic lupus erythematosus. Stem Cells Int, 2020, 2020: 6518508.

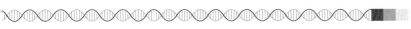

第三节　Treg 与干燥综合征

一、干燥综合征病因及易感因素

干燥综合征（Sjögren syndrome，SS）是一种主要累及外分泌腺体的慢性进行性自身免疫病，主要侵犯唾液腺和泪腺而出现口眼干燥，至少有 1/3 的患者会出现多器官受累。其可分为原发性干燥综合征（primary Sjögren syndrome，PSS）和继发性干燥综合征（secondary sjögren syndrome，SSS）两类，前者指不具有另一诊断明确的结缔组织病，后者是指继发于另一诊断明确（如系统性红斑狼疮、类风湿关节炎等）的结缔组织病。流行病学调查显示：国内人群 SS 发病率为 0.29% ~ 0.77%，是自身免疫病中的多发病和常见病，男女比例为 1 ：917，多见于 40 岁以上的女性，其中老年人的发病率为 20% ~ 48%。30% ~ 50% 的患者可出现全身多器官、多系统病变；5% ~ 10% 的患者可发展为最严重的并发症——黏膜相关淋巴组织。SS 主要累及外分泌腺体，特征性病理改变是大量单核细胞浸润形成灶性聚集浸润灶聚集在导管和腺泡周围，融合并取代正常腺体唾液腺和泪腺均可见到腺体间质由大量淋巴细胞浸润，腺管管腔扩张和狭窄等，小唾液腺的上皮细胞破坏萎缩，功能损害，被单核细胞浸润的腺体中可能出现生发中心形成血管壁和血管，周围可见炎性细胞浸润，可造成栓塞，导致局部缺血。PSS 的病因仍不太清楚，考虑是由感染、遗传、内分泌等多个因素相互作用的结果。

（一）免疫遗传因素

SS 具有较强的免疫遗传因素。SS 患者血清中 HLA-B8 和 HLA-DR3 阳性率增高，定位于 6 号染色体的主要组织相容性复合物区域的基因与 SS 有关，包括末端着丝粒的补体合成基因、肿瘤坏死因子等位基因、DP 和 DQ 之间的基因和与抗原相关的转运基因（TAPs）。Du 等的研究第一次证实了功能性 LILRA3（位于染色体 19q13.4）是 SS 基因易感性因素。干扰素诱导基因，如 *IRF1*、*TLR-7* 和 *TLR-9* 的 mRNA 表达也升高，这些基因的过量表达将导致过量的 IFN-α 产生，从而改变自身免疫系统，参与 SS 的发生与发展。miRNA 表达与唾液腺的炎症和功能障碍之间有显著联系。有 6 种之前未发现的 miRNA 序列存在于患者样本中。其中一种 miRNA 可能有效作为唾液腺功能检测的分子标志物。另有研究证实，miR16、miR200b-3p、miR223 和 miR4835p 在 SS 患者中表达下降，可能参与了疾病的发生；Let-7b、miR16、miR181 和 miR200b-3pmiRNA 的表达与各自 mRNA 目标 Ro52/TRIM21、Ro60/TROVE2 和 La/SSBmRNA 可能参与了 SS 的体液免疫反应。Jin 等研究认为，PolyI ：C 介导 IL-7 分泌，引起正常 C57BL/6 小鼠和 SS 小鼠模型的唾液腺组织中依赖 IL-7 的炎症反应，引起 SS 样的唾液腺炎症，且首次证实 PolyI ：C 能产生过量的 IL-17 引起泪腺的早期炎症反应，从而引起非自身免疫倾向 C57BL/6 小鼠 SS 样泪腺炎的药效病理改变。

（二）病毒感染

病毒感染能促进自身免疫性唾液腺炎。EB 病毒、丙型肝炎病毒及 HIV 等通过分子模拟交叉反应或隐蔽抗原暴露使机体形成自身抗原，诱发自身免疫病。EB 病毒的感染部位是唾液腺。如 SSA、SSB 未能在凋亡时及时清除，则成为易感者的自身抗原。SS 发病及进展的主要基础为免疫功能紊乱。患者血清中含有大量针对非器官特异性抗原的自身抗体，如类风湿因子、抗 SSA 和抗 SSB，后两者与起病时间早晚、病程长短、唾液腺肥大及淋巴细胞浸润严重程度有关。SS 患者体内通常无高亲和力的抗唾液腺和抗泪腺抗体，而抗 SSA 和抗 SSB 抗体在 PSS 中阳性率较高（70% ~ 80%）。SSA 和 SSB 是不同基因编码的核蛋白，TNF-α 和 EBV 感染等因素可以促进 SSA 和 SSB 蛋白的表达。固有免疫及获得性免疫系统中的免疫细胞及相关细胞因子在 PSS 的发生中发挥重要作用，具有一定复杂性。如在固有免疫反应中，DC 可以存在于 PSS 患者的唇腺组织中，其中浆细胞样 DC 表达 TLR7 和 TLR9，其接受病毒抗原刺激后可产生高水平 I 型 IFN，促进炎症反应。有研究表明 NK 细胞可以分泌 IL-22，IL-22 在 PSS 发病过程中具有促炎作用，促进疾病早期阶段组织中的炎症反应。

（三）免疫因素

在特定的疾病微环境和病理状态下，某种抗原的水平升高意味着很有可能是引起和扩大自身免疫反应的一个机制。Baer 等研究认为，干扰素诱导蛋白（IFI16）在疾病靶组织中抗原的升高会引起持续的抗此病原的免疫反应。此观点与 Shen 等一致，认为某疾病血清中自身抗体的高水平表达可能就是针对相关抗原的反应。在 SS 患者的血清中，抗 M3 蕈毒碱乙酰胆碱受体多肽第 2 环抗体（anti-C2M3RP）、抗唾液腺蛋白 1 抗体（anti-SP1）和抗水通道蛋白 5 抗体（anti-AQP5）的自身抗体具有特异性。其中，普遍认为水分子的运动与腺体分泌紧密相关，因此有大量关于水通道蛋白（AQP）表达、定位和功能的研究。有研究认为 anti-AQP5 抗体可能是降低腺体功能的介质之一，可作为 SS 的治疗中的一个靶点。

迄今为止对于 AQP4 的存在仍然是模糊且非常有争议的。最新一项研究在腺泡小叶和闰管周围的肌上皮细胞中定位到了 AQP4，且证实在 PSS 患者的肌上皮细胞中 AQP4 的免疫活性降低，意味着 PSS 患者的肌上皮细胞膜表面的水分子流动能力可能发生了改变。He 等也认为，由于抗体的存在，C2M3RP 可能作为自身抗原参与疾病的发生。同样，Garberg 等的研究发现，PSS 患者血清中存在针对 Ro52、Ro60 和 La48 的抗体，并发现患者与对照组之间血清中抗体特异性和同型免疫球蛋白具有显著且有重要意义的区别。Alunno 等研究证实，抗酿酒酵母细胞抗体（ASCA）的靶蛋白和 Ro60 具有高度相似性，而在此小组的最新研究中发现，ASCA 阳性的 PSS 患者的临床和血清学特征是抗 Ro52、Ro60 和 La48 抗体三者的集合。

在组织学上，SS 的特征是淋巴细胞广泛浸润于靶组织，主要表现为唾液腺中的 T 细胞浸润，如 CD4[+]T 细胞、CD8[+]T 细胞。在不同程度的组织损伤中占据主导地位的浸润淋巴细胞类型存在差异：T 细胞在 SS 患者浸润组织轻度损伤占主导地位，B 细胞是更严重病灶中最具代表性的细胞亚群，同时伴有巨噬细胞百分比下降和树突状细胞比例增加。尽管唾液腺浸润中存在 T 细胞，但它们在 SS 中的致病作用仍有待阐明。

SS 患者体内 B 细胞活化因子水平升高，同时 B 细胞存在凋亡缺陷，两者提示 SS 中 B 细胞生物学被干扰。B 细胞大量增殖活化，分化成浆细胞，产生大量免疫球蛋白及抗体 IL-1β、TNF-α、IL-α，集中出现在 SS 患者小唾液腺组织的单核细胞和上皮细胞浸润部位。导管上皮细胞炎性浸润部位和血管内组织均可见到 TNF-α 和 TNF 受体凋亡，在腺体上皮细胞功能障碍中起一定作用。B 细胞清除及 B 细胞活化因子（B cell-activating factor，BAF）拮抗剂治疗的 PSS 临床试验初步证明其有效，提示 PSS 与 B 细胞的过度活化有关。研究表明，BAF 可以促进 B 细胞的成熟、增殖，血清中 BAF 水平与抗 SSA 抗体、抗 SSB 抗体具有相关性；唾液腺组织中可见 BAF 表达。目前研究认为，B 细胞除了可以分泌产生抗体，尚有一部分 B 细胞具有免疫调节作用，这种调节性 B 细胞可以分泌产生 IL-10，具有负向调节功能。PSS 患者调节性 B 细胞比例及功能是否正常，尚有待进一步研究。

尽管 B 细胞过度活化在 PSS 发展中发挥重要作用，T 细胞也不仅仅作为旁观者出现，各个 T 细胞亚群可以浸润到炎症组织中，或通过细胞间接触及分泌细胞因子促进 B 细胞成熟、分化。众所周知，CD4[+]T 细胞能在不同细胞因子引导下分化成不同的亚型。循环 CD4[+]CD161[+]T 细胞群被认为与疾病的严

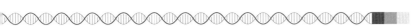

重性和活跃性有关。由于在患者外周血以及靶器官中发现 CD4⁺T 细胞及其产物 γ 干扰素（IFN-γ）的大量浸润，因此以往认为 PSS 是由 Th1 介导的疾病。产生 1 型细胞因子的 Th1 和产生 2 型细胞因子的 Th2 之间的不平衡被认为是自身免疫的易感因素。传统认为 SS 是由 Th1 驱动的疾病，因为这些患者的靶器官和外周血中 CD4⁺T 淋巴细胞及其产物占优势，即 IFN-γ。但后期基于体外和体内观察结果表明，Th1 和 Th2 在 PSS 中的作用存在矛盾。在过去的 10 年中，已经确定了许多 Th 细胞谱系，包括 Th0、Th17、Treg 和 Tfh，并发现 Th17 细胞及其所表达的 IL-17 被认为是新一代促炎细胞因子的主要代表，而调节性 T 细胞被鉴定为独特的 Th 细胞群，可抑制效应淋巴细胞的过度激活。这挑战了长期存在的 Th1/Th2 免疫反应模式，并促使人们确定它们在包括 SS 在内的自身免疫病的发病机制中的作用。

不同 IFN 介导的路径具有显著异质性。PSS 患者外周血中 IFN-α 和外周血细胞及唇腺细胞中 IFN-α 含量均上调，且唇唾液腺中大量含 IFN-α 细胞的存在说明此病中影响靶组织最典型的 I 型 IFN 系统的激活。自身抗体和 RNA 都有可能特异性激活 NIPC/PDC，诱导 IFN-α 水平升高，提示某种物质可能会触发 IFN 基因的表达，如 IFN 相关因子（IRF1）、Toll 样受体 7（TLR7）和 TLR9。另一项研究显示，在实验小鼠中 caspases-3 和 caspases-9 含量依次降低，证明了 IFN-γ 在腺体吞噬中起关键作用，且 IFN-γ 和 IL-13 之间平衡的改变通过增加腺体上皮 IFN-γ 的表达和 caspases 活性加速了腺体的损伤。Th17 细胞亚群在 CCR6 和 CXCR3 共同表达的作用下可产生 IFN-γ。

IL-6、IL-12、IL-13、IL-17、IL-18、IL-21、IL-22、IL-23、IL-33、IL-36 与 SS 的紧密联系已经得到证实。IL-13 在 Id3 敲除小鼠中可引起腺体损伤，提示其对于 SS 症状的驱动作用，在这个动物模型中，由于 T 细胞导致了 IL-13 水平的异常。IL-6 缺失抑制了抗体的产生且有效减少了唾液腺的分泌，并且抑制了 Th1、滤泡外的 Th 细胞、幼稚 B 细胞和脾血细胞的分化，减少了肾脏 T 细胞释放 IL-17、IFN-γ 和 IL-21 的潜力。IFN-γ 刺激产生大量单核细胞源性树突状细胞浸润唾液腺，产生过量的 IL-6 和 BAF。周围 B 细胞分化失衡，朝着血细胞分化，引起 PSS 患者 CD27⁺ 记忆 B 细胞的含量降低，可能也是潜在发病机制之一。

近年来有大量关于 IL-17 与 SS 病因机制的研究。IL-17 是最新发现的 CD4⁺Th17 细胞群体的产物，很可能对 SS 的发生有潜在机制。Lin 等研究证实了 Th17 细胞在驱动 SS 发病机制中的中心作用。另有一些其他的理论假设。Alunno 等提出循环 IL-17 和 Th17 细胞与淋巴管内皮前体细胞相关，可能影响了 SS 相关细胞因子的淋巴血管生成活性。不过 IL-17 也分几种亚型，Carvalho 等对这几种亚型做了研究，证明 IL-17A 和 IL-17F 的多态性和 SS 的易感性及严重性无关。除了 Th17 细胞，其他产 IL-17 的 T 细胞群体如 DNT 细胞或 Treg 也有可能是病因。Alunno 等实验证明，DNT 细胞（CD3⁺CD4⁻CD8⁻）是 SS 中产 IL-17 的主要细胞。DNT 细胞在外周血中增多，自发地产生 IL-17 并且浸润唾液腺。

此外，αβ⁻TCR⁺DNT 细胞也可能与疾病活动有关。Treg 通过某些合适的刺激可转化成 Th17 细胞发挥作用产生 IL-17。尽管在 SS 患者分离的唾液腺中 γδT 细胞并无显著增加，但却检测到其分泌了更多的 IL-17，高表达 IL-36α 和 IL-36R。IL-21 通过 Tfh 细胞提高 GC 的形成和颌下腺中 B 细胞成熟的方式促进了 SS 的发展。循环 Tfh 样细胞及其产物 IL-21 结合周围 B 细胞特异性非正常分布在疾病中也起了重要作用。IL-22 被认为与 SS 的多项临床参数有关。IL-22 是 IL-10 相关蛋白的家族成员，普遍认为其发挥功能依赖于 IL-22、IL-22 诱导产生的 IL-22R1 亚基，以及 IL-22 结合蛋白三者之间的平衡。

Lavoie 等研究认为，IL-22 与 PSS 患者的流涎症、anti-SSB、anti-SSA/SSB、多丙种球蛋白血症和类风湿因子在统计学上有直接的相关性。SS 患者 IL-22mRNA 含量相对于非 SS 患者来说处于异常高的水平，此水平和灶性指数相关性很高，且有试验表明 C57BL/6.NODAec1Aec2 小鼠及 SS 患者模型中

Th17/IL-23 系统均上调。在 IL-17 和 IL-23 的调控下，炎症唾液腺中 IL-22 的 mRNA 水平和蛋白质水平都过度表达，提示引起炎症作用，促进 PSS 的形成。由于三者的表达都升高，进而引起 PSS 患者循环 IL-36α 和组织 IL-36α 的升高。在 PSS 患者中观察到，IL-18 刺激 IL-22R1 和 IL-22BP 水平下降，而 IL-22 无变化，IL-22R1 的异常表达又伴随着 pSTAT3 的强烈表达。由此得出结论，由 IL-18 推动的 IL-22/IL-22R1/STAT3 通路参与了 PSS 患者唾液腺炎症的发生。Th17 细胞和 NKp44+ 细胞也是唾液腺中 IL-22 的主要产生来源。IL-33 的表达不止上调，且与 IL-23 和 IL-12 协同作用，可触发 NK 细胞和 NKT 细胞分泌 IFN-γ，再通过经典方式参与 SS 的发病。

（四）其他因素

在疾病发病之前，SS 患者普遍具有很大心理压力，对现实生活持消极态度，得不到解决问题的方法，缺少社会支持，持续暴露在职业危险因素如苯、石油溶剂、芳香溶剂或其他任何一种溶剂之下，这些都可能是患者发病的相关风险。还有很多学者正在研究 SS 血清中的分子标志物，血清中某些物质的增高必然是由某种途径导致的，可从这个方向来探索新的发病机制。最近有研究发现，SS 鼠模型中泪腺基质金属蛋白酶 2/9（MMP2/9）表达和活跃性增高，这可能也是影响 SS 的一个因素。经 TRL-7 和 TLR-9 刺激，B 细胞表面分子单核细胞趋化蛋白 -1（MCP-1）、IL-1RA、IFN-α、IL-8、IL-15 和 IL-2R 表达上调，细胞因子分泌增多，提示了 SS 患者 B 细胞表面 TLR 信号活化所产生的改变。抗中性粒细胞胞浆抗体相关性血管炎（ANCA-associated vasculitis，AAV）也被认为在 SS 发病中产生作用。

二、Treg 及其介导的免疫耐受

免疫系统可以抵御病原体的攻击，维持有效的免疫反应及促进足够的炎症反应。调节性 T 细胞，以前称为抑制性 T 细胞，是一种发育和功能不同的 T 细胞亚群，可调节免疫系统、保持对自身抗原的耐受性并消除自身免疫。Sakaguchi 等在 1995 年首次证实了 CD4+CD25+T 细胞具有免疫调节作用，于是它成为第一个被认识的 Treg。天然的 CD4+CD25+ T 细胞在胸腺内发育，多数都表达 CTLA-4（即 CD152）、糖皮质激素所诱导的 TNF 受体家族相关受体（GITR）、CD103、TNFR Ⅱ、TNFβ Ⅰ型受体（TNF-βR Ⅰ）、LAG-3 等表面分子。但这些表面分子的功能尚未完全阐明，且越来越多的研究证实这些标志物也同时表达于其他激活的 CD4+T 细胞，并非调节性 T 细胞的特异性标志物。2003 年，Hori 等发现，Foxp3 在 CD4+CD25+T 细胞发挥免疫调节的过程中起着关键性作用，而且经转基因后携带 Foxp3 的非调节性 T 细胞也可以获得调节性 T 细胞的活性。但是发生 *Foxp3* 基因突变的人和鼠可表现为自身免疫病，给这些基因突变的鼠输注调节性 T 细胞则可以阻止自身免疫病的发生。这些结果均表明表达 Foxp3 的调节性 T 细胞对正常免疫功能的维持及调控至关重要。CD4+CD25+Foxp3+ 抑制性 T 细胞是众所周知的 Treg，通过抑制异常或过度的免疫反应来维持免疫自身耐受和体内平衡。其他 Foxp3- 抑制性 T 细胞包括 Tr1、Th3、CD8+CD28-/- 和 Qa1 限制性 T 细胞；然而，这些 Treg 对自身耐受、免疫稳态及预防自身免疫的贡献尚未明确。Foxp3+Treg 的主要功能是迁移到炎症部位并抑制各种效应淋巴细胞，尤其是 CD4+ 辅助 T 细胞亚群：Th1、Th2、Th17 和滤泡 Th 细胞。在过去的 10 年中，许多研究表明，大多数 Foxp3+Treg 是在胸腺中产生的，作为抗原引发且功能成熟的 T 细胞亚群，专门用于免疫抑制。然而，在某些条件下，一些 Foxp3+Treg 与外围的原始常规 T 细胞分化。Treg 数量和（或）功能异常可能导致许多自身免疫病，包括 SS。Treg 是异质的，至少由两种类型组成，即胸腺来源的自然产生的（nTreg）和诱导的 Treg（iTreg），其在白细胞介素 -2（IL-2）和转化生长因子 -β 刺激后在外周或体外发育。先前的研究表明，两个 Treg 子集不仅共享相似之处，而且还表现出一些差异。过继

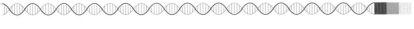

转移的 nTreg 优先丧失 Foxp3 表达，转导至由 SF 衍生的 IL-6 介导的致病性 T 辅助 17 细胞，并在胶原诱导的关节炎模型中积聚在发炎的滑膜中。这些 ex-Foxp3Th17 细胞加速了发病并增加了关节炎的严重程度。

三、SS 患者外周血 Treg

很多研究证实，在一些自身免疫病如 RA、SLE 等中，外周血循环中的天然 Treg 减少。Treg 可能参与 SS 进展的证据主要来自对实验小鼠的研究，Treg 的适应性移植可导致疾病活动度下降。根据 IL-2 受体（IL-2Rα，CD25）α 链的高表面表达及在实验动物模型中预防多发性自身免疫的能力，在小鼠和人类中最初发现了 Treg。该细胞亚群通过细胞间接触或释放可溶性介质（包括 IL-10 和转化生长因子 β 对自身反应性淋巴细胞发挥抑制作用。原始 T 淋巴细胞分化为 Treg 表型取决于特殊的细胞因子微环境和 Foxp3 转录因子的表达，这确保了 Treg 抑制功能并代表了迄今为止研究最为广泛的 Treg 标记。Treg 分化所需的可溶性介质也是参与产生致病细胞因子 IL-17 主要表达细胞 Th17 细胞分化的所需介质。Treg 与 Th17 细胞的分化中都需要 TGF-β 的参与，但同时存在或不存在 IL-6 会分别导致 Th17 或 Treg 的产生，因此这两个细胞亚群之间的这种平衡很容易被破坏，导致病原细胞占优势，从而导致自身免疫病的发展。研究证明，在适当刺激的存在下，分化的 Treg 可以变成 Th17 细胞。就 Treg 在 PSS 发病机制中的作用而言，已经发表了 10 项研究，结果往往存在争议。这种差异可以至少部分地由用于评估 Treg 的表面标记随时间变化的不同来解释。一般来说，早期研究的方法是根据 CD25 的高表面表达来计算外周 Treg 的比例，然而之后的研究还评估了 Foxp3 的共表达。5 个研究报道 PB CD25^{high}Treg 总体减少，但是只在 2 个研究观察到这种降低和临床或血清学特征之间的关联：一项研究报道了 Treg 百分比与 C 反应蛋白、红细胞沉降率、类风湿因子和免疫球蛋白 G 浓度之间呈负相关；而另一项研究描述了 PB 中 Treg 减少在临床表现较轻且未出现腺外表现的患者中更为明显。另外两项研究报告了 PSS 中外周 Treg 比例增加，但与任何临床或血清学特征无关。

最新研究发现，外周 Treg 数目和功能的不足可能是 SS 发病的重要免疫机制。诸多临床医学证据表明，CD4$^+$CD25$^+$Foxp3$^+$Treg 在 RA、多发性硬化、SS 和系统性红斑狼疮等诸多自身免疫病患者中明显减少，且与疾病活动度的相关性明显优于其他标记的 Treg，因而 CD4$^+$CD25$^+$Foxp3$^+$Treg 的功能或许更为稳定，是维持自身免疫耐受的主要 T 细胞亚群。但既往对于 Treg 的研究多集中于细胞百分比的改变，而 Treg 绝对计数在 SS 等自身免疫病的变化尚不完全明确。在前期的工作中，风湿免疫科通过改进流式细胞计数方法，比较分析了 SS 患者和健康人群外周血中 Th17 和 Treg 绝对计数，发现与健康对照组相比，SS 患者的 Treg 和 Th1 细胞较少，且先前认为与 SS 发病有关的更重要的免疫细胞 Th17 细胞数目下降。此外，Treg 的绝对数量与 SS 患者的疾病活动性有明显的相关性，随着 SS 患者病情的加重和疾病活动性的增加，Treg 的绝对数量逐渐减少，提示 Treg 在 SS 的发病和发展中起着不可或缺的作用。SS 患者外周血中 Treg 数明显低于健康人群，而 Th17 细胞数并无明显升高，提示 CD4$^+$T 细胞亚群中的 Teff 细胞百分比的升高极大可能是由于 Treg 下降导致的相对改变。因此，SS 发病可能主要是由于诱导和维持免疫自稳的 Treg 数目减少或功能异常引起的"免疫耐受缺陷"所致，维持甚至重建 Treg 所介导的免疫耐受或许是治疗 SS 的新方案。

低剂量 IL-2 主要通过促进循环中 Treg 的增殖恢复免疫耐受，降低 SS 患者的疾病活动性，且无明显不良反应。低剂量 IL-2 治疗后，即使 Th17 细胞等促炎细胞亚群明显增多，但病情依旧逐渐缓解，进一步证实 Treg 是参与 SS 发病的主要淋巴细胞亚群。一项研究发现在 11 种自身免疫病中均提示外周

Treg 数目不足，低剂量 IL-2 可选择性、安全地激活和扩增 Treg。另外，临床研究中亦发现雷帕霉素治疗 RA、SLE 患者的有效性及安全性。雷帕霉素竞争性抑制可负向调控 Treg 数目及功能的 mTOR 通路，从而重建 Treg 介导的自身免疫耐受。同时，阻断 mTOR 通路还可以抑制 B 细胞活化和免疫球蛋白生成，抑制树突状细胞的巨噬细胞增殖。因而，Jing 等推测，雷帕霉素不仅可以调节细胞免疫，还可以抑制体液免疫和抗原呈递过程，这可能是雷帕霉素治疗风湿性疾病的有效机制。此外，mTOR 可正向调控细胞周期蛋白的合成，因此其抑制剂雷帕霉素可抑制肿瘤细胞的分裂增殖，诱导肿瘤细胞凋亡，而抑制肿瘤作用是减少传统 DMARD 不良反应、延长患者生存期的有益机制。

除了不同细胞亚群在 PSS 发病机制中的作用外，异常细胞因子产生的影响，如 IL-6、IL-17 和 BAF，也引起了相当多的关注。干燥综合征患者的免疫紊乱和组织功能的破坏，细胞因子可能参与调节。泪腺、唾液腺的免疫组化和 PCR 研究发现，IL-1、IL-2、IL-6、IL-10、INF-α 和 NINF-β 表达增加，这些细胞因子无酪氨酸活性受体，故可以营养神经细胞和免疫母细胞，而类胰岛素因子、神经生长因子和纤维母细胞生长因子具有酪氨酸酶活性受体，可以影响免疫反应和腺上皮生长。

四、SS 患者病理部位的 Treg

自 40 多年前首次描述 SS 以来，唇唾液腺（labial salivary gland，LSG）活检在诊断 SS 中发挥了重要作用。活检目前仍然是诊断 SS 唾液腺成分的最佳方法，主要是因为该方法具有高度疾病特异性且损伤较小。小唾液腺的典型组织病理学变化是病灶如导管或小血管周围的淋巴细胞浸润。LSG 活检阳性被定义为局灶性单核细胞浸润，每 $4mm^2$ 腺组织的评分 ≥ 1。局部浸润应包含 50 个或更多细胞，主要是导管周围的淋巴细胞，通常与外观正常的腺泡相邻。病灶浸润中的主要细胞群是 T 淋巴细胞和 B 淋巴细胞。B 细胞过度活跃是 SS 发病机制中的一个关键特征，在 PSS 患者中已检测到 B 细胞亚型的改变，LSG 活检较高的评分与 B/T 细胞比例的增加有关。随着病灶浸润大小的增加，20% ~ 25% 的患者可能开始出现生发中心（germinal center，GC）样结构形式的淋巴组织。因为大多数后来发展为淋巴瘤的患者在诊断性小唾液腺活检中呈现 GC 样结构，这些 GC 样结构已被认为是淋巴瘤发展的可能预测因子。在 SS 患者的小唾液腺组织中观察到的局灶性炎症通常伴有腺泡萎缩、导管扩张和纤维化。

SS 患者唇腺中浸润的淋巴细胞以 T 细胞为主，CD4+/CD8+ 明显增高并与疾病的严重程度有关；腺体浸润的炎症细胞另一个明显变化是 B 细胞数量增多，功能亢进。因此，推测由于 CD4+ T 细胞增多，导致 B 淋巴细胞功能亢进，产生大量自身抗体，大量 T 淋巴细胞浸润使组织结构破坏，腺体功能丧失，这一假说在鼠模型中得到证实。除 B 细胞外，PSS 患者唾液腺组织中 Th1/Th2 表达失衡，以 Th1 分泌的 IFN-γ 过表达为主；唾液腺组织中亦高表达 Th17 分泌的 IL-17，且可能与组织损伤的严重程度有关；滤泡辅助 T 细胞主要分泌 IL-21，可以促进生发中心的形成及 B 细胞向浆细胞的转化；调节性 T 细胞在维持免疫稳定状态中发挥着关键作用，有研究表明 PSS 患者的唾液腺组织中调节性 T 细胞与炎性细胞浸润程度呈正相关，说明调节性 T 细胞通过反馈调节使炎症反应处于可控范围。一项研究观察到与非自身免疫性腮腺炎患者相比，PSS-MSG 中 CD25+ 细胞数量减少。然而，考虑到活化的细胞也可能表达 CD25，这些观察结果并不能得出关于 PSS-MSG 中 Treg 存在的任何明确结论。因此，随后用免疫组织化学或聚合酶链反应分析转录因子 Foxp3 的表达情况并支持 PSS-MSG 单核细胞浸润中 Treg 的存在。然而，在唾液腺中 Foxp3+ 区域中存在 CD25+ 和 CD25- 细胞浸润，其中一些共表达 GITR，表明在 PSS 唾液腺的 GITR+ 抑制细胞亚群中不仅存在常规的 CD25high T 细胞，而且还存在上述 CD25low/- T 细胞。之后两项研究还将 Foxp3 染色（即浸润性 Treg 的数量）观察其与腺体受累程度直接相关。这些

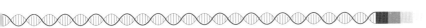

关于浸润性 Treg 数量与组织炎症严重程度之间相关性的发现与在类风湿性滑膜中获得的结果一致，并指出了 Treg 在对抗局部组织炎症中的作用。在 SS 疾病的进展过程中，巨噬细胞、自然杀伤细胞和树突状细胞也以不同的数量存在。

五、Treg 疗法

调节性 T 细胞在控制自身免疫方面发挥着核心作用。已经在包括 SS 在内的许多自身免疫病中发现了 Treg 功能的缺陷。许多研究表明，干细胞疗法或生物疗法在 SS 患者中诱导了 $CD4^+CD25^+Treg$ 增殖。然而，即使在用抗 TNF-α 治疗后，另一风湿性疾病 RA 患者中仍存在 nTreg 的缺陷。从活动性 RA 患者中分离的 $CD4^+CD25^+Treg$ 能够抑制常规 T 细胞的增殖；然而，这些 Treg 不能抑制细胞因子的产生。有人提出，与 CTLA-4 相关的 Treg 表达降低和功能异常可能是 RA 患者 Treg 缺陷的原因。为了重建 Treg 介导的免疫耐受，可以通过体外扩增 $CD4^+CD25^+Treg$ 或在体内诱导 Treg 来实现。由于 Treg 对外源扩增具有抵抗力，并且实现基于细胞的治疗需要大量 Treg，因此分离大量 Treg 用于外源扩增和随后的过继转移至关重要。为了确保 Treg 在炎症部位抑制 Teff，已经提出了许多策略来调节 Treg 的数量和功能，如异位表达或 Foxp3 的乙酰化调节等。

扩增 Treg 或增强其抑制功能的疗法是治疗自身免疫病的重要方法。由于 Treg 表面表达高亲和力的 IL-2 受体，Treg 对 IL-2 的变化非常敏感。因此，IL-2 在维持免疫耐受中发挥重要作用。在糖尿病 NOD 小鼠和人多发性硬化的 EAE 模型中，注射 IL-2 被证明是一种有效的诱导体内扩增 Treg 和预防自身免疫的方法。在人体内，使用低剂量的 IL-2 来扩展 Treg，同时避免在 NK 细胞或效应 T 细胞上产生 IL-2 的并发症。这一方法已被证明能成功地扩展 SS、RA、SLE 患者的 Treg。当 IL-2 与 IL-2R 结合时信号级联被诱导，导致转录因子信号转导和转录激活因子 5（STAT5）磷酸化和激活。多项研究表明，IL-2 和 IL-2R 在 SS 的发生和发展中起核心作用。IL-2 治疗后 SS 患者的 $pSTAT5^+Treg$ 百分比明显低于健康个体，表明 SS 患者 IL-2/IL-2R 信号通路受损，导致 Treg 的免疫抑制功能降低。此外，在 CD25 敲除小鼠中，IL-2 信号的中断会导致小鼠出现年龄依赖性干燥综合征样自身免疫性泪腺—角膜结膜炎。综上所述，IL-2/IL-2R 信号通路在维持 Treg 数量和免疫抑制功能方面起重要作用，可为自身免疫病的治疗提供新思路。虽然这种低剂量 IL-2 治疗在一定程度上是有效的，但靶向 Treg 的 IL-2 或许是更准确有效的治疗方案。例如，抗 IL-2 抗体与 IL-2 结合产生的 IL-2 复合物增强了体内稳定性。使用特殊的抗 IL-2 克隆来阻断 IL-2β 链的结合位点，可以将 IL-2 复合物靶向到 Treg，因为与大多数其他免疫细胞不同，它们依赖于 IL-2Rα（CD25）来与 IL-2 结合。这种策略可以在小鼠和人 Treg 体外优先扩增 Treg，并具有很大的应用前景。

另一种方法是以 Treg 为基础的自身免疫病的细胞治疗，即从患者中纯化循环的 Treg，在体外扩增它们，并将它们转移回患者。可以将 Treg 扩大 500 ~ 2000 倍，允许从有限数量的血液中产生大量 Treg。这是通过使用 TCR 和 CD28 共刺激来扩增，荧光激活细胞分选（fluorescence activated cell sorter，FACS）或磁珠纯化 Treg 来实现的，这种共同刺激是通过抗体包被珠或人工抗原提呈细胞，且在 IL-2 存在下传递信号的。移植的 Treg 在受体中至少持续了一年，第一阶段自体 Treg 移植试验已经证明这种方法在 T1DM 或 GVHD 患者中是可行和安全的。目前，这些方案依赖于广泛的多克隆或抗原特异性扩增未分化的 Treg。一种可能的替代方法是最初纯化 Treg 亚群，如 TFR 或 CXCR3Th1 样 Treg，并将其扩增，分别用于对 Tfh 或 Th1 驱动的自身免疫进行更具体的控制。这种有针对性的方法是否有效，还是让 Treg 尽可能保持未分化状态，以便在体内转移后保持最大的灵活性，对多种刺激做出反应，还有待观察。利用自然存在的 Treg 进行细胞治疗的一个问题是，Treg 的纯化和扩增受到人体血液相对缺乏和体外扩增速度缓慢的限制。为了绕过这些问题，可以利用 Tconv 转化为 pTreg。

尽管分离 Treg 的方法越来越多，但在产生大量 Treg 方面存在许多问题和限制。尚未建立方法来分离具有 100% 特异性的 Treg 群，且维持 Treg 的活性是 Treg 疗法的另一个关键因素。在缺乏某些细胞因子（如 IL-2）的情况下，Treg 会发生凋亡，因为 Treg 不分泌 IL-2，并且基本上依赖于其他细胞所表达的 IL-2。Bcl-xL 是一种抗凋亡蛋白，可以维持 T 淋巴细胞的存活，而其在 Treg 中是低表达的，这使得 Treg 易于凋亡。β- 连环蛋白通过调节抗凋亡 Bcl-xL 的表达，在不改变 Treg 无反应状态或抑制功能的情况下促进了体外 Treg 的存活。事实上，Bcl-xL 通过诱导 Foxp3、CTLA-4、TGF-β 的表达和抑制程序性死亡受体 -1 的表达参与了 Treg 的发育和功能。Foxp3 和 Bcl-xL 协同促进 Treg 的存活并防止炎症发展。此外，多项动物试验发现枸杞多糖或唇腺来源的间充质干细胞及其外泌体等方法可通过调节 Th17/Treg 平衡改善干燥模型小鼠症状。

目前关于 Treg 在风湿性疾病中的功能还有几个悬而未决的问题。这些悬而未决的问题极大地限制了基于 Treg 的疗法在临床中的潜在应用。例如，尚不清楚基于 Treg 疗法的现有效果及基本机制；Treg 类型的差异可能与症状的改善没有直接关系；因为人体内没有 Treg 的特异性表面标志物，高度活化的 T 细胞也会瞬时表达 Foxp3，这对 Treg 功能的评估也是一个极大的挑战。

（石　磊）

参考文献

[1] ZANDONELLA C S, GIOVANNINI I, ZENZ S, et al. Sjogren syndrome: looking forward to the future. Ther Adv Musculoskelet Dis, 2022, 14: 1759720X221100295.

[2] WITTE T. Pathogenesis and diagnosis of Sjogren's syndrome. Z Rheumatol, 2010, 69（1）: 50-56.

[3] DU Y, SU Y, HE J, et al. Impact of the leucocyte immunoglobulin-like receptor A3（LILRA3）on susceptibility and subphenotypes of systemic lupus erythematosus and Sjogren's syndrome. Ann Rheum Dis, 2015, 74（11）: 2070-2075.

[4] JIN J O, SHINOHARA Y, YU Q. Innate immune signaling induces interleukin-7 production from salivary gland cells and accelerates the development of primary Sjogren's syndrome in a mouse model. PLoS One, 2013, 8（10）: e77605.

[5] NAKAMURA H, SHIMIZU T, KAWAKAMI A. Role of Viral Infections in the Pathogenesis of Sjogren's Syndrome: Different Characteristics of Epstein-Barr Virus and HTLV-1. J Clin Med, 2020, 9（5）.

[6] BAER A N, PETRI M, SOHN J, et al. Association of Antibodies to Interferon-Inducible Protein-16 With Markers of More Severe Disease in Primary Sjogren's Syndrome. Arthritis Care Res（Hoboken）, 2016, 68（2）: 254-260.

[7] JEON S, LEE J, PARK S H, et al. Associations of Anti-Aquaporin 5 Autoantibodies with Serologic and Histopathological Features of Sjogren's Syndrome. J Clin Med, 2019, 8（11）.

[8] GARBERG H, JONSSON R, BROKSTAD K A. The serological pattern of autoantibodies to the Ro52, Ro60, and La48 autoantigens in primary Sjogren's syndrome patients and healthy controls. Scand J Rheumatol, 2005, 34（1）: 49-55.

[9] ALUNNO A, IBBA-MANNESCHI L, BISTONI O, et al. Mobilization of lymphatic endothelial precursor cells

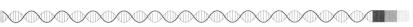

and lymphatic neovascularization in primary Sjogren's syndrome. J Cell Mol Med，2016，20（4）：613-622.

[10] LI P，HAN M，ZHAO X，et al. Abnormal Epigenetic Regulations in the Immunocytes of Sjogren's Syndrome Patients and Therapeutic Potentials. Cells，2022，11（11）．

[11] REN Y，CUI G，GAO Y. Research progress on inflammatory mechanism of primary Sjogren syndrome. Zhejiang Da XueXue Bao Yi Xue Ban，2021，50（6）：783-794.

[12] SAEZ MOYA M，GUTIERREZ-COZAR R，PUNET-ORTIZ J，et al. Autoimmune B Cell Repertoire in a Mouse Model of Sjogren's Syndrome. Front Immunol，2021，12：666545.

[13] JABS D A，PRENDERGAST R A，CAMPBELL A L，et al. Autoimmune Th2-mediated dacryoadenitis in MRL/MpJ mice becomes Th1-mediated in IL-4 deficient MRL/MpJ mice. Invest Ophthalmol Vis Sci，2007，48（12）：5624-5629.

[14] SCHINOCCA C，RIZZO C，FASANO S，et al. Role of the IL-23/IL-17 Pathway in Rheumatic Diseases：An Overview. Front Immunol，2021，12：637829.

[15] SEBASTIAN A，MADEJ M，SEBASTIAN M，et al. The Clinical and Immunological Activity Depending on the Presence of Interferon gamma in Primary Sjogren's Syndrome-A Pilot Study. J Clin Med，2021，11（1）．

[16] LAVOIE T N，STEWART C M，BERG K M，et al. Expression of interleukin-22 in Sjogren's syndrome：significant correlation with disease parameters. Scand J Immunol，2011，74（4）：377-382.

[17] HORI S. FOXP3 as a master regulator of Treg cells. Nat Rev Immunol，2021，21（10）：618-619.

[18] WANG Y，FENG R，CHENG G，et al. Low Dose Interleukin-2 Ameliorates Sjogren's Syndrome in a Murine Model. Front Med（Lausanne），2022，9：887354.

[19] VERSTAPPEN G M，PRINGLE S，BOOTSMA H，et al. Epithelial-immune cell interplay in primary Sjogren syndrome salivary gland pathogenesis. Nat Rev Rheumatol，2021，17（6）：333-348.

[20] ZHANG S X，MIAO M，LIU X Q，et al. The efficacy and safety of low dose IL-2 therapy in over-treated patients with rheumatoid arthritis：A preliminary study. Arthritis and Rheumatology，2016，68：4041-4042.

[21] MORITA T，SHIMA Y，WING J B，et al. The Proportion of Regulatory T Cells in Patients with Rheumatoid Arthritis：A Meta-Analysis. PLoS One，2016，11（9）：e0162306.

[22] ZHANG S X，MA X W，LI Y F，et al. The Proportion of Regulatory T Cells in Patients with Systemic Lupus Erythematosus：A Meta-Analysis. J Immunol Res，2018，2018：7103219.

[23] LI Y F，ZHANG S X，MA X W，et al. The proportion of peripheral regulatory T cells in patients with Multiple Sclerosis：A meta-analysis. Mult Scler Relat Disord，2019，28：75-80.

[24] ROSS S H，CANTRELL D A. Signaling and Function of Interleukin-2 in T Lymphocytes. Annu Rev Immunol，2018，36：411-433.

[25] ROSENZWAJG M，LORENZON R，CACOUB P，et al. Immunological and clinical effects of low-dose interleukin-2 across 11 autoimmune diseases in a single，open clinical trial. Ann Rheum Dis，2019，78（2）：209-217.

[26] JING F，YANG F，CUI F，et al. Rapamycin alleviates inflammation and muscle weakness，while altering the Treg/Th17 balance in a rat model of myasthenia gravis. Biosci Rep，2017，37（4）：BSR20170767.

[27] CHATZIS L，GOULES A V，PEZOULAS V，et al. A biomarker for lymphoma development in Sjogren's syndrome：Salivary gland focus score. J Autoimmun，2021，121：102648.

[28] XING Y，LI B，HE J，et al. Labial Gland Mesenchymal Stem Cell Derived Exosomes-Mediated miRNA-125b Attenuates Experimental Sjogren's Syndrome by Targeting PRDM1 and Suppressing Plasma Cells. Front Immunol，2022，13：871096.

[29] ALESSANDRI C，CICCIA F，PRIORI R，et al. CD4 T lymphocyte autophagy is upregulated in the

salivary glands of primary Sjogren's syndrome patients and correlates with focus score and disease activity. Arthritis Res Ther，2017，19（1）：178.

[30] YUAN Y，KOLIOS A G A，LIU Y，et al. Therapeutic potential of interleukin-2 in autoimmune diseases. Trends Mol Med，2022，28（7）：596-612.

[31] ISSA F，MILWARD K，GOTO R，et al. Transiently Activated Human Regulatory T Cells Upregulate BCL-XL Expression and Acquire a Functional Advantage in vivo. Front Immunol，2019，10：889.

[32] KEINDL M，DAVIES R，BERGUM B，et al. Impaired activation of STAT5 upon IL-2 stimulation in Tregs and elevated sIL-2R in Sjögren's syndrome. Arthritis Res Ther，2022，24（1）：101.

[33] WANG Y，XIAO J，DUAN Y，et al. Lyciumbarbarum Polysaccharide Ameliorates Sjögren's Syndrome in a Murine Model. Mol Nutr Food Res，2021，65（11）：e2001118.

[34] LI B，XING Y，GAN Y，et al. Labial gland-derived mesenchymal stem cells and their exosomes ameliorate murine Sjögren's syndrome by modulating the balance of Treg and Th17 cells. Stem Cell Res Ther，2021，12（1）：478.

第四节　Treg 与强直性脊柱炎

一、强直性脊柱炎的发病机制

强直性脊柱炎（ankylosing spondylitis，AS）是一种慢性进行性免疫性疾病，放射性骶髂关节炎是 AS 的特征，可伴关节外表现，骶髂关节和脊柱的炎症最终可能导致骨性强直。我国 AS 患病率为 0.25% 左右。人类白细胞抗原 -B27（human leucocyte antigen-B27，HLA-B27）基因是最早发现的与 AS 相关的风险因素，但 HLA-B27 并不能完全解释 AS 的发病，AS 病因和发病机制至今尚不明确，遗传、免疫和环境因素在 AS 的发生中共同发挥作用。随后与 AS 风险基因关联分析筛选发现存在非 MHC 区域的高风险基因，尤以内质网氨基肽酶（endoplasmic reticulum aminopeptidase，ERAP）和白介素 -23 受体（IL-23R）为主。EARP1 在抗原提呈中负责调整抗原肽长度，是 APC 激活免疫应答的重要一环；IL-23 是促炎症性细胞因子，主要促进 Th17 细胞增殖，而 Th17 细胞与免疫性疾病有密切关系，提示 IL-23 在 AS 发病中有重要作用。此外，炎症性肠病（inflammatory bowle disease，IBD）作为以 AS 为典型的脊柱关节病的常见关节外表现，两者间的相互作用也有很多研究报道，已有不少证据支持肠道免疫与 AS 发病有关。

（一）主要组织相容性复合体（major histocompatibility complex，MHC）基因在 AS 发病中的作用

MHC 是基因组中基因密度最高的区域之一，含有大量与免疫功能相关的基因。MHC 是免疫细胞识别自我和非我的关键组成分子，是免疫应答发生的重要成分。HLA-B27 是 MHC Ⅰ类分子，主要参与内源性抗原提呈，抗原肽经蛋白酶体降解为短肽后，肽段借助转运蛋白从细胞质运输到内质网与 MHC Ⅰ类分子结合，以抗原肽 -MHC Ⅰ类分子复合物的形式呈现在细胞表面，进而被特异性 CD8[+]T 细胞识别激活 T 细胞免疫应答。而在被运出细胞表面之前，在内质网上组装完成稳定的 MHC Ⅰ类分子非常重要。HLA-B27 异常会产生非正常抗原肽复合物进而导致抗原错误提呈激活免疫应答，引发炎症反应。HLA-B27 引起 AS 发病的具体机制目前主要有 3 个假说。

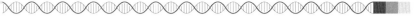

1. HLA-B27 的错误折叠

HLA-B27 肽链的未折叠蛋白反应（unfolded protein response，UPR）可引发炎症反应导致 AS 的发生。UPR 主要由 3 个跨膜感受器启动，分别为内质网跨膜激酶 1（IRE1）、蛋白激酶样内质网激酶（PERK）及活化转录因子 6（ATF6）。目前认为，UPR 影响炎症介质产生主要有两条途径：IRE1 的下游通路能诱导细胞凋亡蛋白（CHOP）通过结合基因调节因子，直接促进 IFN-β 和 IL-23 等细胞因子的产生；IRE 1 和 PERK 通路能激活促炎症转录因子（如 AP-1、NF-κB 等），调控白介素、TNF-α 等炎症因子的产生。

然而 UPR 并未得到证实，在 AS 患者肠道中虽然发现了 HLA-B27 的错误折叠，但并没有激活 UPR，反而出现自噬反应。UPR 是对错误折叠蛋白的适应性反应，促使未折叠或错误折叠蛋白正确折叠，当 UPR 无法纠正未折叠蛋白活动时，会诱导细胞启动凋亡程序。自噬是对细胞内错误折叠蛋白或老化受损的细胞器自我消化以维持细胞稳态，在功能上可以说是 UPR 的承进。UPR 与自噬在维持细胞稳态上具有相互协调的作用，提示 UPR 功能受损或自噬失衡均可引发炎症反应。

2. HLA-B27 异常表达

MHC Ⅰ类分子主要由 3 个独立多肽组成，即重链、β₂ 微球蛋白轻链、氨基酸锚定残基。$β_2$ 微球蛋白从重链中分离，自由重链结合形成同源二聚体表达在胞内或细胞表面，与 T 细胞或 NK 细胞表面受体（KIR，主要是 KIR3DL2）结合，促进特异性 Th17 细胞转录因子 ROR-γt 及抗细胞凋亡因子 Bcl-2 表达，促进 IL-17 分泌，Bowness 等在脊柱关节病的肠道及滑液中发现这种二聚体形式的表达，其对 KIR 的激活可能促使 AS 中 Th17 细胞分化，并减少已活化 Th17 细胞的凋亡，促使更多 IL-17 产生。HLA-B27 同源二聚体与 KIR3DL2 的结合激活了 Th17 细胞，Th17 细胞激活后通过淋巴系统到达靶器官，促进这些器官中微生物与自身抗原间的分子模拟反应，进而发生关节炎症。

3. 关节肽假说

某些外源肽与关节组织中的自身肽结构相似，这些自身肽被 HLA-B27 结合并被提呈激活 CD8⁺ T 细胞产生自应性免疫反应，从而攻击自身组织，进而引发炎症。但至今尚未识别到能触发 AS 免疫反应的"关节炎基因肽"，而在与 AS 相关或非相关的 HLA-B27 亚型结合肽之间也未发现有定性差异。目前认为具有交叉反应性的微生物抗原导致限制性 HLA-B27 细胞毒性 CD8⁺ T 细胞反应自应性激活，从而破坏了自身免疫平衡状态，且此种抗原可能来源于肠道，通过淋巴回流入侵骶髂等关节导致这些节点产生炎症反应造成损害。

（二）非 MHC 基因因素在 AS 发病中的作用

在免疫应答过程中存在许多非 MHC 区域的分子参与，目前除 *HLA-B* 基因外，已确认至少 36 个基因座与 AS 相关联，包括非 MHC 及 *HLA-B27* 基因以外的其他 HLA-B 等位基因，已有报道肠道免疫、ERAP 在 AS 发病中有不可忽视的作用。

1. ERAP

ERAP1 与其异构体 ERAP2 均属于锌指金属基质肽酶 M1 家族中的"催产素酶亚家族"，主要负责对抗原肽的长度剪切，正常情况下将抗原修剪为 9～16 个氨基酸的肽，以嵌合 MHC Ⅰ类分子残基槽。当 ERAP 修剪功能异常时抗原肽长度或结构发生变化，抗原肽 -MHC Ⅰ类分子复合物不稳定，最终引发异常免疫应答。

ERAP 剪切功能发生异常的机制目前并不完全清楚，ERAP 无法剪切抗原肽呈正常长度，同样会导致蛋白质错误折叠引起内质网应激。由于 HLA-B27 亚型的不同与 AS 发病有强相关性，因此有学者认为是 HLA-B27 特殊亚型对某些抗原有特异作用从而引发 AS。ERAP1 同种异型具有较高的催化活性，与 B27 的共同存在更改了在适应性免疫系统自免机制中微生物或自身肽正常提呈的条件。已证实 ERAP1 与 HLA-B 分子间具有相互作用，ERAP 多态性影响 HLA-B27 与多肽的相互作用。

2. IL-23/IL-17 轴

Th17 细胞是近年来新发现的 T 细胞亚群，IL-23 能作用于 Th17 细胞表面 IL-23 受体，促进 Th17 细胞的增殖、分化及生存维持，激活 Th17 细胞免疫反应并分泌 IL-17 因子，继而引起下游多发炎症反应。近年来遗传学与免疫学研究均强调 IL-23/IL-17 轴在 AS 发病机制中的重要作用。

有学者认为，免疫系统对骨代谢的作用是基于 T 细胞分泌 IL-17 直接对骨代谢的调节，IL-17 直接作用于成纤维细胞诱导 RANKL 的表达导致破骨细胞分化增加促进骨吸收，同时激活滑膜巨噬细胞促进 IL-1、IL-6、TNF-α 等的产生，诱导 DKK1 的表达，抑制骨形成。IL-23 是一种双向调节性因子，以前研究认为 IL-23 是通过 Th17/IL-17 间接调控骨吸收。现有研究表明 IL-23 可以不通过 Th17/IL-17 途径，直接提高小鼠破骨前体细胞表面 NF-κB 受体激活蛋白（receptor activator of NF-κB，RANK）的表达，从而增加破骨前体细胞对 RANKL 的敏感性，促进破骨分化成熟。在一项反应性关节炎和未分化脊柱关节病研究中发现，滑膜液 CD8+ 细胞能识别重组沙门菌的外膜蛋白 A，刺激滑液单核细胞产生 IL-17、IL-23，提示病原菌可能诱发免疫炎症反应，导致脊柱性关节炎的发生。

3. 肠道免疫

肠道微生物是外源微生物与 HLA-B27 相互作用的一个重要方面。AS 患者并发 IBD 者占 5% ~ 10%，还有超过 70% 的 AS 患者伴有亚临床肠道炎症，高达 30% 的原发 IBD 患者会出现关节症状，这表明两者可能有共同的发病机制。Costello 等认为，肠道菌群失调可能是 AS 与肠道炎症的共同发病机制。B27 大鼠模型显示，肠道微生物失调不仅对外周单核细胞间的系统性炎症细胞及介导因子有影响，可能还有骨侵蚀的作用。正常肠道菌群在抵御病原微生物入侵黏膜上皮细胞及血液循环上具有重要的作用，是黏膜屏障正常发挥功能的生理基础。肠道菌群的改变会引发持续性抗原刺激，进而激活 T 细胞引发慢性炎症。肠道菌群失衡致使病原菌增殖，菌群分布的改变降低了黏膜表面渗透性，导致黏膜屏障功能受损，病原菌穿透黏膜激活固有免疫，进而产生多种促炎症因子。尽管 AS 患者肠道菌群失调与固有免疫反应及慢性炎症有关已得到证实，但两者间的因果关系仍有待进一步确定。同时有研究发现，HLA-B27 转基因鼠肠道微生物形成相比野生鼠模型具有菌群差异性，这提示 HLA-B27 可能对肠道菌群的形成有作用。

此外，AS 患者肠道中出现 IL-23 异常升高，并未发现 Th17 细胞的极化，但发现了 ILC3 的存在。ILC3 是一种主要产生 IL-17、IL-22 等细胞因子的固有免疫细胞亚群，Cicca 等在 AS 炎性肠病程度较高的患者外周血、滑液及骨髓活检中发现肠源性 ILC3 水平升高，认为肠道免疫反应对 AS 关节炎症发生有作用。IL-23/IL-17 轴不仅涵盖 Th17 细胞，可能因不同部位而包含其他能产生 IL-17 的免疫细胞，肠道中 IL-23 升高启动 IL-23/IL-17 轴，分泌促炎症因子，引发关节、肌腱端炎症反应，ILC3 分泌 IL-17 等促炎症因子可能是 AS 中肠道—关节轴性反应的关键组成。

总之，AS 的病因及发病机制至今尚不清楚，但环境、基因、免疫等因素与 AS 的发生、发展密切相关，近年研究表明 AS 患者体内存在免疫功能的失衡。

二、Treg

（一）调节性 T 细胞

Gershon 在 20 世纪 70 年代首次描述了自然发生 T 细胞亚群与其抑制自身免疫反应功能。Walter

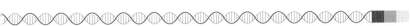

B 认为人体免疫系统除了效应淋巴细胞用来攻击入侵微生物外，还有一个称为调节性 T 细胞的抑制性淋巴细胞，即 Treg，这些淋巴细胞是专门抑制过度或错误的可能对机体有害的免疫反应。1905 年，Paul Ehrlich 发现山羊对进入体内其他山羊血产生抗体，而对自身血液并无该反应出现时就提出了免疫耐受这一概念。免疫耐受是机体对自身成分没有抵抗性，而对进入机体的外来物表现出排斥反应的过程。免疫耐受性有两类机制：一种是指细胞内在机制，包括消除自我反应胸腺细胞或慢性刺激外周 T 细胞克隆凋亡或失活；另一种是细胞亚群介导的抑制致病性免疫应答。这种抑制致病性免疫应答的细胞亚群就是上述提到的 T 细胞亚群 Treg，Treg 介导免疫耐受，通过产生抗炎细胞因子如 TGF-β 的局部分泌，并通过细胞表面分子如抑制性 T 细胞上的 CTLA-4 与效应 T 细胞上的 CD80 和 CD86 分子的结合而直接与细胞接触，以及通过调节抗原呈递细胞的活化抑制免疫反应，抑制作用的实现需要抑制剂和效应 T 细胞适当共定位，并且可能涉及 T 细胞受体（TCR）信号触发对调节效应细胞功能重要的转录因子。Treg 分为天然型和诱导型，天然型由胸腺产生，诱导型在外周组织中经其他细胞转化而来。由正常胸腺产生的 Foxp3$^+$ 天然 Treg 抑制幼稚 T 细胞的活化和扩增及其向效应 T 细胞分化，包括介导各种病理和生理免疫应答的 Th1、Th2 和 Th17 细胞。Foxp3 缺失或其在 Treg 中的表达减少将导致效应 T 细胞及促进免疫应答的细胞因子，如 IL-2、IL-4、IL-17 和 IFN-γ 的产生。实验条件下将自然 Treg *Foxp3* 基因转导至幼稚的 T 细胞，使幼稚的 T 细胞变为 Treg 样细胞，结果 Foxp3 抑制了编码 *IL-2* 基因的转录，并上调了 Treg 相关分子，而 Treg 样细胞需依赖外源性 IL-2 存活，这进一步证明了 Foxp3 的抑制功能。最近的研究表明 Foxp3 结合其他转录因子如 NFAT 和 AML-1 或 Runx1，并且可能与激活剂蛋白质 1 和 NF-κB 相互作用，Foxp3/NFAT/Runx1 复合体联合其他共激活蛋白或共抑制蛋白，抑制 IL-2 和其他细胞因子，以及激活 CD25、CTLA-4 和 GITR。Treg 通过多种介质包括 CTLA4、GITR、LAG-3、CD25、TGF-β、IL-10 和 IL-35 等抑制致病性 T 细胞的激活和随后效应功能。虽然多种淋巴细胞亚群表现出免疫抑制或免疫调节性，但 Foxp3$^+$Treg 是目前已知的唯一的主导免疫耐受的淋巴细胞，在体内、外可以直接或间接地抑制许多细胞包括 T 细胞、B 细胞、DC、自然杀伤（NK）细胞和 NKT 细胞活化和增殖，对维持免疫稳态至关重要。

1. CD4$^+$Treg

目前，CD4$^+$Treg 研究较为成熟广泛，CD4$^+$Treg 最初是在小鼠身上发现的，小鼠出生后前 3 天将胸腺切除使 CD4$^+$CD25$^+$ 细胞缺乏导致各种自身免疫病的发展。成年小鼠 CD25$^+$ 细胞的消耗也出现各种自身免疫病，如胃炎和甲状腺炎。最近，在大鼠和人类中发现具有相同的表型和功能特性相当数量的 T 细胞。他们占所有外周 CD4$^+$T 细胞的 5% ~ 10%。随后在体外研究表明，CD4$^+$CD25$^+$T 调节细胞，既具有免疫无能性又具有免疫抑制性。在体外共培养条件下，CD4$^+$CD25$^+$Treg 抑制了传统 CD25$^+$T 细胞的增殖，只有通过他们的 TCR 在被激活情况下表现出抑制作用。CD4$^+$CD25$^+$Treg 一旦激活，抑制能力是非抗原特异性的。在体外，CD4$^+$CD25$^+$Treg 抑制活性依赖与 CD25$^+$T 细胞接触，并且不依赖于可溶性抑制性细胞因子。CD4$^+$CD25$^+$Treg 发挥抑制作用的确切机制仍然未知。有研究表明这种抑制实质是反应性细胞中 IL-2 的转录受到抑制。通过外源性 IL-2 和 IL-15 可以改变 CD4$^+$CD25$^+$Treg 的抑制效果和低反应状态。此外，啮齿类动物 CD4$^+$CD25$^+$Treg 消除后产生各种自身免疫性炎症疾病，而重建 CD4$^+$CD25$^+$T 细胞可以抑制疾病的发展，这都提示 CD4$^+$CD25$^+$Treg 在维持免疫稳态和免疫耐受中发挥重要作用。

2. CD8$^+$Treg

虽然 CD8$^+$Treg 与 CD4$^+$Treg 类似有免疫调节作用，但由于其缺乏特异的细胞标志物，关于

CD8⁺Treg 研究较少，且健康人外周血中 CD8⁺Treg 约占总 T 细胞的 0.4%，数量不及 CD4⁺Treg 的 1/10，这使得研究 CD8⁺Treg 更加困难。根据 CD45RC 分子的表达水平，CD8⁺T 细胞可以分为 2 个亚群，即 CD45RC^{high} 和 CD45RC^{low} 亚群，CD45RC^{high} 代表（80±3）% 的 CD8⁺T 细胞，而 CD45RC^{low} 亚群通常代表（20±3）% 的 CD8⁺T 细胞。CD45RC^{low} 亚群产生抗炎细胞因子 IL-4、IL-10 和 IL-13，两亚群均产生炎性细胞因子 IL-2 和 IFN-γ，但 CD45RC^{high} 亚群产生较多，并证实 CD45RC^{high} 介导同种异体反应，CD45RC^{low} 通过细胞接触机制抑制同种异体反应性 CD4⁺T 细胞体外增殖。到目前为止，在自身免疫、癌症、感染、器官移植的病理学中都描述了 CD8⁺Treg 具有免疫抑制性质。CD8⁺Treg 数量和功能受损参与自身免疫病、移植物抗宿主病、移植排斥的发病，高 CD8⁺Treg 数可使癌细胞逃避宿主免疫反应。综上所述，可以看出，Treg 是操纵免疫反应的重要细胞，在维持对自身抗原无应答和抑制对宿主有害的过度免疫反应方面起着不可或缺的作用。在几种自身免疫病和自身免疫性实验动物模型中发现 CD4⁺Treg 和 CD8⁺Treg 数量和（或）功能受损，很多研究转向寻找促进 Treg 增殖的方法。

（二）Treg 的增殖

1. IL-2

IL-2 是白细胞介素家族中的重要成员之一，它的生物学作用以刺激 T 细胞增生为主，故又称 T 细胞生长因子。IL-2 是机体免疫调节网络中的核心物质，与其他细胞因子有协同和拮抗作用，共同完成机体免疫功能的平衡调节，在抗感染和抗肿瘤等疾病治疗中应用广泛。Treg 的表面有 IL-2R，IL-2R 是由 α、β、γ 链组成的高亲和力三联体，α、β、γ 链分别为细胞 Treg 表面的 CD25、CD122、CD132 分子，其中 CD25 分子的表达需要转录因子 Foxp3 的活化。IL-2 与 T 细胞上的 IL-2R 结合后，IL-2 激活 T 细胞 JAK/STAT 信号通路，导致 STAT5 转录因子磷酸化，STAT5 结合 Foxp3 启动子，诱导产生 Treg。Lee 等证实 IL-2/ 抗白细胞介素 -2 单克隆抗体免疫复合物通过 IL-2/STAT5 信号转导途径抑制 CIA，在这个 CIA 模型中，IL-2/JES6-1 诱导的 Treg 扩增，表达高水平的抑制分子，如 CD25、CTLA4、GITR、GARP 和 CD25 的表达水平增高后，通过进一步加强 IL-2 的结合显著诱导 Treg 的强烈扩增和活化，此外，STAT5 产生的 SOCS1、SOCS3 和抑瘤素 M（oncostatin-M，OSM）上调，抑制 CII 特异性抗体、Th17 细胞和致炎因子 IL-17 的产生，最终关节炎明显改善。IL-2 在整体免疫应答中具有多效性，因为 IL-2 至少有两种形式的受体（IL-2Rαβγ 和 IL-2Rαβ），可被多个细胞识别，这取决于反应细胞的激活和分化的状态介导相反的作用，在这个意义上，IL-2 改善或加重关节炎取决于给药时间，在免疫反应中，在正确的时间 IL-2 靶向特定 T 细胞亚群很重要，关于 IL-2 在 T 细胞活化中作用的研究仍需漫长的过程。

2. TGF-β

TGF-β 将幼稚的 T 细胞转化为防止自身免疫的 Treg。然而，在存在 IL-6 的情况下，TGF-β 也被发现促进幼稚 T 淋巴细胞分化成产生促炎性 IL-17 细胞因子的 Th17 细胞，促进自身免疫和炎症。维生素 A 代谢物视黄酸（retinoic acid，RA）为 TGF-β 依赖性免疫反应的关键调节剂，其能够抑制 IL-6 驱动的促炎性 Th17 细胞的诱导并促进抗炎性 Treg 分化，促进了调节促炎和抗炎免疫之间的平衡。特异性肠系膜组织中 CD103⁺ 肠系膜淋巴结树突状细胞（DC）依赖于 TGF-β 和 RA 诱导 Foxp3⁺Treg 发育，提示 RA 是 Treg 产生中的辅因子，促进 Treg 应答。这些结果说明外周细胞因子介导 Foxp3⁺Treg 分化的复杂性，需要进一步深入研究来区别各组织特异性细胞因子对 Treg 及效应细胞平衡的影响。

3. 肿瘤坏死因子 -α

肿瘤坏死因子 -α（TNF-α）是众所周知的炎症因子，临床上有增强针对肿瘤的免疫应答的作用及

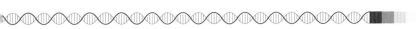

限制其功能后用于治疗自身免疫病。最近的研究探讨了 TNF-α 影响 Treg 功能，TNF-α 可能增强 Treg 抑制活性。TNF-α 可以结合两种受体 TNF 受体 1（TNFR1）和 TNF 受体 2（TNFR2），膜型 TNF-α 优先通过 TNFR2 发挥作用，TNFR1 在各种细胞上广泛表达其参与触发促炎反应，TNFR2 表达几乎完全局限于免疫细胞并参与促进细胞存活和增殖。TNFR1 缺陷的小鼠显示出对感染及炎症反应的免疫缺陷，相反，TNFR2 缺陷小鼠表现出炎症恶化的迹象，提示 TNF-α/TNFR2 途径可能会改善 Treg，需要进一步的研究来评估是否 Treg 通过 TNFR2 激活可以提高 Treg。

4. 全反式视黄酸

全反式视黄酸（all-trans-retinoic acid，atRA）是一种维生素 A 代谢物，可调节广泛的生物过程，包括细胞分化和增殖。最近的研究表明 atRA 还调节 Th 和 Treg 的分化。而且，atRA 在炎症条件下也维持 nTreg 的稳定性。

5. 雷帕霉素

免疫抑制药物雷帕霉素（RAPA）已被临床用于预防移植排斥反应，因为它对 T 细胞活化和增殖具有抑制作用。最近有很多研究表明 RAPA 也有提高自然 Treg 的功能，从而促进免疫耐受的作用。RAPA，一种 mTOR 激酶抑制剂，抑制效应 T 细胞增殖、迁移和细胞因子的产生，并且可以选择性地促进人 CD4$^+$CD25$^+$Foxp3$^+$T 细胞的扩增，是一种新型免疫抑制药物。

6. 脂肪酸

最近的证据表明 Treg 需要 mTOR 刺激脂质合成获得功能。脂肪酸（fatty acids，FA）分解代谢对于 CD8$^+$T 细胞的发育及 CD4$^+$ 调节性 T 细胞的分化有重要作用。在 mTOR 活性消耗的小鼠中，胆固醇和脂质合成及抑制性分子 CTLA-4 和 ICOS 缺陷，Treg 无法获得他们的抑制能力，最终导致这些小鼠出现炎症性疾病。

Treg 有稳定和强大的抑制活性，似乎通过增加体内 Treg 用于过敏性疾病、炎症性肠病、自身免疫病、移植物抗宿主病，或增加妊娠期胎儿—孕妇耐受性等临床疾病中，增加 Treg 功能可能是自身免疫病新的治疗方向，但是 Treg 的增殖、分化机制尚未完全研究清楚，关于诱导 Treg 的许多问题仍有待解决。

三、强直性脊柱炎与 Treg

CD4$^+$T 细胞及其亚群在 AS 的发病机制中起重要作用，包括 Th17 等效应细胞的异常激活及 Treg 的免疫耐受失调机制，且一直是研究的热点和重点。

越来越多的证据表明，Treg 参与 AS 疾病的发生。然而关于 Treg 在 AS 中的比例仍然存在很大争议。部分研究表明，与健康对照组相比，AS 患者的循环 Treg 百分比显著降低，而 Guo H 和同事研究表明，AS 患者的循环 Treg 百分比没有变化。此外，Guo H 研究组发现，活跃 AS 患者循环 Treg 中 Foxp3 的平均荧光强度（mean fluorescence intensity，MFI）显著降低，Treg 不能有效抑制幼稚 T 细胞的增殖。同时，活跃的 AS 患者体内的 Treg 在使用 IL-2 方面存在缺陷，STAT5 磷酸化相对较少，*Foxp3* 基因 CNS2 区域的 CpG 甲基化水平较高，表明 Treg 存在功能缺陷，并在 AS 中发挥重要作用。

AS 患者外周血中 Th17 细胞比例升高、Treg 比例降低，Th17/Treg 比值更为直观、显著地反映了 Th17 细胞和 Treg 平衡紊乱情况，不同 Th17/Treg 比值的 AS 患者 MRI 病情分级存在明显差异，且高 Th17/Treg 比值者 AS 病情中重度比例较高，从影像学层面明确 Th17/Treg 比值与 AS 病情呈正相关。另外，AS 患者中 Th17/Treg 比值与 HLA-B27 水平呈正相关，推测 Th17/Treg 失衡是促进 AS 患者病情进展的直接因素之一，可客观反映 AS 病情严重程度。

课题组前期研究表明，AS 患者外周血 CD4$^+$Treg、CD8$^+$Treg 计数降低，Th17 计数、Th17/CD4$^+$Treg

升高。CD4⁺Treg、Th17/CD4⁺Treg 与 BASDAI 评分有相关性，CD4⁺Treg 与 BASDAI 评分呈负相关，Th17/CD4⁺Treg 与 BASDAI 评分呈正相关。郑丽等总结 308 例 AS 患者淋巴细胞亚群，结果亦显示其 CD4⁺CD25⁺Foxp3⁺Treg 绝对计数较健康对照组显著降低（$P < 0.001$），需要进一步行较大样本量的独立队列研究来验证笔者的结果。

为进一步阐明 Treg 在 AS 中的地位，来娜琳等通过 Meta 分析评价 AS 患者外周血 Treg 含量及其与不同表型的关系。分析共纳入 29 项研究，涉及 1732 名 AS 患者。在未区分 Treg 定义时，结果显示 AS 患者 Treg 的比例与健康对照组相比无明显差异，病情活动的 AS 患者与病情稳定的 AS 患者 Treg 比例亦无差异。但是有六项研究结果显示，AS 患者外周血中 Treg 的比例与健康献血者相比显著降低，高疾病活动度患者外周血 Treg 比例低于病情稳定患者，表明 Treg 的减少可能是促使 AS 发生、发展的免疫机制之一，且与疾病活动度呈负相关。同时，项目组为更精确地识别外周血 Treg，对 Treg 的定义为 CD4⁺CD25⁺Foxp3⁺Treg，CD4⁺CD25ʰⁱᵍʰCD127ˡᵒʷ/⁻ 或 CD4⁺CD25⁺CD127ˡᵒʷTreg。研究提示 Treg 的水平根据所用的细胞识别标记而变化，Treg 状态在 AS 患者中非常重要，并且在评估此类患者的状况时，建议选择以上标志物作为 Treg 的最佳定义。

AS 患者中 Treg 和炎症性 Th17 细胞的失衡先前已被研究，但其潜在机制仍不清楚。促进 Treg 功能的小分子抑制剂可在预防 AS 的发病机制中发挥有益作用。适当提高 Treg 水平和降低 B 细胞活性，可能对 AS 患者的治疗有重要的意义，这给临床提供了对 AS 治疗的新思路。风湿免疫科通过使用小剂量 IL-2、雷帕霉素、二甲双胍、视黄酸、肠道菌群调节等上调 Treg 数量及改善其功能治疗强直性脊柱炎，虽然在临床上获得一定的疗效，但仍需要进一步多中心临床研究证实。

（薛丽中）

参考文献

[1] TSENG H W，PITT M E，GLANT T T，et al. Inflammation-driven bone formation in a mouse model of ankylosing spondylitis：sequentianot parallel processes. Arthritis Res Ther，2016，18（1）：35.

[2] CHAURASIA S，SHASANY A K，AGGARWAL A. Recombinant salmonella typhimurium outer membrane protein A is recognized by synovial fluid CD8 cells and stimulates synovial fluid mononuclear cells to produce interleukin（IL）-17 / IL-23 in patients with reactive arthritis and undifferentiated spondyloarthropathy . Clin Exper Immunol，2016，185（2）：210-218.

[3] COSTELLO M E，CICCIA F，WILLNER D，et al. Brief Report：Intestinal dysbiosis in ankylosing spondylitis. Arthritis Rheum，2015，67（3）：686- 691.

[4] ANSALONE C，UTRIAINEN L，MILLING S，et al. Role of gut Inflammation in HLA-B27 transgenic rats alters the monocyte compartment and its osteoclastogenic potential. Arthritis Rheum，2017，69（9）：1807-1815.

[5] CICCIA F，RIZZO A，TRIOLO G. Subclinical gut inflammation in ankylosing spondylitis.Curr Opin Rheum，2016，28（1）：89-96.

[6] CABALLERO S，PAMER E G. Microbiota-mediated inflammation and antimicrobial defense in the intestine. Annu Rev Immunol，2015，33（1）：227-256.

[7] LIN P，BACH M，ASQUITH M，et al. HLA-B27 and human β2-microglobulin affect the gut microbiota of transgenic rats. PLoS One，2014，9（8）：e105684.

[8] CICCIA F，GUGGINO G，RIZZO A，et al. Type 3 innate lymphoid cells producing IL-17 and IL-22 are ex-

panded in the gut，in the peripheral blood，synovial fluid and bone marrow of patients with ankylosing spondylitis. Ann Rheum Dis，2015，74（9）：1739-1747.

[9] FONTENOT J D，GAVIN M A，RUDENSKY A Y. Pillars Article：Foxp3 Programs the Development and Function of CD4+CD25+ Regulatory T Cells. J Immunol，2017，198（3）：986-992.

[10] CHURLAUD G，PITOISET F，JEBBAWI F，et al. Human and Mouse CD8（+）CD25（+）FOXP3（+）Regulatory T Cells at Steady State and during Interleukin-2 Therapy. Front Immunol，2015，6：171.

[11] CABAL-HIERRO L，LAZO P S.Signal Transduction by Tumor Necrosis Factor Receptors. CELL.SIGNAL 2012，24（6）：1297-1305.

[12] BRENNER D，BLASER H，MAKT W. Regulation of Tumour Necrosis Factor Signalling：Live Or Let Die. NAT REV IMMUNOL，2015，15（6）：362-374.

[13] LIU Z M，WANG K P，MA J，et al. The Role of All-Trans Retinoic Acid in the Biology of Foxp3+ Regulatory T Cells. CELL MOL IMMUNOL，2015，12（5）：553-557.

[14] SHAN J，FENG L，LI Y，et al. The Effects of Rapamycin On Regulatory T Cells：Its Potential Time-Dependent Role in Inducing Transplant Tolerance. IMMUNOL LETT，2014，162（1 Pt A）：74-86.

[15] LAI N L，ZHANG S X，WANG J，et al. The Proportion of Regulatory T Cells in Patients with Ankylosing Spondylitis：A Meta-Analysis.J Immunol Res，2019，2019：1058738.

[16] AN H，LI X，LI F，et al. The absolute counts of peripheral T lymphocytesubsets in patient with ankylosing spondylitis andthe effect of low-dose interleukin-2.Medicine（Baltimore），2019，98（15）：e15094.

[17] GUO H，ZHENG M，ZHANG K，et al. Functional defects in CD4+ CD25high Foxp3+ regulatory cells in ankylosing spondylitis. Sci Rep，2016，6：37559.

[18] WEN J T，ZHANG D H，FANG P F，et al. Role of Th1/Th2 Cytokines in the Diagnosis and Prognostic Evaluation of Ankylosing Spondylitis.Genet Mol Res，2007，16（1）.

[19] WANG C，LIAO Q，HU Y，et al. T lymphocyte subset imbalances in patients contribute to ankylosing spondylitis.ExpTher Med，2015，9（1）：250-256.

[20] GUO H，ZHENG M，ZHANG K，et al. Functional defects in CD4+ CD25high Foxp3+ regulatory cells in ankylosing spondylitis. Sci Rep，2016，6：37559.

[21] JANDUS C，BIOLEY G，RIVALS J P，et al. Increased numbers of circulating polyfunctional Th17 memory cells in patients with seronegative spondylarthritides. Arthritis Rheum，2008，58（8）：2307-2317.

第五节　Treg 与银屑病关节炎

　　银屑病关节炎（psoriatic arthritis，PA）是一种以累及脊柱和（或）外周关节为主的与银屑病相关的慢性进展性炎性关节炎。其临床表现复杂，具有显著的异质性，近一半的患者可在诊断两年内出现关节的侵蚀破坏，是一种致残性疾病。银屑病关节炎不仅损害关节导致残疾，而且皮肤损害的出现，严重影响患者生存质量。银屑病关节炎的发病机制仍不清楚，有学者认为其与遗传、内分泌障碍、代谢障碍及免疫功能损伤等有关。已有研究证实，银屑病的发病与效应 CD4+T 细胞有关。辅助性 T 细胞（Th17）和调节性 T 细胞（CD4+CD25+Treg）分别是 CD4+T 细胞的新型亚群，有多种关节炎性疾病及自身免疫病与这两种细胞比例失衡有关，本节探讨其在银屑病关节炎发病中的作用机制。

一、银屑病关节炎发病模型

（一）HLA-KIR 模型

在固有免疫应答中，自然杀伤细胞（natural killer cell，NK）借助杀伤细胞的免疫球蛋白样受体（killer cell immunoglobulin-like receptor，KIR），通过细胞毒作用和（或）合成细胞因子来抵御感染，而且可启动适应性免疫应答。在一些自身免疫病中，NK 抑制性受损可介导靶器官的损伤。抑制性 KIR（KIR2DL1、KIR2DL2/3）同活化性 KIR（KIR2DS1、KIR2DS2）基因序列 98% 相似，其中 KIR2DL 结合于 HLA-Cw 配体，并且几乎所有人都携带 KIR2DL1、KIR2DL2/3，而分别有 35% 和 56% 的人（欧洲裔美国人）携带 KIR2DS1 和 KIR2DS2。

（二）T 细胞轴模型

PA 患者受累组织的血管周围聚集大量 T 淋巴细胞，它们可移行至皮肤组织或关节腔内衬膜。初始淋巴结生发中心有大量 B 淋巴细胞，但其功能不明，但研究发现不论是银屑病还是 PA，均与循环中的自身抗体无关。皮肤组织中主要见 CD4$^+$T 淋巴细胞，CD4$^+$/CD8$^+$T 淋巴细胞比值为 2∶1，而关节滑液和起止点处则以 CD8$^+$T 淋巴细胞为主，提示 CD8$^+$T 淋巴细胞在 PA 滑液中参与免疫应答，除此还有如下支持点。① PA 和人类白细胞抗原（HLA）Ⅰ类相关；在人类免疫缺陷病毒（HIV）感染的患者中，尽管 CD4$^+$T 淋巴细胞选择性的清除，仍可见表皮、滑膜、滑液中大量 CD8$^+$T 淋巴细胞单克隆增生，甚至皮损程度更为严重，可出现较大范围的红皮病。PA 患者滑液中以活化（HLA-DR$^+$）的、成熟的 CD8$^+$T 淋巴细胞（CD45RO$^+$）占主导，此外 PA 患者外周血 T 淋巴细胞还大量表达协同刺激分子 CD40L，环孢素可明显抑制 T 细胞表面的 CD40L，从而缓解病情。

CD4$^+$T 淋巴细胞可分为 Th1、Th2、Th17 和 Treg。虽然一直认为 CD4$^+$T 淋巴细胞可能并非 PA 主要的致病细胞，Gerald P 等通过分析 PA 患者滑液和外周血中 Th1 来源的细胞因子（IL-2、TNF-β、INF-1）和 Th2 来源的细胞因子（IL-4、IL-10），发现除 IL-2 外，其他细胞因子在 PA 患者滑液中均有表达，虽然阳性率及浓度均低于 RA 患者，但提示 Th1 和 Th2 细胞也可能参与了 PA 的炎症过程。

因此，推测 PA 的发病可能是因为 T 细胞轴失调而致病的，其中以 CD8$^+$T 淋巴细胞为主导，CD8$^+$T 淋巴细胞通过 TCR 的 CDR3 识别抗原提呈细胞上与 MHC Ⅰ类分子结合的某种抗原肽，获得活化的第一信号，通过协同刺激分子（如 CD40L-CD40）的交联获得了活化第二信号，虽然这种抗原尚不清楚，但活化后的 CD8$^+$ 发生了单克隆扩增，导致了局部炎症的发生，效应机制有待进一步证实。CD4$^+$T 细胞中的 Th1、Th2、Th17 细胞也可能通过合成分泌细胞因子等机制参与 PA 的发病。

（三）OPG/RANK/RANKL 模型

大量非对称性的骨侵蚀，显著的关节间隙狭窄和"铅笔杯"征是 PA 的关节病变影像学特征之一，同时提示有骨质侵蚀。其中源自于单核—吞噬细胞系统的破骨细胞在骨质吸收中起主要作用。破骨细胞分化和活化的分子基础尚不明确。目前认为 RANKL 和 RANK 的信号通路是破骨细胞形成和活化的关键。表达于成骨细胞、间质细胞表面的 RANKL，与破骨细胞前体（osteoclast precursor，OCP）表达的 RANK 相连结，提供分化信号，促使 OCP 分化为破骨细胞。骨保护素（osteoprotegerin，OPG）是 RANKL 的天然拮抗剂。另外，TNF-α 可上调小鼠的 OCP。

Ritchlin CT 等发现 PA 患者，尤其是 X 线平片已有骨质侵蚀表现的患者，循环中 OCP 较健康对照组明显增加，体外实验发现 PA 患者的外周血单个核细胞（PBMC）能更快分化为破骨细胞，OPG 和

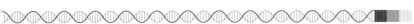

抗 TNF-α 抗体能抑制破骨细胞的形成，PA 患者的 PBMC 能分泌更多的 TNF-α；体内实验发现 PA 患者经抗 TNF-α 治疗后，OCP 明显降低；对软骨下骨及滑膜进行免疫组化分析，组织切片中可见血管周围有 RANK 阳性的单核细胞和破骨细胞，滑膜衬里高表达 RANKL，而 OPG 局限于内皮细胞，骨保护素对骨溶解吸收抑制，RANKL 与骨保护素的比例是决定骨溶解有无及严重程度的重要因素。由此提出 PA 发病的骨免疫模型，在 TNF-α 作用下，PA 循环中 OCP 增加，滑膜内皮细胞表面纤连蛋白、玻连蛋白受体表达上调，OCP 进入富含血管的滑膜后，黏附于被促炎症因子活化的内皮细胞，同时内皮细胞高表达的 OPG 抑制了破骨细胞的分化，使少量的 OCP 穿过致密的血管翳移行至骨，一旦 OCP 到达血管翳—骨交界部位，OCP 结合于滑膜细胞表面的 RANKL，在 TNF-α 和巨噬细胞集落刺激因子（macrophage colony-stimulating factor，MCSF）作用下分化成熟，并侵蚀骨，穿过内皮细胞后，OCP 与 TNF-α 诱发的成骨细胞和间质细胞表面的 RANKL 相互作用，进一步分化为破骨细胞，其中破骨细胞主要在软骨下骨和软骨—血管翳交界处作用导致骨质重吸收。在此过程中，TNF-α 作用的关键为：①增加了循环中的 OCP；②上调了关节中 RANKL 的表达。

这一理论得到进一步发展。除了成骨细胞和间质细胞，RANKL 还表达于活化的 T 淋巴细胞，活化的 T 淋巴细胞可表达 TNF-α、RANKL、IL-6。IL-7 可通过两种机制刺激破骨细胞的形成，首先，增加的 IL-7 可刺激 B 淋巴细胞生成，B 淋巴细胞前体细胞增加，有助于 OCP 的活化，其次，IL-7 可促进 T 淋巴细胞产生细胞因子、RANKL 和 MCSF。Colucci 等发现清除未经 TNF-α 和 MCSF 刺激的 PBMC 中的 T 淋巴细胞后，破骨细胞的生成几乎完全被抑制，清除未经刺激的滑液单个核细胞（SFMC）中的 T 淋巴细胞后，70% 的破骨细胞生成被抑制，PA 患者外周血中的 T 淋巴细胞、B 淋巴细胞、滑液中 T 淋巴细胞 IL-7 的 mRNA 水平，以及血清 IL-7 水平均高于对照组，抗 IL-7 抗体作用于 PA 患者的 PBMC 和 SFMC，可降低破骨细胞的生成，以上提示 T 淋巴细胞、B 淋巴细胞通过 RANKL、TNF-α 及 IL-7，帮助破骨细胞的形成，从而导致 PA 的骨质吸收。

二、Treg 在银屑病关节炎患者中的表达及作用机制

（一）Treg 的特点

自从 1995 年发现 Treg 以来，Treg 已被确定为一种抗炎性 T 细胞群，可以从包括启动、进展和终止等多个水平减弱和调节免疫反应。在过去的几十年里，对这种新的 T 细胞亚型的深入研究使人们对免疫系统抑制和控制炎症反应的内在机制有了更深入的了解。已经描述了几种人类 Treg 亚群，除了经典的 CD4⁺Treg，还有 CD8⁺ 的对应物，它被证明参与了 GVHD 的免疫调节，其被定义为 Treg 的几个亚群，如 Tr1 或 Th3 细胞，它们通过 TGF-β 的分泌进行抑制。除了 Treg 外，新发现的调节性 B 细胞群也直接或通过增强 Treg 功能促进免疫抑制。最具特征的 Treg 属于天然 Treg（nTreg）细胞群。nTreg 可以通过 IL-2 受体 α 链（CD25）的高表达和转录因子叉头框 P3（Foxp3）的表达来识别。它们在胸腺中产生，被认为是 Th 细胞的一个特定谱系，在发育早期通过特定环境中 Foxp3 的表达和稳定诱导的表观遗传变化形成印记。Foxp3 主要控制 nTreg 的表型和功能，基因突变可导致 IPEX，这是一种严重且迅速致命的自身免疫病。尽管目前还不完全了解调节性 T 细胞的工作方式，但越来越多的证据表明，Foxp3⁺Treg 能够通过几种直接和间接机制抑制持续的免疫反应。有许多迹象表明，Foxp3 表达本身可能不足以稳定维持 Treg 抑制功能或可靠描绘功能性 Treg。例如，激活的人类 Th 细胞可能在低水平瞬时表达 Foxp3，而不获得 Treg 抑制活性。外周 Th 细胞含有 Foxp3⁺T 细胞亚群，该亚群不显示 Treg 抑制活性，甚至在激活时产生促炎细胞因子。因此，似乎并非所有 Foxp3 阳性的 T 细胞都是

功能性 Treg，并且 Treg 特征分子在没有 Foxp3 的情况下至少在一定程度上可以表达。Treg 的作用主要针对 T 细胞、B 细胞和（或）DC，这些细胞可通过四种基本的调节模型过程被抑制或杀死。例如：①调节抗原呈递细胞（APC）的成熟和功能；②杀死靶细胞；③代谢途径的破坏和抗炎细胞因子的产生。已经发现，初始 T 细胞也可以在外周转化为所谓的适应性或 iTreg。这一过程发生在存在转化生长因子（TGF）-β 或低剂量抗原接触的情况下，很可能也发生在富含 TGF-β 或诱导环境的情况下。虽然 iTreg 在表型和功能上与 nTreg 相似，但在表观遗传状态和稳定性方面存在差异。值得一提的是，Treg 可以进一步细分为不同的亚群，这部分解释了它们的功能异质性。一些 Treg 亚群已通过表面标志物的差异表达来描述，如 CD45RA、CD45RO、CD127、CCR6、HLA-DR、CD39、CD95、ICOS、CD147 或 CD31，并可在很大程度上细分为记忆样或初始样 Treg。记忆样 Treg 可能是在特定环境中与抗原接触后，由初始样 Treg 诱导而来，似乎类似于直接在炎症组织中发挥抑制功能的 Treg 群体。因此，它们配备了归巢和趋化因子受体及特定的效应器功能。相反，初始样 Treg 似乎在次级淋巴组织中发挥作用。

最近的研究表明，免疫反应的最初偏好形成了发育中的 Treg，这些 Treg 具有适当的特征，如归巢受体，以抑制 Th1、Th2 或 Th17 特异性免疫反应。然而，最近的研究表明，这种特征并不代表一个稳定的系别存在，而是一个动态的过程，以维持内环境稳定。为了发挥其抑制过度免疫反应或辅助消除感染后的收敛阶段的功能，Treg 必须能够进入包括淋巴组织和非淋巴组织在内的各种组织。高功能 Treg 拥有 CD62L 的属性表达，CD62L 是一种淋巴结归巢分子，能够使他们到达二级淋巴器官，在那里引发 T 细胞反应。组织特异性归巢受体，如趋化因子受体 5（CCR5）、CCR8 或 CCR9，由于它们对炎性位点的特异性引导其进入靶器官，该处炎性反应需要抑制，并在激活过程中印记在 Treg 上。

（二）Th17 和 Treg 学的意义

Th17 和 Treg 是 CD4$^+$T 细胞的两个新亚型，两者在维持机体正常免疫应答、防止自身免疫病的产生中具有重要意义。Th17 细胞在中性粒细胞的动员、募集和活化，介导促炎症反应，在自身免疫病、感染性疾病及多种肿瘤的发病中发挥重要作用。Treg 的免疫抑制作用在分化过程中以及功能上与 Th17 细胞相互对抗，起到抑制炎症反应的作用。Th17/Treg 是两种不同于 Th1 及 Th2 的新型免疫细胞，随着对两者研究的深入，越来越多证据显示其在多种自身免疫病发病中起着重要作用。Th17 作为效应性 T 细胞以分泌 IL-17 为主要特征，在介导炎性反应、自身免疫病、移植排斥反应和肿瘤的发生、发展中起重要的作用。Treg 是维持机体免疫耐受的主要调节细胞，能选择性抑制一些效应性 T 细胞和自身反应性 T 细胞活化，主要通过细胞接触机制或抑制性细胞因子 TGF-β1 发挥主动免疫抑制作用。

（三）PA 患者皮疹与 Treg 之间的关系

银屑病（psoriasis，PsO）是一种慢性、复发性、自身免疫性皮肤病，会影响 2% ~ 3% 的普通人群。大约 30% 的银屑病患者也患有银屑病关节炎。最近的研究表明，多种免疫细胞参与银屑病的发病过程，如树突状细胞、Th17 细胞及 Treg 等。Hideaki 等研究发现银屑病患者外周血中及银屑病皮损处的 Treg 存在功能缺陷，即 Treg 抑制 CD4$^+$CD25$^-$T 细胞增殖的能力明显降低，但目前银屑病 Treg 功能受损的具体机制尚不明确。Han 等研究发现与正常人相比，寻常型银屑病患者外周血 Treg 表面 CD39 表达无改变，CD37 表达明显减少，继而导致 CD39、CD73 双阳性细胞比例亦减少。脓疱型银屑病患者外周血 CD39$^+$Treg 及腺苷受体 A2A$^+$CD4$^+$CD25$^-$ 细胞数量减少。在斑块型银屑病皮损中，CD39$^+$foxp3$^+$、CD73$^+$Foxp3$^+$ 双阳性细胞比例均多于脓疱型和红皮病型银屑病，且 CD73$^+$Foxp3$^+$ 双阳性细胞明显少于

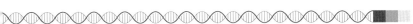

CD39⁺Foxp3⁺ 双阳性细胞。Treg 表面 CD73 表达减少及腺苷受体 A2A⁺CD4⁺CD25⁻ 细胞减少均可能影响 CD39⁻CD73⁻ 腺苷通路功能，导致无法生成足量的 cAMP 以抑制 CD4⁺CD25⁻ 细胞的增殖。对咪喹莫特诱导银屑病鼠模型的研究表明，咪喹莫特可与靶细胞腺苷受体 A2A 结合并抑制 AC，致使 Treg、CD4⁺CD25⁻ 细胞、抗原提呈细胞等细胞内 cAMP 水平降低，对免疫应答的抑制减弱。银屑病患者外周血、皮损和银屑病动物模型中均存在 CD39⁻CD73⁻ 腺苷通路异常，CD39⁻CD73⁻ 腺苷通路异常可能是银屑病 Treg 功能受损的原因之一，并参与了银屑病皮损的形成。

越来越多的证据表明，Treg 亚群中的数量和（或）功能缺陷在各种炎症和自身免疫病的发展中起着重要作用。这些缺陷可导致效应细胞稳态的破坏，导致免疫细胞过度增殖和炎症的发展。一些研究结果表明 PsO 中存在此类缺陷，然而，数据有限且相互矛盾。大多数报告表明外周血 Treg 内存在数量缺陷，尽管一些观察结果证明并非如此。这些差异很可能是由于方法上的差异或疾病发展阶段 / 亚型的差异造成的。在 PsO 患者外周血中观察到的 Treg 和效应 T（Teff）细胞之间的不平衡（Treg∶Teff 比值）随着系统治疗的成功而改善。大多数报道还证实，与对照组或未涉及的皮肤活检相比，在 PsO 患者收集的皮损皮肤活检中 Treg 的比例增加。似乎病变 Treg 的增加率与疾病的严重程度呈正相关。尽管银屑病皮损中 Treg 存在增加，但它们无法解决疾病，这表明在控制炎症方面存在质量缺陷。已经发现，从银屑病皮损或银屑病患者外周血中分离的 Treg 在抑制同种异体抗原特异性或多克隆 TCR 刺激试验中的 Teff 细胞反应方面存在功能缺陷。此外，在小鼠 PsO 模型（CD18-ko）中，已发现 Treg 的原发性功能障碍导致致病性 T 细胞过度增殖。在 PsO 中观察到的 Treg 抑制功能降低可能是由于 PsO 病变中的促炎性细胞因子环境，尤其是内皮细胞、DC 和 Th17 细胞分泌的高浓度 IL-6，抑制 Treg 活性并使浸润性 Teff 细胞逃避抑制。这一概念得到了皮肤中 Teff 和 Treg 表面 IL-6R 表达增加的支持。还发现 IL-6 特异性抗体可以逆转 PsO 患者 Treg 和 Teff 细胞共培养中观察到的抑制损伤。这些关于 Treg 抑制功能的研究提出了导致 PsO 中 Treg 介导抑制受损的两个潜在原因，即 Treg 功能受损和 Teff 细胞对抑制的抵抗，一部分原因是炎症部位 IL-6 的生成增加；另一部分原因是 IL-6R 上调导致对 IL-6 的反应能力增强。最近的研究表明，Teff 的耐药性可能是由 IL-6 对信号转导子和转录激活因子 3（STAT3）的磷酸化引起的。值得一提的是，通过视黄酸受体相关孤儿受体（ROR）γt 和 IL-23R 的表达，STAT3 的激活对于致病性 Th17 细胞的分化至关重要，这两种受体都可以稳定 Th17 谱系。因此，血液和银屑病斑块中功能失调的 Treg 活性可能最终导致体内银屑病致病细胞的抑制减少和过度增殖。还发现，从 PsO 患者皮损中分离出的 Foxp3 阳性 Treg 在一定条件下可以很容易地分化为 IL-17A 阳性细胞。这些细胞被证明是积极增殖（Ki67⁺）的记忆 Treg（CD45⁺）。这些从银屑病皮损中分离出来的 IL-17A 阳性 Treg 有更高的失去 Foxp3 表达的倾向，同时保持高水平的 ROR-γt 表达，所有这些都有利于高 ROR-γt∶Foxp3 比值，以促进促炎性 IL-17A 转录程序的诱导，这一过程由 IL-23 强烈控制。总之，这些数据表明 IL-17A 阳性的 Treg 可能对疾病的发展起到重要作用。

（四）PA 患者中的 Treg

目前的数据有力地表明，PA 是 T 细胞介导的疾病，各种促炎细胞因子在其发展中起着关键作用，特别是 Th17 细胞和 Treg 在其发病机制中有重要作用。有研究表明，PA 患者外周血血清中 Th17 细胞显著高于对照组，Treg 与对照组比较无显著差异，推测 Th17 细胞高表达可能会产生高剂量 IL-17；同时因患者 TGF-β1 水平低下，不能有效诱导初始型 T 细胞向 Treg 分化，患者 Treg 不能随着 Th17 细胞升高而上升，导致 Th17/Treg 升高现象。Th17 细胞的高水平表达促使 IL-17 分泌增加，IL-17 刺激成骨细

胞产生前列腺素 E_2 继而刺激成骨细胞产生破骨细胞分化因子，激活 NF-κB，破骨细胞分化因子与破骨细胞前体上的 NF-κB 结合，促进成熟破骨细胞的形成与活化，且 Th17 本身表达破骨细胞分化因子与破骨细胞前体上的 NF-κB 结合，从而参与银屑病关节炎病变及骨质破坏的过程。研究发现 TGF-β1 可能参与了银屑病关节炎的发病，TGF-β1 是调节骨祖细胞分化增殖的内分泌生长因子，与骨组织的形成及修复等关系密切，因此其含量降低易导致骨质疏松的发生，Treg 通过抑制性细胞因子 TGF-β1 水平发挥主动免疫抑制作用，提示 Treg 通过调节 TGF-β1 水平从而与银屑病关节炎的发病过程有关。

在许多对小鼠和人类的研究中，已经观察到关节炎关节中 Treg 的聚集，但是关于 PA 中 Treg 的数据非常有限。与健康个体相比，在 PA 个体的滑膜 CD4⁺T 细胞中观察到全长 Foxp3（Foxp3FL）剪接形式的表达显著升高，同时低分子量剪接形式 Foxp3D2 的表达适度升高。Foxp3D2D7 是第三种 Foxp3 剪接形式，在健康受试者中未检测到，仅在 PA 患者中少量存在。早期的研究表明，这些亚型具有不同的功能。Foxp3FL 作为 RORα、活化 T 细胞的核因子（NFAT）和 NF-κB 控制的基因表达的功能阻遏物，而 Foxp3D2 形式在调节 RORα 和 NF-κB 方面与 Foxp3FL 形式在功能上不同。Foxp3D2 和 Foxp3D2D7 形式都无法抑制 NF-κB 激活。选择性剪接模式的改变是活化 T 细胞中众所周知的现象，但其机制和生物学意义尚不清楚。例如，众所周知，T 细胞中的 CD45 由于免疫激活而经历广泛的选择性剪接。关节炎滑液（synovial fluid，SF）是一种富含炎性细胞和各种细胞因子的特殊环境，可导致细胞内信号转导，造成选择性剪接机制的差异激活。也有人认为，滑膜 Treg 的功能可能受到损害，至少部分原因是 CTLA-4 的异常表达，这对于执行 Treg 的抑制功能至关重要。看来，Treg 上 CTLA-4 表达的减少说明它们无法控制 IFN-γ 的产生，但 Teff 增殖的抑制独立于 CTLA-4 的作用，并且在 RA 患者中保持不变。如前所述，包括 IL-6 在内的各种炎性细胞因子能够抑制 Treg 功能。在类风湿关节炎衍生的 SF 中也观察到了与 TNF-α 相关的类似作用。似乎 Foxp3 转录活性和 Treg 抑制功能受 C 端 DNA 结合域 Ser418 磷酸化的调节。在类风湿关节炎衍生的 Treg 中，Ser418 位点被蛋白磷酸酶 1（PP1）特异性去磷酸化，其表达和酶活性在炎症滑膜中被 TNF-α 诱导，导致 Treg 功能受损。此外，TNF-α 诱导的 Treg 功能障碍与炎症滑膜内 IL-17 阳性和 IFN-γ 阳性 CD4⁺T 细胞数量增加相关。还观察到，用 TNF-α 特异性抗体治疗可恢复 RA 受试者的 Treg 功能，这与 Treg 中 PP1 表达降低和 Foxp3 磷酸化增加有关。

（白　洁　王　楠）

参考文献

[1] 陈晋广，赖维，姜昱.银屑病性关节炎患者 Th17 和 Treg 细胞的变化及意义.中国医学科学院学报，2012，34（6）：617-620.

[2] 陈晋广，姜昱.银屑病性关节炎患者 Th17/Treg 相关细胞因子的检测.中国皮肤性病学杂志，2012，26（11）：969-970，976.

[3] 李鑫，范洁琳.Th17/Treg 细胞在银屑病的发病机制研究进展.现代生物医学进展，2012，12（24）：4769-4772.

[4] 陈诚，王佳，李义德，等.免疫性血小板减少症患儿外周血 CD4⁺CD25⁺ 调节 T 细胞和 Th17 细胞的变化.宁夏医科大学学报，2013，35（8）：864-867.

[5] 黄一可，张正华，韩凌.调节性 T 细胞 CD39⁻CD73⁻ 腺苷通路研究进展.国际免疫学杂志，2018，41（3）：315-321.

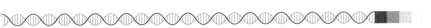
[6] MOON Y M, LEE J, LEE S Y, et al. Gene associated with retinoid-interferon induced mortality 19 attenuates murine autoimmune arthritis by regulation of th17 and Treg cells.Arthritis Rheumatol, 2014, 66 (3): 569-578.

[7] DUVIC M, JOHNSON T M, RAPINI R P, et al.Acquiredimmunodeficieny syndrome-associated psoriasis and Reiter's syndrome.Arch Derma-tol, 1987, 123 (12): 1622-1632.

[8] COSTELLO P, BRESNIHAN B, O'FARRELLY C, et al. Predominance of CD8+T lymphocytes in psoriatic arthritis.J Rheumatol, 1999, 26 (5): 1117-1124

[9] DAOUSSIS D, ANTONOPOULOS I, ANDONOPOULOS A P,et al. Increased expression of CDl54(CD40L) on stimulated T-cells from patientswith psoriatic arthritis.Rheumatology, 2007, 46 (2): 227-231.

[10] GERALD P, ERNST W, BURKHARD F L, et al. T cell derivedcytokines in pso-riatic arthritis synovial fluids.Ann Rheum Dis, 1998, 57 (11): 691-693.

[11] COLUCCI S, BRUNETTI G, CANTATORE F P, et al. Lymphocytes and synovial fluid fibroblasts support osteoclaatogenesis through RANKL, TNF-α.and IL-7 in an in vitro model derived from humanpsoriaticarthritis.J Pathol, 2007, 212 (1): 47-55.

[12] GALATI D, DE MARTINO M, TROTTA A, et al. Peripheral depletion of NK cells and imbalance of the Treg/Th17 axis in idiopathic pulmonary fibrosis pa-tients. Cytokine, 2014, 66 (2): 119-126.

[13] CHEVALIER M F, PETITJEAN G, DUNYACH-RÉMY C, et al. The Th17/Treg ratio, IL-1RA and sCD14 levels in primary HIV infection predict the T-cell ac-tivation set point in the absence of systemic microbial translocation.PLoS Pathog, 2013, 9 (6): e1003453.

[14] MA Y, YUAN X, DENG L, et al. Imbalanced frequencies of Th17 and Treg cells in acute coronary syndromes are mediated by IL-6-STAT3 signaling.PLoS One, 2013, 8 (8): e72804.

[15] KARCZEWSKI J, DOBROWOLSKA A, RYCHLEWSKA-HAŃCZEWSKA A, et al. New insights into the role of T cells in pathogenesis of psoriasis and psoriatic arthritis. Autoimmunity, 2016, 49 (7): 435-450.

[16] WANG J, ZHANG S X, HAO Y F, et al. The numbers of peripheral regulatory T cells are reduced in patients with psoriatic arthritis and are restored by low-dose interleukin-2. Ther Adv ChronicDis, 2020, 11 : 2040622320916014.

[17] ZHANG H Y, YAN K X, HUANG Q, et al. Target tissue ectoenzyme CD39/CD73-expressing Foxp3+ regulatory T cells in patients with psoriasis. Clin Exp Dermatol, 2015, 40 (2): 182-191.

[18] FLUTTER B, NESTLE F O. TLRs to cytokines: mechanistic insights from the imiquimod mouse model of psoriasis.Eur J Immunol, 2013, 43 (12): 3138-3146.

[19] SUGIYAMA H, GYULAI R, TOICHI E, et al. Dysfunctional blood and target tissue CD4+ CD25high regulatory T cells in psoriasis: mechanism underlying unrestrained pathogenic effector T cell proliferation. J Immunol, 2005, 174 (1): 164-173.

[20] RICHETTAA G, MATTOZZI C, SALVI M, et al. CD4+CD25+ T-regulatory cells in psoriasis. Correlation between their numbers and biologics-induced clinical improvement. Eur J Dermatol, 2011, 21 (3): 344-348.

[21] YAN K X, FANG X, HAN L, et al. Foxp3+ regulatory T cells and related cytokines differentially expressed in plaque vs. guttate psoriasis vulgaris. Br J Dermatol, 2010, 163 (1): 48-56.

[22] QUAGLINO P, ORTONCELLI M, COMESSATTI A, et al. Circulating CD4+ CD25 bright FOXP3+ T cells are up-regulated by biological therapies and correlate with the clinical response in psoriasis patients. Dermatology, 2009, 219 (3): 250-258.

[23] BOVENSCHEN H J, VAN VLIJMEN-WILLEMS I M, VAN DE KERKHOF P C, et al. Identification of lesional CD4+CD25+ Foxp3+ regulatory T cells in Psoriasis. Dermatology, 2006, 213 (2): 111-117.

[24] BOVENSCHEN H J, VAN DE KERKHOF P C, VAN ERP P E, et al.Foxp3+ regulatory T cells of psoriasis

patients easily differentiate into IL-17A-producing cells and are found in lesional skin. J Invest Dermatol, 2011, 131（9）: 1850-1860.

[25] MIYARA M, GOROCHOV G, EHRENSTEIN M, et al. Human FoxP3$^+$ regulatory T cells in systemic autoimmune diseases.Autoimmun Rev, 2011, 10 : 744-755.

[26] RYDER L R, BARTELS E M, WOETMANN A, et al. FoxP3 mRNA splice forms in synovial CD4$^+$ T cells in rheumatoid arthritis and psoriatic arthritis. APMIS, 2012, 120（5）: 387-396.

第六节　Treg 与溃疡性结肠炎

一、溃疡性结肠炎概述

溃疡性结肠炎（ulcerative colitis，UC），是一种主要累及结肠黏膜与黏膜下层的慢性特异性炎症性肠病，病变多呈连续性分布。临床以腹痛、腹泻、黏液脓血便、里急后重为主要表现。起病多缓慢，少数急骤偶有呈暴发性者。病程多迁延，呈发作与缓解期交替，少数可持续并逐渐加重。重者可见腹胀、纳差、恶心、呕吐。也可有发热、贫血、消瘦、低蛋白血症、关节炎、结节性红斑、坏疽性脓皮病、口腔黏膜溃疡，以及眼部、肝胆等系统受累。

结肠镜检查为确定诊断的最可靠方法，可见病变呈连续性、弥漫性分布，黏膜充血、水肿、脆性增加，易出现出血及脓性分泌物附着等炎症表现。重者有多发性糜烂或溃疡，慢性者结肠袋形变浅或消失，可有假息肉或桥形黏膜等。

黏膜病理学检查有活动期与缓解期的不同表现：①活动期：固有膜内弥漫性、慢性炎细胞及中性粒细胞、嗜酸性粒细胞浸润；隐窝急性炎细胞浸润，尤其上皮细胞及中性粒细胞浸润、隐窝炎，甚至形成隐窝脓肿，可有脓肿溃入固有膜；隐窝上皮增生，杯状细胞减少；黏膜表层糜烂，溃疡形成，肉芽组织增生。②缓解期：中性粒细胞消失，慢性炎细胞减少；隐窝大小形态不规则，排列紊乱；腺上皮与黏膜肌层间隙增大；潘氏细胞化生。

发病的年龄段主要在 20 ～ 50 岁，但无显著性的性别差异。国内外流行病学统计数据显示，UC 的发病率和患病率均呈现明显的增高趋势，被世界卫生组织列为现代难治病之一，其病因和发病机制一直是学者们的研究热点。本病的病因目前尚未完全明确，一般认为与遗传、免疫、感染和精神心理因素等有关。

二、溃疡性结肠炎的病因及发病机制

（一）免疫因素

UC 被大多数学者认为是自身免疫病，特别是近几年来发现 UC 的发病与机体免疫功能异常关系密切。体液免疫在 UC 的发病中占有重要地位，而细胞免疫次之。

1. 自身抗体

在 UC 患者血清中，可检测到多种自身抗体，其中抗结肠上皮细胞抗体（如核旁型抗中性粒细胞胞质抗体，pANCA）与抗肌球蛋白抗体是最常见的两种自身抗体。特别是 pANCA 作为 UC 患者重要的一种自身抗体，不同的报道表明 UC 患者血清中其阳性率为 30% ～ 83%；同时研究显示，在决定 UC 患者 ANCA 产生的众多基因中，ANCA 合成与 IL-10 和 TNF-α 的遗传多态性有显著相关性。此外，

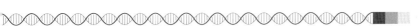

在人巨细胞病毒（human cytomegalovirus，HCMV）诱导的自身免疫导致的炎症性肠病（inflammatory bowel disease，IBD）中，细胞毒素 CD13 被认为可能是 IBD 的一种特异性自身抗体，在 HCMV-IgG 阳性的 UC 患者血清中 CD13 的阳性率约占 66%，重度 UC 患者中可达 85%；而且在 UC 患者的肠、眼睛、关节等处均发现 CD13，而正常对照组中没有发现。

2. 细胞免疫

在 UC 患者的结肠黏膜中，可以检测到树突状细胞、T 淋巴细胞、巨噬细胞、中性粒细胞、肥大细胞等。

（1）DC

DC 是具有最强抗原提呈功能的专职抗原提呈细胞（antigen-presenting cell，APC），能有效摄取和处理抗原，迁至 T 细胞区，使 T 淋巴细胞致敏，从而使机体处于免疫应答状态。正常情况下，机体内绝大多数 DC 处于未成熟状态，广泛分布于机体所有组织和器官中，能诱导免疫耐受并参与 T 细胞分化，可以分泌多种细胞因子参与免疫功能调节，而且控制着免疫反应的许多方面，如免疫反应的类型（Th1、Th2、Th3、Tr）、抗原特异性效应细胞的归巢等。研究显示，对于 UC 患者，DC 可以通过 Toll 样受体识别微生物做出的反应，表现为 DC 对 TLR 表达上调，特别是正常对照组的肠道上皮 DC 几乎不表达 TLR2 和 TLR4，而 UC 患者的 DC 对 TLR2 和 TLR4 高度表达，因而充分表明 DC 与微生物之间存在密切的反应，而且这种反应决定不同的免疫反应类型；此外，结肠黏膜 DC 浸润的频率与 UC 活动性炎症的严重性有显著的关联。

（2）T 细胞

T 细胞是胸腺依赖性淋巴细胞的简称，是免疫反应中抗原呈递的核心环节，更是最重要的免疫调节剂。T 细胞是不均一的细胞群体，各细胞成分之间的比例平衡是正常免疫反应的生理学基础，依据其细胞表面标志及功能特征，可将 T 细胞分为不同亚群。CD 为 T 细胞表面的分化抗原，依据 CD4 和 CD8 分子表达情况，可将成熟 T 细胞分为 CD4$^+$ 或 CD8$^+$ 细胞。研究显示，正常人肠道炎症反应时，免疫细胞选择性激活 CD8$^+$ 的抑制 T 细胞，而在 IBD 患者中可能优先刺激 CD4$^+$ 的 Th 细胞；活动性 UC 患者的 CD8$^+$T 细胞较正常组或缓解组明显下降，CD4$^+$/CD8$^+$ 比值上升，而在活动性 CD 患者中，上述变化与 UC 组呈相反趋势。同时，根据 Th 功能和产生的细胞因子种类的不同，可以分为 Th1 和 Th2，在机体正常状态下两者处于动态平衡，各自产生细胞因子相互调节；在一定条件下两者互为抑制，其中 Th1 调节细胞免疫应答，并分泌 IL-2、IL-12 和 INF-γ，Th2 调节体液免疫应答，并分泌 IL-4、IL-5、IL-6、IL-10 和 IL-13，由 Th1 产生的 INF-γ 能够抑制 Th2 细胞的增殖，而由 Th2 细胞分泌的 IL-4、IL-10 和 IL-13 能抑制 Th1 反应；而且现已证实，UC 发病是以 Th2 细胞占优的免疫异常的结果，在早期可能是 Th1 反应增强，而晚期以 Th2 反应占优势，因此 Th1/Th2 比例失衡是 UC 发病的重要原因之一。此外，CD4$^+$CD25$^+$T 细胞是调节性 T 细胞亚群之一，存在于溃疡性结肠炎患者的肠系膜淋巴结中，能表达 Foxp3mRNA 和蛋白质，并能有效抑制自身肠系膜淋巴结 CD4$^+$T 细胞的增殖，具有 T 调节细胞的典型特征，即使在持续性黏膜炎症中也具有有效的抑制能力，表明调节性 T 细胞在 UC 发生机制中也起着重要作用。自然杀伤 T 细胞（natural killer T cell，NKT）是近年来发现的一类表达 NK 细胞表面分子 NK1.1 和 T- 细胞受体（Tcellreceptor，TCR）-CD3 复合物的 T 细胞亚群，称为 NK1.1$^+$T 细胞，简称 NKT 细胞。研究显示，与正常对照组比较，UC 患者的肠固有层 T 细胞产生大量的 IL-13，而 INF-γ 的产生则减少；刺激具有 NK 细胞标志 CD161 并具有抗 CD2/CD28 的 T 细胞或 B 细胞转染的 CD1d 的 T 细胞均可以产生大量的 IL-13，证明在 UC 中 NKT 细胞是 IL-13 的产生细胞，且这类细胞并不表达绝大多数 NKT 细胞表达的固定的 NKT 细胞受体；人类 NKT 细胞和 UC 的 CD161$^+$ 肠黏膜固有层 T 细胞都对 HT-29 肠上皮细胞具有细胞毒性作用，且这种作用可以被 IL-13 放大。这些结果表明，由非典型性 NKT 细胞介导的非典型的 Th2 反应是 UC 发病的重要原因之一。

（3）共刺激分子

共刺激分子和 APC 相互作用，为 T 细胞激活提供共刺激信号，在 T 细胞活化过程中起着重要作用。T 细胞表面 CD28 是重要的共刺激分子，与 APC 表面相应配体的 B7-1 和 B7-2 相互作用。活化 T 细胞还表达 CTLA-4 分子，该分子与 CD28 高度同源但作用相反，与 B7 亲和力也比 CD28 高，而且能有效地制约特异性 T 细胞克隆过度增殖。研究显示，共刺激分子 OX40 能选择性地表达在炎症部位的 CD4$^+$T 细胞上，而并不表达在正常组织 T 细胞上，在 UC 患者病变部位黏膜固有层的 CD4$^+$T 细胞上表达尤为明显。

3. 细胞因子

细胞因子（CK）是由免疫细胞（淋巴细胞、浆细胞、巨噬细胞、中性粒细胞等）和某些非免疫细胞（如血管内皮细胞、表皮细胞、成纤维细胞等）经刺激而合成、分泌的一类具有广泛生物活性的小分子蛋白质，作为细胞间信号传递分子，主要调节免疫应答、参与免疫细胞分化发育、介导炎症反应、刺激造血功能，并参与组织修复等。不同的细胞因子具有不同的生物学作用，可以作用于局部的微血管系统，使黏附分子上调并加强辅助效应细胞的聚集，从而使炎症反应扩散并导致组织损伤。对于 UC 患者，细胞因子作用于炎症介质，介导结肠黏膜的病理性损伤，表明其在 UC 发病的机制中起重要作用。按 CK 功能可分为：白细胞介素、干扰素、肿瘤坏死因子、生长因子、趋化性细胞因子等。

（1）白细胞介素

正常人的抗炎与促炎因子应该处于动态平衡状态，一旦平衡状态被破坏，如促炎因子一方占优势，则导致疾病的发生。研究显示，IL-1、IL-6、IL-8 肿瘤坏死因子等促炎症细胞因子是公认能介导 UC 发病的细胞因子，而 IL-4、IL-10 等是具有抗炎作用的细胞因子，因而它们间的平衡在维持肠道正常的免疫功能中起重要作用。对于 UC 患者，肠道病变部位的固有层单个核细胞分泌的 IL-6 和 IL-8 浓度均明显高于非病变部位，且 IL-6 浓度与该部位黏膜固有层分泌的 IL-17 浓度呈正比关系；在病变部位 LPMC 培养液中，加入抗 IL-17 单抗共同培养，结果显示抗 IL-17 抗体能有效抑制 IL-6 和 IL-8 的分泌，其作用与抗体剂量有关；也证明 IL-17 在肠道炎性细胞因子的产生过程中起重要作用，而且阻断 IL-17 的产生可能是治疗 UC 的一种新的有效方法。此外，在 IBD 患者中，IL-22 作用于结肠上皮的肌纤维母细胞，可以促进炎症前细胞因子和基质降解分子的表达，说明了 IL-22 的促炎作用；IL-13 是抗炎细胞因子，其过量产生能损害上皮细胞屏障作用，通过增加上皮细胞凋亡、降低细胞间紧密连接和上皮细胞重建速度而起作用，而且其对存在于结肠上皮细胞和 HT-29/B6 细胞中的 IL-13Rα1 单层上皮的抵抗有剂量依赖效应关系。

（2）巨噬细胞游走抑制因子（macrophage migration inhibiton factor，MIF）

MIF 是近年来才发现的一种细胞因子，活化的 T 细胞、巨噬细胞及树突状细胞均可以产生 MIF，其在体外可以抑制外周血巨噬细胞的随意运动，在体内可以增强巨噬细胞的聚集能力。巨噬细胞作为 MIF 的一个来源，在 UC 患者的结肠道黏膜上聚集，并产生大量的 TNF-α、IL-1β、IL-6 等细胞因子，造成了肠道黏膜的损伤，因而它们在 UC 的发病中具有重要作用。研究显示，UC 患者血清中 MIF 的浓度要远高于正常人（$P < 0.05$）；在血清 C 反应蛋白（炎症的标志物）阳性的 UC 患者血清中的浓度要高于血清 C 反应蛋白阴性的 UC 患者（$P < 0.05$），MIF 在 UC 严重患者血清中的浓度要高于不严重的患者（$P < 0.05$）。同时，MIF 的功能与 DC 的数量在 UC 患者外周血中均增强，且表达 MIF

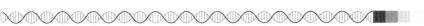

的细胞数量与成熟 DC 的数量在结肠黏膜上大量增加。

（3）肿瘤坏死因子

肿瘤坏死因子是一种具有多种生物活性的促炎细胞因子和免疫调节剂，主要由激活的单核细胞产生，在介导免疫炎症反应中具有重要作用。根据其来源不同可分为 TNF-α 和 TNF-β，分别位于人染色体 6q21.1-p22 和 6p23-q12，其编码基因位于 HLA- Ⅲ 类基因区。研究显示，TNF-α 在 UC 中的作用是激活上皮细胞，诱导趋化因子，促使中性粒细胞聚集在结肠黏膜炎症区域；TNF-α 与 TLR2 在 UC 中存在一定的关联性；TNF-α 可刺激炎症细胞分泌 IL-8，在 UC 患者血清中 TNF-α、IL-8 的浓度明显增高，且与病情呈正相关。同时，UC 患者 TNF-α-308 位点和 TNF-β-252 位点均存在 GA 多态性，但这种多态性不存在于 CD 患者，并且这两个位点的等位基因和 UC 的发病有相关性。对我国汉族人群 IBD 患者的研究亦发现，TNF-α-308 等位基因与 UC 发病的易感性相关。

（4）NF-κB 与 TGF-β1 核因子

NF-κB 最初发现在活化的 B 细胞中，广泛存在于各种组织中，正常情况下存在于细胞质内，以二聚体的形式与抑制蛋白 Ⅰ κB 结合而无活性。研究显示，NF-κB 参与许多免疫炎症反应，其激活能被过氧化氢酶所抑制；溃疡性结肠炎患者病变结肠黏膜组织 NF-κB 表达水平显著增高，并与 UC 病情活动性和严重性存在一定相关性，对病情评估和治疗效果的判断具有一定的指导意义，且 NF-κB 与 TLR4、CD14 也呈现正相关。

TGF-β1 是一种调节细胞生长和分化的抗炎性细胞因子，主要由淋巴细胞和单核细胞产生，具有多种生物学活性，可抑制淋巴细胞增殖及功能，并抑制巨噬细胞激活；同时，TGF-β1 还可促进基质蛋白的合成与分泌，促进上皮损伤后修复。研究显示，TGF-β1 和 TGF-β1mRNA 在 UC 中表达显著增高，并与 UC 组织学分级呈正相关；TGF-β1 和 TGF-β1mRNA 主要在靠近腔面的固有层炎症细胞中表达，也表明 TGF-β1 在促进上皮愈合过程中具有重要作用。

4. 环氧合酶与基质金属蛋白酶

环氧合酶（cyclooxygenase，COX）是花生四烯酸转化为前列腺素和其他十二烷类的限速酶，也是一种与炎症反应密切相关的诱导型关键酶，可分为三种亚型：COX-1、COX-2、COX-3。通常 COX-1 呈原生性表达，COX-2 呈诱导性表达。研究显示，COX-2 在正常的黏膜固有层表面上皮细胞和单核细胞几乎没有表达，而在三硝基苯磺酸诱导的结肠炎中浸润的炎症细胞和表面上皮细胞发现 COX-2 明显表达，UC 患者在溃疡性结肠炎组织中呈高表达；炎性细胞因子、脂多糖、TNF、表皮生长因子、活性氧和幽门螺杆菌感染等多种因素均可诱导 COX-2 表达，提高 COX-2mRNA 水平，可以促进炎症反应。同时，IBD 等上皮细胞中 COX-2 表达是损伤愈合过程的一种保护性反应，由 COX-2 合成的前列腺素能促进胃肠黏膜损伤的愈合。因此，对 COX-2 在 UC 中发病机制的进一步研究，可以加以调控，并可能为最终治愈 UC 提供切入点。

基质金属蛋白酶（matrix metalloproteinase，MMP）是一群与锌有关的内肽酶，参与细胞外基质的降解和重建，在正常情况下含量很少并处于潜伏状态。根据对底物特异性作用不同分为：胶原蛋白酶（MMP1、MMP8、MMP13、MMP18）、明胶酶（MMP2、MMP9）、间质溶解素（MMP3、MMP7、MMP10、MMP11）、弹性酶（MMP12）等，至今已发现 20 多种。研究显示，MMP 产生过多和金属蛋白酶组织抑制因子（TIMP）对 MMP 活性控制失败可能是溃疡形成的主要原因，如 MMP1 主要由巨噬细胞产生，在 UC 病变结肠组织中 MMP1 表达增加与组织损伤程度有关，而且 MMP1 可以作为评价 UC 患者病情严重程度的生物学指标；MMP2 和 MMP9 蛋白及 mRNA 在 UC 中明显增加，在重度炎症组织中达最高水平,并且免疫组织化学染色法显示 MMP2 存在于黏膜下层细胞外基质,而 MMP9 在多形核白细胞中最明显。

5. 氧自由基和一氧化氮

氧自由基是一类只有高度化学反应活性的含氧基团,主要包括超氧阴离子自由基(O_2)和羟自由基(—OH)等,他们在引起脂质氧化的同时,可增加黏膜的通透性,使吞噬细胞活动进一步加强,产生更多的氧自由基,从而导致组织细胞损伤。研究显示,在 UC 发病时,肠黏膜中大量吞噬细胞耗氧量增加,通过一系列反应,产生大量 O_2、羟自由基及脂质过氧化物(LPO),损伤肠黏膜。

一氧化氮(NO)是一种在宿主防御和炎症反应中起重要作用的气体分子,具有较强的生物学活性,是体内重要的生物活性分子和信号分子,也是免疫分子和炎症递质。研究显示,炎症黏膜 NO 增多是由于急性炎症反应时,细胞免疫系统中大量中性粒细胞和少量巨噬细胞在细胞因子和内毒素的诱导下激活诱生型一氧化氮合酶(iNOS),由精氨酸转化产生 NO。大量 NO 释放,一方面可通过伴随产生的自由基损伤组织;另一方面则启动机体免疫防御系统,因而 NO 在 UC 发病机制中同时具有保护和损伤作用。此外,一氧化氮合酶(NOS)可分为结构型 NOS(cNOS)和诱生型 NOS(iNOS)两类,在 UC 中主要是 iNOS 起作用。因此,测定结肠黏膜 iNOS、NO 水平可作为反映 UC 病变程度和判断预后的一个客观指标。

6. 黏附因子与微量免疫复合物

细胞黏附分子(adhesion molecule,AM)是一类位于细胞膜表面的受体型跨膜糖蛋白,具有通过介导细胞间、细胞与基质间的黏附传递信息及促进淋巴细胞归巢等作用,参与炎症和免疫反应,发挥各种生理和病理作用。AM 分为五大类:选择素家族、黏蛋白样家族、整合素家族、免疫球蛋白超家族(IgSF)、钙黏素,此外某些尚未归类的分子,如 CD44、CD36 等亦属于黏附分子。研究显示,已知有三类黏附分子受体参与淋巴细胞与周围间质或细胞之间复杂的相互作用,这三类黏附分子受体家族包括免疫球蛋白超家族受体、整合素及选择素。如黏附因子 CD44 是一种在淋巴细胞成熟和归巢过程中起重要作用的细胞黏附分子,参与淋巴细胞激活,调节淋巴组织再循环,介导调节 T 细胞与单核细胞的黏附,诱发 T 细胞释放 IL-2,参与免疫调节作用;黏附因子 CD54 是存在于 T 淋巴细胞、B 淋巴细胞和单核细胞表面的黏附分子,在炎症、免疫反应过程中参与淋巴细胞对相应抗原的识别和结合,促进白细胞与血管内皮细胞的黏附及白细胞向炎症部位游走,介导免疫细胞与各种细胞及免疫细胞之间的相互作用,促进和调节机体免疫功能,促进炎性细胞吸收,减轻肠组织损伤。

微量免疫复合物是机体正常免疫反应的结果,是机体处理抗原的生理现象之一,如存在于循环中的免疫复合物 IgG 和补体 C3c。研究显示,在某些胃肠疾病中,免疫复合物大量增加或沉淀于有病损的器官,会给机体带来不良影响,而某些肠道疾病与补体反应缺陷或过度有关,尤其是免疫复合物沉积时,补体是局部组织损伤机制的重要参与者;免疫复合物和补体在小血管壁、黏膜上皮基底层和部分间质呈线状或颗粒状沉积,且 IgG 与补体的表达明显一致,即 C3c 的表达随 IgG 表达的增强而增强,其特征以活动期为著,非活动期减弱。因而表明 UC 患者免疫复合物的出现与 UC 的发病和活动性显著相关,并已成为 UC 免疫调节网络中的组成部分,揭示了 UC 免疫学发病的新观点。

(二)遗传因素的影响

通过对双生子 UC 发病的研究,发现同卵双生子的患病率明显高于异卵双生子,证实了遗传因素是 UC 发病过程中的一个重要因素;而且溃疡性结肠炎具有复杂的遗传基础,存在多重的联合基因和

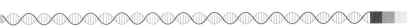

不纯一性。因此，深入对溃疡性结肠炎遗传方面的研究，对溃疡性结肠炎诊断和治疗水平的提高，具有重要的作用。

1. 分布特征

有关文献资料显示，从全球范围来看，UC 的发病率和患病率逐年增加，而且城市高于农村，特别是随着亚非国家生活水平的提高，表现尤其显著；但总体来说，UC 发病以欧美国家为最高，而亚非国家相对较低。UC 发生有地区差异，从世界范围来看，高发地区为斯堪的那维亚半岛和苏格兰、英格兰，北美地区居其次，中部南部欧洲地区最低；日本和我国大致相当于欧洲最低发病率地区。

2. 种族差异

种族的发病率研究显示，UC 发病率在种族之间有着明显的差异性，欧美白种人发病率高，而黄种与黑种人相对较低，如黑种人的发病率仅为白种人的 1/3，而犹太人的发病率比非犹太人群高 3 ~ 5 倍，尤其是阿什肯纳兹族犹太人的患病率更高。同时，在同一种族内亦有地域的差异，如欧美国家的犹太人就比以色列的犹太人患病率高，欧美的黑种人又比非洲国家的黑种人患病率高。

3. 家族聚集性

流行病学研究显示，IBD 具有家族聚集现象，IBD 患者家族中亲属发病率明显高于普通人群，其中 CD 发病的家族聚集性较 UC 更为明显，但 IBD 的家族聚集现象并不符合孟德尔遗传规律，而是属于多基因遗传。经系统的家系调查统计显示，UC 患者的血缘家族发病率较高，有 5% ~ 15% 的 UC 患者有家族史，如美国一项调查表明，约 17.5% 的 UC 患者有家族史；北欧的研究表明，在 UC 患者的一级血缘亲属（指子代、父母、兄弟姐妹）中，UC 患病率为非亲属的 15 倍；Yang 等对 186 例炎症性肠病患者的研究发现，UC 患者中有阳性家族史者占 19.8%，其家庭成员的发病情况分别为后代 8.9%、姐妹 8.8%、父母 3.5%。此外，在同卵双生子中 CD 发病的一致率为 40% ~ 50%，UC 患儿为 6% ~ 14%，提示 CD 的遗传易感性要强于 UC；丹麦调查表明，在单卵双生者中，UC 发病率为 18.2%，要明显高于双卵双生者 4.5% 的 UC 发病率。

4. MHC 基因

人类白细胞抗原基因（HLA）是人类基因组中最复杂、最具多态性的基因，位于人类第 6 对染色体的短臂上，其编码的基因及其产物在免疫和炎症反应中发挥重要作用。虽然 HLA 系统的 6 种抗原 HLA-A、B、C、DR、DQ 和 DP 及其位点都或多或少与 UC 相关，但大多数学者认为 HLA- Ⅱ 抗原与 UC 最为密切，并且对 HLA-DR 抗原及基因位点的研究最为广泛和深入。研究显示，UC 患者的 *HLA-DR2* 基因频率增加；HLA- Ⅱ 类基因的 DQA1 亚区具有高度的多态性，其中 *DQA1*0301* 基因与 UC 有一定的关联性，而且 DQA 链在整个 MHC 区并非孤立存在，而是与 DR、DQB 座位基因紧密连锁；并且新近研究发现位于人第 6 染色体短臂上的 HLA-DR3，对于 UC 是一个保护性基因。此外，采用微卫星标记研究显示，显示 CD 的易感位点位于第 16 条染色体，称为 IBDl 位点，位于 IBDl 链锁高发区域的 *NOD2* 基因是 CD 的易感基因，1/5 的 CD 源于 *NOD2* 基因的突变；另外几个与 IBD 有关的基因位点也被确认，分别位于 12 号染色体（IBD2）、6 号染色体（1BD3）和 14 号染色体（1BD4），而且 IBD5 位点有 *SLC22A4* 基因和 *SLC22A5* 基因，分别编码 OCTN1 和 OCTN2 蛋白，可以转运组织阳离子，也可以转运脂类代谢的重要辅助因子肉毒碱，均与免疫抑制剂治疗 UC 有相关性。

（三）其他因素的影响

辩证地分析 UC 的发病机制，免疫因素与遗传因素应该是内因，起到决定性作用，但其他的外界因素、个人饮食习惯、生活习惯等也会对 UC 的发病起到诱导和促进作用。

1. 感染因素

尽管迄今尚未分离出一种与 UC 发病密切相关的感染因子，但多数学者还是认为感染在 UC 的发病机制中起到一定作用。人们认为感染是 UC 致病因素的原因有：首先，炎症性肠病多发生在肠道感染之后，而 UC 包含于炎症性肠病；其次，针对 UC 的治疗，应用抗生素治疗可获良好效果；再次，粪便分流或旁路手术可以改善 UC 的症状，并有利于防止病情复发。至于是何种感染源引起 UC 的发病，至今仍未确定，但有研究证实，与健康人相比，UC 患者的结肠样本中黏膜存在严重的细菌感染，只是不能完全确定这种细菌感染是 UC 发病的原因还是 UC 发病的结果。

2. 精神因素

临床上确实可以观察到一些 UC 患者常在精神应激状态后发病或复发。精神因素对 UC 发病的影响，被认为是人类高级精神活动，可能对免疫和神经、内分泌系统的调节起一定作用，应激、忧虑等精神异常可能导致这些调节功能紊乱。但是，没有特定的精神异常或人格个性特征见于大多数 UC 患者；相当一部分 UC 患者的发病及复发与精神因素无关；而且针对精神因素的治疗不能缓解肠道症状。因此，对于精神因素在 UC 发病与进一步发展中的作用，不少学者认为充其量只是诱使其症状复发的因素之一，或者可能是患者罹患 UC 后，由于慢性腹泻、腹部不适等病痛的折磨而继发精神障碍，成为加重病情的不利因素。

3. 饮食因素

流行病学调查提示，饮食因素是 UC 发病的危险因素之一。欧美地区的 UC 发病率高，与人们的饮食习惯存在一定的联系。研究显示，随着我国人们生活水平的提高及饮食结构的改变，尤其是肉类食品、蛋奶制品的摄入量增加，而膳食纤维类食品摄入量减少，促使 UC 患病率增高，特别是自 20 世纪 80 年代以来，UC 患病率呈逐年上升的趋势尤为明显。因此，深究 UC 发病的饮食原因，肉类、蛋奶类摄入量的大幅度增加是主要的因素，此外还与硫及硫酸盐、动物脂肪、胆固醇、糖分等存在一定相关性。

4. 生活习惯

与 UC 发病关系密切的生活习惯主要是吸烟，但吸烟对 UC 的影响却呈负相关，吸烟者 UC 发病率低，不吸烟者 UC 发病率比吸烟者高一倍；并且临床发现，吸烟能改善疾病的过程，减少激素的需要量和结肠切除术的发生率，而且大样本的荟萃分析显示，目前吸烟者和不吸烟者相比，全结肠切除术比值为 0.57（95%CI：0.38 ~ 0.85）。至于吸烟对 UC 负影响的确切机制尚在研究中。

综上所述，UC 发病机制是复杂的，与多环节、多因素的综合作用有关。由基因决定机体的遗传易感性（内因），通过人体的自身免疫反应机制，在外界致病因素（外因）的诱导和促使作用下，最终导致肠上皮和组织细胞持久的损伤。

三、溃疡性结肠炎与 Treg 的关系

Treg 用大量效应器机制来抑制免疫反应，Treg 介导抑制的效应器机制分为两类：一类为通过产生或消耗可溶性细胞因子进行免疫调节；另一类为通过 APC 或 T 效应细胞的直接干扰进行免疫调节。

（一）可溶性细胞因子

TGF-β1 是由免疫和非免疫细胞产生的多效性细胞因子。TGF-β1 控制人体组织细胞的增殖和分化。TGF-β1 也在 iTreg 胸腺外诱导 Foxp3 中起着重要的作用。TGF-β1 缺乏导致类似于 Foxp3 缺陷的致命的系统性自身免疫病。肠道富有 TGF-β1，在 T 细胞转移性结肠炎模型中，抗 TGF-β1 抗体能去除 Treg

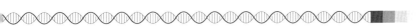

的抑制功能。凋亡细胞可刺激 TGF-β1 释放，严重肠道上皮细胞损伤可促进 TGF-β1 分泌来阻止慢性免疫刺激肠道环境的过度免疫反应。然而，肠道的 TGF-β1 以无活性的形式存在，必须被结合素类激活，被激活的 TGF-β1 能直接作用于 T 细胞。Fantini 等的研究发现，在 T 细胞转移性结肠炎模型中，转移性 T 细胞表达的 TGF-β1 内生抑制剂 Smad7 不能被共同转移的 Treg 抑制，表明 Treg 产生的 TGF-β1 对 T 效应细胞起直接免疫抑制效应，且 TGF-β1 驱使的 iTreg 分化对阻止肠道炎性反应是必需的。

IL-10 是由包括 Treg 在内的非免疫细胞和免疫细胞产生的强有力抗炎细胞因子，在维持胃肠道的耐受稳态中起着重要的作用。IL-10 在 IBD 中具有特殊的重要性，因为 IL-10 缺陷和白细胞介素 -10 受体 2（IL-10R2）缺陷的小鼠患有结肠炎。Uhlig 等发现在 T 细胞转移性结肠炎模型中，缺乏 IL-10 的 CD4+CD25+Treg 也能预防及治疗结肠炎，但其作用较弱。小鼠体内的肠道炎性反应通过 IL-10 蛋白质、IL-10 表达的转基因 T 细胞或产生 IL-10 的肠内菌重组体的治疗能够得到改善。*IL-10* 基因是人类 UC 的易感基因座，IL-10 受体突变的患者在早年易患 IBD。在 T 细胞转移性结肠炎模型中，Treg 产生的 IL-10 在某些微生物（如螺杆菌属）的存在中是必需的。

IL-35 是一种包含 IL12p35 和 Ebi3 亚基的异二聚体细胞因子。IL-35 由 Treg 产生并抑制体外 T 细胞增殖。缺乏 IL12p35 或 Ebi3 的 T 细胞在体外和在 T 细胞转移性结肠炎模型中都失去了抑制作用。此外，Ebi3 缺陷的小鼠更易患自身免疫性脑脊髓炎，IL12p35−/− 和 Ebi3−/− 小鼠显示有气道高反应性，提示 IL-35 在许多组织中均起作用。细胞外周腺苷是一种具有强大抗炎作用的核苷。在鼠和人类中，Treg 表达 CD39 和 CD73，将促炎细胞外 ATP 转换为免疫抑制性核苷腺苷。由 Treg 产生的腺苷结合 DC 和 T 效应细胞上的腺苷受体（如 A2A）从而发挥抑制作用。Naganuma 等的研究表明，腺苷是 Treg 发挥功能的重要中介物，因为腺苷受体激动剂能使结肠炎好转，并且在 T 细胞转移性结肠炎模型中，缺乏腺苷受体的 CD45RBhighT 细胞无法被野生型 Treg 抑制。

除了产生细胞因子，Treg 还会因细胞因子缺失引起免疫抑制。Treg 表达包括高亲和性的 IL-2 受体 CD25 的高水平细胞因子受体。细胞因子受体的高水平表达使得 Treg 与 T 效应细胞过度竞争生存信号，导致 T 效应细胞凋亡。Bcl-2 家族成员 Bim 信号因为细胞因子缺失而凋亡。Pandiyan 等的相关研究提示，在体外和在 T 细胞转移性结肠炎模型中，缺少 Bim 信号的 T 效应细胞对 Treg 驱使的凋亡有抵抗力。

（二）细胞—细胞相关作用

Treg 也直接与其他免疫细胞相互作用来调节免疫抑制。在体外，Treg 通过穿孔蛋白和粒酶直接杀伤包括 CD4+T 效应细胞、CD8+CTL 和 APC 的细胞家族。Treg 可以表达表面受体 CTLA-4 和 GITR，向细胞内传递抑制信号，阻止免疫细胞过度活化，在下调免疫反应中起重要作用。

淋巴细胞活化基因 3（LAG-3）是 CD4 的类似物，与 APC 表面 MHC Ⅱ 高亲和力结合，从而抑制 DC 成熟并导致更多致耐受性 DC 产生。Treg 还可以表达程序性死亡（programmed death，PD）受体和配体。PD-L1 和 PD-1 表达类似于 CTLA-4 和 LAG-3，能促进 iTreg 分化、Treg 与 APC 之间稳定联系并调节 APC 功能。Treg-APC 之间的联系通过 Treg 表达的 Nrp-1 得到维持和加强。Treg 还表达其他受体，如 Galectins、OX40 等，但它们对 Treg 效应器功能还不明确。

研究发现，与健康个体相比，虽然 UC 患者的 Treg 数量增加，但免疫调节活性降低，其很有可能在发炎组织中发生细胞凋亡，抑制其他 T 细胞增殖的能力降低 60%。

四、Treg 与溃疡性结肠炎治疗

（一）传统疗法

UC 的标准治疗（氨基水杨酸或糖皮质激素类）导致外周血中 Treg 的强化种群 CD4$^+$CD45RO$^+$CD25$^+$T 细胞的比例升高。然而，在 CD 中硫唑嘌呤或巯嘌呤导致外周血中 Treg 比例下降。TNF-α 单克隆抗体（英夫利西单抗）疗法显示外周血和肠内黏膜固有层中 Treg 增多。这些 IBD 的经典疗法有广泛效应，有下行性调节固有免疫和适应性免疫，增加机会性感染风险的缺点。因此，增加 IBD 特异性疗法很有必要，Treg 成为颇受关注的特殊领域。

（二）细胞疗法

IBD 的 Treg 疗法分为两类，包括将体外扩增或受激的 Treg 转入患者体内或用药理学方法影响体内 Treg。Hippen 等的研究表明，在培养物里加入雷帕霉素导致体外 nTreg 扩增和 iTreg 分化数量增加。此外，雷帕霉素可减少损害效应 T 细胞的自然生长并增加 Treg 的稳定性。Thomson 等的研究表明，转移致耐受性的 DC 能促使 iTreg 在体内分化。间充质干细胞产生 IL-10 和 TGF-β1，能增强 iTreg 分化，因此转移间充质干细胞（MSC）能改善用化学方法诱导的小鼠结肠炎。此外，也有研究发现人脐带衍生的 MSC（hUC-MSC）、人脂肪衍生的 MSC（hAD-MSC）、人骨髓衍生的 MSC（hBM-MSC）和嗅觉外胚层 MSC（OE-MSC）的外泌体可通过抑制炎症细胞（包括巨噬细胞、Th1 细胞或 Th17 细胞）减少促炎细胞因子的表达，诱导 Treg 和 Th2 细胞的抗炎功能及增强抗炎细胞因子的表达来改善实验性 UC。

体外 nTreg 的扩增和 iTreg 的分化受若干因素限制，包括 Treg 的抗原特异性不高及转移的 Treg 不能集中在炎性反应靶点组织，因此可以设计受体如组织特异结合素类来驱使 Treg 定居在肠道。有临床研究阐述了安全有效的卵白蛋白特异性 Treg 出现在部分 CD 患者中。卵白蛋白是一种常见的食物抗原，IL-10 产物选中体外扩增的 Treg 来应答卵白蛋白，因此卵白蛋白特异性可以起到促使 Treg 定居于肠道和局限肠道免疫调节的作用。

研究报道一例伴有原发性硬化性胆管炎（primary sclerosing cholangitis，PSC）的 UC 患者接受了单次自体体外扩增的 Treg，效果显著。该患者既往使用 5- 氨基水杨酸、皮质类固醇、硫唑嘌呤及多种生物制剂的治疗未诱导长期临床反应，TNF 抑制剂因严重的皮肤过敏反应而过早被终止。选择过继 Treg 移植后，患者症状逐渐改善，大便频率降低，无直肠出血，临床疾病活动评分、梅奥内镜评分、组织学活动评分均下降。患者在过继 Treg 转移后第 12 周表现出临床、生化、内镜和组织学反应迹象，与肠道 CD3/Foxp3 和 CD3/IL-10 T 细胞富集及黏膜转化生长因子 β 和两性调节素水平升高有关。此外，随着肝酶的减少，PSC 有显著改善。这些发现表明，过继性 Treg 疗法可能对难治性溃疡性结肠炎有效，并可能为 PSC 的临床试验开辟新的途径。

（三）益生菌

对 IBD 患者而言，重新调整肠道微生物是一种有潜力的疗法。事实上，完整的微生物转移（已知的粪便细菌疗法）已被用来治疗梭菌属相关顽固性结肠炎。益生菌疗法是一种明确的可在肠道增加 Treg 反应性的方法。临床试验证明，服用益生菌对实验性 IBD、特应性皮炎和风湿性关节炎有疗效，其疗效与其能使致耐受性 DC 和 CD4$^+$Foxp3$^+$Treg 产生并在炎性反应区域聚集有关。Kwon 等的研究证实，服用益生菌混合物（包括嗜酸乳酸杆菌、干酪乳酸杆菌、罗伊乳酸杆菌、双歧杆菌、嗜热链球菌）

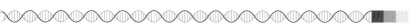

能上调 CD4$^+$Foxp3$^+$Treg，降低 T 细胞和 B 细胞的反应性，并能下调 Th1、Th2 和 Th17 产生的细胞因子而不导致细胞凋亡。也有动物研究发现在 UC 小鼠模型中，铁皮石斛纤维多糖（cDFPW1）能够通过增强的罗斯氏菌、乳酸杆菌和大动脉杆菌来调节肠道微生物群的组成和代谢，并减少结肠炎小鼠中的副伤寒沙门菌及 Burkholderia-Caballeronia-Paraburkholderia 和不动杆菌，从而调控 Th17 / Treg 的平衡和特异性细胞因子的表达，有效地改善了小鼠结肠炎。

（四）维生素 A 和维生素 D

维生素 A 和维生素 D 也影响 Treg 的作用，并被作为对 IBD 有潜能的治疗因子。Bai 等研究发现，在 IBD 小鼠模型中，维生素 A 代谢产物 RA 能加强诱导 Treg 在肠道定居。在 IBD 患者中，RA 也能增加肠道活组织 Foxp3 的表达。维生素 D 是日光依赖的骨化三醇前体。维生素 D 代谢产物和类似物能够刺激老鼠和人类 Treg 及 T 效应细胞的分化和功能。维生素 D 受体是 UC 和 CD 的潜在易感等位基因，预测高水平维生素 D 能减少 IBD 风险。

（五）脱敏作用及其他药理学因子

在变应性疾病中，变应原特异性脱敏作用是诱导抗原耐受的常见方法，包括用渐增剂量的抗原重复地经胃肠外或黏膜注射以减弱超敏反应。此方法依赖抗原特异性 Treg 的分化或激活。脱敏作用很难用在 IBD 上，因为超敏反应的特异性抗原尚未知。然而，有小鼠模型的研究显示，口服一种特异性微生物菌种类的构成物可使肠系膜淋巴结 Treg 数量和频率增加。许多其他药理学因子也被用来治疗 IBD 并通常对 Treg 有显著影响。在小鼠模型中，组蛋白抑制剂可增加 Treg 数量和功能，并可减轻用化学方法诱导的结肠炎。其他小分子如小干扰 RNA 和纳米粒有可能被用来增加肠道 Treg 的数量和（或）功能。活性氧（ROS）反应纳米颗粒口服木犀草素可通过增加 UC 小鼠模型的 Treg 和 Th2 细胞的数量，减少 Th1 细胞和 Th17 细胞的数量来调节肠道炎症微环境，从而缓解炎症并加速肠黏膜的愈合，在小鼠模型中显示出良好的生物安全性，可作为一种靶向治疗 UC 的口服制剂。

此外，研究发现受体相互作用蛋白激酶 3（RIP3）在人结肠中的表达与 UC 的严重程度呈正相关。RIP3 抑制剂和敲除 RIP3 可通过抑制 TLR4/MyD88/NF-κB 的活化来减弱促炎细胞因子（IL-16、IL-17 和 IFN-γ）的释放，从而抑制 TNF-α 或 DSS 在体外和体内诱导的肠上皮细胞的炎症反应。RIP3 抑制剂 Nec-1 可以促进小鼠脾脏中 CD4$^+$Foxp3$^+$ 抑制性 Treg 的比例，同时促进 IL-10 的表达，抑制 IL-17 和 IFN-γ 的表达。这进一步表明，Nec-1 治疗可以缓解 DSS 诱导的小鼠体内肠道炎症。

（六）单克隆抗体

单克隆抗体是 IBD 治疗发展中最大的药物种类。Sandborn 等的研究表明，抗 p40 通过封闭细胞因子 IL-12、IL-23 来限制 IBD 患者的 Th17 和 Th1 反应。IL-23R 缺陷的小鼠胃肠道 Treg 数量增加，提示抗 p40 对 Treg 有益。抗 CD3 对自身免疫病的小鼠模型有效，导致致病性 T 细胞缺失和无反应性，促进 Treg 反应。口服抗 CD3 抗体治疗 IBD 患者的临床研究正在进行中，其他整联蛋白特异性单克隆抗体包括那他珠单抗、抗 α$_4$ 整联蛋白（CD49d），也被应用于 IBD 治疗。

[张婷婷（大）　胡方媛]

参考文献

[1] DUAN C, XU X, LU X, et al. Rip3 knockdown inhibits necroptosis of human intestinal epithelial cells via tlr4/myd88/nf-kappab signaling and ameliorates murine colitis. BMC Gastroenterol, 2022, 22（1）: 137.

[2] GUO G, TAN Z, LIU Y, et al. The therapeutic potential of stem cell-derived exosomes in the ulcerative colitis and colorectal cancer. Stem Cell Res Ther, 2022, 13（1）: 138.

[3] KALUZNA A, OLCZYK P, KOMOSINSKA-VASSEV K. The role of innate and adaptive immune cells in the pathogenesis and development of the inflammatory response in ulcerative colitis. J Clin Med, 2022, 11（2）: 400.

[4] KMIEC Z, CYMAN M, SLEBIODA T J. Cells of the innate and adaptive immunity and their interactions in inflammatory bowel disease. Adv Med Sci, 2017, 62（1）: 1-16.

[5] TAN C, FAN H, DING J, et al. Ros-responsive nanoparticles for oral delivery of luteolin and targeted therapy of ulcerative colitis by regulating pathological microenvironment. Mater Today Bio, 2022, 14: 100246.

[6] VOSKENS C, STOICA D, ROSENBERG M, et al. Autologous regulatory t-cell transfer in refractory ulcerative colitis with concomitant primary sclerosing cholangitis. Gut, 2022: gutjnl-2022-327075.

[7] WANG Y J, LI Q M, ZHA X Q, et al. Dendrobium fimbriatum hook polysaccharide ameliorates dextran-sodium-sulfate-induced colitis in mice via improving intestinal barrier function, modulating intestinal microbiota, and reducing oxidative stress and inflammatory responses. Food Funct, 2022, 13（1）: 143-160.

第七节　Treg 与特发性炎症性肌病

特发性炎症性肌病（idiopathic inflammatory myopathies, IIM）是一组以骨骼肌和皮肤慢性炎症为特征的易质性、获得性与自身免疫有关的骨骼肌疾病，包括皮肌炎（dermatomyositis, DM）、多发性肌炎（polymyositis, PM）、包涵体肌炎（inclusion bodymyositis, IBM）、非特异性肌炎（nonspecific myositis, NSM）和免疫介导的坏死性肌病（immune-mediatednecrotizing myopathy, IMNM）等，主要表现为对称性进行性近端肌无力、肌痛、肌酶明显增高，DM 患者还并发皮肤损害，肌电图检查结果表现为肌源性损害，组织病理特点表现为炎细胞浸润，肌纤维变性、坏死及纤维化。其疾病本质即为免疫功能紊乱所致一组临床综合征。初始 CD4$^+$T 细胞受到抗原刺激后可产生 Th1、Th2、Th17 和调节性 T 细胞等向不同方向分化的细胞，这种分化的失衡可以导致多种疾病的发生。CD4$^+$ 细胞亚群免疫紊乱继发的细胞因子改变、补体激活、克隆 B 细胞活化导致了自身抗体的过度产生和组织损伤。辅助性 T 细胞亚群，如 Th1、Th2、Th17 细胞与 Treg 的平衡失调在 IIM 发病中起着重要的作用。本章对 Treg 与特发性炎性肌病相互关系和防治做系统阐述。

一、特发性炎症性肌病的发病机制

（一）免疫因素

目前 IIM 的致病机制尚未明确，多数认为是遗传易感个体在感染与非感染因素诱导下由免疫介导的疾病。DM 通常被认为是 CD4$^+$T 细胞驱动的疾病，PM 可能为 CD8$^+$T 细胞介导的自身免疫过程。研究发现 IIM 患者的肌肉组织有免疫细胞浸润和促炎细胞因子的表达，这表明免疫失衡在 IIM 的发病中

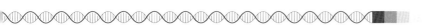

起重要作用。

传统观点认为自身免疫病的发病机制是由效应 T 细胞的过度激活引起的。近年来，由 Treg 数量和功能失衡引起的免疫耐受被认为是自身免疫病的关键起源，且目前已有大量研究证实免疫平衡的破坏是 IIM 发病的主要原因。

免疫介导机制最有力的支持是肌肉活检中适应性免疫系统和先天性免疫系统的细胞浸润及自身抗体的频繁出现。另一种支持为高加索 IIM 患者的主要遗传危险因素是 MHC Ⅱ类基因，其中 HLA-DR3 是主要的危险因素，因为 HLA-DR 分子的主要作用是向 CD4$^+$T 细胞呈递抗原。

适应性免疫在发病机制中的作用，最早的报道是使用免疫组织化学对肌炎患者肌肉活检中的炎性细胞进行表型分析，描述炎性细胞浸润中的 CD4$^+$、CD8$^+$T 细胞和 B 细胞。两种不同模式的炎症细胞浸润已被确认，表明两种不同的免疫介导途径参与肌肉炎症。一种炎症细胞浸润主要局限于非坏死肌纤维周围的肌内膜—肌内膜浸润；另一种主要局限于血管周围的肌周—血管周围浸润。然而，这些模式并不是相互排斥的，有时可能同时出现。炎症模式的差异提示不同亚群的患者可能有不同的免疫机制和不同的免疫特异性。然而，传统的基于临床表型的亚分组，PM 和 DM 可能并不总是区分肌肉组织中存在的不同免疫表型。此外，PM 和 DM 亚群的治疗反应也有所不同，这可能也暗示了不同的分子途径。总之，这种异质性强调了对患者的新亚型分型的需要，这种亚型可能识别出更均匀的肌炎亚群，它们可能共享分子途径。

（二）遗传因素

目前，对 IIM 遗传易感基因及易感基因的多态性的研究提示 IIM 的发生与多种基因相关联，并且存在遗传异质性，其中 HLA 等位基因，特别是 HLA- Ⅱ类基因 *HLA-DRB1* 0301* 和与它连锁的等位基因 DQA1* 0501 是 IIM 的主要遗传风险因子，非 HLA 基因，如 TNF-α 的多态性也可能与 IIM 的发病相关。

（三）环境因素

许多环境因素被认为是重要因素，包括卫生、社会经济地位、吸烟、饮食、抗生素使用、维生素 D、激素、阑尾切除术、过量饮酒和微生物暴露，这些因素在特发性炎性肌病的发病中发挥了重要作用。

（四）病毒感染

部分 IIM 患者发病前有病毒感染史，如流感病毒 A 型和流感病毒 B 型、人类免疫缺陷病毒、埃可病毒和柯萨奇病毒等感染，部分患者血清中可检测到肝炎病毒（乙肝病毒、丙肝病毒）、反转录病毒（HIV、人类 T 细胞白血病病毒 -1）、腺病毒、细小病毒、巨细胞病毒和罗斯河病毒等。这些病毒中有许多对肌肉有趋向性，柯萨奇 B1 病毒甚至被用作肌肉炎的动物模型。这些均提示病毒感染可能是 IIM 发病的诱因，但具体发病机制不明。

病毒诱导自身免疫的一种假说是，肌肉中潜伏的病毒感染可能驱动对肌肉的持续免疫反应。这种免疫反应在病原体清除后慢性阶段持续发展。

对于感染性病原体引发的炎性肌病的发病机制已经提出了几种机制。病原体可能与细胞蛋白相互作用并改变它们，从而改变它们被免疫系统识别的方式。例如，宿主 tRNA 合成酶被用于病毒复制，当 tRNA 合成酶与病毒蛋白一起被提交到免疫系统时有可能破坏免疫耐受。感染因子也可能通过改变细胞蛋白的构象和暴露隐性表位来破坏自我耐受性，这些表位通常不被 T 细胞识别。感染还能诱发自身抗体的产生，并能扩大和激活自身反应的 B 细胞。

分子拟态也可能在感染诱导的自身免疫中发挥重要作用。病原体和宿主蛋白序列的相似性可能导致病原体特异性免疫反应和自身抗原之间的交叉反应。一项针对 IIM 青少年人群的研究发现，51% 的患者在发生肌炎之前，有一个感染过程，最常见的是呼吸道感染。例如，Massa 等指出，青年皮肌炎患者中的免疫反应针对的是 A 群链球菌型 5M 蛋白与骨骼肌肌球蛋白之间共享的同源序列。另一组研究表明，抗合成酶自身抗原组氨酸 - tRNA 合成酶（Jo-1）和丙氨酰 - tRNA 合成酶（PL-12）与多种病原蛋白（包括 EBV、腺病毒、流感病毒）具有显著的同源性。此外，自身抗原 PL-12 与原肌球蛋白和角蛋白有相当多的相似性，提示抗 PL-12 自身抗体与肌肉和结缔组织的交叉反应可能导致组织损伤。

（五）非免疫介导机制

1. 内质网应激

内质网（endoplasmic reticular，ER）应激是各种形式 IIM 中骨骼肌非免疫介导损伤的研究热点之一。内质网应激机制包括未折叠蛋白反应（unfolded protein response，UPR）和内质网超载反应（endoplasmic reticular overload response，EOR）。UPR 的特点是减少 ER 中蛋白的超载和随后未折叠蛋白的积累。第二个 ER 应激通路，通过上调 NF-κB 信号。所有形式的 IIM，包括 IBM 都会激活内质网应激通路。过去几年的数据表明内质网应激甚至可能直接导致 IIM 中的肌肉无力。NF-κB 通路已被证明在 IIM 被激活。在皮肌炎和多发性肌炎患者中，NLRP3 炎性小体也被证明上调，这与高浓度的 IL-1β 和 IL-18 有关。由于已知内质网应激可诱导其他细胞系统中的 NLRP3 炎性小体，故内质网应激可能通过诱导炎性小体分子和免疫蛋白酶体途径成为 IIM 肌肉病理的重要因素。

2. 线粒体障碍

除了炎症和蛋白质积累，缺乏环氧合酶的肌肉纤维的线粒体异常是 IBM 的标志。这些线粒体变化与氧化损伤、炎症介质和肌肉力量的功能损伤有关。

3. 自噬

自噬是 IBM 病理的一个相关机制，有证据表明 IBM 中的自噬机制出现故障，在 IBM 还发现了其他自噬适配器分子，包括 sequestosome 1（SQSTM1，也称为 p62）174、NBR1175、NBR1176 和核因子红系 2 相关因子 2（NRF2，也被称为 NFE2L2），这些证据为最近完成的雷帕霉素（一种激活大自噬活性的免疫抑制剂）的安慰剂对照临床试验提供了理论基础。

4. 自由基

自由基是所有形式的 IIM 的肌纤维损伤的关键因素，这些分子被推测直接导致了肌无力。在慢性炎症的小鼠模型（老鼠过表达 TGF-β）中，肌肉萎缩是由炎症、生产活性氧、线粒体损伤和细胞凋亡蛋白酶活化导致的。在持续肌肉炎症的情况下，补充红葡萄多酚能有效地降低线粒体损伤和肌肉萎缩。

（六）肠道菌群

肠道菌群与宿主免疫之间的联系涉及微生物与宿主固有和适应性免疫系统之间的双向关系。促炎和抗炎机制之间的平衡对于肠道免疫稳态是至关重要的，并直接受到肠道共生微生物群落的影响。

肠道菌群在 IIM 发病中可能起了重要作用。肠上皮细胞（通过 Toll 样受体识别微生物相关的分子模式）和 M 细胞（胞吞作用）向黏膜免疫系统传递微生物的异常。长链脂肪酸（long-chain fatty acids，LCFA）促进了 Th1 和（或）Th17 细胞的分化和增殖，而短链脂肪酸（short-chain fatty acids，SCFA）则促进了肠道 Treg 的增殖。肠道菌群失调，结合 SCFA 的减少，可以通过 Th17 的增殖使 Treg-Th17 平衡向炎症方向转移，释放多种促炎性细胞因子，包括 IL-6、IL-17、IL-21、IL-23 和

IFN-γ。树突状细胞向 T 细胞呈递抗原，促进 B 细胞向浆细胞分化，活化的 T 细胞、B 细胞和树突状细胞通过淋巴管进入肠系膜淋巴结（mesenteric lymph nodes，MLN），最后部分活化的 B 细胞、Th17 细胞和产生抗体的浆细胞进入血液循环。当 B 细胞接触到 LP 或 MLN 的拟态抗原时，可能被刺激向产生自身抗体的浆细胞分化。Th17 细胞的增多和自身抗体的出现是微生物群诱导的促炎状态的结果。

二、Treg 在特发性炎性肌病中的功能及作用机制

T 淋巴细胞介导的细胞免疫可能是多发性肌肉组织损伤的主要发病机制，T 淋巴细胞、B 淋巴细胞参与的体液免疫在皮肌炎发病中起到更重要的作用。初始 CD4$^+$T 细胞受到抗原刺激后可产生 Th1、Th2、Th17、调节性 T 细胞等向不同方向分化的细胞，这种分化的失衡可以导致多种疾病的发生。Treg 对维持免疫耐受和调节对感染和肿瘤细胞的全面免疫反应方面起着重要的作用。

（一）Treg 百分比及绝对计数减少可能影响特发性炎性肌病的发病

Treg 能防止过多或不必要的免疫激活造成的自身免疫和组织损伤，从而在维持外周免疫耐受和免疫稳态中起着重要作用。根据其生长来源、效应机制的不同可分为两类：一类为 nTreg，即 CD4$^+$CD25$^+$Treg，构成了大多数 Treg 群，它由胸腺 T 淋巴细胞分化而来，受胸腺微环境的严格管制，进入外周后经多种自身抗原刺激等多种因素的影响后成为功能性的 Treg，它们能够抑制有可能被激活成某些效应细胞的自身反应性细胞，有诱导免疫系统对自身抗原产生免疫耐受的作用。这些 nTreg 主要通过 T 细胞和抗原呈递细胞间的直接接触发挥其免疫抑制作用，这类调节性 T 细胞占外周血 CD4$^+$ T 细胞的 5%～10%。另一类为诱导性 Treg，为初始 CD4$^+$ 细胞在外周由自身特异性抗原刺激并在细胞因子的诱导下转换而来，能分泌高水平的 TGF-β、IL-10，具有低反应性和免疫抑制性。

Treg 是维持机体免疫平衡，预防自身免疫病和慢性炎症的关键细胞。因此，有必要怀疑 IIM 患者可能存在 Treg 数量缺陷。然而，这不是仅有的情况，类似的数据也存在于其他风湿病中。另一种假设是，Treg 功能缺陷或炎症环境不允许，如类风湿关节炎所示的 Treg 抑制。有人提出 Treg 能平衡肌炎患者的肌肉炎症反应。虽然青少年皮肌炎患者存在大量的 Treg，但肌肉仍存在明显的炎症，这表明 Treg 功能可能受损。在肌营养不良模型中，从肌肉中提取的 Treg 表达生长因子，如双向调节蛋白，在体外直接作用于肌卫星细胞，在体内改善肌肉修复。

（二）Treg 通过 Th17/Treg 比例失衡参与皮肌炎的发病

风湿免疫科多项研究曾发现 Treg 的绝对计数及 Th17/Treg 的比例失衡与皮肌炎的发病均有密切关系。

在正常生理情况下，Treg 对微环境的变化能够做出积极回应并行使其免疫抑制和抗炎作用。虽然 Treg 特有的免疫抑制功能其重要性是不可否认的，但是在某些情况下，体内 Foxp3 稳定性很差，不同的内环境可能会影响 Treg 的分化和功能。如长期慢性炎症反应，很大一部分 Treg 会失去 Foxp3 表达，会产生无特征性的促炎细胞因子，扰乱 Treg 的抑制功能。

既往研究发现在急性炎症中，Th17 细胞向 Treg 转化，从而使 Treg 数目增多；而在一些慢性炎症中，Treg 向 Th17 细胞转化，从而使 Treg 数目减少。提示急性炎症后可以使 Treg 升高，促使炎症消退；反复炎症刺激后，往往 Treg 不能升高，不能有效抑制炎症反应，导致炎症迁延不愈，转换成慢性炎症。

肌炎的发病过程不仅影响骨骼肌，而且影响心肌。最近的数据表明，心脏受累率很高，在 1715 例肌炎登记报告的 IIM 病例中，多达 9% 的患者心脏受累。由于心肌是一种改良的骨骼肌，免疫介导的炎症反应可能在 PM 和 DM 患者心肌疾病的发生、发展中起作用。PM 和 DM 患者的心脏组织病理学主要来源于尸检，尸检显示间质和血管周围的淋巴细胞浸润、间质水肿、收缩带坏死、心肌细胞形态

学改变和变性。

由于心肌的炎症与骨骼肌的炎症相似，这可能是 PM/DM 患者心功能障碍的机制之一。炎性肌病重要脏器受累有免疫病理机制的存在，局部组织淋巴细胞浸润明确存在，但外周血循环中淋巴细胞与脏器受累有无关联，目前文献尚无明确报道。鉴于此，比较了 $CD4^+CD25^+Foxp3^+$T 细胞及其他淋巴细胞亚群在 PM/DM 患者器官受累组和非受累组，研究发现在 DM 和 PM 中，$CD4^+CD25^+Foxp3^+$T 细胞与患者的病程呈负相关，Th17/Treg 比值与患者的病程呈正相关，提示随着患者病程的延长，免疫失衡逐渐加重，患者病情迁延。$CD4^+$T 细胞亚群在 PM/DM 患者器官受累组与非受累组间的差异，提示 $CD4^+CD25^+Foxp3^+$T 细胞减少、Th17/Treg 比值升高可能是 PM/DM 患者器官受累的危险因素。

三、Treg 检测在发现特发性炎性肌病中的意义

目前在生理学上被认可的最重要的细胞标志是 CD25 和转录因子 Foxp3，对于 Treg 来说，Foxp3 为人 Treg 的特异性标志，是 Treg 分化、发育的关键调节分子。这些细胞可以通过调配大量的细胞机制来阻止免疫激活，其中包括抗炎因子 IL-10、IL-35、TGF-β，以及共刺激分子 CTLA-4、LAG3。Treg 介导的免疫抑制是通过以下 3 个研究结果来佐证的。①人和老鼠体内 Treg 缺乏会导致多器官特异性自身免疫病；②在一些患有自身免疫病的老鼠中存在着 Treg 数量或功能的异常；③在正常人中，有效的 Treg 耗竭会诱发一个快速的自身免疫应答和炎症反应，从而导致多器官自身免疫病。这些观察结果得出了：在正常人体中 Treg 和效应 T 细胞之间存在着平衡，而在一些自身免疫病或炎症性疾病中两者是失调的这一观念，Treg 在那些自身免疫病或炎症性疾病中功能是不全的，Treg 的功能不全或数目减少将会破坏免疫内环境的稳定，促使自身免疫和炎症反应的无限放大。

目前，人们对 Treg 的了解仍然有限，比较清楚的是不仅 Treg 的组织来源存在差异（如胸腺或者外周），而且它们的抑制功能、增殖能力和表型的稳定都存在着差异。人类 Treg 的功能是多种多样化的，并不是所有的这类细胞均能发挥免疫抑制作用，但通过标记表达 Foxp3 和 CD25 可识别人类的 Treg，这些 Treg 才具有较强的抑制作用。

四、Treg 在特发性炎性肌病治疗中的评估意义

PM/DM 是一种异质性疾病，可影响除肌肉外的多个器官，通常会严重损害生活质量。目前在临床上常用的药物依然是糖皮质激素和免疫抑制剂，对于难治性和复发患者可联合使用静脉注射用丙种球蛋白（IVIG），也有少量研究使用生物制剂对 PM/DM 进行治疗。类固醇潜在的长期不良反应包括骨质疏松、白内障、皮肤萎缩、糖尿病、高血压、情绪波动、体重增加和感染风险增加。常用免疫抑制剂包括甲氨蝶呤（MTX）、硫唑嘌呤（AZA）或霉酚酸酯（MMF）等，所有免疫抑制剂均可迅速降低淋巴细胞计数，这可能会导致严重的感染。

PM/DM 患者有多种严重感染和机会感染的危险因素，包括免疫失调、长期系统性皮质类固醇治疗和伴随健康状况。我院风湿免疫科前期研究发现 PM+DM 组患者外周血总 T 细胞、$CD4^+$T 细胞、$CD8^+$T 细胞、B 细胞、NK 细胞的绝对计数均低于健康对照组，$CD4^+CD25^+Foxp3^+$T 细胞明显低于健康对照组，Th17/Treg 比值增高，呈现低水平免疫紊乱状态。因此，定性或定量的增加 Treg 或增强其抑制功能来恢复人体中 Treg 和效应 T 细胞之间的平衡可为炎性肌病的治疗开辟了一种新的可能。

近年来，IL-2 被证实在免疫中具有双重作用。高剂量的 IL-2 可激活效应 T 细胞对抗癌症，而低剂量 IL-2 被认为在体内是安全的，并通过促进 Treg 的分化、功能和生存，在提高免疫耐受方面发挥重要作用。在许多自身免疫病患者中，IL-2 的产生低于健康人，这可能导致 Treg 功能不稳定和功能缺陷。因此，

低剂量 IL-2 可通过增加 Treg 数量和功能来纠正疾病。研究表明，低剂量 IL-2 可通过增加 Treg 数量来增强免疫耐受，调节 Th17/Treg 平衡，维持免疫稳态，在自身免疫病患者中有良好的长期疗效和安全性。此外，研究发现 IIMs 患者的微生物菌群多样性显著降低，其中与炎症相关的细菌如普雷沃菌科增加，而一些产生丁酸的细菌如假丁酸弧菌属、毛螺菌科、氏菌属和布劳特氏菌属显著减少。低剂量 IL-2 治疗使 Treg 数量明显增加，某些丁酸产生菌也显著增加，如毛螺菌科、假丁酸弧菌属等，并与 L- 天冬酰胺和 L- 亮氨酸的增加有关。这些数据证明了低剂量 IL-2 是 Treg 分化、存活和功能发挥的关键细胞因子，并强调了改变肠道微生物群落失调以治疗 IIM 的潜力，为 PM/DM 的治疗提供了新的选择。

（赵丽军）

参考文献

[1] ZHU Z W，YANG C S，WANG J N，et al. Altered chemokine receptor expression in the peripheral blood lymphocytes in polymyositis and dermatomyositis. Cytokine，2017，99：316-321.

[2] BRUNASSO A，ABERER W，MASSONE C. New onset of dermatomyositis/polymyositis during ant-i TNF-αtherapies：a systematic literature review. The Scientific World Journal，2014，2014：179180.

[3] MARTIN N，LI C K，WEDDERBURN L R. Juvenile dermatomyositis：new insights and new treatment strategies .Therapeutic Advances in Musculoskeletal Disease，2012，4（1）：41-50.

[4] VOBOŘIL M，BRABEC T，DOBEŠ J，et al. Toll-like receptors signaling in thymicepithelium controls moncyte-derived dendritic cell recruitment and Treg generation. Nat Commun，2020，11（1）：2361.

[5] 闫成兰 . CD4⁺CD25⁺Foxp3⁺T 细胞在炎性肌病发病及疗效评估中的意义 . 太原：山西医科大学，2020.

[6] 李希明，智永芬，赵丽军，等 . 皮肌炎合并间质性肺疾病与外周血淋巴细胞亚群的相关性研究 . 中国药物与临床，2015，（4）：467-469.

[7] GAGLIANI N，AMEZCUA VESELY M C，ISEPPON A，et al. Th17 cells transdifferentiate into regulatory T cells during resolution of inflammation.Nature，2015，523（7559）：221-225.

[8] WANG T，SUN X，ZHAO J，et al. Regulatory T cells in rheumatoid arthritis showed increased plasticity toward Th17 but retained suppressive function in peripheral blood. Ann Rheum Dis，2015，74（6）：1293-1301.

[9] LILLEKER J B，VENCOVSKY J，WANG G，et al. The Euro Myositis registry：aninternational collaborative tool to facilitate myositis research. Annals of the rheumatic diseases，2018，77（1）：30-39.

[10] SCHMIDT J. Current Classification and Management of Inflammatory Myopathies. Journal of neuromuscular diseases，2018，5（2）：109-129.

[11] MERAYO-CHALICO J，GÓMEZ-MARTÍN D，PIÑEIRÚA-MENÉNDEZ A，et al. Lymphopenia as risk factor for development of severe infections in patients with systemic lupus erythematosus：a case-control study. QJM：monthly journal of the Association of Physicians，2013，106（5）：451-457.

[12] REN Z，LAUMANN A E，SILVERBERG J I. Association of dermatomyositis with systemic and opportunistic infections in the United States. Archives of dermatological research，2019，311（5）：377-387.

[13] MIZUI M，TSOKOS G C. Low-Dose IL-2 in the Treatment of Lupus. Current rheumatology reports，2016，18（11）：68.

[14] ABBAS A K，TROTTA E，SIMEONOV D，et al. Revisiting IL-2：Biology and therapeutic prospects. Science immunology，2018，3（25）：eaat1482.

[15] KLATZMANN D，ABBAS A K. The promise of low-dose interleukin-2 therapy for autoimmune and

inflammatory diseases. Nature reviews Immunology, 2015, 15（5）: 283-294.

[16] ROSENZWAJG M, LORENZON R, CACOUB P, et al. Immunological and clinical effects of low-dose interleukin-2 across 11 autoimmune diseases in a single, open clinical trial. Annals of the rheumatic diseases, 2019, 78（2）: 209-217.

[17] HE J, ZHANG X, WEI Y, et al. Low-dose interleukin-2 treatment selectively modulates CD4（+）T cell subsets in patients with systemic lupus erythematosus. Nature medicine, 2016, 22（9）: 991-993.

[18] HE J, ZHANG R, SHAO M, et al. Efficacy and safety of low-dose IL-2 in the treatment of systemic lupus erythematosus: arandomised, double-blind, placebo-controlled trial. Annals of the rheumatic diseases, 2020, 79（1）: 141-149.

[19] FENG M, GUO H, ZHANG C, et al. Absolute reduction of regulatory T cells and regulatory effect of short-term and low-dose IL-2 in polymyositis or dermatomyositis. International immunopharmacology, 2019, 77: 105912.

[20] ZHANG S X, WANG J, SUN H H, et al. Circulating regulatory T cells were absolutely decreased in dermatomyositis/polymyositis patients and restored by low-dose IL-2. Annals of the rheumatic diseases, 2019, 80（8）: e130.

[21] GRANT C R, LIBERAL R, MIELI-VERGANI G, et al. Regulatory T-cells in autoimmune diseases: challenges, controversies and--yet--unanswered questions.Autoimmunity reviews, 2015, 14（2）: 105-116.

[22] VERCOULEN Y, BELLUTTI ENDERS F, MEERDING J, et al. Increased presence of FOXP3[+] regulatory T cells in inflamed muscle of patients with active juvenile dermatomyositis compared to peripheral blood. PLoS One, 2014, 9（8）: e105353.

[23] YU A, SNOWHITE I, VENDRAME F, et al.Selective IL-2 responsiveness of regulatory T cells through multiple intrinsic mechanisms supports the use of low-dose IL-2 therapy in type 1 diabetes. Diabetes, 2015, 64（6）: 2172-2183.

[24] ITO S, BOLLARD C M, CARLSTEN M, et al. Ultra-low dose interleukin-2 promotes immune-modulatingfunction of regulatory T cells and natural killer cells in healthy volunteers.Molecular therapy: the journal of the American Society of Gene Therapy, 2014, 22（7）: 1388-1395.

[25] ZHUFENG Y, XU J, MIAO M, et al. Modification of Intestinal Microbiota Dysbiosis by Low-Dose Interleukin-2in Dermatomyositis: A Post HocAnalysis From a Clinical Trial Study.Front. Cell. Infect. Microbiol, 2022, 12: 757099.

第八节　Treg 与系统性硬化病

一、系统性硬化病的发病机制

系统性硬化病（systemic sclerosis, SSc）是一类复杂的病因不明的结缔组织病，也是以炎症、皮肤纤维化（硬皮病）和血管病变为特征的自身免疫病，合并多器官受累及异质性临床表现。主要临床表现为皮肤紧绷和雷诺现象。随着疾病进展，患者可出现胃肠、血管和心肺并发症，血管和心肺并发症是最常见的死亡原因。该病具有相当高的发病率和病死率，5 年累积病死率为 25%。临床上一般根据患者发病后皮肤损伤情况将系统性硬化病分为局限性系统性硬化病、弥漫性系统性硬化病、重叠综合征、无硬化系统性硬化病、未分化结缔组织疾病。SSc 作为一类相对罕见的风湿性疾病，其流行病学目前尚不明确。据估计在美国，其患病率为（275 ~ 300）/100 万，发病率约为每年 20/100 万。该

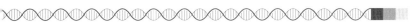

病常见于女性，在非洲裔及美国原住民中更为严重，发病高峰期在 45 ~ 60 岁，青少年及儿童发病率低，老年人预后较差。其临床及病理表现来自以下 3 种不同过程的相互作用、相互影响。①固有免疫及获得性免疫系统异常导致自身抗体及细胞介导的自身免疫产生；②微血管内皮细胞及小血管的纤维增生；③成纤维细胞功能障碍导致胶原蛋白过量及其他基质成分在皮肤、血管和内部器官积累。系统性硬化病的发病容易受环境因素、遗传因素的影响，且引起系统性硬化病的环境因素及遗传因素具有多样性，一般包括粉尘与药物、癌症因素，在遗传因素中系统性硬化病或者其他类型的自身免疫病患者家族中发生系统性硬化病的可能性要高于其他人群。

1. 遗传及环境学说

SSc 的病因学仍不清楚，但是可能涉及环境因素与遗传易感性间的相互作用。研究发现，种族差异为其复杂因素之一，影响遗传易感性位点的易感程度与不同种族之间存在遗传差异。有研究报道，与非裔美国人相比，白种人和亚洲人群 SSc 表现更为严重，他们在遗传学研究中有更高的研究价值。还有数据显示，患有 SSc 的患者，其家庭成员患此病的概率（1.6%）是无此病家庭成员患病概率（0.026%）的 60 倍。

在遗传连锁分析与全基因组关联研究中发现，基因多态性与遗传易感性共同作用最终可导致 SSc。这些基因包括：主要组织相容性复合体（major histocompatibility complex，MHC）Ⅱ类基因，还有非 MHC 基因，如细胞外基质代谢相关基因和控制固有免疫蛋白、巨噬细胞活性及 T 细胞功能的基因编码。有学者通过蛋白芯片分析等发现，已知 SSc 相关的 HLA 四位等位基因及 25 位以上非 HLA SSc 相关的遗传位点，而且 HLA 基因多态性是导致个体间免疫应答能力和对疾病易感性出现差异的主要遗传学原因。

SSc 的多个遗传风险基因座已被确定，并且强调了免疫途径在遗传风险中的作用。Paula 等研究发现，免疫系统的激活是硬皮病的一个早期发病机制，可能涉及激活干扰素和巨噬细胞聚集等因素，这可能会影响或带动皮肤细胞外基质重塑和细胞增殖；SSc 相关变异的增强子和启动子优先映射到活性 T 细胞；且非编码变异可能导致转录或表观遗传学从而影响自身微环境的改变。

2. 血管病变学说

血管损伤在 SSc 发病过程中非常关键，而且它是最早发生的。这可能是由于病毒感染、自身抗体等引发的自身免疫进而导致血管损伤，进一步使得血管内皮细胞被激活发生凋亡、加重炎症，炎症又激活了 T 淋巴细胞、B 淋巴细胞、巨噬细胞，从而形成恶性循环。

SSc 血管病变有多因素参与，其中血管内皮损伤是 SSc 血管病变的一个关键起始因素，并可累及血管生成和血管受损；血小板活化和凝血系统异常也有助于血管异常；关键的内皮产物如 ET-1 和 NO 在其发病机制中起着重要的作用。血管损伤一般分三个阶段：①内皮细胞被激活释放内皮素 -1 和前列环素，由此导致收缩舒张血管因子平衡失调；②上调黏附分子；③组织缺氧，氧自由基释放加重血管管腔闭塞，组织缺氧还可导致 TGF-β 和成纤维细胞增生促进纤维化进程。有研究证明，虽然 SSc 患者体内血管内皮生长因子和其他血管再生因子水平升高，但病史较长的患者体内血管数量是减少的，而且以小血管的数目减少较为明显。

3. 免疫学改变

在 SSc 中固有免疫和获得性免疫的免疫异常很早就被认识。然而，如何启动自身免疫、导致纤维化的机制和免疫途径在 SSc 发病中所起的作用仍不是很清楚。目前，TLR 备受关注，认为当 TLR 在激活配体后将会触发炎症反应。研究发现，有一个涉及 TLR4 的连续前馈回路，它是引起 SSc 部分纤维化持久发生的原因，而且在 SSc 患者皮损处 TLR4 随着 TLR4 受体 MD-2 和 CD14 而过表达。由此推测，最初触发 TLR 与先天性免疫系统可能在纤维化发生之前，并通过多种机制导致持久性纤维化状态。

（1）免疫介质

一些细胞因子和生长因子由免疫细胞释放，且被认为在 SSc 的炎症和纤维化过程中起着关键作用。有多种细胞因子水平异常，如 TGF-β、TNF-α、IL-6、IL-10、IL-17、IL-4 和 IL-13，在 SSc 患者血清和受累组织中均已发现，而且这些细胞因子被认为可以促进成纤维细胞胶原蛋白过剩，从而导致过度纤维化。

1）转化生长因子（TGF-β）：目前认为 TGF-β 在系统性硬化病和其他纤维化疾病的纤维化过程中起着重要作用。它不仅有强效的促纤维化和免疫调节活性，而且可干扰与纤维化相关的多种细胞功能，包括肌成纤维细胞分化、细胞外基质的产生，减少胶原降解及金属蛋白酶的合成。这些作用会引起胶原和细胞外基质合成的上调，从而导致纤维化。Andréa 等研究发现，在 SSc 患者血清中有活性的 TGF-β1 水平升高，且这些有活性的 TGF-β1 血清水平与 SSc 患者血管（手指溃疡）和纤维化（肺和皮肤）表现之间存在显著相关，这提示其水平升高可作为疾病晚期的一个检测指标。通过动物实验发现，巨噬细胞迁移和活化后，可上调 TGF-β 和 IFN 调节基因，从而加速 SSc 肺纤维化的进展；研究还发现，当成纤维细胞特异性敲除 *Gli2* 基因后，可保护 TBR 活化诱导的纤维化，且 Gli2 的药理作用为抑制 TGF-β 依赖的成纤维细胞活化并可改善实验性纤维化的程度。

2）IL-6：IL-6 也参与 SSc 的发病机制。最近研究报道，在早期弥漫性皮肤硬皮病患者血清和皮肤中 IL-6 明显增多；Lucille 等经免疫组化方法测量发现，SSc 早期患者 IL-6 过表达，并发现单克隆抗 IL-6R 抗体 MR16-1 可以防止博莱霉素诱导的皮肤纤维化。这些均支持 IL-6 在 SSc 早期炎症阶段发挥间接的促纤维化作用，而不是受成纤维细胞胶原合成的直接效应影响。

3）IL-4 和 IL-13：多项研究表明，SSc 免疫病理反应以 2 型细胞因子如 IL-4 和 IL-13 为主。2 型细胞因子是 ECM 重塑的重要调节因子，可导致胶原沉积和组织纤维化。在动物模型中的炎症转录组分析表明，参与伤口愈合和纤维化的基因与 Th2 极化反应有关，且 IL-13 在博莱霉素诱导的肺纤维化的小鼠模型中具有重要作用。

4）IL-17A：IL-17A 可单独诱导趋化因子和黏附分子表达，促进 T 细胞人脐静脉内皮细胞（human umbilical vein endothelial cell，HUVEC）黏附。研究发现，IL-17⁺T 细胞可能参与血管损伤；SSc 患者外周血 IL-17A mRNA 和蛋白质水平升高；IL-17A 参与 SSc 患者血清中促进血管炎症诱导的 ERK 依赖性血管内皮细胞的黏附分子和趋化因子的表达。有体外实验发现，IL-17A 可能促进迁移血管平滑肌细胞内膜增生，导致内膜增厚，表明来自 SSc 患者血清的 IL-17A 具有提高增殖、胶原合成与分泌、迁移的能力。

（2）细胞免疫

SSc 的发病机制复杂不明，目前认为细胞免疫在其发病机制中起主导作用。

1）CD8⁺T 细胞：有研究报道，CD8⁺T 细胞参与了 SSc 的早期过程。部分研究表明，SSc 患者 CD8⁺T 淋巴细胞成熟缺陷，并以 CD39 表达减少与 CD127 过度表达为特征。多数研究发现，在 SSc 患者中，尤其是在疾病的早期炎症阶段，其皮肤病变处发现大量的 CD8⁺T 细胞和 IL-13⁺淋巴细胞，且当其外周血活化的效应 CD8⁺T 细胞激活后，可产生高水平的促纤维化 2 型细胞因子白介素 -13；相反，在 CD4⁺T 细胞 IL-13 产生水平则较低。这些异常与纤维化的程度相关，并在 dcSSc 患者较 lcSSc 患者中表现得更为明显，可直接参与系统性硬化病真皮纤维化的调节。在 SSc 患者血液和病变皮肤处还发现，CD8⁺CD28⁻T 细胞数量增加，且与皮肤纤维化程度相关。

2）CD4⁺T 细胞：CD4⁺T 细胞可分化为 Th1、Th2、Th17 T 细胞，目前认为 SSc 患者外周血

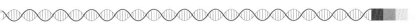

Foxp3$^+$IL17$^+$淋巴细胞水平显著增高，并且 Treg 与 Th17 细胞的平衡关系被打破。还有研究发现，SSc 患者胃标本中 CD4/CD8 比例明显升高。

① Th17 细胞：Th17 细胞介导炎性反应、自身免疫病、肿瘤和移植排斥等的发生和发展，其可产生 IL-17（又称 IL-17A）、IL-17F、IL-21、IL-22、TNF-α、粒细胞—巨噬细胞集落刺激因子（GM-CSF），以及趋化因子受体 CCR6（CCl-20 受体），发挥强大的促炎作用。大量研究表明，SSc 患者外周血中 Th17 细胞数量增多，其百分比与疾病活动性呈正相关，而产生 Th17 细胞来源的 IL-17 有助于成纤维细胞的增殖和胶原蛋白的生成；IL-17$^+$T 细胞在真皮和皮下层血管周围浸润，提示其具有诱导内皮细胞炎症的潜力，可能参与血管损伤。还有部分研究发现，在体外通过抑制 Th17 细胞引起的炎症反应可抑制胶原蛋白的生成，提示 Th17 细胞可能在硬皮病纤维化过程中发挥关键作用。

② Treg：Treg 通过分泌 TGF-β、IL-10、IL-2 等细胞因子抑制 Th17 细胞及效应 T 细胞的分化及功能，并下调 DC 表面 CD80、CD86 分子的表达，从而恢复免疫平衡。Treg 为抑制性 T 细胞，CD4$^+$CD25$^+$Foxp3$^+$细胞已被公认为调节性 T 细胞的标志。Treg 通过调节相关的免疫细胞可能促进纤维化发展。肺纤维化动物模型中，在疾病早期去除 Treg 可产生良好的效果，然而，在疾病晚期去除 Treg 可加重纤维化。最近的一项动物实验表明，Treg 可通过抑制 CD8$^+$ 和 Th17$^+$ 细胞减轻肝纤维化。人们普遍推测，自身免疫病患者的 Treg 水平应该是下降的，然而，对于常见自身免疫病的研究却未得到一致的结果。多数研究表明，虽然 SSc 患者外周血 Treg 数量显著增多，但免疫抑制功能存在缺陷，而 CTLA4 与 CD80 结合是 TGFβ 诱导 Foxp3 表达 Treg 生成的必要信号。有研究发现，Treg 表面 CTLA4 的表达水平显著下降，这提示，SSc 患者外周血 Treg 不仅数量异常，其免疫抑制功能也是异常或缺陷的。也有部分研究发现，SSc 患者 T 细胞计数升高但 Treg 数量显著下降，提示 CD4$^+$T 细胞数量增加，并与 CD4$^+$Treg 淋巴细胞的数量减少相关；研究还发现，随着疾病病程的发展，可出现相应的 Treg 及其百分比的减少，表明 Treg 与疾病进展相关。

SSc 早期发病特点主要为炎症改变，在炎症阶段，Th2 细胞、巨噬细胞、内皮细胞和 Th17 细胞均活化，并同时分泌大量 IL-13、IL-1、血小板衍生因子（PDGF）、IL-17 和 TGF-β。这些因素和 Th2 细胞作用于成纤维细胞，并调节它们的增殖和活化，导致胶原蛋白不断生成，随后纤维化逐渐代替炎症。由巨噬细胞、树突状细胞和 T 细胞分泌的 TGF-β，是一种重要的致纤维化和抗炎因子。过度表达 *TGF-β* 基因的小鼠可显示硬皮病样病变。在 SSc 患者中能观察到成纤维细胞过度表达 TGF-β 受体。SSc 患者外周血单核细胞也能大量产生 TGF-β。TGF-β 是 Treg 最重要的诱导剂，可诱导 CD4$^+$CD25$^-$T 细胞分化为 CD4$^+$CD25$^+$Treg。由于 SSc 的发病机制与 Treg 的免疫都与 TGF-β 紧密相关，并且 TGF-β 对它们的发展、生存及活动性都至关重要。因此，Treg 的作用与功能可能与 SSc 密切相关。

二、Treg 与系统性硬化病

Treg 在免疫耐受的维持和免疫应答的调节中起着至关重要的作用。已有报道表明多种自身免疫病和过敏性疾病都存在 Treg 数量减少和（或）抑制功能缺陷。研究认为，CD4$^+$CD25$^+$Treg 在自身免疫病的预防中扮演着重要角色，大多数自身免疫病会出现 Treg 减少，如 SLE、RA 和川崎病。最近多数研究表明，SSc 患者 Treg 的数量和功能均处于活化状态。然而，又有一些研究报道，SSc 患者皮肤组织和外周血中 Treg 均减少。相反的结果导致笔者很难理解 Treg 在 SSc 发病中所扮演的角色。

越来越多的证据表明包括 SSc 在内的结缔组织病存在 Treg 比例改变和功能缺损；然而，由于部分患者已经处于治疗阶段，Treg 比例的变化可能是疾病本身所致，亦可能是治疗药物影响。因此，Treg

在 SSc 发病机制中的作用仍未明确。近年来许多研究表明，$CD4^+CD25^+Foxp3^+T$ 细胞已被确定为一个主要的外周免疫耐受机制，其百分比和（或）功能的改变可能会导致自身免疫病。因此，Treg 可能与 SSc 发病密切相关。

Treg 异常普遍发生于 SSc 患者。患者较健康人外周血 Treg 升高，皮肤中的 Treg 降低。外周血 Treg 表面受体 CD62L、CD69 的表达下降，分泌特异性细胞因子的能力也下降，而 CD69 和 TGF-β 水平与 $CD4^+T$ 细胞的抑制作用相关。进一步研究表明，SSc 患者 Treg 功能受抑是由一个目前未知的血浆因子介导的，该结论基于在正常人的 Treg 中加入 SSc 患者的血清致其对 $CD4^+$ 细胞抑制作用减弱的实验结果。有迹象表明，只有皮肤中的 Treg 能分泌效应 T 细胞因子。

1. SSc 患者 Treg 增加学说

最近，关于硬皮病的发病机制中开始出现 $CD4^+CD25^+Treg$ 及其功能的数据。来自 Radstake 等的第一份数据表明 Treg 功能缺陷可能是 SSc 免疫功能障碍的基础。这项研究报道 SSc 患者外周血 $CD4^+CD25^+$ 和 $CD25^+Foxp3^+CD127^-$ T 细胞的比例增加。然而，这些 Treg 急剧减少 CD62L、CD69 和 TGF-β 的表达，导致抑制功能减弱。来自健康献血者的 Treg 注入 SSc 患者血浆后可导致 Treg 功能损害，这表明在 SSc 患者血浆中存在未知的可溶性因子干扰 Treg 功能。另外两项研究报道 SSc 患者外周血 $CD4^+CD25^{high}Treg$ 的比例较对照组明显增高，尽管没有进行功能性研究，这种结果明显与临床表型和疾病活动性相关。

一些研究表明，SSc 患者外周血中 $CD4^+CD25^+T$ 细胞是增加而不是减少的。另一研究证实 SSc 患者存在真实的 $CD4^+CD25^+Foxp3^+Treg$ 扩大池。SSc 活动度及严重程度较高的患者 Treg 比例增加，最高达 34%；病情稳定的患者其 Treg 与健康对照组没有差别；SSc 患者 Treg 比例与 Valentini 疾病活动指数和 Medsger 疾病严重程度量表有明显的相关性。因此，SSc 患者活动度及严重程度越高，其外周血 Treg 的比例越高。另一项研究表明，SSc 患者 $CD4^+CD25^+Treg$ 的比例较健康对照组明显升高。还有研究表明，SSc 患者的皮肤中存在 T 细胞的浸润，并表达辅助性 T 细胞 2 表型。实验条件下阻断 T 细胞因子如 IL-6 的表达可用于治疗 SSc 动物模型。因此，Treg 治疗或许能够降低自身反应性 T 细胞的活性。

以上多种研究表明，SSc 患者外周血 Treg 比例较健康对照组升高，而 Treg 功能减弱；Treg 比例与 SSc 活动度及严重程度呈正相关。

2. SSc 患者 Treg 减少学说

（1）SSc 患者外周血 Treg 减少

尽管有许多研究表明，SSc 患者外周血 Treg 是增加的，仍有很多研究认为 SSc 患者外周血 Treg 比例和（或）绝对计数较健康对照组降低。研究认为，在 SSc 早期阶段，活化的 Treg（aTreg）细胞比例下降；随着疾病的进展，将伴随静息 Treg（rTreg）细胞缺陷。人类 Treg 不能使用胞内 Foxp3 作为标志物纯化。由于 CD4CD25bright T 细胞表达的 CD25 和 Foxp3 水平有线性关系，所以可用 CD4CD45RA$^-$ CD25brightT 细胞纯化循环 aTreg。SSc 患者 aTreg 抑制自体、抗 -CD3 诱导、CD4CD25T 细胞增殖，并有效地控制 aTreg。SSc 患者 rTreg，即 CD4CD45RA$^+$CD25$^+$T 细胞，也有免疫抑制作用，可抑制 rTreg。Foxp3 是 Treg 特殊的标志物，SSc 患者 CD25$^+$CD4$^+$T 细胞表达 Foxp3 由 Runx1 的 mRNA 表达来控制。有研究认为，SSc 患者外周血 $CD4^+CD25^+Foxp3^+T$ 细胞比例降低；并且 $CD4^+CD25^+T$ 细胞 Runx1 表达降低。

（2）SSc 患者皮肤组织 Treg 减少

有研究认为 SSc 患者外周血调节性 T 细胞亚群的比例和功能没有缺陷，但在皮肤组织中

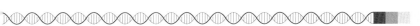

CD4$^+$Foxp3$^+$Treg 减少，这可能是 SSc 重要的发病机制。研究表明 SSc 患者皮肤组织中 Treg 比例较其他炎症性皮肤病明显减少，这种改变是否是所有皮肤疾病的发展过程或仅是一个偶然现象，尚需继续进行研究；对 Treg 比例和功能相关的细胞和分子机制也需进一步深入探讨。

三、Treg 与系统性硬化病的治疗

近年来，局限性皮肤型 SSc 和弥漫性皮肤型 SSc 患者的长期预后均有所改善。其原因为应用钙通道拮抗剂、内皮素 -1 受体拮抗剂、磷酸二酯酶抑制剂和前列腺素对血管表现进行强化治疗，支持性护理对患者的健康和预后有积极影响。与大多数其他系统性自身免疫病一样，免疫抑制疗法仍为 SSc 治疗的基石，其中霉酚酸酯、甲氨蝶呤和环磷酰胺通常用于治疗皮肤症状，同时霉酚酸酯和环磷酰胺也可用于治疗肺部症状。除上述针对血管病变、纤维化或免疫抑制的治疗方法外，人们正在积极寻找更安全、更有效、更具针对性的治疗方法。近年来，对 SSc 发病机制的研究显示 B 淋巴细胞、T 淋巴细胞、IL-17、IL-6、TGF-β、血小板衍生生长因子受体等均可能在 SSc 的发病中发挥关键作用。这些与 SSc 发生和发展有关的细胞及分子，为 SSc 的靶向治疗提供了可能。

（一）目前的治疗

根据 Treg 在系统性硬化病中发挥的作用所选用的治疗方案有以下几种。

（1）直接利用体外扩增的 Treg、诱导的 Treg 或促进 Treg 的功能对 SSc 的治疗均会起到积极的作用。

（2）基因操控法提高 Foxp3 的表达，可促进 Treg 的疗效。

（3）抗原特异性的 Treg 治疗有助于减少治疗的不良反应。

（4）由于一些炎性因子能抑制 Treg 功能，使一些抗 SSc 的治疗可以通过改善炎症环境，间接地影响 Treg 发挥作用。临床上所选用的治疗药物有以下几类：TNF-α 抑制剂、糖皮质激素等。

（二）促进 Treg 增殖或改善 Treg 功能的治疗

1. 低剂量 IL-2

IL-2 可以抑制 Th17 细胞的发育，促进 Treg 的发育，这有助于逆转 APS 亚群的不平衡。低剂量 IL-2 主要用于急性期，维持时间并不长。

2. 雷帕霉素

雷帕霉素主要是 mTOR 受体的抑制剂，在抑制 Th17 细胞生长的同时促进 Treg 生长，是一个双向免疫调节剂。

3. 胸腺肽

过去的观点认为胸腺肽是一种免疫增强剂，禁用于自身免疫病患者。但是，近年来的研究证明胸腺肽可以非特异性促进淋巴细胞生长，可以双向调节免疫。在淋巴细胞普遍减少或 Th17、Treg 均减少的情况下使用，不仅可以调节免疫，而且对风湿病患者抗感染、抗肿瘤方面也有益处。

4. 骨化三醇

骨化三醇不仅可以调节 Th17 与 Treg 平衡，而且可以协助钙质吸收，防止骨质疏松，对使用糖皮质激素的自身免疫病患者预防骨质疏松有重要作用。

5. 生物制剂

目前可供选择的生物制剂包括肿瘤坏死因子抑制剂、IL-1 受体拮抗剂、IL-6 受体拮抗剂、B 细胞耗竭剂、T 细胞靶向药物及 JAK 激酶抑制剂，这些药物属于不同的药物类别，且具有不同的

病理生理靶点。

其余药物如视黄酸、硫辛酸和辅酶 Q10 等可以通过其他方式平衡 Th17 与 Treg 数量。但所有这些药物均应根据患者 CD4$^+$T 淋巴细胞亚群结果尤其是 Treg 的数目调整剂量。

6. Treg 治疗

国外临床学者认为基因编码对 T 细胞的活化及诱导具有重要意义，另外当人体中的 B 细胞抗原受体下游的编码基因出现异常时会导致机体 T 细胞功能缺陷，并进一步诱导、加重系统性硬化病的发生。另外有临床学者使用全基因组关联分析技术从多个基因角度对系统性硬化病患者基因进行详细分析，结果显示系统性硬化病与患者免疫功能水平具有密切关系，特别是与患者 T 细胞功能障碍相关。至今尚无改变 SSc 自然病程的有效疗法。自造血干细胞移植治疗 SSc 取得突破性成绩以来，间充质干细胞、骨髓或脂肪来源干细胞、耐受性树突状细胞、调节性 T 细胞均被尝试用于 SSc，但长期安全性和有效性尚待进一步的临床验证。

Foxp3$^+$Treg 似乎对肺内血管新生有重要作用。小鼠肺缺血可增加 Foxp3$^+$Treg 的数量，去除 Treg 可导致血管新生障碍。进一步分析显示在 Treg 缺失的小鼠缺血性肺组织中巨噬细胞数量明显减少，提示 Treg 对巨噬细胞募集所介导的血管新生是必需的。由于 Treg 在 SSc 患者皮肤中数量稀少，局部输注 Treg 可能促进血管形成。Treg 治疗最早用于 GVHD，其数量减少与干细胞移植后发生 GVHD 的风险呈正相关。Trzonkowski 等采用皮下注射自体 Treg 治疗 GVHD，其中 1 例患者应答良好，免疫抑制可自愈，肺功能得到改善，而另 1 例患者为进展性急性 GVHD，虽然 Treg 治疗可以改善症状，但患者最终死亡。Brunstein 等将异体 Treg 用于 23 例 GVHD 患者未发现严重不良反应，与历史数据相比有改善。虽然已有大量动物实验和少数临床研究可用于支持 Treg 治疗对自身免疫病的益处，但它在 SSc 治疗的用处仍然是未知的。SSc 血清因子对 Treg 效应功能的抑制作用可能使额外给予的 Treg 失效。更为重要的问题是，Treg 是否可以改善 SSc 患者的纤维化。

Treg 治疗在免疫系统疾病的应用仍然较少。Desreumaux 等用卵清蛋白特异性 Treg 治疗 20 例克罗恩病患者，3 例出现治疗相关不良反应，2 例对果蝇蛋白过敏，强调了无动物血清基质在 Treg 培养中的重要性。8 例克罗恩疾病活动度评分（CDAI）好转，虽然其中只有 3 例符合病情完全缓解（CDAI < 150 分）的标准。

（刘玉芳　尚莉丽）

参考文献

[1] 岳露瑶，徐源，于菁菁，等．系统性硬化症并发肺动脉高压与血尿酸水平的相关性．实用医学杂志，2016，32（17）：2867-2871.

[2] 徐源，岳路遥，王宣丽，等．系统性硬化症与红细胞分布宽度的相关性．广东医学，2017，38（3）：434-437，441.

[3] ZALEWSKA A, KNAŚ M, GIŃDZIEŃSKA-SIEŚKIEWICZ E, et al. Salivary antioxidants in patients with systemic sclerosis. J Oral Patho Med, 2014, 43（1）：61-68.

[4] TAKAHASHI T, ASANO Y, SUNAGA R, et al. Successful use of intravenous cyclophosphamide pulse therapy for interstitial lung disease in a patient with systemic sclerosis on hemodialysis. J Derma, 2014, 41（6）：533-535.

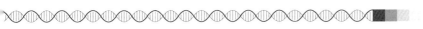
[5] LEON L，ABASOLO L，REDONDO M，et al. Negative affect in systemic sclerosis. Rheuma Int，2014，34（5）：597-604.

[6] MURDACA G，FRANCESCA S，CONTATORE M，et al. Potential use of TNF-α inhibitors in systemic sclerosis. J Imm，2014，6（3）：283-289.

[7] 张蓓蓓，蔡辉.系统性硬化症的细胞治疗进展.安徽医药，2017，21（5）：6.

[8] LALU M M，MCINTYRE L，PUGLIESE C，et al. Safety of cell therapy with mesenchymal stromal cells（Safe Cell）：a systematic review and meta-analysis of clinical trials.PLoS One，2012，7（10）：e47559.

[9] TAKAGI G，MIYAMOTO M，TARA S，et al. Therapeutic vascular angiogenesis for intractable macroangiopathy-related digital ulcer in patients with systemic sclerosis：a pilot study.Rheumatology（Oxford），2014，53（5）：854-859.

[10] MIYARA M，ITO Y，SAKAGUCHI S.TREG-cell therapies for autoimmune rheumatic diseases.Nat Rev Rheumatol，2014，10（9）：543-551.

[11] BRUNSTEIN C G，MILLER J S，CAO Q，et al. Infusion of ex vivo expanded T regulatory cells in adults transplanted with umbilical cord blood：safety profile and detection kinetics.Blood，2011，117（3）：1061-1070.

[12] RADSTAKE T，VAN BON L，BROEN J，et al. Increased frequency and compromised function of T regulatory cells in systemic sclerosis（SSc）is related to a diminished CD69 and TGF beta expression.PLoS One，2009，4（6）：e5981.

[13] MACDONALD K G，DAWSON N A，HUANG Q，et al. Regulatory T cells produce profibrotic cytokines in the skin of patients with systemic sclerosis.J Allergy Clin Immunol，2015，135（4）：946-949.

[14] BOVEDA-RUIZ D，D'ALESSANDRO-GABAZZA C N，TODA M，et al. Differential role of regulatory T cells in early and late stages of pulmonary fibrosis.Immunobiology，2013，218（2）：245-254.

[15] ROH Y S，PARK S，LIM C W，et al. Depletion of Foxp3[+]Regulatory T Cells Promotes Profibrogenic Milieu of Cholestasis-Induced Liver Injury.Dig Dis Sci，2015，60（7）：2009-2018.

[16] D'ALESSIO F R，ZHONG Q，JENKINS J，et al. Lung Angiogenesis Requires CD4（+）Forkhead Homeobox Protein-3（+）Regulatory T Cells.Am J Respir Cell Mol Biol，2015，52（5）：603-610.

[17] TRZONKOWSKI P，BIENIASZEWSKA M，JUSCINSKA J，et al.First-in-man clinical results of the treatment of patients with graft versus host disease with human ex vivo expanded CD4[+]CD25[+]CD127[-]T regulatory cells.Clin Immunol，2009，133（1）：22-26.

[18] 刘孟国，李明，傅雯雯.系统性硬化症的生物制剂治疗新进展.医学综述，2021，27（9）：5.

[19] 陶志清，赵铖.TNF-α与系统性硬化病关系的研究进展.中国免疫学杂志，2021，37（15）：6.

[20] 尚莉丽，高惠英，李小峰.系统性硬化病发病机制的研究进展.中华风湿病学杂志，2018，22（1）：4.

[21] LESCOAT A，VARGA J，MATUCCI-CERINIC M，et al. New promising drugs for the treatment of systemic sclerosis：Pathogenic considerations，enhanced classifications，and personalized medicine.Expert Opin Investig Drugs，2021，30（6）：635-652.

[22] ROOFEH D，LESCOAT A，KHANNA D. Treatment for Systemic Sclerosis-Associated Interstitial Lung Disease.Curr Opin Rheumatol，2021，33（3）：240-248.

[23] PAPADIMITRIOU T I，VAN CAAM A，VAN DER KRAAN P M，et al. Therapeutic Options for Systemic Sclerosis：Current and Future Perspectives in Tackling Immune-Mediated Fibrosis.Biomedicines，2022，10（2）：316.

[24] ERRE G L，SEBASTIANI M，FENU M A，et al. Efficacy，Safety，and Tolerability of Treatments for

Systemic Sclerosis-Related Interstitial Lung Disease：a systematic review and Network Meta-Analysis.J Clin Med，2020，9（8）：2560.

[25] ZHU J L，BLACK S M，CHEN H W，et al. Emerging treatments for scleroderma/systemic sclerosis.Fac Rev，2021，10：43.

第九节　Treg 与 IgG4 相关性疾病

一、IgG4 相关性疾病概述

IgG4 相关性疾病（IgG4-related disease，IgG4-RD）是新近认识的一类慢性、进行性炎症伴纤维化和硬化的疾病，其主要特征为患者血清 IgG4 水平升高，病变器官组织中 IgG4$^+$ 浆细胞浸润伴席纹状纤维化和（或）闭塞性静脉炎，临床上出现受累器官组织肿块或弥漫性肿大。

IgG4-RD 多见于中老年男性患者，男女之比为（2 ~ 3）：1。目前我国的发病率不详，日本报道的发病率为（3 ~ 11）/100 万。IgG4-RD 是一种可导致多器官和系统受累的疾病，可累及几乎全身所有器官和组织。IgG4-RD 最常见受累器官为淋巴结（56%）、颌下腺（53%）、泪腺（47%）、胰腺（38%），其他依次为肺、胆管、鼻窦、腮腺、腹膜后、呼吸系统、大动脉、肾脏、前列腺、皮肤，少见受累器官包括硬脑膜 / 硬脊膜、垂体、甲状腺、心包、纵隔、睾丸等。绝大多数患者为多器官受累，受累器官≥ 3 个的患者比例为 74%。接近半数患者有过敏史。发热等全身症状罕见，累及不足 5% 的患者。男性和女性患者临床表现不同，女性患者浅表器官如泪腺、唾液腺和甲状腺受累更多见，过敏比例更高；而男性患者内脏器官如胰腺、胆道受累、腹膜后纤维化更多见，因此男性患者病情较女性重。

唾液腺和泪腺受累多表现为对称性、无痛性颌下腺、腮腺或泪腺肿大 / 硬结，泪腺受累常伴发有眼外肌炎症和增粗。此外，有泪腺和唾液腺受累的患者过敏的发生率更高，有更高比例出现鼻窦炎，且外周血嗜酸性粒细胞计数、IgG、IgG4、IgE 水平更高。消化系统受累常见自身免疫性胰腺炎、硬化性胆管炎，临床可出现消化不良、腹痛、腹胀、黄疸等，部分患者胰腺功能受损，可出现糖尿病。影像学检查对胰腺和胆道受累的诊断非常重要，典型表现为：胰腺弥漫性（腊肠样）或局灶性肿大，胆囊或胆总管壁增厚，胆管或胰管狭窄或扩张。IgG4-RD 累及腹膜后组织导致慢性腹主动脉周围炎 / 腹膜后组织纤维化（RPF），患者可有腹痛和腰背痛等症状。RPF 压迫可导致腹腔内空腔脏器梗阻，最常见者为输尿管梗阻、肾盂积水、肾功能不全；压迫下腔静脉时可导致下肢水肿、阴囊水肿等。影像学表现为腹膜后不规则的软组织影，边界清晰或模糊，可包绕腹主动脉、髂动脉、下腔静脉、输尿管等。呼吸系统主要累及肺和胸膜，表现为支气管血管束和小叶间隔增厚、肺部实性结节和肿块、肺间质受累及胸膜增厚或胸膜结节等。泌尿系统受累包括肾小管间质肾炎、肾小球肾炎、肾实质肿块或皮质多发结节、肾盂占位、肾盂或输尿管壁增厚等。甲状腺受累不常见，可表现为 IgG4 相关性硬化性甲状腺炎。中枢神经系统病变少见，如自身免疫性垂体炎、肥厚性硬脑膜炎、脑实质的炎性假瘤。IgG4 相关性垂体炎男性多见，可表现为全垂体、垂体前叶或后叶受累，临床出现垂体功能不全的表现，如尿崩症、性激素不足、肾上腺功能不全等，常伴有其他器官受累。IgG4-RD 的炎症可直接累及中枢神经系统，慢性炎症可浸润神经外膜，导致不同程度的轴突损伤，伴或不伴脱髓鞘病变。此外，邻近部位非神经器官的肿大 / 肿块可压迫神经结构，如眼眶病变可出现颅神经受压症状。

二、IgG4 相关性疾病的病因和发病机制

（一）浆细胞及浆母细胞

IgG4-RD 的确切病因和发病机制尚不明确。研究发现遗传易感性、环境因素、感染、过敏等与 IgG4-RD 发病相关。免疫系统紊乱在 IgG4-RD 发病中起重要作用，涉及固有免疫和适应性免疫等多个方面，其中淋巴细胞和浆母细胞活化的研究最多。Wallace 等的研究发现，IgG4-RD 患者外周血和组织浸润的 $CD19^{low}CD27^+CD38^+$ 浆母细胞数量升高，并与疾病活动有关。国内研究也证实患者外周血 $CD19^+CD24^-CD38^+$ 浆母细胞明显升高，较其他 B 细胞亚群分泌更多 IgG4，其数量与血清 IgG4 水平、受累器官数量、疾病活动度呈正相关，是该病的重要标志。IgG4-RD 患者外周血和受累组织中的 Tfh 显著增多，可促进 B 细胞增殖及抑制其凋亡，促进初始 B 细胞向浆细胞 / 记忆 B 细胞转化。Treg 在 IgG4-RD 患者外周血和组织浸润部位均增加，Treg 分泌的 IL-10 和 Th2 型细胞因子均有助于促进 B 细胞向 $IgG4^+$ 细胞分化，TGF-β 可促进纤维化发展。具有免疫负性调节作用的 Breg 明显降低。IgG4-RD 患者受累组织中浸润的淋巴细胞以 T 细胞为主，有研究发现主要是克隆扩增的 $CD4^+$ 细胞毒性 T 细胞，表达颗粒酶 A、IL-1β 和 TGF-β，可能导致组织损伤和纤维化。经利妥昔单抗治疗达到临床缓解后该群细胞数量减少。近期研究发现 IgG4-RD 患者血清中存在针对 Annexin A11 和 galactin-3 的自身抗体，提示抗原驱动免疫反应也参与了疾病过程。IgG4 是一种特殊的抗体，其激活补体和形成免疫复合物的能力有限，长期以来被认为是非致病性免疫球蛋白，或起抑制炎症作用，但在天疱疮和重症肌无力等疾病中发现 IgG4 型自身抗体具有致病性。IgG4 在 IgG4-RD 中的作用一直未能确定。有研究发现 IgG4 具有一定的致病性，如 IgG4-RD 患者血清 IgG4 水平与疾病严重程度相关，治疗后下降，疾病复发时再升高；在受累组织中发现 IgG4 免疫复合物沉积；将患者血清 IgG4 注射至新生小鼠体内，可导致小鼠胰腺损伤。但有研究也发现小鼠注射患者 IgG1 后胰腺病变更显著，而 IgG1 和 IgG4 联合注射时胰腺病变则轻于单用 IgG1，提示可抑制 IgG1 的致病作用。此外，针对 AnnexinA11 的 IgG4 型抗体和 IgG1 型抗体针对共同抗原表位，IgG4 型抗体可与 IgG1 型抗体竞争结合抗原表位发挥免疫保护作用。

（二）Treg 与 Th17/Treg

除了浆细胞和浆母细胞异常增殖导致血清和组织中 IgG4 水平升高外，$CD4^+T$ 细胞也是 IgG4-RD 患者的主要免疫活性细胞，可引起器官损伤和难以逆转的特征性组织纤维化。那么，Treg 功能及数量的降低、Th17/Treg 失衡是多种自身免疫病的重要发病机制，但在 IgG4-RD 中鲜有相关研究。

根据 Treg 来源和分化的不同可以将其分为三大类：① nTreg：此类细胞主要由未成熟的 T 淋巴细胞在胸腺发育过程中产生，表型为 $CD4^+CD25^+Foxp3^+$，称为天然 Treg。其组成性表达 CD25，并表达特异性核转录因子 Foxp3。它们通过细胞间的接触，来抑制自身反应性 T 细胞应答。② iTreg：在外周有抗原刺激或免疫抑制因子（如 IL-10）诱导的条件下，由成熟 $CD4^+CD25^-$T 细胞转化而来，称为获得性 Treg。主要包括 Tr1 和 Th3 两种亚群，Tr1 细胞主要分泌 IL-10 和 TGF-β，Th3 细胞主要产生 TGF-β。细胞因子 IL-10 和 TGF-β 皆以发挥免疫抑制作用见长。这部分 Treg 主要在微生物感染和移植免疫中起作用，且有利于肿瘤生长，但其抑制功能较胸腺来源的 $CD4^+CD25^+$T 细胞弱。③其他调节性 Treg：除了 $CD4^+$ 调节性 T 细胞外，在 $CD8^+T$ 细胞中也存在一群 $CD8^+$ 调节性 T 细胞，对自身反应性 $CD4^+T$ 细胞具有抑制活性，并可抑制移植排斥反应。

1. $CD4^+CD25^+$Treg 的功能特征

$CD4^+CD25^+$Treg 具有免疫应答负调节和免疫无反应性两大功能。免疫应答负调节是指在体内还是

体外都能够抑制 CD4$^+$、CD8$^+$T 细胞的活化和增殖，并且主要通过细胞间的直接接触及分泌抑制性细胞因子来行使下调免疫应答的功能。而免疫无反应性主要是指 Treg 在体外对各种免疫刺激（如高浓度 IL-2、抗 CD3 单抗及抗 CD3 和抗 CD28 单抗的联合应用）都无应答，也不会分泌 IL-2 等具有促进细胞增殖的细胞因子。但 CD4$^+$CD25$^+$Treg 在接受 TCR 介导的信号刺激并有高浓度外源性 IL-2 存在的情况下，可以活化并大量增殖。

2. CD4$^+$CD25$^+$ Treg 免疫抑制作用机制

Treg 主要通过以下几种方式来发挥免疫抑制作用。① Treg 活化后能够分泌环腺苷酸从而抑制 T 细胞的代谢水平。② Treg 可以通过细胞接触发挥对靶细胞的抑制作用，也能够分泌具有免疫抑制作用的细胞因子 IL-10、IL-35 和 TGF-β 等抑制细胞活化与增殖。有关体内实验发现 Tr1 亚群细胞主要通过分泌 IL-10 来抑制巨噬细胞的功能，而 Th3 亚群细胞主要通过分泌 TGF-β 来抑制 Th1 细胞介导的免疫应答和炎性反应。TGF-β 信号也与 CD4$^+$CD25$^+$T 细胞数量多少和功能强弱密切相关，有关研究表明先天性缺乏 TGF-β 的转基因小鼠的外周血中 CD4$^+$CD25$^+$Treg 数量会明显减少，且与正常小鼠相比更容易患结肠炎。③ CD4$^+$CD25$^+$Treg 表面可以高表达 CD25，而 IL-2 是体内重要的细胞增殖信号，CD25 分子是 IL-2R 的 α 链，CD4$^+$CD25$^+$Treg 可以与 IL-2 结合，从而 CD4$^+$CD25$^+$Treg 可以在免疫应答过程中与效应细胞竞争性与 IL-2 结合，使效应细胞因为得不到充足的 IL-2 而不能增殖，从而发挥免疫抑制作用。④ Treg 能够以颗粒酶 B 或穿孔素依赖途径杀伤效应性 T 细胞或抗原提呈细胞（APC），从而抑制免疫应答。⑤ Treg 还可以通过减弱共刺激信号及抑制抗原提呈作用等方式对 APC 进行负向调节。

3. Treg 与 IgG4-RD

Treg 在调节免疫耐受和维持免疫稳态中发挥重要作用。越来越多的证据表明，Treg 在 IgG4-RD 受累部位及外周血中均有升高，但最近的一些研究也显示，循环中的 Treg 无统计学变化或仅有轻度升高。与 1 型糖尿病、多发性硬化、SLE 和 RA 等其他自身免疫性疾病相比，至少目前还没有关于 IgG4-RD 中 Treg 减少的报道。

虽然多项研究表明，Treg 分泌的 IL-10 在 IgG4 的类别转换中发挥作用，但其他免疫细胞也可以分泌 IL-10，如 Tfh、B 细胞、肥大细胞、嗜酸性粒细胞、单核细胞和巨噬细胞。但究竟哪些细胞在 IgG4 的类别转换发挥重要作用尚需要进一步研究证实。值得注意的是，在嗜酸性肉芽肿性多血管炎的患者中，外周血中的 Treg 明显减少，但其血清 IgG4 和 IgG4/IgG 比值明显升高，说明在 SSc 中，IgG4 和 IgG4/IgG 比值的升高可能并不是 Treg 所致。目前还没有研究报告对来自 IgG4-RD 患者的 Treg 进行功能分析，未来还需要直接证据来证明 Treg 是否在 IgG4 类别转换中发挥重要作用。

关于 Treg 在 IgG4-RD 中发挥作用的另一个支持的论点是：Treg 可能通过分泌 TGF-β 来参与纤维化的发病机制。虽然 TGF-β 诱导的细胞外基质成分在伤口愈合和组织修复过程中至关重要，但 TGF-β 的过度产生会导致纤维化。由于受累部位的纤维化是 IgG4-RD 的一个重要病理特征，TGF-β 可能在 IgG4-RD 的发病过程中发挥了重要作用。事实上，一些研究已经表明在 IgG4-RD 患者受累部位 TGF-β 的表达增加，特别是在 IgG4-RD 的纤维硬化病变组织中。考虑到多种细胞具有产生 TGF-β 的能力，Treg 可能是 IgG4-RD 中导致纤维化的免疫细胞之一。

Treg 在 IgG4-RD 发病过程中的作用一直存在争议。有研究表明，Treg 可通过与效应细胞相互作用或分泌 IL-10 和 TGF-β 来调节免疫耐受和免疫稳态。其中，IL-10 能够协同 IL-4 促进 B 细胞产生 IgG4，并促进 Ig 的类别转换，使 IgE 减少的同时 IgG4 增多。TGF-β 具有促进纤维化的作用，从而导致 IgG4-RD 组织中的纤维化改变。后续研究也证实 Treg、IL-10 和 TGF-β 在 IgG4-RD 胰腺和胆管组织

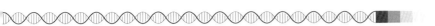

中表达增多，可能参与了疾病的发生。但在笔者的研究中发现，Treg 的绝对计数及百分比、Th17/Treg 同健康对照组比较，并未发现有显著统计学差异。在 Kubo 的研究中，对 16 名患者进行了外周血淋巴细胞综合免疫表型的检测，其中，外周血 Treg 比例较正常对照组增加，但当患者根据有无腺体外症状分组比较后发现只有记忆 Treg 增加，而且在患者接受激素治疗后，记忆 Treg 并没有发生变化。Treg 是否参与了 IgG4-RD 的发病及病理过程还需进一步研究证实。

（杨　艳）

参考文献

[1]　WALLACE Z S，PERUGINO C，MATZA M，et al. Immunoglobulin G4-related disease. Clin Chest Med，2019，40（3）：583-597.

[2]　LANZILLOTTA M，MANCUSO G，DELLA-TORRE E. Advances in the diagnosis and management of IgG4 related disease. BMJ，2020，369：m1067.

[3]　DELLA-TORRE E，LANZILLOTTA M，DOGLIONI C. Immunology of IgG4-related disease. Clin Exp Immunol，2015，181（2）：191-206.

[4]　YANG Y，WANG C，SHI L，et al. Clinical characteristics and CD4+ T cell subsets in IgG4-related disease. Front Immunol，2022，13：825386.

[5]　DELLA-TORRE E，MATTOO H，MAHAJAN V S，et al. Prevalence of atopy，eosinophilia，and IgE elevation in IgG4-related disease. Allergy，2014，69（2）：269-272.

[6]　MATTOO H，DELLA-TORRE E，MAHAJAN V S，et al. Circulating Th2 memory cells in IgG4-related disease are restricted to a defined subset of subjects with atopy. Allergy，2014，69（3）：399-402.

[7]　MICHAILIDOU D，SCHWARTZ D M，MUSTELIN T，et al. Allergic aspects of IgG4-related disease：implications for pathogenesis and therapy. Front Immunol，2021，12：693192.

[8]　YAMADA K，YAMAMOTO M，SAEKI T，et al. New clues to the nature of immunoglobulin G4-related disease：a retrospective Japanese multicenter study of baseline clinical features of 334 cases. Arthritis Res Ther，2017，19（1）：262.

[9]　WALLACE Z S，DESHPANDE V，MATTOO H，et al. IgG4-related disease：clinical and laboratory features in one hundred twenty-five patients. Arthritis Rheumatol，2015，67（9）：2466-2475.

[10]　LIN W，LU S，CHEN H，et al. Clinical characteristics of immunoglobulin G4-related disease：a prospective study of 118 Chinese patients. Rheumatology（Oxford），2015，54（11）：1982-1990.

[11]　INOUE D，YOSHIDA K，YONEDA N，et al. IgG4-related disease：dataset of 235 consecutive patients. Medicine（Baltimore），2015，94（15）：e680.

[12]　KUBO S，NAKAYAMADA S，ZHAO J D，et al. Correlation of T follicular helper cells and plasmablasts with the development of organ involvement in patients with IgG4-related disease. Rheumatology（Oxford），2018，57（3）：514-524.

[13]　CHEN Y，LIN W，YANG H X，et al. Aberrant expansion and function of follicular helper T cell subsets in IgG4-related disease. Arthritis Rheumatol，2018，70（11）：1853-1865.

[14]　AKIYAMA M，SUZUKI K，YASUOKA H，et al.Follicular helper T cells in the pathogenesis of IgG4-related disease. Rheumatology（Oxford），2018，57（2）：236-245.

[15]　HUBERS L M，VOS H，SCHUURMAN A R，et al. Annexin A11 is targeted by IgG4 and IgG1

autoantibodies in IgG4-related disease. Gut，2018，67（4）：728-735.

[16] MATTOO H，MAHAJAN V S，MAEHARA T，et al. Clonal expansion of CD4[+] Cytotoxic T lymphocytes in IgG4-related disease. J Allergy Clin Immunol，2016，138（3）：825-838.

第十节 Treg 与白塞病

一、白塞病的发病机制

贝赫切特病（Behçet's disease，BD）也称白塞病，是一种以复发性口腔溃疡、生殖器溃疡、葡萄膜炎或视网膜血管炎、皮肤损害等多系统病变为临床特征的慢性自身免疫性炎性疾病。主要的病理损伤为系统性血管周围炎，包括中性粒细胞及 CD4[+]T 细胞浸润和内皮肿胀。虽然 BD 的发病机制尚未明确，但推测可能与遗传易感性、触发假说和免疫系统异常有关。

（一）遗传背景

家族聚集发病提示白塞病具有明显的遗传背景。人类白细胞抗原（human leucocyte antigen，HLA）B 位点内 HLA-B51 等位基因是目前公认的 BD 易感基因，且其与眼部受累密切相关。但研究报道该基因所致的发病风险不足 20%，因而提示还存在其他相关的风险因素。研究证实 MHC Ⅰ 区中的另一个位点、多种细胞因子基因单核苷酸多态性（single nucleotide polymorphism，SNP）也可能与 BD 相关，其中涉及 IL-10、IL-2、IL-23R-IL-12RB2 等多个位点。这些 SNP 不仅影响 BD 的发病风险，也可影响 BD 患病个体的表型。

（二）触发假说

虽然 BD 有明确的遗传联系，但单凭遗传因素无法完全解释 BD 的发病机制。因此，根据观察到的与 BD 有关的微生物因素，部分学者提出了额外的触发假说。

1. 病毒

抗单纯疱疹病毒（herpes simplex virus，HSV）抗体及针对该病毒的循环免疫复合物已经在白塞病患者受累部位和外周血中检测到。此外，将 HSV 接种到正常小鼠体内已被证明会导致类似 BD 的病变及症状。然而，在抗疱疹治疗缺乏临床疗效的情况下，这种假设似乎不太能令人信服。丙型肝炎病毒在 BD 发病中也可能有一定的作用。

2. 细菌

鉴于白塞病患者口腔溃疡发生率高，使用青霉素或米诺环素可减轻症状，因而提示口腔菌群在 BD 发病机制中起着重要作用，研究最多的微生物为链球菌，尤其是血链球菌。与健康对照组相比，血链球菌在 BD 患者口腔菌群中的比例有所增加，且血链球菌被证明可诱导无菌小鼠出现 BD 样症状。链球菌抗原能激活 BD 患者的 γδT 细胞，但大肠杆菌、金黄色葡萄球菌和各种细菌共有的非肽抗原也能产生这种应答。这些结果导致了 BD 患者的 T 淋巴细胞对细菌抗原的过度活跃，而不是对特定的细菌种类。此外，其他多种细菌如发酵支原体、幽门螺杆菌、分枝杆菌或伯氏螺旋体偶尔被报道为 BD 发病的诱导菌，但没有强有力的证据。

有假说认为，肠道微生物群失调可能触发或加剧白塞病患者的炎症过程。现在很多研究已证实白塞病患者有明显的异常肠道微生物组特征——丁酸盐产生减少，这被认为是导致炎症的主要原因。

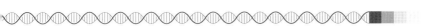

Consolandi 等使用 16S rRNA 测序技术比较白塞病患者与健康对照组的粪便微生物群，首次发现白塞病与肠道微生态系统的生态失衡有关，具体表现为肠道微生物多样性降低——罗氏菌属（Roseburia）和副白垩系菌属（Subdoligranubum）显著减少，这些微生物群属于梭菌群 XIVa 和 IV，是人类众所周知的转基因作物的丁酸生产者，与健康的转基因结构有关。随后，Shimiz 等通过粪便宏基因组学研究证明，与匹配的健康对照组相比，白塞病患者中双歧杆菌属（Bifidobacterium）和埃格塞拉菌属（Eggerthella）显著增加，巨单胞菌属（Megamonas）和普雷沃菌属（Prevotella）显著减少。我国学者 Ye 等发现，在人类中，将白塞病患者与健康对照组的粪便样品分别进行宏基因组学研究，发现白塞病患者富含机会致病菌和硫酸盐还原菌（sulfate reducing bacterium，SRB），缺乏丁酸产生菌（butyrate-producing bacterium，BPB）、梭状芽孢杆菌和产甲烷菌，而健康人群中富含 BPB 和产甲烷菌。此外，在动物模型中，将白塞病患者粪便移植到接受实验性自身免疫性葡萄膜炎的小鼠后，会加剧这些动物的眼内症状，并增加炎性细胞因子 IL-17 和 IFN-γ 的产生。最近，对意大利和荷兰的口腔和粪便微生物群进行了联合研究，包括 IgA-SEQ 分析。结果观察到 Barnesiellaceae 和 Lachnospira 的丰度降低，而 Spirochaetaceae 和 Dethiosulfovibrionaceae 的丰度增加。此外，粪便中双歧杆菌、溴化瘤胃球菌和多雷亚 IgA 包衣量的增加可能分别反映了 BD 中抗炎物种的保留和致病共生体的中和作用。这些研究表明，不同 BD 人群中不同的促炎和抗炎肠道微生物群可能是导致疾病的潜在触发因素。

3. 热休克蛋白

另一个潜在的触发因素可能是由细菌抗原和人类肽之间的相似性引起的分子拟态。热休克蛋白（heat shock protein，HSP）是由真核细胞和原核细胞在细胞应激条件下合成，与人类线粒体的多肽同源而成为自身抗原，是特异性免疫反应的启动因素并且产生交叉炎症反应。HSP 在 BD 的活动性皮肤病变如红斑结节、黏膜溃疡中的表达明显增加。

（三）免疫因素

1. 固有免疫

白塞病针刺试验显示，无菌针诱导的组织损伤与粒细胞和 γδT 细胞的参与导致皮肤炎症反应扩大有关，提示先天性免疫系统的作用。作为先天性免疫系统的组成部分，病原体识别受体（pathogen recognition receptors，PRR）专门识别病原体相关分子模式和损伤相关分子模式并被激活。

（1）Toll 样受体

在 BD 中，TLR 的表达和功能存在不一致的报道。一项研究在 BD 患者外周血淋巴细胞中检测到 TLR2、TLR3、TLR4 和 TLR8 表达增加，口腔组织中 TLR2 和 TLR4 mRNA 表达增加。另一项土耳其队列研究则显示与健康对照组相比，白塞病患者粒细胞中 TLR6 表达下降，粒细胞和单核细胞中 TLR1、TLR2 和 TLR4 表达类似。在韩国 BD 患者中，TLR2 和 TLR4 表达较高，与 25（OH）维生素 D 水平呈负相关。笔者假设维生素 D 影响 T 细胞介导的自身免疫病，并提出维生素 D 可能是治疗方案。总体来说，研究表明 Toll 样受体（toll like receptor，TLR）在白塞病患者中表达增加和激活。TLR 的激活通过转录因子 NF-κB 产生促炎细胞因子，如 TNF-α。

（2）中性粒细胞

中性粒细胞功能亢进伴趋化性增强长期以来被认为是白塞病发病机制的重要组成部分。在疾病活跃的白塞病患者中，中性粒细胞活化标志物如 CD64 升高。众所周知，中性粒细胞对炎症的反应是通过中性粒细胞胞外诱捕网（neutrophil extracellular trap，NET）。在有活动性或血管性疾病的 BD 患者中，NET 及其标志物升高。此外，中性粒细胞通过 NADPH 产生活性氧，促进纤维蛋白原氧化和血栓形成。

因此，除了炎症外，中性粒细胞可能在 BD 的血栓形成状态中发挥关键作用。15% ~ 40% 的 BD 患者出现血管并发症，多为浅静脉血栓或深静脉血栓形成。动脉受累（尤其是肺动脉瘤）与预后差相关。

（3）NK 细胞

NK 细胞是先天免疫的重要组成部分，具有非特异性的细胞毒活性，但它们也可以通过细胞因子的产生或细胞—细胞接触来调节先天性和获得性免疫反应。由于细胞因子产生的不同，NK 细胞可分为 NK1 和 NK2 两型。NK1 细胞主要产生 IFN-γ 和 IL-10，NK2 细胞主要产生 IL5 和 IL-13。据报道，激活的 NK 细胞在活跃的 BD 患者中增加。一项研究表明，在 NK 细胞减少的小鼠中，实验性自身免疫性葡萄膜视网膜炎减少。在不活跃的 BD 患者中观察到强烈的 NK2 偏向，与白塞病缓解高度相关。NK2 细胞能够在体外细胞无接触培养中抑制 Th1 细胞产生 INF-γ。NK1/NK2 的比值似乎反映了 BD 的疾病活性，其通过引起 Th1 反应来诱导疾病活动性。

（4）γδT 细胞

γδT 细胞是一小群表达 TCR γ 和 δ 链的 T 细胞，具有独特的适应性（通过 TCR 识别抗原）和先天性（没有周围成熟或广泛克隆扩增的即时效应细胞）免疫细胞的特征。此类细胞具有产生 IL-4 或 IFN-γ 的能力，影响 Th1、Th2 反应，从而将先天性免疫系统与适应性免疫系统联系起来。在 BD 中，γδT 细胞的数量存在矛盾的数据，一些研究报告 γδT 细胞数量增加，而其他研究则表明与健康对照组相当。γδT 细胞在黏膜免疫中起着至关重要的作用，它可能是由环境因素触发的第一个免疫细胞。

（5）人 β- 防御素 -1

人 β- 防御素 -1（human β defensin 1，hβD-1）是由上皮细胞产生的一种内源性抗菌肽，是先天性免疫系统的组成部分，主要功能包括抗菌和调节免疫活性。hβ- 防御素 -1 可在人上皮细胞中组成型表达，并通过改变微生物的膜稳定性来杀死或灭活多种细菌和真菌。最新一项研究发现，白塞病患者血浆 hβD-1 浓度显著高于对照组，且神经系统受累者浓度更高。

综上所述，先天性免疫反应的促炎成分（TLR、中性粒细胞、NK 细胞或 γδT 细胞）对环境触发器的反应性增加可能是 BD 发病机制中的重要因素。

2. 适应性免疫

较新的研究认为，某些环境因素刺激激活具有遗传易感性个体的初始 CD4⁺T 细胞，造成一种失调的适应性免疫系统，伴随着促炎细胞因子的增加，从而导致不可控制的炎症反应。CD4⁺T 细胞根据其功能不同分为 Th1、Th2、Th17 和 Treg 等。Th1 细胞产生 IL-2、IL-12、INF-γ 和 TNF-α，促进细胞毒性 T 细胞的发育。Th2 细胞产生 IL-4、IL- 5、IL-10、IL-13 等，促进 IgE 的合成，在防御寄生虫中发挥重要作用，在过敏性疾病中也发挥重要作用。Th17 细胞产生 IL-17A、IL-17F、IL-22、IL-26 等促炎细胞因子分泌，招募中性粒细胞。Treg 分泌 IL-10 等发挥免疫耐受的作用。

（1）Th1 和 Th2

在 BD 中，部分证据表明 Th1 和 Th2 驱动的免疫反应之间的平衡被扰乱。有报道显示在 BD 患者口腔溃疡中 Th1 细胞因子谱 IFN-γ、TNF-α 和 IL-12 表达增加，同时 Th2 相关细胞因子 IL-4 表达亦上调。在活动性 BD 患者的外周血、单核细胞的细胞质中、多克隆刺激的 PBMC 培养上清液中及病变部位（回肠、黏膜、皮肤等）中发现 Th1 细胞因子的产生增加。由于这一观察结果，BD 一度被认为是主要由 Th1 驱动的疾病。这种 Th1 极化可能受到 NK1/NK2 比值的改变或基因多态性的影响。

（2）Th17 和 Treg

近年来很多学者已经注意到在 BD 患者中 Th17 和 Treg 之间的免疫失衡状态及相关的细胞因子微

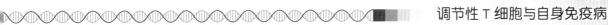

环境改变是 BD 发病机制的关键环节，而炎性细胞因子刺激上皮细胞和成纤维细胞分泌趋化因子或炎症介质，促使炎症细胞浸润 BD 患者的脏器。

在接受抗原和共刺激信号后，初始 $CD4^+T$ 细胞短暂上调表达 CD25，使 T 细胞表面的 IL-2R 与自分泌或旁分泌的 IL-2 结合，随后在不同的细胞因子微环境下，$CD4^+T$ 细胞分化发育为不同的 T 细胞亚群。在 IL-6 和低浓度 TGF-β 的条件下，IL-6 通过 JAK/STAT3 信号转导途径抑制转录因子 T-bet 和 Foxp3 表达，两者分别是 Th1、Treg 特异性转录因子，从而抑制初始 T 细胞向 Th1、Treg 的分化，此时，STAT3 可上调 Th17 细胞特异转录因子视黄酸相关孤儿受体 γt（ROR-γt）的表达，从而促进 Th17 细胞的分化发育。Th17 细胞通过自分泌方式表达 IL-21，IL-21 对 Th17 细胞的增殖起正反馈作用。作为一种效应 T 细胞亚群，Th17 及其分泌的细胞因子 IL-17、IL-6、IL-23 在白塞病等自身免疫病发生、发展中发挥重要作用。这些细胞因子通过相关信号转导通路激活某些转录因子，最终促进中性粒细胞、树突状细胞、效应 T 细胞向炎性部位聚集，发挥抗病原体及组织修复等作用。

Treg 可以分为两类：nTreg 及 iTreg。nTreg 是 T 细胞在胸腺发育成熟进入外周组织时发挥功效，表型为 $CD4^+CD25^{high}Foxp3^+$。nTreg 从胸腺中释放时已表达 Foxp3，它具有抗原特异性并且在外周血中有很长的生存周期。它的产生和扩增需要 IL-2，IL-2 通过与 TCR/CD3 复合物和 CD28 共刺激发挥作用。而它从胸腺进入外周血，需要 TGF-β 来维持。iTreg 是初始 T 细胞在抗原刺激下直接从外周发育产生，表型为 $CD4^+CD25^+Foxp3^+$。初始 T 细胞在高浓度的 TGF-β 诱导下通过 JAK/STAT5 信号途径上调 Foxp3 的表达分化为 iTreg，同时抑制 Th17 细胞的分化，Foxp3 是 iTreg 分化的关键转录因子。尽管 nTreg、iTreg 起源有所不同，但因其均是 $Foxp3^+T$ 细胞导致很难区别，在临床上，并未对其进行明显区分。Treg 是一种具有负性免疫调节作用的 $CD4^+T$ 细胞亚群，可能通过以下机制达到抑制炎症和控制自身免疫反应的作用，包括细胞间接触机制，即通过表达细胞毒性 T 细胞相关抗原 -4 来竞争性抑制 T 细胞表面配体而抑制免疫反应；另一种非细胞接触机制，即分泌抑制性细胞因子，如 IL-10 或 TGF-β。Foxp3 的持续表达是维持其免疫抑制活性的关键因素。Treg 通过其分泌的 IL-10、IL-2、TGF-β 等细胞因子抑制 Th17 细胞及其他效应 T 细胞的分化及功能，下调树突状细胞表面 CD80、CD86 分子的表达，从而恢复机体免疫平衡。

Th17 细胞与 Treg 虽属同源，但前者似乎是白塞病发生、发展的启动细胞，而 Treg 可减轻 Th17 等炎性细胞所导致的自身免疫性炎症反应。两者分化发育与功能之间的相互制约与平衡依赖于相关信号分子和特异性转录因子的活化以及致炎和抗炎细胞因子的相互作用。正常情况下，两者之间保持动态平衡。一旦 Th17 细胞和 Treg 之间的平衡状态被打破，就可能导致 BD 发病并促进疾病进展。研究证实活动性白塞病患者 $CD4^+$ 细胞中 Th17 细胞及 IL-21 表达增加，且 IL-21 的产生与 Th17 细胞呈正相关。IL-21 通过对 B 细胞分化、浆细胞生成，以及 JAK/STAT 通路激活的影响，增强 Th17 功能，进而抑制 $CD4^+Foxp3^+Treg$ 功能引起组织损伤，IL-21 拮抗剂有利于促进 Th17/Treg 恢复平衡。有报道称，活动期 BD 患者中循环 Th17 细胞的水平明显高于缓解期患者，且活动期 BD 患者血浆 IL-17 水平与 C 反应蛋白、红细胞沉降率呈正相关。近年国内有研究发现，与健康人比较，肠 BD 组 Th17 细胞相关的 IL-17 水平升高，Treg 相关的 IL-35 和 IL-10 水平升高；IL-17 和 IL-23 水平与肠 BD 患者外周血白细胞绝对计数及其 DAIBD 评分具有正相关性，提示肠 BD 患者 Th17 细胞显著活跃，处于炎性反应激活状态，Th17 细胞参与肠 BD 的发病。

有研究发现，尽管白塞病患者及健康受试者血清 IL-2、IL-6 水平、$CD4^+CD25^+Foxp3^+$ 细胞数量差异无统计学意义，但与健康受试者相比，BD 患者的 $CD4^+CD25^+Treg$ 显著增加。另有研究表明 BD 患者在眼部受累前较受累后 Treg 比例明显降低，BD 眼病活动之前 Treg 明显降低，提示 Treg 参与 BD 眼病的发生。对于 T 细胞亚群在白塞病的分布情况，各研究结果并不完全一致，可能与 Treg 定义、疾病的分组情况、样本例数、细胞计数方式等因素有关。鉴于此课题组首次采用淋巴细胞绝对计数法检测发现与健康对照组相比，白塞病患者外周血 Treg 绝对计数下降，而 Th1、Th2、Th17 细胞绝对数量无明显差异。相应地，Th17/Treg 比值明显升高。值得注意的是，CD4$^+$CD25$^+$T 细胞的绝对数量和 CD4$^+$Treg 百分比的变化均不显著。而 Foxp3 蛋白的表达被认为是 Treg 最可靠的标志物，对 Treg 的调控功能至关重要。因此，CD4$^+$CD25$^+$T 细胞的状态并不能代表 BD 患者及健康对照组 CD4$^+$Treg 的真实状态。此外，CD4$^+$Treg 的百分比也不能代表 CD4$^+$Treg 的绝对数量。本研究首次采用先进的绝对计数流式细胞术检测免疫细胞，能够更准确地反映外周血淋巴细胞的真实数量。为了进一步探索哪些淋巴细胞亚群在疾病的发展中起着关键作用，课题组分析了各淋巴细胞亚群与疾病活动性的关系。研究表明，只有 Treg 与红细胞沉降率、C 反应蛋白、疾病活动度指数呈显著负相关，其他细胞与疾病活动度指数无显著相关性。同时，与健康对照组相比，BD 患者血清中 Th1、Th2、Th17 相关细胞因子未发生变化，而 IL-10 水平明显下调，与 Treg 表达一致。IL-10 是主要的抗炎细胞因子，通过诱导 Treg 和抑制 Th1 反应发挥作用。Shahriar 等也报道 IL-10 的低表达参与了 BD 的发病机制，在控制炎症反应和调节免疫反应中发挥着核心作用。这提示该细胞因子水平和 Treg 数量降低引起的 Th17 与 Treg 失衡可能是 BD 患者免疫耐受缺乏和疾病活动度进展的主要原因。因此，促进 Treg 的增殖可能是防止疾病进展的切入点和精准治疗的关键。

综上所述，微生物异常，如病毒、口腔及肠道菌群失调或分子模拟是白塞病的可能环境触发器，激活先天性免疫系统，TLR 的表达和活性增强及中性粒细胞被激活，NK 细胞向促炎 NK-1 亚群倾斜，γδT 细胞增加，在白塞病发病中占有一定分量。T 细胞稳态的紊乱，特别是调节性 T 细胞的减少则被认为是白塞病发病的关键和基础。人们对 Treg 的进一步了解，可使免疫耐受与 BD 关系的研究更为深入。

二、Treg 与白塞病肠道菌群

越来越多的证据证明免疫耐受尤其是 Treg 的异常是白塞病的重要发病机制，探讨 Treg 减少的原因有助于 BD 治疗方案的制定。

微生物组学研究发现，人体共生的细菌从细胞数量和拥有的基因数量上都远超人体本身。肠道共生菌群不仅可以调控肠道本身，还可影响远隔器官的免疫功能。肠道菌群及其代谢产物对 Treg 的分化发育起到至关重要的作用。研究发现肠道黏膜免疫系统是机体诱导外周免疫耐受的重要场所，而致耐受性 DC 在诱导机体自身免疫耐受中发挥重要作用。分布于肠道黏膜固有层的致耐受性 CD103$^+$DC 迁移至肠黏膜上皮细胞层，捕获肠腔内有益菌的特异性抗原，随后上调表达趋化因子 CCR7，以 CCR7 依赖的方式迁移至肠系膜淋巴结，提呈抗原给初始 CD4$^+$T 细胞，并合成分泌 TGF-β，有效诱导初始 CD4$^+$T 细胞 Foxp3$^+$Treg 分化和增殖。研究证实，在缺乏外源性 TGF-β 时，小肠黏膜固有层和肠系膜淋巴结中 CD103$^+$DC 亦可诱导 Foxp3$^+$Treg 的产生，这种促使初始 T 细胞向 Treg 转化的特性与 CD103$^+$DC 能大量合成有生物活性的 TGF-β 相关，且随着 Foxp3 表达水平的上调，肠道菌群的多样性也随之增加，而当使用万古霉素杀灭小鼠肠道中的革兰氏阳性菌后发现 Treg 水平也随之下降。有证据表明，与无菌环境中饲养的小鼠相比，正常条件下饲养的小鼠回肠组织末端的 IL-10 和 Foxp3 mRNA 的表达升高 5 ~ 10 倍，证明了细菌能够促进 Treg 的诱导表达。同时，大量的研究表明，饲喂双歧杆菌属、脆性拟杆菌或乳酸杆菌属等肠道共生菌后，Treg 的分化增强。还有一些实验发现，有肠道共生菌的正常小

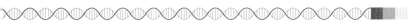

鼠结肠 Treg 数量是无菌小鼠的 2 ~ 3 倍，而当结肠固有层由梭状芽孢杆菌定植时，无菌小鼠 Treg 的表达量显著增加。

作为细菌的主要代谢产物，短链脂肪酸(short chain fatty acid，SCFA)依靠细菌酵解膳食纤维等产生，主要包括乙酸、丙酸、丁酸。最近的研究发现，短链脂肪酸在维持肠道中 Treg 的发育中发挥了重要的作用。给予 GF 小鼠饮用含有高浓度的短链脂肪酸发现，乙酸、丙酸及丁酸均可以促进 Treg 的发育，其中以乙酸和丙酸的作用较强。与此相反，在体外实验却发现丁酸可以明显促进原始的 T 细胞分化为 Treg，而乙酸和丙酸的作用不显著。其原因可能是乙酸和丙酸可能促进 Treg 的肠道归巢作用，使其在体内重新分布。丁酸盐可促使原始的 CD4$^+$T 细胞分化成 Treg，并可增强 Foxp3 中 CNS1 和 CNS3 增强子的组蛋白 H3 赖氨酸 27（H3K27）乙酰化水平，从而使 Foxp3 的作用增强。而且，丁酸可通过发挥组蛋白乙酰化酶抑制作用来增强 DC 细胞的功能进而诱导 Treg 的分化。

前文关于触发因素提到白塞病患者有明显的异常肠道微生物组特征——丁酸盐产生减少。与健康成人相比发现，产生短链脂肪酸的益生菌减少。因此，白塞病患者肠道菌群失衡导致外周血 Treg 减少或功能缺陷可能是其疾病发生、发展的关键因素。

三、Treg 与白塞病治疗

1. 小剂量 IL-2

IL-2 是一种多效细胞因子，是 Treg 的关键生存因子。它通过促进 Foxp3 的表达和免疫调节细胞因子的产生来维持 Treg 的功能。低剂量 IL-2 被证明是一种很有前途的治疗 BD 的方法。Liu 等研究结果显示，经低剂量 IL-2 治疗（50 WIU×5 天）后，BD 患者所有淋巴细胞均有一定程度的增殖，但只有 Treg 的扩增更为显著，增加了 4 倍，Th17/Treg 比值显著降低，趋于平衡，与健康对照组无显著差异。因此，对于 Th17 与 Treg 失衡过度治疗的 BD 患者，低剂量 IL-2 是最合适的，因为 Th17 和 Treg 都处于低水平，这种治疗不仅可以通过扩增 Treg 来控制疾病，还可以通过适当增加效应 T 细胞来降低感染率。此外，小剂量 IL-2 治疗可以减少难治性白塞病患者糖皮质激素和改善病情的抗风湿药物剂量的使用并得到临床改善。除注射部位出现皮疹及流感样症状外，肝功能、肾功能及血常规均未见明显异常。

2. 纳米姜黄素

一项随机双盲、安慰剂对照试验将 36 名 BD 受试者随机分为两组，每天服用一粒 80 mg 纳米姜黄素胶囊或安慰剂，连续 8 周。与基线相比，纳米姜黄素组 Treg 数量显著增加，Foxp3、TGF-β、IL-10 表达水平显著提升。纳米姜黄素组与安慰剂组相比，疾病活动度显著降低。证实补充纳米姜黄素为改善 BD 免疫参数和疾病活动度提供了希望。

3. 英夫利昔单抗

研究表明 Foxp3 在健康受试者、接受秋水仙素和环孢素治疗的白塞病患者的 CD4$^+$T 细胞中表达水平相似，而接受英夫利昔单抗治疗的患者的 Foxp3 细胞表达比例更高。在英夫利昔单抗治疗期间 Foxp3 细胞数量较高的患者没有发生任何急性葡萄膜炎。另外，Foxp3 细胞数量较低的患者确实会发生眼部炎症。体外实验表明英夫利昔单抗刺激 T 细胞大量表达 Foxp3，产生 TGF-β。因此，英夫利昔单抗疗法可能对外周 Treg 降低且有眼部并发症的白塞病患者尤为适用。一项英夫利昔单抗治疗激素耐药的肠道白塞病患者的研究显示，英夫利昔单抗诱导疾病的缓解伴随着 IL-6 和 FOXP3mRNA 水平的显著升高。

4. 雷帕霉素

雷帕霉素作为一种双向免疫调节剂，特异性抑制靶分子 mTOR 活性，抑制 Th17 细胞增殖的同时可缓慢促进 Treg 生长，恢复 Th17/Treg 平衡，减轻自身免疫病患者脏器损伤。

5. 益生菌

白塞病患者存在肠道微生态失衡，菌群多样性及有益菌丰度下降，而致病菌丰度增加。异常的肠道微生态使 Treg 分化及功能受抑，进而影响 Treg 和效应性 Th17 细胞之间的平衡，导致机体对自身组织的免疫耐受异常。因此，靶向调控 BD 肠道微生态、恢复其菌群平衡、诱导 Treg 分化发育、促进体内免疫平衡是可能重建 BD 自身免疫耐受的可行策略。

有学者提出了调节肠道菌群的治疗方法，如益生菌、益生元和粪便菌群移植等新疗法。益生元为一种非消化性的食品添加剂，通过选择性促进一种或几种有益菌的生长，对宿主产生有益的影响，从而增加宿主健康。实验证明益生元复合物能够减少心力衰竭大鼠内毒素、机会致病菌浓度，纠正肠道菌群失调。FMT 是指将一个健康个体的肠道菌群转移到一个含有失活菌群的个体，以恢复肠道内的优生状态的过程。FMT 在减少结肠炎症和启动恢复肠道内稳态的同时激活先天性和适应性免疫细胞分泌 IL-10，从而控制实验性结肠炎。益生菌是一类活的非致病性微生物，适量摄入能够使人体肠道菌群正常化，在多项临床及动物实验中获得较好的疗效。补充鼠李糖乳杆菌能刺激产生 SCFA 细菌扩增，选择性促进 Treg 增殖，能够延缓骨再吸收，促进成骨细胞分化。自身免疫病患者直接补充 SCFA 后功能正常的调节性 T 细胞明显持续增加，而 Th1 和 Th17 细胞明显减少。服用 3 年后，年复发率降低，残疾稳定，脑萎缩减少。Alipour 等研究发现，补充干酪乳杆菌（*L. casei*）01 可降低自身免疫病血清超敏 C 反应蛋白及炎性细胞因子水平，减少关节压痛和肿胀，改善全身健康评分。利用 MRL/lpr 小鼠研究发现肠内给予乳酸菌或罗伊氏乳杆菌时，Th17/Treg 平衡向 Treg 优势倾斜，内毒素血症减少，双链 DNA 反应性 IgG 水平降低，蛋白尿改善，存活率提高。这些结果与肠道菌群的变化，梭菌、乳酸杆菌和脱硫弧菌的扩张有关。值得注意的是，不当的益生菌应用会带来严重的局部或系统性不良反应。

因此，合理补充益生菌调节肠道菌群或许是 BD 的可行治疗方案。

四、展望

白塞病是一种慢性血管炎，准确的发病机制仍然需要进一步研究。最初的基因突变引起的环境因素影响了机体的免疫反应，肠道菌群失调进而导致调节性 T 细胞显著减少致机体免疫耐受缺陷。随着对白塞病发病机制的深入研究，将有助于临床开发更为特异和更少毒性的治疗方案。

（刘晓庆）

参考文献

[1] SHENAVANDEH S，JAHANSHAHI K A，AFLAKI E，et al. Frequency of HLA-B5，HLA-B51 and HLA-B27 in patients with idiopathic uveitis and Behçet's disease：a case-control study. Reumatologia，2018，56（2）：67-72.

[2] PINETON D E，CHAMBRUN M，WECHSLER B，et al. New insights into the pathogenesis of Behçet's disease. Autoimmun Rev，2012，11（10）：687-698.

[3] 裴明杭，张美芬. 白塞综合征与细胞因子基因单核苷酸多态性的研究进展. Chin J Ophthalmol，2020，56（11）：5.

[4] ISLAM S M S，SOHN S. HSV-Induced Systemic Inflammation as an Animal Model for Behçet's Disease and Therapeutic Applications. Viruses，2018，10（9）：511.

[5] SOHN S, LEE E S, BANG D. Learning from HSV-infected mice as a model of Behçet's disease. Clin Exp Rheumatol, 2012, 30（3 Suppl 72）: S96-S103.

[6] GALEONE M, COLUCCI R, D'ERME A M, et al. Potential Infectious Etiology of Behçet's Disease. Patholog Res Int, 2012, 2012: 595380.

[7] CHO S B, ZHENG Z, CHO S, et al. Both the sera of patients with Behçet's disease and Streptococcus sanguis stimulate membrane expression of hnRNP A2/B1 in endothelial cells. Scand J Rheumatol, 2013, 42（3）: 241-246.

[8] ALPSOY E, BOZCA B C, BILGIC A.Behçet Disease: an Update for Dermatologists.Am J Clin Dermatol, 2021, 22（4）: 477-502.

[9] YU Y, YAO X, LIANG J, et al. Is Helicobacter pylori associated with Behçet's syndrome? A meta-analysis. Helicobacter, 2019, 24（6）: e12663.

[10] SHEN Y, MA H, LUO D, et al. Behçet's disease with latent Mycobacterium tuberculosis infection.Open Med（Wars）, 2020, 16（1）: 14-22.

[11] VIEIRA M, VAUTIER M, CHARLOTTE F, et al. Mycobacterium bovis infection under apremilast in Behçet's syndrome. Rheumatology（Oxford）, 2021, 60（9）: e301-e303.

[12] CONSOLANDI C, TURRONI S, EMMI G, et al. Behçet's syndrome patients exhibit specific microbiome signature. Autoimmun Rev, 2015, 14（4）: 269-276.

[13] SHIMIZU J, KUBOTA T, TAKADA E, et al. Bifidobacteria Abundance-Featured Gut Microbiota Compositional Change in Patients with Behçet's Disease. PLoS One, 2016, 11（4）: e0153746.

[14] YE Z, ZHANG N, WU C, et al. A metagenomic study of the gut microbiome in Behçet's disease. Microbiome, 2018, 6（1）: 135.

[15] VAN DER HOUWEN T B, VAN LAAR J A M, KAPPEN J H, et al. Behçet's disease under microbiotic surveillance? a combined analysis of two cohorts of Behçet's disease patients. Front Immunol, 2020, 11: 1192.

[16] BALKAN E, BILEN H, EYERCI N, et al. Cytokine, C-Reactive Protein, and Heat Shock Protein mRNA Expression Levels in Patients with Active Behçet's Uveitis.Med Sci Monit, 2018, 24: 1511-1516.

[17] LIU X, WANG C, YE Z, et al. Higher expression of toll-like receptors 2, 3, 4, and 8 in ocular Behçet's disease. Invest Ophthalmol Vis Sci, 2013, 54（9）: 6012-6017.

[18] SEOUDI N, BERGMEIER L A, HAGI-PAVLI E, et al. The role of TLR2 and 4 in Behcet's disease pathogenesis. Innate Immun, 2014, 20（4）: 412-422.

[19] VAN DER HOUWEN T B, DIK W A, GOEIJENBIER M, et al. Leukocyte toll-like receptor expression in pathergy positive and negative Behçet's disease patients.Rheumatology（Oxford）, 2020, 59（12）: 3971-3979.

[20] GÜNGÖR Ş, GÖKDEMIR G, ÇIÇEK Y G, et al. The effect of 25（OH）D on endothelial and immunological markers in Behçet's sdisease. J Dermatolog Treat, 2016, 27（3）: 254-259.

[21] SUZUKI M, WATANABE M, NAKAMARU Y, et al. TRIM39 negatively regulates the NFκB-mediated signaling pathway through stabilization of Cactin.Cell Mol Life Sci, 2016, 73（5）: 1085-1101.

[22] LI C, LIU J, YU X, et al. Aberrant monocyte subsets in patients with Behçet's sdisease.Clin Immunol, 2021, 225: 108683.

[23] LE JONCOUR A, MARTOS R, LOYAU S, et al. Critical role of neutrophil extracellular traps（NETs）in patients with Behcet's disease. Ann Rheum Dis, 2019, 78（9）: 1274-1282.

[24] EMMI G, BECATTI M, BETTIOL A, et al. Behçet's syndrome as a model of thrombo-inflammation: the role of neutrophils. Front Immunol, 2019, 10: 1085.

[25] EMMI G，BETTIOL A，SILVESTRI E，et al. Vascular Behçet's syndrome：an update. Intern Emerg Med，2019，14（5）：645-652.

[26] RUPNIAK N M J，PERDONA E，GRIFFANTE C，et al. Affinity，potency，efficacy，and selectivity of neurokinin A analogs at human recombinant NK2 and NK1 receptors.PLoS One，2018，13（10）：e0205894.

[27] KUCUKSEZER U C，AKTAS CETIN E，ESEN F，et al. The Role of Natural Killer Cells in Autoimmune Diseases.Front Immunol，2021，12：622306.

[28] PETRUSHKIN H，HASAN M S，STANFORD M R，et al. Behçet's Disease：Do Natural Killer Cells Play a Significant Role?Front Immunol，2015，6：134.

[29] COSAN F，AKTAS CETIN E，AKDENIZ N，et al. Natural killer cell subsets and their functional activity in Beh¸cet's disease. Immunol Invest，2017，46（4）：419-432.

[30] KUCUKSEZER U C，AKTAS-CETIN E，BILGIC-GAZIOGLU S，et al. Natural killer cells dominate a Th-1 polarized response in Behçets disease patients with uveitis. Clin Exp Rheumatol，2015，33（6 Suppl 94）：S24-S29.

[31] TURCOTTE M E，KELKAR A H，CHAFFIN J，et al. Secondary Gamma-Delta T-Cell Lymphoma Not Otherwise Specified（NOS）From Chronic Immunosuppression.Cureus，2021，13（5）：e14808.

[32] HASAN M S，BERGMEIER L A，PETRUSHKIN H，et al. Gamma delta（γδ）T cells and their involvement in Behçet's disease. J Immunol Res，2015：705831.

[33] KALLEL A，BENSALEM T，HAMMAMI M B，et al. Association of systemic beta-defensin-1 and -20G/A DEFB1 gene polymorphism with Behçet's disease. Eur J Intern Med，2019，65：58-62.

[34] CAZA T，LANDAS S. Functional and Phenotypic Plasticity of CD4⁺ T Cell Subsets. Biomed Research International，2015，2015（12）：1-13.

[35] KLATZMANN D，ABBAS A K.The promise of low-dose interleukin-2 therapy for autoimmune and inflammatory diseases. Nat Rev Immunol，2015，15：283-294.

[36] NOACK M，MIOSSEC P. Th17 and regulatory T cell balance in autoimmune and inflammatory diseases. Autoimmun Rev，2014，13（6）：668-677.

[37] BURNS J C，SONG Y，BUJOLD M，et al. Immune-monitoring in Kawasaki disease patients treated with infliximab and intravenous immunoglobulin. Clin Exp Immunol，2013，174（3）：337-344.

[38] SCHERRER M A R，ROCHA V B，GARCIA L C.Behçet's disease：review with emphasis on dermatological aspects.An Bras Dermatol，2017，92（4）：452-464.

[39] LIGHTMAN S，TAYLOR S R，BUNCE C，et al. Pegylated interferon-α-2b reduces corticosteroid requirement in patients with Behçet's disease with upregulation of circulating regulatory T cells and reduction of Th17.Ann Rheum Dis，2015，74（6）：1138-1144.

[40] 罗丹，申艳，邹峻，等 . Th17/Treg 相关细胞因子在肠白塞病发病机制中的作用 . 复旦学报：医学版，2016，43（2）：5.

[41] PEKINER F N，AYTUGAR E，DEMIREL G Y，et al. Interleukin-2，interleukin-6 and T regulatory cells in peripheral blood of patients with Behçet's disease and recurrent aphthous ulcerations. J Oral Pathol Med，2012，41（1）：73-79.

[42] GÜNDÜZ E，TEKE H U，BILGE N S，et al. Regulatory Tcells in Behçet's disease：is there a correlation with disease activity? Does regulatory T cell type matter? Rheumatol Int，2013，33（12）：3049-3054.

[43] LIU X，LI W，LIU X，et al. Low-dose IL-2 effectively restored decreased regulatory T cells in patients with Behçet'sdisease.Clin Exp Rheumatol，2021，39（4）：746-752.

[44] ALIPOUR S, NOURI M, KHABBAZI A, et al. Hypermethylation of IL-10 gene is responsible for its low mRNA expression in Behçet's disease. J Cell Biochem, 2018, 119 (8): 6614-6622.

[45] WORBS T, HAMMERSCHMIDT S I, FÖRSTER R. Dendritic cell migration in health and disease.Nat Rev Immunol, 2017, 17 (1): 30-48.

[46] FARACHE J, KOREN I, MILO I, et al. Luminal bacteria recruit CD103+ dendritic cells into the intestinal epithelium to sample bacterial antigens for presentation.Immunity, 2013, 38 (3): 581-595.

[47] SHIOKAWA A, KOTAKI R, TAKANO T, et al. Mesenteric lymphnode CD11b- CD103+ PD-L1High dendritic cells highly induce regulatory T cells.Immunology, 2017, 152 (1): 52-64.

[48] TAKAHASHI D, HOSHINA N, KABUMOTO Y, et al. Microbiota-derived butyrate limits the autoimmune response by promoting the differentiation of follicular regulatory T cells.E Bio Medicine, 2020, 58: 102913.

[49] SMITH P M, HOWITT M R, PANIKOV N, et al. The microbial metabolites, short-chain fatty acids, regulate colonic Treg cell homeostasis. Science, 2013, 341 (6145): 569-573.

[50] NUTSCH K M, HSIEH C S. T cell tolerance and immunity to commensal bacteria.Curr Opin Immunol, 2012, 24 (4): 385-391.

[51] ARPAIA N, CAMPBELL C, FAN X, et al. Metabolites produced by commensal bacteria promote peripheral regulatory T-cell generation. Nature, 2013, 504 (7480): 451-455.

[52] KIM S V, XIANG W V, KWAK C, et al. GPR15-mediated homing controls immune homeostasisin the large intestine mucosa. Science, 2013, 340 (6139): 1456-1459.

[53] ABBASIAN S, SOLTANI-ZANGBAR M S, KHABBAZI A, et al. Nanocurcumin supplementation am eliorates Behçet's disease bymodulating regulatory T cells: A randomized, double-blind, placebo-controlled trial. Int Immunopharmacol, 2021, 101 (Pt B): 108237.

[54] YOSHIKAWA K, WATANABE T, SEKAI I, et al. Case Report: A Case of Intestinal Behçet's Disease Exhibiting Enhanced Expression of IL-6 and Forkhead Box P3 mRNAAfter Treatment With Infliximab.Front Med (Lausanne), 2021, 8: 679237.

[55] GU Z, TAN W, JI J, et al. Rapamycin reverses the senescent phenotype and improves immunoregulation of mesenchymal stem cells from MRL/lpr mice and systemiclupus erythematosus patients through inhibition of the mTOR signaling pathway.AGING, 2016, 8 (5): 1102-1114.

[56] VLASOV A A, SHPERLING M I, TERKIN D A, et al. Effect of Prebiotic Complex on Gut Microbiota and Endotoxemia in Female Rats with Modeled Heart Failure. Bull Exp Biol Med, 2020, 168 (4): 435-438.

[57] GUPTA A, SAHA S, KHANNA S. Therapies to modulate gut microbiota: Past, present and future. World J Gastroenterol, 2020, 26 (8): 777-788.

[58] BURRELLO C, GARAVAGLIA F, CRIBIÙ F M, et al. Therapeutic faecal microbiota transplantation controls intestinal inflammation through IL10 secretion by immune cells. Nat Commun, 2018, 9 (1): 5184.

[59] TYAGI A M, YU M, DARBY T M, et al. The Microbial Metabolite Butyrate Stimulates Bone Formation via T Regulatory Cell-Mediated Regulation of WNT10B Expression. Immunity, 2018, 49 (6): 1116-1131.

[60] DUSCHA A, GISEVIUS B, HIRSCHBERG S, et al. Propionic Acid Shapes the Multiple Sclerosis Disease Course by an Immunomodulatory Mechanism. Cell, 2020, 180 (6): 1067-1080.

[61] ALIPOUR B, HOMAYOUNI-RAD A, VAGHEF-MEHRABANY E, et al. Effects of Lactobacillus casei supplementation on disease activity and inflammatory cytokines in rheumatoid arthritis patients: a randomized double-blind clinical trial. Int J Rheum Dis, 2014, 17 (5): 519-527.

[62] MU Q，ZHANG H，LIAO X，et al. Control of lupus nephritis by changes of gut microbiota. Microbiome，2017，5（1）：73.

[63] LERNER A，SHOENFELD Y，MATTHIAS T. Probiotics：If It Does Not Help It Does Not Do Any Harm. Really? Microorganisms，2019，7（4）：104.

第十一节　Treg 与 ANCA 相关性血管炎

一、ANCA 相关性血管炎概述

（一）ANCA 相关性血管炎定义

血管炎是一种以血管的炎症和损伤为特征的疾病，常有血管腔病变同时伴有受累血管供血组织缺血。血管炎可以是疾病的主要表现或仅有表现，也可以是其他疾病的继发表现，临床表现复杂多样，具有很强的异质性和相互之间的重叠性，可以单一器官受累，也可以同时累及多个脏器和系统。正是基于其较强的异质性和重叠性及复杂的发病机制，使得对血管炎的统一分类和定义存在一定的困难，但随着对血管炎发病机制的深入认识，血管炎的疾病命名与定义也在持续更新中。

抗中性粒细胞胞质抗体（antineutrophil cytoplasmic antibody，ANCA）相关性血管炎是血管中一组以中小血管受累及存在循环 ANCA 为特征的系统性自身免疫病。2012 年国际 Chapel Hill 共识会议修订了血管炎命名法，正式采用抗中性粒细胞胞质抗体相关性血管炎（ANCA-associated vasculitis，AAV）来描述这组血管炎病变。它包括 3 种血管炎：显微镜下多血管炎（microscopic polyangiitis，MPA）、肉芽肿性多血管炎（granulomatosis with polyangiitis，GPA）和嗜酸性肉芽肿性多血管炎（eosinophilic granulomatosis with polyangiitis，EGPA）；GPA 曾经也称为 Wegener 肉芽肿，而 EGPA 曾经称为 Churg-Strauss 综合征，基于目前这组综合征发病机制等的深入理解，对它们的命名进行了统一修订。

（二）ANCA 相关性血管炎发病机制

1. 遗传因素

AAV 的发病机制尚未完全明确，遗传因素与 AAV 的发生和 ANCA 的产生息息相关。随着基因组学研究的进展，基因在 AAV 中起作用的证据越来越多，全基因组关联研究（GWAS）已经确定了几个涉及 AAV 易感性或耐药性的基因：*HLA-DP*、*HLA-DQ*、*HLA-DR*、*PTPN22*、*SERPINA1*、*PRTN3*、*SEMA6A*，其中，主要组织相容性复合体 II 基因与 AAV 的相关性最强。欧洲人群的 GWAS 结果显示，GPA 中 PR3-ANCA 与 HLA-DP 区域的相关性最强，而 MPA 中 MPO-ANCA 与 HLA-DQ 区域的相关性最强。有趣的是，这些数据还表明，HLA 基因组特征与 ANCA 特异性（即 PR3-ANCAs 或 MPO-ANCAs）相关，而与临床表现（GPA 或 MPA）无关。而在北美人群的 GWAS 也发现 HLA-DP 位点与 GPA 的相关性最强，进一步确定 HLA-DPB1*04 为 GPA 的风险等位基因。在欧洲白种人群体中，PR3-ANCA 的 GPA 更为多见，而在亚洲人群中 PR3-ANCA 的 MPO-ANCA 的 MPA 更为常见。除此之外，非 MHC 基因也在 AAV 的发病机制中发挥重要作用，如上述提到的 PTPN22、SERPINA1、PRTN3、SEMA6A，如 SERPINA1 可以编码 α_1 抗胰蛋白酶，α_1 抗胰蛋白酶为 PR3 的抑制剂，PRTN3 可以编码 PR3 等，这些分子也与 AAV 的易感性或耐药性有关，未来深入的研究有望揭示这些分子在 AAV 发病机制中的作用。

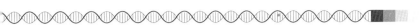

2. 环境因素

环境因素如空气污染物、感染和药物等被报道与 AAV 的发生也有关。如二氧化硅是一种众所周知的空气污染物，可导致包括 AAV 在内的许多自身免疫病。金黄色葡萄球菌的多肽与互补 PR3 的多肽有很强的同源性，所以金黄色葡萄球菌感染与 GPA 的发病和复发有关。药物中如可卡因的使用有可能引起多种血管炎综合征的发生，包括 AAV；除此之外丙基硫氧嘧啶（PTU）也是药物性 AAV（尤其是 MPA）较为常见的病因，关于药物性血管炎的具体机制目前尚不清楚。但研究发现在药物诱导的 AAV 中自身抗体的检出率比原发性 AAV 更常见，这提示存在自我免疫耐受的失调。

3. 免疫紊乱

（1）中性粒细胞和单核细胞的活化

中性粒细胞是机体免疫系统的第一道防线，同时也是 ANCA 相关性血管炎发病机制中最重要的效应细胞，ANCA 介导中性粒细胞过度活化，随后释放炎性细胞因子、活性氧和溶解酶等导致血管损害的发生，参与 AAV 的发病。除此之外，近年来发现中性粒细胞胞外诱捕网（neutrophil extracellular trap，NET）也参与 AAV 的发病，它是中性粒细胞的一种特殊杀菌机制，是中性粒细胞坏死或者凋亡后形成的一种特殊的结构，以染色质纤维和胞浆内蛋白释放为特征，释放的物质包括 MPO 和 PR3。而 ANCA 本身已被证明能在体外诱导 NET，并且在 AAV 患者的肾活检中检测到 NET 的存在，尽管 NET 是先天性免疫的基本要素，但 ANCA 过度激活中性粒细胞后可以诱导 NET 的形成，而过多的 NET 形成会损害小血管。所以 NET 不仅参与 ANCA 介导的血管损伤，还参与 ANCA 本身的产生。因此，NET 形成和 ANCA 产生的恶性循环被认为参与了 AAV 的发病机制。

除了中性粒细胞的参与，单核细胞的活化也被认为参与了 AAV 的复杂发病过程，在 PR3-ANCA 血管炎中观察到 TNF-α、IFN-γ 和 ADAM17 表达增加，也表明单核细胞的启动、Th1 细胞参与 AAV 的发病。多种刺激因素导致中性粒细胞和单核细胞激活，激活后引起血管损伤等级联反应，一些细胞因子如 IL-18、补体系统及单核细胞趋化蛋白等都可以充当刺激因素，进而促进中性粒细胞介导的血管炎的发生。

（2）补体系统

补体系统作为免疫应答的重要组成部分，主要通过经典途径、替代途径及凝集素途径活化。补体系统主要通过参与中性粒细胞的启动介导 AAV 的发病，在小鼠模型研究中发现 C4 缺陷小鼠注射 MPO-ANCA 后会诱导血管炎发生，且与野生型小鼠注射 MPO-ANCA 结果大致相似，而 C5 和 B 因子同时缺乏小鼠在注射 MPO-ANCA 后不会发生血管炎。这一发现提示补体替代途径参与了 MPO-AAV 的发病机制。由 C5a（激活的 C5 片段）启动的中性粒细胞是值得进一步考虑的机制之一。中性粒细胞表面的 C5a 与其受体结合可诱导中性粒细胞活化介导小鼠肾小球肾炎的发生，同时 C5a 诱导中性粒细胞释放组织因子可导致 AAV 患者的高凝状态。中性粒细胞与补体激活密切相关，中性粒细胞脱颗粒释放的 MPO 或 ROS 可以激活补体因子 C3 和 C5，而被 ANCA 激活的中性粒细胞也使补体 C3 持续激活并分裂成 C3a 和 C3b。

（3）适应性免疫紊乱

1）T 细胞活化：T 细胞活化是诱发血管炎的核心，抗原提呈细胞与 CD4⁺T 细胞之间的复杂作用由细胞因子、共刺激分子、信号级联反应等严格调控。原始 CD4⁺T 细胞在不同刺激环境和细胞因子的作用下可以分化为不同的亚型。最初认识到 Th1/Th2 的平衡对自身免疫病的发病至关重要，近些年认为产生 IL-2 的效应性细胞 Th17 与 Treg 的平衡对于维持自身免疫病中免疫耐受及稳态至关重要。同时陆续有一些新的亚群受到免疫学者的关注，如 Tfh、Tfr、Th22、Th9 等。① Th1/Th2 免疫失衡：Th1 细胞主要通过产生 IFN-γ、IL-2、IL-13 和 TNF-α 激活巨噬细胞，参与针对细胞内细菌和病毒的细胞免疫。Th2 细胞主要分泌 IL-4、IL-6、IL-10、IL-13 等参与变态反应和体液免疫应答。Th1/Th2 细胞的失调参与 AAV 的发病。研究已经证实 Th1 细胞在 AAV 患者中过度表达，并且在疾病的急性期，升高的 Th1/Th2 水平与肾脏中较高的 IFN-γ 表达对应存在。Th1 细胞可以促进 IFN-γ 和 IgG3 的分泌，而 IgG3 是诱导中性粒细胞活化的最强免疫球蛋白亚型。而在 AAV 疾病缓解期间这种失调的 Th1/Th2 出现逆转，缓解期患者的外周血 Th2 细胞计数较高，外周血单核细胞上清液中的 IFN-γ 分泌减少。② Th17/Treg：研究已经证实 Th17 细胞在 AAV 的发病机制中也发挥重要作用。Th17 可以影响各种细胞因子如 IL-17A 和 IL-21 等的表达，在 AAV 中各种刺激或感染等因素促进树突状细胞产生转化生长因子 -β（TGF-β）和 IL-6，然后诱导原始 CD4$^+$T 细胞向 Th17 细胞分化，Th17 细胞分泌 IL-17，进一步可以诱导更多其他促炎细胞因子的释放，如 TNF 和 IL-1β 等，而这些细胞因子又可以启动中性粒细胞活化，从而导致血管损伤的恶性循环。研究发现在 PR3-ANCA 血管炎中 IL-17A 和 IL-21 表达增加，在 MPO-ANCA 血管炎中 IL-17A 水平升高。此外，发现 IL-6 的浓度与 PR3-ANCA 滴度相关，并且缓解期间浓度的增加与利妥昔单抗治疗患者的后续疾病复发相关。除此之外 Treg 的功能和数量异常与 AAV 的发展有关。失调的 Th17/Treg 均参与启动中性粒细胞活化和随后的疾病进展。

2）B 细胞活化：ANCA 的产生在 AAV 中无疑起着关键的致病重要，而 ANCA 激活的中性粒细胞对 B 细胞的刺激与 ANCA 产生的增加有关。当中性粒细胞活化后形成 NET，然后被各种酶降解，其中在血清中 DNase Ⅰ是最重要的一种降解酶，而在 MPA 患者血清中 DNase Ⅰ活性明显低于健康人。在 NET 降解活性低的 MPA 患者中，NET 在体内持续存在，导致机体对 MPO 的耐受性受损，从而引起 MPO-ANCA 的产生。除此之外 MPO 蛋白的异常蛋白修饰也会导致抗体的产生，因为这些修饰后的蛋白可以被识别为新抗原。而 PR3-ANCA 的产生与其有着相似的过程。在整个 ANCA 产生过程中，除了 NET，树突状细胞参与 MPO 向 CD4$^+$T 细胞的呈递过程，CD4$^+$T 细胞诱导 B 细胞分化为浆细胞，浆细胞通过 IL-21 产生 MPO-ANCA。活化中性粒细胞释放的 B 细胞活化因子（BAFF）或 B 淋巴细胞刺激因子（BLyS）也参与 B 细胞的活化。BAFF，也称为 B 淋巴细胞刺激剂（BLyS），与 B 细胞的发育和寿命相关，并增加产生抗体的细胞数量。BAFF 血清水平升高与 PR3- 和 MPO-ANCA 血管炎有关，许多 B 细胞驱动的自身免疫病中都存在 BAFF 水平升高，它们在 B 细胞恢复和抗体产生中发挥重要作用。B 细胞还可以通过分泌 IL-6 和 TNF 来降低 Treg 的抗炎活性并诱导效应 T 细胞的分化。

（4）肠道微生态失调

随着人类微生物组计划和单细胞测序等技术的发展，近年来关于肠道微生物和自身免疫病之间的关系越来越受到关注，肠道微生物紊乱在一定程度上很可能是自身免疫性致病的关键环节。在 AAV 中目前已有微生物失调的报道，有观点认为 AAV 疾病发病源头是外源性或内源性抗原引发的，包括微生物、药物或自身抗原表达失调等，而肠道或其他机体黏膜部位如呼吸道、口腔等的菌群失调可能是免疫紊乱的源头始动环节。

AAV 的发病机制总结见图 3.11.1。综上所述，与其他自身免疫病相似，AAV 的发病机制复杂，涉及遗传因素、环境因素及固有和适应性免疫应答的紊乱，且近年来发现微生物失调也参与致病。未来对多种发病机制的深入探索，有助于临床开发更多有效的治疗策略和早期诊断。

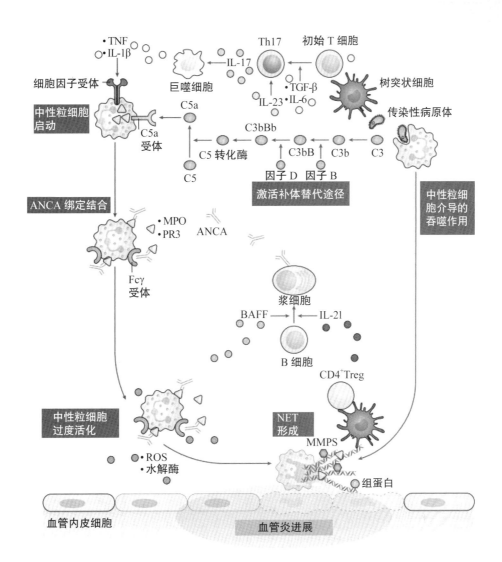

图 3.11.1　AAV 发病机制综合示意

引自 NAKAZAWA D，MASUDA S，TOMARU U，et al. Pathogenesis and therapeutic interventions for ANCA-associated vasculitis.Nat Rev Rheumatol，2019，15（2）：91-101.

二、ANCA 相关性血管炎中 Treg 失调及可能的机制

（一）Treg 对于维持免疫耐受发挥重要作用

自身免疫病包括 ANCA 相关性血管炎在内的发病机制均涉及对自身抗原产生免疫反应导致组织损伤，通常是由于过度激活自身反应性 T 细胞和 B 细胞并产生异常的抗体反应。发病机制尚未完全明确，但已经证实与 CD4$^+$T 亚群功能失调导致的免疫耐受破坏息息相关。免疫耐受是指不产生致病性的自身免疫反应，正常机体具有正常的免疫耐受和自身免疫应答，当出现异常时，免疫耐受和自身免疫是两种极端状态。适应性免疫耐受分为中枢和外周耐受：中枢耐受是指在胚胎期 T 细胞、B 细胞成熟之前，识别自身抗原的克隆被清除或保持无反应的自我耐受状态。外周耐受是指成熟的 T 细胞、B 细胞遇到内源性或外源性抗原，不产生免疫应答而产生免疫耐受的过程。研究已经证实 Treg、T 细胞衰竭、细胞因子介导抑制、免疫平衡等都是外周免疫耐受的重要机制。在此笔者重点介绍 Treg 在维持免疫耐受

中的重要作用。

机体的免疫系统处于持续的动态平衡中，一方面要持续通过免疫监视、防御等来清除病原体及衰老等的异常细胞；另一方面如果持续过度的免疫反应又会导致机体自我组织损伤的发生，所以维持促炎和抗炎反应的适度平衡至关重要。而 Treg 是一类具有免疫抑制作用的调节性 T 细胞，对于维持机体免疫耐受，防止自身免疫病的发生发挥关键作用，Foxp3 是其主要的转录调控因子，Foxp3 的稳定表达对于 Treg 谱系的维持及分化和发育至关重要。目前研究发现 Treg 发挥作用的机制有很多种，主要包括分泌抑制性的细胞因子如 IL-1、TGF-β 等，细胞间接触依赖机制如通过释放颗粒酶 B 等直接溶解细胞，通过功能性的抑制分子如 CD39、CD73、竞争性结合 IL-2，通过免疫检查点如 CTLA-4 等调节 DC 细胞的发育和功能，以及通过干扰代谢等发挥效应。除了 Treg 之外，Tfr 通过与 Tfh 和 B 细胞的相互作用来控制 GC 的应答，对维持免疫耐受和稳态也至关重要。

（二）ANCA 相关性血管炎中的 Treg

在 AAV 中，Treg 的免疫抑制缺陷可能是免疫细胞持续异常活化和慢性自身免疫性炎症的重要原因。迄今为止，大多数关于 AAV 免疫调节的研究都集中在 Treg 的数目改变和（或）功能异常上。尽管 Treg 介导的免疫耐受缺陷在 AAV 中的作用得到国内外科研人员一致认可，但对于这种缺陷是由于数目改变还是功能改变或是两者兼有仍存在争议。

1. ANCA 相关性血管炎中 Treg 的数目

目前关于 Treg 在自身免疫病中的研究以类风湿关节炎、系统性红斑狼疮、干燥综合征等为主，关于 Treg 在 AAV 中也有部分研究。而关于 Treg 在 AAV 外周血中数目的报道目前存在争议。有研究评估了 AAV 患者外周血 Treg 比例，和健康人相比，$CD25^{high}Foxp3^+$ Treg 比例增加。部分研究报道 AAV 患者 $CD4^+CD25^{high}$Treg 比例降低。其中，$CD4^+CD25^{high}$Treg 与患者所接受的免疫抑制剂治疗相关，包括环磷酰胺加糖皮质激素，或吗替麦考酚酯 / 甲氨蝶呤 / 硫唑嘌呤加糖皮质激素。同时该研究也发现接受利妥昔单抗（RTX）治疗的患者循环 Treg 比例与健康人没有明显差异，而与接受常规治疗的患者相比显著增加。另外有研究报道，处于持续缓解期的患者 Treg 比例显著增加，而疾病活动期患者 Treg 显著减少，同时，Treg 数目的增加伴随着 Th2 细胞数目的增加，因此推测，活动性 AAV 中 Treg 数目的减少可以使 Th17 细胞在缓解期间扩增，而免疫抑制药物抑制 Th17 细胞并允许 Treg 扩增，从而导致 Th17/Treg 平衡发生变化。Treg 与健康对照组相比无明显差异，在 AAV 中，也有相关报道 Treg 的数目随着疾病活动的变化而发生显著变化，但该研究组认为这种差异是由于疾病缓解期其他效应 T 细胞尤其是 $CD25^-$T 细胞减少导致的。我院风湿免疫科前期对 Treg 在 AAV 中的免疫耐受作用进行了相关研究，结果发现 AAV 患者外周血中 Treg 数目较健康人增加，但活化 Treg（aTreg，CD45RA-Foxp3^{high}）细胞表达明显降低，同时结果还提示在活动性的肾脏受累患者中 Th17/aTreg 明显增加，且与肌酐和尿素氮呈正相关。肾脏是 AAV 中常见的受累器官，我国以 MPA 肾脏受累发生率较高，肾脏受累较重，并且肾脏可能为唯一受累器官，出现急性肾损伤的患者常常病情进展迅速，死亡率较高。笔者的研究不仅提示 AAV 中存在 Treg 数目和功能的异常，同时也提示 Th17/aTreg 比值可作为识别和监测肾脏受累和疾病缓解的 AAV 患者的重要工具。总之 AAV 中 Treg 数目的变化尚未有确定的定论，事实上各项临床研究中纳入患者的样本量及疾病活动状态、用药情况等都可能干扰 Treg 的表达。另外关于 Treg 本身的定义及表面标记的选择也可能是造成研究结果不同的一个重要因素，目前在人群中研究关于 Treg 的定义主要以 $CD4^+CD25^+$、$CD4^+CD25^+Foxp3^+$、$CD4^+CD25^+CD127^-$ 为主，对于 Treg 表面标记的明确定义及对不同表面标记之间的平行比较对于 AAV 中 Treg 数目的研究是必要的。

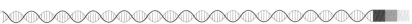

2. ANCA 相关性血管炎中 Treg 的功能

目前大多关于 AAV 中 Treg 的功能研究均提示 AAV 中 Treg 存在功能缺陷或减弱，但 Treg 功能受损的机制尚未明确。笔者前期体外磁珠分选 AAV 及健康对照的 Treg 进行 Treg 抑制实验，结果发现 AAV 来源的 Treg 对效应 T 细胞的抑制能力较健康对照组明显降低，这提示该类患者中 Treg 存在功能减弱，另外其外周血中活化 Treg 数目也显著减少。除此之外有研究报道 AAV 患者 PBMC 在抗 CD3/CD28 刺激后产生的 IL-10 明显减少，以上证据均支持 AAV 中 Treg 的功能缺陷。有研究提示 AAV 中存在 Treg 功能缺陷，并证明了这种功能缺陷与外显子 2 缺陷的 Foxp3 剪接变异增加有关。事实上，AAV 患者中的大多数 Foxp3+T 细胞存在外显子 2 缺失，而健康对照组很少存在外显子 2 缺失，其 FoxP3 具有正常的抑制功能，AAV 患者由于外显子 2 缺失的 Foxp3 变异增加而失去抑制功能。这揭示了 Foxp3 的变异可能是 AAV 中 Treg 功能缺陷的部分原因。

有研究认为，在 AAV 炎症部位，Treg 向产生 IL-17 的细胞倾斜程度增加，这可能是炎症微环境中 IL-6 和 TGF-β 的生成增加所致，表明 Treg 抑制功能受损可能是炎症部位广泛暴露于 TGF-β 和 IL-6 所致。最近研究证明，当 Treg 暴露于 IL-6 时，会失去其抑制功能，并伴有 Helios 表达下降。Helios 是一种在 Treg 中表达的转录因子，可通过 TGF-β 刺激在体外诱导，与未接受托西利珠单抗的健康人或 RA 患者相比，在使用托西利珠单抗治疗的 RA 患者中，阻断 IL-6 受体的单克隆抗体（Ab）与循环 Helios+FoxP3+CD4+T 细胞的频率增加相关。此外，小鼠 Treg 中强制 Helios 表达在增强其抑制功能的同时，增加了 Treg 标志物（即 CD103、GITR、GARP、FR4 和 IL-10）的表达。在 AAV 中，高水平 IL-6 的促炎环境将 Treg 转化为产生 IL-17 的 Th17 细胞，失去其抑制功能并促进持续的效应细胞活化。另外，在 AAV 中 Treg 抑制功能降低可能与对 IL-2 的反应性降低有关。与健康人相比，AAV 患者 TregIL-2Rβ 链表达显著减少，鉴于 IL-2/IL-2R 信号通路在免疫稳态中的关键作用，IL-2 又是所有 T 细胞在稳态和炎症条件下发挥功能所需的一种细胞因子，表达减少可能导致 AAV 免疫稳态紊乱，Treg 对 IL-2 的反应较弱，可能无法发挥其免疫抑制功能。

3. ANCA 相关性血管炎中 Breg

B 细胞作为抗原提呈细胞发挥重要的免疫调节作用，在 AAV 的免疫紊乱发病机制中至关重要。目前已经确定一种 B 细胞中的调节性细胞即调节性 B 细胞（regulatory B cell，Breg），其可以调节 T 细胞介导的免疫亚群。Breg 是具有免疫抑制功能的异质 B 细胞亚群。Breg 在产生抗炎细胞因子和在自身免疫病中调节 Th17、Th1 和 Treg 的功能方面的研究目前已取得一定进展，同时新近研究提示 Breg 可以调控生发中心中 Tfh、Tfr，参与自身抗体的产生过程。对 Breg 和 Tfh、Tfr 之间相互作用的机制的解释，可能为 AAV 免疫稳态的恢复和阻止自身抗体的产生提供新的启示。关于 AAV 中 Breg 的表达，有研究发现，不论疾病是缓解还是活动状态，Breg 的表达较健康对照组均是降低的，在静息性 AAV 中，Treg 与 Breg 呈正相关，而 Th1 与 Breg 呈现负相关，在疾病活动期无明显的相关性。总之 Breg 在 AAV 中表达减少，并且其可能在缓解期对 T 细胞免疫有一定的控制作用，但在疾病恶化期可能失去调节作用。关于 Breg 在 AAV 发病机制中的深入确切作用和机制有待进一步基础研究证实。

综上所述，在 AAV 中 Treg 数目的变化尚未有完全定论，但在一定程度上存在表达异常及功能缺陷，并且可能和疾病活动及脏器受累有关。目前关于 Treg 的研究提示 Treg 有诸多的功能亚群，所有在一定程度上存在 Treg 总数增加或正常，而功能性的 Treg 减少的可能。另外值得注意的是，AAV 患者的循环 Treg 水平升高，这可能是由于对慢性炎症环境的代偿性反应。目前存在一种假设即只有当循环 Treg 的百分比没有增加到足以潜在地控制自身免疫反应时，大量 B 细胞和浆细胞增殖，导致 ANCA

的产生。这在一定程度上提示笔者细胞之间相互作用的重要性，功能较差或相对较低的 Treg 水平会导致自身反应性 B 细胞和浆细胞过度增加产生致病性自身抗体。关于 T 细胞和 B 细胞之间的相关复杂作用有助于笔者对发病机制的深入了解。另外更多严格的多中心临床研究及基础研究对 AAV 中 Treg 的探索，会更加有助于开发新的有效靶向策略，改善预后。

三、重建免疫耐受的策略与方法

随着对 AAV 认识的逐渐深入，目前关于 ANCA 相关血管炎的诱导缓解及维持治疗的指南已逐步更新，目前诸多的努力已经使 AAV 患者预后显著改善。基于对 Treg 在 AAV 中作用的深入认识，靶向 Treg 的一些策略的应用可能更加有助于疾病的缓解，成为极具前景的新型策略，减少不良反应，改善远期预后，实现早期、长期缓解。同时对既往经典用药的免疫新机制的理解也有助于临床诊疗，造福更多的患者。要想最终战胜这种疾病，开发针对 AAV 发病机制中具体涉及的细胞和分子的新型治疗方法依然很有必要。在此笔者对一些有助于恢复免疫耐受和免疫稳态的新型策略进行总结。

1. 靶向 B 细胞

利妥昔单抗目前不仅是诱导治疗的新标准，而且在维持阶段显示出优于其他药物的优势。最新研究在动物实验中已经证实抗 CD20 单抗治疗增加了 MPO 特异性 Treg 的数量和免疫调节能力，同时减轻了 T 细胞介导和抗 MPO 的自身免疫应答和肾小球肾炎。这种治疗后 Treg 活性增强的机制可能与抗 CD20 单克隆抗体诱导 B 细胞凋亡有关。事实上 AAV 中抗 CD20 单克隆抗体的应用除了笔者熟知的减弱体液免疫应答外，也存在着诱导 Treg 的保护性免疫调节作用的增强。这在一定程度上提示笔者对一些传统经典用药的新机制的探索有助于笔者对治疗策略的新认识和灵活应用。除了抗 CD2 单抗，BLyS/BAFF 水平在 AAV 中的表达也是升高的，靶向 Blys/BAFF 的抑制剂也有可能成为 AAV 新的治疗策略。

2. 靶向 T 细胞

CTLA-4 是 Treg 上特异性和组构表达的，在调节自我耐受中发挥关键作用。Abatacept 是一种选择性共刺激抑制剂，由连接到 CTLA-4 细胞外结构域的人 IgG1 的 Fc 区组成的一种可溶性融合蛋白，通过抗原提呈细胞表面的 CD80 或 CD86 结合，从而抑制 T 细胞的活化。一项临床研究表明，在 GPA 复发的患者中，Abatacept 治疗具有良好的耐受性，并与高疾病缓解率相关。

3. 靶向细胞因子

AAV 患者外周循环存在着高炎性细胞因子的表达，所以靶向细胞因子的生物制剂也是 AAV 治疗的重要探索方向。目前关于 TNF-α 抑制剂的研究存在争议，诸多研究提示疗效欠佳。但新近研究提示 TNF 受体（TNFR）存在两种受体即 TNFR1 和 TNFR2，这两种受体发挥不同的效应，TNFR2 可以介导抑炎免疫应答的发生，并且认为其中和 Treg 存在联系，这在一定程度上可以解释部分 TNF 抑制剂应答欠佳的原因。将来针对 TNFR 和 Treg 机制的深入探索可能有助于改善应答差异的问题。

IL-6 的抑制剂很可能是潜在的有效靶向细胞因子的治疗药物，Tocilizumab 是一种人源化抗 IL-6 受体抗体，有研究报道对标准免疫疗法无反应的 MPA 患者使用 Tocilizumab 实现了完全和持续的缓解。但目前尚缺乏大规模的研究和长期随访。目前有研究报道在接受 Tocilizumab 治疗达到缓解的 AAV 患者中 Treg 数目增加，同时也证实在新月体性肾小球肾炎（crescentic glomerulonephritis，CGN）模型中阻断 IL-6R 可以改善病情，肾脏 M2 样巨噬细胞中的 CCL22/17 表达增加，同时并增加了 Treg 向肾脏和区域淋巴结的迁移；而 CCL22 在肾脏中的局部给药促进了 Treg 的积累并减少了肾小球新月体的形成。这在一定程度上阐明了阻断 IL-6 和 Treg 之间的部分联系。

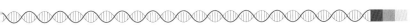

4. 靶向补体途径

基于补体途径在 AAV 发病机制中的关键作用，靶向补体途径治疗策略也处于研发中，如 C5a 受体拮抗剂 Avacopan 阻断 C5a 介导的中性粒细胞活化和血管内皮细胞浸润，一项对 AAV 患者的临床研究证实了该疗法的有效性。

5. 自体间充质基质细胞治疗

间充质基质细胞（mesenchymal stromal cell，MSC）以其取材方便、自体移植、免疫原性低等独特的生物学特征成为自身免疫病治疗领域的研究热点且具有良好的临床应用前景。它可以通过多种途径发挥抑制炎症反应。目前有关于自体间充质基质细胞治疗的 ANCA 相关性血管炎的病例报道，并发现输注 MSC 后可以诱导 Treg 亚群的扩增，同时血清 IFN-γ、IL-6 和 TNF-α 水平显著降低。MSC 通过介导 Treg 从而发挥治疗效果值得深入探索。

6. 靶向 Treg 的新型免疫调节策略

1）低剂量 IL-2。IL-2 是活化 T 细胞产生的白介素家族成员之一，可以调节细胞发育、增殖、存活和分化。最初高剂量 IL-2 的治疗理念被引入抗肿瘤治疗中；但各种不良反应限制了其应用，后来一个关键研究发现，IL-2 或 IL-2 受体缺陷小鼠由于 T 细胞和 B 细胞失控，出现了致命的自身免疫综合征（预期：免疫缺陷）。正是基于这个重要研究奠定了其在自身免疫病中的扩增 Treg 恢复免疫耐受的重要作用。研究表明，低剂量 IL-2 可以优先选择性激活 Treg，奠定了其在自身免疫病中的应用。IL-2 受体（IL-2R）可分为三类：低亲和力受体（仅 IL-2Rα）、中亲和力受体（包含 IL-2Rβ 和 IL-2Rγ）及高亲和力受体（包含 IL-2Rα、IL-2Rβ 和 IL-2Rγ）。不同细胞表面 IL-2R 受体类型不同，基于不同细胞表面的 IL-2 受体亚基不同，IL-2 可以实现对不同种类 T 细胞的灵活调控。Treg 表面组成性表达高亲和力的 IL-2R 受体，但其不产生 IL-2，而是依赖于活化的效应 T 细胞产生 IL-2，其表面高亲和力受体的表达使得其可以竞争性结合 IL-2，而在机制上低剂量 IL-2 可以通过激活转录因子 STAT5 与 Foxp3 位点结合，直接促进 Treg 关键转录因子 Foxp3 的表达，同时持续的低剂量 IL-2 对 Treg 的存活和抑制功能也必不可少。故低剂量 IL-2 可以激活 Treg，发挥维持免疫耐受的关键作用。一项对 11 种自身免疫病中低剂量 IL-2 的应用证实了其可以选择性增加 Treg，并且具有良好的安全性。总之，低剂量 IL-2 可能是 AAV 中新的有效策略，但关于低剂量 IL-2 的应用时机、累积剂量，以及具体机制等的研究依然很有必要。

2）Treg 过继转移。基于 Treg 的过继转移成为目前靶向 Treg 中较为热门的研究，扩增 Treg 从而实现恢复免疫耐受和稳态，Treg 介导的免疫耐受和免疫抑制通过改变引流淋巴及局部组织微环境而发生，过继转移后也有利于其他抑制性细胞的存活。虽然转移 Treg 是一个很有希望的策略，但目前也面临诸多挑战，如 Treg 存在可塑性、不稳定性与组织特异性，转移后的 Treg 的特性及功能可能发生变化，可能出现向效应 T 细胞转分化等，同时不同的组织环境 Treg 的功能可能发生变化。目前针对此的诸多基础研究尚在研发中，如何在体内维持转移的 Treg 的表型和功能等，未来进一步的研究和长期随访能够给笔者提供更多的证据和安全性保证。

3）雷帕霉素。雷帕霉素为 mTOR 受体的抑制剂，是一种双向调节剂，可以影响 Treg 的存活和增殖，最近的数据表明，雷帕霉素还可以通过 Treg 的代谢重编程恢复免疫耐受。

4）HDAC 抑制剂。目前研究证实组蛋白去乙酰化酶（histone deacetylase，HDAC）抑制剂能够促进体内外 Treg 的功能，有可能成为治疗 AAV 的潜在策略。

5）视黄酸。视黄酸主要从树突状细胞水平发挥调节作用，抑制 Th17 细胞，促进 Treg 生长，从而有助于改善免疫耐受缺陷。

6）其他。除上述药物外骨化三醇、二甲双胍、胸腺肽等均可以通过调控 Th17/Treg 平衡发挥免疫调节的作用。另外，新近研究提示肠道微生态的调节有助于免疫稳态的维持，通过饮食调节剂益生菌补充等来改善肠道微生态平衡。维持免疫平衡是防止疾病复发、长期缓解的关键，新型策略的探索可能为 AAV 的治疗及预后带来很大的进展。

四、展望

在近些年，随着各种新型生物制剂的出现，AAV 的预后和缓解已经得到了改善。目前基于 Treg 的新型策略及对既往经典用药的免疫新机制的探索，可能带来治疗新局面。新型策略的应用在一定程度上能减少传统治疗长期使用带来的感染、肝肾损害等诸多不良反应。同时对免疫耐受机制的深入认识，一方面有助于治疗思维的转变，实现从既往单纯依靠临床症状、辅助检查对病情的评估到从分子层面、免疫角度对病情的评估，根据免疫状态来把控用药策略的调整有助于精准和个体化医疗的实现；另一方面，随着对多组学如基因组学、蛋白组学、转录组学、代谢组学等的开展，以及单细胞测序等新兴技术的应用，有助于对 AAV 患者的早期识别，早期治疗有助于增加早期缓解率，改善预后。免疫耐受和免疫稳态的恢复是自身免疫病治疗的宗旨，靶向 Treg 的各种免疫治疗极具前景，一些辅助 Treg 疗法如纳米颗粒等与 Treg 疗法相结合，可以增强 Treg 的抑制作用，有效改善预后，值得笔者去探索。诱导免疫耐受的新方法除了 Treg 之外，诱导致耐受的树突状细胞、调控巨噬细胞极化等都是值得探索的方法。未来多组学应用联合大数据、计算机辅助药物研发等有助于加快对新型免疫调节策略的开发，实现免疫稳态的恢复。

（郝立然　梁朝珺）

参考文献

[1] GEETHA D，JEFFERSON J A.ANCA-Associated Vasculitis：Core Curriculum 2020.Am J Kidney Dis，2020，75（1）：124-137.

[2] XIE G，ROSHANDEL D，SHERVA R，et al. Association of granulomatosis with polyangiitis（Wegener's）with HLA-DPB1*04 and SEMA6A gene variants：evidence from genome-wide analysis.Arthritis Rheum，2013，65（9）：2457-2468.

[3] RAHMATTULLA C，MOOYAART A L，VAN HOOVEN D，et al. Genetic variants in ANCA-associated vasculitis：a meta-analysis.Ann Rheum Dis，2016，75（9）：1687-1692.

[4] FURUTA S，JAYNE D R. Antineutrophil cytoplasm antibody-associated vasculitis：recent developments. Kidney Int，2013，84（2）：244-249.

[5] POPA E R，STEGEMAN C A，ABDULAHAD W H，et al. Staphylococcal toxic-shock-syndrome-toxin-1 as a risk factor for disease relapse in Wegener's granulomatosis. Rheumatology，2007，46（6）：1029-1033.

[6] GÓMEZ-PUERTA J A，GEDMINTAS L，COSTENBADER K H. The association between silica exposure and development of ANCA-associated vasculitis：systematic review and meta-analysis.Autoimmun Rev，2013，12（12）：1129-1135.

[7] YASHIRO M，MUSO E，ITOH-IHARA T，et al.Significantly high regional morbidity of MPO-ANCA-related angitis and/or nephritis with respiratory tract involvement after the 1995 great earthquake in Kobe（Japan）. Am J Kidney Dis，2000，35（5）：889-895.

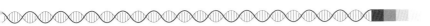

[8] KRONBICHLER A，LEE K H，DENICOLÒ S，et al. Immunopathogenesis of ANCA-Associated Vasculi-tis.Int J Mol Sci，2020，21（19）：7319.

[9] LÚDVÍKSSON B R，SNELLER M C，CHUA K S，et al. Active Wegener's granulomatosis is associated with HLA-DR⁺ CD4⁺T cells exhibiting an unbalanced Th1-type T cell cytokine pattern：reversal with IL-10.J Immunol，1998，160（7）：3602-3609.

[10] CSERNOK E，TRABANDT A，MÜLLER A，et al. Cytokine profiles in Wegener's granulomatosis：predominance of type 1（Th1）in the granulomatous inflammation.Arthritis Rheum，1999，42（4）：742-750.

[11] XIAO H，DAIRAGHI D J，POWERS J P，et al. C5a receptor（CD88）blockade protects against MPO-ANCA GN.J Am Soc Nephrol，2014，25（2）：225-231.

[12] HUANG Y M，WANG H，WANG C，et al. Promotion of hypercoagulability in antineutrophil cytoplasmic antibody-associated vasculitis by C5a-induced tissue factor-expressing microparticles and neutrophil extracellular traps.Arthritis Rheumatol，2015，67（10）：2780-2790.

[13] COSMI L.Th17 and Treg lymphocytes as cellular biomarkers of disease activity in Granulomatosis with Polyangiitis.Eur J Immunol，2017，47（4）：633-636.

[14] NAKAZAWA D，TOMARU U，ISHIZU A.Possible implication of disordered neutrophil extracellular traps in the pathogenesis of MPO-ANCA-associated vasculitis.Clin Exp Nephrol，2013，17（5）：631-633.

[15] ERIKSSON P，SANDELL C，BACKTEMAN K，et al. Expansions of CD4⁺CD28⁻ and CD8⁺CD28⁻T cells in granulomatosis with polyangiitis and microscopic polyangiitis are associated with cytomegalovirus infection but not with disease activity.J Rheumatol，2012，39（9）：1840-1843.

[16] FUKUI S，MORIMOTO S，ICHINOSE K，et al. Comparison of lung microbiota between antineutrophil cytoplasmic antibody-associated vasculitis and sarcoidosis.Sci Rep，2020，10（1）：9466.

[17] SCHEINECKER C，GÖSCHL L，BONELLI M.Treg cells in health and autoimmune diseases：New insights from single cell analysis.J Autoimmun，2020，110：102376.

[18] MANRIQUE J，CHAN E，HARTZELL S，et al. Circulating B Cells，Plasma Cells，and Treg Associate with ANCA Levels in ANCA-associated Vasculitis.Kidney Int Rep，2021，6（2）：496-500.

[19] WANG Y，ZHANG S，ZHANG N，et al. Reduced activated regulatory T cells and imbalance of Th17/activated Treg cells marks renal involvement in ANCA-associated vasculitis.Mol Immunol，2020，118：19-29.

[20] FREE M E，BUNCH D O，MCGREGOR J A，et al. Patients with antineutrophil cytoplasmic antibody-associated vasculitis have defective Treg cell function exacerbated by the presence of a suppression-resistant effector cell population.Arthritis Rheum，2013，65（7）：1922-1933.

[21] MARINAKI S，NEUMANN I，KÄLSCH A I，et al. Abnormalities of CD4 T cell subpopulations in ANCA-associated vasculitis.Clin Exp Immunol，2005，140（1）：181-191.

[22] DING T，SU R，WU R，et al. Frontiers of Autoantibodies in Autoimmune Disorders：Crosstalk Between Tfh/Tfr and Regulatory B Cells.Front Immunol，2021，12：641013.

[23] MORGAN M D，DAY C J，PIPER K P，et al. Patients with Wegener's granulomatosis demonstrate a relative deficiency and functional impairment of T-regulatory cells.Immunology，2010，130（1）：64-73.

[24] RIMBERT M，HAMIDOU M，BRAUDEAU C，et al. Decreased numbers of blood dendritic cells and defective function of regulatory T cells in antineutrophil cytoplasmic antibody-associated vasculitis.PLoS One，2011，6（4）：e18734.

[25] CHAVELE K M，SHUKLA D，KETEEPE-ARACHI T，et al. Regulation of myeloperoxidase-specific T cell responses during disease remission in antineutrophil cytoplasmic antibody-associated vasculitis：the role

of Treg cells and tryptophan degradation.Arthritis Rheum，2010，62（5）：1539-1548.

[26] GAN P Y，DICK J，O'SULLIVAN K M，et al. Anti-CD20 mAb-Induced B Cell Apoptosis Generates T Cell Regulation of Experimental Myeloperoxidase ANCA-Associated Vasculitis.J Am Soc Nephrol，2021，32（5）：1071-1083.

[27] SALOMON B L.Insights into the biology and therapeutic implications of TNF and regulatory T cells.Nat Rev Rheumatol，2021，17（8）：487-504.

[28] SAKAI R，ITO M，YOSHIMOTO K，et al. Tocilizumab monotherapy uncovered the role of the CCL22/17-CCR4+Treg axis during remission of crescentic glomerulonephritis.ClinTransl Immunology，2020，9（11）：e1203.

[29] GREGORINI M，MACCARIO R，AVANZINI M A，et al. Antineutrophil cytoplasmic antibody-associated renal vasculitis treated with autologous mesenchymal stromal cells：evaluation of the contribution of immune-mediated mechanisms.Mayo Clin Proc，2013，88（10）：1174-1179.

[30] VON BORSTEL A，SANDERS J S，RUTGERS A，et al. Cellular immune regulation in the pathogenesis of ANCA-associated vasculitides. Autoimmun Rev，2018，17（4）：413-421.

[31] SZCZEKLIK W，JAKIEŁA B，WAWRZYCKA-ADAMCZYK K，et al. Skewing toward Treg and Th2 responses is a characteristic feature of sustained remission in ANCA-positive granulomatosis with polyangiitis. Eur J Immunol，2017，47（4）：724-733.

[32] ZHAO Y，LUTALO P M，THOMAS J E，et al. Circulating T follicular helper cell and regulatory T cell frequencies are influenced by B cell depletion in patients with granulomatosis with polyangiitis. Rheumatology，2014，53（4）：621-630.

[33] TAKATORI H，KAWASHIMA H，MATSUKI A，et al. Helios Enhances Treg Cell Function in Cooperation With FoxP3. Arthritis Rheumatol，2015，67（6）：1491-502.

[34] WILDE B，HOERNING A，KRIBBEN A，et al. Abnormal expression pattern of the IL-2 receptor β-chain on CD4+T cells in ANCA-associated vasculitis. Dis Markers，2014，2014：249846.

第十二节 Treg 与痛风

　　痛风是一种单钠尿酸盐沉积所致的晶体相关性关节病，与嘌呤代谢紊乱和（或）尿酸排泄减少所致的高尿酸血症直接相关，属代谢性风湿病范畴。痛风可并发肾脏病变，严重者可出现关节破坏、肾功能损害，常伴发高脂血症、高血压病、糖尿病、动脉硬化及冠心病等。近年来，随着人们生活水平的提高，我国痛风患病率在 1%～3%，并呈逐年上升趋势，严重威胁人类健康，给患者家庭和社会带来巨大负担。国家风湿病数据中心网络注册及随访研究的阶段数据显示，截至 2016 年 2 月，基于全国 27 个省（直辖市、自治区）100 家医院的 6814 例痛风患者有效病例发现，我国痛风患者平均年龄为 48.28 岁（男性 47.95 岁，女性 53.14 岁），逐步趋向年轻化，男女比例为 15∶1。超过 50% 的痛风患者为超重或肥胖。痛风患者最主要的就诊原因是关节痛（男性为 41.2%，女性为 29.8%），其次为乏力和发热。男女发病诱因有明显差异，男性患者最主要诱因为饮酒（25.5%），其次为高嘌呤饮食（22.9%）与剧烈运动（6.2%）；女性患者最主要诱因为高嘌呤饮食（17.0%），其次为突然受冷（11.2%）与剧烈运动（9.6%）。痛风的发病机制主要与炎症、免疫、遗传等相关，而关于痛风发病机制、治疗及预防的相关研究也是风湿免疫研究重要的关注点。

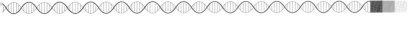

一、痛风概述

痛风患者的嘌呤代谢紊乱导致单钠尿酸盐沉积在关节腔，作为一种危险信号，可以触发先天性和获得性免疫反应。研究发现，单核细胞 / 巨噬细胞、肥大细胞、中性粒细胞、自然杀伤细胞均参与痛风性关节炎的发生、发展。单钠尿酸盐可以激活巨噬细胞，通过识别不同的模式识别受体，包括膜结合受体和细胞内模式识别受体等激活核苷酸结合寡聚化结构域样受体蛋白 3。核苷酸结合寡聚化结构域样受体蛋白 3 是一种细胞内蛋白复合物，由核苷酸结合寡聚化结构域样受体蛋白 3、凋亡相关斑点样蛋白和胱天蛋白酶 1 组成，在痛风性关节炎中发挥重要作用。活化的胱天蛋白酶 1 可裂解 IL-1β 前体与 IL-18 前体，从而产生成熟的 IL-1β 与 IL-18。有学者用单钠尿酸盐晶体刺激离体小鼠的腹膜巨噬细胞发现，巨噬细胞释放的促炎细胞因子增加，包括 IL-1β、肿瘤坏死因子 -α 和 IL-6 等。这些细胞因子相互作用，促进 CD4+T 淋巴细胞向不同亚群分化，进而发挥不同的作用。

痛风是一种以无菌性关节炎为主要临床特征的疾病，目前其发病机制尚未完全明确，T 细胞亚群失衡导致的免疫功能异常在其中起重要作用。随着对痛风免疫机制研究的深入发现，CD4+T 细胞亚群中的 Th17、Treg 及两者之间的平衡在痛风的发生、发展中发挥重要作用，并与关节症状的严重程度相关。痛风初期常表现为急性痛风性关节炎的发作，随着病程进展，部分患者发展为慢性难治性痛风，可引起关节畸形、肾脏损害等并发症，严重影响患者的生活质量，增加社会负担。急性痛风经数天至数周可自行缓解，以抗炎镇痛治疗为主；而慢性痛风迁延不愈，各种治疗效果欠佳。痛风急性发作是 MSU 晶体与局部机体组织间发生相互作用的结果，涉及的机制有固有免疫应答和适应性免疫应答机制，固有免疫反应是机体对病原体或损伤的第一道防线，包括巨噬细胞、树突状细胞、组织细胞、库普弗细胞和肥大细胞在内的一些固有免疫细胞，其表面的模式识别受体（pattern-recognition receptor，PRR）通过识别病原相关分子模式（pathogen-associated molecular pattern，PAMP）及损伤相关分子模式（damage-associated molecular pattern，DAMP）激活固有免疫反应。适应性免疫反应是由 T 细胞、B 细胞介导的特异性免疫反应。炎症早期固有免疫细胞在启动炎症和诱导炎性反应中发挥主要作用，近期研究表明巨噬细胞活化、中性粒细胞的募集，以及 Th17 和 Treg 在痛风发病过程中的动态变化趋势可能参与痛风的炎症发病机制。Th17 和 Treg 均属于 CD4+T 淋巴细胞亚群。Th17 细胞可分泌 IL-17、IL-21、IL-22、IL-26、肿瘤坏死因子 -α 等多种细胞因子，在先天性和适应性免疫应答中发挥重要作用。

二、Treg 与 Th17 细胞参与痛风的发病过程

（一）Th17 细胞

前期研究发现，Th17/Treg 失衡在痛风性关节炎中起重要作用。多项研究表明，在多种自身免疫病中 Th17 细胞明显增多，其分泌的细胞因子 IL-17 在疾病的发展中发挥不可忽视的作用，其拮抗剂已用于某些自身免疫病的治疗。给予斑块状银屑病关节炎患者 IL-17 拮抗剂治疗，其疗效明显优于第一代肿瘤坏死因子拮抗剂，提示 IL-17 可作为治疗免疫性疾病的高效靶标。另一项研究发现，给予痛风小鼠 IL-17 抗体治疗，小鼠关节肿胀程度明显减轻，且呈剂量依赖性变化，提示 Th17 细胞在痛风的发作中发挥重要作用。痛风患者 Th17 细胞表达增加而 Treg 表达减少，一项对急性痛风性关节炎小鼠脾脏中 Th17 与 Treg 的研究发现，Treg 在发作 6 h 时增高，随后降低，48 h 再次上升，提示 Treg 与急性痛风的自发缓解相关，而 Th17 细胞在 24 h 时达到最大值，与急性痛风性关节炎症状 1 天内达到高峰相一致，Th17/Treg 比值在整个过程中均高于正常值。以上研究证明了 Th17 与 Treg 的平衡在调节关节炎症中的作用，通过调节 Th17 与 Treg 的平衡而达到长期缓解痛风性关节炎的目的是治疗的新突破点。

（二）Treg

Treg 是一组具有强大抗炎和免疫抑制作用的 T 细胞，在维持机体的炎症和免疫稳态中起重要作用。在炎症环境中，NF-κB 信号既可以通过转录因子 c-Rel 诱导 Th17 细胞的分化、增殖，参与炎症反应，也可以诱导 Treg 的产生，保持机体 Th17/Treg 的平衡，避免过度炎症反应，可促进恢复期炎症的消散。Treg 在痛风发病缓解机制中起重要作用。急性痛风中 Treg 增多，参与了痛风的缓解过程；在慢性痛风中，Treg 减少，不能诱导痛风缓解，导致炎症迁延不愈，形成慢性痛风。因此研究 Treg 变化的机制，对阐明痛风的发病和缓解机制具有重要理论意义，也有利于临床上痛风的预防与治疗。

以往认为痛风患者外周与炎症反应的效应 T 细胞（Effector T cell，Teff）比例升高，所以传统治疗理念以"免疫抑制"为主。但最新研究发现，痛风患者 Treg 数目和功能的不足可能是其发病的重要原因。Treg 在抑制自身反应性 T 细胞增殖和活化、维持免疫自稳等方面起着重要作用。前期的临床医学证据表明，Foxp3$^+$ 的 Treg 在 RA、系统性红斑狼疮、强直性脊柱炎、干燥综合征、多肌炎 / 皮肌炎和多发性硬化等诸多自身免疫病患者中明显减少，且与疾病活动度的相关性明显优于其他标记的 Treg。在前期的工作中，笔者通过改进流式细胞计数方法，比较分析了痛风患者和健康人群外周中 Foxp3$^+$ 的 Treg 绝对计数，发现痛风患者外周血中 Treg 数明显偏低，提示痛风可能主要是由诱导和维持免疫自稳的 Treg 减少或功能异常的"自身免疫耐受缺陷"所致。

Treg 是一类具有抑制体内自身免疫反应功能的 CD4$^+$T 淋巴细胞亚群，其与 Th17 细胞作用相反，且两者之间可以相互转化。Treg 通过多种机制发挥免疫耐受作用，其中之一为通过表达表面整合素 αvβ8 促进转化生长因子 -β 分泌，从而发挥抗炎作用，而缺乏整合素 αvβ8 表达的 Treg 激活转化生长因子 -β 表达的能力下降，其抗炎能力也下降。有学者通过测定急性和慢性痛风性关节炎患者的 Treg 发现，急性痛风性关节炎患者 Treg 水平升高，而慢性痛风性关节炎患者 Treg 水平降低，且急性组转化生长因子 -β 的水平明显高于慢性组及健康组。以上结果提示，Treg 及转化生长因子 -β 的分泌可能参与了急性痛风性关节炎的自发缓解。

（三）肠道微生态

近年来肠道微生态已成为调控免疫系统的重要因素，与多种自身免疫病和代谢性疾病相关。肠道菌群及其代谢物可通过影响免疫功能，进而调控疾病进程。有学者发现，痛风患者的肠道菌群组成与健康体检者不同，而给予益生菌治疗可有效改善关节炎症状，提示痛风的发病与肠道菌群失衡有关。肠道菌群失调可影响 Th17 与 Treg 的免疫平衡，通过调节肠道菌群可调控 Th17 与 Treg 的免疫失衡，故有可能成为控制痛风反复发作的新方法。痛风既是一种代谢性疾病，也是一种自身免疫病，目前关于痛风肠道微生物的研究相对较少，且关于益生菌治疗痛风的研究更少。人体肠道内的微生物种类繁多，不同疾病有不同的菌群谱，不同菌群对免疫功能的调节作用也不尽相同，故需要根据不同的疾病选择不同的益生菌。有些传统药物具有免疫调节和调节肠道菌群的作用，如二甲双胍可通过抑制雷帕霉素靶蛋白信号转导调节 Th17/Treg 的平衡，从而减轻尿酸盐沉积引起的炎症性改变。此外，二甲双胍还可通过改善患者的糖代谢改变肠道菌群分布，最终控制疾病。将肠道菌群更好地应用于痛风的治疗，需深入研究痛风患者肠道菌群与免疫系统之间的调控机制。

综上所述，痛风患者不仅影响 Th17 与 Treg 的平衡，也会使肠道多种益生菌减少。因此，痛风患者可通过免疫调节、恢复肠道菌群的变化来改善症状。

（郑莎莎）

参考文献

[1] 郑敏，麻骏武 . 高尿酸血症和痛风的遗传学研究进展 . 遗传，2016，38（4）：14.

[2] 罗卉，方卫纲，左晓霞，等 . 我国痛风患者临床特点及诊疗现状分析 . 中华内科杂志，2018，57（1）：27-31.

[3] 中华医学会风湿病学分会 . 2016 中国痛风诊疗指南 . 中华内科杂志，2016，55（11）：892-899.

[4] 李琳，程苗，李晓玲，等 . 急、慢性痛风患者外周血 CD4$^+$T 细胞 Foxp3 mRNA 表达与调节性 T 细胞变化的关联 . 临床医学研究与实践，2020，5（18）：11-13，22.

[5] 杨虹，杨小红，钟晓武，等 . 辅助性 T 细胞 17/ 调节性 T 细胞平衡在原发性痛风性关节炎发病机制中的作用 . 中华风湿病学杂志，2016，20（8）：520-525.

[6] LI Z，LI D，TSUN A，et al. FOXP3$^+$ regulatory T cells and their functional regulation. Cellular & molecular immunology，2015，12（5）：558-565.

[7] ZHANG S X，MIAO M，LIU X Q，et al. The efficacy and safety of low dose IL-2 therapy in over-treated patients with rheumatoid arthritis：A preliminary study. Arthritis and Rheumatology，2016，68：4041-4042.

[8] MORITA T，SHIMA Y，WING J B，et al. The Proportion of Regulatory T Cells in Patients with Rheumatoid Arthritis：A Meta-Analysis. PLoS One，2016，11（9）：e0162306.

[9] ZHANG S X，MA X W，LI Y F，et al. The Proportion of Regulatory T Cells in Patients with Systemic Lupus Erythematosus：a meta-analysis. Journal of immunology research，2018，2018：7103219.

[10] LAI N L，ZHANG S X，WANG J，et al. The Proportion of Regulatory T Cells in Patients with Ankylosing Spondylitis：A Meta-Analysis. Journal of immunology research，2019，2019：1058738.

[11] MIAO M，HAO Z，GUO Y，et al. Short-term and low-dose IL-2 therapy restores the Th17/Treg balance in the peripheral blood of patients with primary Sjogren's syndrome. Annals of the rheumatic diseases，2018，77（12）：1838-1840.

[12] ZHANG S X，WANG J，SUN H H，et al. Circulating regulatory T cells were absolutely decreased in dermatomyositis/polymyositis patients and restored by low-dose IL-2. Ann Rheum Dis，2021，80（8）：e130.

[13] LI Y F，ZHANG S X，MA X W，et al. The proportion of peripheral regulatory T cells in patients with Multiple Sclerosis：A meta-analysis. Multiple sclerosis and related disorders，2019，28：75-80.

[14] 张甲倩，张升校，乔军，等 . 风湿性疾病患者外周血 CD4$^+$T 细胞亚群特征及其对免疫调节联合治疗的反应 . 中华风湿病学杂志，2021，25（6）：368-372.

[15] 原菁蔓 . 急性痛风性关节炎患者外周血 CD4$^+$T 细胞亚群的临床研究 . 太原：山西医科大学，2018.

第十三节　Treg 与抗磷脂综合征

一、抗磷脂综合征的发病机制

抗磷脂综合征（antipholipid syndrome，APS）是一种以反复动静脉血栓形成、自发性流产及血小板减少为临床表现的自身免疫病。其特征是外周血抗磷脂抗体（antiphospholipid antibodies，APL）阳性，主要包括狼疮抗凝物（lupus anticoagulants，LA）、抗心磷脂抗体（anticardiolipin antibody，ACA）和抗 -β$_2$ 糖蛋白 -I（anti-β$_2$ glycoprotein-I，aβ$_2$GPI）等。APS 通常合并其他自身免疫病，如系统性红斑狼疮、类风湿关节炎、未分化结缔组织病等。将合并其他疾病的 APS 称为继发性抗磷脂综合征（secondary antiphospholipid syndrome，SAPS），而无其他疾病并存的称为原发性抗磷脂综合征（primary antiphospholipid syndrome，PAPS）。APS 的发病机制尚不完全清楚，可能与免疫因素、遗传因素和环境因素等多因素有关。调节性 T 细胞在调节免疫应答、阻止效应淋巴细胞攻击自身抗原及维持免疫耐受中起到至关重要的作用。Treg 数量减少和（或）功能降低导致的免疫耐受破坏是 APS 发病的重要机制。

（一）遗传易感性

APS 有遗传易感性的证据在于 APL 阳性的患者与其 HLA 内外的各种等位基因相关，即 HLA 等位基因与 APS 患者的自身抗体相关，而非疾病本身。

研究发现 HLA-DR4、DR7、DRw53 及 DQB1*0302 与 APL 之间紧密相连，且与临床背景无关，即不管是 PAPS 还是 SAPS 患者的 APL 滴度均与 HLA 的等位基因相关。同时不同的 APL 显示出相似的 HLA 相关性，而且同样独立于临床背景，并且跨越不同种族。HLA 以外的基因如 *IRF5*、*STAT4*，以及与凝血相关的基因如 V 因子 *Leiden* 和 *G20210A* 等在 APS 的发生、发展中发挥独特的作用。

（二）环境因素

自从 20 世纪 90 年代 APS 首次被描述以来，已经发现各种各样的环境触发器，如细菌、病毒、共生细菌、疫苗、药物和其他因素可能通过多种机制在基因易感个体中诱导 APL 产生并导致 APS 发生、发展。当细菌或病毒感染基因易感个体后，其 APL 滴度短暂性升高，且一般不伴有血栓形成。其机制可能与 aβ_2GPI 分子和细菌或病毒感染相关结构之间的分子拟态现象有关，或者是后期的适应性免疫反应阻止了 T 细胞和 B 细胞的克隆选择从而产生自身抗体。目前笔者对炎症消退和自身耐受机制的理解相当有限，故在一个群体中，针对外来抗原的初始适应性免疫反应转向针对自身抗原的原因尚不完全清楚。

（三）免疫因素

1. 适应性免疫异常

免疫细胞的过度活化及其细胞功能的异常是导致 APS 免疫系统紊乱的基础。初始 T 细胞在不同细胞因子存在的条件下可以分化为多种不同的 Th 类型，如在 IL-12、IL-18 存在时分化为 Th1，在 IL-4、IL-33 条件下分化为 Th2 等。过去的观点认为自身免疫病的发生是免疫功能过强导致的，主要由 Th17 升高引起，但近些年的研究发现包括 APS 在内的自身免疫病患者外周血 Th17 数量并不一定升高，反而 Treg 的数量明显下降，由此说明 Treg 数量下降导致的自身免疫耐受缺陷可能是其主要的发病机制。

（1）Th17 和 Treg

Th17 是 CD4$^+$T 细胞的一个亚群，可以通过分泌 IL-17A、IL-17F 和 IL-22 等细胞因子参与信息的诱导和传播，增强免疫炎症。既往的观点认为 Th17 细胞异常升高是造成免疫功能紊乱的原因，因此其主要治疗策略为免疫抑制剂。但是近年来采用改进的流式技术分析自身免疫病包括 RA、SLE 等患者的外周血 Th17 绝对值并未升高，相反其 Treg 数目明显下降，或许这才是自身免疫病发病的罪魁祸首。

Treg 是 CD4$^+$T 细胞的另一个亚群，占外周血 CD4$^+$T 细胞的 5% ~ 10%，表达 Foxp3，是维持自身免疫耐受和免疫稳态的必要条件。Foxp3 是一种转录因子，对 Treg 的发育和抑制功能起重要作用。Treg 能抑制多种免疫效应细胞的激活、增殖和产生细胞因子等功能，包括 CD4$^+$T 细胞、CD8$^+$T 细胞、B 细胞、NK 细胞、NKT 细胞、APC 和 DC 等。最近的观点认为自身免疫病患者 Th17 细胞并未升高，而外周血 Treg 绝对数明显减少，造成了免疫功能的紊乱。Treg 数目减少或功能异常导致的免疫缺陷很

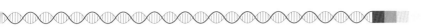

大程度上参与了自身免疫病的发生和发展，因此促进 Treg 生长、恢复免疫耐受成为治疗自身免疫病的新理念。

有研究报道，对正常成年小鼠去除其体内的 Treg 会导致各种自身免疫病的发生，因此推断 Treg 是维持免疫耐受性所永久必需的。Treg 维持免疫耐受的分子机制与其表面表达的共抑制分子 CTLA-4、转录因子 Foxp3，以及一些负性调节细胞因子有关。具体机制可能是：①通过表达 CTLA-4 与 APC 表面分子 CD80/CD86 高亲和力结合而启动抑制信号；②通过分泌 IL-10、TGF-β、IL-35 等与 Th 细胞表面相应受体结合，抑制靶细胞上 IL-2Rα 链的表达，降低靶细胞对 IL-2 的反应性从而抑制 Th 细胞增殖、活化，调节或阻止自身免疫应答的启动、增强；③ Treg 抑制效应 T 细胞活化，间接减少 B 细胞产生自身抗体；④通过颗粒酶和穿孔素途径使 CTL 细胞、NK 细胞及 B 细胞溶解死亡等。

对于 APS 患者来说，Treg 数量与其自身抗体的产生（如 ACA、LA）密切相关，而且与动静脉血栓形成或复发、异常妊娠或复发性流产紧密联系。这部分内容在后面具体阐述，在此不做赘述。

（2）Th1 和 Th2

Th1 主要分泌 IL-2 和 IFN-γ 等细胞因子，负责细胞免疫及宿主对细胞内病原体的防御。Th2 主要分泌 IL-4、IL-10 等细胞因子，负责体液免疫及胞外寄生虫。最近的研究表明 APS 患者中存在 Th1/Th2 失衡，且与外周血 APL 滴度呈正相关。

（3）滤泡辅助性 T 细胞、滤泡调节性 T 细胞

众所周知，淋巴滤泡 GC 是 B 细胞克隆增殖和分化成熟的场所，也是高亲和力抗体形成的必备条件。最新研究发现，Tfh、Tfr 细胞在自身免疫病 GC 的形成及调控 B 细胞增殖、分化产生高亲和力抗体的过程中发挥着关键作用。

Tfh 细胞是辅助 GC 中 B 细胞应答的特化的 CD4[+]T 细胞亚群，表达 ICOS、CD40L、PD-1 等多种免疫调节信号分子共同调控其分化及功能。Tfh 可通过分泌 IL-21 参与 GC 反应，促进抗体完成亲和力成熟及类别转换。Tfr 细胞是一种新型的免疫亚群细胞，大多数来源于胸腺 Treg，表达和 Treg 相似的标志物 Foxp3、CTLA-4 等，也是一种负性调节细胞，对 Tfh 起抑制作用。Tfh、Tfr 及 B 细胞的相互作用来特异性调控 GC 反应，Tfh/Tfr 的失衡无疑会导致异常的 GC 反应，免疫耐受减弱，B 淋巴细胞活化，产生包括 APL 在内的大量致病性自身抗体。但是，最近有研究表示 Tfr 的升高很可能是 Tfh 异常升高的结果即一种代偿反应。故关于 Tfh、Tfr 及其失衡的客观真相还有待笔者进一步探索。

2. 固有免疫异常

固有免疫是机体在种系发育和进化过程中形成的天然免疫防御功能，即出生后就已具备的非特异性防御功能，也称为非特异性免疫。其在疾病的相对早期发挥作用。固有免疫系统中的一些细胞也通过多种方式参与本病的发生、发展。

（1）树突状细胞

DC 能够捕获、处理 MHC 分子上的抗原并将其提呈给 T 细胞，是连接固有免疫和适应性免疫的桥梁，同时也是维持免疫应答和免疫耐受的主要 APC。DC 能以抗原特异性的方式诱导初始 T 细胞的分化。例如，DC 可分泌 IL-6、IL-23 等细胞因子，促进 CD4[+]T 细胞向 Th17 分化，打破 Th17/Treg 平衡导致免疫紊乱等。

在体内，DC 可以产生和维持 T 细胞的外周耐受性，导致免疫偏差、反应性淋巴细胞消耗或 Treg 的产生。体外研究表明，暴露于各种抑制药物（如 IL-10、TGF-β1、维生素 D_3 等）可诱导 DC 激发对 T 细胞的耐受能力，形成耐受性树突状细胞（tolerogenic dendritic cell，tDC）。当单核细胞在常规

GM-CSF 和 IL-4 的存在下培养时，也可获得 tDC。诱导自身反应性初始 T 细胞耐受对于预防自身免疫反应至关重要，因此 tDC 被认为是诱导 T 细胞抗原特异性耐受的潜在免疫策略之一。

（2）单核细胞

与其他固有免疫细胞相比，单核细胞在 APS 中的作用研究最为广泛。与健康对照组相比，APS 患者的单核细胞处于激活状态，其表达途径包括上调 NF-κB、MEK-1/ERK 和 p38 MAPK 通路，这就使被激活的单核细胞处于促炎状态和促凝状态。有许多细胞受体参与了单核细胞被激活的过程。如 AnnexinA2 是 β_2GPI 抗原与抗体复合物对接的一个位点，由于 Annexin A2 缺乏跨膜细胞内信号尾，该分子只能通过其他的机制如 toll 样受体 4（Toll-like receptor 4，TLR4）的参与导致细胞激活。其他 toll 样受体如 TLR1、TLR2、TLR6 和 TLR8 也在单核细胞激活中发挥作用。

APS 的单核细胞处于促炎状态，是基于细胞因子和活性氧（reactive oxygen species，ROS）的增强。APS 患者的单核细胞比健康对照组分泌更多的促炎细胞因子，如 TNF-α 和 IL-1β 等，而且其细胞因子产生继发于 APL 滴度的升高。APS 患者单核细胞 ROS 产生增加与其线粒体功能障碍有关。APS 的单核细胞处于促凝状态是基于细胞内两种 miRNA 的水平下调，即 miR-19b 和 miR-20a。这两种 miRNA 的下调增加了组织因子（tissue factor，TF）的产生、表面表达及活性。

（3）中性粒细胞

与单核细胞一样，APS 患者外周血中性粒细胞也处于激活状态，表现为 ROS 的产生增加，这与调节 ROS 产生的几个 miRNA 的表达改变有关，且继发于 APL 滴度。中性粒细胞的另一个重要效应功能是形成细胞外陷阱（neutrophil extracellular trap，NET），这是一个被称为 NETosis 的细胞死亡过程。与来自健康对照组的中性粒细胞相比，来自 PAPS 患者的中性粒细胞更容易发生 NETosis。另外的实验表明，来自 SLE 及原发性和继发性 APS 患者的血清对 NET 的降解能力降低，这就意味着这些患者强烈暴露于 NET，而 NET 促进血小板活化和血栓形成，并且存在于子痫前期患者的胎盘中。

（4）NK 细胞

NK 是天然免疫系统的效应细胞，对病毒感染细胞和肿瘤形成具有细胞毒性反应。除此之外，NK 细胞还具有多种其他器官特异性，如妊娠的子宫。子宫 NK 细胞控制着子宫内膜组织的重塑、血管功能和子宫内胎盘的形成。有研究表明，子宫内过量的 NK 细胞阻碍胎儿着床，并可能导致大量患者反复流产。在伴有 APS 和复发性流产的女性中，外周血 NK 细胞的数量甚至高于伴有复发性流产但 APL 阴性的女性。然而其具体机制尚未明确。

（5）补体系统

补体系统是固有免疫系统的一个组成部分，由大量的血浆蛋白组成，一旦被激活，它们就会以级联方式相互反应，最终结果是将病原体和免疫效应细胞募集到感染部位。此外，补体系统在调理和随后对凋亡细胞及其细胞碎片的非炎症清除中发挥重要作用。补体系统可以通过三种不同的途径被激活：经典途径、替代途径和凝集素途径。这三种途径在识别方式上有所不同，但都有 C3 和 C5 的参与。补体级联反应过程中有多种调控机制，如膜结合调控因子（如 CR1 和 CD59）和可溶性调控因子（因子 H 和因子 I）。

APS 患者的 β_2GPI 与 H 因子和 I 因子结构相似，都有类似的补体控制蛋白重复结构。当 β_2GPI 与负电荷表面（如凋亡细胞表面）结合时，就获得了与 C3、C3b 结合的能力，导致其构象改变，后与 H 因子结合，最后被 I 因子降解。与健康对照组和非 SLE 结缔组织病患者相比，PAPS 患者 C3 和 C4 浓度降低及 CH50 活性降低。另一项针对 PAPS 患者的研究发现，妊娠前 20 周血清中 C3 和 C4 的低水平

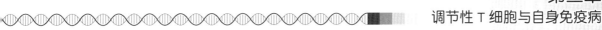

与妊娠结局之间存在关联。综上所述，可以得出在 APS 中，外周血 APL 的存在可以诱导补体系统的激活。

综上所述，APS 的发病机制尚不完全清楚，可能和遗传因素、环境因素和免疫因素等因素均有关。而 Treg 数量减少和（或）功能降低导致的免疫耐受破坏是 APS 发病的重要机制。笔者对 Treg、Tfr 等细胞的进一步了解，可使免疫耐受与 APS 关系的研究更为深入。

二、Treg 与动静脉血栓、血小板减少和异常妊娠

越来越多的证据证明免疫耐受尤其是 Treg 的异常是自身免疫病的重要发病机制，其似乎与 APS 独特的临床表现也有千丝万缕的联系。

（一）免疫耐受

免疫耐受是指机体免疫系统在接触某种抗原后产生的特异性免疫无应答状态，表现为机体再次接触同一种抗原时，不发生可检测到的反应，但对其他抗原仍可产生正常的免疫应答。免疫耐受根据引起耐受的抗原不同分为自身耐受和诱导性耐受，前者是指对自身抗原产生的耐受，如打破这种耐受，就会引起自身免疫病；后者是指在特定条件下，对异己抗原产生耐受。根据自身耐受形成部位不同分为中枢耐受和外周耐受。前者是指胚胎时期中枢免疫器官不成熟的自身反应性淋巴细胞识别共同自身抗原形成的免疫耐受；后者是指在特定条件下，外周免疫器官中成熟的自身反应性淋巴细胞针对组织特异性抗原或非己抗原产生的免疫耐受。

T 细胞、B 细胞中枢耐受形成的机制相似，均为克隆排除，即未成熟 T 淋巴细胞、B 淋巴细胞在中枢免疫器官的发育过程中，若能识别高亲和力的共同自身抗原，可被诱导凋亡而清除。但是，这两种淋巴细胞形成外周耐受的机制略有不同。T 细胞外周耐受的形成机制如下。①克隆无能：T 细胞仅有第一信号而缺乏第二信号，不能活化、增殖所处的一种无能状态；②免疫忽视：自身反应性 T 细胞与相应组织特异性抗原并存，既不导致克隆清除又不导致克隆无能的现象，当有足够的抗原刺激和协同刺激分子存在时，这些克隆可活化、增殖；③免疫豁免：在免疫细胞较少的部位如脑、眼前房及胎盘等形成免疫豁免区；④调节性 T 细胞，即笔者所说的 CD4$^+$CD25$^+$Foxp3$^+$T 细胞，抑制免疫应答，此类细胞数量减少或功能异常可导致自身免疫病的发生；⑤活化诱导的细胞死亡，已活化的 T 细胞受到大量抗原的持续刺激时，可被诱导细胞程序性死亡。B 细胞外周耐受的形成机制有：①克隆排除；②缺乏 Th 细胞的辅助：已知 T 细胞耐受较易诱导，当外周 B 细胞识别低水平自身抗原时，此时 T 细胞已被诱导产生耐受，从而使 B 细胞缺乏 Th 细胞辅助不能充分活化而不能产生免疫应答；③克隆无能：成熟的自身反应性 B 细胞可能接触大量自身抗原，从而转变为"无能"B 细胞，其特征是表达不敏感的 mIg，同时不表达或低表达协同刺激分子；④受体编辑，即少部分进入外周淋巴器官的自身反应性 B 淋巴细胞通过 Ig 基因的二次重排使自身反应性 B 细胞转而识别"非己"抗原。

Treg 在 T 细胞外周耐受的形成机制中发挥了不可或缺的作用，它的数量或功能异常与自身免疫病密切相关，而且，有研究证明 Treg 的数量与 APL 血浆滴度呈负相关，因此 Treg 与 APS 相对独特的临床表现密不可分。

（二）Treg 和动静脉血栓、血小板减少

APS 的发病率为 50/100 000，男女比例为 5∶1。大约一半的血栓事件是由下肢深静脉血栓和肺栓塞引起的，而脑卒中和短暂性脑缺血发作也不可低估，占 30%。APS 患者初发及复发血栓的概率很高，而且其中有 1% 的血栓患者进展为灾难性抗磷脂综合征（catastrophic antiphospholipid syndrome, CAPS），即数天内涉及三个或三个以上的组织、器官或系统，症状同时或在 1 周内进展，导致灾难性

的血管闭塞。CAPS不治疗的死亡率高达75%，因此血栓事件成为影响APS患者生存的一大挑战。

研究发现，APS患者体内APL滴度升高，而造成凝血机制异常从而导致血栓。目前对APL导致凝血异常的机制尚不明确，但可能与以下机制有关：①诱导血管内皮细胞及血液单核细胞表达组织因子；②诱导内皮细胞黏附分子表达；③抑制抗凝血蛋白C的作用；④抑制内皮细胞释放前列环素；⑤抑制纤溶系统和抗凝血酶Ⅲ的活性；⑥直接作用于血小板膜上65kD的膜蛋白，或通过Fc段受体间接作用于血小板，使血小板破坏，释放血栓素A2，引起血小板的连锁活化，导致其凝集，形成血栓。

当发生血栓时，大部分Treg从外周血迁移至血栓组织并在局部被激活。在血栓形成的组织中，Treg通过募集单核细胞和刺激他们的纤溶活性来促进溶栓，这对纤溶蛋白纤维网络的破坏至关重要。总的来说，Treg在静脉血栓中逐渐积累，更快地促进血凝块分解。最新的研究发现一类新型的存在于血栓组织中的Treg，称为凝块Treg（coltTreg）。这类Treg除了包括与组织修复相似的Treg亚群外，还包括了一类形成细胞外基质调节因子即基质酸和富半胱氨酸蛋白（secreted acid and cysteinerichinproteins，SPARC）的Treg亚群。SPARC属于细胞外基质调控蛋白家族，可调控细胞外基质相互作用，如信号转导、黏附、增殖、迁移和存活。反过来，细胞外基质一定程度上影响免疫细胞的迁移、分化及组织驻留，在炎症反应的调节中发挥基础性作用。凝块Treg在TGF-β的条件下产生SPARC，而SPARC可以刺激单核细胞激活细胞基质金属蛋白酶进而促进血栓溶解。这种Treg调节单核细胞的作用已经在内脏脂肪、心肌梗死和缺血性脑病中被观察到。单核细胞在受损组织修复过程中发挥重要作用，但这与笔者认为的Treg在血栓组织中促进血凝块分解并不矛盾，因为组织修复和溶栓过程都具有纤溶作用。

大约30%的APS患者会出现血小板减少，APS患者的血小板减少会使血栓形成的风险增加2～4倍。这是一个恶性循环，APS患者容易发生血栓事件（约50%是下肢深静脉血栓形成和肺栓塞），其相关的血小板减少反过来增加血栓形成的风险。因此，平衡抗凝和出血对风湿病学家来说是一个挑战。

（三）Treg与异常妊娠

复发性流产（recurrent spontaneous abortion，RSA）是一个日益严重的全球问题，全球有1%～5%的女性受到复发性流产的困扰，而在APS患者中，这个数字要高得多。复发性流产是指女性妊娠20周前流产3次及以上，其病因多种多样，如父母染色体异常、子宫畸形、内分泌失调及母体免疫紊乱等。有研究证明，无论有无合并APS，Treg数量减少均会导致复发性流产。免疫紊乱主要与母胎耐受失败有关。事实上，在妊娠过程中建立适当的免疫反应是成功妊娠的关键。在妊娠期，母体免疫系统对半异体胎儿的耐受性和对病原体防御的免疫应答之间存在着一种严格的调节机制，其中就包括母胎界面Treg的特异性动力学特征。具体来说，Treg和Th17之间微妙的平衡调节了母体对胎儿的耐受性。

一项研究妊娠小鼠的试验中提出，胎儿滋养层细胞组成性地分泌高水平TGF-β，而TGF-β可以诱导T细胞向Treg分化。同时滋养层细胞能够以特定的方式招募Treg，即胚胎着床后蜕膜中Treg的募集机制是独特的。在小鼠模型中，蜕膜Treg表达趋化因子受体CCR2、CCR4、CCR5、CCR6，以及配体CCL2、CCL3、CCL4、CCL5、CCL17、CCL20、CCL22和CX3CL，通过这些配体，Treg就可以选择性地从外周组织被招募到子宫中。Treg在妊娠期间对母胎耐受至关重要。在不同妊娠期，母体子宫血液和淋巴结中Treg的数量是有变化的。在胚胎着床之前升高，妊娠中期达到高峰，而在产后几周内下降至孕前水平。

在妊娠期，与胎儿发育相对应的有三种不同的免疫状态：第一，与着床和胎盘种植相关的促炎阶段；第二，与胎儿生长相关的抗炎阶段；第三，也就是第二个促炎症阶段，负责分娩的开始。在胎儿

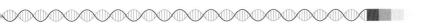

生长阶段（妊娠 13 ～ 27 周）有助于建立和维持抗炎微环境的所有细胞类型中，Treg 在预防针对父亲抗原的适应性免疫应答中发挥着关键作用。在妊娠早期观察到来自父系抗原的 Treg 的组成性增加，表明其功能是保护表达父系抗原的胎儿细胞免受母体免疫系统的排斥。Th17 也存在于子宫中，可以保护母胎界面不受微生物感染。Th17 的数量在妊娠期间也会增加，但这种增加一般认为是由 Treg 调节的。子宫或母体循环中 Th17 数量和（或）Th17 与 Treg 的比例的改变与自然流产、子痫前期以及早产等均有关。

有一大部分女性的复发性流产可以用外周血或蜕膜中免疫异常来解释，其中超过 50% 的女性免疫异常表现为 Treg 及 Th17 数量或比例异常，还有一部分表现为 CD3$^+$CD56$^+$NK 细胞的数量增加或功能异常，如细胞毒作用增强等。此外，还有一部分表现为 Th1 及 Th2 的异常。

这些发现提示不论有无合并 APS，Th17/Treg 平衡失调可能部分参与了复发性流产的发病机制。所以笔者下一步的关注点就是将调节 Th17/Treg 失衡作为一种治疗方案减少复发性流产的发生。

三、Treg 与 APS 治疗

APS 的发病机制未明确，目前尚无满意的治疗方案。目前治疗的主要目标是防止血栓形成，阻止习惯性流产和胎儿宫内死亡的发生。现行的治疗方案主要是针对血栓复发、反复流产及血小板减少等临床症状的。

（一）预防血栓形成

目前，对于无临床症状的 APL 阳性患者是否需要治疗尚有争议。由于大约有 2% 的正常人可表现为 APL 阳性，另外有些 APL 阳性者可能与感染或药物使用有关，如若这些因素去除，APL 可能转阴。与自身免疫病相关的 APL 阳性患者也有一小部分能够转阴，而且 APL 阳性患者中只有接近 10% 的患者最终会发生血栓。因此，目前主流的思想是 APL 阳性的患者若无任何临床症状则不需要进行预防性抗凝治疗。但是对于具有高滴度抗心磷脂抗体（尤其是 IgG 型）以及有手术、妊娠等诱发因素存在时应进行抗凝治疗。推荐小剂量抗血小板聚集剂如阿司匹林。

（二）血栓形成的治疗

1. 急性期治疗

一般采用常规抗栓治疗，包括促进纤溶和抗凝两部分。促进纤溶常用的纤维蛋白溶解剂有组织纤溶酶原激活剂（tPA）、尿激酶（UK）和链激酶（SK）等。抗凝治疗一般是在溶栓治疗之后进行，主要为低分子肝素和口服抗凝剂如华法林等。抗凝治疗过程中应密切观察有无出血，一旦发生出血应立即终止治疗。若出血由低分子肝素引起，用等量鱼精蛋白静脉滴注，若由华法林引起则给予维生素 K 20 mg 静脉注射。

2. 预防血栓复发

发生过血栓事件的 APS 患者血栓复发率很高，危险性较大，因此如 APS 患者发生过血栓，且 APL 持续阳性，则需长期口服抗凝剂预防血栓再发。推荐药物为华法林加小剂量阿司匹林，但须监测 INR，发生动脉血栓的患者应保持 INR 在 2.5 ～ 3.0，发生静脉血栓者保持 INR 在 2.0 ～ 3.0。

（三）妊娠及反复流产的治疗

对于反复流产的 APS 患者来说，不同情况有不同的处理方式。①既往无流产史或有妊娠 10 周前流产史，通常推荐口服小剂量阿司匹林。②既往有妊娠 10 周后流产史，在再次妊娠后推荐皮下注射肝素直至分娩前。若肝素治疗仍流产，则加用免疫球蛋白静脉冲击治疗。当肝素及免疫球蛋白均治疗无效时考虑使用激素治疗，但需要考虑激素的不良反应。③既往有血栓史，在妊娠期就开始低分子肝素抗凝治疗。由于华法林能够通过胎盘引起胎儿畸形，因此 APS 女性患者在受孕前必须停用华法林。④由于产后 3 个月发生血栓的风险极大，故产后应该继续抗凝 6～12 周，在产后 2～3 周内可把肝素改用华法林。

（四）血小板减少的治疗

大约 30% 的 APS 患者伴有血小板减少。若血小板计数 > $50×10^9$/L 且不合并确定血栓的患者，则可以继续临床观察；若血小板计数 < $100×10^9$/L 且有血栓的患者应谨慎抗凝；对血小板计数 < $50×10^9$/L 的患者应禁止抗凝，通常采用糖皮质激素和免疫抑制剂治疗。

（五）Treg 与 APS 治疗

虽然有研究证明 APL 滴度是 APS 患者发生血管血栓和妊娠失败的独立危险因素，但是，APS 患者的管理不能以有效降低 APL 水平为主要目标，因为虽然笔者有很多方法来减少血浆 APL 滴度，如大剂量糖皮质激素、免疫抑制剂（如环磷酰胺）或血浆置换等，但是 APL 的这种减少或消除是暂时的，在停止治疗 1～3 周后抗体迅速恢复到治疗前水平。如前所述，APS 患者凝血异常发生血栓事件的机制很复杂，因此单纯的抗凝治疗并不能完全治疗 APS。考虑到 APS 作为一种自身免疫病，且 Treg 与血栓形成和异常妊娠密切相关，因此或许免疫治疗可能更有利于 APS 的治疗，尤其是针对 Treg 的免疫治疗。

调节免疫平衡的药物可以在体内诱导 Treg 的生成，调节 Th17/Treg 比值，恢复免疫耐受从而达到控制疾病的目的，与传统的免疫抑制剂相比，有较好的疗效和较少的不良反应。这类药物主要有如下几种。

（1）低剂量 IL-2

IL-2 是一种多效性细胞因子，既能够增强免疫应答，又能够维持免疫耐受，主要是因为 IL-2 至少有两种受体（IL-2Rαβγ 和 IL-2Rαβ），能够被多个细胞识别。IL-2 可以抑制 Th17 的发育，促进 Treg 的发育，这有助于逆转 APS 亚群的不平衡。低剂量 IL-2 主要用于急性期，维持时间并不长。不良反应主要是注射部位的局部红肿和发痒，个别患者出现皮疹和发热。

（2）雷帕霉素

雷帕霉素主要是 mTOR 受体的抑制剂，在抑制 Th17 生长的同时促进 Treg 生长，是双向免疫调节剂。主要不良反应是口腔溃疡、闭经和皮疹等。

（3）胸腺肽

过去的观点认为胸腺肽是一种免疫增强剂，禁用于自身免疫病患者。但是，近年来的研究证明胸腺肽可以非特异性促进淋巴细胞生长，可以双向调节免疫。在淋巴细胞普遍减少或 Th17、Treg 均减少的情况下使用，不仅可以调节免疫，而且对风湿病患者抗感染、抗肿瘤方面也有益处。

（4）骨化三醇

骨化三醇不仅可以调节 Th17 与 Treg 平衡，而且可以协助钙质吸收、防止骨质疏松，对使用糖皮质激素的自身免疫病患者预防骨质疏松有重要作用。

其余药物如视黄酸、硫辛酸和辅酶 Q10 等可以通过其他方式平衡 Th17 与 Treg 数量。但所有这些药物均应根据患者 $CD4^+T$ 淋巴细胞亚群结果尤其是 Treg 的数目调整剂量。

四、展望

虽然目前在临床上有多种药物可以增加 Treg 的数量，平衡 Th17 与 Treg，但是有一点值得大家注意，在 Treg 之前激活的效应 T 细胞对体内的抑制作用具有抗性，因此 Treg 与效应 T 细胞激活相关的时机是一个需要考虑的因素。而且，正如大多数体内模型预测显示，Treg 能够预防自身免疫、延迟疾病发作，但很少能够完全治愈疾病。因此，基于 Treg 的治疗更适合预防疾病发生或爆发，更适合根据自身免疫病的模式（即持续进展和复发 / 缓解过程）来确定。另一个值得关心的问题就是需要确定保护 Treg 表型和抑制 Treg 功能的条件，毕竟 Treg 在高炎症环境下可转化为致炎细胞如 Th17 等。解决这个问题是发展基于 Treg 治疗系统性自身免疫病的先决条件。

（闫欢欢）

参考文献

[1] SAMMARITANO L R.Antiphospholipid syndrome. Best Pract Res Clin Rheumatol，2020，34（1）：101463.

[2] SERRANO R，PONS-ESTEL G J，ESPINOSA G，et al. Long-term follow-up of antiphospholipid syndrome：real-life experience from a single center. Lupus，2020，29（9）：1050-1059.

[3] DUARTE-GARCÍA A，PHAM M M，CROWSON C S，et al. The Epidemiology of Antiphospholipid Syndrome：A Population-Based Study. Arthritis Rheumatol，2019，71（9）：1545-1552.

[4] HISADA R，KATO M，SUGAWARA E，et al. Thrombotic risk stratification by platelet count in patients with antiphospholipid antibodies：a longitudinal study. J Thromb Haemost，2017，15（9）：1782-1787.

[5] CERVERA R.Antiphospholipid syndrome. Thromb Res，2017，151 Suppl1：S43-S47.

[6] CHENG S，WANG H，ZHOU H.The Role of TLR4 on B Cell Activation and Anti-β（2）GPI Antibody Production in the Antiphospholipid Syndrome. J Immunol Res，2016，2016：1719720.

[7] CHENG S，HE C，ZHOU H，et al. The effect of Toll-like receptor 4 on β2-glycoprotein I-induced B cell activation in mouse model. Mol Immunol，2016，71：78-86.

[8] LIU C，WANG D，SONG Y，et al. Increased circulating CD4+CXCR5+FoxP3+follicular regulatory T cells correlated with severity of systemic lupus erythematosus patients. Int Immunopharmacol，2018，56：261-268.

[9] LIU C，WANG D，LU S，et al. Increased Circulating Follicular Treg Cells Are Associated With Lower Levels of Autoantibodies in Patients With Rheumatoid Arthritis in Stable Remission. Arthritis Rheumatol，2018，70（5）：711-721.

[10] KIM J W，LEE J，HONG S M，et al. Circulating CCR7loPD-1hi Follicular Helper T Cells Indicate Disease Activity and Glandular Inflammation in Patients with Primary Sjögren's Syndrome. Immune Netw，2019，19（4）：e26.

[11] WU Y，TIAN Z，WEI H.Developmental and Functional Control of Natural Killer Cells by Cytokines. Front Immunol，2017，8：930.

[12] BOYMAN O，KOLIOS A G，RAEBER M E. Modulation of T cell responses by IL-2 and IL-2 complexes. Clin Exp Rheumatol，2015，33（4 Suppl 92）：S54-S57.

[13] JOSEFOWICZ S Z，LU L F，RUDENSKY A Y. Regulatory T cells：mechanisms of differentiation and function. Annu Rev Immunol，2012，30：531-564.

[14] CHINEN T，KANNAN A K，LEVINE A G，et al. An essential role for the IL-2 receptor in T（reg）cell function. Nat Immunol，2016，17（11）：1322-1333.

[15] HE J, ZHANG R, SHAO M, et al. Efficacy and safety of low-dose IL-2 in the treatment of systemic lupus erythematosus: a randomised, double-blind, placebo-controlled trial. Ann Rheum Dis, 2020, 79 (1): 141-149.

[16] HUMRICH J Y, VON SPEE-MAYER C, SIEGERT E, et al. Rapid induction of clinical remission by low-dose interleukin-2 in a patient with refractory SLE. Ann Rheum Dis, 2015, 74 (4): 791-792.

[17] ROSENZWAJG M, CHURLAUD G, MALLONE R, et al. Low-dose interleukin-2 fosters a dose-dependent regulatory T cell tuned milieu in T1D patients. J Autoimmun, 2015, 58: 48-58.

[18] ROSENZWAJG M, LORENZON R, CACOUB P, et al. Immunological and clinical effects of low-dose interleukin-2 across 11 autoimmune diseases in a single, open clinical trial. Ann Rheum Dis, 2019, 78 (2): 209-217.

[19] LEE G R. The Balance of Th17 versus Treg Cells in Autoimmunity. Int J Mol Sci, 2018, 19 (3): 730.

[20] VON SPEE-MAYER C, SIEGERT E, ABDIRAMA D, et al. Low-dose interleukin-2 selectively corrects regulatory T cell defects in patients with systemic lupus erythematosus. Ann Rheum Dis, 2016, 75 (7): 1407-1415.

[21] BOYMAN O, SPRENT J. The role of interleukin-2 during homeostasis and activation of the immune system. Nat Rev Immunol, 2012, 12 (3): 180-190.

[22] ABBAS A K, TROTTA E, R SIMEONOV D, et al. Revisiting IL-2: Biology and therapeutic prospects. Sci Immunol, 2018, 3 (25): eaat1482.

[23] SIMONIN L, PASQUIER E, LEROYER C, et al. Lymphocyte Disturbances in Primary Antiphospholipid Syndrome and Application to Venous Thromboembolism Follow-Up. Clin Rev Allergy Immunol, 2017, 53 (1): 14-27.

[24] ALVAREZ-RODRIGUEZ L, RIANCHO-ZARRABEITIA L, CALVO-ALÉN J, et al. Peripheral B-Cell Subset Distribution in Primary Antiphospholipid Syndrome. Int J Mol Sci, 2018, 19 (2): 589.

[25] LY N T M, UEDA-HAYAKAWA I, NGUYEN C T H, et al. Exploring the imbalance of circulating follicular helper CD4+ T cells in sarcoidosis patients. J Dermatol Sci, 2020, 97 (3): 216-224.

[26] LONG Y, LI W, FENG J, et al. Follicular helper and follicular regulatory T cell subset imbalance is associated with higher activated B cells and abnormal autoantibody production in primary anti-phospholipid syndrome patients. Clin Exp Immunol, 2021, 206 (2): 141-152.

[27] KLATZMANN D, ABBAS A K. The promise of low-dose interleukin-2 therapy for autoimmune and inflammatory diseases. Nat Rev Immunol, 2015, 15 (5): 283-294.

[28] WU R, LI N, ZHAO X, et al. Low-dose Interleukin-2: Biology and therapeutic prospects in rheumatoid arthritis. Autoimmun Rev, 2020, 19 (10): 102645.

[29] HE J, ZHANG X, WEI Y, et al. Low-dose interleukin-2 treatment selectively modulates CD4+ T cell subsets in patients with systemic lupus erythematosus. Nat Med, 2016, 22 (9): 991-993.

[30] COHEN H, ISENBERG D A. How I treat anticoagulant-refractory thrombotic antiphospholipid syndrome. Blood, 2021, 137 (3): 299-309.

[31] MCDONNELL T, WINCUP C, BUCHHOLZ I, et al. The role of beta-2-glycoprotein I in health and disease associating structure with function: More than just APS. Blood Rev, 2020, 39: 100610.

[32] SHAHNEH F, GRILL A, KLEIN M, et al. Specialized regulatory T cells control venous blood clot resolution through SPARC. Blood, 2021, 137 (11): 1517-1526.

[33] SPITZ C, WINKELS H, BÜRGER C, et al. Regulatory T cells in atherosclerosis: critical immune regulatory function and therapeutic potential. Cell Mol Life Sci, 2016, 73 (5): 901-922.

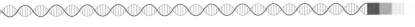

[34] HUA M，LI J，WANG C，et al. Aberrant expression of microRNA in CD4$^+$ cells contributes to Th17/Treg imbalance in primary immune thrombocytopenia. Thrombosis Research，2019，177：70-78.

[35] MUYAYALO K P，LI Z H，MOR G，et al. Modulatory effect of intravenous immunoglobulin on Th17/Treg cell balance in women with unexplained recurrent spontaneous abortion. American Journal of Reproductive Immunology，2018，80（4）: e13018.

第十四节　Treg 与自身免疫性肝病

　　自身免疫性肝病（autoimmune liver disease，ALD）是因体内免疫功能紊乱引起的一组特殊类型的慢性肝病，包括自身免疫性肝炎（autoimmune hepatitis，AIH）、原发性胆汁性胆管炎（primary biliary cholangitis，PBC）、原发性硬化性胆管炎（primary sclerosing cholangitis，PSC），以及 IgG4 相关的硬化性胆管炎（IgG4-related sclerosing cholangitis，IgG4-SC）。不同类型的自身免疫性肝病，其人口学特征、临床表现、肝脏的病理改变各有不同。目前对于自身免疫性肝病的具体发病机制，尚有许多不甚了解的部分，为了进一步了解自身免疫性肝病的病因与发病机制，研究机体免疫耐受的运行机制非常必要。就目前的研究进展而言，免疫耐受的主要机制在于机体对自身反应性 T 细胞的阴性选择（negative selection），而在消极选择的过程中，Treg 具有显著的免疫抑制能力。早期对自身免疫病患者的外周血研究表明，从外周血中分离出的 Treg 的数量或功能存在缺陷。虽然在当时以 CD25 的阳性表达作为 Treg 识别的唯一标志物的认识让研究结果有失准确性，但随后大量的研究已经清楚地表明，大多数自身免疫病，如 1 型糖尿病、多发性硬化、系统性红斑狼疮及自身免疫性肝病等均存在外周血中 Treg 的数量或功能缺陷。

　　综上所述，研究自身免疫性肝病患者体内 Treg 数量与功能的变化，是目前该领域研究者关注较多、研究较成熟的部分，本部分重点介绍自身免疫性肝病的诊疗策略，以及这种特殊的自身免疫病与 Treg 之间存在怎样的联系。

一、自身免疫性肝炎与 Treg

（一）自身免疫性肝炎概述

　　AIH 是一种由针对肝细胞的自身免疫反应所介导的肝脏实质炎症，以血清自身抗体阳性、高免疫球蛋白 G 和（或）γ- 球蛋白血症 / 肝组织学上存在界面性肝炎为特点，如不治疗常会导致肝硬化。AIH 属于慢性肝炎的一种，必须与慢性病毒性肝炎、药物性和酒精性肝炎，以及特发性慢性肝炎区分开来。虽然根据定义，自身免疫性肝炎是一种慢性疾病，可能导致肝硬化、肝细胞癌、肝移植和（或）死亡，但它通常始于急性肝炎的发作（如突发的不适、恶心、腹痛、黄疸和肝酶水平升高）。自身免疫性肝炎甚至可能表现为暴发性肝功能衰竭，因此在急性肝功能衰竭的鉴别诊断中必须考虑。关于自身免疫性肝炎是单一的疾病体系还是具有不同病因的异质性综合征的争论仍在继续。AIH 不同的亚型取决于患者血清中循环的标志物自身抗体。抗核抗体（ANA）与抗平滑肌抗体（SMA）协同，主要攻击平滑肌细胞中存在的肌动蛋白，肌钙蛋白或肌球蛋白，被认为是影响儿童和成人的 AIH 1 型（AIH-1）的标志物。AIH 2 型（AIH-2）的特征在于血清中存在抗肝肾微粒体抗体 1 型（抗 -LKM1）、抗 1 型肝细胞溶质抗原抗体（抗 -LC1）和（或）抗 -LKM3；AIH-2 主要始于儿童期和青春期。需要注意的是，即使自身免疫性肝炎始于儿童，这种疾病通常也会有持续数年的慢性病程，直至成年期。可能还有其他亚型以其他标志物自身抗体为特征，如针对可溶性肝抗原 / 肝胰抗体（以前称为抗 -SLA/LP，现在称为抗 -SLA）的亚型或自身抗体阴性自身免疫性肝炎。然而，因为 AIH 的触发因素尚未确定，这些非常规亚型的存在仍然是具有争议的且很难证明。此外，抗体谱在病程中可能会发生变化。因此，一些研究人员和临床医生选择将自身免疫性肝炎作为一个整体来考虑，而不使用亚型。根据年龄分布将自身免疫性肝炎分为青少年自身免疫性肝炎（包括 AIH-1 和 AIH-2）和成人自身免疫性肝炎（主要是 AIH-1）是当下比较合适的分类方式。

成人 AIH 主要好发于女性，主要特征在于自身抗体与肝组织和非肝组织中的抗原发生反应，伴随肝外自身免疫病的发生率高，γ 球蛋白（主要是 IgG）和界面性肝炎水平升高。患有自身免疫性肝炎的成人根据其自身抗体谱被细分为 AIH-1（约占 AIH 的 95%）和 AIH-2（约占 AIH 的 5%）。成人自身免疫性肝炎患者的临床表现差异很大。大多数患者无肝胆疾病的症状或体征，除了比较普遍的乏力症状，其他可仅表现为 AST 与 ALT 的升高。就这一特点来看，所有自身免疫病患者均应进行肝脏生化检查，肝脏生化检查异常的患者应进行自身免疫性肝炎评估。少数患者有未预料到的肝硬化，并出现晚期门静脉高压的症状和体征，如腹腔积液、胃食管静脉曲张破裂出血、肝性脑病或黄疸。患者罕见表现为急性黄疸性肝炎，其症状与急性病毒性肝炎相似，包括疲乏、不适、黄疸和轻度右上腹疼痛。极少数情况下，患者表现为急性肝功能衰竭，定义为在临床识别肝病后 8 周内出现黄疸、凝血功能障碍和肝性脑病，且既往没有慢性肝病证据的患者。因此，在所有出现急性肝功能衰竭、急性肝炎、慢性肝病或肝硬化的成年患者的鉴别诊断中，必须考虑自身免疫性肝炎。除此之外，需要格外关注的是，在伴有肝外自身免疫病的患者中，症状或体征通常以这些自身免疫病的临床表现为主，包括桥本甲状腺炎，以及可进展的甲状腺功能减退症，Coombs 阳性自身免疫性溶血性贫血、类风湿关节炎、系统性红斑狼疮、干燥综合征、乳糜泻、1 型糖尿病、银屑病、炎症性肠病和多发性硬化等。

（二）AIH 的发病机制

1. 分子模拟

在自身免疫性肝炎遗传易感性增加的患者中，对肝脏自身抗原的免疫反应可能由分子模拟触发，其中对外部病原体的免疫反应被定向到结构相似的自身蛋白，靶向自身表位的 T 细胞启动和扩增，这导致自身免疫介导的肝损伤的开始和延续。分子模拟在 AIH-2 中得到了很好的体现，其中体液和细胞自身免疫反应的关键靶标已被定义为肝酶细胞色素 P450 2D6（CYP2D6），这是抗 LKM1 抗体的靶标。CYP2D6 的氨基酸序列显示与 HCV 和疱疹病毒家族成员（如巨细胞病毒、EB 病毒和单纯疱疹病毒）编码的蛋白质具有高水平的同源性。暴露于自我模拟的外显性序列可触发自身免疫性肝炎，这一假设得到了一份病例报告的支持：一例因 α_1- 抗胰蛋白酶缺乏引起的终末期肝病进行肝移植，之后罹患 HCV 感染的儿童。该儿童在移植后 2 周检测到抗 LKM1 免疫球蛋白 M（IgM），随着时间的推移切换到抗 LKM1 IgG，10 年后即使 HCV 感染被清除，AIH-2 仍然在继续发展。这些数据表明，丙型肝炎病毒感染启动了抗 LKM1 免疫应答，支持分子模拟参与自身免疫性肝炎的病理发生。据报道，丙型肝炎病毒感染与 AIH-2 之间存在流行病学联系；相反，在约 50% 的 AIH-2 患者中发现了 HCV 抗体。

分子模拟也与 AIH-2 的小鼠模型有关，其中暴露于腺病毒载体承载的抗 LKM1 抗体攻击 CYP2D6 的小鼠，自身免疫一旦被自身抗原诱导，可能通过分子模拟扩散到其他同源自身抗原（表位扩散）。使用 AIH-2 的小鼠模型表明，通过分子模拟，自身反应可以通过分子模拟机制从显性表位扩展到具备同一抗原（CYP2D6）但显性较低的序列同源物。在人类的 AIH-2 中，分子模拟与自身免疫通过免

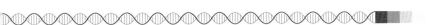

疫交叉反应性扩散到解剖学上遥远的组织有关，如内分泌胰腺（导致 1 型糖尿病）和肾上腺（导致 Addison 病）。

2. 自身免疫的失调

自身免疫性肝炎的免疫应答可能是由自身抗原向未演化的幼稚 CD4$^+$ T 辅助细胞（Th0）的呈递引起的。抗原呈递细胞（APC），如树突状细胞（DC）、巨噬细胞和 B 细胞，参与 Th0 细胞上自身抗原的处理和呈递给 T 细胞受体（TCR）。肝脏是专职 APC 的产生器官，包括肝脏窦内皮细胞、Kupffer 细胞和 DC；因此，CD4$^+$ 和 CD8$^+$ 效应 T 细胞的抗原呈递可以在局部发生，可能避免向区域淋巴结转运的需要，这样也会使免疫反应偏向耐受性。

CD4$^+$ Th0 细胞在抗原提呈过程中凭借适当的共刺激信号被激活，并根据它们暴露的细胞因子环境分化为不同的 T 辅助细胞群。Th0 淋巴细胞在 IL-12 存在下分化成 T 辅助 1（Th1）细胞，而在 IL-4 存在下分化成 T 辅助 2（Th2）细胞。TGF-β、IL-1β 和 IL-6 的优势有利于分化为 Th17 细胞。分化成 Th1 细胞导致 IL-2 和 IFN-γ 的产生，以及伴随的细胞毒性 CD8$^+$ T 淋巴细胞（CTL）的活化，这些细胞产生 IFN-γ 和 TNF，并在识别抗原提呈的 MHC Ⅰ 类复合物时发挥细胞毒性。肝细胞持续暴露于 IFN-γ 导致 MHC Ⅰ 类分子的上调和 MHC Ⅱ 类分子的异常表达，这导致进一步的 T 细胞活化和肝损伤的永久化。IFN-γ 还能诱导单核细胞分化，促进巨噬细胞和未成熟的 DC 激活，并有助于增加 NK 细胞活性。将 Th0 细胞分化为 Th2 细胞导致 IL-4、IL-10 和 IL-13 的分泌，这些细胞因子对于 B 细胞分化为分泌自身抗体的浆细胞至关重要，继而通过抗体介导的细胞毒性和补充激活诱导损伤。因此，几种自身抗体的滴度与疾病活性指数相关。此外，抗 LKM1 抗体的靶标 CYP2D6 存在于内质网和肝细胞膜中，使肝细胞膜易于直接受体液免疫攻击。Th17 细胞通过产生促炎细胞因子 IL-17、IL-22 和 TNF 并诱导肝细胞分泌 IL-6 来促进自身免疫，从而进一步增强 Th17 细胞活化。尽管在自身免疫性肝炎中已经报道了大量的 Th17 细胞，但它们在自身免疫性肝炎发病机制中的作用仍处于不明的状态。

目前为止的研究及报道指出，滤泡辅助 T 细胞（Tfh）在自身免疫病发病机制中承担重要作用。Tfh 细胞是专门的 CD4$^+$ T 细胞，可诱导 B 细胞的活化和分化为免疫球蛋白分泌细胞，这种辅助功能以分子表达的形式提供，如 CD40 配体，诱导性共刺激分子（ICOS）和细胞因子（如 IL-21），而这种过度活化可能导致自身免疫。Tfh 细胞位于次级淋巴组织中，但它们的对应物也可以在循环中发现，Tfh 细胞分泌的血清 IL-21 水平在自身免疫性肝炎中升高，其水平与疾病活动度相关。除此之外，一种特定类型的 T 细胞，γδ T 细胞，可能与肝损伤有关，但需要进一步的研究。与循环相比，该亚群在肝脏中更丰富，并且负责自身免疫性肝炎中颗粒酶 B 和 IFN-γ 的分泌。这些分子的表达与肝损伤的生化指数相关。巨噬细胞在自身免疫性肝炎中的危害作用是通过观察巨噬细胞活化过程中促诱导的可溶性 CD163 来评估的，该免疫分子在活动性疾病期间显著升高，且随着成功治疗而恢复正常。

3. 自身耐受能力的丢失

对患者自身肝抗原的耐受性丧失被认为是主要的潜在致病机制，这可能是由病原体和异种生物等环境因子在遗传易感个体中引发的。自身免疫病的发展受到自我耐受机制破坏的青睐。循环的自身反应性 T 细胞存在于人类身体的每个角落，但在健康人群体内，内在和外在的周围环境机制限制了它们引起组织损伤的能力。这种稳态过程的关键是由 Treg 施加控制。在具有潜在免疫调节功能的 T 细胞亚群中，Treg 组成表达 IL-2 受体亚基 α（IL-2RA；也称为 CD25）的 CD4$^+$ T 淋巴细胞是主要的亚群。这些细胞的身份是 TGF-β 诱导下的 Th0 细胞的分化亚群，占健康个体中所有外周 CD4$^+$ T 细胞的 5% ~ 10%。Treg 通过限制自身反应性 T 细胞的增殖和效应功能来控制先天性和适应性免疫应答，其可通过直接接触靶细胞起作用，并且在较小程度上通过释放免疫调节细胞因子，如 IL-10 和 TGF-β 起作用。除了 CD25 之外，Treg 也表达与其调节特性相关的其他标志物，包括糖皮质激素诱导的 TNF 受体、CD62 配体、CTLA-4 和 Foxp3。重要的是，它们表达很少或不表达 IL-7 受体（CD127）。大多数（但不是全部）已发表的数据表明，AIH 中 Treg 存在数量和功能方面的缺陷。在 AIH 患者中，血液循环中 Treg 的数量低于健康个体，这种减少在诊断和复发期间比在药物诱导的缓解期间更明显。Treg 的数量与疾病活动的标志物（如抗 SLA 和抗 LKM1 自身抗体滴度）呈负相关，这表明 Treg 数量的减少有利于 AIH 的活动。此外，确诊为 AIH 患者的血液循环中提取的 Treg 与缓解期 AIH 患者或健康个体中分离的 Treg 相比，其控制 CD4$^+$ 和 CD8$^+$ 效应细胞增殖的能力较差。由于效应 CD4$^+$T 细胞对于被 Treg 所控制的敏感性降低，因此机体的免疫调节缺陷被进一步放大。此外，在自身免疫性肝炎中，表达 NTPDase 1（又称 CD39）的 Treg 数量减少，不能充分水解促炎核苷酸，并且在抑制 CD4$^+$T 细胞产生 IL-17 这一过程中效率低下，导致 IL-17 含量上升。CD39$^+$Treg 在经过促炎因子激活后也不稳定，这表明 AIH 中的缺陷免疫调节不仅导致 Treg 的数量和功能减少，而且还导致 Treg 向效应细胞的转化增加。在 AIH 中，还报道了 Treg 对 IL-2 的低反应性导致 IL-10 产生缺陷，造成 Treg 的功能障碍。

据报道，AIH 患者肝脏中 Foxp3$^+$ 细胞增加，特别是在疾病活动期，并被解释为肝脏中 Treg 的富集。然而，这些研究仅依赖于组织淋巴细胞中 Foxp3 的表达，这种分子与 CD4$^+$T 细胞（包括效应细胞）的活化有关，而与功能性调节的特性没有密切关联。人体中的髓质胸腺上皮通过异位表达自身抗原和消除胸腺中的自身反应性 T 细胞来调节 T 细胞耐受性。在一个有趣的动物模型中，笔者通过抑制髓质胸腺上皮细胞的功能并加以观察，最终结果正如预期那样，小鼠没有多器官自身免疫病。相反，动物发展出与人 AIH-1 非常相似的界面性肝炎（定义为淋巴浆细胞炎症浸润从门静脉延伸到肝活检的门脉周围肝细胞），以及产生 ANA、抗 SLA 抗体和针对肝脏抗原的特异性抗体。这一结果支持免疫调节机制在 AIH 发病机制中的关键作用。如果免疫调节丧失是自身免疫性肝炎病理发生的核心，治疗应集中在恢复 Treg 扩增的能力上，同时增加其数量和功能。然而，需要进一步的验证数据，并且设计一些方案用以防止 Treg 在各种趋炎因子中演化为效应 T 细胞是至关重要的。

（三）AIH 目前的治疗策略

1. 关于 AIH 的标准治疗方案

自身免疫性肝炎应始终使用免疫抑制药物治疗，极少数例外。例如，在失代偿性肝病的患者中，治疗的风险有时可能超过疾病的风险。对于非常轻微的不适患者，也可能建议暂观察。然而，由于肝脏纤维化可能在亚临床上有所进展，有很大可能在确诊后疾病已经发展到中后期的程度。考虑到这样的情况，使用针对个体患者量身定制的药物剂量进行免疫抑制是强烈建议的。对于失代偿期肝硬化患者和无炎症活动证据的 AIH 患者，可能不需要免疫抑制治疗，但应密切观察这些患者是否复发或有炎症性疾病发作的迹象。

用于诱导 AIH 缓解的首选药物是皮质类固醇，用于维持缓解的首选药物是硫唑嘌呤，联合或不联合皮质类固醇，具体取决于个体获益—风险评估。如果硫唑嘌呤不能耐受，可能仅使用皮质类固醇维持缓解。对于急性肝炎和疑似自身免疫性肝炎的患者，建议起始剂量为泼尼松（龙），0.5 ~ 1 mg/（kg·d）（通常 30 ~ 40 mg/d），以达到快速反应，这样既有利于患者，又验证了诊断结果：AIH 总是在 2 ~ 3 周内对类固醇治疗有反应，如果患者无反应，应质疑诊断结果。对于轻度疾病患者，可给予较低剂量的泼尼松（龙），而在非常活跃的或暴发性疾病中，建议开始使用高剂量（100 mg）静脉注射泼尼松龙进行治疗。从类固醇单药治疗开始是最好的，直到观察到反应。布地奈德已被证明可以完全替代天然

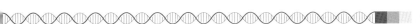

类固醇泼尼松龙或泼尼松龙治疗 AIH，但是，经验有限。与泼尼松龙相比，布地奈德相关的较少的全身不良反应的优势可以被其劣势抵消。对标准剂量 3 mg tid 的反应，比从同等剂量（通常 1 mg/kg）开始的泼尼松（龙）的反应较慢。因此，泼尼松（龙）的剂量可以比布地奈德剂量更快地减少，相比较而言，没有关于布地奈德的减少时间表的数据，并且其短半衰期可能有必要每天至少给予药物两次。可以预测，AIH 的全身性作用，如 IgG 升高和关节痛，对布地奈德的反应可能不如泼尼松龙，因为布地奈德的肝脏首次通过率较高。出于这个原因，大多数专业中心及欧洲肝脏研究协会临床实践指南继续支持泼尼松（龙）作为治疗 AIH 的首选类固醇。在大约一半的患者中，大多数类固醇依赖性患者只需要低剂量（每天 < 10 mg）。

一旦患者病情好转，通常在 2 周后，应将硫唑嘌呤添加到皮质类固醇治疗中，以迅速减少类固醇，并限制与类固醇相关的不良反应。建议使用低起始剂量的硫唑嘌呤以减少不良反应。高达 5% 的患者对硫唑嘌呤耐受性较差，并出现明显的症状，如发热、恶心和身体疼痛，在停止治疗后 2 天内消退。轻度恶心甚至更普遍，但症状会随着时间的推移而改善，并且可以通过在主餐后服用药物并使用低起始剂量来最大限度地减少恶心的发作。6- 巯基嘌呤作为硫唑嘌呤的代谢物，可以用等同于硫唑嘌呤一半的剂量缓解胃肠道和其他不耐受症状，并且作为免疫抑制剂同样有效。与骨髓毒性相关的不良反应具备剂量依赖性，但其与硫唑嘌呤在不同个体的药代动力学的差异也有强关联。限速酶硫嘌呤 S- 甲基转移酶（TPMT）罕见突变的基因检测可用于避免有风险个体的严重骨髓毒性，但这些 TPMT 突变的患者也可能出现骨髓毒性，而一些突变携带者对药物的耐受性相当好。无论是否进行 TPMT 试验，在治疗的前 3 个月内，硫唑嘌呤剂量应逐步增加，并定期进行血液计数，直到达到最佳剂量，通常为 1 ~ 2 mg/kg。由于硫唑嘌呤代谢的可变性，建议在随访期间能够测量其生物活性代谢物 6- 巯基嘌呤和 6- 硫鸟嘌呤的血清水平。测量这些代谢物也可用于评估患者的依从性。血清 6- 硫鸟嘌呤水平较高的患者更容易缓解，这表明根据血清 6- 硫鸟嘌呤水平调整硫唑嘌呤的剂量可以指导治疗。

在达到缓解后，大多数患者都渴望知道是否可以在没有药物的情况下维持。经临床试验结果可知，约不到 20% 的患者可以成功停止治疗，甚至在停止治疗数年后再次复发的情况并不少见。只有在免疫抑制治疗至少 3 年后，并且仅在过去 2 年的治疗中达到完全和稳定的缓解时，才应进行治疗戒断试验。临床上可以观察到，ALT 都达到正常范围的患者，其指标靠近正常值下限且 IgG 浓度小于 12 g/L 的那一部分的人群与那些指标靠近正常值上限的人群相比，前者有更高的机会可以停止治疗。如果尝试停用治疗，应在接下来的 6 ~ 12 个月内保持对复发的密切监测，以便能够通过低剂量短效类固醇和重新使用硫唑嘌呤来及早有效地治疗可能的复发。建议进行超过 12 个月的长期随访，因为可能会在药物减停后复发。

2. AIH 的非常规治疗

对硫唑嘌呤不耐受的患者和对标准治疗反应不足的患者可能需要替代疗法。对于这一小群（3% ~ 5%）的患者，推荐是基于经验和共识，而不是可靠的科学数据。对硫唑嘌呤不耐受的患者最好使用吗替麦考酚酯作为替代全身免疫抑制剂。吗替麦考酚酯能够维持约 80% 的硫唑嘌呤不耐受患者在配合使用低剂量泼尼松龙或不加泼尼松龙治疗后的稳定缓解。然而，吗替麦考酚酯在少数未达到硫唑嘌呤治疗后完全缓解的成年患者中几乎从未有效，因此通常不建议将吗替麦考酚酯作为无反应者的二线治疗。

对于硫唑嘌呤无反应的患者，应检查 6- 硫鸟嘌呤水平以评估依从性和异常药效学。如果 6- 硫鸟嘌呤水平足够，但仍对硫唑嘌呤反应不佳的患者，根据报道，现存于世的各种二线药物都具备一些效果。

环孢素 A 和他克莫司对这些患者中的很大一部分有效，但鉴于其不良反应，需要定期监测药物浓度及肝肾功能。

最近，抗 TNF（英夫利昔单抗）和抗 CD20（利妥昔单抗）等生物制品已成功用于少数难治性 AIH 患者。由于这些药物可能产生非常严重的不良反应，故其使用应限于特殊诊疗所。

（四）AIH 与 Treg 的关系

关于 AIH 的发病机制已在上文中有所体现。与原发性胆汁性胆管炎（PBC）类似的是，此类自身免疫肝病均与免疫紊乱有关，而其实免疫紊乱之下则是免疫耐受的异常。该环节重点介绍 AIH 与 Treg 相关的部分，即 AIH 发病机制中的免疫耐受受损部分。根据目前的研究进展，Treg 和 Teff 细胞之间的不平衡可能导致 AIH 患者肝损伤的诱导和持续，因为 Treg 无法抑制应答者的增殖和效应细胞因子产生，或者通过将 Treg 转化为 Th1 或 Th17 效应淋巴细胞。大量研究证明，Treg 和 Teff 不是末端分化的淋巴细胞亚群，两者的表型与功能都具有相当的可塑性。一方面，Treg 暴露于促炎细胞因子可促进其转化为 Th17 细胞或获得 Th1 效应 T 细胞的特性，包括 IFN-γ 的产生；另一方面，在抗 CD3 单克隆抗体治疗或感染因子诱导的实验性结肠炎的情况下，小肠中已经报道了 Th17 转化为产生 IL-10 的 Tr1 细胞。

AIH 的发病机制不乏 Treg 与 Teff 之间比例发生波动，即细胞因子和炎症环境的调节可以极大地影响 Teff 和 Treg 的表型和功能特性。AIH 活动期患者 Treg 数量显著减少，Th1、Th17、Th22 细胞增多及 Th1、Th17、Th22 型的细胞因子水平增高，可能是由于 Treg 不能通过抑制 Teff 增殖和效应性细胞因子的产生，或其转化为 Th1 辅助细胞或 Th17 效应淋巴细胞增多。CD127（通常存在于活化的 Teff 上的 IL-7 受体 α 链）的水平与 Foxp3 的表达呈负相关，这是 Foxp3 与 CD127 启动子结合的结果。然而，尽管 CD127 的表达通常表示效应表型，但在细胞因子的调节下 CD127 会获得细胞抑制功能；有其他证据显示 Treg 和 Th17 效应细胞在 AIH 中表达 CD39 是有缺陷的。研究表明在 AIH 患者中 CD39 阳性的 Treg 数量减少，不能有效抑制 IL-17 的产生，且 CD39 阳性 Treg 在促炎症反应中具有适应性和不稳定性，这表明 Teff 有转化为 Treg 的可能性，借此可以推测 Treg 的变化对 AIH 患者 CD4$^+$CD127$^+$CD25^{high}Teff 亚群表型和功能特性的影响。这一发现，即 CD4$^+$CD127$^+$CD25^{high}Teff 的存在，毫无疑问，是笔者通过免疫调节治疗 AIH 的突破点。

基于此推断，研究者研究 Treg 的变化对 CD4$^+$CD127$^+$CD25^{high} 细胞的影响，观察到在 AIH 的患者中，外周血中 CD4$^+$CD127$^+$CD25^{high} 细胞显著增加。该试验最后证实了 CD4$^+$CD127$^+$CD25^{high} 细胞与疾病活动及复发次数的相关性（转氨酶、胆红素和 IgG 水平），表明该细胞评估疾病活动情况及预测疾病复发具有一定价值。与传统的 Treg 相比，CD127$^+$ 细胞具有更强的抑制功能，特别是在患者体内，其可能依赖于 IFN-γ 和 IL-17 直接阻断效应 T 细胞功能或通过 IL-10 促进抑制能力，但 AIH 患者体内的 CD4$^+$CD127$^+$CD25^{high} 细胞在存在炎症激发的情况下不保留其抑制特性，这一发现强调了笔者应该通过控制炎症的免疫微环境来维持该细胞的抑制功能。

在经历实验性结肠炎小鼠的小肠中，将 Th17 细胞转译为产生 IL-10 的 Tr1 细胞为笔者开启了如何控制 Th17 效应器致病潜力达到免疫稳态的研究方向。Teff 获得 Treg 表型和功能特性的案例也有报道，其中观察到活化的 CD127$^+$ 效应子转化为表达 IFN-γ 的 Treg 样细胞，这样的结果支持 Teff 在受到刺激时的高可塑性；然而，这些细胞仍然是 CD25$^-$，而并非 CD25^{high}。人类 Teff 获得调节特性不仅可以减少组织炎症，还有助于通过扩大 Treg 池来重建免疫耐受性。Tr1 细胞是控制处于慢性期炎症的关键细胞，因此在肝脏处于自身免疫的情况下，Tr1 样效应子池在 Treg 产生变化时的扩增可能有助于在炎症过程中实现和维持免疫稳态，包括其慢性期。由于在自身免疫环境中常规和诱导的 Treg 具有较高的可塑性，因此采用为 Treg 或 Tr1 和 Teff 创造有利条件的治疗策略至关重要。通过以上实验数据表明，在 AIH 中，激活的 CD4⁺CD127⁺CD25^high 细胞可能起主要损害作用，但在 Treg 调节之后，它们获得了免疫调节 Tr1 样特性。然而，细胞因子环境的稳定性是维持有效 T 调节池的关键。这一内在机制说明了，不仅通过扩增已经存在的 Treg，同时还可以通过将 Teff 转化为 Treg/Tr1 细胞达到目的，成功控制 T 细胞可塑性将有助于重塑自身免疫中 Teff/Treg 的相互作用，并有助于产生稳定和持久的耐受性。

目前的研究可发现 AIH 患者体内 Treg 的其他作用机制。Treg 可直接接触其目标，通过修改细胞因子谱而不是诱导细胞凋亡；Treg 还可以利用其效应分子纤维蛋白原样蛋白 2（sFGL2）抑制常规的 CD8⁺T 细胞和 Tc17 细胞。除此之外，AIH 患者体内的 Treg 损伤无法抑制单核细胞活动，CD4⁺CD25⁻T 细胞自发凋亡的缺陷也可能有助于自身免疫的发展。

二、原发性胆汁性胆管炎与 Treg

（一）原发性胆汁性胆管炎概述

PBC 是一种慢性、胆汁淤积性自身免疫性肝病，其进展病程可能持续数十年。当 PBC 的概念第一次被引入时，在大多数 PBC 患者中发现了显示肝硬化组织学的晚期肝脏疾病，所以当时的疾病被称为 PBC。然而，由于诊疗技术的提升，越来越多的患者可以在早期明确诊断并接受治疗。经过药物的积极干预，绝大部分患者将不会进展为肝硬化。同时原发性胆汁性肝硬化这个称谓，会给患者增加不必要的精神压力，这将会影响原发性胆汁性胆管炎患者的病情发展及治疗效果，2014 年 11 月，欧洲肝病学会管理委员会通过了"原发性胆汁性胆管炎"的改名提案，随后美国肝脏病研究协会管理委员会和美国胃肠病学会管理委员会分别于 2015 年 4 月和 7 月先后通过该提案。正式将原发性胆汁性肝硬化更名为原发性胆汁性胆管炎，但仍保留 PBC 这一缩写，并制定一系列诊断标准，其目的是为了早期发现，早期治疗，改善患者的预后，提高患者的生存期，减少患者痛苦。

与 PSC 不同的是，PBC 已经有比较完善的诊疗指南：①以中年女性为主，其主要临床表现为乏力、皮肤瘙痒、黄疸、骨质疏松和脂溶性维生素缺乏，可伴有多种自身免疫病，但也有很多患者无明显临床症状。②生物化学检查：ALP、GGT 明显升高最常见；ALT、AST 可轻度升高，通常为（2 ~ 4）× ULN。③免疫学检查：免疫球蛋白升高以 IgM 为主，AMA 阳性是最具诊断价值的实验室检查，其中以第 2 型（AMA-M2）最具特异性。④影像学检查：对所有胆汁淤积患者均应进行肝胆系统的超声检查；超声提示胆管系统正常且 AMA 阳性的患者，可诊断 PBC。⑤肝活组织病理学检查：AMA 阴性者，需进行肝活组织病理学检查才能确定诊断。除此之外，PBC 的分期也是大家需要关注的点，系指导治疗的作用，PBC 的自然史大致分为四个阶段。第一阶段为临床前期：AMA 阳性，但生物化学指标无明显异常。第二阶段为无症状期：主要表现为生物化学指标异常，但没有明显临床症状。第三阶段为症状期：患者出现乏力、皮肤瘙痒等临床症状；从症状出现起，平均生存时间为 5 ~ 8 年。有症状患者的门静脉高压相关并发症 10 年内发生率为 10% ~ 20%，高于无症状患者。当患者出现食管胃底静脉曲张后，3 年的生存率仅为 59%，第一次出血后 3 年生存率约 46%。第四阶段为失代偿期：患者出现消化道出血、腹腔积液、肝性脑病等临床表现。此阶段以胆红素进行性升高为特点，当胆红素达到 34.2 mol/L 时，平均生存时间为 4 年；达到 102.6 mol/L 时，则标志着患者进入终末阶段，平均生存时间仅为 2 年。

（二）原发性胆汁性胆管炎的发病机制

1. 免疫失调

PBC 的特征是多系免疫排斥障碍，与线粒体丙酮酸脱氢酶复合物 -E2（PDC-E2）的耐受性丧失有关，并且与胆管上皮细胞（BEC）的靶向损伤有关。疾病特异性抗线粒体抗体（AMA）靶向免疫显性表位，主要是PDC-E2，位于含有硫辛酸—赖氨酸键的线粒体内膜上，这是抗原识别和免疫细胞激活所必需的。尽管这种自身抗原无处不在，但靶向性的胆道损伤被认为与凋亡的BEC中线粒体PDC-E2的异常修饰有关，这主要是因为凋亡BEC会以特征性的凋亡小泡呈递抗原表位特异性CD4$^+$T细胞和CD8$^+$T细胞的浸润来突出。其他T细胞亚群也具有重要作用，包括促炎性Th17细胞、以免疫抑制功能为主的Treg和促进抗体产生的T滤泡辅助细胞。CXC趋化因子受体3（CXCR3）在T细胞运输和分化中非常关键，其在效应T细胞上过度表达，并且是趋化因子的同源受体，包括CXC趋化因子配体9（CXCL9）、CXCL10、CXCL11和CX3C趋化因子受体1（CX3CL1），它们富含于PBC患者的门静脉系统。具有效应记忆表型的CD8$^+$T细胞亚群对细胞凋亡具有抗性，它们可以浸润胆管门脉系统周围，并识别线粒体的脂酰结构域内的抗原序列，从而推进靶向胆道损伤。一个进展的纤维化阶段主要与偏向Th17主要细胞因子谱相关，释放IL-23、IL-6、IL-17和TGF-β等细胞因子，靶向攻击受损的胆管细胞，并且与PBC患者中报告的肝Th17细胞浸润增加一致。T滤泡辅助细胞为B细胞特异性抗体的产生提供必要的支持，并且还被注意到在PBC患者的肝脏中富集。相比之下，PBC患者的调节细胞表型，包括循环和肝内Treg及T滤泡调节细胞，都被下调。

相对的，固有免疫反应不足以驱动免疫耐受性的破坏，尽管PBC患者肉芽肿性炎症的存在、多克隆IgM的产生和固有免疫细胞的扩增强调了其在疾病发病机制中的重要性。胆道上皮表达Toll样受体，当被多种配体（包括脂多糖等微生物产物）激活时，可通过促炎因子NF-κB途径，IL-8和CX3CL1释放导致细胞损伤，这有助于将效应淋巴细胞募集到PBC患者的门静脉中。受损胆管中CX3CL1等细胞因子的上调会吸引携带同源受体的CD8$^+$和CD4$^+$T细胞，并且这些细胞在PBC患者的门静脉系统中富集。2018年发表的数据强调了在PBC中骨髓来源的抑制细胞的作用和提示了在常见的炎症性肝病患者（包括PBC）中这些细胞数量的增加与一些评效的指标，如血清ALP和胆红素水平有关。另外对熊去氧胆酸反应良好的PBC患者中骨髓来源的抑制细胞是上调的。在存在循环AMA和凋亡BEC的情况下，巨噬细胞可以上调促炎细胞因子的表达，即IL-12；体外数据显示，在用抗原凋亡BEC和AMA培养的巨噬细胞中，TNF相关的凋亡诱导配体表达显著增加。因此，巨噬细胞可能作为固有免疫系统介导的损伤与BEC凋亡之间的连接点。PBC中固有免疫和适应性免疫之间的综合联系通过NKT细胞和MAI T细胞的参与来证明。与患病对照和健康肝脏相比，PBC患者肝脏中NKT细胞的比例更高，NK细胞与BEC的高比例与NK细胞介导的BEC损伤、自身抗原释放和自身反应性T细胞的激活有关。MAIT细胞是主要组织相容性复合体Ⅰ类限制性T细胞的新型亚群，可产生促炎细胞因子，包括IFN-γ、TNF和IL-17，无论依赖或不依赖微生物活化，与没有慢性肝病的对照个体相比，PBC患者的肝脏和血液中的MAIT都是减少的。

2. 胆汁—碳酸氢盐屏障的破坏

随着对正常胆道生理学的理解，人们对PBC的发病机制有了更好的认识，同时一些维持胆管上皮细胞（biliary epithelial cell, BEC）完整性的复杂机制也较前加深了理解。细胞损伤不是一个孤立的过程，受损细胞会启动以代偿为目的的协调反应。这些反应，如衰老和细胞凋亡，不是孤立的，也不仅仅是阳性或阴性的。在这方面，胆道碳酸氢盐伞是关键。考虑到胆道上皮表面的酸性环境，正常的BEC细胞完整性必须包括适当的碳酸氢盐产生；无论出于何种原因，保护伞的损伤都会加剧任何有害的过程。

AE2是BEC表达的主要Cl$^-$/HCO$_3^-$交换剂，可调节细胞内pH和胆汁HCO$_3^-$分泌，参与构成胆管细胞顶端表面富含碳酸氢盐的保护伞，可保护BEC免受有毒疏水性胆汁酸的侵害。AE2的下调导致可

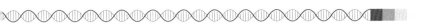

溶性细胞内腺苷酸环化酶（sAC）敏感的碱性细胞内环境，继而促进胆汁盐的酸化，使它们更具疏水性和细胞膜渗透性，从而诱导 BEC 的凋亡。为了进一步探索 AE2 与 BEC 的关系，在 H69 胆管细胞中利用短发夹 RNA 敲除 AE2 后可观察到增加的 sAC 表达，继而诱发 BEC 的凋亡；而用 KH7 抑制 sAC 后可以降低 BEC 的凋亡发生率。此外，靶向破坏 AE2 亚型（Ae2a，b$^{-/-}$）的小鼠模型，可以显示出在血液循环系统中促炎细胞因子水平的增加和 AMA 的存在，以及扩增的 CD8$^+$T 细胞，同时可以观察到下调的 Treg 和炎症浸润的组织学证据。正如之前提到的，AE2 通过 miR-506-3p 所造成的表观遗传学上的下调可能降低 AE2 的表达及 Cl$^-$/HCO$_3^-$ 交换活动，导致 PDC-E2 的过表达和胆管细胞对胆汁盐诱导的细胞凋亡。在 PBC 患者体内，尽管线粒体 PDC-E2 无处不在，但对于一个携带失调的 AE2 的损伤的 BEC 来说，它是极有可能凋亡的，继而在凋亡小泡内暴露的 PDC-E2 会持续性诱发胆管损伤。衰老的 BEC 并没有被去除，而是在 PBC 中积累并呈现衰老相关的分泌表型，其特征在于分泌多种细胞因子和趋化因子，包括 IL-1、IL-6、CX3CL1、CXCL8 和 CCL2，它们破坏免疫稳态并促进效应性，导致进行性胆汁淤积和纤维化的表现。

（三）原发性胆汁性胆管炎目前的治疗手段

1. PBC 的标准治疗方案及疗效评估

熊去氧胆酸（ursodeoxycholic acid，UDCA）是目前唯一被国际指南推荐用于治疗 PBC 的药物。其主要作用机制为促进胆汁分泌、抑制疏水性胆酸的细胞毒作用及其所诱导的细胞凋亡，因而保护胆管细胞和肝细胞。推荐剂量为 13～15 mg/（kg·d），分次或 1 次顿服。如果同时应用考来烯胺，两者应间隔 4 小时以上。研究表明小剂量 UDCA[≤ 10 mg/（kg·d）] 对 PBC 疗效较差，而大剂量 UDCA[20 mg/（kg·d）] 也并未显示出更好的疗效。UDCA 的不良反应较少，主要包括腹泻、胃肠道不适、体质量增加、皮疹和瘙痒加重等。皮肤瘙痒的加重通常是一过性的，且发生率较低。虽然没有证据显示 UDCA 有致畸作用，但不推荐在妊娠前及妊娠早期使用。

目前国际上有多种评价 UDCA 治疗后生物化学应答的标准。例如，2006 年 Pares 等提出的巴塞罗那标准：经 UDCA 治疗 1 年后，ALP 较基线水平下降 > 40% 或恢复至正常水平。2008 年 Corpechot 等提出巴黎 I 标准：经 UDCA 治疗 1 年后，ALP ≤ 3×ULN，AST ≤ 2×ULN，胆红素 ≤ 1 mg/dL。2011 年 Corpechot 等提出的针对早期 PBC（病理学分期为 I～II 期）的巴黎 II 标准：UDCA 治疗 1 年后，ALP 及 AST ≤ 1.5×ULN，总胆红素正常。最近一项国际性多中心临床研究，以欧美 8 个国家的 4119 例患者为研究对象，发现开始治疗的年龄，以及治疗 1 年后的胆红素、白蛋白、ALP、血小板计数是死亡和肝移植的独立预测因素，并据此建立了旨在评估疗效和指导治疗方案调整的 PBC 全球评分。我国研究表明，出现临床症状后才就诊、生物化学指标明显异常，以及自身免疫特征较多者，对 UDCA 的应答欠佳。此外，我国学者还发现，评估 UDCA 生物化学应答的时间可由 1 年提前到 6 个月，以便及时发现生物化学应答欠佳的患者并给予治疗。

2. PBC 的其他治疗

以上已经说明，虽然 UDCA 治疗 PBC 已经成为一个规范的治疗方案，学者们对其在治疗方面的用量、不良反应已经有了比较成熟的认识。但作为本质上以免疫紊乱导致的自身免疫病，不可避免的，会存在对 UDCA 反应不佳的患者，而对此类人群，目前尚无规范的治疗方案。以下介绍几种可以使用的药物。

（1）布地奈德

布地奈德是第二代皮质类固醇激素，口服后 90% 的药物于肝内首过代谢。在肝脏内被清除前可以高浓度作用于致病淋巴细胞，而避免了全身不良反应。一项多中心前瞻性随机试验显示，对于组织学分期 Ⅰ~Ⅱ 的 PBC 患者，给予布地奈德 6 mg/d+UDCA 15 mg/（kg·d）或 UDCA 15 mg/（kg·d），结果显示加用布地奈德组在生物化学及组织学改善方面更具优势。另一项前瞻性随机对照研究也发现布地耐德（9 mg/d）联合 UDCA 比安慰剂联合 UDCA，能更好地改善肝脏生物化学指标、血清 IgG、IgM 水平及组织。上述研究表明 UDCA 联合布地奈德治疗可能对尚未发生肝硬化的患者有益，但尚需要长期随访资料来确认其安全性及其是否能够改善病死率及肝移植率。对于接受 UDCA 治疗后病情稳定的患者，不建议加用布地奈德。有研究表明，对于组织学分期Ⅳ期的患者，布地奈德可导致严重不良反应如门静脉血栓等，故也不推荐用于有肝硬化或门静脉高压的患者。

（2）贝特类药物

日本、美国、欧洲及我国学者先后报道了非诺贝特在生物化学应答欠佳的 PBC 中的应用。三项荟萃分析显示，UDCA 联合非诺贝特较 UDCA 单药治疗能改善患者 ALP、GGT、IgM 及甘油三酯的水平，但对皮肤瘙痒及 ALT 水平的改善无统计学差异。联合用药与单药相比在不良反应的发生上无统计学差异。此外，有纳入了 9 项 269 例患者的小样本研究的荟萃分析显示，加用苯扎贝特可改善 ALP、GGT、ALT lgM、甘油三酯及总胆固醇，但是对病死率和皮肤瘙痒无改善。尽管严重不良反应发生率两组无差异，但苯扎贝特不良反应较对照组高，故在治疗过程中应监测其不良反应。

（3）奥贝胆酸（OCA）

OCA 是法尼克受体激动剂。一项多中心随机对照临床试验显示，对于对 UDCA 应答欠佳的 PBC 患者，加用 OCA 治疗组 ALP、CGGT、ALT 下降水平较加用安慰剂组有显著差异。随后的开放试验证实 OCA 能改善 ALP 水平。但 OCA 可导致皮肤瘙痒和高密度胆固醇降低等不良反应，而高密度胆固醇的降低是否会增加心脑血管事件的风险需进一步验证。

（4）其他免疫抑制剂

由于 PBC 的发病机制可能与自身免疫有关，故有多项临床试验探索了免疫抑制剂的疗效，如肾上腺皮质激素（泼尼松、泼尼松龙）、硫唑嘌呤、甲氨蝶呤、环孢素 A 等。但研究结果显示，免疫抑制剂对 PBC 的疗效并不确定，且可能存在药物不良反应。一些具有较高器官靶向性、较少不良反应的新型免疫抑制剂也被试用于 PBC 的治疗，但尚缺乏大规模的临床研究验证其疗效。

（5）肝移植

肝移植是治疗终末期 PBC 唯一有效的方式。PBC 患者肝移植的基本指征与其他肝病相似，即预计存活时间少于 1 年者。其主要条件包括：顽固性腹腔积液、自发性腹膜炎、反复食管胃底静脉曲张破裂出血、肝性脑病、肝细胞癌，或难以控制的乏力、瘙痒或其他症状造成生活质量严重下降等。一项回顾性单中心研究发现，尽管肝移植可改善乏力症状，但是 44% 的患者在肝移植后两年出现中度到重度的乏力。此外，早期的横断面研究也显示肝移植并不能改善乏力症状。因此，乏力是否应作为肝移植的指征尚存争议。

（四）原发性胆汁性胆管炎与 Treg 的关系

关于 PBC 的发病机制，如上述所言，推测存在的理论包括免疫失调及胆汁碳酸氢盐屏障的破坏。但归结到底，PBC 的发病机制，尤其是免疫这方面，仍然存在大量空白。最近的数据表明，自身反应性 T 细胞反应在 PBC 的发生、发展中起重要作用。$CD4^+CD25^{high}$Treg 已被报道在以小鼠模型为基础的自身免疫病的预防方面起关键作用。这些数据促使笔者检查 Treg 在 PBC 发病机制中的作用。已经鉴定出 Foxp3 和 CD25 所组成的高平均密度水平的 $CD4^+$T 细胞的特定亚型，在人类和小鼠的自身免疫性

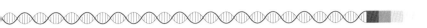

肝病模型中显示出调节功能。细胞毒性或辅助性淋巴细胞在特异性 T 细胞受体（TCR）由白细胞介素 -2 所激活之后，CD4$^+$CD25^{high}Treg 通过抑制自身反应性淋巴细胞的增殖和细胞因子产生来帮助维持自我耐受性。

Treg 抑制需要细胞间直接接触的要求。因此，从表型上讲，CD4$^+$CD25^{high} 细胞在体外是无能的，不表现出独特的细胞表面标志物。这些 Treg 的大多数已知表面标志物，包括 CD25 和糖皮质激素诱导的肿瘤坏死因子受体，也在 CD4$^+$CD25^{high}T 细胞激活后上调。目前，反映 Treg 功能的最好指标是通过 Foxp3 的细胞内表达，这对于 Treg 的激活也至关重要。Treg 已被证实在大量 PBC 患者中起到重要作用。然而，大多数研究主要使用外周血样本进行。细胞间的直接接触通常似乎是 Treg 介导其调节功能的一项要求。似乎合理的是，不仅在 PBC 患者的外周血中，若再加上在 PBC 患者的靶肝组织中，对该细胞谱系的占比进行更详细的分析，可能为 Treg 在 PBC 发病机制中的作用提供更明确的证据。在对 PBC 患者中的 CD4$^+$CD25$^+$ 和 CD8$^+$Treg 进行观察分析后，仅存在 CD8$^+$Treg 数量及功能的异常，而 CD4$^+$CD25$^+$Treg 不受任何数字或功能缺陷的影响。这一发现揭示了 PBC 患者中 Treg 的主要变化在于 CD8$^+$Treg 的改变。

根据目前的研究进展发现，dnTGFβRⅡ细胞模型可以密切模拟人类 PBC 的发生、发展，通过影响效应 T 细胞（dnTGFβRⅡCD8）及调节性 T 细胞（dnTGFβRⅡTreg），最终影响胆道自身免疫，因此利用 dnTGFβRⅡ细胞模型研究 PBC 的发病机制是目前该领域的前沿科学。Wang 等研究者对于 dnTGFβRⅡ小鼠与 WT（野生型）Treg 之间功能差异的对比，显示 WT Treg 表型包含高度上调的 Foxp3、CTLA-4、ICOS 和 CD25，以及有效的抑制功能，而 dnTGFbRⅡTreg 对致病性 CD8$^+$T 细胞的抑制活性受损，并进一步发现 dnTGFbRⅡTreg 小鼠的炎症因子如粒酶 B、IFN-γ 和 CCL5 上调，同时保留了分泌 IL-10 的能力，以上研究结果可以成为 dnTGFbRⅡTreg 免疫抑制功能受损的原因。

这些研究者进一步探索 dnTGFβRⅡ转录因子的变化，发现 Eos（Ikzf4）、KLF2（Klf2）、Ahr、Foxp1 和 Helios（Ikzf2）等因子的变化比较明显。其中 Helios 是 Treg 中 Foxp3 依赖的基因沉默过程中的关键介质，其在 dnTGFbRⅡTreg 中上调，同时伴随 p-Treg 相关表面标志物 IGFBP4 的下调，Helios 与 IGFBP4 对于 Treg 的影响尚有很大的研究空间。敲除 Eos 导致促炎因子相关基因 IL-2 与 INF-γ 的上调，敲除后的 Treg 可以以依赖 IL-6 的方式表达 CD40L 与 IL-2，继而推动抗原提呈细胞对 CD8$^+$T 细胞的诱导增殖作用，此外 CD103 的下调伴随 CD69 与 IFN-γ 的上调，也参与该过程。转录因子 Krüppel 样因子 2 对于 T 细胞的调节作用也备受关注。CD4 特异性 KLF2 敲除小鼠可以出现较大程度的外周淋巴细胞减少，同时伴随反应性 T 细胞的活化。KLF2 主要调节 p-Treg（外周 Treg），因此可以应用于在 PBC 患者体内 Treg 免疫抑制功能的调节。除了上述转录因子外，dnTGFbRⅡTreg 中的细胞黏附和趋化因子也表现出较大的差异，研究较多的是 CD103 和 Vcam1，这两者的下调可能抑制 Treg 的归巢作用，继而诱导 PBC 的发生、发展。

另外，根据 Wenting Huang 等利用 dnTGFβRⅡ小鼠及 dnTGFβRⅡ与 B6 的嵌合体小鼠实验显示，在 dnTGFβRⅡCD8 与正常（B6）Treg 共存的情况下不会发生疾病，这表明 dnTGFβRⅡTreg 不足以提供保护，dnTGFβRⅡTreg 与 Treg 的差异不体现在数量上（dnTGFRⅡ和 B6 小鼠的脾 Treg 数量相等），而体现在功能方面（dnTGFβRⅡTreg 显示功能缺陷），尤其是在调节 CD8 细胞方面。通过以上的结论可以推断：①CD8T 细胞可以介导 dnTGFβRⅡ小鼠的胆道疾病；②B6Treg 可以消除部分 CD8 细胞的细胞毒性能力发挥作用，从而防止自身免疫性胆管细胞损伤。关于 PBC 患者体内 Treg 的免疫抑制缺陷，研究者提出了以下观点：①通过研究 dnTGFβRⅡTreg 免疫抑制功能的缺陷，可以推断出 PBC

患者体内的 Treg 在免疫调节方面可能存在接触抑制;② Lan 等的研究发现 PBC 患者体内的 Treg 具备较高的 GITR 表达,通过 GITR-GITR 配体轴,可能影响 Treg 的免疫抑制功能,导致自身免疫病的发生。以上结论均可以帮助笔者进一步理解 PBC 的发生、发展与 Treg 的关系。

除了对 PBC 的发病机制有所研究,近年来对 PBC 的免疫治疗也未曾懈怠。Yang 等利用异体共生和嵌合体技术缓解了模拟 PBC 发病环节的 Tg 小鼠模型的病情,而根据该实验最后的结果可以证明 Treg 参与了该过程。研究者利用异体共生产生 $CD4^{-/-}$ Tg 小鼠与 WT(野生型)小鼠的嵌合体,在异体共生后,$CD4^{-/-}$ Tg 小鼠从胆道疾病中恢复,同时可以观察到 $CD4^{-/-}$ Tg 宿主体内衍生的活化 $CD8^+$ T 细胞数量有所下降。在利用骨髓嵌合技术制造出的 WT $CD4^+$ 细胞与 $CD4^{-/-}$ Tg 小鼠的嵌合体中,可以发现效应 $CD8^+$ T 细胞的减少,尤其是终末分化的 $KLRG1^+CD8^+$ T 细胞,以上实验结果表明,与 Tg 单骨髓嵌合体相比,混合的 Tg 和 WT 骨髓嵌合小鼠可以更大程度减缓 PBC 的发生、发展;进一步研究可发现 $CD8^+$ T 细胞中存在一定程度的自身抗原特异性细胞,而这些细胞很可能成为 Treg 的调节对象,研究自身抗原特异性细胞与 Treg 的关系是 PBC 发生、发展过程中的重要环节。Tg 小鼠的 CD4 缺乏导致更严重的胆道疾病,但通过骨髓移植或异体共生输入野生型 $CD4^+$ Treg 减轻了胆道疾病。这些结果表明来自健康供体的正常 $CD4^+$ T 细胞可以对已确诊的 PBC 患者产生治疗作用。

在 PBC 患者及其直系亲属中发现,Treg 占比的降低可能涉及控制该亚群的胸腺发育基因的异常及外周 Treg 生成的失调。Treg 的产生已经涉及几个因素,包括雌激素和维生素 D_3,这两者都已被证明可以增加小鼠模型中的 Treg 占比。对于涉及 Treg 占比的调节内在的分子机制的研究可能会进一步阐明 Treg 在 PBC 中的作用。

三、原发性硬化性胆管炎与 Treg

(一)原发性硬化性胆管炎概述

PSC 是一种以特发性肝内外胆管炎症和纤维化导致多灶性胆管狭窄为特征、以慢性胆汁淤积病变为主要临床表现的自身免疫性肝病。在医学界对该病尚无系统认识之前,该病与 IBD 经常相伴相生,频繁发生在 IBD 患者中,一度成为该病的特征性标志。直到 20 世纪 60 年代中期,西方世界对于该病理类型的临床病例报告数量不断增加。在整个 20 世纪 70 年代,对于内窥镜逆行胆管造影术的广泛应用增加了对于该病的诊断率。20 世纪 80 年代,来自美国、英国和挪威的三篇具有里程碑意义的文章建立了 PSC 的概念。随后描述了 PSC 导致的胆管癌、结肠肿瘤和小胆管 PSC 的亚表型,PSC 与高免疫球蛋白 4(IgG4)水平及自身免疫性肝病重叠综合征的相关性。以当时人们对 PSC 的认识程度而言,该病的疾病进展和终末期的演变在大多数患者中是不可避免的。这样的理念持续到 1983 年,肝移植被确定为唯一的治愈性治疗选择。但令人遗憾的是,在进行肝移植的患者群体中,仍有部分复发,甚至直到现在,PSC 依旧是一个非常棘手的疾病,尚没有该病的规范化治疗方案。

(二)原发性硬化性胆管炎的发病机制

1. 原发性硬化性胆管炎与基因组学

PSC 遗传学研究的主要结果是 PSC 被定位为自身免疫病。主要发现位于 6 号染色体上的人白细胞抗原(human leukocyte antigen,HLA)复合物中存在较强相关的基因部分,而其他基因的相关性明显较弱。某些非 HLA 基因的发现几乎无一例外地与一种或多种其他免疫介导和自身免疫病相关。

基于 PSC 发病机制的肠道泄漏和胆汁酸毒性中心假设,推测更多的非 HLA 基因将分别与固有免疫(类似于克罗恩病)或胆汁稳态有关。此外,由于 PSC 经常与 IBD 相伴相生,推测其与 IBD 的基

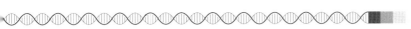

因是有关联的，但结果也不尽如人意，PSC 与 IBD 的关联有限，在 150 多个 IBD 基因中，只有不到 10 个在 PSC 中显示关联，只有大约一半的 PSC 基因显示与 IBD 相关，这样的结果比较支持 PSC 中的 IBD 代表一种独特的 IBD 亚型这一假设，具有与 UC 和克罗恩病不同的遗传特征。其他 PSC 基因显示出与典型自身免疫病（如 1 型糖尿病和多发性硬化）的关联，这意味着对 PSC 的遗传易感性延伸到自身免疫性病理生理学中，超出了 IBD 所代表的特征。

被鉴定的 20 多个基因将为 PSC 发病机制提供关键线索，因为来源于患者的这些发现对 PSC 而言可能是最相关的。转化研究几乎没有开始（如 IL-2RA 和 CD28），并且对于许多风险位点来说实验的进行将是具有挑战性的，因为单个基因尚未被指定为因果关系（即很难确定一系列相邻基因中的哪一个是相关的）。即使在强联系的、被认为相对稳定的基因中，因果遗传变异通常也是未知的，因为不可能确定变异是增加蛋白质功能（功能获得）还是降低蛋白质功能（功能丧失）。最后，基于已发表的文献，目前所开发的针对 PSC 的实验组合偏向于基因功能研究，这些研究是在事先不知道与 PSC 的遗传关联的情况下进行的。这意味着可能会错过组织和疾病特异性功能，特别是与胆管细胞和胆道生理学相关的功能。然而，对于单个基因参与 PSC 发病机制的研究方向是可行的，为靶向病理生理学研究提供了巨大的机会。强烈的 HLA 关联提示适应性免疫应答的参与。最有可能的是，HLA I 类和（或）II 类基因都会参与 PSC 的发生、发展，比较具有代表性的是 HLA-B（I 类）和 DRB1（II 类）。

2. PSC 与免疫

HLA I 类（在所有细胞上表达）和 II 类（仅在抗原呈递细胞上表达）分子分别向 CD8 和 CD4 阳性 T 细胞上的 T 细胞受体（T cell receptor，TCR）提供来自细胞内和细胞外来源的潜在抗原肽。在 PSC 和大多数其他 HLA 相关疾病中，抗原肽是未知的。在乳糜泻和药物性肝损伤中，同样强的 HLA 关联分别与外源性谷蛋白和药物相互接触，这表明自身免疫中 HLA 关联背后存在类似的机制。数据还表明患者肝脏中存在 PSC 特异性 TCR 克隆，但对于 PSC 相关的 HLA 变体，其抗原特异性尚不清楚。目前尚不清楚 PSC 的肠道和肝脏并发症是由两个部位暴露于相似的抗原触发因素引起的，还是主要由位于肠道中被激活的 T 细胞汇集到肝脏引起的。受到肝脏和肠道的类似淋巴细胞归巢机制的支持，目前倾向于支持后一种假设。

在 PSC 患者的肝活检中，轻微的门静脉炎浸润的主要细胞类型是 T 细胞。这样的病理学证据已表明胆管细胞和 T 细胞之间存在诱导机制，促进它们招募到门静脉区域。几种潜在的 T 细胞相关易感基因（如 IL-2/IL-21、IL-2RA、HDAC7、SIK2、PTPN2、SH2B3、CTLA4/CD28、MMEL1/TNFRSF14、CCL20、CD226、FOXP1、CCDC88B 和 PRKD2）如何在这种细胞浸润的背景下发挥其致病性尚不清楚。多数与 T 细胞亚群的发育、激活和关键效应器功能有关。目前尚有其他的免疫细胞被发现，巨噬细胞和中性粒细胞数量比较多。通过研究胆汁，已经发现了一些强关联的蛋白质分子（如 IL8、S100A8）来支持这些细胞类型中的一种或两种涉及推动 PSC 发展这一过程。一些易感基因（如 PRDX5、TGR5、PSMG1、NFKB1 和 REL）也可能在与这些观察相关的固有免疫应答中发挥作用，但细节尚不清楚。至于 Cftr$^{-/-}$ 小鼠模型中类似于胆管病的肠道衍生细菌成分可能触发固有免疫反应，尚无人类数据支持 LPS 和其他细菌成分的简单"泄漏"发生在 PSC 中。

3. PSC 与胆汁酸循环

一些 PSC 易感性位点含有可能参与胆汁酸稳态的基因（如 2 号染色体上的 TGR5 和 12 号染色体上的 HDAC7）。目前没有数据支持导致 PSC 中符合孟德尔遗传的胆汁淤积综合征的基因（如 ABCB4 和 BSEP）的涉及，但这并不意味着胆汁酸毒性和保护机制（包括涉及 CFTR 和 TGR5 的 HCO₃ 产生机制）的改变与 PSC 不相关，而是意味着这种机制在启动环节的下游（非基因性），出现这样的情况主要归因于胆汁形成的复杂生理过程。

值得注意的是，UDCA 的广泛应用激发了在 PSC 患者中以干预胆汁酸的方式促进潜在的保护作用这一机制的研究。从此研究中逐步衍生出了不使用 UDCA 的新型治疗方式，而这种治疗方式的具体机制似乎是通过分泌富含碳酸氢盐的胆汁来增强对胆汁酸诱导的胆道损伤的一般抵抗力，伴随着肝胆分流对胆管的局部影响。其次，沿着相同逻辑的研究扩展了对广泛的核受体的知识，这些受体对胆汁淤积做出反应，并涉及正常的胆汁酸稳态（如法尼类 X 受体、类视黄醇 X 受体、过氧化物酶体增殖物激活受体 α 和孕激素 X 受体。这些受体目前正在逐渐成为治疗的主要靶点，而以调节受体为机制的药物也正在早期的临床试验阶段。

胆道上皮在 PSC 中显示出活化的表型，包括胆管周围腺体的扩张。虽然细节尚不清楚，但这种激活对于胆管周围纤维化的发展和随后的肝硬化可能很重要，通过与肝星状细胞、门静脉肌成纤维细胞或两者的相互作用、持续暴露于慢性炎症和再生的效应分子（如 IL-6 和 WNT 信号转导），以及慢性胆汁淤积期间累积的胆汁酸的共致癌作用，可能对胆管细胞的恶性转化很重要。胆汁稳态和胆管细胞生物学的进一步研究正在通过更好的工具（如胆汁类器官和新的动物模型）促进。此外，在维持胆汁稳态的过程中，肠道微生物群的协同代谢功能越来越明显，其中肠道细菌直接（如通过结合）或间接（如通过改变 FXR 信号转导）影响胆道生理学。

4. PSC 与微生物

在 PSC 中，肠道微生物群的组成已使用 16S rRNA 测序技术进行了描述。总体而言，已经发现了肠道微生物群落组成的改变，与健康状态相比，细菌多样性和某些细菌丰度总体上有所减少。迄今为止，在人类疾病中进行的大多数微生物方面的研究都分析了来自患病个体的黏膜或粪便样本，观察到的微生物多样性的破坏（包括 PSC），可能是结果，也可能是疾病的原因。在各种疾病状态下这一观察的"先有鸡还是先有蛋"的问题目前还不能解决。然而，来自其他疾病（如克罗恩病）的数据表明，细菌多样性的减少与黏膜炎症的严重程度无关。通过何种机制可以阐明细菌多样性和其他肠道微生物变化可能是致病性的，在任何疾病中都是一个挑战。对于 PSC，可以做出几种假设，从免疫机制（如先天性免疫激活状态的改变、微生物产物的抗原性）到代谢因素（如与胆汁酸的细菌共代谢相关）。通过一些基因可以发现支持肠道微生物群参与 PSC 发病机制事件启动的证据，这可能也具有治疗前景。

（三）原发性硬化性胆管炎目前的治疗手段

1. 药物治疗

没有单一的药物或治疗方法被证明可以延长 PSC 的无移植生存期。亲水性胆汁酸，熊去氧胆酸，已被广泛研究。然而，显示熊去氧胆酸长期益处的证据尚不清楚，其使用仍然存在争议：①低剂量（10 ～ 15 mg/kg）的早期研究显示肝脏血液检查结果和肝脏组织学改善（当通过多参数组织学评分分析时）。大多数研究仅限于检查分析，只有一项样本量相对较少的试验，平均随访时间为 2.2 年，研究结果为死亡或肝移植。②一项为期 5 年的安慰剂对照试验显示，中等剂量熊去氧胆酸（17 ～ 23 mg/kg）显示无移植生存率有改善的趋势，尽管其样本量依然不足（规模不大）。③一项具有里程碑意义的大型多中心研究在实验进行的过程中前期停用高剂量熊去氧胆酸（28 ～ 30 mg/kg），因为熊去氧胆酸组的结局比安慰剂组差，指南建议不要在原发性硬化性胆管炎中使用高剂量。④大规模研究和荟萃分析不支持接受熊去氧胆酸的原发性硬化性胆管炎患者的癌症风险降低。

免疫抑制治疗尚未被证明可改善典型疾病的结局。然而，药物如泼尼松龙、布地奈德、硫唑嘌呤、

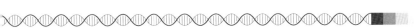

他克莫司、甲氨蝶呤、霉酚酸酯、秋水仙碱、青霉胺和抗肿瘤坏死因子抗体等药物的试验证据受到数量少的限制，且研究往往陈旧，评估不受控制。这些疗法都不能被推荐。IgG4 相关疾病患者的系列检查显示，在皮质类固醇治疗后 2～4 周内，胆管造影显影、肝脏血液检查结果和 IgG4 浓度，以及胆道狭窄消退明显改善。当怀疑 IgG4 相关疾病时，可能需要进行皮质类固醇治疗的短期试验。然而，在没有临床症状或生化反应的情况下，不应延长治疗。具有相关自身免疫性肝炎特征准确证据的患者应使用类似于经典自身免疫性肝炎的免疫抑制治疗策略进行治疗。

使用熊去氧胆酸和甲硝唑的组合显示肝脏血液检查有所改善，但疾病进展没有改善。在患有原发性硬化性胆管炎的儿童和成人群体的小型研究中报道了万古霉素的益处。具有抗有丝分裂和抗纤维化特性的药物，如雷帕霉素，在理论上仍然具有非常大的价值，但没有证据支持它们的使用。贝特类药物是过氧化物酶体增殖物激活的受体激动剂，与熊去氧胆酸具有协同作用的抗胆汁淤积特性，在原发性胆汁性胆管炎中具有改善生化指标的益处。贝特类和熊去氧胆酸的组合对于单独使用熊去氧胆酸生化反应较差的原发性硬化性胆管炎患者具有吸引力。小型研究的结果表明，肝脏血液检查有所改善，但对疾病进展的影响很小。

2. 内镜治疗

迄今为止报告的显性狭窄发生率各不相同，但整体上占比高。曾在一个报告中调查 106 例 PSC 患者，中位随访时间为 5 年，其中 53 例（50%）患者发生显性狭窄。然而，这一结果可能达成一个显性狭窄的标准。显性狭窄被定义为胆总管狭窄至小于 1.5 mm 或左右肝管小于 1 mm。凭借这个定义，一项来自三级转诊中心的、对内镜治疗有兴趣的专家所进行的英国研究中报告了 128 例患者中有 80 例（63%）出现显性狭窄。显性狭窄的患者，即使排除了胆管癌，其预后也比没有狭窄的患者差得多。ERCP 与刷片细胞学检查或活检最常用于诊断良性／恶性的胆管占位。在临床上，内镜干预对出现症状的患者的显性胆道狭窄是有所裨益的。一项多中心随机试验（共 65 例患者）证实了先前一项研究的发现，即短期支架置入术并不优于球囊扩张，并且前者术后所出现的与治疗相关的并发症更高。综合以上的结果，原发性硬化性胆管炎指南推荐球囊扩张作为一线内镜治疗。全覆盖、可移除、金属支架在原发性硬化性胆管炎中的作用尚待确定。在考虑 ERCP 或任何内镜下胆道干预时，临床医生应警惕细菌性胆管炎的风险，并应始终根据局部抗生素耐药性特征给予预防性抗生素。在 ERCP 开始时进行胆汁取样，然后给予抗生素预防，可能是一个谨慎的方法。

如果有证据表明肝硬化或怀疑门静脉高压，应进行静脉曲张筛查。原发性硬化性胆管炎患者可能在肝硬化明显之前出现静脉曲张。一旦诊断出原发性硬化性胆管炎，建议进行全结肠镜检查和节段性黏膜活检，以排除炎症性肠病。对于确诊结肠炎的患者，建议每年进行（或每两年对易患人群进行一次）结肠镜检测，以发现结直肠发育不良或肿瘤。

（四）PSC 与 Treg 的关系

目前没有标准的药物治疗，仅依靠肝移植，但仍有复发，PSC 治疗的困难可以体现 PSC 的复杂性及缺乏对 PSC 的认识。同为自身免疫肝病的一员，对于 PSC 的研究显然没有对其他两者那么透彻。关于它的发病机制，至今没有完整的体系阐述，但作为自身免疫病的一员，免疫失调仍然扮演着重要角色。Treg 在免疫反应的控制中起着关键作用，它们的损伤可能导致自身疾病。白介素 -2 受体 α（IL-2RA），也称为 CD25，一般在 Treg 上高表达；IL-2R 的天然配体 IL-2 对 Treg 的产生和抑制功能的维持至关重要。最近，据报道，结肠炎相关的自身免疫性胆管炎在 IL-2RA 敲除小鼠中可以自发地发展，这些小鼠缺乏功能性 Treg。因此，在 PSC 中发现的异常免疫调节可能与 Treg 的功能受损有关，最近通过基因组间关联研究鉴定 IL-2/IL-21 基因区和 *IL-2RA* 基因内的两个 PSC 易感位点进一步证实了这一怀疑。

基于以上的研究成果，Marcial Sebode 等在 2014 年进行了一次试验，旨在分析 PSC 患者 Treg 的占比变化和抑制功能，并研究上述基因中的多态性是否可能与 Treg 数量的变化有关。而得到的结果是显著的：PSC 患者在外周血与肝内的 Treg 占比下降，进一步研究发现 Treg 数量降低与 *IL-2RA* 基因的多态性有关。这些研究揭示了 PSC 与 IL-2RA（CD25）位点以及 IL-2/IL-21 位点内单核苷酸多态性的关联，虽然这些关联不是疾病特异性的，但它们与 Treg 稳态有关。IL-2 在免疫系统中的作用很复杂，它有助于效应 T 细胞和调节性 T 细胞的产生和功能。然而，Treg 高度依赖 IL-2 进行增殖和抑制，主要的方式是 Treg 通过其 IL-2 受体的组成性高表达，进一步对 IL-2 调节继而控制 T 效应细胞增殖。值得注意的是，IL-2RA 敲除小鼠会出现胆道炎症及结肠炎，这是 PSC 的特征。此外，通过使用 Foxp3 抗体进行组织染色可发现，在肝脏内检测到的 Foxp3$^+$ 细胞的数量与从肝组织中分离并通过流式细胞术分析的 Foxp3$^+$CD127^{low} 细胞的数量非常吻合。通过对 CD3 的连续切片进行染色的结果分析可以表明，至少在门静脉区域，在诊断时已经存在 PSC 的患者中，CD3$^+$ 淋巴细胞中 Foxp3$^+$Treg 的比例显著降低。

在两项关于 IgG4 相关性硬化性胆管炎的研究中，PSC 终末期肝病患者作为对照组。研究最后表明，与 IgG4 相关性硬化性胆管炎和 PBC 患者的肝脏相比，PSC 患者肝脏中 Foxp3$^+$Treg 的数量显著减少。最近还显示，在 PSC 的儿科患者中，与健康对照组相比，外周 Treg 的数量较低。加上先前在成人初始诊断时已经降低的 Treg 数量，这些发现表明，先天性的 Treg 数量不足可能是导致 PSC 的罪魁祸首。除了占比降低之外，PSC 患者的 Treg 是否也受到功能损害也是该领域的研究者应该探索的一环，虽然研究者发现外周血中 PSC Treg 的抑制能力有所降低，但这种降低相当有限。因此，目前尚不清楚这一发现是否可以证实 PSC 的发生、发展与 Treg 的功能下降具有直接相关性，因为这一发现也可以用效应细胞的激活导致对免疫抑制的抵抗力增加来解释。事实上，最近发现 PSC 患者对微生物刺激的 Th17 效应反应增加，然而，通过减少 IL-10 产生和减少 GARP 表达的发现可能支持 PSC 中 Treg 功能的降低。

四、IgG4 相关的硬化性胆管炎与 Treg

（一）IgG4 相关的硬化性胆管炎概述

IgG4 相关的硬化性胆管炎（IgG4-SC）是一种独特类型的胆管炎，常与自身免疫性胰腺炎相关，被认为是 IgG4 相关疾病的胆道表现。IgG4 相关的自身免疫病是近些年发展比较迅速的一个疾病体系，对于此分支的临床病理学研究已广泛进行。2001 年，Hamano 等报道，患有自身免疫性胰腺炎（AIP）的患者，其体内有较高的 IgG4 浓度。以当时对 AIP 的了解，该病是呈弥漫性浆细胞浸润，伴有明显的间质纤维化、腺泡萎缩、嗜酸性粒细胞浸润和闭塞性静脉炎。此外，可通过免疫染色鉴定大量 IgG4 阳性浆细胞。AIP 通常与硬化性胆管炎交联，硬化性胆管炎主要发生在胰腺内胆管，但可发生于胆道的其他部位。发生 AIP 和硬化性胆管炎在某些情况下是不同步的，此外，还报道了不伴有 AIP 的 IgG4 相关硬化性胆管炎病例。综合起来，发生在胰腺和胆管中的 IgG4 相关硬化性病变可能属于涉及胰胆系统不同部位的单一疾病，即自身胰腺—胆管炎（autoimmune pancreato-cholangitis，AIPC）。当然，IgG4-SC 是该环节重点描述的部分。

在过去的一段时间，PSC 与 AIPC 并没有明显的分界，但伴随着对 PSC 了解的逐步加深（最重要的是了解 PSC 与 Treg 的相互影响），本身以浆细胞的浸润为特点的 IgG4-SC 与 PSC 的差异已经非常明显。另一个非常重要的区别，在于这两者的治疗手段，至今尚没有有效治疗手段，且经常伴随 IBD 一同出现的 PSC，与已经可以利用激素治疗控制病情的 IgG4-SC，对这两者的鉴别诊断非常重要。此外，在其他器官中也发现了与 AIPC 相似的 IgG4 相关硬化性改变，如唾液腺（慢性硬化性唾液腺炎）、泪腺（慢性硬化性泪腺炎或 Mikulicz 综合征）、肝脏（炎症性假性肿瘤）、腹膜后（腹膜后纤维化）和肺（间质性肺炎或炎症性假性肿瘤）。这些胰腺外器官的 IgG4 相关疾病与 AIPC 具备相似的病理学特征，因此表明类似的免疫机制参与其发病机制。

（二）IgG4 相关的硬化性胆管炎的发病机制

包括 IgG4-SC 在内的 IgG4 相关疾病所涉及的免疫机制尚未得到很好的阐明。特别是，导致血清 IgG4 水平升高或 IgG4 阳性浆细胞硬化炎症的机制仍然是一个谜。最近大量研究着眼于 AIPC 中涉及的免疫机制，其中细胞因子的产生和 Treg 的可能参与是所谓的重点关注对象，而主要在细胞免疫活跃的 Treg，也借此发展了调节体液免疫的方向。

（三）IgG4 相关的硬化性胆管炎与 Treg 的关系

人体免疫系统由 T 细胞亚群控制：Th1、Th2 及 Treg。Th1 细胞产生干扰素，而 Th2 型反应由 IL-4、IL-5 或 IL-13 介导。Treg 能够进行免疫抑制，由细胞—细胞接触或调节细胞因子（IL-10 和 TGF）的产生所介导。在几种类型的 Treg 中，那些分化簇（CD）CD25 是最常被研究的。CD4$^+$CD25$^+$Treg 的特征在于除了 CD4 和 CD25 的共表达外，还具有 Foxp3 的表达。据报道，CD4$^+$CD25$^+$Treg 在预防自身免疫病中起着关键作用，并且已经提出 Treg 在几种自身免疫病中出现数量下降或功能受损。已知 CD4$^+$CD25$^+$Treg 在自身免疫性肝炎和 PBC 的情况下在数量和功能上受到影响，如上述。

目前对 IgG4-SC 与 Treg 关系的研究并未得到广大研究者的青睐，比较认可的实验研究要追溯到 2007 年，根据 Zen 等的实验得出的结果，IgG4 相关疾病的 Foxp3/CD4 表达明显高于 PBC 和 PSC（36.4 倍，$P < 0.001$）。通过对病理组织样本进行免疫荧光染色可以发现，在 IgG4 相关的患者体内受影响的组织中，Foxp3 的核表达相当活跃，Foxp3 阳性的细胞亦被大量随机分配在受损组织中。相对的，在其他自身免疫病患者的受害组织中，该特征表现的相对不明显，尤其是在 PSC 组织中，这更加凸显出了 IgG4-SC 与 PSC 的不同。

该实验的结论显示，与自身免疫性或非自身免疫病对照组相比，在 AIPC 病例的受影响组织中发现了大量的 Treg。对于该现象的解读，目前主要有两种可能：首先，Treg 可能在 AIPC 中被继发性的诱导来抑制以 Th2 为主的免疫反应，因为 Treg 通常在某些类型的感染性或过敏性疾病中的过度免疫反应中被激活，并且可以防止 Th2 型免疫应答；其次，在 IgG4 相关疾病的情况下，Treg 可能会异常增殖，如通过受影响器官中的自分泌或旁分泌途径扩增，除此之外，病毒感染也会诱发淋巴细胞的明显增殖。根据 Chen 等报道说，来自成人 T 细胞白血病患者亚群的 HTLV-I 感染的白血病细胞同样表达 Foxp3，如果按照这个思路，IgG 相关的系列疾病可能是一种无序增殖的、更偏向于恶性肿瘤的一种疾病。另外，扩增的 Treg 产生大量的细胞因子，这可能是 IgG4 相关疾病的潜在病理学机制。

五、关于 Treg 治疗 AILD 的展望

通过上述对 AILD 与 Treg 之间关联的综述，让笔者了解到重塑 Treg 的数量与功能（即恢复 Treg 池）对于治疗 AILD 的重要性。就目前对 Treg 的探索程度，笔者恢复 Treg 数量及功能的策略有 2 个，即利用 Treg 单克隆与 Treg 过继性的转移。通过过继转移自体 Treg（新鲜分离或在体外产生）或通过施用低剂量 IL-2 来恢复 Treg 池，不仅可以控制自身反应性免疫反应和炎症，还可以有利于重新建立耐受性。这可能对治愈（而不仅仅是治疗）AILD 具有强烈而重要的影响。重建 Treg 池是非常有前景的治疗方式，

且 Treg 过继性转移优于任何形式的基于药物的免疫抑制,后者是非特异性的,在某些情况下并不能完全防止肝组织损伤的进展。虽然低剂量 IL-2 已被证明通过扩大已经存在的 Treg 池具有一些有益的效果,但它仍然是一种非特异性方法,也可以靶向作用于其他非调节性细胞群,包括效应 CD4 和 CD8 淋巴细胞及 NK 细胞,而这些杀伤性细胞一旦被扩增,则会抵消 Treg 扩增的效果。如上所述,这种方法在 AILD 背景下的应用迄今为止仅限于少数病例,因此突出了更大、更全面的临床研究的必要性。在考虑过继性 Treg 移植时,在自身免疫和移植环境中的大量前临床研究提供了抗原特异性 Treg 与多克隆 Treg 相比具有优越疗效的证据。除了增强疗效外,抗原特异性 Treg 还通过定位相同抗体的抗原提呈与靶攻击的特异位点来提供更加特异的免疫抑制。还有证据表明,抗原特异性 Treg 通过旁观者抑制效应不同抗原特异性的效应细胞,并且还可以促进其他抑制细胞(如 Tr1 细胞)的出现。

由于抗原特异性 Treg 的效能可能受到其低扩增能力的限制,最近的研究报道了通过效应细胞转导从多克隆 Treg 衍生抗原特异性 Treg 的可能性,用 Treg TCR 或嵌合抗原受体(CAR)替代效应细胞是更好的选择。CAR 由细胞外结构域中单克隆抗体的抗原结合位点及细胞内结构域中 T 细胞刺激和共刺激的抗原结合位点组成。对于转导基因的重组病毒载体的选择具有局限性,但转基因可以随机整合到基因组这一特性也具备潜在优势,综合评估之后,以 CRISPR Cas9 介导的方式将是一个更好的选择,因为其中内源性 TCRs 可以被重组 TCR 取代。基于抗原特异性常规 CD4 细胞中诱导 Foxp3 表达的其他方法在应用之前需要进一步的证据,因为获得细胞虽然过度表达 Foxp3,但仍然维持原效应细胞表观遗传组成,笔者必须考虑其功能是否依旧停留在效应细胞的状态,对于这种方案应该解决的其他问题包括可塑性与稳定性。可塑性方面主要考虑在从常规 CD4⁺T 细胞获得 Treg 时,Treg 丢失 Foxp3 并转化为抗原特异性效应细胞的风险;稳定性方面可以通过诱导 Foxp3 过表达或敲除选择性促炎基因来解决。另一个挑战可能表现为 Treg 在血液中的持久性。由于 Treg 依赖于 IL-2 的生存、扩增和功能,因此已经开发出几种方法来获得 IL-2 突变体,旨在通过延长 IL-2 的半衰期,促进 Treg 在体内的扩增。已提出的另一种策略包括给予单克隆抗体 /IL-2 复合物以选择性扩增结肠炎与自身免疫性肝病小鼠模型中的 Treg。在这方面,Karakus 等最近报道显示,新发现的抗人 IL-2 抗体 UFKA-20 和 IL-2 的复合物可以刺激新分离的人体离体和体内恒河猴中的 Treg。

Treg 归巢将是基于细胞治疗的方法中要考虑的另一个方面。在一项关于 AIH-2 环境中自身抗原特异性 Treg 的研究中,笔者发现,与半成熟树突状细胞(smDC)共培养后获得的抗原特异性 Treg 表达 CXCR3,后者是一种化学动力学受体,可以调动淋巴细胞攻击肝脏。另一个挑战是,在 GMP 条件下生产和扩展 Treg 所需的高成本,昂贵的价格对于任何治疗的大范围推广都是主要的阻力,Treg 治疗也不例外。此外,尚不清楚一旦炎症得到控制,是否应给予抗原特异性 Treg,因为先前的研究表明,即使是强效抗原特异性 Treg 也无法在存在促炎环境的情况下抑制自身免疫。

除了上述重塑 Treg 的数量与功能的细胞治疗,在研究如何调节 Treg 免疫抑制功能的过程中,Han 等研究者发现,健康人体内大部分 Treg 高表达 CD39,部分 Treg 表达 CD73,这两种 CD 分子均可以催化产生单磷酸腺苷,腺苷通过结合腺苷受体 A2A 激活 cAMP-PKA 和 cAMP- EPAC 通路对 Treg 的免疫抑制功能进行调节。CD39⁻CD73⁻ 腺苷通路是 Treg 发挥免疫抑制功能的重要途径,在多种自身免疫病的患者体内可以发现 Treg 表面 CD39、CD73 表达异常。此外,可以观察到在 IBD、AILD 等自身免疫病患者体内,Treg 在炎症细胞因子的作用下可以转换为 Th17 细胞,这种 CD39⁺Th17 细胞兼具 Treg 的免疫抑制功能与 Th17 细胞产生 IL-17、ROR-γt 的特征,可能能够根据其所处的免疫微环境改变状态。在临床试验中,通过进一步研究该通路与 AILD 之间的联系可发现:①青少年 AILD 患者和健康

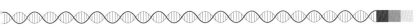

对照组外周血细胞表型相比，其体内 CD39⁺Th17 细胞数量明显减少，无法产生 AMP 或腺苷，导致对自身反应性 T 细胞的抑制功能降低；② AILD 患者 Th17 细胞表面腺苷受体 A2A 低表达，可能导致 CD39⁺Th17 与 Treg 无法经该通路调控 Th17 细胞，导致分泌 IL-17 浓度上调，最终导致自身免疫反应的加重。为了进一步验证 CD39⁻CD73⁻ 腺苷通路的免疫抑制功能，研究者进行了细胞共培实验，研究结果显示，加入 CD39⁺Th17 细胞能有效抑制 CD4⁺CD25⁻T 细胞功能，AILD 患者 CD39⁺Th17 细胞数量及功能下降再次佐证了这种源于 Treg 的细胞类型具有抗炎、防止组织过度受损的能力。综上所述，对于 Treg 及其分化的细胞类型 CD39⁺Th17 细胞中 CD39⁻CD73⁻ 腺苷通路的干预，可以进一步调节这两者的免疫抑制功能，继而对 AILD 患者的病情演变产生积极影响。对于 CD39⁻CD73⁻ 腺苷通路免疫抑制功能的应用，目前的研究主要着眼于甲氨蝶呤与雷帕霉素的临床治疗。甲氨蝶呤目前的主要治疗对象为肿瘤、类风湿关节炎、系统性红斑狼疮等自身免疫病，尚未应用于自身免疫性肝病的患者，其药理机制在于上调 CD39⁻CD73⁻ 腺苷通路中的 CD39 和 CD73，继而提高胞外腺苷水平激活 cAMP-PKA 和 cAMP-EPAC 通路，但甲氨蝶呤潜在的不良反应特别是肝脏损害等较严重，这在很大程度上限制了它的临床使用。免疫抑制剂雷帕霉素在临床应用已多年，近期的研究发现雷帕霉素与 TGF-b 合用可以增加 iTreg 表面的 CD39 的表达，可以推测其免疫抑制功能与 CD39⁻CD73⁻ 腺苷通路有关，但相关研究较少，随着研究的进一步深入，雷帕霉素有希望应用于自身免疫性肝病的治疗。此外，目前的临床治疗出现了一些作用于 CD39⁻CD73⁻ 腺苷通路的靶向药物，如抗 CD39 单抗、抗 CD73 单抗、腺苷受体 A2A 抑制剂 / 激活剂等，目前尚处于动物实验或初期临床试验阶段。这些药物可以为自身免疫性肝病、炎症性肠病等自身免疫病提供新的治疗前景。

综上所述，目前针对 Treg 的重塑与 Treg 中 CD39⁻CD73⁻ 腺苷通路的调节这两个方向仍存在很多问题与不足，尽管这些挑战可能会限制在 AILD 和其他自身免疫病中通过恢复 Treg 的数量及功能达到治疗目的临床应用，但应将重点聚焦于免疫稳态的重建工作，而不是旨在抑制炎症反应。基于此目的，笔者需要大量的精力与资源去优化目前的治疗方案及探索更好的治疗策略。

（黄会芳　黄　卓）

参考文献

[1] 中华医学会肝病学分会，中华医学会消化病学分会，中华医学会感染病学分会.自身免疫性肝炎诊断和治疗专家共识（2015）.中华传染病杂志，2016，34（4）：193-208.

[2] MIELI-VERGANI G，VERGANI D，CZAJA A J，et al. Autoimmune hepatitis. Nat Rev Dis Primers，2018，4：18017.

[3] LIBERAL R，GRANT C R，YUKSEL M，et al. Regulatory T-cell conditioning endows activated effector T cells with suppressor function in autoimmune hepatitis/autoimmune sclerosing cholangitis. Hepatology，2017，66（5）：1570-1584.

[4] LIANG M，LIWEN Z，YUN Z，et al. The Imbalance between Foxp3⁺Tregs and Th1/Th17/Th22 Cells in Patients with Newly Diagnosed Autoimmune Hepatitis. J Immunol Res，2018，2018：3753081.

[5] GRANT C R，LIBERAL R，HOLDER B S，et al. Dysfunctional CD39（POS）regulatory T cells and aberrant control of T-helper type 17 cells in autoimmune hepatitis. Hepatology，2014，59（3）：1007-1015.

[6] LIBERAL R，GRANT C R，MA Y，et al. CD39 mediated regulation of Th17-cell effector function is impaired in juvenile autoimmune liver disease. J Autoimmun，2016，72：102-112.

[7] LIBERAL R, GRANT C R, HOLDER B S, et al. In autoimmune hepatitis type 1 or the autoimmune hepatitis-sclerosing cholangitis variant defective regulatory T-cell responsiveness to IL-2 results in low IL-10 production and impaired suppression. Hepatology, 2015, 62 (3): 863-875.

[8] DI CARO V, D'ANNEO A, PHILLIPS B, et al. Interleukin-7 matures suppressive CD127[+]forkhead box P3 (FoxP3)[+] T cells into CD127[-] CD25 (high) FoxP3[+] regulatory T cells. Clin Exp Immunol, 2011, 165 (1): 60-76.

[9] LONGHI M S, HUSSAIN M J, MITRY R R, et al. Functional study of CD4[+]CD25[+] regulatory T cells in health and autoimmune hepatitis. J Immunol, 2006, 176 (7): 4484-4491.

[10] LONGHI M S, MITRY R R, SAMYN M, et al. Vigorous activation of monocytes in juvenile autoimmune liver disease escapes the control of regulatory T-cells. Hepatology, 2009, 50 (1): 130-142.

[11] 贾继东. 原发性胆汁性肝硬化（又名原发性胆汁性胆管炎）诊断和治疗共识（2015）. 肝脏, 2015, (12): 9.

[12] LAMMERS W J, HIRSCHFIELD G M, CORPECHOT C, et al. Development and Validation of a Scoring System to Predict Outcomes of Patients With Primary Biliary Cirrhosis Receiving Ursodeoxycholic Acid Therapy. Gastroenterology, 2015, 149 (7): 1804-1812.

[13] LAN R Y, CHENG C, LIAN Z X, et al. Liver-targeted and peripheral blood alterations of regulatory T cells in primary biliary cirrhosis. Hepatology, 2006, 43 (4): 729-737.

[14] TANAKA H, ZHANG W, YANG G X, et al. Successful immunotherapy of autoimmune cholangitis by adoptive transfer of forkhead box protein 3[+] regulatory T cells. Clin Exp Immunol, 2014, 178 (2): 253-261.

[15] HUANG W, KACHAPATI K, ADAMS D, et al. Murine autoimmune cholangitis requires two hits: cytotoxic KLRG1[+] CD8 effector cells and defective T regulatory cells. J Autoimmun, 2014, 50: 123-134.

[16] ARVEY A, VAN DER VEEKEN J, SAMSTEIN R M, et al. Inflammation-induced repression of chromatin bound by the transcription factor Foxp3 in regulatory T cells. Nat Immunol, 2014, 15 (6): 580-587.

[17] PAN F, YU H, DANG E V, et al. Eos mediates Foxp3-dependent gene silencing in CD4[+] regulatory T cells. Science, 2009, 325 (5944): 1142-1146.

[18] WEISS J M, BILATE A M, GOBERT M, et al. Neuropilin 1 is expressed on thymus-derived natural regulatory T cells, but not mucosa-generated induced Foxp3[+] T reg cells. J Exp Med, 2012, 209 (10): 1723-1742, S1.

[19] CAO Z, SUN X, ICLI B, et al. Role of Kruppel-like factors in leukocyte development, function, and disease. Blood, 2010, 116 (22): 4404-4014.

[20] HART G T, HOGQUIST K A, JAMESON S C. Krüppel-like factors in lymphocyte biology. J Immunol, 2012, 188 (2): 521-526.

[21] PABBISETTY S K, RABACAL W, MASEDA D, et al. KLF2 is a rate-limiting transcription factor that can be targeted to enhance regulatory T-cell production. Proc Natl Acad Sci U S A, 2014, 111 (26): 9579-9584.

[22] LAN R Y, CHENG C, LIAN Z X, et al. Liver-targeted and peripheral blood alterations of regulatory T cells in primary biliary cirrhosis. Hepatology, 2006, 43 (4): 729-737.

[23] SHIMIZU J, YAMAZAKI S, TAKAHASHI T, et al. Stimulation of CD25[+]CD4[+] regulatory T cells through GITR breaks immunological self-tolerance. Nat Immunol, 2002, 3 (2): 135-142.

[24] STEPHENS G L, MCHUGH R S, WHITTERS M J, et al. Engagement of glucocorticoid-induced TNFR family-related receptor on effector T cells by its ligand mediates resistance to suppression by CD4[+]CD25[+] T cells. J Immunol, 2004, 173 (8): 5008-5020.

[25] HUANG W, KACHAPATI K, ADAMS D, et al. Murine autoimmune cholangitis requires two hits: cytotoxic KLRG1 (+) CD8 effector cells and defective T regulatory cells. J Autoimmun, 2014, 50: 123-134.

[26]　KAWATA K，YANG G X，ANDO Y，et al. Clonality，activated antigen-specific CD8$^+$ T cells，and development of autoimmune cholangitis in dnTGFβR Ⅱ mice. Hepatology，2013，58（3）：1094-1104.

[27]　POLANCZYK M J，CARSON B D，SUBRAMANIAN S，et al. Cutting edge：estrogen drives expansion of the CD4$^+$CD25$^+$ regulatory T cell compartment. J Immunol，2004，173（4）：2227-2230.

[28]　GREGORI S，GIARRATANA N，SMIROLDO S，et al. A 1alpha，25-dihydroxyvitamin D（3）analog enhances regulatory T-cells and arrests autoimmune diabetes in NOD mice. Diabetes，2002，51（5）：1367-1374.

[29]　中华医学会肝病学分会，中华医学消化病学分会，中华医学会感染病学分会. 原发性硬化性胆管炎诊断和治疗专家共识（2015）. 中华传染病杂志，2016，34（8）：10.

[30]　DYSON J K，BEUERS U，JONES D E J，et al. Primary sclerosing cholangitis. Lancet，2018，391（10139）：2547-2559.

[31]　SEBODE M，PEISELER M，FRANKE B，et al. Reduced FOXP3$^+$ regulatory T cells in patients with primary sclerosing cholangitis are associated with IL2RA gene polymorphisms. J Hepatol，2014，60（5）：1010-1016.

[32]　MELUM E，FRANKE A，SCHRAMM C，et al. Genome-wide association analysis in primary sclerosing cholangitis identifies two non-HLA susceptibility loci. Nat Genet，2011，43（1）：17-19.

[33]　KAMISAWA T，NAKAZAWA T，TAZUMA S，et al. Clinical practice guidelines for IgG4-related sclerosing cholangitis. J Hepatobiliary Pancreat Sci，2019，26（1）：9-42.

[34]　ZEN Y，FUJII T，HARADA K，et al. Th2 and regulatory immune reactions are increased in immunoglobin G4-related sclerosing pancreatitis and cholangitis. Hepatology，2007，45（6）：1538-1546.

[35]　LONGHI M S，MIELI-VERGANI G，VERGANI D. Regulatory T cells in autoimmune hepatitis：an updated overview. J Autoimmun，2021，119：102619.

[36]　TANG Q，HENRIKSEN K J，BI M，et al. In vitro-expanded antigen-specific regulatory T cells suppress autoimmune diabetes. J Exp Med，2004，199（11）：1455-1465.

[37]　TARBELL K V，YAMAZAKI S，OLSON K，et al. CD25$^+$CD4$^+$ T cells，expanded with dendritic cells presenting a single autoantigenic peptide，suppress autoimmune diabetes. J Exp Med，2004，199（11）：1467-1477.

[38]　STEPHENS L A，MALPASS K H，ANDERTON S M. Curing CNS autoimmune disease with myelin-reactive Foxp3$^+$ Treg. Eur J Immunol，2009，39（4）：1108-1117.

[39]　HAN L，SUGIYAMA H，ZHANG Q，et al. Phenotypical analysis of ectoenzymes CD39/CD73 and adenosine receptor 2A in CD4$^+$CD25^{high}Foxp3$^+$ regulatory T-cells in psoriasis. Australas J Dermatol，2018，59（1）：e31-e38.

[40]　MANDAPATHIL M，HILLDORFER B，SZCZEPANSKI M J，et al. Generation and accumulation of immunosuppressive adenosine by human CD4$^+$CD25highFOXP3$^+$ regulatory T cells. J Biol Chem，2010，285（10）：7176-7186.

[41]　郦铮铮，郑荣远. 腺苷 A2a 受体在炎症反应中的作用. 国际免疫学杂志，2009，32（4）：4.

[42]　CAMPBELL D J，KOCH M A. Phenotypical and functional specialization of FOXP3$^+$ regulatory T cells. Nat Rev Immunol，2011，11（2）：119-130.

[43]　DOHERTY G A，BAI A，HANIDZIAR D，et al. CD73 is a phenotypic marker of effector memory Th17 cells in inflammatory bowel disease. Eur J Immunol，2012，42（11）：3062-3072.

[44]　LIBERAL R，GRANT C R，MA Y，et al. CD39 mediated regulation of Th17-cell effector function is impaired in juvenile autoimmune liver disease. J Autoimmun，2016，72：102-112.

[45] KOMATSU N, OKAMOTO K, SAWA S, et al. Pathogenic conversion of Foxp3+ T cells into TH17 cells in autoimmune arthritis. Nat Med, 2014, 20（1）: 62-68.

[46] LONGHI M S, MOSS A, BAI A, et al. Characterization of human CD39+ Th17 cells with suppressor activity and modulation in inflammatory bowel disease. PLoS One, 2014, 9（2）: e87956.

[47] FIGUEIRÓ F, DE OLIVEIRA C P, BERGAMIN L S, et al. Methotrexate up-regulates ecto-5'-nucleotidase/CD73 and reduces the frequency of T lymphocytes in the glioblastoma microenvironment. Purinergic Signal, 2016, 12（2）: 303-312.

[48] GREB J E, GOLDMINZ A M, GOTTLIEB A B. Insights on methotrexate in psoriatic disease. Clin Immunol, 2016, 172: 61-64.

[49] BÜRGER C, SHIRSATH N, LANG V, et al. Blocking mTOR Signalling with Rapamycin Ameliorates Imiquimod-induced Psoriasis in Mice. Acta Derm Venereol, 2017, 97（9）: 1087-1094.

[50] HU S, CHEN M, WANG Y, et al. mTOR Inhibition Attenuates Dextran Sulfate Sodium-Induced Colitis by Suppressing T Cell Proliferation and Balancing TH1/TH17/Treg Profile. PLoS One, 2016, 11（4）: e0154564.

[51] LU Y, WANG J, GU J, et al. Rapamycin regulates iTreg function through CD39 and Runx1 pathways. J Immunol Res, 2014, 2014: 989434.

第十五节　Treg 与 1 型糖尿病

一、1 型糖尿病（type 1 diabetes mellitus，T1DM）

（一）1 型糖尿病的发病机制

1 型糖尿病（type 1 diabetes mellitus，T1DM）正变得越来越普遍，全世界约有 49 万名儿童受到影响。1 型糖尿病本质上是一种自身免疫病，其特征是胰腺中产生胰岛素的 β 细胞被破坏。胰岛素是一种重要的合成代谢激素，它影响葡萄糖、脂类、蛋白质和矿物质的代谢及生长。T1DM 患者需要终身使用胰岛素替代治疗。产生胰岛素的胰腺 β 细胞的选择性破坏是 T1DM 的基础，这是一种基因决定的多因素疾病，但其发病机制尚不明确。

T1DM 病理特征是胰岛炎，一种伴有 β 细胞丢失的胰岛炎症性病变。在胰岛周围（胰岛周围炎）或胰岛实质内观察到炎性细胞，破坏 β 细胞。后期研究证实，胰腺 β 细胞的自身免疫性破坏可能先于临床病变很长时间，只有当 β 细胞数量功能下降到维持正常血糖所需的临界水平以下时，才会发生显性糖尿病。此时患者已经失去 80% ~ 90% 的 β 细胞，在临床诊断之后这种自身免疫性损害仍持续存在。目前尚不清楚这种破坏的原始触发因素是什么，许多证据支持是遗传易感性和环境因素共同作用导致胰岛损伤。同时也有大量研究证明，自身免疫功能障碍是遗传和环境因素共同作用导致胰岛损伤的主要细胞分子生物学机制。

（二）免疫因素参与了 T1DM 的发病

许多证据支持 T1DM 为自身免疫病：①遗传易感性与 HLA 区域密切相关，而 HLA 区域与自身调节剂自身免疫病的发生关系密切；②常伴其他自身免疫病，如桥本甲状腺炎、Addison 病等；③早期病理改变为胰岛炎，表现为淋巴细胞浸润；④已发现近 90% 新诊断的 T1DM 患者血清中存在针对 β 细胞的单株抗体；⑤动物研究证明，免疫抑制剂治疗可预防小剂量链脲菌所致的动物糖尿病；⑥同卵双生子中有糖尿病的一方从无糖尿病的一方接受胰腺移植后迅速发生胰岛炎和 β 细胞破坏。

体液免疫和细胞免疫均参与了 T1DM 的发病机制。细胞免疫异常在发病中发挥更重要的作用。细胞免疫失调表现为致病性和保护性 T 淋巴细胞比例失调及其所分泌细胞因子或其他介质相互作用紊乱，期间关系错综复杂。一般认为发病经历 3 个阶段：①免疫系统被激活；②免疫细胞释放各种细胞因子；③胰岛 β 细胞受到激活的 T 淋巴细胞影响，或在各种细胞因子或其他介质单独或协同作用下，受到直接或间接的高度特异性的自身免疫性攻击，导致胰岛炎。

T1DM 被认为是一种 T 细胞介导的自身免疫病。荟萃分析将 INS-VNTR（可变串联重复数）、PTPN22、CTLA4 和 IL-2RA 中的非 HLA 高风险多态性与中枢和外周免疫耐受性的降低，以及 T 细胞的活化和增殖联系起来，强调免疫系统参与了 T1DM 的发生。外周血、胰腺引流淋巴结和胰岛病变中存在胰岛特异性自身反应性 CD4$^+$T 和 CD8$^+$T 细胞为 T1DM 作为自身免疫病提供了证据。

Heninger 等通过监测出生后不久有 T1DM 风险的婴儿体内的自身免疫反应发现，在最终发展成自身免疫性糖尿病的儿童中，CD8$^+$T 淋巴细胞是胰岛病灶内最常见的免疫细胞，CD4$^+$T 细胞的数量虽较少，但相比可检测的自身抗体更早出现，表明 T 细胞在 T1DM 的发生、发展过程中起着关键的作用。此外，固有免疫细胞、抗原提呈细胞和促炎因子浸润，以及 Foxp3$^+$Treg 丢失均参与 T1DM 的发生、发展。持续进行的自身免疫反应攻击自身 β 细胞，最终破坏所有 β 细胞，导致患者失去了产生胰岛素的能力。从发病机制上看，这些参与自身免疫反应的细胞及炎性因子均参与了 T1DM 疾病的发生、发展过程，均可以作为免疫治疗的潜在靶点。

二、Treg 与 T1DM

进行性自身免疫反应被认为是导致 T1DM 疾病发展的原因。大量研究证实，小鼠缺乏 CD25$^+$ 细胞会导致 T1DM 的发展。Treg 的功能障碍意味着胸腺中的自身反应性 T 淋巴细胞没有被清除，自身耐受的过程没有发展。相反，效应细胞会产生细胞因子，如 IFN-γ、IL-17 或 TNF-α，以及颗粒酶或穿孔素，它们会破坏胰腺的 β 细胞小岛。

部分研究已证实，T1DM 的发展是由于 Treg 数量减少或功能受损所致。一项针对新诊断糖尿病儿童的研究证实，T1DM 中 CD4$^+$CD25$^{+/high}$CD127$^{dim/-}$Treg 百分比降低及功能受损，而在受 T1DM 影响的儿童中的 CD4$^+$CD25$^{+/high}$ 细胞的百分比也降低。此外，Treg 特有的分子和受体基因的 mRNA 水平较低，如 CTLA-4、IL-10Rα、TGF-β1 和 TGF-β2。这也在转录因子信号转导子和转录激活子 1（STAT1）及转化生长因子 β 受体信号转导子 3（SMAD-3）中观察到，这可能表明 T1DM 中该细胞群的功能受损。除了 Treg 的数量外，还测定了 T1DM 儿童中凋亡 CD4$^+$CD25$^+$T 细胞的百分比。在 T1DM 缓解期间，儿童的 Treg 百分比增加。外源性胰岛素需求和血清中肽 C 浓度与 CD4$^+$CD25$^+$T 细胞凋亡率增加相关。

IPEX 患者存在 *Foxp3* 基因缺失突变，超过 80% 的患者在 2 岁前出现 1 型糖尿病。这表明，Foxp3$^+$Treg 在维持胰岛特异性耐受性方面起着关键作用。类似地，缺乏功能性 *Foxp3* 基因的小鼠免疫系统严重失调，均死于失控的淋巴增生性疾病。相反，增加 Foxp3$^+$Treg 的数量或功能可以预防或治疗自身免疫病的临床前模型，包括 1 型糖尿病。

（一）Foxp3$^+$Treg

1. Foxp3$^+$Treg 功能缺陷：1 型糖尿病的关键免疫表型

Foxp3$^+$Treg 尤其以依赖于细胞接触的方式发挥其抑制作用，可以通过分泌免疫调节介质（如 IL-35）、通过由胞外酶 CD39 和 CD73 产生的腺苷破坏代谢，以及通过颗粒酶 B/ 穿孔素依赖性方式进行细胞溶解来介导抑制。越来越多的证据表明，1 型糖尿病患者的 Foxp3⁺Treg 的适应性和功能发生了改变。全基因组学关联研究发现 1 型糖尿病易感基因可能影响 Treg 功能（如 IL-2RA、IL-2、PTPN2、CTLA-4 和 IL-10）。早期研究发现，与非糖尿病患者相比，Foxp3⁺Treg（CD4⁺CD25⁺ T 细胞）在 1 型糖尿病患者中降低。而改变 Treg 标记方法（CD127^{low}Foxp3⁺）后，Foxp3⁺Treg 的总体水平在 1 型糖尿病患者中没有改变。另外，在人类中，Foxp3 在最近激活的 Teff 上瞬时上调，表明这种表型鉴定的细胞可能含有 Treg 和非 Treg 的混合物。Foxp3⁺Treg 不仅是具有共同表型的细胞群，而且实际上是反映不同成熟、分化和激活状态或使用不同方法或靶点的细胞表型亚型的异质混合物抑制。因此，1 型糖尿病中可能存在 Treg 亚型的改变。最近 Okubo 等研究证明，与无糖尿病对照组相比，1 型糖尿病患者激活的 Foxp3⁺Treg 的水平降低。不仅在数量水平，目前也有大量证据表明 1 型糖尿病患者 Foxp3⁺Treg 的功能发生改变。2005 年，Lindley 及其同事首次报道，与 HLA 和年龄匹配的无糖尿病对照组相比，1 型糖尿病患者的 Treg 对 Teff 细胞的增殖影响较弱，这一发现后来被许多其他研究人员证实。此外，两组产生的细胞因子也有所不同，糖尿病患者的细胞主要产生促炎细胞因子，而非糖尿病患者以抗炎细胞因子为主导，如 IL-10。另一个重要的发现是，不仅在 1 型糖尿病初诊断的人群中存在 Treg 对 Teff 细胞增殖抑制作用的降低，在病史超过 20 年的个体中也存在类似情况。这表明 1 型糖尿病 Foxp3⁺Treg 功能缺陷代表了一种稳定的免疫表型。

1 型糖尿病患者 Treg 存在各种内在差异，包括 Treg 凋亡水平增加、Foxp3 表达稳定性降低，以及产生促炎细胞因子（如 IFN-γ 和 IL-17）的 Treg 数量增加。最近一项研究中，Pesenacker 及其同事检测了新近发病的 1 型糖尿病患者与匹配的非糖尿病个体分离的 TregFoxp3⁺ 特异性转录的表达。鉴定了 6 个基因，包括 Foxp3、TNFRSF1B（CD120b）和 dLRRC32（GARP），它们与 Treg 的功能和稳定性直接相关，并在糖尿病患者中差异表达。类似其他研究也根据 1 型糖尿病的存在与否确定了 Treg 基因表达谱的细微差异。

新近发病的糖尿病患者普遍有 IL-2 缺乏、Treg 易凋亡的共同特征。Yang 和他的同事首次将这些特点关联在一起，证明患有 1 型糖尿病和低 IL-2 信号的个体具有 Foxp3⁺Treg 低表达，且功能降低的特点。这表明 IL-2 信号在维持 Foxp3 表达中发挥的关键作用，1 型糖尿病中 Treg 功能缺陷可能是由 IL-2 信号的相对减少引起的。

那么 Foxp3⁺Treg 功能降低是疾病的原因还是结果？研究发现 Treg 缺陷早于临床疾病，支持 Treg 功能障碍是 1 型糖尿病致病机制。基因型—表型研究基于这样的假设：如果 1 型糖尿病易感基因型与 Treg 功能改变相关，则 Treg 功能障碍可能是 1 型糖尿病的原因。迄今为止，这些研究已经证明，在无疾病的情况下，IL-2RA 和 PTPN2 的基因多态性确实与 Treg 适应度和（或）功能降低相关。

Foxp3 的稳定性一直存在争议。Tang 等已经证明糖尿病小鼠胰岛中 *Foxp3* 基因的不稳定性，这是由于 IL-2 产生不足所致。

2. 胰腺引流淋巴结（PLN）是 1 型糖尿病 Foxp3⁺Treg 功能障碍的关键部位

1 型糖尿病患者 Foxp3⁺Treg 功能降低，这一结论是基于外周循环中发现的 Treg 表型，在组织损伤部位存在的 Treg 功能如何？对 NOD 小鼠的研究证实 Treg 功能障碍主要局限于胰腺和引流淋巴结。在这种 1 型糖尿病动物模型中发现 PLN 中的 Treg 增加，但胰腺中的 Treg 减少，同时观察到 CD25⁺Treg 表达减少和凋亡增加。通过 IL-2 治疗 NOD 小鼠，可以导致疾病逆转，特别是防止胰腺中 Treg 的丢失。人体研究与动物模型有一定差异性。Ferraro 及其同事的一项重要研究揭示了 1 型糖尿病患者 PLN 中 Treg 抑制水平降低，促炎细胞因子 IL-17 分泌增加，提示 PLN 可能是 1 型糖尿病中 Treg 功能障碍的关键部位。

（二）CD4⁺Foxp3⁻Treg

1. CD4⁺Foxp3⁻Treg：抑制炎症反应，促进免疫耐受

除了 Foxp3⁺Treg 外，另一类具有调节特性的 CD4⁺T 细胞亚群，其特征是不表达 Foxp3，分泌高水平 IL-10，称为 CD4⁺Foxp3⁻Treg，即 Tr1 细胞。其通过多种机制抑制 T 细胞反应和调节 APC 功能，包括抑制性细胞表面受体的表达、细胞溶解活性和可溶性因子的分泌。许多实验模型已经证明，Tr1 细胞在维持对自身抗原和肠道微生物群的耐受性方面起着关键作用。此外，Tr1（或类 Tr1）细胞数量和（或）功能的缺陷与一系列人类自身免疫和过敏性疾病的发病机制有关。

2. 胰岛 Tr1 细胞与 T1DM

越来越多的证据表明，胰岛特异性 Tr1 样细胞可能在 1 型糖尿病的发展中起重要作用。2004 年，Arif 及其同事发现了一个新的自然产生的 CD4⁺T 细胞群体，这些细胞在暴露于胰岛自身抗原后分泌 IL-10。这一类细胞在体外，通过胰岛肽中的 APC 介导激活促炎性 T 细胞发挥免疫调节作用，在体内则可能是维持抗原特异性耐受的重要机制。研究发现，这些细胞在有 1 型糖尿病风险但没有致病性胰岛自身免疫证据的人群中富集，如没有糖尿病但携带高风险 HLA Ⅱ 类分子的个体。其次，观察到在 1 型糖尿病患者中的 Tr1 细胞与较低的自身免疫程度相关，如促炎性胰岛特异性 T 细胞数量减少、自身抗体减少、发病年龄晚或诊断后血糖控制。另外，尽管 1 型糖尿病患者和自身抗体阴性的一级亲属（FDR）人群 Tr1 细胞总体水平没有差异，但观察到 FDR 人群 Tr1 细胞分泌更多的 IL-10。总之，胰岛 Tr1 细胞与自身免疫保护有关。

（三）表型转移的 Treg

1. 表型转移的 Treg：增强自身免疫和炎症

Treg 通过多种机制发挥免疫耐受调节作用。在炎症和自身免疫条件下，Treg 分泌抗炎细胞因子，如 IL-10、IL-35 和 TGF-β，以抵抗自身免疫攻击。然而，最近的报道表明，部分 Treg 获得 T 效应细胞表型，并"重新编程"为 Th 样细胞。表型转移的 Treg 分泌促炎细胞因子，如 IFN-γ 和 IL-17a，而不是抗炎细胞因子，然后可能加速自身免疫和炎症。据报道，在慢性感染、自身免疫病和同种异体移植排斥反应中，表型转移的 Treg 数量增加，免疫防御功能丧失。Marwaha 等也报道了在人类 T1DM 中获得 Th17 样表型转移的 Treg。

2. T1DM 中 Treg 的表型改变和（或）功能缺陷

目前尚不清楚 tTreg 和（或）pTreg 是否在自身免疫和炎症条件下改变其表型。实验发现 tTreg 和 pTreg 在实验性 T1DM 早期发育过程中均上调，但 Treg 数量的增加不能防止糖尿病的发展。这可能是由于 T1DM 早期发育过程中 Treg 的表型改变和（或）功能缺陷所致。实验观察到低剂量链脲佐菌素（MLDSTZ）诱导的 T1DM 模型小鼠的 tTreg 和 pTreg 中 IFN-γ 细胞的百分比增加，Foxp3⁺Treg 中 IL-2 和 IL-17 表达的增加证实了这些细胞经历了表型转变。通常认为表达 IFN-γ、IL-2 或 IL-17 的 Foxp3⁺Treg 可能是表型抑制性 Treg。在这一实验中，Treg 虽数量增多，但 IL-10、IL-35 和 TGF-β 的 mRNA 表达受损，分泌减少，提示 Treg 功能受损。

由于自身免疫性糖尿病中 Treg 的表型改变，抗炎细胞因子的产生不足，可能导致无法阻止 Th17 细胞的分化，在 MLDSTZ 诱导的 T1DM 中观察到 Th1 细胞数量增加。

越来越多的证据表明，在大多数自身免疫病中，Foxp3⁺Treg 失去其抑制表型，导致 Th1 或 Th17 细胞数量和功能增加，造成疾病发展。

（四）Foxp3⁺Eos⁻Treg 与 T1DM

Pan 等已经证明 Ikaros 转录家族成员 Eos 和 Foxp3 对于维持 Treg 的抑制功能至关重要，但是 Eos 在自身免疫和传染病中的作用尚未被研究。Lempainen 等最近研究揭示编码 Eos 的 *IKZF4* 基因与诊断后早期 T1DM 患者的胰岛素自身抗体呈负相关，提示 Eos 在 T1DM 的发展中起作用。Sharma 等已经证明 Foxp3⁺Eos⁻Treg 是一种功能性 Treg，在炎症条件下有将其表型改变为 Th1 或 Th17 细胞的趋势。外源性给予 IL-35 可以有效地阻止 MLDSTZ 小鼠和 NOD 小鼠的 T1DM 发展，并逆转已经建立的 T1DM。其机制可能是逆转了 T 细胞表型（从 Th1 或 Th17 到抑制性 Treg）和（或）通过增加 Treg 中 Eos 表达，并增加 Treg IL-10 和 IL-35 的产生，三者共同作用的结果。与健康对照组相比，观察到人类 T1DM 中循环 IL-35 浓度降低，表明该机制也可能适用于人类免疫系统。

三、1 型糖尿病的治疗新靶点：针对改变 Treg 水平或功能的靶向治疗

已发现，一些最初用于治疗其他疾病的单克隆抗体和小分子疗法可能通过改变 Treg 水平或功能，对 1 型糖尿病具有临床益处。抗胸腺细胞球蛋白和粒细胞集落刺激因子联合治疗可增加或保留 1 型糖尿病患者治疗后 1 年的 β 细胞功能，这与增加 Foxp3⁺Treg 水平相关。

阻断促炎细胞因子的单克隆抗体疗法也可能是一种促进 Treg 功能的方法。众所周知，在促炎细胞因子（如 IL-6）存在的情况下，Treg 介导的抑制作用可以降低。1 型糖尿病抗 IL-6 治疗的临床试验已经开始。

外源性低剂量 IL-2 选择性地促进 Treg 功能。低剂量 IL-2 通过促进 CD4⁺CD25⁺Treg 发育、分化和发挥抑制功能维持免疫耐受。IL-2 是外周来源 Treg（pTreg）的关键因子，IL-2 或 IL-2R 亚基（IL-2Rα/IL-2Rβ）缺陷的动物和患者都缺乏 Foxp3⁺Treg，并发展成自身免疫病，提示 pTreg 发育依赖于 IL-2 介导的信号转导。在 1 型糖尿病的非肥胖糖尿病（NOD）小鼠模型中发现由于 IL-2 产生缺陷而导致的胰岛内 Treg 功能障碍发生自我耐受性崩溃，造成胰岛细胞损伤。因此，IL-2 水平低下导致 Treg 功能障碍破坏自身免疫耐受造成胰岛细胞损伤可能是 T1DM 的发病机制之一。目前，IL-2 治疗 1 型糖尿病 I/II 期临床试验观察到 pTreg 水平增加，并证明了低剂量 IL-2 给药的安全性。

自体 Treg 植入疗法应用于 1 型糖尿病的临床试验已于 2012 年完成。对确诊 1 型糖尿病 2 个月内的儿童，给予自体、扩增的 CD4⁺CD25^high^CD127^low^Treg，显著增加 pTreg 水平，同时降低对外源性胰岛素的依赖性。2015 年，对诊断 1 型糖尿病 2 年内的个体进行第二阶段安全性试验也已完成，进一步证明了该方法的安全性和可行性。

扩增胰岛抗原特异性 CD4⁺T 细胞也是一种治疗策略。已发现通过 TCR 刺激 Teff 细胞可诱导生成具有调节潜力的细胞亚群，并且培养物中 TGF-β 的存在也可诱导 Treg 群。

近来受到广泛关注的另一种选择是应用 *TCR* 基因治疗调节 T 细胞特异性。在 1 型糖尿病中，多克隆 Treg 的抗原特异性可重新定向到胰岛抗原，以产生大量胰岛抗原特异性 Treg。研究观察证明，高水平的胰岛素表位特异性 Treg 可以延迟儿童 T1DM 的进展。缓慢进展表型的儿童在 T1DM 易感基因中表现出保护性基因型的积累，如 IL-2、IL-2-Ra、INS-VNTR 和 IL-10（51）。诱导胰岛素特异性 Foxp3⁺Treg 是延迟甚至阻止人类 T1DM 的理论基础。目前利用人类造血干细胞移植的 *NSG-HLA-DQ8* 转基因小鼠体内诱导人类自身抗原特异性 Foxp3⁺Treg 的研究取得了一定进展。在 NOD 小鼠中观察到，低免疫原性剂量对胰岛素模拟表位有强刺激作用，可有效诱导胰岛素特异性 Foxp3⁺Treg，从而阻止 T1DM 的发展。

用于诱导 Foxp3⁺Treg 预防胰岛自身免疫的抗原特异性疫苗接种的策略开发仍处于起步阶段。在体内使用强激动性胰岛素类似物进行亚免疫原性疫苗接种后，可以诱导人类胰岛素特异性 Foxp3⁺Treg，Treg 的调节信号基因如 Foxp3、CTLA-4 和 IL-2Rα 表达增加，并能有效抑制效应 T 细胞。诱导自身抗原特异性 Treg 的 T1DM 疫苗，在预防和降低儿童胰岛自身免疫病发生 T1DM 风险方面有积极贡献。

IL-35 可能通过逆转 T 细胞表型（从 Th1 或 Th17 到抑制性 Treg）和（或）通过增加 Treg 中 Eos 表达，增加 IL-10 和 IL-35 的产生，从而防止 T1DM 的发展并逆转已建立的 T1DM。

四、结语

在 1 型糖尿病患者中观察到 Treg 水平降低和（或）功能抑制，通过调节 Treg 数量及功能来加强免疫调节是目前临床试验的一个主要研究领域。然而，尽管一些临床研究通过治疗性干预调控诱导 Treg 表达，但关键问题仍然没有得到解答：Treg 的变化是何时及如何发生的？如何才能更精准地识别出患有功能失调的个体？什么人群可以从特定形式的免疫治疗中受益？增加 Treg 水平或功能的最佳方法是什么？了解 1 型糖尿病中 Treg 的发病机制，揭示 Treg 亚群的分子特征，有可能增加笔者对 1 型糖尿病发病机制中分子基础水平的理解，并可能揭示免疫治疗的新靶点，确定临床试验的生物标志物，并最终实现对可能从免疫治疗中获益的个体进行分层甄别的可能性。

（郑　丽　梁朝珺）

参考文献

[1] ROEP B O，THOMAIDOU S，VAN TIENHOVEN R，et al. Type 1 diabetes mellitus as a disease of the β-cell（do not blame the immune system?）.Nature reviewsEndocrinology，2021，17（3）：150-161.

[2] SERR I，FÜRST R W，ACHENBACH P，et al. Type 1 diabetes vaccine candidates promote human Foxp3⁺Treg induction in humanized mice. NATURE COMMUNICATIONS，2016，7：10991.

[3] PUGLIESE A.Autoreactive T cells in type 1 diabetes. J Clin Invest，2017，127（8）：2881-2891.

[4] EIZIRIK D L，COLLI M L，ORTIS F. The role of inflammation in insulitis and β-cell loss in type 1 diabetes. Nat Rev Endocrinol，2009，5（4）：219-226.

[5] ZHANG J，CHEN Z，ZHOU Z，et al. Sumoylation modulates the susceptibility to type 1 diabetes. Adv Exp Med Biol，2017，963：299-322.

[6] BUSSE D，DE LA ROSA M，HOBIGER K，et al. Competing feed-back loops shape IL-2 signaling between helper and regulatory T lymphocytes in cellular microenvironments. Proc Natl Acad Sci US A，2010，107：3058-3063.

[7] SOJKA D K，HUANG Y H，FOWELL D J. Mechanisms of regulatory T-cell suppression—a diverse arsenal for a moving target.Immunology，2008，124：13-22.

[8] WILDIN R S，RAMSDELL F，PEAKE J，et al. X-linked neonatal diabetes mellitus，enteropathy and endocrinopathy syndrome is the human equivalent of mouse scurfy. Nat Genet，2001，27：18-20.

[9] BRUNKOW M E，JEFFERY E W，HJERRILD K A，et al. Disruption of a new forkhead/winged-helix protein，scurfin，results in the fatallymphoproliferative disorder of the scurfy mouse. Nat Genet，2001，27（1）：68-73.

[10] GRINBERG-BLEYER Y，BAEYENS A，YOU S，et al. IL-2 reverses established type 1 diabetes in NOD mice by a local effect on pancreatic regulatory T cells. J Exp Med，2010，207：1871-1878.

[11] TODD J A, WALKER N M, COOPER J D, et al. Robust associations of four new chromosome regions from genome-wide analyses of type 1 diabetes. Nat Genet, 2007, 39: 857-864.

[12] LINDLEY S, DAYAN C M, BISHOP A, et al. Defective suppressor function in CD4（+）CD25（+）T-cells from patients with type 1 diabetes. Diabetes, 2005, 54: 92-99.

[13] BRUSKO T M, WASSERFALL C H, CLARE-SALZLER M J, et al. Functional defects and the influence of age on the frequency of CD4$^+$ CD25$^+$ T-cells in type 1 diabetes. Diabetes, 2005, 54: 1407-1414.

[14] GLISIC-MILOSAVLJEVIC S, WANG T, KOPPEN M, et al. Dynamic changes in CD4$^+$CD25$^+$（high）T cell apoptosis after the diagnosis of type 1 diabetes. Clin Exp Immunol, 2007, 150: 75-82.

[15] GLISIC-MILOSAVLJEVIC S, WAUKAU J, JAILWALA P, et al. At-risk and recent-onset type 1 diabetic subjects have increased apoptosis in the CD4$^+$CD25$^+$ T-cell fraction. PLoS One, 2007, 2: e146.

[16] LAWSON J M, TREMBLE J, DAYAN C, et al. Increased resistance to CD4$^+$CD25hi regulatory T cell-mediated suppression in patients with type 1 diabetes. Clin Exp Immunol, 2008, 154: 353-359.

[17] SCHNEIDER A, RIECK M, SANDA S, et al. The effector T cells of diabetic subjects are resistant to regulation via CD4$^+$ FOXP3$^+$ regulatory T cells. J Immunol, 2008, 181: 7350-7355.

[18] LONG S A, CEROSALETTI K, WAN J Y, et al. An autoimmune-associated variant in PTPN2 reveals an impairment of IL-2R signaling in CD4（+）T cells. Genes Immun, 2011, 12（2）: 116-125.

[19] LONG S A, CEROSALETTI K, BOLLYKY P L, et al. Defects in IL-2R signaling contribute to diminished maintenance of FOXP3 expression in CD4（+）CD25（+）regulatory T-cells of type 1 diabetic subjects. Diabetes, 2010, 59（2）: 407-415.

[20] GARG G, TYLER J R, YANG J H, et al. Type 1 diabetes-associated IL2RA variation lowers IL-2 signaling and contributes to diminished CD4$^+$CD25$^+$ regulatory T cell function. J Immunol, 2012, 188（9）: 4644-4653.

[21] MCCLYMONT S A, PUTNAM A L, LEE M R, et al. Plasticity of human regulatory T cells in healthy subjects and patients with type 1 diabetes. J Immunol, 2011, 186（7）: 3918-3926.

[22] MARWAHA A K, CROME S Q, PANAGIOTOPOULOS C, et al. Cutting edge: increased IL-17-secreting T cells in children with new-onset type 1 diabetes. J Immunol, 2010, 185（7）: 3814-3818.

[23] PESENACKER A M, WANG A Y, SINGH A, et al. A regulatory T-cell gene signature is a specific and sensitive biomarker to identify children with new-onset type 1 diabetes. Diabetes, 2016, 65（4）: 1031-1039.

[24] FERRARO A, D'ALISE A M, RAJ T, et al. Interindividual variation in human T regulatory cells. Proc Natl Acad Sci U S A, 2014, 111（12）: E1111-E1120.

[25] YANG J H, CUTLER A J, FERREIRA R C, et al. Natural variation in interleukin-2 sensitivity influences regulatory T-cell frequency and function in individuals with long-standing type 1 diabetes. Diabetes, 2015, 64（11）: 3891-3902.

[26] JANA S, CAMPBELL H, WOODLIFF J, et al. The type of responder T-cell has a significant impact in a human in vitro suppression assay. PLoS One, 2010, 5（12）: e15154

[27] VELDMAN C, HÖHNE A, DIECKMANN D, et al. Type I regulatory T cells specific for desmoglein 3 are more frequently detected in healthy individuals than in patients with pemphigus vulgaris. J Immunol, 2004, 172（10）: 6468-6475.

[28] BIREBENT B, LORHO R, LECHARTIER H, et al. Suppressive properties of human CD4$^+$CD25$^+$regulatory T cells are dependent on CTLA-4 expression. Eur J Immunol, 2004, 34（12）: 3485-3496.

[29] COLLISON L W, VIGNALI D A. In vitro Treg suppression assays. Methods Mol Biol, 2011, 707: 21-37.

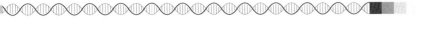

[30] GAGLIANI N, MAGNANI C F, HUBER S, et al. Coexpression of CD49b and LAG-3 identifies human and mouse T regulatory type 1 cells. Nat Med, 2013, 19（6）: 739-746.

[31] BACCHETTA R, BIGLER M, TOURAINE J L, et al. High levels of interleukin 10 production in vivo are associated with tolerance in SCID patients transplanted with HLA mismatched hematopoietic stem cells. J Exp Med, 1994, 179（2）: 493-502.

[32] GROUX H, O'GARRA A, BIGLER M, et al. A CD4+T-cell subset inhibits antigenspecific T-cell responses and prevents colitis.Nature, 1997, 389（6652）: 737-742.

[33] BARRAT F J, CUA D J, BOONSTRA A, et al. In vitro generation of interleukin 10- producing regulatory CD4+T cells is induced by immunosuppressive drugs and inhibited by T helper type 1（Th1）-and Th2-inducing cytokines. J Exp Med, 2002, 195（5）: 603-616.

[34] BRUN V, BASTIAN H, NEVEU V, et al. Clinical grade production of IL-10 producing regulatory Tr1 lymphocytes for cell therapy of chronic inflammatory diseases. Int Immunopharmacol, 2009, 9（5）: 609-613.

[35] BRUN V, NEVEU V, PERS Y M, et al. Isolation of functional autologous collagen-II specific IL-10 producing Tr1 cell clones from rheumatoid arthritis blood. Int Immunopharmacol, 2011, 11（8）: 1074-1078.

[36] SINGH K, KADESJÖ E, LINDROOS J, et al. Interleukin-35 administration counteracts established murine type 1 diabetes-possible involvement of regulatory T cells.Scientific RepoRts, 2015, 5 : 12633.

[37] TANG Q, ADAMS J Y, PENARANDA C, et al. Central role of defective interleukin-2 production in the triggering of islet autoimmune destruction. Immunity, 2008, 28（5）: 687-697.

[38] VIGNALI D A, COLLISON L W, WORKMAN C J. How regulatory T cells work. Nat Rev Immunol, 2008, 8 : 523-532.

[39] ZHOU X, BAILEY-BUCKTROUT S L, JEKER L T, et al. Instability of the transcription factor Foxp3 leads to the generation of pathogenic memory T cells in vivo. Nat Immunol, 2009, 10（9）: 1000-1007.

[40] SHARMA M D, HOU D Y, LIU Y, et al. Indoleamine 2, 3-dioxygenase controls conversion of Foxp3+ Tregs to TH17-like cells in tumor-draining lymph nodes. Blood, 2009, 113（24）: 6102-6111.

[41] DUARTE J H, ZELENAY S, BERGMAN M L, et al. Natural Treg cells spontaneously differentiate into pathogenic helper cells in lymphopenic conditions. Euro J Immunol, 2009, 39（4）: 948-955.

[42] WILLIAMS L M, RUDENSKY A Y. Maintenance of the Foxp3-dependent developmental program in mature regulatory T cells requires continued expression of Foxp3. Nat Immunol, 2007, 8（3）: 277-284.

[43] OLDENHOVE G, BOULADOUX N, WOHLFERT E A, et al. Decrease of Foxp3+Treg cell number and acquisition of effector cell phenotype during lethal infection. Immunity, 2010, 31（5）: 772-786.

[44] VOKAER B, VAN ROMPAEY N, LEMAÎTRE P H, et al. Critical role of regulatory T cells in Th17-mediated minor antigen-disparate rejection. J Immunol, 2010, 185（6）: 3417-3425.

[45] KOMATSU N, OKAMOTO K, SAWA S, et al. Pathogenic conversion of Foxp3（+）T cells into TH17 cells in autoimmune arthritis. Nat Med, 2014, 20（1）: 62-68.

[46] WANG T, SUN X, ZHAO J, et al. Regulatory T cells in rheumatoid arthritis showed increased plasticity toward Th17 but retained suppressive function in peripheral blood. Ann Rheu Diseases, 2015, 74（6）: 1293-301.

[47] MARWAHA A K, CROME S Q, PANAGIOTOPOULOS C, et al. Cutting edge: Increased IL-17-secreting T cells in children with new-onset type 1 diabetes. J Immunol, 2010, 185（7）: 3814-3818.

[48] COLLISON L W, CHATURVEDI V, HENDERSON A L, et al. IL-35-mediated induction of a potent regulatory T cell population. Nat Immunol, 2010, 11（12）: 1093-1101.

[49] BAILEY-BUCKTROUT S L, MARTINEZ-LLORDELLA M, ZHOU X, et al. Self-antigen-driven

activation induces instability of regulatory T cells during an inflammatory autoimmune response. Immunity, 2013, 39 (5): 949-962.

[50] NIEDBALA W, WEI X Q, CAI B, et al. IL-35 is a novel cytokine with therapeutic effects against collagen-induced arthritis through the expansion of regulatory T cells and suppression of Th17 cells. Eur J Immunol, 2007, 37 (11): 3021-3029.

[51] LEMPAINEN J, HÄRKÖNEN T, LAINE A, et al. Associations of polymorphisms in non-HLA loci with autoantibodies at the diagnosis of type 1 diabetes: INS and IKZF4 associate with insulin autoantibodies. Ped Diab, 2013, 14 (7): 490-496.

[52] CHENG G, YU A, MALEK T R. T-cell tolerance and the multi-functional role of IL-2R signaling in T-regulatory cells. Immunological Reviews, 2011, 241 (1): 63-76.

[53] HALLER M J, GITELMAN S E, GOTTLIEB P A, et al. Anti-thymocyte globulin/G-CSF treatment preserves beta cell function in patients with established type 1 diabetes. J Clin Invest, 2015, 125 (1): 448-455.

[54] HUNDHAUSEN C, ROTH A, WHALEN E, et al. Enhanced T cell responses to IL-6 in type 1 diabetes are associated with early clinical disease and increased IL-6 receptor expression. Sci Transl Med, 2016, 8 (356): 356ra119.

[55] YU A, SNOWHITE I, VENDRAME F, et al. Selective IL-2 respon-siveness of regulatory T cells through multiple intrinsic mechanisms supports the use of low-dose IL-2 therapy in type 1 diabetes. Diabetes, 2015, 64 (6): 2172-2183.

[56] HARTEMANN A, BENSIMON G, PAYAN C A, et al. Low-dose interleukin 2 in patients with type 1 diabetes: a phase 1/2 randomised, double-blind, placebo-controlled trial. Lancet Diabetes Endocrinol, 2013, 1 (4): 295-305.

[57] MAREK-TRZONKOWSKA N, MYSLIWIEC M, DOBYSZUK A, et al. Administration of CD4$^+$CD25highCD127- regulatory T cells preserves beta-cell function in type 1 diabetes in children. Diabetes Care, 2012, 35 (9): 1817-1820.

[58] BLUESTONE J A, BUCKNER J H, FITCH M, et al. Type 1 diabetes immunotherapy using polyclonal regulatory T cells. Sci Transl Med, 2015, 7 (315): 315ra189.

[59] WALKER M R, KASPROWICZ D J, GERSUK V H, et al. Induction of FoxP3 and acquisition of T regulatory activity by stimulated human CD4$^+$CD25- T cells. J Clin Invest, 2003, 112 (9): 1437-1443.

[60] FANTINI M C, BECKER C, MONTELEONE G, et al. Cutting edge: TGF-beta induces a regulatory phenotype in CD4$^+$CD25$^-$ T cells through Foxp3 induction anddown-regulation of Smad7. J Immunol, 2004, 172 (9): 5149-5153.

[61] BRUSKO T M, KOYA R C, ZHU S, et al. Human antigen-specific regulatory T cells generated by T cell receptor gene transfer. PLoS One, 2010, 5 (7): e11726.

[62] DANIEL C, WEIGMANN B, BRONSON R, et al. Prevention of type 1diabetes in mice by tolerogenic vaccination with a strong agonist insulin mimetope. J Exp Med, 2011, 208 (7): 1501-1510.

[63] ACHENBACH P, HUMMEL M, THÜMER L, et al. Characteristics of rapid vs slow progression to type 1 diabetes in multiple islet autoantibody-positive children. Diabetologia, 2013, 56 (7): 1615-1622.

[64] HULL C M, PEAKMAN M, TREE T I M. Regulatory T cell dysfunction in type 1 diabetes: what's broken and how can we fix it? Diabetologia, 2017, 60 (10): 1839-1850.

[65] DESAI S, DESHMUKH A. Mapping of Type 1 Diabetes Mellitus. Curr Diabetes Rev, 2020, 16 (5): 438-441.

[66] MASON G M, LOWE K, MELCHIOTTI R, et al. Phenotypic complexity of the human regulatory T cell

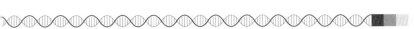

compartment revealed by mass cytometry. J Immunol，2015，1955：2030-2037.

[67] TAN T，XIANG Y，CHANG C，et al. Alteration of regulatory T cells in type 1 diabetes mellitus：A comprehensive review. Clin Rev Allergy Immunol，2014，47（2）：234-243.

[68] CABELLO-KINDELAN C，MACKEY S，SANDS A，et al. Immunomodulation Followed by Antigen-Specific Treg Infusion Controls Islet Autoimmunity. Diabetes，2020，69（2）：215-227.

第十六节　Treg 与多发性硬化

多发性硬化（multiple sclerosis，MS）是一种进行性的自身免疫介导的中枢神经系统炎症（CNS），其病理特征为脱髓鞘，根据病程分为复发缓解型、原发进展型、继发进展型、进展复发型四型，其中复发缓解型、进展复发型及伴有复发的继发进展型多发性硬化均属于复发型多发性硬化。本病多在成年早期发病，女性多于男性，大多数患者表现为反复发作的神经功能障碍，多次缓解复发，病情渐加重。最常累及的部位为脑室周围白质、视神经、脊髓、脑干和小脑。MS 主要临床特点为症状体征的空间多发性和病程的时间多发性。截至 2020 年，全球估计有 280 万人被确诊。其发病机制复杂，包括基因（如 HLA-DPB1 等位基因的多态性）、表观遗传（如 miRNA）和环境（如吸烟、传染病、维生素 D 缺乏）等决定因素导致自身免疫紊乱，从而导致脱髓鞘、轴突损伤和神经退行性变。此外，MS 临床表现个体化差异很大，这使得鉴别诊断和监测治疗疗效较难，有必要寻找特定的生化、分子和遗传与疾病发展程度可靠相关的因素。

一、MS 的发病机制

MS 发病机制复杂，遗传易感性及环境因素共同参与了 MS 的发病过程。HLA 复合体中的基因是与 MS 最相关的遗传危险因素，研究发现，HLA-Ⅱ类变异基因 *HLA-DRB1*15：01* 与 MS 的风险增加相关，而 HLA-Ⅰ类变异基因 *HLA-A*02* 与预防 MS 有关。环境因素有 EB 病毒感染、低维生素 D 摄入、紫外线照射的缺乏、吸烟等。然而，MS 患者 CNS 病变中丰富的免疫细胞如 T 淋巴细胞及其产物支持了 MS 是一种免疫介导疾病的观点。除了 T 淋巴细胞参与 MS 的发生、发展，其他免疫因子，如 B 淋巴细胞和抗体也被发现参与了这些脱髓鞘疾病的发病。另外，树突状细胞、单核细胞、中性粒细胞、自然杀伤细胞等的趋化作用及许多细胞因子也涉及了 MS 的发生。

（一）B 细胞

B 细胞参与 MS 的发病机制一直被归因于自身抗体的产生。然而，目前基于 B 细胞缺失的成功治疗方法的研究，以提高笔者对 B 细胞在 MS 病理生理学中的作用的理解。有研究表明，在 MS 动物模型中，B 细胞除了产生自身抗体外，可能在触发自体免疫反应及疾病的进展和恢复中发挥重要作用。B 细胞在中枢神经系统中扮演着抗原呈递细胞（APC）的重要角色，这是刺激自体反应 T 细胞浸润组织所必需的。此外，另一组研究表明，B 细胞作为炎症的有效调节因子参与，提供促炎症或免疫抑制细胞因子。值得注意的是，B 细胞的调节细胞因子的产生可能是由自身抗原的识别或与独立于抗原识别的机制引起的。研究 MS 的主要动物模型是 EAE，EAE 有很多变异型。有两种不同的 EAE 变异型已经被用来研究在 MS 中的 B 细胞的不同特征，它们在自身抗原的性质上不同。第一种是用从髓鞘少突胶质细胞糖蛋白中提取的短肽（pMOG），在这个模型中，B 细胞可以独立于 B 细胞受体（BCR）特异性被激活。虽然在 pMOG 诱导的 EAE 中模型 B 细胞能够通过直接结合细胞表面 MHC Ⅱ 分子呈现短肽，但是其功能是次要的，因为 EAE 在野生型小鼠和 B 细胞缺陷小鼠中具有相同的动力学和强度。值得注意的是，早期含有抗 CD20 抗体的 B 细胞耗竭会导致疾病加重，同时晚期在 pMOG 诱导的 C57BL/6 小鼠的实验性自身免疫性脑脊髓炎使用抗 CD20 抗体治疗减少了疾病严重程度，表明在这个实验性自身免疫性脑脊髓炎病毒鼠模型中 B 细胞发挥重要的调控作用。此外，这些结果表明，尽管 B 细胞在 EAE 模型中 APC 功能缺失，但 B 细胞仍发挥调节作用，在早期免疫抑制，晚期促炎。用全长人 MOG 蛋白（huMOG）免疫诱导第二种 EAE 模型，其中抗原特异性激活的 B 细胞在疾病的发展中起主要作用，在 CNS 中发挥基本的 APC 功能，并提供显著的促炎细胞因子和作为产生抗体的浆细胞来源。另外，B 细胞是多巴胺受体（dopamine receptor，DR）表达水平最高的白细胞群之一，研究结果表明，在 CD4$^+$T 细胞中 DRD3 表达与 EAE 无关，而在 B 细胞中 DRD3 在 CNS 自身免疫中发挥基本的调节作用。分析显示 DRD3 在 B 细胞中有双重的作用，具有促进 APC 潜能的 B 细胞向中枢神经系统趋向性，并有利于调节（抑制）B 细胞向中枢神经系统的渗透。

（二）CD4$^+$T 细胞亚群

CD4$^+$T 细胞在导致中枢神经系统损伤方面起着重要作用，在外周活化的 T 淋巴细胞表达大量的分子，包括趋化因子受体、黏附分子、整合素、细胞因子、基质金属蛋白酶和活性氧，这些分子促进 T 细胞穿过 MS 患者的血脑屏障进入 CNS 从而致病。Th1 细胞分泌髓鞘特异性 IFN-γ 及 Th17 产生的 IL-17 可诱发 CNS 炎症及脱髓鞘病变。CD8$^+$T 淋巴细胞被证实参与 MS 患者 CNS 的损伤。实验性自身免疫性脑脊髓炎（EAE）是最广泛使用的 MS 动物模型之一，用于探讨 MS 的发病机制。它反映了 MS 的重要方面，并在全世界广泛使用。EAE 是一种 Th 细胞介导的自身免疫病，以中枢神经系统 T 细胞和单核细胞浸润为特征，伴有局部炎症。早期对 MS 的发病机制一致性认为，Th1 细胞是介导 MS 发病最重要的 T 细胞亚群，Th1 不仅介导其致病，还造成小鼠全身组织破坏。然而 Th1 不能解释所有 MS 的发病过程。自从 Th17 细胞亚群被发现以来，人们对自身免疫病出现了与以往不同的看法，有了更为深刻的认识。对用 Th1/Th2 机制解释不了的自身免疫病，可以用 Th17 细胞来解释。

Th17 细胞积极参与自身免疫反应，如类风湿关节炎、MS 等疾病。Th17 细胞分化能产生 IL-17 和多种炎症细胞因子及趋化因子共同参与机体炎症反应，是导致炎症性疾病发生的最主要的致炎细胞因子。早在 2000 年，有研究者在做微生物实验时偶然了发现一种新细胞，它在微生物刺激下产生 IL-17。IL-17 是重要的促炎因子，能调节并作用于许多细胞及细胞因子，并与其相互作用以促进炎症反应，如 IL-17 可以与内皮细胞、GM-CSF 及 ICAM-1 等相互作用而发挥作用；IL-17 还能够与多种细胞因子（肿瘤坏死因子、IFN-γ 等）形成正反馈调节，对机体发生的炎症反应起到放大效应。如果将这种分泌 IL-17 的 CD4$^+$T 细胞（Th17）被动转移给正常小鼠，小鼠 EAE 病情进展非常严重，而同等数量的 Th1 细胞并不能诱发正常小鼠产生明显的临床症状。这说明 Th17 是诱发自身免疫病的重要因素，并具有器官特异性、高致病性的特点。随后研究发现，Th17 细胞分化产生 IL-17 会与相对应的 IL-17 受体结合到一起，参与炎症反应，而 Th1 和 Th2 分别通过分泌 IFN-γ 和 IL-4 来介导炎症反应。另一方面，IL-23 作为重要的促炎因子，能够促进 Th17 细胞分化和 IL-17 产生，在 MS 发生和疾病进展中起着重要作用。Cua 等研究 IL-23 在 EAE 发展过程中的作用机制发现，把 IL-23p19 基因敲除后，EAE 小鼠发病率和疾病进展程度明显降低，症状有所缓解。这表明，在 EAE 的发病过程中 IL-23 起着重要作用。Langrish 等研究发现，IL-23 基因缺陷小鼠明显抑制 EAE 的发病进程，是因为体内能产生 IL-17 的 CD4$^+$T 细胞数量急剧降低。这说明 IL-23 可以通过调控 Th17 的分化，参与 MS 的发病过程。

此外，有研究发现克老素蛋白（KL）对 Treg 的影响。Treg 作为 CD4$^+$ 细胞，在免疫应答中具有负

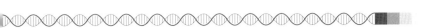

反馈作用。小鼠体外实验结果显示，在 KL 的干扰下 EAE+KL 组 Treg 分泌的 Foxp3 较 EAE 组明显增多，说明 KL 亦可调节 Treg 分化，从而抑制 EAE 炎症反应。

二、调节性 T 细胞参与多发性硬化发病

（一）MS 中的 Treg 表达

近年来，具有免疫耐受性的一些重要的细胞群被发现，可以抑制自身免疫应答，CD4$^+$CD25$^+$Foxp$^+$Treg 就是其中之一。自身免疫病如 MS，可能是由于耐受机制失败，无法阻止致病性 T 细胞针对髓磷脂决定因子或其他自体组织抗原的浸润。这些耐受机制包括 CD4$^+$CD25$^+$Treg 可能对 TCR 决定因子具有特异性。CD4$^+$CD25$^+$Treg 是一种维持胸腺中央耐受的独特谱系，Treg 也在外周发挥调节功能，占循环中 CD4$^+$Treg 的 5% ~ 10%。然而，外周 Treg 也可能由 CD4$^+$CD25$^-$ 前体通过 CD28 共刺激和雌激素的诱导产生。Foxp3 转录因子主要由 Treg 表达，是细胞因子产生和细胞—细胞接触依赖性 T 效应细胞激活抑制的主要调节因子。Foxp3 表达的 CD4$^+$CD25$^+$Treg 具有抑制功能，更重要的是 CD4$^+$CD25$^+$Treg 的转移可以预防自身免疫病，如 SJL/J 小鼠 EAE 的发生。

Treg 调节体内平衡和维持免疫耐受，如果无法维持免疫耐受会导致自身免疫病的发展。在小鼠 EAE 模型中，CD4$^+$ T 细胞浸润 CNS，通过分泌细胞因子和趋化因子启动炎症级联反应。研究表明，MS 患者外周血 CD4$^+$CD25$^+$T 细胞中 Foxp3 表达水平降低。与健康对照组相比，MS 患者 CD4$^+$CD25^{high} 调节性 T 细胞效应功能显著减少，证明在自身免疫病中 CD4$^+$CD25^{high} 调节性 T 细胞的功能缺陷。将功能性免疫调节的缺陷与已明确表明参与维持外周免疫耐受和预防自身免疫病的遗传标记联系起来。目前尚不清楚 Foxp3 蛋白在 Treg 中是如何被调控的，但在多发性硬化的过程中调控机制可能被改变。Foxp3 表达的改变、转录稳定性，蛋白质的转运或功能可能与 *Foxp3* 基因多态性有关。此外，胸腺发育不佳或低 Treg 的周围环境稳态也可能是其发病的原因。未来的研究将进一步评估复发性多发性硬化和进展性多发性硬化中 Foxp3 表达和 Treg 功能的差异。已知影响 Treg 功能和 Foxp3 表达疗法因素，包括 TCR 肽疫苗接种和补充雌激素。

（二）Th17/Treg 失衡在多发性硬化发病和治疗中的意义

Th17 是产生 IL-17 的 T 细胞亚群，国内外已有大量文献证实其与自身免疫病如 MS 等发病关系密切。Treg 则在体内执行免疫抑制功能，限制过度及错误的免疫应答。Th17/Treg 平衡对维持正常免疫应答，防止自身免疫具有重要意义。而在 MS 中，平衡向 Th17 倾斜，Th17 功能亢进，Treg 功能低下。研究 Th17/Treg 平衡、失衡机制揭示其对发病和治疗的意义，同时对 MS 的病理机制研究及诊治具有重要价值。

MS 发病与 Th17 功能亢进有关。Ishizu 等在 2005 年发现视神经脊髓型 MS 患者外周血及脑脊液 IL-17 水平上升，高于典型的复发—缓解型 MS 患者水平，与病情（EDSS 评分、脊髓病灶节段数）呈正相关，具有统计学意义。而 IL-17 主要由活化的 Th17 产生，故 Th17 与 MS 的发病关系引起了关注。对 MS 患者脑组织免疫组化研究发现，急性病灶内浸润的 T 细胞表达 IL-17 及 IL-17mRNA 均显著增多，高于静止病灶、慢性病灶及正常组织，而且不仅出现了 CD4$^+$ 的 Th17 细胞，亦出现了 CD8$^+$ 的 IL-17$^+$ 细胞群，其数量低于 CD4$^+$Th17，未做差异显著性检验统计。人体来源的 Th17 细胞能破坏小鼠血脑屏障，在体外对人类神经元细胞有强烈的细胞毒性作用。在 MS 经典模型，EAE 小鼠身上用重组 MOG-35-55 特异性的 T 细胞受体配体静脉注入能抑制 Th17 游走至中枢神经系统及抑制 IL-17 产生，明显减轻残疾及脑部损伤。

Treg 功能低下是 MS 发病的另一重要原因。复发—缓解型 MS（relapse-remitting MS，RRMS）患

者 Treg 数量略有增多，但起主要作用的初始 Treg 比减少记忆性 Treg 比例相对增高，表达 Foxp3 显著减少，不能抑制 T 细胞活化，经免疫干预（干扰素 -β₁a）治疗后功能才得以恢复正常。而继发进展型 MS（secondary progressive MS，SPMS）患者 Treg 功能无明显改变。在 EAE 小鼠上也证实了传输功能正常的异体小鼠 Treg 对发病有抑制作用，明显减轻残疾程度，减轻血脑屏障损伤，抑制 T 细胞、巨噬细胞等浸润。因此，Th17 功能亢进和 Treg 功能低下可能共同导致了 RRMS 的发病。在 SPMS 中 Treg 可能不参与 SPMS 的发病，而是否单独由 Th17 导致发病目前尚少见相关研究。

（三）Treg 影响 MS 的相关机制

Treg 是近几年发现的具有强大免疫抑制功能的 CD4⁺T 细胞亚型之一，现已证明，Foxp3⁺Treg 可以调节机体对外源性抗原免疫反应的程度，其数量减少和功能失调与多种疾病如自身免疫病、过敏性疾病、感染性疾病等密切相关，它主要通过细胞分泌的细胞因子，如 IL-35、IL-10 和 TGF-β 等发挥负性的免疫调节作用。有研究表明，Treg 抑制 Th17 细胞分化是通过其特异性转录因子 Foxp3 发挥作用，或是通过下调细胞因子 IL-17 和 IL-23 的表达抑制 Th17 细胞分化。周冬亮等的研究发现 MS 患者外周血中 Treg 减少、功能降低，受 Treg 负调控的 Th17 细胞增加，Th17 细胞和 DC 细胞分泌的促炎因子诱发一系列自身免疫级联反应，最终导致髓鞘脱失和轴突损害，引发一系列 MS 临床症状。Jamshidian 等研究发现 Treg 百分率和 Treg/Th17 比值与 MS 的临床症状严重程度呈负相关。

此外，有研究发现，CD39⁻CD73⁻ 腺苷通路是 Treg 发挥免疫抑制功能的重要途径之一。来源于 Treg 的 CD39⁺Th17 细胞亦通过此通路调节免疫反应。临床研究、动物实验均表明 CD39⁻CD73⁻ 腺苷通路参与了多发性硬化的发病，其对多发性硬化的影响近年来的研究结果各不相同且有矛盾之处，该通路在多发性硬化中扮演何种角色还需进一步的研究。几项对复发型多发性硬化患者外周血 Treg 的研究发现，患者 Treg 比例与正常对照相似，CD39⁺Treg 在 Treg 中所占比例与正常对照组相比存在差异。Borsellino、Fletcher 的研究显示，复发型多发性硬化患者 TregCD39 表达下降，CD39⁺Treg 免疫抑制功能受损。与之相反，Muls 等则发现患者 CD39⁺Treg 在 Treg 中的比例较正常对照组升高了 39.8%，患者外周血单个核细胞 CD39 mRNA 水平也高于正常对照组。治疗多发性硬化的常用药物 IFN-β 能使患者中枢神经系统微血管内皮、血脑屏障、血清中 CD73 的表达增加，内生腺苷的水平也随之上升，说明 CD73 来源的腺苷的增加可能是 IFN-β 发挥治疗作用的机制之一。但动物实验显示 CD73、腺苷是多发性硬化发病的关键节点，*CD73* 基因敲除鼠比野生型小鼠更难成功诱导多发性硬化动物模型（实验性变态反应性脑脊髓炎），CD73 亦可能通过产生腺苷参与了多发性硬化的发病。

越来越多的证据表明，肠道微生物群起着重要作用。肠道微生物群的变化涉及肠和肠的发病机制非肠道自身免疫病，如溃疡结肠炎和克罗恩病、风湿性关节炎和多发性硬化。便秘可导致肠道微菌群失调。大多数多发性硬化患者出现便秘不能简单地用中枢神经系统损伤来解释。目前，便秘的相关机制仍然不清楚。便秘引起的肠道菌群失调可加重 C57BL/6 小鼠 Th17/Treg 失衡和细胞因子紊乱，从而加重 EAE。

在凋亡抗原偶联白细胞预防 EAE 的情况下，Treg 在诱导耐受中是不必要的，但在长期耐受维持中却是必不可少的。尽管 Treg 在调节免疫平衡和维持自我平衡方面的突出作用在过去的 20 年中变得清晰，但之前的研究，特别是在高区域耐受中，也指出了诸如抗原特异性细胞的消耗，或诱导适应性耐受的机制，即一种自发状态，包括抑制细胞因子的产生。与 OVA 模型的研究一致，MOG 特异性细胞产生效应细胞因子 TNF 或 IFN-γ 的百分比显著下降，IL-17A 和 GM-CSF 的产生无显著下降趋势，而所有这些细胞因子都被认为是 MS 发病机制中的驱动因子。

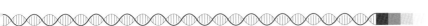

三、Treg 与 MS 的治疗

随着对 MS 病因和发病机制研究的不断深入，近年来研究发现 MS 早期就有轴索损害和髓鞘再生障碍，其与炎症反应有关，且部分不可逆，慢性持续性炎症反应所致的继发性轴索变性是 MS 不可逆性功能障碍的主要原因，逐渐积累到达一定阈值后失去代偿则进入进展性阶段，而 MS 病程早期给予免疫调节剂有助于减轻炎症反应直接和间接造成的轴索损害，延缓功能障碍的进展。其治疗旨在防止急性期进展恶化和缓解期的复发，晚期采取对症及支持疗法，减轻神经功能障碍带来的痛苦。急性发作期以糖皮质激素治疗为主，而免疫调节剂，包括 INF-β、GA 和 NM 可减少复发和延缓进展，并已明确在临床确诊为 MS 的患者尽早采用 IFN-β 或 GA 治疗以减少复发和延缓进展，目前 MS 尚不可治愈，需要一套完善的整体化治疗措施。

在疾病早期，恢复 MS 患者 Treg 功能障碍是一种新的治疗方法，与未经治疗的患者相比，用 IFN-β 治疗的患者增加了 Foxp3 水平。除了抑制 T 细胞增殖或 Th1 向 Th2 细胞因子的转移，研究表明 IFN-β 治疗也可能影响 MS 患者 Treg 的功能。免疫球蛋白越来越多地被用于自身免疫和系统性炎性疾病，IVIG 在自身免疫病中发挥免疫调节功能，研究表明免疫球蛋白控制 EAE 的进展是通过上调 Treg。另外，IVIG 可预防 T 细胞浸润中枢神经系统通过调节周围的自体反应性 T 细胞，从而防止不可逆神经损伤的发生。Treg 在自身免疫病中，要么功能缺陷，要么周围细胞数量减少。开发免疫介导疗法主要有两个方向：针对自身免疫效应细胞和重建对自身抗原免疫耐受。肠道微生物群可能在免疫介导疾病的易感性或耐药性中具有关键作用，口服抗生素治疗后肠道菌群的改变可以调节 EAE 的动物模型，笔者现在展示了一个两性离子荚膜多糖 A（PSA）脆弱拟杆菌可预防中枢神经系统脱髓鞘疾病，口服纯化 PSA 保护小鼠，预防和治疗 EAE。这表明调节肠道菌群在预防和治疗 MS 中具有重要作用。

综上所述，免疫治疗是指寻求治疗改变免疫反应来预防或治疗疾病。对于多发性硬化，Treg 对中枢神经系统自身免疫反应有抑制作用。Treg 可显著降低小鼠 EAE 的严重程度，并已被证明在恢复期中枢神经系统中聚集。在复发缓解期 Treg 的耗竭增加急性期的严重性，阻止缓解。故调控 Treg 是 MS 治疗的主要潜在靶点，目前治疗 T 细胞介导的自身免疫病的策略还包括使用低剂量的 IL-2、mTOR 抑制（雷帕霉素）、T 细胞耗尽抗体（teplizumab）、抗胸腺细胞球蛋白或细胞因子中和抗体 / 可溶性受体蛋白（英夫利昔单抗、依那西普）等。也有证据表明，维生素 A 及其活性代谢物（全反式视黄酸和 9-顺式视黄酸）通过多种分子途径调节 Th17 和 Treg 的失衡，可被视为预防和治疗多发性硬化的靶点。

（穆艳飞　王　楠）

参考文献

[1] 李盈，胡学强 . Th17/Treg 失衡在多发性硬化发病和治疗中的意义 . 中国免疫学杂志，2009，25（6）：3.

[2] 李丹，王黙，纪元，等 . Th17/Treg 细胞及相关细胞因子在复发缓解型多发性硬化中的作用及机制 . 中国神经免疫学和神经病学杂志，2019，26（2）：6.

[3] 黄一可，张正华，韩凌 . 调节性 T 细胞 CD39·CD73· 腺苷通路研究进展 . 国际免疫学杂志，2018，41（3）：7.

[4] 于卉卉 . 小鼠实验性自身免疫性脑脊髓炎模型中 Klotho 对 Th17 细胞分化的影响 . 锦州：锦州医科大学，2019.

[5] COYNE K S，BOSCOE A N，CURRIE B M，et al. Understanding Drivers of Employment Changes in a

Multiple Sclerosis Population. Int J MS Care, 2015, 17 (5): 245-252.

[6] SOLOMON A J, KLEIN E P, BOURDETTE D. Bourdette, "Undiagnosing" multiple sclerosis: the challenge of misdiagnosis in MS. Neurology, 2012, 78 (24): 1986-1991.

[7] LIU X F, LUO Y B, LUO Z H, et al. Biomarker studies in multiple sclerosis: from proteins to noncoding RNAs. Neurochem Res, 2014, 39 (9): 1661-1774.

[8] VON BÜDINGEN H C, PALANICHAMY A, LEHMANN-HORN K, et al.Update on the autoimmune pathology of multiple sclerosis: B-cells as disease-drivers and therapeutic targets. Eur Neurol, 2015, 73(3/4): 238-246.

[9] SABATINO J J, PRÖBSTEL A K, ZAMVIL S S. B cells in autoimmune and neurodegenerative central nervous system diseases. Nat Rev Neurosci, 2019, 20 (12): 728-745.

[10] PARKER HARP C R, ARCHAMBAULT A S, SIM J, et al. B cell antigen presentation is sufficient to drive neuroinflammation in an animal model of multiple sclerosis. J Immunol, 2015, 194 (11): 5077-5084.

[11] MOLNARFI N, SCHULZE-TOPPHOFF U, WEBER M S, et al. MHC class II-dependent B cell APC function is required for induction of CNS autoimmunity independent of myelin-specific antibodies. J Exp Med, 2013, 210 (13): 2921-2937.

[12] PARKER HARP C R, ARCHAMBAULT A S, SIM J, et al. B cells are capable of independently eliciting rapid reactivation of encephalitogenic CD4 T cells in a murine model of multiple sclerosis. PLoS One, 2018, 13 (6): e0199694.

[13] PIERSON E R, STROMNES I M, GOVERMAN J M. B cells promote induction of experimental autoimmune encephalomyelitis by facilitating reactivation of T cells in the central nervous system. J Immunol, 2014, 192 (3): 929-939.

[14] BARR T A, SHEN P, BROWN S, et al. B cell depletion therapy ameliorates autoimmune disease through ablation of IL-6-producing B cells. J Exp Med, 2012, 209 (5): 1001-1010.

[15] LEHMANN-HORN K, KINZEL S, WEBER M S. Deciphering the Role of B Cells in Multiple Sclerosis-Towards Specific Targeting of Pathogenic Function. Int J Mol Sci, 2017, 18 (10): 2048.

[16] HÄUSLER D, HÄUSSER-KINZEL S, FELDMANN L, et al. Functional characterization of reappearing B cells after anti-CD20 treatment of CNS autoimmune disease. Proc Natl Acad Sci U S A, 2018, 115 (39): 9773-9778.

[17] PRADO C, OSORIO-BARRIOS F, FALCÓN P, et al. Dopaminergic stimulation leads B-cell infiltration into the central nervous system upon autoimmunity. J Neuroinflammation, 2021, 18 (1): 292.

[18] GIORGIO A, BATTAGLINI M, ROCCA M A, et al. Location of brain lesions predicts conversion of clinically isolated syndromes to multiple sclerosis. Neurology, 2013, 80 (3): 234-241.

[19] XIE C L, PAN Y B, HU L Q, et al. Propofol attenuates hydrogenperoxide-induced apoptosis in human umbilical vein endothelial cells via multiple signaling pathways. Korean J Anesthesiol, 2015, 68 (5): 488-495.

[20] LIU F, WU S, REN H, et al. Klotho suppresses RIG-I-mediated senescence-associated inflammation. Nat Cell Biol, 2011, 13 (3): 254-262.

[21] LIU J, WU P, WANG H, et al. Necroptosis Induced by Ad-HGF Activates Endogenous C-Kit$^+$ Cardiac Stem Cells and Promotes Cardiomyocyte Proliferation and Angiogenesis in the Infarcted Aged Heart. Cell Physiol Biochem, 2016, 40 (5): 847-860.

[22] ZHANG T, ZHANG Y, CUI M, et al. CaMKII is a RIP3 substrate mediating ischemia- and oxidative stress-induced myocardial necroptosis. Nat Med, 2016, 22 (2): 175-182.

[23] ZHAO Y, YU Y B. Intestinal microbiota and chronic constipation. Springerplus, 2016, 5 (1): 1130.

[24] LIN X，LIU Y，MA L，et al. Constipation induced gut microbiota dysbiosis exacerbates experimental autoimmune encephalomyelitis in C57BL/6 mice. J Transl Med，2021，19（1）：317.

[25] PFEIL J，SIMONETTI M，LAUER U，et al. Tolerogenic Immunomodulation by PEGylated Antigenic Peptides. Front Immunol，2020，11：529035.

[26] RAPHAEL I，NALAWADE S，EAGAR T N，et al. T cell subsets and their signature cytokines in autoimmune and inflammatory diseases. Cytokine，2015，74（1）：5-17.

[27] PROCACCINI C，GARAVELLI S，CARBONE F，et al. Signals of pseudo-starvation unveil the amino acid transporter SLC7A11 as key determinant in the control of Treg cell proliferative potential. Immunity，2021，54（7）：1543-1560.

[28] ABDOLAHI M，YAVARI P，HONARVAR N M，et al. Molecular Mechanisms of the Action of Vitamin A in Th17/Treg Axis in Multiple Sclerosis. J Mol Neurosci，2015，57（4）：605-613.

第十七节　Treg 与支气管哮喘

一、支气管哮喘的定义、分类及流行病学

支气管哮喘是一种以慢性气道炎症为特征的异质性疾病，具有喘息、气促、胸闷和咳嗽的呼吸道症状，伴有可变性气流受限和气道高反应，呼吸道症状和强度可随时间而变化。既往长期认为，哮喘是一种典型的过敏性疾病。近 30 年的研究发现，哮喘的本质是气道慢性炎症，病理生理特征主要为气道高反应性和气道重构，其临床症状和气流受限具有可变性的特征。

临床常见分型为：过敏性哮喘、非过敏性哮喘、迟发型哮喘、伴有固定气流受限的哮喘、伴有肥胖的哮喘、运动性哮喘等。

与过敏性疾病患病率不断增加的趋势一致，全球范围内过敏性哮喘的患病率也在逐年上升。世界各地大多数哮喘流行病学调查均显示，过敏性哮喘的发病率高于非过敏性哮喘，据估计我国大约有 3000 万哮喘患者。2008 年我国哮喘和（或）鼻炎患者过敏原分布的多中心调查显示，在我国大陆 6304 例成人哮喘和（或）鼻炎患者中有 72.1% 的患者至少有 1 种过敏原皮肤点刺试验阳性。我国呼吸系统过敏性疾病研究联盟报道，在接受过敏原皮肤点刺试验或血清特异性 IgE（sIgE）检测的成人哮喘患者中，至少有 1 种过敏原阳性的比例分别是 65.4% 和 75.4%。不同年龄和性别之间过敏性哮喘的发病率存在一定差别。2012 年，欧洲对 9091 例健康成年人群随访了 8 ～ 10 年，结果显示，女性在 20 ～ 30 岁年龄段过敏性和非过敏性哮喘的发病率相当，30 岁以后女性非过敏性哮喘更多见；男性在 20 ～ 40 岁年龄段过敏性哮喘明显多于非过敏性哮喘，而 40 岁以后非过敏性哮喘的发病率则超过过敏性哮喘。哮喘在不同国家和地区的患病率不同，2010—2012 年由中国哮喘联盟组织的支气管哮喘流行病学和发病相关危险因素的流行病学调查(CARE 研究)显示,中国大陆地区成人哮喘的患病率为 1.24%。

1. 过敏性哮喘的发病机制

哮喘的经典发病机制被认为是由细胞和细胞信号分子的相互作用引发的炎症反应。过敏性哮喘是典型的环境和机体交互影响的疾病，其发生涉及适应性（又称获得性）免疫和固有免疫应答机制。固有免疫应答参与哮喘气道炎症过程，但既往经典理论认为 Th1/Th2 细胞失衡是哮喘发病的关键机制。近年来许多学者又提出了新的观点，认为 Th1/Th2 失衡学说过度简化了哮喘的发病机制，而过敏性哮喘的异常免疫反应并非局限于气道，而是全身性的，特征为外周血嗜酸性粒细胞、IgE 和 2 型细胞因

子水平增高，临床上常常合并其他系统过敏性疾病。适应性免疫应答经历 2 个阶段，初期为致敏及免疫记忆阶段，即过敏原在呼吸道被特定的抗原呈递细胞如树突状细胞捕获，与细胞表面的主要组织相容性复合体 Ⅱ 类分子结合形成复合物，加工并转运至局部淋巴结。该复合物与 T 细胞表面受体结合，激活初始 T 细胞向 Th2 分化，Th2 合成并释放 IL-4、IL-13，进一步促进 B 细胞成熟分化为浆细胞，产生抗原 sIgE，后者与肥大细胞和嗜碱性粒细胞表面的高亲和力 IgE 受体 FcεRI 结合，导致机体致敏，其中部分增殖的效应 Th2 成为过敏原特异性记忆 T 淋巴细胞。第二期为效应阶段，即过敏原再次进入机体，与 IgE 形成复合物，后者通过 FcεRI 活化肥大细胞和嗜碱性粒细胞，迅速释放多种炎性介质，如白三烯、组胺、前列腺素等，导致支气管平滑肌收缩、黏膜水肿和黏液分泌，形成急性哮喘反应。慢性炎症反应是适应性免疫效应阶段（急性炎症反应）的延续，气道局部所释放的趋化因子促使嗜酸性粒细胞、巨噬细胞、中性粒细胞和 T 淋巴细胞募集，这些效应细胞尤其是 CD4$^+$T 淋巴细胞及嗜酸性粒细胞，释放 2 型细胞因子如 IL-4、IL-5、IL-9、IL-13 等，在介导过敏性哮喘的慢性炎症中起关键作用。此外在皮肤、呼吸道黏膜和胃肠道的上皮组织，肥大细胞脱颗粒在过敏性疾病中起着关键作用，肥大细胞在肺部某些区域的存在或积聚是过敏性哮喘的病理特征，哮喘患者的气道平滑肌中肥大细胞的数量增加。过敏性哮喘患者平滑肌中肥大细胞的数量也高于非过敏性哮喘患者。气道炎症和支气管收缩可引起气道重构，气道重构的程度与哮喘病程和严重程度相关，尤其在致死性哮喘中最为显著。过敏性和非过敏性哮喘均可发生气道重构，总体上过敏性哮喘较非过敏性哮喘气道重构相对较轻。

尽管过敏性哮喘为一独立的临床哮喘表型，但吸烟、肥胖、精神心理因素、社会经济地位等多种因素可明显影响或改变其免疫—炎症反应特征，而呈现明显的异质性。所以不能将哮喘的发病机制简单归纳为 Th1/Th2 平衡失调。

2. 哮喘气道重塑机制

气道重塑是哮喘的重要病理生理特征，包括上皮细胞纤维化、气道平滑肌细胞增殖、黏液腺和杯状细胞增生及新生血管增殖等。在慢性炎症刺激下，组织反复损伤与修复，导致支气管管壁结构发生改变，称为气道重塑。气道重塑累及气道的各层组织，包括上皮细胞损伤、纤维化，平滑肌增生和肥大，杯状细胞化生及增生，新生血管生成等。哮喘气道重塑涉及多种炎症细胞和结构细胞，主要包括嗜酸性粒细胞、T 细胞、肥大细胞、上皮细胞、巨噬细胞、平滑肌细胞和成纤维细胞。并且，免疫细胞通过分泌、释放炎性介质而影响气道重塑的发生、发展。其实，哮喘气道炎症初始便出现气道重塑，随着病程逐渐加重，气道重塑的发展不依赖于持续接触变应原，上皮细胞损伤后，上皮间充质转换单元持久活化，有助于促进气道重塑，进而导致慢性哮喘持续发展。有趣的是，上皮细胞损伤还增加胸腺基质淋巴细胞生成素（TSLP）、IL-33、IL-25 等高表达，诱导记忆型 Th2 细胞增殖和分泌 Th2 细胞因子。TSLP 通过与核因子 kB（NF-κB）相互作用，参与 TSLP-DC 介导的哮喘 Th2 优势免疫、气道炎症和气道重塑。NF-κB 激活后，发生核转位，调控与炎症、免疫应答、抗细胞凋亡有关的基因转录。肥大细胞激活可释放前列腺素 D$_2$，后者促进嗜酸性粒细胞增殖。募集至气道的嗜酸性粒细胞释放细胞毒性物质，损伤气道黏膜。而且，嗜酸性粒细胞还富含致纤维化因子，如 IL-11、IL-17、IL-25、TNF-α、TGF-β、基质金属蛋白酶 9。Th2 细胞因子（如 IL-4、IL-5、IL-9、IL-13、TGF-β）可募集、增殖和活化气道纤维细胞、巨噬细胞、成纤维细胞，导致气道上皮细胞发生纤维化反应。研究结果显示，有丝分裂素与酪氨酸激酶受体、G 蛋白耦联受体及一些细胞因子共同参与了哮喘气道平滑肌细胞数目的增加。Th2 细胞因子尤其是 IL-13 与支气管平滑肌增生有关。此外，Th2 细胞因子参与黏液腺杯状细胞增殖和化生，促进黏膜下腺体高分泌。杯状细胞增生与黏液糖蛋白基因表达和免疫活化相关，尤其是黏

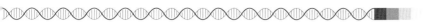

液糖蛋白 5AC。在黏液糖蛋白 5AC 高活性杯状细胞中，表皮细胞生长因子受体高表达、高分泌，促进杯状细胞黏液分泌增多。

3. IgE 参与气道重塑

哮喘系多种细胞和炎性介质共同参与的气道慢性炎症性疾病。IgE 与激活的 DC 表面 IgE 受体结合，参与捕获抗原及活化 Th2 细胞，促进哮喘气道炎症和 Th2 优势免疫应答。迄今，诸多研究支持 IgE 与哮喘气道炎症和气道高反应性密切相关。然而，有关 IgE 与哮喘气道重塑关系的报道甚少。不过，现有研究结果表明，无论是气道炎症还是气道重塑，两者在很大程度上均与血浆 IgE 水平呈正相关。哮喘患者气道上皮细胞表达 FcεR Ⅰ 和 FcεR Ⅱ，并参与形成气道炎症和气道重塑。内皮素 1 是气道上皮细胞纤维化的重要介质之一，可促进上皮细胞纤维化进程。体外研究结果显示，FcεR Ⅱ 活化表达与内皮素 1 的形成和释放相关。TGF-β 可刺激成纤维细胞转化为肌成纤维细胞，TGF-β、内皮素 1 水平随纤维母细胞增殖而增加，阻断这些生长因子可抑制纤维母细胞增殖。FcεR Ⅰ 活化表达可促进气道 15 碳四烯酸释放增加，促进气道上皮下细胞外基质分泌增多，气道壁增厚，参与气道重塑。在哮喘小鼠模型中，基底膜气道上皮细胞广泛纤维化，支气管和血管周围炎症细胞浸润增加，而且哮喘小鼠血清总 IgE 水平较对照组显著增加。该结果进一步佐证血清总 IgE 与哮喘气道重塑相关。IgE 与 IgE 受体交联耦合后，FcεR Ⅰ 活化表达增加，诱导平滑肌细胞释放 IL-4、IL-5、L-13 和内皮素 1 增加。Redhu 等研究过敏性炎症反应的促炎机制，结果发现气管、支气管平滑肌细胞增生肥大与 IgE/FcεRI 密切相关。有研究报道，IgE 介导的 FcεR Ⅰ 表达增加可激活酪氨酸激酶，通过细胞外信号调节激酶 1/2 和丝裂原活化的蛋白激酶通路，激活核转录因子 NF-κB、激活蛋白 1、信号转导和转录激活因子 3。活化的 NF-κB、激活蛋白 1 进入细胞核，引起炎症和免疫相关靶基因转录，如细胞因子、趋化因子和 TSLP。丝裂原活化的蛋白激酶和信号转导及转录激活因子可协同诱导气道平滑肌细胞增殖，促进哮喘气道重塑。另外，IgE 还促进哮喘患者气道平滑肌细胞分泌和释放炎症介质，募集中性粒细胞向气道浸润，扩大局部的气道炎症反应。Kang 等报道，IgE 能够激活哮喘患者的 TSLP 转录和表达，而 TSLP 在肺组织募集循环炎性细胞和介导 Th2 免疫中发挥重要作用。这表明哮喘患者气道重塑与气道炎症和免疫应答密切相关。在哮喘气道重塑过程中，气道管壁杯状细胞数目增多、黏膜下腺体增加，导致管腔内黏液分泌增多，进一步加重气道重塑。血管内皮生长因子可促进 Th2 细胞因子表达增加。Th2 细胞因子可促进黏膜下腺体高分泌，而 IgE 水平及 FcεR Ⅰ 与 Th2 细胞因子的产生密切相关。

二、Treg 在哮喘发病机制中的重要作用

近年来，学者们证实 Th17 细胞和 Treg 及其代表性细胞因子如 IL-17、IL-10 等与哮喘发病明显相关，且两者在功能上相互拮抗，因此提出 Th17/Treg 的免疫失衡也是哮喘发病的重要机制之一。Doganci 等报道，哮喘小鼠模型中 Treg 水平降低可导致气道高反应性增强。各种神经肽，如 P 物质，广泛存在于血液中，并与呼吸道炎症、辅助性 T 细胞平衡和黏液分泌密切相关。分泌 IL-10 的 Treg 抑制 Th2 型免疫反应（IL-4、IL-5 和 IL-13）和分泌 IL-17 的 Th1 细胞，这通常导致免疫耐受或抑制人类组织炎症。免疫耐受通常针对任何免疫激活分子和几种免疫机制介质，一旦免疫耐受失败，压倒性的免疫反应和炎症功能经常导致过敏、哮喘、肿瘤、慢性感染、移植排斥、移植物抗宿主病和其他自身免疫病。Hamzaoui 等最近检测哮喘患儿 CD4⁺T 分化成员的平衡关系，发现哮喘患儿组较正常对照组 IL-4、IL-17 显著增高，IFN-γ、TBX21（Th1）和 Foxp3（Treg）显著下降。国内学者胡斯明等的研究发现，Treg/Th17 细胞比例在哮喘组明显低于正常组；并且与 IL-10 之间呈正相关，与 IL-17 之间呈负相关，

而且 Treg/Th17 与气道炎症呈负相关，这提示由于 Treg/Th17 的失衡可能导致了哮喘的发生和进一步发展。这些研究都表明了在过敏性哮喘的发机制中存在着 Th17/Treg 的失衡，并发挥着重要的作用。近年研究发现，呼吸道和肠道的微生物组成和功能相互影响，被称为"肠—肺"轴，与气道免疫功能密切相关。Lopez 等分别从体内和体外的实验研究发现，在体外一些共生菌（双歧杆菌属）能诱导 T 细胞向 Treg 的分化，在体内则向 Th17 方向倾斜，并且在体内一些共生菌能通过不同分化阶段的 Treg 来维持黏膜的耐受性，然而当炎症侵入或抵抗下降时导致反转向 Th17 的分化。Qin 等的研究发现，人类支气管上皮细胞在呼吸道合胞病毒感染后能够诱导 Th2 和 Th17 的分化，但对 Treg 是抑制其分化的。最近 Wang 等研究证实，Th17 细胞及其相关因子 IL-17 参与了哮喘气道重塑。用 IL-17 拮抗剂，可减少黏液分泌，降低平滑肌层厚度和减少肺部胶原沉淀。Chang 等的研究发现，Th17 及其相关细胞因子参与了气道平滑肌（airway smooth muscle，ASM）的迁移，并呈现浓度依赖性，浓度越高，促进 ASM 细胞迁移的能力就越强。Essilfie 等发现哮喘在感染流感嗜血杆菌后，能诱导 Th17 免疫反应，促进中性粒细胞的增殖、分化，并抑制嗜酸性粒细胞炎症反应，这个结果提示诱导中性粒细胞感染的过敏性疾病被 IL-17 反应所调节。而且幽门螺杆菌感染对过敏性哮喘是保护性的作用，表现为抑制性 Treg 的积累和促炎症细胞 Th17 减少。Lowder 等的一项最新研究表明，重复的有氧运动能提高哮喘小鼠 Treg 的数量，而且对 IL-17 的抑制功能也大大增强。这些发现增加了笔者对疾病的新认识，随着对 Treg 研究的不断深入，将为笔者研究哮喘提供更多的思路和理论依据，并探索新的治疗手段，以更好地控制哮喘的发生、发展。

（李晓东）

参考文献

[1] 中国医学科学院，中国疾病预防控制中心，中华预防医学会. 中国慢性呼吸疾病流行状况与防治策略. 北京：人民卫生出版社，2018.

[2] LI J，SUN B，HUANG Y，et al. A multicentre study assessing the prevalence of sensitizations in patients with asthma and / or rhinitis in China. Allergy，2009，64（7）：1083-1092.

[3] LI J，HUANG Y，LIN X，et al. Factors associated with allergen sensitizations in patients with asthma and/ or rhinitis in China . Am J Rhinol Allergy，2012，26（2）：85-91.

[4] LEYNAERT B，SUNYER J，GARCIA-ESTEBAN R，et al. Gender differences in prevalence，diagnosis and incidence of allergic and non-allergic asthma: a population-based cohort. Thorax，2012，67（7）：625-631.

[5] LIN J，WANG W，CHEN P，et al. Prevalence and risk factors of asthma in mainland China: the CARE study.Respir Med，2018，137：48-54.

[6] TREVOR J L，DESHANE J S.Refractory asthma: mechanisms，targets，and therapy.Allergy，2014，69（7）：817-827.

[7] KIM Y Y，JEI G，KIM M J.Erratum: 2-Hydroxy-3-methoxybenzoic acid attenuatesmastcell-mediated allergic reaction in mice via modulation of the FcεRI signaling pathway.Acta Pharmacologica Sinica，2017，38（3）：444.

[8] LI X，KWON O，KIM D Y，et al. NecroX-5suppresses IgE/Ag-stimulated anaphylaxis and mast cell activation by regulating the SHP-1-Syk signaling module.Allergy，2016，71（2）：198-209.

[9] BRIGHTLING C E，BRADDING P，SYMON F A，et al. Mast-cell infiltration of airway smooth muscle

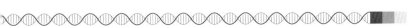

in asthma.The New England Journal of Medicine，2002，346（22）: 1699-1705.

[10]　BERINGS M，KARAASLAN C，ALTUNBULAKLI C，et al. Advances and highlights in allergen immunotherapy: On the way to sustained clinical and immunologic tolerance. J Allergy Clin Immunol，2017，140（5）: 1250-1267.

[11]　SCHATZ M，ROSENWASSER L. The allergic asthma phenotype. J Allergy Clin Immunol Pract，2014，2（6）: 645-648.

[12]　RABEL K F，CALHOUN W J，SMITH N，et al. Can anti-IgE therapy prevent airway remodeling in allergic asthma?Allergy，2011，66 : 1142-1151.

[13]　HUMBLES A A，LLOYD C M，MCMILLAN S J，et al. A critical role for eosinophils in allergic airways remodeling. Science，2004，305 : 1776-1779.

[14]　AMIN K，JANSON C，BOMAN G，et al. The extracellular deposition of mast cell products is increased in hypertrophic airways smooth muscles in allergic asthma but not in nonallergic asthma.Allergy，2005，10 : 1241-1247.

[15]　HOLGATE S T，ARSHAD H S，ROBERTS G C，et al. A new look at the pathogenesis of asthma.Clin Sei，2009，118 : 439-450.

[16]　WANG W L，LI H Y，ZHANG M S，et al. Thymie stromal lymphopoietin: a promising therapeutic target for allergic diseases. Int Arch Allergy Immunol，2013，160 : 18-26.

[17]　ZHOU L F，CHEN L，ZHU Q，et al. Unusual life-threatening Rosai-Dorfman disease of the trachea: role of NF-κB.Thorax，2010，65 : 927-929.

[18]　ZHOU L F，ZHANG S J，SHAO Y F，et al. A unique life-threatening mediastinal liposarcoma mimicking pleural effusion.Am J Respir Crit Care Med，2012，186 : 106.

[19]　SCHULIGOI R，SEDEJ M，WALDHOER M，et al. Prostaglandin H2 induces the migration of human eosinophils through the chemoattractant receptor homologous molecule of Th2 cells，CRTH2.J Leukoc Biol，2009，85 : 136-145.

[20]　RAAP U，WARDLAW A J. A new paradigm of eosinophil granulocytes: neuroimmune interactions.Exp Dermatol，2008，17 : 731-738.

[21]　NATH P，LEUNG S Y，WILLIAMS A S，et al. Complete inhibition of allergie airway inflammation and remodeling in quadruple IL-4/5/ 9/13-/-mice.Clin Exp Allergy，2007，37 : 1427-1435.

[22]　CHO J Y.Recent advances in mechanisms and treatments of airway remodeling in asthma: a message from the bench side to the clinic. Korean J Intern Med，2011，26 : 367-383.

[23]　HAKONARSON H，CARTER C，KIM C，et al. Altered expression and action of the low-affinity IgE receptor FcεR II（CD23）in asthmatic airway smooth muscle.J Allergy Clin Immunol，1999，104 : 575-584.

[24]　REDHU N S，SALEH A，LEE H C，et al. IgE induces transcriptional regulation of thymie stromal lymphopoietin in human airway smooth muscle cells.J Allergy Clin Immunol，2011，128 : 892-896.

[25]　CKLESS K，HODGKINS S R，ATHER J L，et al. Epithelial，dendritic，and CD4$^+$T cell regulation of and by reactive oxygen and nitrogen species in allergic sensitization. BiochimBiophys Acta，2011，1810 : 1025-1034.

[26]　AUBIER M. Severeasthma: new therapeutic targets. BullAcad Natl Med，2010，194 : 1009-1019.

[27]　CAMPBELL A M，VACHIER I，CHANEZ P，et al. Expression of the high-affinity receptor for IgE on bronchial epithelial cells of asthmatics. Am J Respir Cell Mol Biol，1998，19 : 92-97.

[28]　REDHU N S，SALEH A，SHAN L，et al. Proinflammatory and Th2 cytokines regulate the high affinity IgE receptor（FcER I）and IgE-dependant activation of human airway smooth muscle cells. PLoS One，

2009, 7：1-11.

[29] REDHU N S, GOUNNI A S. The high affinity IgE receptor（FcεRI）expression and function in airway smooth muscle. Pulm Pharmacol Ther，2013，26：86-94.

[30] HOLGATE S, SMITH N, MASSANARI M, et al. Effects of omalizumab onmarkers of inflammation in patients with allergieasthma.Allergy，2009，64：1728-1736.

[31] KANG J Y, KIM J W, KIM J S, et al. Inhibitory effects of anti-immunoglobulin E antibodies on airway remodeling in a murine model of chronic asthma.J Asthma，2010，47：374-380.

[32] PUKELSHEIM K, STOEGER T, KUTSHKE D, et al. Cytokine profiles in asthmafamilies depend on age and phenotype.PLoS One，2010，5：e14299.

[33] 高兵，李松，马虹，等.过敏性哮喘患儿外周血 Th17/Treg 比值变化及其与呼吸功能、免疫球蛋白的相关性.疑难病杂志，2019，18（6）：594-596，601.

[34] 王君丽，徐彦飞，李小莉，等.Th17/Treg 细胞在支气管哮喘患者外周血中的表达.中国医学创新，2016，13（24）：117-119.

[35] DOGANCI A, EIGENBROD T, KRUG N, et al. The IL-6R α chain controls lung CD4+CD25+Treg development and function during allergic airway inflflammation in vivo.The Journal of Clinical Investigation，2005，115（2）：313-325.

[36] OTSUKA K, NIIMI A, MATSUMOTO H, et al. Plasma substance P levels in patients with persistent cough.Respiration，2011，82（5）：431-438.

[37] DAOUD A, XIE Z, MA Y, et al. Changes of Thelper type 1/2 cell balance by anticholinergic treatment in allergic mice.Annals of Allergy，Asthma & Immunology，2014，112（3）：249-255.

[38] BERINGS M, KARAASLAN C, ALTUNBULAKLI C, et al. Advances and highlights in allergen immunotherapy：on the way to sustained clinical and immunologic tolerance.Journal of Allergy and Clinical Immunology，2017，140（5）：1250-1267.

[39] SCADDING G W, CALDERON M A, SHAMJI M H, et al. Effect of 2 years of treatment with sublingual grass pollen immunotherapy on nasal response to allergen challenge at 3 years among patients with moderate to severe seasonal allergic rhinitis：the GRASS randomized clinical trial.JAMA，2017，317（6）：615-625.

[40] RUSSKAMP D, AGUILAR-PIMENTEL A, ALESSANDRINI F, et al.IL-4 receptor α blockade prevents sensitization and alters acute and long-lasting effffects of allergen-specifific immunotherapy of murine allergic asthma.Allergy all，2019，74（8）：1549-1560.

[41] KUCUKSEZER U C, OZDEMIR C, CEVHERTAS L, et al. Mechanisms of allergen-specifific immunotherapy and allergen tolerance.Allergology International，2020，69（4）：549-560.

[42] BREITENEDER H, DIAMANT Z, EIWEGGER T, et al. Future research trends in understanding the mechanisms underlying allergic diseases for improved patient care.Allergy，2019，74（12）：2293-2311.

[43] AGACHE I, AKDIS C A. Precision medicine and phenotypes, endotypes, genotypes, regiotypes, and theratypes of allergic diseases. Journal of Clinical Investigation，2019，129（4）：1493-1503.

[44] 胡斯明，罗雅玲，赖文岩，等.调节性 T 细胞 /Th17 在支气管哮喘小鼠气道炎症过程中的变化.中国现代医学杂志，2009，19（19）：2881-2884.

[45] LÓPEZ P, GONZÁLEZ-RODRÍGUEZ I, GUEIMONDE M, et al. Immune response to Bifidobacterium bifidum strains support Treg/Th17 plasticity. PLoS One，2011，6（9）：e24776.

[46] QIN L, HU C P, FENG J T, et al.Activation of Lymphocytes Induced by Bronchial Epithelial Cells with Prolonged RSV Infection.PLoS One，2011，6（12）：e27113.

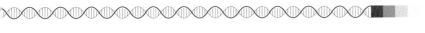

[47] CHANG Y，AL-ALWAN L，RISSE P A，et al. Th17 cytokines induce human airway smooth muscle cell migration .J Allergy Clin Immunol，2011，127（4）：1046-1053.

[48] ESSILFIE A T，SIMPSON J L，HORVAT J C，et al. Haemophilus influenzae infection drives IL-17-mediated neutrophilie allergic airways disease. PLoS Pathog，2011，7（10）：e1002244.

[49] ARNOLD I C，DEHZAD N，REUTER S，et al. Helicobacter pylori infection prevents allergic asthma in mouse models through the induction of regulatory T cells.J Clin Invest，2011，121（8）：3088-3093.

[50] LOWDER T，DUGGER K，DESHANE J，et al. Repeated bouts of aerobic exercise enhance regulatory T cell responses in a murine asthma model.BrainBehav Immun，2010，24（1）：153-159.

第十八节　Treg 与变应性鼻炎

变应性鼻炎（allergic rhinitis，AR）又称过敏性鼻炎，为机体对某些变应原（亦称过敏原）敏感性增高而发生在鼻腔黏膜的变态反应，也是呼吸道变态反应常见的表现形式，有时和支气管哮喘同时存在。本病以 15 ～ 40 岁者多见，临床上有常年性和季节性之分。近 10 年来，变应性鼻炎的发病率呈明显增高趋势，国外曾统计其发病率在 10% ～ 20%，中国发病率更高，为 37.74%。本病发病率在近 20 年有显著增加趋势，在发达国家尤为如此。发病年龄以青壮年为主，但现在发现儿童患者也较常见。虽然发病率在性别上无显著差异，但女性激素可加重变态反应。

一、变应性鼻炎的病因病机

变应性鼻炎，简单来说是因为患者的鼻腔黏膜过于敏感而发病的。人体内有两类细胞即肥大细胞和嗜碱粒细胞，它们广泛分布于鼻黏膜、支气管黏膜、肠胃黏膜，以及皮肤下层结缔组织中的微血管周围和内脏器官的包膜中。这两类细胞中含有组胺、白三烯、5- 羟色胺、激肽等过敏介质。在化学物质、空气污染、阳光辐照等环境因子刺激下机体内会产生大量自由基，自由基氧化后未能及时清除，将会破坏肥大细胞和嗜碱粒细胞的细胞膜，使细胞膜变性，导致细胞不稳定。当不稳定细胞遇到过敏原后，抗原和抗体发生特异反应，导致细胞膜脱颗粒，释放出过敏介质。这些过敏介质可引起平滑肌收缩、毛细血管扩张、通透性增强、黏液分泌及组织损伤，从而引发过敏反应的发生。

变应性鼻炎的发作与过敏原有较大的关系，正是过敏原的刺激才使疾病发作。在过敏反应的发生过程中，过敏介质起着直接的作用，过敏原是过敏病症发生的外因，而机体免疫能力低下，大量自由基对肥大细胞和嗜碱性粒细胞的氧化破坏是过敏发生的内因。此外，根据中医理论和最新的研究成果表明，过敏主要是风、湿、热邪蕴于血液和肌肤所致，或因血热又感外风而发病，即与人体血液中含有一定的毒素有关。

二、变应性鼻炎与免疫反应

过敏性疾病是由 Th2 介导的过敏性炎症引起的免疫反应失衡。Th2 型免疫反应的特征是释放多种细胞因子，包括 IL-4、IL-5、IL-13 和 IL-9。这些细胞因子介导了过敏反应的效应期，并参与了炎症反应。变态反应性疾病的遗传成分与相关的基因产物有关，它们调节和（或）参与 T 淋巴细胞和 B 淋巴细胞过敏原的增殖、激活和呈现。变应性鼻炎是全球最常见的鼻部疾病之一，通常会持续一生。据估计，AR 的患病人数占全球人口的 10% ～ 30%。AR 被定义为由过敏原暴露引起的鼻黏膜炎症性疾病，触发 IgE 介导的炎症，其特征是打喷嚏、鼻塞、鼻痒和流鼻涕，可以任意组合。与其他医疗状况相比，

AR 可能看起来并不严重，因为 AR 本身不会危及生命。然而，AR 会导致情绪失衡、失眠、沉重的经济负担和生活质量的严重下降。大多数 AR 病例对药物治疗有反应，如抗组胺药、鼻内类固醇和抗白三烯。然而，这些临床疗法只能缓解 AR 的症状，并不能调节 AR 早期的病理生理基础。因此，有必要关注过敏的上游调控因素，以制定更有效的 AR 管理策略。在经典的 AR 病理生理学中，过敏原特异性 IgE 水平升高和 Th1/Th2 失衡被称为主要的免疫偏差因素。最近，还发现 Treg/Th17 细胞的不平衡导致过敏性气道炎症。最近的证据还揭示了 Th17 细胞及其细胞因子在促进过敏性疾病发展中嗜酸性粒细胞和中性粒细胞增加方面的作用。相比之下，Treg 在抑制免疫反应、感知炎症和维持免疫稳态方面发挥着核心作用。此外，Treg 可能能够抑制过敏性疾病中的 Th2/Th17 反应。过敏性疾病被归类为不能引起对过敏原的有效耐受免疫反应的慢性炎症性疾病。对过敏原的耐受性主要取决于过敏原特异性 Treg，这些细胞介导对有害过敏原的持续无反应性。根据它们的来源，Treg 可分为两种主要类型：nTreg 和 iTreg。在功能上，nTreg 介导对自身抗原的耐受性，而 iTreg 主要通过产生 TGF-β 来控制对非自身抗原的免疫反应。这两种细胞类型在它们的生成中是独立的，并且在促进外周耐受性方面具有功能互补性。

尽管过敏性疾病与遗传易感性有关，但有证据表明免疫反应直接参与了疾病的发展。为了引发过敏反应，Th2 细胞、第 2 组先天淋巴细胞（ILC2）、Th2 细胞因子（如 IL-4、IL-5、IL-13）和 IgE 共同作用以产生过敏性疾病的直接症状。在功能上，Treg 既可以平衡对抗原的免疫反应，又可以抑制炎症反应，从而减轻症状的严重程度。此外，Treg 抑制 Th2 和 ILC2 细胞活化，减少 IL-4、IL-5、IL-13 和其他炎症因子的分泌。Treg 还诱导 B 细胞合成过敏原特异性 IgG4。抑制 IgE 合成和减少抗原特异性 T 细胞的活化可以减轻过敏反应。Treg 还可以直接或间接抑制肥大细胞和嗜碱性粒细胞的脱粒，以及削弱嗜酸性粒细胞和效应 T 细胞对炎症部位的浸润。鉴于 Treg 在免疫反应中的关键作用，Treg 数量不足或功能障碍会加重过敏症状。

众所周知，Foxp3 是 Treg 增殖、分化的主要转录因子，也是 Treg 的重要分子成分。Foxp3⁻ 小鼠的功能性 Treg 受损，其中过敏反应不受限制，表现为 IgE 和嗜酸性粒细胞迅速增加，以及分泌失控的 Th1 和 Th2 细胞因子，如 IL-4、IL-5 和 IL-13。在两项独立的研究中，小鼠的 Treg 耗竭（DEREG）导致口服耐受性不足，并且还发现会急剧增强 T 细胞浸润的增加，从而由于肠道微生物群中厚壁菌的增加而导致结肠炎。此外，Foxp3 的突变导致 IPEX。除了引起自身免疫病外，Foxp3 失调还可能导致人类从婴儿期到成年期的典型过敏性炎症。总之，Treg 在过敏性疾病及具有遗传、生理和免疫起源的炎症与自身免疫病中发挥重要作用。表观遗传修饰对 Treg 功能和 Foxp3 表达的稳定性至关重要。

在免疫学上，AR 被认为是功能性 CD4⁺T 细胞亚群的失调，包括由 Th2 介导的过度活动介导的 Th1/Th2 免疫反应失衡和 Th1 反应的抑制。除了 Th1/Th2 不平衡之外，Treg 对 AR 机制做出了关键的补充贡献。在 AR 患者中，由下调 Foxp3 表达的小分子和蛋白质诱导的 Treg 功能障碍显著促进了 AR 的发病机制。在这些分子中，前列腺素 E₂ 是人体内含量最丰富的前列腺素，可以通过激活 Treg 中的环 AMP-（cAMP-）依赖性蛋白激酶 A（PKA）通路激活前列腺素 E 受体 4（EP4）。该通路被称为 PGE₂-EP4-cAMP 信号通路，它通过抑制 Treg 分化在病理上介导 AR 的发展。此外，miR-155、miR-181a、Notch 信号、橘皮素和富氢盐水（HRS）都通过调节途径调节 Treg 增殖和效应反应，每一种都可能代表 AR 治疗的潜在目标。

在 256 名 AR 或青少年哮喘患者中检测到 DNA 甲基化的显著增加和 Treg 中 Foxp3 表达的相关降低。这一观察结果导致假设由不适当的 Foxp3 DNA 甲基化引起的 Treg 表观遗传功能障碍，有助于 AR 发

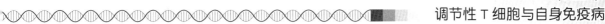

病机制。异常 Foxp3 甲基化与 Tet2 的下调有关，Tet2 主要调节基因体的去甲基化。事实上，与正常对照组相比，AR 患者的 Treg 中 Foxp3 mRNA 和蛋白质水平显著降低。同样地，Tet2 表达在 AR 中也被下调，表明 Tet2 通过调节 Foxp3 甲基化来调节 Treg 功能。此外，Tet2 下调导致 *Foxp3* 基因的高甲基化，这抑制了 AR 患者 Treg 中 Foxp3 的表达。

AR 从母亲到后代的表观遗传仍然存在争议。有趣的是，在暴露于屋尘螨 1（Der p1）后，受母鼠 Foxp3 DNA 高甲基化影响的后代出现了可逆的免疫异常。在另一项研究中，AR 小鼠母亲与其后代之间的 Foxp3 启动子没有检测到显著差异；然而，仅这一观察结果并不表明与介导 AR 的 Foxp3 高甲基化表型存在冲突。一方面，许多保守的富含 CpG 的区域分布在 *Foxp3* 基因的增强子、启动子和内含子区域的上游；另一方面，在 Foxp3 甲基化区域中，只有一个区域的甲基化状态可能无法充分反映 AR 母鼠及其后代中 Foxp3 启动子的高甲基化。此外，这些实验中数量有限的小鼠可能影响了评估的准确性。因此，推断 AR 母体小鼠及其后代都具有影响 Treg 的异常免疫状态可能是合适的。虽然 AR 后代的表观基因组可能对 AR 敏感。

三、调节性 T 细胞在变应性鼻炎发病机制中的作用

特应性个体在遇到过敏原后不能正常地建立起免疫耐受状态，继而发生过敏性炎性反应。整个的免疫反应过程，可被分为炎性细胞活化、靶器官迁徙、存活、激活及免疫细胞的效应反应。过敏性炎性反应发生的初始阶段主要是抗原特异性 CD4⁺T 细胞的产生，T 细胞可以被吸入过敏原活化，它们在鼻相关的趋化因子网的作用下发生器官选择性迁徙，从而使炎性反应细胞在局部组织存活，发生炎性反应，在 IL-4 的作用和持续的抗原刺激下，未分化 T 细胞被抗原呈递细胞活化，向 Th2 细胞分化。而抗原特异性 Th2 细胞的活化导致大量 Th2 细胞因子的产生，包括 IL-4、IL-5、IL-9 和 IL-13 等，从而介导重要的免疫调节和效应作用。这些因子诱导 B 细胞产生抗原特异性 IgE（大部分的 IgE 产生是在淋巴组织和骨髓完成，在局部组织如鼻黏膜也可观察到局部 IgE 的产生），炎性反应的发展及嗜酸性粒细胞向局部组织迁徙，黏液产生。IgE 介导的嗜中性粒细胞和肥大细胞脱颗粒导致了 I 型变态反应炎症的发生。而 Th1 细胞促成了过敏性炎性反应的形成及效应阶段，特别是活化和促进静息的组织细胞凋亡。在过敏性炎性反应中，T 细胞作为一个重要的细胞亚群在局部组织中大量浸润，产生免疫失调反应，而这种"失控状态"促使了过敏性炎性反应的持续存在。然而在正常个体和成功免疫治疗的个体中，Treg 通过分泌 IL-10、TGF-β 等细胞因子或细胞—细胞接触机制参与了整个抗原特异性外周免疫耐受的调控过程，如抑制抗原特异性 IgE 产生、诱导非炎性抗体 IgG4 等的产生，抑制肥大细胞、嗜酸性粒细胞、嗜碱性粒细胞的过敏性炎性反应。更重要的是 Treg 抑制 Th2 细胞的细胞因子的释放，如 IL-4、IL-5、IL-9 和 IL-13 等，从而间接抑制细胞的分化、局部存活、部分细胞的活化（如肥大细胞、嗜酸性粒细胞、嗜碱性粒细胞等）及 Th2 细胞归巢等。此外抑制 Th0 / Th1 细胞诱导转化，从而减少局部组织的损伤。既然 Treg 在外周免疫耐受中发挥重要的调节作用，那么其在过敏性炎性反应发病中的作用如何呢？有研究显示，在特应性个体中，抗原调节性 Treg 数量和（或）功能存在缺陷。部分研究表明，过敏性儿童的 Treg 在过敏季节数量增加。在部分研究中，外周抗原特异性 CD4⁺CD25^high Foxp3⁺Treg 在特应性个体和健康个体中未发现显著差异。但却有研究证实 Foxp3 的表达与 IgE、嗜酸性粒细胞、IFN-γ 的水平呈负相关，Foxp3⁺/CD4⁺ 的比值在过敏性个体中显著降低。通过细胞因子谱化分 T 细胞亚群，分别以分泌 IFN-γ、IL-4、IL-10 的抗原特异性 CD4⁺T 细胞代表 Th1、Th2 和 Tr1 细胞，研究显示，虽然在健康个体和变应性个体中这 3 种细胞亚群均存在，但是比例

有所不同。研究表明，在健康个体中主要表现为可探测的以抗原特异性的 IgG 反应为主，Tr1 细胞作为主要细胞亚群针对环境中的一般抗原反应。在过敏性个体中以分泌 IL-4 的 Th2 细胞反应为主。因此，效应 Th2 细胞或 Tr1 细胞在外周所占的比重决定了机体免疫状态。

四、调节性 T 细胞在抗原特异性免疫治疗中的作用

目前，变应性鼻炎症状可通过抗组胺药物、抗白三烯药物、糖皮质激素药物等得以缓解，但这只是暂时的抑制 IgE 介导的过敏性反应（如变应性鼻炎、过敏性结膜炎等）。而抗原特异性免疫治疗对过敏性疾病的远期疗效是显著的，它不仅可抑制过敏反应的发生，还可有效改善过敏症状，并可以防止其对新的过敏原产生过敏反应，降低变应性鼻炎患者发展成为哮喘的概率。尽管其在临床中的应用已近一个世纪，然而其作用机制仍在探索之中。

1. SIT 调节 Th1/Th2 免疫反应平衡

一直以来人们认为，过敏性炎性反应由 Th1-Th2 细胞反应失衡导致，因而大量学者将免疫治疗机制研究放在了 Th1/Th2 的免疫反应平衡中，研究显示成功的抗原特异性免疫治疗的确可以使免疫反应从以 Th2 细胞反应为主向 Th1 细胞反应方向偏移，而随着研究的不断深入及认识的不断加深，发现这一理解未免有些片面，在过敏性炎性反应发生的整个过程中均需要外周 T 细胞的活化，因此 T 细胞的免疫耐受可减少或终止以上反应的发生。

2. SIT 诱导外周 Treg 形成免疫耐受

外周抗原特异性免疫耐受的诱导是抗原特异性免疫治疗的关键。外周 T 细胞的免疫耐受主要是诱导产生抗原特异性 Treg，从而抑制效应细胞的活化及增生，主要表现为在其遇到抗原后显示为"无能"，从而克服变态反应中的速发象和迟发象反应。外周抗原特异性免疫耐受涉及多个抑制因子，如 IL-10、TGF-β、CTLA-4 等。因此，抗原特异性外周 T 细胞免疫抑制通过 IL-10、TGF-β 等细胞因子（主要由 Tr1 细胞自分泌产生）介导发挥作用。临床研究表明，在经过抗原特异性免疫治疗的个体上调了 $CD4^+CD25^+$Treg 的抑制细胞增生作用，在经过花粉免疫治疗之后增加了外周血和黏膜组织中的 IL-10 和 TGF-β 的表达。对蜂毒过敏的研究可作为抗原特异性免疫治疗机制研究的经典模型，经历多次蜂虫叮咬之后，蜂毒抗原特异性 Th1 和 Th2 细胞克隆增生，同时向分泌 IL-10 的 Tr1 细胞反应转化，结果减少了 T 细胞介导的皮下迟发反应的发生，抑制抗原特异性 T 细胞的增生和 Th1 及 Th2 细胞因子的分泌。除此之外，抗原特异性免疫治疗能有效地调节肥大细胞、嗜碱性粒细胞活化阈值，减少 IgE 介导的组胺释放。此外，IL-10 减少肥大细胞致炎因子的释放，还下调嗜酸性粒细胞的功能、活化，抑制 IL-5 的产生。另外，还发现肥大细胞和嗜酸性粒细胞数量的减少，包括相应介质释放的减少，然而，这些免疫学的改变往往伴随着外周血中调节性 T 细胞数量（$CD4^+CD25^+$Foxp3$^+$Treg、Tr1 细胞）的增加和（或）功能的提高，这些可以说是诱导 T 细胞免疫耐受的结果。

3. SIT 诱导 Treg 对血清抗体的调节

哪些 Treg 能调节 B 细胞作用而调节血清抗体的产生是问题的关键。对小鼠的研究显示，$CD4^+CD25^+CD69^-$Treg 可转移到生发中心，以负性调节 B 依赖 T 细胞的抗体产生。尽管通过免疫治疗的外周 T 细胞的免疫耐受形成得到证实，而特异性免疫治疗期间 B 细胞产生抗原特异性 IgE、IgG4 抗体的能力未被抑制。研究证实，在健康个体中针对尘螨抗原血清中的抗体主要是特异性 IgA 和 IgG4，伴随少量的 IgG1 反应和极其少量的 IgE。在免疫治疗的早期血清中抗原特异性 IgE、IgG4 抗体的水平升高，其中 IgG4 抗体升高尤为显著，IgE/IgG4 比值的降低可达到 10 ~ 100 倍。IL-10 对抗原特异性

IgE 具有潜在的抑制作用，且同时刺激抗原特异性 IgG4 的产生。治疗初期的研究证实，70 天的屋尘螨抗原特异性免疫治疗没有显著降低抗原特异性 IgE 水平，却显著增加了大量的 IgA、IgG1 和 IgG4，这些抗体的增加同时伴随着血清中 IL-10 和 TGF-β 的增加。这些研究表明，在抗原特异性免疫治疗中，Treg 除了有抑制效应细胞的增生及反应的能力，同时还调节血清中的抗体水平。

4. SIT 诱导局部组织 Treg 表达

研究表明，抗原特异性免疫治疗的确使外周血中免疫状态发生改变，那么在外周局部组织的反应是否也是如此呢？有学者观察经过花粉特异性免疫治疗后鼻黏膜的 T 细胞反应，结果显示经过治疗后增加了 T 细胞的 IL-10 mRNA 的表达，然而，与在外周血中观察的结果不同的是抗原的暴露并未增加非特应性个体的局部组织中 IL-10 的表达。经过抗原特异性免疫治疗之后，局部鼻黏膜组织中的 Th1 细胞的活化及 CD4$^+$CD25$^+$T 细胞在局部黏膜的增加得到证实，不能完全反映外周的免疫耐受状态，主要与反应的不同阶段有关，如细胞凋亡、细胞转移、细胞归巢、存活信号，这些都和抗原暴露及环境因素有关。

五、可期的治疗手段

治疗自身免疫病和过敏性疾病的治疗策略可能代表了增强 Treg 数量和功能的方式。研究表明，合成甲基化 DNA、CpG 寡核苷酸（ODN）可促进具有 TGF-β 和 IL-2 的人 CD4$^+$T 细胞中 Foxp3 的表达，而未甲基化的 CpG ODN 则不会；然而，确切的机制仍然未知。结合 CpG ODN 和豚草花粉抗原 Amb a1 的组合可以通过增加 Amb a1 的特异性 IgG 和降低 Amb a1 的特异性 IgE 来减轻 AR 患者的急性过敏反应。因此，体外鉴别 CpG ODN 的 Treg 诱导特性。基于动物模型的结果，转化为临床应用可以提供一种有前途的新治疗策略。ODN 的分子尺寸小、成本低、易于生产，可为诱导 Treg 提供广泛的临床应用，并有可能成为一种新型疫苗，从而成为多种过敏性和自身免疫病的新疗法。Treg 增殖和分化的相关蛋白质及基于小分子的调节已被证明对过敏性疾病和自身免疫病具有治疗作用。这种疗法的主要考虑是保持 Foxp3 在 Treg 中的稳定表达和低毒性。尽管 DNMT 抑制剂可以诱导 Foxp3 表达，但毒性限制了它们的临床应用。为了克服这一担忧，在 TGF-β 调节的 Treg 环境中，在培养的原始 CD4$^+$T 细胞中进行了实验，该细胞具有低浓度的 DNMT 抑制剂。24 小时后，去除 DNMT 抑制剂，继续在 Treg 环境中用 TGF-β 培养 T 细胞。在这些培养条件下，Foxp3 在其启动子去甲基化后在 Treg 中稳定表达。使用这种方法产生的 Treg 比传统的 TGF-β 诱导的 Treg 更稳定，后者能够预防自身免疫性结肠炎和过敏性疾病。据报道，全反式视黄酸（ATRA）可通过触发 Foxp3 启动子的去甲基化来诱导 CD4$^+$CD25$^+$Foxp3$^+$Treg。ATRA 治疗系统性硬化病（SSc）CD4$^+$T 细胞可诱导 Foxp3 表达并增强免疫抑制功能。这一观察结果为类视色素在 SS 治疗中的潜在临床应用提供了动力。除了 DNMT 靶向治疗外，用小分子激活剂靶向 Tet 酶可以增强 Treg 的诱导功效。此外，维生素 C 已被证明可通过 Tet2/3 增强 Tet 活性并增加 Foxp3 在 iTreg 中的稳定表达，表明其在移植和自身免疫病中的潜在临床应用。尽管 Treg 靶向疗法是可预期的，但上述重要的成果已经为未来的研究提供了见解，这些研究可能会导致开发针对过敏性疾病的新型有效疗法。

总之，Treg 的表观遗传修饰，尤其是 DNA 甲基化，显著促进了过敏和自身免疫病的发病过程。AR、哮喘、食物和烟雾过敏都与 Treg DNA 甲基化密切相关。尽管涉及这些疾病的具体发病机制仍有待研究，但 Treg 靶向疗法可能为有效治疗过敏性和自身免疫病提供一种新方法。

（程　浩　尚莉丽）

参考文献

[1] POTACZEK D P, HARB H, MICHEL S, et al. Epigenetics and allergy: from basic mechanisms to clini-calapplications. Epigenomics, 2017, 9（4）: 539-571.

[2] ALASHKAR A B, ALHAMDAN F, RUHL A, et al. The role of epigenetics in allergy and asthma development. Current Opinion in Allergy and Clinical Immunology, 2020, 20（1）: 48-55.

[3] TAN L, OU J, TAO Z, et al. Neonatal immune state is influenced by maternal allergic rhinitis and associated with regulatory T cells. Allergy Asthma & Immunology Research, 2017, 9（2）: 133.

[4] LI J Y, ZHANG Y, LIN X P, et al. Association between DNA hypomethylation at IL13 gene and allergic rhinitis in house dust mite-sensitized subjects. Clinical & Experimental Allergy, 2016, 46（2）: 298-307.

[5] QI C, JIANG Y, YANG I V, et al. Nasal DNA methylation profiling of asthma and rhinitis. Journal of Allergy and Clinical Immunology, 2020, 145（6）: 1655-1663.

[6] HARB H, RENZ H. Update on epigenetics in allergic disease. Journal of Allergy and Clinical Immunology, 2015, 135（1）: 15-24.

[7] ABDEL-GADIR A, MASSOUD A H, CHATILA T A. Antigen-specific Treg cells in immunological tolerance: implications for allergic diseases. F1000research, 2018, 7: 38.

[8] XU S, KONG Y G, JIAO W E, et al. Tangeretin promotes regulatory T cell differentiation by inhibiting Notch1/Jagged1 signaling in allergic rhinitis. International Immunopharmacology, 2019, 72: 402-412.

[9] CALZADA D, BAOS S, CREMADES-JIMENO L, et al. Immunological mechanisms in allergic diseases and allergen tolerance: the role of Treg cells. Journal of Immunology Research, 2018, 2018: 10.

[10] PALOMARES O, MARTÍN-FONTECHA M, LAUENER R, et al. Regulatory T cells and immune regulation of allergic diseases: roles of IL-10 and TGF-β. Genes & Immunity, 2014, 15（8）: 511-520.

[11] LIN W, TRUONG N, GROSSMAN W J, et al. Allergic dysregulation and hyperimmunoglobulinemia E in Foxp3 mutant mice. Journal of Allergy and Clinical Immunology, 2005, 116（5）: 1106-1115.

[12] HADIS U, WAHL B, SCHULZ O, et al. Intestinal tolerance requires gut homing and expansion of FoxP3[+] regulatory T cells in the lamina propria. Immunity, 2011, 34（2）: 237-246.

[13] KEHRMANN J, EFFENBERG L, WILK C, et al. Depletion of Foxp3[+]regulatory T cells is accompanied by an increase in the relative abundance of Firmicutes in the murine gut microbiome. Immunology, 2020, 159（3）: 344-353.

[14] NOVAL R M, CHATILA T A. Regulatory T cells in allergic diseases. The Journal of Allergy and Clinical Immunology, 2016, 138（3）: 639-652.

[15] LAL G, BROMBERG J S. Epigenetic mechanisms of regulation of FoxP3 expression. Blood, 2009, 114（18）: 3727-3735.

[16] TAN L, QIU T, XIANG R, et al. Down-regulation of Tet2 is associated with Foxp3 TSDR hypermethylation in regulatory T cell of allergic rhinitis. Life Sciences, 2020, 241: 117101.

[17] YUE X, TRIFARI S, ÄIJÖ T, et al. Control of Foxp3 stability through modulation of TET activity. The Journal of Experimental Medicine, 2016, 213（3）: 377-397.

[18] KITAGAWA Y, WING J B, SAKAGUCHI S. Transcriptional and epigenetic control of regulatory T cell development. Progress in Molecular Biology and Translational Science, 2015, 136: 1-33.

[19] ITO M, IIZUKA-KOGA M, ANDO M, et al. Development and functional modulation of regulatory T cells by transcription factors and epigenetics. Cornea, 2018, 37（1）: S42-S49.

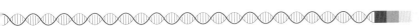

[20] IIZUKA-KOGA M，NAKATSUKASA H，ITO M，et al. Induction and maintenance of regulatory T cells by transcription factors and epigenetic modifications. Journal of Autoimmunity，2017，83：113-121.

[21] FLOESS S，FREYER J，SIEWERT C，et al. Epigenetic control of the foxp3 locus in regulatory T cells. PLoS Biology，2007，5（2）: e38.

[22] TOKER A，ENGELBERT D，GARG G，et al. Active demethylation of the Foxp3 locus leads to the generation of stable regulatory T cells within the thymus. Journal of Immunology，2013，190（7）: 3180-3188.

[23] MONTICELLI S，NATOLI G. Short-term memory of danger signals and environmental stimuli in immune cells. Nature Immunology，2013，14（8）: 777-784.

[24] NAKATSUKASA H，ODA M，YIN J，et al. Loss of TET proteins in regulatory T cells promotes abnormal proliferation，Foxp3 destabilization and IL-17 expression. International Immunology，2019，31（5）: 335-347.

[25] PASTOR W A，ARAVIND L，RAO A. TETonic shift：biological roles of TET proteins in DNA demethylation and transcription. Nature Reviews. Molecular Cell Biology，2013，14（6）: 341-356.

[26] HUANG Y，CHAVEZ L，CHANG X，et al. Distinct roles of the methylcytosine oxidases Tet1 and Tet2 in mouse embryonic stem cells. Proceedings of the National Academy of Sciences of the United States of America，2014，111（4）: 1361-1366.

[27] HON G C，SONG C X，DU T，et al. 5mC oxidation by Tet2 modulates enhancer activity and timing of transcriptome reprogramming during differentiation. Molecular Cell，2014，56（2）: 286-297.

[28] MCFADDEN J P，THYSSEN J P，BASKETTER D A，et al. T helper cell 2 immune skewing in pregnancy/early life：chemical exposure and the development of atopic disease and allergy. The British Journal of Dermatology，2015，172（3）: 584-591.

[29] LI L，GUAN K，ZHOU Y，et al. Prostaglandin E2 signal inhibits T regulatory cell differentiation during allergic rhinitis inflammation through EP4 receptor. World Allergy Organization Journal，2019，12（12）: 100090.

[30] HEW K M，WALKER A I，KOHLI A，et al. Childhood exposure to ambient polycyclic aromatic hydrocarbons is linked to epigenetic modifications and impaired systemic immunity in T cells. Clinical and Experimental Allergy，2015，45（1）: 238-248.

[31] TAN L，TAO Z，KONG Y，et al. Reversible immune abnormality and regulatory T cells in offspring of Der p 1-exposed female mice. Asian Pacific Journal of Allergy and Immunology，2018，36（1）: 1-7.

[32] QIU Y Y，WU Y，LIN M J，et al. LncRNA-MEG3 functions as a competing endogenous RNA to regulate Treg/Th17 balance in patients with asthma by targeting microRNA-17/ RORγt. Biomedicine & Pharmacotherapy，2019，111：386-394.

[33] NADEAU K，MCDONALD-HYMAN C，NOTH E M，et al. Ambient air pollution impairs regulatory T-cell function in asthma. Journal of Allergy and Clinical Immunology，2010，126（4）: 845-852.

[34] PRUNICKI M，STELL L，DINAKARPANDIAN D，et al. Exposure to NO_2，CO，and PM2.5 is linked to regional DNA methylation differences in asthma. Clinical Epigenetics，2018，10（1）: 2.

[35] SUN L，FU J，LIN S H，et al. Particulate matter of 2.5 μm or less in diameter disturbs the balance of TH17/regulatory T cells by targeting glutamate oxaloacetate transaminase 1 and hypoxia-inducible factor 1α in an asthma model. The Journal of Allergy and Clinical Immunology，2020，145（1）: 402-414.

[36] CHEN Z，LIN F，GAO Y，et al. FOXP3 and RORγt：transcriptional regulation of Treg and Th17. International Immunopharmacology，2011，11（5）: 536-542.

[37] ZOU X L, CHEN Z G, ZHANG T T, et al. Th17/Treg homeostasis, but not Th1/Th2 homeostasis, is implicated in exacerbation of human bronchial asthma. Therapeutics and Clinical Risk Management, 2018, 14 : 1627-1636.

[38] JING W, WANG W, LIU Q. Passive smoking induces pediatric asthma by affecting the balance of Treg/Th17 cells. Pediatric Research, 2019, 85（4）: 469-476.

[39] WANG L, WAN H, TANG W, et al. Critical roles of adenosine A2A receptor in regulating the balance of Treg/Th17 cells in allergic asthma. The Clinical Respiratory Journal, 2018, 12（1）: 149-157.

[40] XI X, LIU J M, GUO J Y. Correlation of PD-1/PD-L1 signaling pathway with treg/Th17 imbalance from asthmatic children. International Archives of Allergy and Immunology, 2018, 176（3/4）: 255-267.

[41] YUN C, CHANG M, HOU G, et al. Mangiferin suppresses allergic asthma symptoms by decreased Th9 and Th17 responses and increased Treg response. Molecular Immunology, 2019, 114 : 233-242.

[42] DING F, FU Z, LIU B. Lipopolysaccharide exposure alleviates asthma in mice by regulating Th1/Th2 and Treg/Th17 balance. Medical Science Monitor, 2018, 24 : 3220-3229.

[43] SCHAUB B, LIU J, HÖPPLER S, et al. Maternal farm exposure modulates neonatal immune mechanisms through regulatory T cells. Journal of Allergy and Clinical Immunology, 2009, 123（4）: 774-782.

[44] BRAUN-FAHRLÄNDER C, RIEDLER J, HERZ U, et al. Environmental exposure to endotoxin and its relation to asthma in school-age children. The New England Journal of Medicine, 2002, 347（12）: 869-877.

[45] WAN E S, QIU W, BACCARELLI A, et al. Cigarette smoking behaviors and time since quitting are associated with differential DNA methylation across the human genome. Human Molecular Genetics, 2012, 21（13）: 3073-3082.

[46] THORBURN A N, MCKENZIE C I, SHEN S, et al. Evidence that asthma is a developmental origin disease influenced by maternal diet and bacterial metabolites. Nature Communications, 2015, 6 : 7320.

[47] SHI H L, LAN Y H, HU Z C, et al. Microecology research: a new target for the prevention of asthma. Chinese Medical Journal, 2020, 133（22）: 2712-2720.

[48] WEST C E, JENMALM M C, KOZYRSKYJ A L, et al. Probiotics for treatment and primary prevention of allergic diseases and asthma: looking back and moving forward. Expert Review of Clinical Immunology, 2016, 12（6）: 625-639.

[49] SYED A, GARCIA M A, LYU S C, et al. Peanut oral immunotherapy results in increased antigen-induced regulatory T-cell function and hypomethylation of forkhead box protein 3（FOXP3）. The Journal of Allergy and Clinical Immunology, 2014, 133（2）: 500-510.

[50] ZHOU X, BAILEY-BUCKTROUT S L, JEKER L T, et al. Instability of the transcription factor Foxp3 leads to the generation of pathogenic memory T cells in vivo. Nature Immunology, 2009, 10（9）: 1000-1007.

[51] HADDADI M H, NEGAHDARI B, HAJIZADEH-SAFFAR E, et al. Directed differentiation of regulatory T cells from naive T cells and prevention of their inflammation-mediated instability using small molecules. Clinical and Experimental Immunology, 2020, 201（2）: 205-221.

[52] CHANG H, LIN Y, LEI K, et al. Role of hypomethylation of suppressor of cytokine signaling in T helper 17 cell/regulatory T cell imbalance in children with Henoch-Schönlein purpura Zhongguo. Dang Dai Er Ke Za Zhi, 2019, 21（1）: 38-44.

[53] LAL G, ZHANG N, VAN DER TOUW W, et al. Epigenetic regulation of Foxp3 expression in regulatory T cells by DNA methylation. Journal of Immunology, 2009, 182（1）: 259-273.

[54] GARG G, MUSCHAWECK A, MORENO H, et al. Blimp1 prevents methylation of Foxp3 and loss of

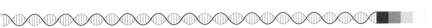
regulatory T cell identity at sites of inflammation. Cell Reports，2019，26（7）：1854-1868.

[55]　ZHU L，JIA L，LIU Z，et al. Elevated methylation of FOXP3（forkhead box P3）-TSDR（regulatory T-cell-specific demethylated region）is associated with increased risk for adverse outcomes in patients with acute coronary syndrome. Hypertension，2019，74（3）：581-589.

[56]　XIE Y，GONG C，BO L，et al. Treg responses are associated with PM2.5-induced exacerbation of viral myocarditis. Inhalation Toxicology，2015，27（6）：281-286.

[57]　LAWLESS O J，BELLANTI J A，BROWN M L，et al. In vitroinduction of T regulatory cells by a methylated CpG DNA sequence in humans：potential therapeutic applications in allergic and autoimmune diseases. Allergy and Asthma Proceedings，2018，39（2）：143-152.

[58]　LI D，CHENG J，ZHU Z，et al. Treg-inducing capacity of genomic DNA of Bifidobacterium longum subsp. infantis. Allergy and Asthma Proceedings，2020，41（5）：372-385.

[59]　CRETICOS P S，SCHROEDER J T，HAMILTON R G，et al. Immunotherapy with a ragweed-toll-like receptor 9 agonist vaccine for allergic rhinitis. The New England Journal of Medicine，2006，355（14）：1445-1455.

[60]　SUN X，XIAO Y，ZENG Z，et al. All-trans retinoic acid induces $CD4^+CD25^+FOXP3^+$ regulatory T cells by increasing FOXP3 demethylation in systemic sclerosis $CD4^+T$ cells. Journal of Immunology Research，2018，2018：7.

[61]　COLAMATTEO A，CARBONE F，BRUZZANITI S，et al. Molecular mechanisms controlling Foxp3 expression in health and autoimmunity：from epigenetic to post-translational regulation. Frontiers in Immunology，2020，10：3136

[62]　LI L，GUAN K，ZHOU Y，et al. Prostaglandin E2 signal inhibits T regulatory cell differentiation during allergic rhinitis inflammation through EP4 receptor. World Allergy Organ J，2019，12（12）：100090.

[63]　LI J，SHA J，SUN L，et al. Contribution of Regulatory T Cell Methylation Modifications to the Pathogenesis of Allergic Airway Diseases. J Immunol Res，2021，2021：5590217.

[64]　SHAOQING Y，YINJIAN C，ZHIQIANG Y，et al. The levels of $CD4^+CD25^+$ regulatory T cells in patients with allergic rhinitis. Allergol Select. 2018，2（1）：144-150.

[65]　TERADA T，KAWATA R. Diagnosis and Treatment of Local Allergic Rhinitis. Pathogens，2022，11（1）：80.

第十九节　Treg 与特应性皮炎

一、特应性皮炎的概述

特应性皮炎（atopic dermatitis，AD）是一种慢性、复发性、炎症性、多因素的变态反应性疾病，以对周围环境中非传染性抗原的异常反应为特征，表现为湿疹样皮损，如顽固性的皮肤瘙痒和干燥、广泛的皮肤红斑、丘疹、脱屑，严重影响患者的心身健康和生活质量，病情反复发作且不易治愈，需长期治疗。

在过去 30 年全球范围内 AD 患病率逐渐增加，发达国家儿童 AD 患病率达 10%～20%，我国 AD 患病率的增加晚于西方发达国家和日本、韩国，但近 10 年来增长迅速。1998 年，我国采用 Williams 诊断标准进行的流行病学调查显示，学龄期青少年（6～20 岁）AD 的总患病率为 0.70%，2002 年 10 个城市学龄前儿童（1～7 岁）的患病率为 2.78%，2012 年上海地区 3～6 岁儿童患病率达 8.3%。2014 年，采用临床医生诊断标准，我国 12 个城市 1～7 岁儿童 AD 患病率达到 12.94%，1～12 个月婴儿 AD 患病率达 30.48%。

AD 呈慢性经过，临床表现多种多样，最基本的特征是皮肤干燥、慢性湿疹样皮损和明显瘙痒。AD 患者有一些有助于疾病诊断的特征性表现，包括皮肤干燥、鱼鳞病、毛周角化、掌纹症、手足部皮炎 / 湿疹、眼睑湿疹、乳头湿疹、唇炎、复发性结膜炎、眶下褶痕、鼻下和耳根皱褶处湿疹、眶周黑晕、白色糠疹、出汗时瘙痒、对羊毛敏感、过度虫咬反应、白色划痕等。部分患者可同时有其他过敏性疾病，如过敏性哮喘、过敏性鼻结膜炎等。我国研究数据显示，16.7% 的 AD 患者同时患有哮喘，33.7% 同时患有过敏性鼻结膜炎，这些皮肤以外过敏性疾病的发病率随着年龄的增长而增长。此外，由于长期慢性炎症反应，慢性病程患者合并发生精神神经系统疾病、炎性肠病、类风湿关节炎、心血管疾病和淋巴瘤风险明显增高。

根据实验室检查特征和皮肤炎症模式，可将 AD 分为若干类型：①根据总 IgE 水平和是否有特异性 IgE，分为内源型和外源型，内源型指血清总 IgE 水平正常（< 200 KU/L），无特应性疾病史，缺乏过敏原特异性 IgE；外源型指以高水平 IgE 为特征，有个人或家族性的特应性疾病史及食物和（或）吸入性过敏原特异性 IgE 水平增高。②根据皮肤炎症模式，分为以 Th2、Th22、Th17 和 Th1 为主，或者几种混合的炎症模式，如儿童期 AD 以 Th2 型炎症为主，而成人期 AD 则以 Th2/Th22 型混合炎症为主，亚裔以 Th2/Th17 混合炎症为主。

二、特应性皮炎的发病机制

AD 病因目前尚不清楚，认为与遗传及环境因素相关。遗传因素主要影响皮肤屏障功能与免疫平衡。环境因素包括气候变化、生活方式改变、不正确的洗浴、感染原和变应原刺激等。现代生活方式（过于卫生、西式饮食等）及环境暴露（环境污染、被动吸烟等）等可能通过表观遗传修饰引起免疫系统与皮肤屏障异常，参与 AD 的发病。此外，心理因素（如精神紧张、焦虑、抑郁等）也在 AD 的发病中发挥一定作用。

AD 患者体内存在明显的免疫功能异常，CD4+ T 细胞介导的异常免疫反应在 AD 发生、发展中可能起主要作用。其中效应 T 细胞及调节性 T 细胞之间失衡是其发病的关键环节。随着研究进展揭示出调节性 T 细胞在 AD 的发病机制中起关键作用。

Treg 是一类具有免疫负性调节作用的 T 细胞亚群，可通过抑制效应 T 细胞的活化和增殖下调机体针对外来抗原或自身抗原的应答水平，从而维持机体的免疫耐受状态。根据来源，调节性 T 细胞分为两类：①固有（自然）调节性 T 细胞（nTreg），如 CD4+CD25Treg；②适应性调节性 T 细胞（aTreg），如 Tr1、Th3。在正常外周血中，CD4CD25Treg 占总 CD4T 细胞的 5% ~ 10%。CD4CD25Treg 的表面标志物有：CD45RO、CTLA-4、CD62L、CD25、糖皮质激素诱导的 TNF 受体（GITR）、CD127、Foxp3。nTreg 即 CD4+CD25+T 细胞，在胸腺中分化，CD25 为组成性表达，Foxp3 阳性，其中 Foxp3 具有特异性，且是 CD4+CD25Treg 发展和抑制功能发挥的关键因素。aTreg 包括 Tr1 细胞和 Th3 细胞，在外周淋巴器官中由抗原诱导产生，表型特征为 CD4CD25，Tr1 经抗原刺激并在 IL-10 诱导下分化而成，Th3 在黏膜免疫应答中分化而成。

人类绝大多数的 Treg 存在于皮肤并且在免疫监视中起了关键性的作用。既往发现在 AD 患者的炎性皮肤中有 Treg 的浸润并且发挥了一定的作用，在儿童和成人发病中的作用存在着一定的差异性。多项研究均显示，在 AD 患者外周血及皮损中 Treg 的数量增多，且 Treg 的数量和疾病严重程度相关。儿童、成人 AD 病情的持续、发展和缓解都和 Treg 数量密切相关，且儿童期 AD 的持续和发展与成人患者相

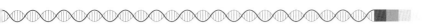

比，有更多的 Treg 相关的细胞因子和趋化因子参与。另外，有研究认为，AD 患者存在 Th17/Treg 失衡，Th17 细胞高表达和 Treg 数量减少导致的免疫抑制效应不足可能是 AD 患者异常免疫反应的原因之一。

人外周血中 CD4$^+$CD25$^+$Treg 能抑制 CD4$^+$CD25$^-$T 细胞诱导的 Th2 细胞增生及其细胞因子的产生。CD4$^+$CD25$^+$Treg 的缺少将会导致严重湿疹，以及高水平的 IgE、嗜酸性粒细胞增多和食物敏感。Th2 型炎症是 AD 的基本特征，Th2 型炎症因子可以抑制角质形成细胞屏障相关蛋白的表达，进一步破坏皮肤屏障功能。低水平的 Treg 表达可能通过减少对 Th2 细胞增生及其细胞因子分泌的抑制，参与 AD 发病。

三、Treg 与特应性皮炎的治疗

AD 治疗的目的是缓解或消除临床症状，消除诱发和（或）加重因素，减少和预防复发，减少或减轻并发症，提高患者的生活质量。正规和良好的治疗及疾病管理可使 AD 症状完全消退或显著改善，患者可享受正常生活。除外基础的皮肤局部处置及系统药物治疗（抗组胺药、免疫抑制剂、糖皮质激素、生物制剂等）外，本文重点讨论与 Treg 相关的可能治疗方案。

AD 是机制复杂的免疫反应，其中效应 T 细胞和 Treg 之间的平衡是决定 AD 发生的关键因素，Treg 是一组具有强大抗炎和免疫抑制作用的 T 细胞，在维持机体的炎症和免疫稳态中起重要作用，有利于笔者预防 AD 和制定治疗策略。有些传统药物具有免疫调节的作用，如二甲双胍可通过抑制雷帕霉素靶蛋白信号转导调节 Th17/Treg 的平衡，为 AD 的治疗再次拓宽了治疗思路，但具体疗效及机制调控仍需深入研究。

环孢素越来越多地被用于治疗成人和难治性儿童 AD，其疗效显著，不仅可以减轻瘙痒等临床症状，而且能显著提高生活质量。Hijnen 等的实验发现，AD 患者外周血中 Treg 的数量显著高于健康者，经过环孢素 3 ~ 6 周的治疗后 AD 患者外周血中 Treg 的数量显著下降。在 Kwon 等的研究中证实混合益生菌治疗 AD 的机制，可以上调 CD4 Foxp3Treg，下调 Th1、Th2 细胞因子，并且可以诱导 CD4$^+$CD25$^-$细胞转化为 CD4$^+$Foxp3$^+$Treg 并增加 Treg 的免疫抑制能力。Tanabe 等用生物活性物质—低聚半乳糖治疗 NC/Nga 小鼠 AD，通过诱导 IL-10，调节 Treg 和 Th 细胞的平衡，减轻其炎症反应。上述研究均提示诱导 Treg 可以治疗 AD。

人类 Foxp3 是 miR-31 的靶基因，在 AD 患者中，miR-31 能够通过下调 Foxp3 的表达，影响 Treg 发挥免疫抑制作用，诱发和加重皮损的炎症反应，miR-31 可能成为 AD 治疗的一个新靶点。

〔张婷婷（小）〕

参考文献

[1] TAKEUCHI S，ESAKI H，FURUE M. Epidemiology of atopic dermatitis in Japan. J Dermatol，2014，41（3）：200-204.

[2] CHOI W J，KO J Y，KIM J W，et al. Prevalence and risk factors for atopic dermatitis：a cross-sectional study of 6，453 Korean preschool children. Acta DermV enereol，2012，92（5）：467-471.

[3] 顾恒，颜艳，陈崑，等. 我国特应性皮炎流行病学调查. 中华皮肤科杂志，2000，33（6）：379.

[4] 顾恒，尤立平，刘永生，等. 我国 10 城市学龄前儿童特应性皮炎现况调查. 中华皮肤科杂志，2004，37（1）：29-31.

[5] XU F，YAN S，LI F，et al. Prevalence of childhood atopic dermatitis：an urban and rural community-based study in Shanghai，China. PLoS One，2012，7（5）：e36174.

[6] GUO Y, LI P, TANG J, et al. Prevalence of atopic dermatitis in Chinese children aged 1-7 ys. Sci Rep, 2016, 6: 29751.

[7] GUO Y, ZHANG H, LIU Q, et al. Phenotypic analysis of atopic dermatitis in children aged 1-12 months: elaboration of novel diagnostic criteria for infants in China and estimation of prevalence. J Eur Acad Dermatol Venereol, 2019, 33 (8): 1569-1576.

[8] SHI M, ZHANG H, CHEN X, et al. Clinical features of atopic dermatitis in a hospital-based setting in China. J EurAcad Dermatol Venereol, 2011, 25 (10): 1206-1212.

[9] ANDERSEN Y M, EGEBERG A, GISLASON G H, et al. Autoimmune diseases in adults with atopic dermatitis. J Am Acad Dermatol, 2017, 76 (2): 274-280.e1.

[10] SCHMIT T J, SCHWAR Z K, BAURECH T H, et al. Atopic dermatitis is associated with an increased risk for rheumatoid arthritis and inflammatory bowel disease, and a decreased risk for type 1 diabetes. J Allergy Clin Immunol, 2016, 137 (1): 130-136.

[11] THYSSEN J P, HAMANN C R, LINNEBERG A, et al. Atopic dermatitis is associated with anxiety, depression, and suicidal ideation, but not with psychiatric hospitalization or suicide. Allergy, 2018, 73 (1): 214-220.

[12] SUÁREZ-FARIÑAS M, DHINGR A N, GITTLER J, et al. Intrinsic atopic dermatitis shows similar TH2 and higher TH17 immune activation compared with extrinsic atopic dermatitis. J Allergy Clin Immunol, 2013, 132 (2): 361-370.

[13] CHANT C, SANYALR D, PAVELA B, et al. Atopic dermatitis in Chinese patients shows TH2/TH17 skewing with psoriasiform features. J Allergy Clin Immunol, 2018, 142 (3): 1013-1017.

[14] WALKER M R, KASPROWIEZ D J, GERSUK H, et al. Induetion of FoxP3 and acquisition ofrregulatory activity by stimulated human CD4+CD25-Treg cells. J Clin hwest, 2003, ll2 (9): l437-1443.

[15] SAKAGUCHI S, SETOGUCHI R, YAGI H, et al. Naturally arising Foxp3- expressing CD25+CD4+regulatory T cells in self-tolerance and autoimmune disease. Curr Top Microbiol Immunol, 2006, 305: 51-66.

[16] HIJNEN D, HAECK I, VAN KRAATS A A, et al. Cyelosporin A reduces CD4+ CD25+ regulatory T cell numbers in patients with atopic dermatitis. J Allergy Clin Immunol, 2009, 124 (4): 856-858.

[17] SZEGEDI A, BARDTH S, NAGY G, et al. Regulatory T cells in atopic dermatitis: epidermal dendritic cell clusters may contribute to their local expansion. Br J Dermatol, 2009, 160 (5): 984-993.

[18] ITO Y, ADACHI Y, MAKINO T, et al. Expansion of FOXP3positive CD4+CD25+T cells associated with disease activity in atopic dermatitis. Ann Allergy Asthma Immunol, 2009, 103 (2): 160-165.

[19] 马蕾, 薛海波, 周荣佼, 等. 特应性皮炎患者外周血调节性T细胞与Th17细胞平衡状态分析. 中华皮肤科杂志, 2012, 7 (45) 7: 481-484.

[20] PATEL D D. Escape from tolerance in the human X-linked autoimmunity-allergic disregulationsvndrnme all the Scurfmouse. J Clin Invest, 2001, 107 (2): l55-157.

[21] LIN Y T, WANG C T, CHAO P S, et al. Skin-homing CD4+Foxp3+T cells exert Th2-like function after staphylococcal superantigen stimulation in atopic dermatitis patients. Clin Exp Allergy, 2011, 41 (4): 516-525.

[22] HAW S, SHIN M K, HAW C R. The efficacy and safety of long-term oral cyclosporine treatment for patients with atopic dermatitis. Ann Dermatol, 2010, 22 (1): 9-15.

[23] HIJNEN D, HAECK I, VAN KRAATS A A, et al. Cyclosporin A reduces CD4 CD25 regulatory T-cell numbers in patients with atopic dermatitis. J Allergy Clin Immuno1, 2009, 124 (4): 856-858.

[24] KWON H K，LEE C G，SO J S，et al. Generation of regulatory dendritic cells and CD4⁺Foxp3 T cells by pmbiotics administration suppresses immune disorders. Proc Natl Acad Sci USA，2010，107（5）：2159-2164.

[25] TANABE S，HOCHI S.Oral administration of a galactooligosaecharide preparation inhibits development of atopic dermatitis—like skin lesions in NC/Nga mice. Int J Mol Med，2010，25（3）：331-336.

[26] 马蕾，薛海波，管秀好，等 . 特应性皮炎患者外周血调节性 T 细胞及皮损中 miR-31，Foxp3 的表达. 中华皮肤科杂志，2013，46（7）：462-465.

第二十节 Treg 与肾脏疾病

肾脏是一个高度血管化的器官，对维持体内稳态非常重要，包括清除血液中的毒素。其解剖结构和功能使其易受免疫和非免疫介导的损伤。虽然淋巴细胞在健康肾脏中并不常见，但在疾病中它们的数量会显著增加。CD4⁺CD25⁺Treg 是一类具有免疫抑制效应的 CD4⁺T 细胞，以表达 Foxp3、CD4 和 CD25 为细胞表型特征。Treg 可分为 nTreg 与 iTreg。目前研究已经表明，人类免疫性肾病和啮齿类动物免疫性肾病模型都伴有 Treg 数量和功能异常，且通过不同方法促进 Treg 增殖、活化均可增强肾脏及全身的抗炎效果。近年来，Treg 疗法所具有的抑炎作用逐渐成为免疫领域的热点，其潜在的治疗应用包括 nTreg 体内、体外扩增，诱导初始 CD4⁺T 细胞向 Treg 转化及诱导 iTreg 体外扩增。Treg 独特的生物学作用为免疫性肾病的研究奠定了重要的基础，未来表型稳定、具有持久抑制作用的 Treg 池的成功建立也将会为免疫性肾病的治疗带来新希望。

首先，与其他自身免疫病一样，Treg 在维持对自身抗原的耐受性方面非常重要，而这些自身抗原导致自身免疫肾病（"肾原性"自身抗原）。其次，Treg 在肾脏中发挥局部作用，抑制肾脏炎症，无论是在明显对肾原性抗原的免疫应答介导的反应中，还是在很大程度上或完全"先天"的炎症反应中，很少有证据表明是抗原特异性反应。最后，Treg 在预防异体反应中发挥重要作用，在肾移植中可能是移植耐受的关键。尽管有证据表明在炎症性疾病中，CCR6 和 CXCR3、CXCR1、CXCR2，以及黏附分子 CD11a 和 CD44 有招募 Treg 到肾脏中的作用，但肾内 Treg 的整体表型仍缺乏。Treg 表达的一些表面分子和它们释放抑制炎症的细胞因子，这些在不同肾脏疾病的体内实验模型中都有涉及。肾脏中 Treg 组成性地表达转录因子 Foxp3 和表面分子 CD4 及 CD25。

一、狼疮性肾炎与 Treg

狼疮性肾炎（lupus nephritis，LN）是系统性红斑狼疮（systemic lupus erythematosus，SLE）合并明显肾脏损害的一种自身免疫病。狼疮性肾炎常发生于 SLE 患者，是预后的关键决定因素。NZB/NZW 自发狼疮小鼠模型是主要的 LN 模型，基因缺陷导致其细胞在胸腺中发育不良，进而产生自身抗体，引发肾炎。Thiel 等报道，人间充质干细胞能通过增加 Treg 数目来延缓 NZB/NZW 鼠狼疮性肾炎进程。Hadaschik 等利用动物模型也证实了 Treg 在 LN 中的保护作用。而在临床研究中，有关 LN 的多数研究都强调了患者体内 Treg 数目和功能的异常，具体表现为外周血 Foxp3 表达量下降、CD45RA⁺FoxP3low 初始 Treg 比例下降、体外 CD25⁺CD127⁻ 细胞抑制活性减弱，且 Treg 数量及所占 T 细胞比例和疾病活动度呈负相关。LN 患者 Treg 表达 Fas（CD95）水平增加，Fas 依赖性凋亡易感性增强，提示 Treg 凋亡加剧是狼疮性肾炎患者 Treg 功能障碍的原因之一。然而，也有研究认为 LN 患者的主要病因是 B 细胞过度活化，而 Treg 功能基本正常。使用 anti-Foxp3、anti-CD4、anti-IgD 进行免疫组化染色可观察到患者 Treg 集中于 B 细胞富集区；体内实验进一步显示 Treg 抑制 B 细胞增殖活化、IgG 产生和类转换，并促使 B 细胞凋亡。

对 SLE 患者外周血 Treg 的研究表明，在活动性狼疮性肾炎患者中 Treg 数量减少和 Treg 表型缺陷，尿 Foxp3 mRNA 与非活动性狼疮患者和健康对照组相比升高。这可以通过激活的效应 T 细胞中 Foxp3 的短暂激活来解释，或者在概念上与调节细胞相一致：效应细胞比例（而不是一个绝对数字）与组织损伤更相关。在狼疮性肾炎中，从石蜡包被的 Foxp3$^+$ 和 CD3$^+$ 细胞染色的肾脏初步数据显示，与 V 级（膜性）狼疮性肾炎患者相比，IV 级（最活跃和严重的形式）狼疮性肾炎患者的肾脏切片具有更低的 Foxp3$^+$/CD3$^+$ 细胞比例。在小鼠狼疮性肾炎中，与正常 BALB/c 和 DBA/1 小鼠相比，BWF1 和 SNF1 株具有更少的 CD4$^+$CD25$^+$Treg。虽然 BWF1 小鼠的 CD4$^+$CD25$^+$Treg 可以抑制 CD4$^+$CD25$^-$T 细胞的增殖，但它们并不会抑制 T 细胞介导的 IgG 的产生，在蛇毒诱导的狼疮性肾炎模型中进行的耗损研究表明，内源性表达 STAT3 的 Foxp3$^+$Treg（Treg17）具有保护作用，因为 STAT3 的 Foxp3$^-$cre 缺失导致 Th17 反应增强，Treg17 细胞向肾脏募集的减少，这可能是由于 CCR6 表达受损所致。在同一模型中，Foxp3$^+$ROR-γt$^+$Treg（biTreg）具有致病性，至少部分原因是 ROR-γt 诱导 biTreg 分泌 IL-17，在一些小鼠狼疮模型中，许多治疗方法与 Treg 数量或功能的增加有关，包括在 MRL/lpr 菌株中，IL-33 抑制，胡椒龙胺和 4- 羟基喹啉 -3- 甲酰胺衍生物（称为 Y27）39-41；在 NZBxW/F1 小鼠中，IL-2/IL-2 单抗免疫复合物、G-CSF 和簇蛋白磷酰胆碱；而在狼疮性肾炎 bm12→B6 慢性移植物抗宿主模型中，microRNA-21 缺失。孕酮可能对最佳 Treg 数量和功能也很重要，因为缺乏孕酮的 Nba2 小鼠抗染色质 IgG 和蛋白尿增加，与 Treg 减少相关。

Treg 对 LN 发展的调控途径之一是抑制效应 T 细胞（Teff）功能。研究发现，用抗 DNA Ig 肽 pCons 诱导 NZB/NZW 狼疮小鼠免疫耐受能有效延缓 NZB/NZW 小鼠狼疮样疾病发作，延长小鼠存活期。pCons 通过调控 Tregp38 蛋白激酶活性来抑制抗 DNA 抗体产生，增强 Treg 对 Teff 的抑制作用；通过 p38 非依赖方式降低 NZB/NZW 狼疮小鼠 Teff 对 Treg 的抵抗性。另一方面，Treg 对体液免疫的调节在动物模型中也被证实。Okamura 等报道，LAG3$^+$（淋巴细胞活化基因 3、CD223）Treg 受转录因子早期生长反应蛋白 2（early growth response protein -2，EGR-2）调控大量分泌 TGF-β$_3$，间接抑制 B 细胞应答。向清除 T 细胞后的 NZB/NZW 小鼠回输 Treg，Treg 通过细胞接触依赖机制与 B 细胞表面配体特异性结合、表达 CTLA-4、下调 CD86 和 CD28、抑制 B 细胞 Ca^{2+} 内流，从而诱导 B 细胞凋亡和无能。

二、肺出血—肾炎综合征与 Treg

肺出血—肾炎综合征是一类罕见的器官特异性自身免疫病，可迅速发展为新月体肾炎，进而演变为急性肾衰竭。免疫荧光染色可见免疫球蛋白和补体呈线样沉积于肾小球基膜。现已证实 anti-GBM 源于自身对 IV 型胶原 α$_3$ 链 [α$_3$（IV）NC1] 非胶原结构域的免疫，这是肾和肺中特殊基底膜的结构成分。快速进展的肾小球肾炎是本病的主要特征，但也会发生危及生命的肺出血与许多自身免疫病一样，HLA 与 T 细胞和 b 细胞耐受性丧失有密切的联系。局部系统性炎症事件可能会暴露隐藏的或 "隐蔽的" 自身抗原的 B 细胞表位，促进 B 细胞耐受性的丧失，并允许接触致病性的自身抗体，这些抗体与细胞介导的效应物一起，促进严重的局部炎症反应，导致严重的肾小球损伤。

肺出血—肾炎综合征的自身抗原 α$_3$（IV）NC1 表达于胸腺，由于胸腺对 α$_3$（IV）NC1 特异性自身反应性 T 细胞的阴性选择，正常人体内不易检测到 α$_3$（IV）NC1 特异性自身反应性 T 细胞。现已证实，患者体内增生的 α$_3$（IV）NC1 特异性自身反应性 T 细胞在疾病发展中起到了重要作用，Treg 正是通过

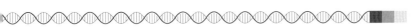

抑制自身反应性 T 细胞活性来缓解肺出血—肾炎综合征。研究显示，患者体内 α_3（Ⅳ）NC1 特异性的 Treg 比例明显高于健康对照组。

Treg 是耐受性的主要媒介，也是 HLA 介导的 anti-GBM 的主要保护机制。携带 HLA-DRB1*1501（DR15）等位基因的人患此病的相对风险显著较高，这种易感性已在 *HLA* 转基因小鼠中建立模型，在人源化 DR15 转基因（Tg）小鼠中，通过免疫显性 CD4+T 细胞表位免疫可诱导 anti-GBM 肾小球肾炎主要的保护作用，由 HLA-drb1*01（DR1）和 HLA-drb1*07（DR7）提供，在流行病学上，当这两种异型体与 DR15.7 共同表达时，易感性就消失了。与免疫显性表位特异性胸腺衍生的 Treg（tTreg）存在相关并介导对 HLA-DR1 如何提供保护的进一步研究表明，通过晶体结构和四聚体特异性 T 细胞的单细胞 TCR 测序，DR1 以一种优先与 Treg 相互作用的构象呈现出免疫优势。肺出血—肾炎综合征的 T 细胞自身表位不同寻常的是，anti-GBM 不遵循许多自身免疫病的特点——复发、缓解的疾病过程。尽管对 α_3（Ⅳ）NC1 的耐受性丧失通常会带来灾难性的后果，但复发是罕见的，Treg 可能介导对 α_3（Ⅳ）NC1 的耐受性恢复，并防止疾病复发。对急性期和恢复期患者的 T 细胞进行分析发现，在疾病晚期存在 Treg 群体，提示 Treg 参与抑制自身免疫和对 α_3（Ⅳ）NC1 耐受性的重建，10 项发现被其他患者数据证实，在晚期疾病中增殖反应降低和 IL-10 产生增加，独立于免疫抑制治疗。

Treg 在肾病中的保护性作用主要依赖 CCR6 趋化 Treg 募集于肾组织，Foxp3 可以控制 Th 细胞的促炎效应，同样介导了 Treg 的保护作用。特异性清除 Foxp3+ 依赖的 STAT3 后诱导肺出血—肾炎综合征，小鼠的肾损伤加重，肾内 Treg 募集减少（由于 CCR6 表达下降），Th17 募集增加，应答增强。相关研究进一步证实，与对照组相比，绵羊球蛋白免疫后，抗原特异性 Treg 产生更多 IL-10，且对 Teff 产生更严重的抑制作用。由此提示，Treg 的激活状态和抗特异性会提高其调节功能，可用于 Treg 疗法临床治疗的参考。

三、抗中性粒细胞胞浆抗体相关血管炎与 Treg

AAV 是最常见的自身免疫病之一。具有发热、贫血、肺和肾功能损害、红细胞沉降率增快等临床特点。ANCA 是针对蛋白酶 3（proteinase 3，PR3）或髓过氧化物酶（myeloperoxidase，MPO）的血管炎特异性诊断指标。AAV 可分为镜下多血管炎（microscopic polyangiitis，MPA）、肉芽肿病合并多血管炎（granulomatosis with polyangiitis，GPA）和嗜酸性肉芽肿病合并多血管炎，MPA 和 GPA 是快速进行性肾小球肾炎的最常见原因，AAV 是由对中性粒细胞胞浆抗原髓过氧化物酶（MPO）、蛋白酶 -3（PR3）的耐受性丧失引起的，也有证据表明对溶酶体相关膜蛋白 2（LAMP-2）的耐受性丧失。PR3 或 MPO 特异性的自身抗体结合引物中性粒细胞导致中性粒细胞激活，这导致中性粒细胞黏附和迁移在肾小球微血管系统，并通过释放活性氧和蛋白酶诱导肾小球内皮损伤。在这种情况下，它们也会沉积目标自身抗原 MPO 和 PR3，然后导致效应 CD4+T 细胞和 CD8+ 细胞的招募，从而加剧疾病并使疾病永久存在。

目前报道针对 AAV 患者体内 Treg 数目是否下降的问题存在争议。Tsurikisawa 等将 AAV 患者同健康对照组 PBMC 中的 CD4+CD25+CD127low T 细胞进行对比，发现患者体内 Treg 减少，但由于患者淋巴细胞总数下降，故 Treg 在 CD4+T 细胞中的比例几乎不变。Free 等报道，AAV 患者外周血 CD4+CD25high CD127low Foxp3+Treg 频率较健康对照组显著上升且与患者年龄无关，而 Treg 数目却无明显差别。实时定量核酸扩增检测（real-time quantitative PCR detecting system，QPCR）结果显示，与健康对照组相比，AAV 患者体内 Foxp3 表达量下降，但 CD4+CD25+T 细胞对 Teff 增殖的抑制作用相同。

人体研究表明，AAV 中 Treg 数量和功能异常。在有活动性疾病的 GPA 患者中，与缓解较慢的患者相比，那些在 14 周达到缓解的患者出现更高比例的 $CD4^+$ $Foxp3^+$Treg，来自缓解期 GPA 患者的 Treg，尽管与健康对照组相比比例有所增加，但抑制应答 T 细胞的能力下降，而来自活动性 AAV 患者的 Treg 比缓解期患者的 Treg 抑制能力更差，AAV 患者 Treg 抑制功能的降低可以通过发现 AAV 患者的 Treg 优先表达缺乏外显子的 Foxp3 剪接变体来解释。尽管有关 AAV 患者外周 Treg 数据暂不确定，但有一点毋庸置疑，即在 AAV 进展中，$Foxp3^+$Treg 发生了总体功能障碍，其抑制 Teff 增殖的能力降低。Treg 的功能低下及 Teff 对抑制的抵抗增强都促进了 AAV 发展。因此，AAV 的观察和实验数据表明，增强 Treg 功能的策略可能会导致更有针对性的治疗。

Treg 在 AAV 发挥的保护作用机制尚不明确。数据表明，较健康对照组相比，PR3-AAV 患者体内 IL-17 水平上升，IL-10 水平下降，Foxp3 表达减少，而恢复期患者体内这几项指标反向变化，提示 Treg 功能下降与疾病发展密不可分。目前有研究认为 AAV 患者体内大量 Treg 的 Foxp3 基因外显子 2 突变可能会导致 Treg 功能受变化；而 Treg 膜表面负性共刺激分子 PD-1 的表达升高则可以抵抗体内 T 细胞持续激活所造成的不良影响，但其 PD-1 的表达量则与疾病复发率呈负相关。

四、IgA 肾病与 Treg

IgA 肾病是世界范围内最常见的原发性肾小球肾炎，其特点是 IgA 沉积在肾小球系膜。肾小球 IgA 免疫复合物沉积触发先天性免疫反应，随后 T 细胞活化，并产生炎症反应。IgA 肾病患者周围和肾组织中 Treg 和 Th17 细胞可能存在失衡，$CD45RA^-Foxp3^{high}$Treg 频率较低，Th17 细胞增加。这些差异与 IgA 患者血清 IL-10 水平降低和血清及尿液 IL-17A 水平升高有关。此外，Treg 和 Th17 细胞分布的改变与 GFR 受损、蛋白尿、肾小管间质损伤和高血压等预后指标相关，在功能上，一项对 IgA 肾病大鼠的小型研究表明，体外扩增的 $CD4^+CD25^+$Treg 过继转移可减少蛋白尿，还可减少 IgA 沉积、肾小球系膜细胞增生和肾小管上皮损伤。膜性肾小球病是成人肾病综合征最常见的病因。大多数以前被描述为"特发性"膜性肾病的病例，现在已知是由于磷脂酶 A2 受体的自身免疫所致。

五、急性肾损伤与 Treg

急性肾损伤（acute kidney injury，AKI）是一组临床综合征，是指突发（1～7 天内）和持续（> 24 小时）的肾功能突然下降，定义为血清肌酐（serum creatinine，Scr）至少上升 0.5 mg/dL，表现为氮质血症、水电解质和酸碱平衡，以及全身各系统症状。虽然目前关于 Treg 在人类急性肾损伤中的数据有限，但啮齿类动物模型所得出的数据已充分显示出 Treg 在急性肾损伤中的保护作用。急性肾损伤（AKI）是指肾功能的突然下降。它经常发生在住院患者和危重患者中，而且经常发生在那些已有肾脏疾病的人中，虽然 AKI 的恢复很常见，但 AKI 极大地增加了发展为慢性肾病和终末期肾病的风险。AKI 有多种病因，低血容量、缺血再灌注损伤（IRI）、肾毒性药物暴露和脓毒症是其主要病因。AKI 包括一系列复杂的事件，可导致肾小管损伤、肾内血流动力学改变和免疫系统激活，从而导致肾炎症和功能障碍。尽管目前关于 AKI 患者中 Treg 数量和功能的临床数据还很少，但有令人信服的证据表明，Treg 在实验性 AKI 中具有潜在的保护作用，提示调节性 T 细胞在预防或治疗人类 AKI 方面可能具有治疗潜力。

Treg 在缺血—再灌注损伤（ischemia reperfusioninjury，IRI）的缺血期具有保护作用。用顺铂（一种常用于建立小鼠 AKI 模型的化学制剂）构建模型之前注射 PC61 mAb（anti-CD25 mAb，抗 CD25 单克隆抗体）清除鼠体内调节性 T 细胞（regulatory T cells，Treg）会导致中性粒细胞和巨噬细胞募集增多，加重肾组织和功能的损伤；反之，此时向 T 细胞缺陷小鼠内输注 Treg，可以限制肾巨噬细胞募集和促炎因子的表达，减轻损伤。Treg 的抑炎作用同样限制了再灌注过程中的损伤。再灌注 72 小时，肾内 Treg 数目急剧上升，此时清除 Treg，会加重肾小管损伤，增加肾炎症细胞浸润，妨碍肾小管再生；而此时向小鼠体内输注 Treg 会减轻小管损伤，改善小管再生，减少促炎 T 细胞和树突状细胞的累积。

　　一种新发现的 Treg 效应分子可溶性纤维介素蛋白 2（soluble fibrinogen-like protein 2，sFGL2）可能影响细胞凋亡与炎症反应。有报道显示，再灌注 5 ~ 10 天小型猪肾脏中，sFGL2 和其受体 FcγRIIB（抑制性 IgG 受体）显著增多，提示 sFGL2 对 AKI 具有保护作用。此外，Treg 分泌的 IL-10、IL-2 及表面受体 GITR、CTLA-4、PD-1 也可能参与了对 AKI 损伤的抑制。研究表明，IL-2 能促进脾、肾 Treg 增殖，继而促进肾小管上皮细胞增殖，改善肾功能，减轻肾损伤；也有研究表明，miRNA26a 能抑制 IL-6 的表达，大幅增加脾、肾 Treg 数目，在 IR 前、后均可抑制炎性免疫细胞的聚集，促进肾小管上皮细胞再生，减轻肾损伤。IRI 模型显示趋化因子通过募集 Treg 到肾组织发挥免疫抑制作用，进而减轻炎症导致的组织损伤。在正常生理状态下，Treg 并不表达 CXCR3，但再灌注 72 h 后，CXCR3 表达增多，并与血尿素氮（blood urea nitrogen，BUN）、Scr 等指数呈负相关。与此同时，CXCL9、CCL5、CXCL10 等趋化因子表达皆上调，提示 AKI 恢复与 Treg 迁移至肾的过程有关。

　　Treg 介导保护肾脏 IRI 的机制，Treg 通过 cd73 介导 ATP 去磷酸化为腺苷来抑制固有免疫反应。一种通过与 A2a 受体（A2aR）结合而产生抗炎作用的分子，与野生型 Treg 的过继转移相比，在 IRI 前将 CD73 和 A2aR 缺陷小鼠的 Treg 转移到野生型小鼠，导致 Treg 功能降低和肾损伤增加。芯片分析显示，激活 Treg A2aR 显著增强了 PD-1 的表达，这是 Treg 在 IRI 中发挥作用所必需的，意味着自分泌腺苷信号通过 PD-1 帮助 Treg 在 IRI 中抑制固有免疫反应。程序性死亡受体 1（programmed death 1，PD-1）和配体 [程序性死亡配体 1（programmed death-ligand 1，PD-L1）和 PD-L2] 都有助于保护肾脏免受 IRI 的伤害。鉴于 Treg 在肾 IRI 中的保护作用，许多针对和（或）招募内在 Treg 到肾脏的药理学、生物或非 Treg 治疗已经在体内被使用。用鞘氨醇激酶抑制剂 N，N- 二甲基鞘氨醇（DMS）对小鼠进行预处理，可以迅速和短暂地将 CD4$^+$Foxp3$^+$Treg 和 CD4$^+$Foxp3$^-$ 细胞招募到肾脏，从而阻止虹膜炎的发生。这些保护作用依赖于 Treg 和 CTLA-4 的 MSC，也可以通过增加脾脏和缺血肾中的 Treg 比例来改善肾 IRI，这一效果依赖于完整的脾脏和 Treg。人脐带血 MSC 移植具有类似的效果，其他可能通过调节 Treg 介导的干预包括 miRNA 26a（miR-26a）的保护作用，miR-26a 在细胞分化、生长、凋亡和转移中发挥功能作用，并调节 Th17/Treg 平衡。与其他实验模型一样，在 IRI 前给予 IL-2/ 抗 IL-2 单抗复合物可以增加 Treg（在脾脏和肾脏中），从而减少肾功能障碍和肾小管损伤，在 IRI 后给予干预处理时，它们可以促进功能恢复并抑制肾纤维化。由于 IL-2 和 IL-33 促进小鼠体内 Treg 的扩张，Stremska 等产生了一种 IL-2 和 IL-33 融合的细胞因子，他们称为 IL-233，他们发现这种细胞因子增加了 Treg 进入肾脏的招募，比单独使用这两种细胞因子更有效地保护小鼠不受 IRI 的影响。因此，这些研究共同表明，提高内源性 Treg 数量、招募和功能的策略在 AKI 中具有治疗潜力，特别是在 AKI 可能发生的情况下，在损伤前进行治疗。

　　脓毒症是一种由感染引起的全身炎症反应，是导致 AKI 的常见原因。炎症、氧化应激、微血管功能障碍和小管上皮反应参与了这种复杂的多因素综合征的发病机制，脓毒性 AKI 患者血清可溶性 CD25 和 IL-10 增加，与免疫抑制密切相关，同样，在 CLP 诱导的脓毒症小鼠模型中，脓毒症性 AKI 增加了 Treg 数量、免疫细胞凋亡和 IL-10 水平。与 IRI 和顺铂肾毒性相比，在 CLP 前用抗 CD25 抗体消耗 Treg 具有肾保护作用，并导致更好的生存，这突显了 Treg 在脓毒症继发 AKI 中的矛盾免疫效应。

六、阿霉素肾病

啮齿类动物阿霉素肾病是一种可复制的由化疗药物阿霉素引起的慢性肾脏疾病模型。该模型的特点是局灶性节段性、全局性肾小球硬化，足细胞融合和严重蛋白尿，随后导致肾小管间质纤维化和炎症。虽然还不清楚抗原特异性细胞在该模型中是否有作用，但 T 淋巴细胞和 B 淋巴细胞及巨噬细胞都介导疾病进展。阿霉素肾病中 CD4[+]T 细胞的缺失加重了肾小球和小管间质损伤，提示 CD4[+] 调节亚群可能抑制疾病的进展。此后，使用 Foxp3 转导的 CD4[+] 细胞的过继转移实验保护小鼠免受阿霉素肾病的影响，而抗 CD25 抗体则加重了疾病，将 CD4[+]CD25[+]Treg 转移到患有阿霉素肾病的 SCID 小鼠中，也可以减少肾小球和间质损伤，并与肾内巨噬细胞数量的显著下降相关，表明对肾单核吞噬细胞的直接作用与适应性免疫无关。体外机制研究表明，Treg 的淋巴细胞非依赖性保护作用是通过转化生长因子 -β（TGF-β）依赖性 Treg[-] 巨噬细胞抑制相互作用介导的。经治疗的小鼠表现出肾纤维化减少，与巨噬细胞浸润减少和引流淋巴结中 Treg 增加有关，而 Treg 的消耗消除了这些保护作用。因此，在慢性肾病中，Treg 很可能通过直接作用于固有免疫细胞，特别是巨噬细胞，以及损伤的肾脏本身来介导保护作用。然而，尽管在该模型中缺乏抗原特异性事件的直接证据，当来自 TcR 转基因小鼠的 Treg 被转移到具有免疫能力的小鼠体内时，他们并没有限制阿霉素诱导的肾损伤 Treg，在阿霉素肾病中似乎也通过增加 CD39 表达介导保护作用，CD39 过表达小鼠可免受肾损伤，而 CD39[+]Treg 转移在阿霉素肾病中可有效限制肾损伤。在体内使用 IL-2/ 抗 IL-2 复合物扩张 Treg 也能减轻肾功能障碍和炎症。

七、糖尿病肾病与 Treg

糖尿病肾病（diabetic nephropathy，DN）是由自身免疫病 1 型糖尿病（T1DM）或更严格的代谢定义的 2 型糖尿病引起的，是这些疾病的主要并发症，也是全球范围内终末期肾病的主要原因。DN 的特点是肾小球肥大，基底膜增厚，细胞外基质成分的积累和肾脏炎症，这对促进 DN 的进展至关重要。虽然尚不清楚 DN 患者是否改变了 Treg 数量，但与非糖尿病野生型小鼠相比，链原虫毒素诱导的 T1DM 小鼠的肾间质中 Foxp3[+] Treg 增加了 5 倍。然而，这些结果可能会被链脲佐菌素是一种管状毒素的事实所混淆。在 T2DN 中，Treg 可能调节肾脏炎症和疾病的严重程度。T2DN 患者外周血 CD4[+]CD25[+]Foxp3[+]Treg 水平降低，与尿白蛋白 / 肌酐比值呈负相关。在 db/db T2D 小鼠中，使用抗 CD25 抗体去除 Treg 可增强胰岛素抵抗、蛋白尿和肾小球滤过，而 CD4[+]CD25[+]Foxp3[+]Treg 过继转移可提高肾和内脏脂肪组织中 Foxp3 mRNA 的表达，从而改善胰岛素敏感性和糖尿病肾病。尽管这些研究表明 Foxp3[+]Treg 与 DN 疾病进展之间可能存在联系，但还需要进一步研究以了解它们在更有针对性的治疗方案中的确切作用。

八、肾移植与 Treg

肾移植显然是终末期肾病的最佳治疗方法。虽然在过去的 15 年里，早期移植物丢失率下降，但长期移植物存活和免疫抑制的毒性仍然是主要问题。调节性 T 细胞在肾移植中是高度相关的，不仅是因为它们在潜在的建立移植耐受中的重要性，而且是因为肾移植的时机允许患者自身 Treg 的分离、扩张和输注。与自身免疫病一样，在人类肾移植中的许多观察性研究暗示了 Treg 的保护作用，并得到了实验性肾移植中功能性证据的支持。此外，在人类肾移植中，Treg 疗法的多项临床试验正在进行中（如 ONE Study，www.onestudy.org）。早期的报道显示了异基因 DCs107 扩增天然型 Treg（nTreg）的可行性，并支持了 nTreg 治疗的安全性。与原发性肾疾病形成对比的是，对移植肾进行活检允许对

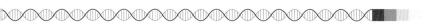

肾内 Treg 进行更详细地评估。虽然 Treg 在移植物中存在于肾小管内和周围，但在一些人肾移植中也存在聚集物内的 Treg。这些聚集物与移植物长期存活和供体相对低反应性相关，并非所有评估 Treg 数量或 Foxp3 mRNA 的研究都证实了这些关联，这表明炎症状态下 Treg 数量增加，Treg/Teff 比值可能更具有预测性。另外，Foxp3 可以在人体中通过效应细胞表达，这就提出了一个问题，即在肾移植中证实的 Foxp3[+] 细胞是否实际上是功能性的 Treg。尽管有报道称这些细胞在 Foxp3 位点上表现出 Treg 特异性去甲基化区域（TSDR）的去甲基化，110 例肾移植患者在 Foxp3[+] 细胞中确实表现出不同程度的 TSDR 去甲基化，暗示持续的异体基因刺激可能影响 Treg 的表型和稳定性。Treg 产生的几种细胞因子，包括 IL-10、TGF-β 和 IFN-γ，与肾移植的良好预后有关。在实验中，鼠肾移植耐受依赖于 Treg，可以通过 Treg 移植建立。2118 个 Treg 来自具有转移耐受能力的耐受小鼠，表达 TGF-β、IL-10、IFN-γ、Blimp-1 和 Cxcr3.2 的不成熟的肾树突状细胞可以在体外诱导 IL-10 产生 Treg，强调需要减少先天炎症，如移植时延长热缺血时间，因为 IRI 可以激活肾内单核吞噬细胞，增强其抗原呈递功能，肾小管细胞也可能在影响移植中 Treg 的抑制表型和行为方面发挥重要作用。

虽然肾移植中 Treg 生物学的一些细节尚不清楚，Treg 的稳定性（至少在某些 Treg 亚群中）可能是一个挑战，但输注 Treg 在肾移植中具有真正的治疗潜力。成功的 Treg 治疗至少可以显著减少药物治疗，并可能建立对移植物的耐受或操作耐受。显然，与自身免疫性肾病不同的是，移植时机允许手术时在同种异体刺激之前输注 Treg。nTreg 分离后，采用非抗原特异性和异体刺激及扩展方案，包括体外使用贝拉塔西普（CTLA-4-Fc）。这些方案已经产生了能够维持其表型的细胞，包括 Foxp3 TSDR 的去甲基化。此外，在透析的终末期肾病患者中也可以产生 Tr1 细胞。Treg 在移植中的另一个作用是当前和新的免疫抑制剂对 Treg 的影响及其与 Treg 的相互作用。目前的治疗方案虽然有效，但并没有考虑到它们对 Treg 的影响。如果 Treg 治疗在肾移植中找到了一席之地，它最好与本身不会对 Treg 功能产生负面影响的治疗相结合，如 mTOR 抑制剂、低剂量 IL-2 或组蛋白去乙酰化酶抑制剂。

虽然肾脏中 Treg 的详细表型仍有待研究，但 Treg 包括全身和局部，在限制多种形式的肾损伤中发挥重要作用。其中包括对 Treg 有直观反应的情况，如越来越多的自体免疫形式的肾小球肾炎和肾移植，也包括与先天性免疫没有明显联系的情况，如急性肾损伤。Treg 疗法正在肾移植中进行试验，在治疗其他肾脏疾病中也有潜力，促进 Treg 数量或功能的干预也可能是未来影响肾脏疾病治疗的方法。

（聂　焱　王　楠）

参考文献

[1] 陈昊，冯辉. 调节性 T 细胞在免疫性肾病中的作用及临床应用研究进展. 免疫学杂志，2017，33（2）：179-184.

[2] 陈琪，马欣，毛楠，等. 调节性 T 细胞与慢性肾脏疾病关系的研究进展. 成都医学院学报，2022，17（2）：267-272.

[3] 陈雷. 老年 2 型糖尿病肾病患者外周血辅助性 T 细胞及调节性 T 细胞表达分析. 中国老年保健医学，2018，16（5）：65-66，69.

[4] MARTIN-MORENO P L，TRIPATHI S，CHANDRAKER A. Regulatory T Cells and Kidney Transplantation. Clin J Am Soc Nephrol，2018，13（11）：1760-1764.

[5] KLINGE S，YAN K，REIMERS D，et al. Role of regulatory T cells in experimental autoimmune glomeru-

lonephritis. Am J Physiol Renal Physiol, 2019, 316（3）: F572-F581.

[6] LAI L W, YONG K C, LIEN Y H. Pharmacologic recruitment of regulatory T cells as a therapy for ischemic acute kidney injury. Kidney Int, 2012, 81（10）: 983-992.

[7] THIEL A, YAVANIAN G, NASTKE M D, et al. Human embryonicstem cell-derived mesenchymal cells preserve kidney function and extend lifespan in NZB/W F1 mouse model of lupus nephritis. Sci Rep, 2015, 5: 17685.

[8] HADASCHIK E N, WEI X, LEISS H, et al. Regulatory T cell-deficient scurfy mice develop systemic auto-immune features resembling lupus-like disease. Arthritis Res Ther, 2015, 17: 35.

[9] YU Y, LIU Y, SHI F D, et al. Tolerance induced by anti-DNA Ig peptide in（NZBxNZW）F1 lupus mice impinges on the resistance of effector T cells to suppression by regulatory T cells. Clin Immunol, 2012, 142（3）: 291-295.

[10] OKAMURA T, SUMITOMO S, MORITA K, et al. TGF-β3-expressing CD4$^+$CD25$^-$LAG3$^+$regulatory T cells control humoral immune responses. Nat Commun, 2015, 6: 6329.

[11] LIU Y, LIU A, IIKUNI N, et al. Regulatory CD4$^+$T cells promote B cell anergy in murine lupus. J Immunol, 2014, 192（9）: 4069-4073.

[12] WEIGERT O, VON SPEE C, UNDEUTSCH R, et al. CD4$^+$Foxp3$^+$regulatory T cells prolong drug-induced disease remission in（NZBxNZW）F1 lupus mice. Arthritis Res Ther, 2013, 15（1）: R35.

[13] XING Q, WANG B, SU H, et al. Elevated Th17 cells are accompanied by FoxP3$^+$Treg cells decrease in patients with lupus nephritis. Rheumatol Int, 2012, 32（4）: 949-958.

[14] YIU G, RASMUSSEN T K, AJAMI B, et al. Development of Th17-associated interstitial kidney inflammation in lupus-prone mice lacking the gene encoding STAT-1. Arthritis Rheumatol, 2016, 68（5）: 1233-1244.

[15] WANG P, ZHENG S G. Regulatory T cells and B cells: implication on autoimmune diseases. Int J Clin Exp Pathol, 2013, 6（12）: 2668-2674.

[16] IIJIMA K, SAKO M, NOZU K. Rituximab treatment for nephrotic syndrome in children. CurrPediatr Rep, 2015, 3（1）: 71-77.

[17] HOPFER H, HÜNEMÖRDER S, TREDER J, et al. Glomerulopathy induced by immunization with a peptide derived from the goodpasture antigen alpha3IV-NC1. J Immunol, 2015, 194（8）: 3646-3655.

[18] KLUGER M A, MEYER M C, NOSKO A, et al. RORγt$^+$Foxp3$^+$ cells are an independent bifunctional regulatory T cell lineage and mediate crescentic GN . J Am Soc Nephrol, 2015, 27（2）: 454-465.

[19] OOI J D, SNELGROVE S L, ENGEL D R, et al. Endogenous foxp3（+）T-regulatory cells suppress anti-glomerular basement membrane nephritis. Kidney Int, 2011, 79（9）: 977-986.

[20] KLUGER M A, LUIG M, WEGSCHEID C, et al. Stat3 programs Th17-specific regulatory T cells to control GN. J Am Soc Nephrol, 2014, 25（6）: 1291-1302.

[21] ODOBASIC D, GHALI J R, O' SULLIVAN K M, et al. Glomerulonephritis induced by heterologous anti-GBM globulin as a planted foreign antigen. Curr Protoc Immunol, 2014, 106: 1-20.

[22] PETO P, SALAMA AD. Update on antiglomerular basement membrane disease. Curr Opin Rheumatol, 2011, 23（1）: 32-37.

[23] GREENHALL G H, SALAMA A D. What is new in the management of rapidly progressive glomerulonephritis? Clin Kidney J, 2015, 8（2）: 143-150.

[24] HILHORST M, WILDE B, VAN BREDA VRIESMAN P, et al. Estimating renal survival using the

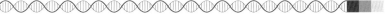

ANCA-associated GN classification. J Am Soc Nephrol，2013，24（9）：1371-1375.

[25] TAN D S，GAN P Y，O' SULLIVAN K M，et al. Thymic deletion and regulatory T cells prevent antimyeloperoxidase GN. J Am Soc Nephrol，2013，24（4）：573-585.

[26] HIRAHASHI J，KAWAHATA K，ARITA M，et al. Immunomodulation with eicosapentaenoic acid supports the treatment of autoimmune small-vessel vasculitis. Sci Rep，2014，4：6406.

[27] TSURIKISAWA N，SAITO H，OSHIKATA C，et al. Decreases in the numbers of peripheral blood regulatory T cells，and increases in the levels of memory and activated B cells，in patients with active eosinophilic granulomatosis and polyangiitis. J Clin Immunol，2013，33（5）：965-976.

[28] FREE M E，BUNCH D O，MCGREGOR J A，et al. Patients with antineutrophil cytoplasmic antibody-associated vasculitis have defective Treg cell function exacerbated by the presence of a suppression-resistant effector cell population. Arthritis Rheum，2013，65（7）：1922-1933.

[29] CHAVELE K M，SHUKLA D，KETEEPE ARACHI T，et al. Regulation of myeloperoxidase-specific T cell responses during disease remission in antineutrophil cytoplasmic antibody-associated vasculitis：the role of Treg cells and tryptophan degradation. Arthritis Rheum，2010，62（5）：1539-1548.

[30] RANI L，MINZ R W，SHARMA A，et al. Predominance of PR3 specific immune response and skewed TH17 vs. T-regulatory milieu in active granulomatosis with polyangiitis. Cytokine，2015，71（2）：261-267.

[31] O' SULLIVAN K M，LO C Y，SUMMERS S A，et al. Renal participation of myeloperoxidase in antineutrophil cytoplasmic antibody（ANCA）-associated glomerulonephritis. Kidney Int，2015，88（5）：1030-1046.

[32] WILDE B，HUA F，DOLFF S，et al. Aberrant expression of the negative costimulator PD-1 on T cells in granulomatosis with polyangiitis. Rheumatology（Oxford），2012，51（7）：1188-1197.

[33] LINTERMANS L L，STEGEMAN C A，HEERINGA P，et al. T cells in vascular inflammatory diseases. Front Immunol，2014，5：504.

[34] JUN C，QINGSHU L，KE W，et al. Protective effect of CXCR3（+）CD4（+）CD25（+）Foxp3（+）regulatory T cells in renal ischemia-reperfusion injury. Mediators Inflamm，2015，2015：360973.

[35] JUN C，KE W，QINGSHU L，et al. Protective effect of CD4（+）CD25（high）CD127（low）regulatory T cells in renal ischemia-reperfusion injury. Cell Immunol，2014，289（1/2）：106-111.

[36] ZHAO Z，YANG C，LI L，et al. Increased peripheral and local soluble FGL2 in the recovery of renal ischemia reperfusion injury in a porcine kidney auto-transplantation model. J Transl Med，2014，12：53.

[37] KIM M G，KOO T Y，YAN J J，et al. IL-2/anti-IL-2 complex attenuates renal ischemia-reperfusion injury through expansion of regulatory T cells. J Am Soc Nephrol，2013，24（10）：1529-1536.

[38] LIANG S，WANG W，GOU X. MicroRNA 26a modulates regulatory T cells expansion and attenuates renal ischemia-reperfusion injury. Mol Immunol，2015，65（2）：321-327.

[39] KATOH H，ZHENG P，LIU Y. FOXP3：genetic and epigenetic implications for autoimmunity. J Autoimmun，2013，41：72-78.

[40] SAFINIA N，SCOTTA C，VAIKUNTHANATHAN T，et al. Regulatory T cells：serious contenders in the promise for immunological tolerance in transplantation. Front Immunol，2015，6：438.

[41] MATHIAN A，JOUENNE R，CHADER D，et al. Regulatory T cell responses to high-dose methylprednisolone in active systemic lupus erythematosus. PLoS One，2015，10（12）：e0143689.

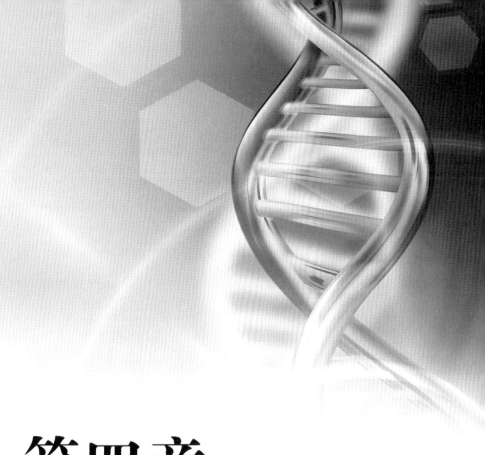

第四章

调节性 T 细胞与感染

第一节　概述

CD4$^+$T 细胞主要参与人体的细胞免疫，在不同的环境中可分化为 Th1、Th2 辅助细胞、调节性 T 细胞及 Th17 四个亚群。调节性 T 细胞能够抑制各种免疫效应细胞（CD4$^+$细胞和 CD8$^+$T 细胞，自然杀伤细胞、自然杀伤 T 细胞，B 细胞，抗原呈递细胞如树突状细胞和巨噬细胞）的激活、增殖。目前认为 Treg 淋巴细胞在感染、慢性疾病及自身免疫病的发生、发展中起着重要作用。

一、Treg 在维持机体免疫耐受和免疫应答稳态方面具有非常重要的作用

Treg 通过分泌抑制性细胞因子 IL-10 和 TGF-β，干扰树突状细胞对抗原的呈递功能，直接或间接降低抗原特异性 T 细胞的增殖，抑制一系列炎性细胞因子的产生。根据 Treg 表面标记及产生的细胞因子和作用机制的不同，可将其分为 CD4$^+$CD25$^+$Treg、Tr1 和 Th3 等多种亚型。Tr1 抑制免疫反应主要依赖于产生具有免疫调节功能的细胞因子如 IL-10 和 TGF-β。Th3 主要分泌 TGF-β，对 Th1 和 Th2 均有抑制作用。Foxp3 为人 Treg 的特异性标志，是 Treg 分化、发育的关键调节分子。通过表达 Foxp3 和高表达 CD25 可识别人类的 Treg，这些 Treg 具有较强的抑制力。由于目前检测 Foxp3，处理标本时有对其进行固定、打孔等引起细胞损伤的步骤，无法进一步做细胞功能的试验，部分学者认为 CD4$^+$CD25$^+$CD127^{low}Treg 既能更加准确、全面地反映体内 CD4$^+$CD25$^+$Treg 水平，又可以保证细胞完好的活性度。Treg 具有独特的免疫学性质：一是自然条件下处于免疫无能状态；二是免疫抑制性。Treg 介导的抑制涉及 4 种模式：抑制性细胞因子，细胞溶解，代谢破坏，DC 成熟或功能调整。

二、Treg 的相关细胞因子——IL-10、TGF-β 和 IL-2

细胞因子 TGF-β1 和 IL-10 可诱导 iTreg 产生，Treg 又可通过分泌大量的抑制性细胞因子 IL-10 和 TGF-β，直接或间接阻碍抗原特异性 T 细胞的增殖，抑制一系列炎性细胞因子的产生，发挥负向调节作用，IL-10 可直接作用于初始 CD4$^+$T 细胞，通过抑制 Th1 细胞亚群分泌 IFN-γ 和 IL-2，影响 T 细胞亚群的分化与成熟。故 IL-10 在调节性 T 细胞的分化和功能行使中起着非常重要的作用。TGF-β 是调节细胞增殖生长、分化以及细胞外基质合成和沉淀的多功能细胞因子，有研究证明 TGF-β1 在体外能够促进脐带血 CD4$^+$CD25$^+$Treg 中 Foxp3 的表达和 IL-10 分泌。它在 Treg 的分化、发育、抑制功能的发挥以及防止自身免疫反应中起重要作用，并通过调节 Treg 将感染清除后效应细胞的功能控制在合适的状态。IL-2 是一种 T 细胞生长因子，研究表明 IL-2 不仅能够刺激 CD4$^+$CD25$^+$Treg 体外扩增，而且体外扩增的细胞保持了其免疫抑制活性。体内 IL-2 缺失会导致胸腺中成熟 Treg 数目减少。细胞因子 IL-2 对 Treg 的发育与维持都有重要作用。

三、Treg 与感染性疾病

Treg 与感染性疾病有着密切的关系，因为它可以促进病原体的生长和维持，Treg 介导的免疫应答与感染的易感性有关。

（一）Treg 与人类免疫缺陷病毒

人类免疫缺陷病毒（human immunodeficiency virus，HIV）是一种感染人类免疫细胞的慢病毒，CD4$^+$T 淋巴细胞是 HIV 的靶细胞，CD8$^+$T 细胞是特异性细胞免疫的效应细胞，它是机体抗 HIV 病毒的主要免疫细胞。近年来人们逐渐认识到 HIV 感染可能与 Treg 有关，很多证据表明机体感染 HIV-1 后

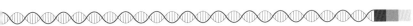

出现了免疫激活，而这种异常的免疫激活对机体是不利的。Imamichi 等认为，从一个角度来讲，当 HIV-1 感染时，Treg 通过抑制机体的免疫反应，使机体不能完全清除 HIV-1；从另一个角度讲，通过抑制异常免疫激活，对机体起到保护作用。他们还通过分析近年报道总结出 HIV 患者全血中调节性 T 细胞的整体数量是下降的，但下降幅度小于总 CD4$^+$T 细胞数，最终往往是 Treg 相对百分比增加。但 Angin 等试验数据表明，在抑制 T 细胞受体介导的增殖上，HIV 患者的 Treg 功能类似于健康对照。研究显示在感染 HIV-1 时，Treg 没有明显的质变，同时 Treg 的总体水平和病毒的水平没有相关性。Treg 似乎在平衡体内幼稚 CD4 T 细胞的增殖中发挥作用，而不是控制免疫的激活。Treg 在 HIV 感染治疗方面的潜力还有待进一步探究。

（二）Treg 与结核分枝杆菌

结核分枝杆菌可侵犯全身多器官系统，机体抗结核的保护性免疫可分为非特异性免疫和特异性免疫两种，后者以细胞免疫为主。Marin 等报道在活动期肺结核中，Treg 通过抑制 Th1 的免疫反应导致病原菌的繁殖。Shafiani 等报告在活动性结核中，Treg 可以通过特异性识别结核杆菌抗原，在感染部位增殖并改变自身的表型，从而抑制效应 T 细胞介导的免疫反应，为结核杆菌的生存提供保护。Adrian 等提到 Marin 的报道中发现活动期肺结核患者外周血中 Treg 淋巴细胞数量较潜伏期高，可能与病原菌产生的免疫微环境有关，Treg 的增多为结核分枝杆菌、巴西诺卡菌避开宿主的攻击提供了便利。Shafiani 等认为既然 Treg 可以控制结核杆菌引起的特异性免疫反应，临床上也许可以通过规避特异性的 Treg 来达到根除结核杆菌的目的。虽然大部分证据指出 Treg 在结核病的发生、发展中起到一个推波助澜的作用，但是 Crystal 等发现在原发性结核感染中，用 IL-2 同时扩增效应 T 细胞和 Foxp3$^+$Treg，可以使机体对抗严重结核病，控制结核杆菌感染。因此，研究 Treg 在结核病中的作用机制对人们掌握结核病慢性迁延的原因以及结核病的治疗有重要的意义。

（三）Treg 与麻风分枝杆菌

麻风是由麻风分枝杆菌引起的慢性传染病。世界卫生组织将麻风分为少菌型（PB）和多菌型（MB）。目前，对于麻风发病的确切机制仍不清楚，现普遍认同麻风是一种与机体免疫功能有关的传染病。机体在抵抗麻风分枝杆菌的免疫反应中，细胞免疫发挥着决定性作用，麻风患者尤其是多菌型患者存在着不同程度的细胞免疫功能低下。Treg 与麻风患者机体的免疫状态密切相关，Treg 异常可能影响着麻风的发生、发展。Fernandes C 发现 Treg 的数量与麻风患者皮损的数目以及麻风杆菌的数量成正比，而有报道认为麻风杆菌可能通过诱导调节性 T 细胞，创造有利于自身生存的环境，从而逃避机体免疫反应。Kumar 等通过分析麻风患者中各种基因的结构发现，MB 患者中控制 Th1 的基因表达下调，PB 患者中控制 Th2 的基因表达下调，而这些变化均由 Treg 介导，并且 Treg 可通过增加 TGF-β 水平从而有利于麻风杆菌的增长和生存。Massone 等通过评估调节性 T 细胞在各种临床类型的麻风患者皮损中的分布，发现仅逆向反应的 Foxp3$^+$Treg 增加。国内外的报道均显示患者皮损中 Treg 分布在肉芽肿及其周围，靠近组织细胞，提示 Treg 和组织细胞之间可能存在相互作用，麻风患者细胞免疫功能低下可能与 Treg 淋巴细胞有关。国内外学者通过分析不同临床类型及正常对照组外周血 Treg 水平，发现大部分麻风患者的 Treg 高于正常人，而仅瘤型麻风（LL）和结节性红斑（ENL）患者低于正常人，这使得他们改变了对 Treg 的认识，Treg 的激活对麻风患者也许是有利的。Treg 不仅能抑制自身免疫病的发生、发展，而且还参与诱导免疫耐受及免疫调节，决定了免疫反应的走向是激活免疫还是诱导耐受，对维持麻风患者机体内环境的自稳状态起着重要作用。

（四）Treg 与幽门螺杆菌

当幽门螺杆菌感染胃黏膜时，机体可以产生强烈的固有免疫反应和特异性免疫反应，但是却无法彻底清除病原菌，疾病通常继续发展。近期研究表明 Treg 与幽门螺杆菌所致胃炎的发病机制息息相关。幽门螺杆菌感染早期就发现在患者的胃黏膜中 Treg 数量增加，尤其是儿童。其研究认为 Treg 能够阻碍机体清除幽门螺杆菌。很多报道中提出 Treg 与幽门螺杆菌感染面积增大、慢性炎症的改变以及免疫抑制因子的产生密切相关。Raghavan 通过研究感染幽门螺杆菌小鼠模型认为：Treg 在抑制胃上皮细胞引发的炎症反应同时，还导致病原菌增殖和慢性胃炎的迁延。另一报道是经根除治疗幽门螺杆菌感染后，胃肠黏膜中的 Treg 以及其相关细胞因子数量出现明显的下降。Ho 等的试验也证实，在患儿中炎症的发生与 TGF-β1 表达增加有关，而 Foxp3+Treg 数量与 TGF-β1 表达呈正相关，推测在患儿中，Foxp3+Treg 可能通过 TGF-β1 表达导致了疾病的慢性迁延。目前大量证据表明幽门螺杆菌可通过与 DC 的相互作用，使 DC 更倾向于诱导 Treg，破坏 Th17 和 Treg 的平衡，而增多的 Treg 又可以有效地抑制 Th17 产生的免疫反应，最终导致病原菌可以逃避免疫的攻击。Wang 等也认为幽门螺杆菌可以在骨髓来源的树突状细胞中生长和繁殖，调节 DC 相关细胞因子的产生，影响 Treg 的功能，使机体产生有利于病原菌发生和发展的免疫应答。所以，掌握 Th1 和 Th17 在幽门螺杆菌感染中的作用，以及掌握 Treg 保护幽门螺杆菌的机制可以提高人们对幽门螺杆菌引起的胃炎的认识。

（五）Treg 与诺卡菌

诺卡菌为放线菌属。研究发现部分放线菌的致病机制是通过 Treg 诱导的免疫微环境，以逃避保护性免疫反应而实现的。Adrian G 等通过评估 Treg，发现在感染的早期和进展阶段，巴西诺卡菌可诱导高水平的 IL-10 以及 TGF-β1，导致 Treg 数量增加及免疫抑制微环境的产生。免疫抑制微环境使得病菌可以逃避免疫反应，以有利于其生长。不仅如此，IL-10 与几种细胞内感染疾病的易感性也紧紧相随，如结核分枝杆菌、单核细胞增多性李氏杆菌、麻风杆菌和沙门菌。Yamazaki 分析指出，DC 在外源的 TGF-β 作用下可以使 Foxp3-Treg 转变为 Foxp3+Treg，抑制自身免疫反应，可能诺卡菌通过诱导高水平的 TGF-β1 与 DC 作用，使机体对病原菌出现免疫耐受，不能产生有效的免疫反应，而这种免疫反应对杀灭细胞内微生物（如巴西诺卡菌）是非常重要的。也提示了 Treg 与诺卡菌感染有重要联系。

（六）Treg 与利什曼原虫

利什曼病是由利什曼原虫引起的，它可侵犯皮肤、黏膜、内脏等。早期有学者发现，在人类感染利什曼原虫或其他寄生虫时，感染部位 Treg 的数量增加，提示 Treg 可能抑制免疫反应。Sarah 等报道中认为利什曼原虫感染与特征性表达 GITR、CD103 和 Foxp3 的 Treg 有关，而在感染的部位都出现这种具有抑制功能的 Treg，它们与寄生虫感染的持续性也有密切关系。Samir 等通过研究两个独立的病原体（细胞内寄生原虫利什曼原虫和细胞外寄生蠕虫曼氏血吸虫）的免疫反应，发现不同的病原体感染时，特异的炎症信号可以激活 Foxp3 不同的基因程序，使调节性 T 细胞适应不同的免疫反应。Liu 等在研究小鼠模型中发现，磷脂酰肌醇 -3- 激酶通过扩增 Treg 的数量和诱导 Treg 到感染位点，来控制机体对利什曼原虫的易感性。因此，Treg 在对抗利什曼原虫感染方面有一定研究价值。

四、有效治疗风湿病合并感染的药物

（一）低剂量 IL-2

早在 20 世纪 70 年代，Morgan 等首先报道，植物血凝素、刀豆蛋白 A 等丝裂原负荷的淋巴细胞

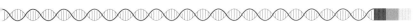

培养液可刺激体外培养的 T 淋巴细胞增殖，自此人们在 IL-2 与 T 细胞之间的关系中发现 IL-2 不仅能刺激 T 细胞生长，还有多种其他生物活性，尤其近年在对调节性 T 细胞的鉴定和认识中注意到 IL-2 不仅可以促进效应 T 细胞的增殖和分化，而且在维持 Treg 内部稳定方面发挥关键性作用，其功能差异主要取决于 IL-2 浓度，及其靶细胞表面 IL-2 受体（IL-2R）的构型、亲和力和表达强度等。Saadoun 等采用小剂量 IL-2 治疗丙型肝炎病毒感染相关性血管炎，同样观察到体内 Treg 明显增多，10 例患者有 9 例冷球蛋白血症明显减轻，8 例血管炎症状明显好转，无 1 例出现病毒拷贝数增加或症状加重。

（二）胸腺肽

过去的观点认为胸腺肽是一种免疫增强剂，禁用于自身免疫病患者。但是，近年来的研究证明胸腺肽可以非特异性促进淋巴细胞生长，可以双向调节免疫。在淋巴细胞普遍减少或 Th17、Treg 均减少的情况下使用，不仅可以调节免疫，而且对风湿性疾病患者抗感染、抗肿瘤方面也有益处。胸腺肽 α1 是 Goldstein 等最早从牛胸腺肽组分 5（thymosin fraction 5，TF5）中分离出来的一种小分子活性多肽，对机体的固有免疫和获得免疫均有影响，被认为是具有良好疗效的生物反应调节物。胸腺肽 α1 在慢性病毒性肝炎、恶性肿瘤、获得性免疫缺陷综合征（acquired immune deficiency syndrome，AIDS）等治疗效果和作用机制中已被明确证实，而在重症感染尤其是脓毒症中的治疗效果已有多个临床研究证实，但其作用机制仍不十分清楚。目前对胸腺肽 α1 在脓毒症时 Th 淋巴细胞的极化中有怎样的作用及机制，其基础研究也不多，随着胸腺肽 α1 成为目前临床应用最广泛的治疗脓毒症免疫增强剂之一，一方面，胸腺肽 α1 增加了 Th17 细胞的极化表达，加强了 Th17 细胞的促炎作用和感染的防御作用，有利于机体对感染的控制；但另一方面，胸腺肽 α1 亦增加了 Treg 的极化表达。一般来说，大多数研究是表明 Treg 主要起抑制 T 细胞的增殖从而引起免疫抑制作用，但也有一些研究显示，在脓毒症小鼠模型过继转移的体外刺激 Treg，可显著提高细菌清除率，改善生存质量。说明 Treg 可能是通过控制 T 细胞的增殖起到免疫调节作用，在脓毒症中或许有正面免疫作用。

（三）雷帕霉素

雷帕霉素主要是 mTOR 受体的抑制剂，在抑制 Th17 细胞生长的同时促进 Treg 生长，是一个双向免疫调节剂。雷帕霉素能增加 Treg 数目及提高百分比，因其可阻断 mTOR 通路，抑制 Th17 细胞增殖并诱导 Treg 的分化，从而重建 Treg 介导的自身免疫耐受。同时，阻断 mTOR 通路还可以抑制 B 细胞活化和免疫球蛋白的生成，抑制树突状细胞的巨噬细胞的增殖。

（四）二甲双胍

二甲双胍作为一种双胍类的降糖药物，在临床上应用已有 50 年，其降血糖的作用机制主要是抑制肝脏糖异生和糖原分解，促进葡萄糖的摄取和利用，抑制葡萄糖的吸收。近年来其功能扩展到减肥、保护心血管、抗肿瘤、治疗各种癌症及抗衰老等多个方面。Maryin 等研究发现定数给予中年小鼠小剂量的二甲双胍可以促进小鼠长寿。二甲双胍可以通过多条途径发挥不同的功能，如二甲双胍能够通过 AMPK-PTEN 途径抑制血管平滑肌细胞中的炎症反应而防止平滑肌内膜增生，降低动脉粥样硬化的发生率；可通过 AMPK 即腺苷酸激活蛋白激酶启动分解代谢途径，抑制合成代谢途径来降低血糖；也可通过抑制 STAT3 信号通路、REDD1/mTOR 信号通路、AMPK-mTOR 信号通路等从而抑制肿瘤细胞的增殖。近年来二甲双胍的"老药新用"引起许多学者的关注，尤其在调节自身免疫功能方面。KANG 等学者研究发现二甲双胍可通过 AMPK-mTOR 信号抑制 STAT3 的表达，进一步抑制 CD4+T 细胞向 Th17 细胞方向分化，同时增加向 Treg 的方向分化，进而通过调节自身免疫病患者 Th17/Treg 的平衡，达到治疗疾病的目的。

五、结语和展望

Treg 在感染中是一把双刃剑。一方面，Treg 数量和功能的提高，可以减少炎症对机体的损害；另一方面，如果 Treg 作用过强，抑制了机体的免疫保护力，则不利于宿主有效地清除病原微生物，最终可导致感染持续存在，甚至宿主死亡等严重的后果。所以 Treg 的变化在感染中是因还是果？是否能通过检测 Treg 的数量和功能对感染性疾病做早期诊断，并及时发现易感人群？是否能通过改变 Treg 的数量和调节其功能，来从根本上治疗疾病？转录因子 Foxp3 是否是通过影响相关细胞因子，控制 $CD4^+CD25^+$ 细胞数量及功能，来发挥免疫的负向调控作用？若能揭开 Treg 的神秘面纱，平衡 Treg 在微生物感染中的保护效应与损伤作用，也许这些问题就能迎刃而解。

（赵文鹏　张晓萌）

参考文献

[1] LI K K, WARD S T, CURBISHLEY S M, et al. A novel subset of functional interleukin-10 secreting CD8 regulatory T cells infiltrate human hepatocellular carcinoma. The Lancet, 2013, 381 (1): 64-69.

[2] 刘红云，马丽萍，魏菁，等. 小鼠调节性 T 细胞的 $CD4^+CD25^+CD127^{low}$/- 标记分析. 中国实验血液学杂志, 2012, 20 (6): 1469-1473.

[3] IMAMICHI H, LANE H C. Regulatory T Cells in HIV-1 infection: the good, the bad, and the ugly. J Infect Dis, 2012, 205 (10): 1479-1482.

[4] ANGIN M, KWON D S, STREECK H, et al. Preserved function of regulatory T cells in chronic HIV-1 infection despite decreased numbers in blood and tissue. J Infect Dis, 2012, 205 (10): 1495-1500.

[5] SIMONETTA F, LECUROUX C, GIRAULT I, et al. Early and long-lasting alteration of effector CD45RA- Foxp3 (high) regulatory T-cell homeostasis during HIV infection. J Infect Dis, 2012, 205 (10): 1510-1519.

[6] ROSAS-TARACO A G, PEREZ-LIAN A R, BOCANEGRA-IBARIAS P, et al. Nocardia brasiliensis induces an immunosuppressive microenvironment that favors chronic infection in BALB / c mice. Infection Immun, 2012, 80 (7): 2493-2499.

[7] CHEN C Y, HUANG D, YAO S, et al. IL-2 Simultaneously expands $Foxp3^+T$ regulatory and T effector cells and confers resistance to severe tuberculosis (TB): implicative Treg-T effector cooperation in immunity to TB. J Immunol, 2012, 188 (9): 4278-4288.

[8] FERNANDES C, GONCALVES H S, CABRAL P B, et al. Increased frequency of CD4 and CD8 regulatory T cells in individuals under 15 years with multibacillary leprosy. PLoS One, 2013, 8 (11): e79072.

[9] DAGUR P K, SHARMA B, UPADHYAY R, et al. Phenolic-glycolipid-1 and lipoarabinomannan preferentially modulate TCR- and CD28-triggered proximal biochemical events, leading to T-cell unresponsiveness in mycobacterial diseases. Lipids Health Dis, 2012, 11 (119): 1-10.

[10] ANDERSEN M H. The specific targeting of immune regulation: T-cell responses against Indoleamine 2, 3-dioxygenase. Cancer Immunol Immunother, 2012, 61 (8): 1289-1297.

[11] 王露，李文华，周晓鸿. $Foxp3^+$ 调节性 T 细胞在麻风病患者皮损中的分布. 皮肤病与性病, 2013, 35 (3): 125-127.

[12] 李彩霞，徐元品，邹子宏，等．CD4+CD25+Foxp3+ 调节性 T 细胞在麻风病中的水平和意义．中国免疫学杂志，2013，69（2）：158-160.

[13] RAGHAVAN S, QUIDING- JÄRBRINK M. Immune modulation by regulatory T Cells in helicobacter pylori-associated diseases. Endocr Metab Immune Disord Drug Targets，2012，12（1）：71-85.

[14] CHO K Y, CHO M S, SEO J W. FOXP3+Regulatory T cells in children with helicobacter pylori infection. Pediatr Dev Pathol，2012，15（2）：118-126.

[15] SALINAS-CARMONA M C, ROSAS-TARACO A G, WELSH O. Systemic increased immune response to Nocardia brasiliensis co-exists with local immunosuppressive microenvironment. Antonie Van Leeuwenhoek，2012，102（3）：473-480.

[16] C FALCÃO S, DE MOURA T R, CLARÊNCIO J, et al. The presence of Tregs does not preclude immunity to reinfection with leishmania braziliensis. Int J Parasitol，2012，42（8）：771-780.

[17] KELADA S, SETHUPATHY P, OKOYE I S, et al. miR-182 and miR-10a are key regulators of Treg specialisation and stability during schistosome and leishmania - associated inflammation. PLoS Pathog，2013，9（6）：e1003451.

第二节　Treg 在不同病原微生物感染及自身免疫病合并感染中的表达与活性

当病原微生物入侵宿主时，宿主与病原微生物之间发生一种相互拮抗的复杂病理生理反应：病原体通过使宿主防御的各个方面丧失能力来寻求优势，而宿主则控制病原体入侵并启动受损组织的修复。针对自身抗原的免疫反应通常通过一组机制避免，统称为免疫耐受。即使在感染期间，当免疫细胞被激活，来自病原体的抗原与来自自身分子的抗原一起出现时，免疫耐受也会引导对入侵病原体成分的反应，并远离人们自身细胞中的分子。当发生感染时，T 细胞会迅速迁移到受感染部位，这个反应可能是有益的，也可能是有害的。因为 T 细胞迁移是清除病原体所必需的，但过度迁移和炎症因子的释放可能会破坏自身组织器官。其中，在免疫反应中起负调节作用的 Treg 就显得至关重要。在某些情况下，Treg 需要长期维持保护性免疫，如利什曼原虫严重感染；相反，过度的 Treg 抑制又会抑制保护性免疫，有利于病原体持续存在，如 Treg 在结核分枝杆菌感染过程中发挥了有害作用。因此，根据感染的不同，Treg 可以产生不同的影响。下面介绍风湿科常见的几种感染。

一、Treg 与一般病原微生物感染

（一）Treg 与细菌感染

1. Treg 与幽门螺杆菌感染

胃内的酸性环境一直以来被认为不适合微生物生长，直到 1982 年澳大利亚科学家巴里·马歇尔（Barry J. Marshall）发现一种革兰氏阴性杆菌——幽门螺杆菌（helicobacter pylori，Hp）可以驻留在胃黏膜并损害上皮细胞，这才找到了造成胃炎及消化性溃疡的真凶。Hp 通过上皮分泌碳酸氢盐缓冲系统、尿素、尿素酶产生的氨并紧密附着在黏膜聚糖受体上来保护自己免受胃内酸性环境的影响。感染 Hp 的患者有 10% 发展为消化性溃疡，1%～3% 发展为胃腺癌，0.1% 发展为黏膜相关组织淋巴瘤。

Hp 可以长期定植在人体胃黏膜主要归因于无效的宿主免疫和免疫耐受的诱导。Hp 在人体的免疫

逃逸和持续感染的机制主要有：①抗原变异；②对胃上皮细胞黏附的调节；③逃避模式识别；④直接抑制效应 T 细胞增殖；⑤诱导对效应 T 细胞起负调节作用的 Treg。其中，支持 Hp 诱导 Treg 分化导致其免疫逃逸的证据很多，与未感染相比，Hp 感染者的胃和十二指肠黏膜中 Treg 升高，并与 Hp 定植程度存在相关性。此外，在 Hp 感染的小鼠中 Treg 的缺失导致胃部炎症增加和细菌定植减少。基因模型中的 Treg 缺失导致了显著的炎症免疫反应和自发性 Hp 清除。Hp 感染会改变树突状细胞（dendritic cell，DC）极化的 Th17/Treg 平衡，使其向 Treg 偏向的反应转变，从而抑制 Hp 特异性 Th17 免疫的有效诱导，增加了持续性感染的易感性。但是，Hp 诱导 Treg 分化的机制尚不清楚，国际上前沿的研究认为 DC 分泌的 TGF-β 介导了 Hp 的 Treg 反应，也有学者认为 Hp 感染的胃黏膜上皮细胞的吲哚胺 2，3- 双加氧酶（Indoleamine 2，3-Dioxygenase，IDO）表达上调从而促进 Treg 分化，增强其抑制功能。

最新的研究还表明，Hp 感染与其他疾病如类风湿关节炎、哮喘、炎症性肠病及特应性皮炎等呈负相关，即 Hp 感染是其他这些疾病的保护因素，这可能也与 Hp 感染诱导 Treg 扩增有关。

2. Treg 与结核分枝杆菌感染

结核病（tuberculosis，TB）自古以来就是困扰全人类的一大传染病，其感染率及死亡率一直居高不下。TB 的病原体即结核分枝杆菌（mycobacterium tuberculosis，MTB）是一种胞内菌，主要感染部位位于肺部但不仅限于肺部。当人体感染 MTB 后，大多数发展为潜伏性结核，5% ~ 10% 发展为活动性结核。Treg 对于结核的发病、MTB 在宿主体内持续存在及传播过程都至关重要。

Treg 是损害结核肉芽肿并帮助 MTB 继续播散的重要因素，在 TB 的发病中起主要作用。TB 的发病始于吞噬细胞摄取 MTB。MTB 在吞噬细胞中生长，使其凋亡，在这个过程中，吞噬细胞释放促炎因子，招募更多吞噬细胞、单核细胞、DC 等。免疫细胞和非免疫细胞聚集在一起，形成肉芽肿结构。其中，Treg 受到 APC 分泌的 CCL22 和 CCL17 的影响也渗入感染部位，主要发挥以下两个作用：①产生 IL-10，直接作用于 APC，抑制过强的免疫反应。②通过 CXCL8 信号通路，募集中性粒细胞到感染部位，MTB 感染的 DC 携带抗原到淋巴结启动适应性免疫（一般在感染后 8 ~ 11 天），在淋巴结中，DC 将 MTB 呈递给幼稚 T 淋巴细胞，分化产生效应 T 细胞。这种启动会因淋巴结中的 Treg 延迟，影响并延迟效应 T 细胞迁移去肺部。效应 T 细胞进入肺部后会产生明显的炎症反应，但这种炎症可能部分会被 Treg 抵消。综上所述，Treg 在三个阶段发挥效应：①抑制淋巴结中 T 细胞的启动和分化；②抑制效应 T 细胞向肺部迁移；③减弱肺中效应 T 细胞反应。

Treg 对于 MTB 在宿主中持续存在也起关键作用，可能的机制包括：① MTB 促进迁移到肉芽肿的 Treg 扩张，从而诱导 DC 上 PD-L1 表达上升，Treg 上的 PD-1 与 PD-L1 的相互作用，又增加了他们的扩张；②不成熟的 DC 诱导产生 IL-10 iTreg 的上调，因此免疫抑制环境对 Th1 细胞的增殖具有抑制作用；③ MTB 感染后，Th1 和 Treg 在淋巴结中增殖，当感染的 DC 到达淋巴结时，CTLA-4 和 LFA-1 表达的 Treg 与效应 T 细胞竞争，聚集在 DC 周围。有效的 Treg 与 DC 之间的相互作用会下调共刺激分子 CD80/CD86 的表达，以这种方式耗尽共刺激分子会抑制效应 T 细胞的激活，从而间接改变平衡，有利于 Treg 增殖；④高亲和力的 IL-2R 的组成性表达使 Treg 更有效地消耗 IL-2，这种 Treg 诱导的细胞因子抑制了效应 T 细胞的增殖，并触发其凋亡；⑤ Treg 胞核内的 T-bet 促进趋化因子受体 CXCR3 在 Treg 上的更多表达，有助于 Treg 进一步向感染部位迁移；⑥ Foxp3$^+$nTreg 在胸腺和刺激淋巴组织发育过程中改变其趋化因子受体谱，从而改变迁移行为，这种早期归巢和感染部位 Treg 频率的快速增加可能也是 MTB 感染期间抑制效应 T 细胞反应的机制。综上所述，体内的 MTB 感染可使感染部位的免疫内环境向 Treg 倾斜，MTB 感染的持续存在，最终导致进行性肺结核的发生。

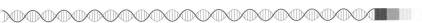

Treg 在 MTB 从肺部向其他部位的播散中也发挥作用。有研究表明，活动性肺外结核（结核性胸膜炎、骨或关节结核、脑膜结核、泌尿生殖道结核）和播散性结核患者的外周血和疾病部位的 Treg 频率和 Foxp3 mRNA 升高。同样，在粟粒性肺结核患者中也发现外周血和支气管肺泡灌洗液中 Treg 的富集及 IL-10 的升高。

3. Treg 与布鲁菌感染

布鲁菌病是一种人畜共患病，致残率高，危害大，严重影响公众健康，尤其是在中国，布鲁菌病以每年 10% 的速度增长。布鲁菌病是发热性疾病，可发展成为有严重并发症的长期疾病，包括脊柱关节病、脑膜炎、心内膜炎等。其病原体布鲁菌类似于结核杆菌，是一种胞内感染细菌。

宿主清除布鲁菌的机制如 Th1 免疫应答、包括 IFN-γ 和 TNF-α 在内的促炎因子的抗菌作用已经明确，但是布鲁菌病容易转为慢性感染，主要是因为它能逃避机体的免疫清除。布鲁菌对抗宿主逃避免疫反应的机制主要分为两大部分：①改变自身毒力因子如脂多糖、脯氨酸消旋酶蛋白 A 和含 Toll 样受体的蛋白质等，进而影响宿主 IFN-γ、TNF-α、IL-10 和 TGF-β1 等的水平；②诱导 Treg 增殖来逃避宿主免疫反应的攻击。有许多研究可以证明第二部分是布鲁菌逃避免疫攻击的主要原因。如在感染布鲁菌的小鼠脾中可见 CD4$^+$CD25$^+$Foxp3$^+$Treg 增多，且 Treg 耗竭诱导布鲁菌从靶器官清除。对布鲁菌病患者的研究也证明布鲁菌感染会导致脾和外周血 Treg 增加，且慢性感染患者升高程度更高提示高水平的 Treg 可能是慢性布鲁菌病感染的风险因素。Treg 对免疫检查点（如 CTLA-4、PD-1、GITR 等）的过度表达和抑制性细胞因子（如 IL-10、TGF-β、IL-35 等）的分泌是使得布鲁菌持续感染的主要机制。综上所述，受布鲁菌感染宿主体内高水平的 Treg 发挥负性调控作用使感染转变为慢性。

（二）Treg 与病毒感染

1. Treg 与新型冠状病毒感染

2019 年末一场由新型冠状病毒（severe acute respiratory syndrome coronavirus 2，SARS-CoV-2）引起的急性呼吸系统疾病——新型冠状病毒感染迅速席卷全球，具有高传染性和高致病性，能够损害人体多个器官，可引起严重甚至致命的呼吸综合征。至笔者写此文（2022 年 5 月 5 日），全球新型冠状病毒感染确诊人数超过 5.126 亿，严重影响全世界人民健康。SARS-CoV-2 感染导致的新型冠状病毒感染是一个重大的全球健康挑战。

据研究发现与健康人相比，新型冠状病毒感染患者体内存在高炎症和免疫失调，而重症患者以明显的免疫失调为特征。与新型冠状病毒感染严重程度相关的免疫现象有：①单核细胞的 HLA- II 类基因下调，尤其是 HLA-DR；②外周血淋巴细胞减少，中性粒细胞增多；③免疫细胞衰竭；④炎症细胞因子水平升高，甚至发生细胞因子风暴；⑤髓样细胞亚群异常；⑥ DC 中 mTOR 信号失调；⑦与 IL-6 升高相关的 I 型 IFN-γ 反应受损。其中，I 型 IFN-γ 反应受损与其他呼吸道病毒反应不同。如呼吸道合胞病毒等感染后导致强烈的 I 型和Ⅲ型 IFN 反应，这可能提示人们 SARS-CoV-2 与一般呼吸道病毒感染后的免疫状态并不相同。

国际上关于 COVID-19 患者循环中 Treg 改变情况的结论并不一致。目前主流的思想是 SARS-CoV-2 使 Treg 从循环到呼吸道的运输受损，最终导致肺部损伤，循环血中 Treg 增加，且具备各种复杂表型。具体如下：①共表达各种激活物（如 ICOS、CD27、CD28 和 HLA-DR）和效应记忆表型（CD45RA$^-$CCR7$^-$）的 Treg 频率降低，这可能提示 COVID-19 患者迁移到肺等外周组织的活化 Treg 减少；②具有中央记忆表型（CD45RA$^-$CCR7$^+$）和共表达 CD27、CD28、Ki67、HLA-DR 的独特 Treg 群体频率显著增加，提示 Treg 参与抑制 COVID-19 背景下的炎症反应。最新在感染 SARS-CoV-2 的小鼠模型中发现，

Treg 稳态、感染前频率升高对高病毒载量和感染后的疾病保护有关，这可能支持 Treg 在限制疾病方面起保护作用。

还有一些学者发现感染 SARS-CoV-2 后患者循环血中 Treg 减少，具体可能的机制如下：① Treg 介导的负调控机制在 SARS-CoV-2 感染后被激活，但危重患者持续的、压倒性的炎症反应最终导致淋巴细胞凋亡，甚至在感染晚期导致淋巴细胞衰竭。同时，极端的炎症条件可能导致 Treg 失稳，其表达 Foxp3 和免疫抑制功能的能力明显下降，并将其转化为效应 T 细胞。因此，Treg 的改变可能与疾病的严重程度和阶段有关。② SARS-CoV-2 感染诱导血清 IL-6 水平显著升高，促进初始 CD4$^+$ T 细胞向 Th17 细胞分化，抑制 Treg 表达，导致 Th17/Treg 比例失衡。③ SARS-CoV-2 的入侵依赖于病毒表面刺突蛋白的存在。蛋白前转化酶 furin 激活刺突蛋白，其 T 细胞特异性缺失效应导致促进 Treg 分化的 Foxp3 和 TBX21 受损。④ SARS-CoV-2 的基因序列与 SARS-CoV 的基因序列高度同源，具有感染 T 淋巴细胞的能力，SARS-CoV-2 也可能直接攻击淋巴细胞，导致淋巴细胞死亡，免疫反应减弱。⑤ COVID-19 重症患者肺部缺氧可激活缺氧诱导因子 -1α，该因子与 Foxp3 结合，并以蛋白酶体为靶点降解，导致 Foxp3 自调节转录环被破坏，从而阻碍 Treg 的分化。

SARS-CoV-2 感染人体后引起 Treg 的种种变化，Treg 又会以多种方式影响机体的免疫反应：① Treg 降低人体对 SARS-CoV-2 的易感性；② Treg 促进 SARS-CoV-2 感染后肺组织修复；③ Th17/Treg 失衡加剧细胞因子风暴；④ Treg 通过抑制血清基质金属蛋白酶 -9（matrix metalloproteinases-9，MMP-9，一个反映 COVID-19 患者呼吸衰竭的早期指标）改善呼吸衰竭；⑤ Treg 抑制 COVID-19 患者过度活跃的免疫系统；⑥ Treg 表达的神经纤毛蛋白 1 受体（neuropilin-1 receptor，NRP1）诱导嗅觉丧失等。

毫无疑问，Treg 参与了 SARS-CoV-2 感染后机体对免疫应答的调节，作为一种免疫调节细胞，其有望成为 COVID-19 治疗的靶点。不过 Treg 在 SARS-CoV-2 感染中的具体作用还需进一步的研究和大规模临床试验来确定。

2. Treg 与人类免疫缺陷病毒感染

HIV 感染会引起一种慢性而致命的传染性疾病——AIDS，即人们常说的艾滋病。据统计，我国现存的 HIV 携带者和艾滋病患者超过 85 万，死于 AIDS 的患者超过 26.2 万。HIV 感染的标志是 CD4$^+$T 细胞的消耗和持续的免疫激活，会导致免疫系统的逐步衰老和退化。目前，与病毒复制程度相比，慢性免疫激活是预测 AIDS 疾病进展的更好指标。活化的 CD4$^+$T 细胞是 HIV 感染及其随后活跃复制的主要目标，因此免疫系统的激活有利于 HIV 的传播和病毒的持续存在，Treg 是防止这种免疫过度和控制免疫细胞增殖的关键。一方面 Treg 导致 HIV 感染后细胞免疫效率低下；另一方面 Treg 限制免疫激活产生有益影响，从而限制 HIV 感染的潜在目标，将 HIV 介导的免疫过度激活产生的病理作用降到最低。

Treg 表面表达 HIV 共受体 CCR5 或 CXCR4 的水平与其他 CD4$^+$T 细胞相当，使 Treg 对 HIV 感染易感，而且幼稚 Treg 上调 TCR 刺激下 CCR5 和 CXCR4 的膜表达，可增加其易感性。研究发现，慢性 HIV 感染期间外周血 Treg 下降，HIV 感染会损害 Treg 活性，对其抑制能力造成严重损害，具体表现为：①改变 Treg 表型；②下调 Foxp3；③ Treg 和产生 IL-2 的 CD4$^+$T 细胞之间的平衡受损；④改变 Treg 转录组。HIV 感染损害 Treg 活性的机制如下：①在病毒进入和复制时，HIV Tat 蛋白诱导 TIP60 的多泛素化和降解，从而破坏了 Foxp3-TIP60-HDAC7 复合体的形成；② HIV 感染导致 DNMT36 上调，使 Foxp3 表达的 2 个关键调控点发生甲基化从而抑制 Foxp3 的表达；③效应 T 细胞过度活化导致细胞外 IL-2 水平升高损害 Treg 增殖；④ CD25 下调使 Treg 消耗 IL-2 的能力降低，这就意味着更多的 IL-2

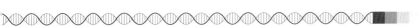

被常规效应 T 细胞所捕获，导致 T 细胞内 cAMP 的降低，而细胞内低 cAMP 与 T 细胞的增殖和活化有关。总之，基于 HIV 介导的调节机制的改变使效应 T 细胞与 Treg 之间的平衡被打破，导致整个免疫系统的自我平衡崩溃。

Treg 在 HIV 感染患者中的抑制功能至关重要，一旦被 HIV 感染，其对于免疫系统的精细调控就会受到很大威胁。或许，在抗 HIV 感染的"鸡尾酒疗法"中加入"免疫耐受 Treg"这一成分会更有效阻断 HIV 在人体的复制，最大程度提高抗 HIV 疗效。

二、Treg 与脓毒症

脓毒症是以宿主对感染反应失调引起危及生命的一种器官功能障碍为特征的综合征。脓毒症，尤其是脓毒性休克和多器官功能障碍是一种与高发病率、高死亡率和长期后遗症相关的医疗急症。

脓毒症发生的前三天为早期，在这种情况下，超过 80% 的患者首先根据其生物全身免疫炎症反应的临床表现寻求急诊医学。随着脓毒症管理技术的不断改进，大多数患者在脓毒症早期从 SIRS 诱导的"细胞因子风暴"中幸存下来，并进入以代偿性抗炎反应综合征（CARS）为主的晚期阶段。但最近的试验和临床证据表明，SIRS 和 CARS 在脓毒症早期同时发生，免疫抑制可能导致脓毒症发作持续数月甚至更长时间。重要的是，免疫抑制是这种恶化发生的原因，增加了继发感染和病毒激活的机会，使多器官功能障碍综合征（MODS）复杂化，延长住院时间，甚至可能导致死亡。

在过去 10 年中，临床试验的证据表明，脓毒症增加了 Treg 的异质性特征，作用于先天性和适应性免疫系统，抑制免疫功能，导致免疫麻痹，最终出现 MODS 和死亡。脓毒症从绝对数、百分比、表型、细胞因子和趋化因子分泌及稳定性等方面影响 Treg 的异质性特征。具体表现为：①依赖于宿主的 Treg 模式。在整个脓毒症的感染中，Th17/Treg 反应的增加与非免疫功能低下患者的死亡率增加密切相关，Th1/Treg 反应降低在免疫功能低下的患者中最为常见。老年人观察到的 T 细胞耗竭增加和预后不良与 Treg 表面 PD-1 表达增加相关，反过来 Treg 的扩增和 Foxp3 水平的升高会增加脓毒症中院内继发感染的风险。一方面，在感染铜绿假单胞菌的脓毒症小鼠中，部分 Treg 耗竭增加了 IL-17A、IL-1β 和 IL-6 的分泌，并减少了 IL-10 的分泌，从而降低了细菌负荷和肺损伤，并提高了 7 天存活率；另一方面，通过观察反复皮下注射 LPS 模拟重复感染的 8 周龄雄性 C57 小鼠发现，其能够抵抗脓毒症和过度炎症反应。这些小鼠的 Treg 和 Th17 绝对数量增加，Th17/Treg 比值降低。在小鼠和人类中进行的这些相互矛盾的研究突出了脓毒症中 Treg 的异质性，这种异质性因宿主条件而异。②Treg 的免疫检查点。多种共刺激分子（CD28、CD27、OX40 和 4-1BB）和共抑制受体 [B/T- 淋巴细胞衰减因子（BTLA）、T 细胞免疫球蛋白和含有黏蛋白结构域 3（TIM-3）、CTLA-4、具有免疫球蛋白和 ITIM 结构域的 T 细胞免疫受体（TIGIT）、LAG-3、PD-1 和 Nrp-12] 次级信号在 Treg 的异质性特征中起关键作用，并可能导致 Treg 诱导的脓毒症整个免疫系统功能障碍。③组织特异性 Treg 模式。除了 Treg 在维持特定淋巴组织中的免疫稳态方面发挥的作用外，这些细胞还存在于其他组织中，如肺、肝、肾、肌肉、脑和心肌。由于解剖学和组织学的限制，脓毒症具有组织特异性病理生理学特征，脉管系统的结构、形态和组成因器官不同而异。在感染铜绿假单胞菌的小鼠中，肺组织中 Foxp3⁺Treg 的绝对数量在第 3 天增加了近 2 倍，然后逐渐减少，第 7 天恢复正常。然而，脾中 Foxp3⁺Treg 的绝对数量在第三天增加了 1.6 倍，并继续增加。④病原体特异性 Treg 模式。许多以前的诱导脓毒症模型都集中在革兰氏阴性菌及其产物上如 LPS。最近一项 LPS 诱导的人体内毒素血症试验表明，促炎 Th1（IFN-γ、IL-2 和 TNF-α）和 Th17（IL-17A）细胞受到抑制，而 Treg 及其产生抗炎的能力 IL-10 不受影响。此外，来自肺炎链球菌的糖脂和二酰基甘油通过激活不变的自然杀伤 T 细胞（iNKT）和过度炎症反应引起感染性休克，导致 65 岁以上患者的高死亡率。Treg 减少了由糖脂（包括细菌衍生的甘油二酯）诱导的 iNKT 的增殖和 iNKT 的 IL-4 分泌。一个惊人的观察结果是，Treg 在接触 iNKT 后显著增加 Foxp3 表达、抑制功能和 IL-10 分泌，尤其是在细菌二酰基甘油存在的情况下。最近的证据表明，肺炎链球菌（包括其成分和减毒活突变体）和肺炎球菌感染可诱导 Treg 增殖，并可用于治疗哮喘。⑤时间依赖性 Treg 模式。Treg 的异质性特征在脓毒症过程中不断变化。在脓毒症的早期阶段，未来脓毒症幸存者和非幸存者之间 Treg 在总 CD4$^+$T 细胞中的百分比没有差异，与幸存者相比，非幸存者的 Treg 绝对数量较低。在脓毒症后期（3 天后），Treg 的绝对数量增加，幸存者 Treg 的百分比减少，但在非幸存者中 Treg 的百分比却逐渐增加。此外，幸存者的 Treg 百分比较低，Treg 绝对数量较高。

总体而言，要通过调节 Treg 来改善脓毒症症状，就需要找到其在脓毒症中发挥作用的最佳平衡点。

三、Treg 与急性感染后综合征

一般来说，不管是细菌、病毒或者真菌，在感染人体后都会出现两种转归：一是感染在宿主免疫系统尤其是淋巴细胞攻击下被控制，症状从而得到缓解；二是由于体内抑制性淋巴细胞增多或效应淋巴细胞减少导致感染扩散，最终可能造成死亡。很少有人关注感染后暴露于个体的慢性后遗症，即这些急性感染的"尾巴"，人们称之为急性感染后综合征（post-acute infection syndromes，PAIS）。PAIS 有一系列不同但是都有可能出现的表现，如劳累、疲劳、睡眠不佳，一些易怒、抑郁等情绪波动，还有如神经认知和感觉障碍，流感样症状及肌痛、关节痛等症状。当然，不同的病原体感染也会有不同的 PAIS 出现，如在感染埃博拉病毒后的很长一段时间里，患者有可能出现以葡萄膜炎为最常见的慢性眼部炎症，并可导致视力下降，而在 SARS-CoV-2 感染后的数月依然可能出现持续性的嗅觉丧失。但是由于缺乏具有长期随访检查和客观测量的前瞻性的、有力的研究，所以笔者现在很难得出 PAIS 准确的患病率及预后。

目前关于 PAIS 的发病机制知之甚少，以下 4 种假说可能与其发病有关。①病原体可能会持续感染或在深层组织中留下非感染性残留物而对免疫系统造成慢性刺激，如果 T 细胞和抗体的效应功能不足以清除病原体就可导致炎症。②急性感染后会发生针对自身抗原的自身免疫反应，这可能是因为通常处于抑制状态的自身反应性 T 细胞和 B 细胞由于 Treg 功能受损或其周围环境中高水平细胞因子的刺激而暂时被激活。如果病原体衍生的抗原模仿自身抗原即"分子模拟"，那么自身免疫淋巴细胞就会被激活。③初始感染或随后产生的免疫反应引起的细菌组、病毒组或真菌组失调，随后导致微生物群—肠—脑轴的失调。④ PAIS 可能是由无法修复感染造成的组织损伤和随后的免疫病理效应所致。需要注意的是这些过程并不是相互排斥的，可以同时存在，也可以在不同的 PAIS 亚群中以不同的强度出现。

虽然目前人们对 PAIS 潜在的病理生理机制和致病因素的理解相当有限，并且没有已知的客观标志物或有效的治疗方案，但可以确定的是，Treg 作为防止免疫系统过度激活的关键一环，在 PAIS 的发生、发展中起重要作用。或许当前全球 SARS-CoV-2 的大流行会加速人们对急性感染性疾病之后出现后遗症的理解。

四、Treg 与自身免疫病合并感染

自身免疫病（autoimmune disease，AID）是指机体对自身抗原发生免疫反应而导致自身组织损害所引起的疾病。糖皮质激素、免疫抑制剂、生物制剂是目前治疗 AID 的主要手段，可以杀伤或抑制免疫活性细胞，尤其是淋巴细胞，在控制病情的同时也降低了患者的免疫防御功能，增加了感染的风险。

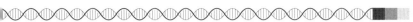

同时加上 AID 本身相关的免疫紊乱，使得 AID 合并感染患者的免疫功能更加复杂化。

各种机会性感染病原微生物通过分子模拟（如 MTB 细胞壁糖脂类抗原和人体的热休克蛋白有共同的抗原表位，可发生交叉反应）、旁路活化（如病原微生物通过病原体相关分子模式经 Toll 样受体多活化免疫细胞）等机制入侵 AID 患者后，可加剧 AID 本身的免疫紊乱，增强免疫应答，破坏免疫耐受，诱导或加剧自身免疫。此时，幼稚 T 细胞分化的负向调节 Treg 增多对抗增强的自身免疫将对自身组织和器官的损害降到最低。但这一举动无疑会让感染在宿主中持续存在，随着感染的加剧，体内淋巴细胞消耗巨大，最终导致 Treg 的明显下降反过来加剧 AID 患者的免疫紊乱，构成恶性循环（图 4.2.1）。总之，感染入侵后从免疫激活到免疫抑制过程并非线性，在疾病发生的早期，促炎反应和抗炎反应可同时存在。因此，评估患者的免疫状态至关重要。当 AID 合并感染尤其是严重感染时，在抗感染的基础上加入免疫疗法或许能让 AID 合并感染患者获得最大收益。

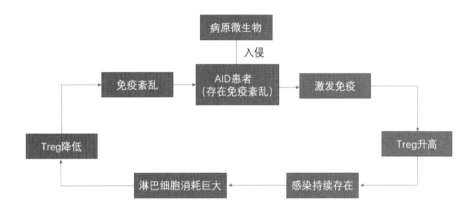

从免疫激活到免疫抑制并非线性，在感染的早期阶段促炎反应和抗炎反应可共存。

图 4.2.1　病原体入侵 AID 合并感染后患者 Treg 的恶性循环

（闫欢欢）

参考文献

[1] OWYANG S Y, ZHANG M, EL-ZAATARI M, et al. Dendritic cell-derived TGF-β mediates the induction of mucosal regulatory T-cell response to Helicobacter infection essential for maintenance of immune tolerance in mice. Helicobacter, 2020, 25（6）: e12763.

[2] YRGÜ E, GÜLERMAN H F, KALKAN İ H, et al. Comparison of clinical outcomes and FOXP3, ILA responses in Helicobacter pylori infection in children versus adults. Helicobacter, 2021, 26（3）: e12795.

[3] AZADEGAN-DEHKORDI F, SHIRZAD H, AHMADI R, et al. Increased Indoleamine 2, 3-Dioxygenase expression modulates Th1/Th17/Th22 and Treg pathway in humans with Helicobacter Pylori-Infected gastric mucosa. Human Immunology, 2021, 82（1）: 46-53.

[4] PARKASH O, AGRAWAL S, MADHAN KUMAR M. T regulatory cells: Achilles' heel of Mycobacterium tuberculosis infection? Immunologic Research, 2015, 62（3）: 386-398.

[5] TÉLLEZ-NAVARRETE N A, RAMON-LUING L A, MUÑOZ-TORRICO M, et al. Anti-tuberculosis chemotherapy alters TNFR2 expression on CD4+ lymphocytes in both drug-sensitive and -resistant tuberculosis:

however，only drug-resistant tuberculosis maintains a pro-inflammatory profile after a long time. Molecular Medicine，2021，27（1）：76.

[6] CARDONA P，CARDONA P J. Regulatory T Cells in Mycobacterium tuberculosis Infection. Frontiers in Immunology，2019，10：2139.

[7] ZHENG R，XIE S，ZHANG Q，et al. Circulating Th1，Th2，Th17，Treg，and PD-1 Levels in Patients with Brucellosis. Journal of Immunology Research，2019，2019（14）：1-15.

[8] ADETUNJI S A，FAUSTMAN D L，ADAMS L G，et al. Brucella abortus and Pregnancy in Mice：Impact of Chronic Infection on Fertility and the Role of Regulatory T Cells in Tissue Colonization. Infection and Immunity，2020，88（10）：e00257-20.

[9] SU Y，CHEN D，YUAN D，et al. Multi-omics resolves a sharp disease-state shift between mild and moderate COVID-19. Cell Press，2020，183（6）：1479-1495.

[10] GALVAN-PENA S，LEON J，CHOWDHARY K，et al. Profound Treg perturbations correlate with COVID-19 severity.Proc Natl Acad Sci U S A，2021，118（37）：e2111315118.

[11] GAO Y L，YAOY，ZHANG X，et al.Regulatory T cells：angels or demons in the pathophysiology of sepsis? Frontiers in Immunology，2022，13：829210.

[12] CHOUTKA J，JANSARI V，HORNIG M，et al.Unexplained post-acute infection syndromes. Nature Medicine，2022，28（5）：911-923.

第三节　Treg 与感染的危险因素

感染是 AID 患者常见的合并症，也是 AID 患者死亡的主要原因之一。在考虑 AID 的感染风险时，也必须考虑各种内源性和外源性风险因素的相互作用：① AID 本身是一种具有免疫功能障碍的慢性疾病；②是免疫功能低下的并发症；③使用强效免疫调节药物及存在肠道菌群紊乱。

一、Treg 与 AID

AID 患者往往有严重的免疫功能紊乱和广泛的免疫病理损伤，合并感染的风险较高。如 SLE 和 ANCA 相关性血管炎患者会出现补体的过度消耗。SLE 患者 NK 细胞免疫球蛋白样受体表达异常可导致 NK 细胞及 NKT 细胞功能异常，同时出现 Toll 样受体、IL-6 及 IFN-α 等细胞因子的异常表达。这些固有免疫系统及获得性免疫系统的重要相关因子表达异常，可直接导致机体针对外界病原体感染的抵抗机制紊乱和低效。除免疫系统的影响外，AID 往往会出现肺部病变、肾功能不全、低蛋白血症等并发症，这些并发症往往又是导致感染的高危因素。

Treg 在维持机体免疫耐受和免疫应答稳态方面具有非常重要的作用，它通过分泌抑制性细胞因子 IL-10 和转化生长因子 -β（TGF-β），干扰树突状细胞对抗原的呈递功能，直接或间接降低抗原特异性 T 细胞的增殖，抑制一系列炎性细胞因子的产生。目前认为 Treg 在感染、慢性疾病以及 AID 的发生、发展中起着重要作用。据报道多发性硬化患者中存在 Treg 的功能和数量减少。SLE 中也发现了外周血 Treg 降低，特别是在疾病活动期。SLE 患者外周血中 Treg 数量减少及免疫抑制功能受损的根本原因尚不清楚。对于 RA 中 Treg 数量和功能的变化尚存在争议，多数研究表明 Treg 数量减少，其他研究表明 Treg 不变或增加。

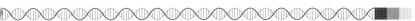

二、Treg 与药物治疗 AID

糖皮质激素、免疫抑制剂和生物制剂是目前治疗 AID 的主要手段，可以通过杀伤或抑制免疫活性细胞，尤其是淋巴细胞，来控制疾病的活动，但同时又降低了机体的免疫防御功能，增加了感染的风险。目前大量研究表明接受糖皮质激素治疗的 AID 患者发生严重感染的风险显著增加，并且呈剂量依赖性。生物制剂极大地改善了 AID 患者疾病进展及预后，为治疗提供了新的有力武器。但随之而来罹患感染的风险亦不容忽视。TNF-α 在宿主防御细菌和病毒入侵中起着至关重要的作用。它介导巨噬细胞的募集和激活，从而在感染部位启动先天免疫系统的反应。TNF-α 在宿主防御这种中枢免疫功能中引起了人们对使用 TNF-α 抑制剂增加严重感染风险的担忧。有研究发现接受阿达木单抗或英夫利昔单抗的 RA 患者发生严重感染的风险显著增加，对阿巴西普、利妥昔单抗和托珠单抗的研究也发现了类似的结果，且不同生物制剂的感染风险也不一致，目前关于感染的发生率尚无确切的结论，仍需要长期大量的临床研究观察。

Treg 在 AID 的发生、发展中起着重要作用。研究表明一些 AID 如 RA、SLE 等患者外周血中存在淋巴细胞亚群比例失调，包括 Treg 数目减少和功能异常。已证明几种类型的常规 DMARD 和生物抗风湿药会影响 T 细胞亚群的分布，并且越来越多的人认识到这种作用可能有助于此类药物的治疗作用。已知在 RA 发作期间 Treg 功能降低或缺失，并通过几种靶向治疗如 TNF-α 抑制剂、抗 IL-6R 抗体和利妥昔单抗进行恢复。Szalay 等的研究也表明早期 RA 患者，Th1、Th2 和 Th17 的比例增高，而 Treg 的比例低于正常值，给予单独或联合使用糖皮质激素、甲氨蝶呤治疗后患者 Treg 比例均有所增加，对 DMARD 无反应的 RA 患者给予抗 TNF-α 治疗后患者 Treg 也较前增高。风湿免疫科前期的研究认为强直性脊柱炎患者体内 Treg 呈下降趋势，阿达木单抗在一定程度上促进了 Treg 的增长。

三、Treg 与肠道菌群

肠道是免疫系统的重要组成部分，肠道微生物群有助于免疫系统的正常发育，涉及先天性免疫防御、适应性免疫防御和免疫耐受过程。肠道微生物组对人类健康和疾病产生重大影响，现有研究表明，肠道微生物群是维持宿主体内促炎和抗炎免疫反应平衡的主要因素，肠道菌群的失衡可以影响促炎和抗炎免疫反应之间的平衡，而促炎和抗炎之间的不平衡是包括 RA、PSS 和 SLE 等在内的 AID 发生和发展的决定性原因。近年来，越来越多的研究表明肠道菌群紊乱是 RA 发病的重要因素，RA 患者的口腔、唾液和胃肠道中存在微生物种群和数目的变化，这些变化与疾病状态有关，并且可以通过治疗缓解。多种关节炎的动物模型研究均显示出肠道微生物组在疾病发展中的关键作用。目前的研究同样发现口腔、肠道及皮肤的共生细菌在原发性干燥综合征的发病机制中起重要作用。肠道菌群及其代谢产物在 SLE 的发生、发展中起到不可或缺的作用。与健康人相比，SLE 患者存在肠道菌群紊乱，其中以厚壁菌和拟杆菌比值明显降低最具特征性。另有一些研究也表明口服某些抗生素可以引发狼疮发作。

感染及其并发症是影响包括 SLE 在内的 AID 治疗和预后的重要危险因素。自身免疫病患者长期服用免疫抑制剂后，免疫功能减弱，无法抵抗处于潜伏状态的病毒，导致疾病发生。有报道显示我国 AID 患者的医院感染部位以呼吸道最为常见，其次是泌尿道和皮肤感染。SLE 患者常见的机会性感染是 CMV、EBV、卡氏囊肿虫肺炎（PJP）及其他真菌、结核等，机会性感染很容易在严重淋巴细胞减少，特别是 CD4⁺T 细胞耗竭的 SLE 患者中发生。肠道菌群的紊乱不仅调节胃肠道的免疫反应，还影响肺等远端器官的免疫力，诱发感染。Schuijt 等发现，与对照组小鼠相比，微生物群耗尽的小鼠显示出增加的细菌传播、炎症、器官损伤和死亡率，逆转肠道微生物群多样性可增强宿主对肺炎的防御。此外，呼吸道感染和 HC 患者之间的肠道微生物群不同。结核病是结核分枝杆菌感染诱发的免疫性疾病，包括 RA、脊柱关节炎、SLE、多发性肌炎、结节性多动脉炎等在内的 AID 结核杆菌的患病率均有所提高。研究发现结核病和 HC 患者之间的肠道微生物群存在显著差异。抗生素和抗结核药物的使用对肠道微生物群的破坏增加了结核分枝杆菌的负担和传播，对益生菌的研究表明，补充乳酸菌可以恢复肺部的抗结核分枝杆菌免疫力。

肠道微生物群已被证实可以与免疫细胞相互作用，并调节涉及先天性和适应性免疫过程的特定信号通路。许多研究表明，肠道微生物群与 Th17 和 Treg 的平衡密切相关。目前的研究发现产丁酸盐的肠道菌群对维持 Treg 和 Th17 细胞之间的平衡是必要的。该类菌群可保护黏膜免受病原微生物定植，其减少可能会影响 PSS 患者 Th17 和 Treg 之间的平衡，从而有助于 AID 的发生。风湿免疫科前期对 SLE 患者和健康成年人的粪便样本进行 16S rRNA 测序，发现 SLE 患者的变形杆菌、拟杆菌和放线菌的含量较高，而厚壁菌及球菌科的含量低，但瘤胃球菌比例却显著增高，且与 Treg 的绝对计数、Th1/Th2 和 Th17/Treg 的比值相关，表明肠道菌群的变化与 SLE 中促炎和抗炎 T 细胞失衡有关，进一步证实肠道共生菌参与 SLE 的发病。脆弱拟杆菌系革兰氏阴性厌氧菌，据报道早期 RA 患者肠道脆弱拟杆菌丰度明显减少。在动物实验中，将脆弱拟杆菌定植于无菌小鼠可发现其结肠内 Foxp3$^+$Treg 明显增加，在结肠固有层也存在大量 ROR-γt$^+$Treg，产生 IL-10、TGF-β 抑制肠道炎症，维持肠道稳态平衡。乳酸菌和双歧杆菌也可通过诱导 Treg 发挥抗炎作用。

（程丽云）

参考文献

[1] LYN-COOK B D, XIE C, OATES J, et al. Increased expression of Toll-like receptors（TLRs）7 and 9 and other cytokines in systemic lupus erythematosus（SLE）patients: ethnic differences and potential new targets for therapeutic drugs. Molecular Immunology, 2014, 61（1）: 38-43.

[2] GOUPIL R, BRACHEMI S, NADEAU-FREDETTE A C, et al. Lymphopenia and treatment-related infectious complications in ANCA-associated vasculitis.Clin J Am Soc Nephrol, 2013, 8（3）: 416-423.

[3] BAI Y, ZHANG Y, YANG Q, et al. The aberrant expression of stimulatory and inhibitory killer immunoglobulin-like receptors in NK- and NKT-cells contributes to lupus. Clinical Laboratory, 2014, 60（5）: 717-727.

[4] DANZA A, RUIZ-IRASTORZA G. Infection risk in systemic lupus erythematosus patients: susceptibility factors and preventive strategies. LUPUS, 2013, 22（12）: 1286-1294.

[5] ABDOLAHI M, YAVARI P, HONARVAR N M, et al. Molecular mechanisms of the action of vitamin A in Th17/Treg axis in multiple sclerosis. Journal of Molecular Neuroscience, 2015, 57（4）: 605-613.

[6] TALAAT R M, MOHAMED S F, BASSYOUNI I H, et al. Th1/Th2/Th17/Treg cytokine imbalance in systemic lupus erythematosus（SLE）patients: Correlation with disease activity. Cytokine, 2015, 72（2）: 146-153.

[7] VITAL E M, EMERY P. The development of targeted therapies in rheumatoid arthritis. Journal of Autoimmunity, 2008, 31（3）: 219-227.

[8] SZALAY B, VÁSÁRHELYI B, CSEH A, et al. The impact of conventional DMARD and biological therapies on CD4+ cell subsets in rheumatoid arthritis: a follow-up study. Clin Rheumatol, 2014, 33（2）: 175-185.

[9] SCHUIJT T J, LANKELMA J M, SCICLUNA B P, et al. The gut microbiota plays a protective role in the host defence against pneumococcal pneumonia. Gut, 2016, 65（4）: 575-583.

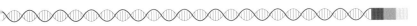

[10] RAMAGOPALAN S V，GOLDACRE R，SKINGSLEY A，et al. Associations between selected immune-mediated diseases and tuberculosis：record-linkage studies. BMC Med，2013，11：97.

[11] CHUNXI L，HAIYUE L，YANXIA L，et al. The gut microbiota and respiratory diseases：new evidence. J Immunol Res，2020，2020：2340670.

[12] DEN BESTEN G，VAN EUNEN K，GROEN A K，et al. The role of short-chain fatty acids in the interplay between diet，gut microbiota，and host energy metabolism. J Lipid Res，2013，54（9）：2325-2340.

[13] CHENG H，GUAN X，CHEN D，et al. The Th17/Treg cell balance：a gut microbiota-modulated story. Microorganisms，2019，7（12）：583.

第四节　Treg 在不同重症感染中的免疫机制

一、Treg 发挥免疫抑制功能、维持免疫耐受的机制

T 细胞在与抗原提呈细胞相遇后，需要区分自身抗原和外来抗原，TCR 识别 MHC/ 抗原肽复合物，传递抗原特异性识别信号。之后在感染或炎症状态下，经过共刺激分子提供信号、细胞因子调控抗原特异性 T 细胞的功能和相关细胞因子的分泌。Treg 作为一种调节性 T 细胞，具有免疫抑制性，Treg 通过抑制自身反应性 T 细胞而使机体对自身抗原产生主动的耐受，主要功能就是对机体的免疫反应起到负性调节作用，因此 Treg 在调节机体免疫稳态方面起了至关重要的作用。但事实上在自身免疫病、感染及肿瘤中 Treg 的角色又得到了不同角度的审视，尤其是在感染免疫中它的"神秘"角色逐渐引起学界的关注。

目前有研究已经报道 Treg 发挥免疫抑制作用的机制可能如下。

（1）CTLA-4 依赖性或 IL-2 依赖性的抑制。

（2）细胞间接触依赖。Treg 可通过 CTLA-4、TGF-β、GITR 等直接与靶细胞上的受体结合，抑制靶细胞上 IL-2R（CD25）的表达，降低其对 IL-2 的应答，从而抑制效应 T 细胞的增殖。

（3）分泌免疫抑制性的细胞因子：如 IL-10、IL-4、IL-15、TGF-β 等。

（4）通过介导效应 T 细胞转录因子的表达来发挥抑制作用。

（5）通过与抗原提呈细胞相互作用来调节机体免疫应答。例如，通过下调 APC 细胞功能或竞争性 APC 上的共刺激分子来抑制效应 T 细胞。

（6）细胞溶解机制：活化后表达颗粒酶、分泌穿孔素等直接杀伤靶细胞。

（7）其他：如可以产生免疫抑制分子——腺苷，通过介导 cAMP、转录因子 NFAT、IDO 及影响 TCR 信号转导等发挥抑制作用。

二、Treg 在不同感染免疫中发挥作用的机制

Treg 作为一个具有免疫抑制、维持免疫耐受作用的调节性 T 细胞，需阐明机体如何在不同的状态下选择性精准地调控 Treg 的机制，即一方面发挥免负性调控，避免自身免疫炎症的发生；另一方面在感染等条件下，也能使免疫系统保持有效的免疫应答来发挥清除感染。关于 Treg 在自身免疫病和肿瘤中的免疫机制目前有较广泛的研究，而关于感染免疫中的确切机制目前仍不是很多。下面笔者对目前 Treg 在感染免疫的一些机制进行总结和归纳，以期明确不同条件下 Treg 差异调控的确切机制，为在感

染免疫中 Treg 的研究提供更广阔的思路。

（一）介导机体炎症的反调节机制——促炎反应和炎症消退的动态平衡

炎症是脊椎动物对组织损伤和微生物入侵而做出的适应性和防御反应的重要病理生理过程，在炎症复杂的应答过程中，大量的预先合成的和新合成的介质按照一定的时间和空间有序应答。目前的观点是，炎症的高峰期隐含着一个主动的解决阶段，以恢复机体稳态，炎症消退过程中的任何延迟或失误都可能导致炎症加剧和稳态无法恢复。淋巴细胞、巨噬细胞和浆细胞对适应性免疫反应持续激活导致炎症不充分或不完全消退，从而导致其慢性化。事实上机体针对炎症反应是涉及促炎机制和炎症消退机制的一个动态平衡，炎症早期阶段血管舒张与血管通透性增加和间质中炎症细胞的积累是其特征，而后伴随着固有免疫和适应性免疫的激活，导致大量炎性介质的产生。同时所有这些对抗炎症阶段都受到机体的免疫反调节机制的不断控制，不仅是为了避免过度反应导致的间接组织损伤，同时也是机体在积极促进炎症过程中消退的应答。而目前的研究已经发现，特异性促炎症消退介质、嗜中性粒细胞凋亡、胞饮作用和巨噬细胞可塑性以及 T 细胞、固有淋巴细胞等都是可以充当炎症消退介质的角色。在此笔者着重关注具有免疫抑制作用的 Treg 通过炎症反调节机制维持稳态的相关内容。

目前广泛的研究报道了 Treg 在维持免疫系统稳态和耐受中的作用，但在感染中它们消退炎症的作用尚不完全明确。目前相关证据提示其可能通过以下机制参与炎症的消退过程。① Treg 来源的 IL-13 可以诱导巨噬细胞中 IL-10 的表达，进而增强中性粒细胞的吞噬作用和巨噬细胞重编程，以自分泌和旁分泌的方式发挥作用，从而参与急性炎症反应中的炎症消退。② T 细胞表型的可塑性和组织特异性，目前的证据提示在一些机体特定的组织中效应 T 细胞一定程度可以发生表型转化，如高致病性的效应 T 细胞可以转化为具有抗炎表型的 Treg 或 Tr1 细胞来促进机体炎症的消退，从而保持炎症反应的动态平衡。另外就是不同组织中 Treg 的功能上存在一定的差异，这种不同组织中细胞的特异性一定程度上有助于局部炎症反应的消退，但具体的机制目前仍未完全明确。③维持免疫耐受的作用，一定程度上 Treg 维持免疫耐受的作用也是促炎症消退机制的一部分体现，如肠道中存在数十亿种微生物及其产物，而在肠道的免疫系统中 Treg 在精准地区分自身抗原和外来抗原，维持肠道免疫耐受，避免自身免疫的发生中发挥重要作用，一定程度上也是促炎症消退的重要机制。

（二）影响抗原提呈细胞——树突状细胞

通过与抗原提呈细胞相互作用来调节机体免疫应答是 Treg 发挥负性调控的机制之一。机体在诱导抗原特异性免疫中，会经历树突状细胞（DC）捕获抗原并将其呈递给幼稚 T 细胞的过程。Treg 通过下调 APC 细胞功能或竞争性 APC 上的共刺激分子来抑制效应 T 细胞的作用。反之，如果耗竭 Treg 是否可以促进效应 T 细胞的应答，以产生有效的抗原特异性应答？而耗竭 Treg 之后，势必会导致机体免疫耐受受损，受损之后是否会发生验证的自身免疫反应？有研究为这一有趣的问题提供了一定的证据。目前挑战 SARS-CoV-2 和新出现的抗原，探索创新方法以诱导对 SARS-CoV-2 的有效适应性免疫为重。在诱导抗原特异性免疫中，疫苗通常需要佐剂来激活 DC 以将抗原呈递给幼稚 T 细胞。一项新近研究评估了 Treg 在这方面的作用，他们发现在没有佐剂的情况下，短暂的 Treg 耗竭诱导保护性 SARS-CoV-2 抗原特异性免疫。短暂的 Treg 耗竭后 DC 成功捕获了 SARS-CoV-2 刺突蛋白 1（S1）抗原并发育成熟，这表明其发生有效的抗原呈递；并经过一系列试验证实短暂的 Treg 耗竭成功地产生了 SARS-CoV-2 抗原特异性保护性抗体反应，而没有发生自身免疫。这些关键的发现给通过控制 Treg 激活 DC 抗原呈递从而诱导 SARS-CoV-2 的保护性、适应性免疫提供了关键证据。

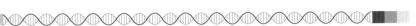

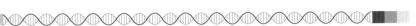

#

关于 Treg 在血吸虫病的免疫作用也有报道。日本血吸虫寄生在肠系膜静脉中，通过释放卵子，从而在肝脏和肠道中引起剧烈的肉芽肿反应，然后可以进一步发展成明显的纤维化和门静脉高压症。有报道发现在血吸虫感染期间，Treg 抑制 DC 活化，介导 Th2 反应，从而进一步抑制肉芽肿和纤维化的进展。

（三）IL-2/CD25

IL-2 是一种重要的免疫调节细胞因子，其可以根据不同淋巴细胞亚群激活状态和细胞表面 IL-2R 亚基表达不同而发挥不同的调控作用，通常将这种作用称之为 IL-2 的多效性。IL-2R 可分为三类：低亲和力受体（仅 IL-R；CD25）、中亲和力受体（包含 IL-2Rβ 和 IL-2Rγ；CD122 和 CD132）和高亲和力受体（包含 IL-2Rα、IL-2Rβ 和 IL-2Rγ；CD25、CD122 和 CD132）。IL-2 的生物学作用复杂，可以对 CD4、CD8、NK、B 细胞等发挥不用的调控作用，在此笔者主要关注其与 Treg 及感染方面相关的内容。IL-2 和 IL-2R 受体在维持机体免疫耐受和机体防御功能中均发挥关键作用。

Treg 表面表达 CD25 的高亲和力 IL-2R，可以优先竞争性结合 IL-2，低剂量的 IL-2 可以在不影响效应 T 细胞（effector T cell，Teff）的情况下，选择性激活 Treg 信号通路，调节 Treg 的细胞水平和功能，增强免疫抑制反应，进行免疫调控。Foxp3 是 Treg 的标志性谱系转录因子，而 Treg 的分化过程离不开 IL-2 -STAT5 诱导 Foxp3 表达。此外，在成熟的 Treg 中，IL-2R 信号转导支持其持久性和免疫抑制能力。所以 IL-2 及其与 IL-2R 结合后的下游信号转导对 Treg 的分化发育及功能至关重要。IL-2 或 IL-2R 受体出现异常均可能影响 Treg 的表达及功能。

1. IL-2

Treg 表面高表达 CD25，通过消耗 IL-2 来介导对效应细胞的抑制作用是 Treg 发挥功能的机制之一。但目前该机制尚存在一些矛盾的研究结果，认为其对 IL-2 的消耗可能取决于 Treg 的特定环境和刺激条件等。在金黄色葡萄球菌诱导的化脓性关节炎的模型中，有研究报道使用抗 IL-17A 抗体及重组 IL-2 后降低 Th17/Treg 平衡而改善了关节的炎症，有效地平衡了炎症微环境，从而有效改善破坏性关节炎的免疫发病机制。同时风湿免疫科在 2016 年创新性提出了免疫调节的治疗理念后，笔者所在团队也在探索低剂量 IL-2 在结缔组织病合并病毒感染方面的应用，经过一系列的临床及机制的初步探索，发现了低剂量 IL-2 在病毒感染中恢复免疫耐受的作用。董晨教授的团队在病毒感染的动物模型中证实了低剂量 IL-2 的使用使 Treg 的功能得到了加强，其主要促进了细胞毒性功能的效应 $CD8^+T$ 细胞的产生，从而有效地控制了病毒感染。这为低剂量 IL-2 治疗诱导免疫耐受以治疗自身免疫病的观点，并且还可能增强对病毒感染的保护性免疫提供了重要的证据。但不得不关注的是其中 IL-2 的使用也加剧并诱导了免疫病理损伤，这种损伤主要也是由 $CD8^+T$ 细胞介导的，但在没有 $CD8^+T$ 细胞的情况下，IL-2 对病毒的清除能力又受限。总之如何协调限制其带来的病理性损害而又起到有效的抗感染效应仍然是充满挑战的。但这些丰富的研究至少证明 IL-2 从机制及治疗方面可能是 Treg 参与感染免疫的机制之一，另外很大程度上增加了笔者对 IL-2 与 Treg 在感染免疫中的认识，更多的机制探索有助于笔者揭开其神秘面纱，同时如何在不同的机体状态下协调这些机制来达到保持免疫稳态，这使其研究充满了挑战。

2. IL-2R 缺陷

① IL-2Rα 缺陷：IL-2Rα 缺陷常常会促进自身免疫炎症的加重，表现为严重的免疫失调和慢性感染，类似于 IPEX。② IL-2Rβ 缺陷：类似 IL-2Rα 缺陷，IL-2Rβ 缺陷常表现为以自身免疫炎症为主的疾病。表现为多器官炎症（包括肠病、严重湿疹、溶血性贫血）和淋巴细胞增殖。③ IL-2Rγ 缺陷：IL-2Rγ

缺陷通常表现为以淋巴细胞发育停滞，出现淋巴细胞明显减少和严重的复发性感染为特征的 X-linked SCID（X-SCID）。

人类 IL-2Rα 缺陷主要导致 Treg 功能缺陷，而 IL-2Rβ 缺陷可以导致 Treg 数目的明显下降，最终出现类似 IPEX 综合征的表现。而在感染方面，不管是在 IL-2Rα 还是 IL-2Rβ 缺陷出现的感染类型中，均以病毒感染较为多见，尤其是巨细胞病毒（CMV）和 EB 病毒（EBV），如 IL-2Rβ 缺陷中所有存活 6 个月的患者均表现为巨细胞病毒（肺或胃肠道）和 EB 病毒血症。而其他类型的病毒及细菌、真菌、不典型的病原体均可能出现。与 IL-2Rα 及 IL-2Rβ 缺陷有所不同的是，IL-2Rγ 缺陷常常表现为更严重的感染，几乎所有类型的病毒均易感，多重真菌感染包括较为严重的卡氏肺孢子菌感染等，所有该类型缺陷的患者由于严重的免疫缺陷均表现为早期死亡。

（四）介导功能相关的抑制分子

有研究采用单细胞转录组测序等分析了 CMV 刺激的 CD4$^+$T 细胞亚群的转录组特征，综合分析结果提示 CMV 重新激活后的 Treg 表面一些经典的转录抑制分子如 CTLA-4、LAG-3 等，以及参与 Treg 抑制机制中颗粒酶、穿孔素分子相关的一些蛋白表达均是增加的。在这种条件下 Treg 的功能不仅得到了维持，同时该研究认为抑制功能一定程度上通过增强细胞迁移而得到了增强。CTLA-4 作为免疫调节分子（如 CD80 或 CD86）的 CD28 超家族的负性免疫调节受体，是 Treg 的重要功能抑制分子，有证据表明在 HIV 感染患者的 HIV 特异性 CD4$^+$T 细胞中 CTLA-4 选择性上调，其表达与疾病进展呈正相关，这表明 CTLA-4 参与 HIV 感染。但也有其他研究表明，用抗 CTLA-4 抗体阻断 CTLA-4 后，HIV-p24gag-T 细胞与 Treg 共培养，其细胞频率没有任何差异。所以关于 CTLA-4 在 HIV 感染中 Treg 抑制功能方面是否起重要作用并不完全明确。

PD-1 也是重要的功能分子，在稳态情况下时，PD-1 通路的阻断导致具有效应表型的 Treg 活性增强，而在弓形虫感染期间，早期干扰素 -γ 上调骨髓细胞中 PD-L1 的表达与减少的 Treg 相关。在感染的小鼠中，Treg 中 PD-1 的特异性缺失可防止具有效应表型的 Treg 的减少，从而减轻了免疫病理学的发展，但有可能损害对寄生虫感染的控制。

据研究发现靶向负性检查点调节剂（negative checkpoint regulator，NCR）可提高临床前脓毒症模型的存活率，T 细胞激活可变区结构域免疫球蛋白抑制物（v-domain immunoglobulin suppressor of T cell activation，VISTA）是一种 55 ~ 65 kDa 的 1 型跨膜蛋白，作为 B7-CD28 超家族成员 v 域免疫球蛋白的抑制因子，具有独特的生物学特性。新近研究发现 VISTA 是 Treg 在脓毒症中发挥保护作用的重要机制，通过由 VISTAT 介导的 Treg 保护性作用，可以抑制炎症诱导的组织损伤并提高早期小鼠败血症的存活率。因此，在早期脓毒症中增强 VISTA 表达或过继转移 VISTA$^+$Treg，可能提供一种新的治疗方法来改变炎症导致的死亡。这项研究可谓是为急性脓毒症反应中的检查点调节剂 VISTA 提供了新的视角，更是 Treg 在感染方面的作用及机制的重要发现。

除了上述提到的功能分子，如一种核苷酸酶 CD69 阳性的 Treg 具有更强的免疫抑制作用，以及其他一些功能分子等也参与其在感染免疫中的作用。总之这提示笔者在某些感染条件下 Treg 发挥免疫抑制的机制部分可能由其经典的机制介导的，尤其是一些免疫检查点仍是值得关注的，但这种调节机制在程度及时间上与稳态条件下可能存在改变或者动态演变。

（五）介导抑制性细胞因子

通过分泌抑制性的细胞因子同样是 Treg 发挥负性调控作用的机制之一。转化生长因子 -β1（TGF-β1）

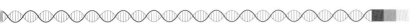

是一种有效的免疫抑制细胞因子，在维持免疫耐受中起重要作用。Treg 可以通过称为 GARP 的跨膜蛋白激活其表面的潜在 TGF-β1，从而形成 GARP/TGF-β1 复合物。使用抗 GARP/TGF-β1 的单克隆抗体可以阻断人和小鼠 Treg 的 TGF-β1 活化，从而一定程度上限制其免疫抑制作用。研究者发现抗 GARP/TGF-β1 mAbs 克服了对 PD-1/PD-L1 阻断的抗性，同时可以诱导免疫介导的小鼠肿瘤消退。但是从机制上考虑抗 GARP/TGF-β1 mAbs 除了阻断 Treg 免疫抑制和恢复抗肿瘤免疫外，可能会产生不良反应，如是否会损害机体的免疫防御功能。为探索这一问题，有研究采用啮齿柠檬酸杆菌感染作为肠道细菌感染的模型，进一步评估抗 GARP/TGF-β1 mAbs 是否可以扰乱黏膜屏障的先天性或适应性免疫反应，然而结果提示阻断 GARP 介导的 TGF-β1 激活，并不会改变小鼠对细菌感染的先天性或适应性免疫反应。这证明了靶向 GARP 进行免疫治疗有助于抗肿瘤，同时不会损害维持体内平衡或宿主抵抗感染所需的免疫或炎症反应。试从感染的角度出发，证明 Treg 中 TGF-β1 在黏膜屏障水平调节细菌感染的免疫反应中并不起决定性的作用，同时也提示笔者在抗感染免疫中 Treg 的机制与自身免疫病中负性调控的机制有所差异。

IL-10 也是 Treg 重要的抑制性细胞因子。研究报道在 IL-10 敲除小鼠中，呼吸道合胞病毒（RSV）感染导致的疾病炎症程度更加严重，促炎性的细胞因子和趋化因子水平增加，肺部的病理学损伤增加以及产生病毒特异性 IFN-γ 的 CD8+ 和 CD4+T 细胞均明显增加。所有 Treg 产生的 IL-10 有助于在 RSV 感染期间协助维持有效且适度的免疫反应，有利于控制疾病严重程度。缺少 Treg 产生的 IL-10 可能会导致过度的促炎反应，反而不利于感染的消退，且加重炎症带来的组织损伤。

在感染状态下机体动态和准确调控 Treg 作用的确切机制目前尚未完全明确，事实上更值得探讨的是在自身免疫病的背景下合并不同类型的感染，机体 Treg 在感染和自身免疫方面如何协调，这是目前极具探索性的科学问题。关于其他类型的感染以及其他类型的抑制性细胞因子目前尚未有更多的证据，值得进一步探索。

（六）组织特异性与独特的组织修复功能

病毒复发性再激活时 Treg 频率和抑制功能是增加的，虽然 Treg 与病毒再激活有关，但尚未确定 Treg 在控制潜伏 CMV 中的致病作用。有团队研究了 Treg 在控制潜在鼠类 CMV 感染中的作用，发现一个有趣的现象，即 Treg 在携带潜伏病毒的不同组织中具有相反的作用，其在脾中，Treg 拮抗 CD8+T 细胞的效应并促进病毒持续存在，而在唾液腺中 Treg 可阻止 IL-10 产生并限制病毒再激活和复制。这种 Treg 抑制脾中的免疫反应，但促进唾液腺中的病毒控制很大程度上在控制感染免疫中也存在一定的组织特异性，为 Treg 在控制潜在 CMV 感染再激活中的器官特异性作用提供了新的见解。而组织特异性更可能是其在不同组织定位、不同感染类型中的重要免疫机制。目前关于 Treg 的三大特征：不稳定性、可塑性及组织特异性，一定程度上是对 Treg 生物学特性的深入认识，另外更是限制了其在临床转化等方面的应用。但是笔者相信随着目前生物学技术的飞速发展，对上述特性的更深入认识，是可以实现根据其特性的动态、精准调控技术，从而使其达到在感染状态下维持免疫耐受和保证机体有效抗感染免疫应答的动态平衡。

除了上述提到的 Treg 在感染免疫中也通过介导其组织特异性发挥作用，另外值得关注的是在感染免疫中 Treg 可以独立于负性免疫调控作用，而起到组织修复的作用。Treg 在流感的早期具有保持肺结构和功能完整性的能力，这种能力被发现与一种它们产生的双调蛋白有关，并且这种通过双调蛋白介导的组织修复作用并不影响抗病毒特异性的免疫反应。更加特殊的是，TCR 信号转导是 Treg 发挥抑制做的先决条件，但这种独特的组织修复作用并不是通过 TCR 信号转导，而是通过炎症介质 IL-18 和 IL-33 以"先天免疫"的方式诱导。这些证据很大程度提示笔者在感染发生后，Treg 可以根据其接收到的不同信号类型，而起到不同的作用。这种在感染发生后快速响应组织损伤，起到关键的组织修复作用也可能是其参与感染免疫的重要机制。更值得思考的是组织驻留的 Treg 通过协调利用这些不同效应机制，可以充当黏膜屏障的"哨兵"，在感染发生后快速响应组织损伤和免疫介导的炎症，以促进耐受、组织修复。

（七）诱导免疫细胞趋化、迁移

协调免疫细胞的趋化和迁移也是 Treg 参与感染免疫的重要机制。例如，在 RSV 感染期间，Treg 通过协调 CD8$^+$ 细胞毒性 T 细胞向肺的募集，从而避免过度的 RSV 特异性 T 细胞反应，限制了低效的 Th2 型免疫反应，并控制了中性粒细胞和 NK 细胞的先天性免疫反应。而耗竭 Treg 之后由于延迟向肺部募集 RSV 特异性 CD8$^+$ 细胞毒性 T 细胞导致的机体病毒清除效率较低，同时也伴随着疾病程度的恶化和病程的慢性化，Treg 绝不会阻碍 RSV 的病毒清除，甚至可能促进病毒的清除。同样在 CMV 感染中也发现，诱导免疫细胞的迁移可以增强其功能的发挥。总之多方面的研究已经证实，尤其是在组织中，Treg 诱导从引流淋巴结等诱导免疫细胞到达损伤组织局部从而参与感染应答，有助于适度、适当的免疫反应，从而有助于感染的清除。效应细胞的归巢和迁移主要由趋化因子及其趋化因子受体在不同 T 细胞亚群上的表达介导，所以在进一步明确感染状态下，Treg 的不同趋化因子等表达有重要的意义。

（八）转录分子

Foxp3 是决定 Treg 身份、发育和维持的关键谱系转录因子。原始 CD4$^+$T 细胞中诱导 Foxp3 的表达可以产生诱导的 Treg（iTreg）。Treg 中 Foxp3 表达降低与其不稳定性、可塑性有关，一定条件下可以转分化表达其他谱系转录因子的 CD4$^+$T 细胞或者同时表达两种谱系转录因子，转录因子的变化导致其功能在一定程度上发生转变或减弱。Foxp3 明显降低之后会导致获得产生效应细胞因子的能力，如 IL-2、IL-4、IL-17、TNF-α 和 IFN-γ。在 HIV 感染中，人类原代 CD4$^+$T 细胞转染 Foxp3 可以抑制 HIV 转录，而这种 HIV 转录下调可能与 NF-κB 依赖和非依赖机制有关，以及对 NFAT 活性的 Foxp3 产生依赖性抑制。另外 Treg 和 Th17 细胞之间密切相关，TGF-β 诱导 Foxp3 和 ROR-γt 表达；然而在 IL-6 的存在的情况下，这种平衡倾向于 Th17 细胞而不是 Treg。反之 Foxp3 会抑制 ROR-γt 的功能，Treg 可以通过介导转录分子的改变在抑制致病性 Th17 细胞中发挥重要作用。

（九）影响细胞增殖、凋亡等过程

有体外研究证明 CMV 诱导的 Treg 显著降低了自体 CMV 刺激的 CD8$^+$T 细胞的增殖，并且在较小程度上降低了 CD4$^+$T 细胞的增殖；减少 CD4$^+$T 细胞和 CD8$^+$T 细胞的活化并增加细胞凋亡；增加树突状细胞上 CTLA-4 的凋亡和表达。

（十）Caspase-8

Caspase-8 的激活是细胞凋亡中的关键步骤，活化后的 Caspase-8 可以激活效应体 Caspase-3、Caspase-6 和 Caspase-7，以一种免疫沉默的方式破坏细胞。同样 Caspase-8 在死亡受体介导的 Treg 效应细胞凋亡中是必要的，这在稳态条件下限制了该群体的大小。有团队报道 Caspase-8 是 Treg 在特定环境中保持动态平衡的关键分子，在不同环境下的免疫应答中起决定性作用。在病毒或寄生虫感染诱导的动物模型炎症期间，Caspase-8 对 Treg 的存活至关重要，Caspase-8 的敲除会导致部分动物出现致命性的自身免疫病理。而特异性敲除 Caspase-8 的 Treg 小鼠一定程度上可以控制和清除野生型（WT）小

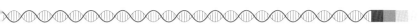

鼠通常无法清除的病原体，这种机制与 MLKL 介导的细胞坏死凋亡有关。该研究的发现揭示了 Treg 的一个与 Caspase-8 相关的关键机制，可以靶向操纵免疫耐受与感染免疫应答之间的平衡。同时值得关注的是该研究中对不同的感染病原体，如 CMV、EBV 以及人类寄生虫感染——利什曼原虫的 Treg 免疫应答是存在差异的。所以针对不同的感染类型，要以合适的治疗窗口开发靶向或干扰 Caspase-8 的策略来干扰 Treg 死亡过程，从而影响感染性疾病、自身免疫病或癌症的临床结局。

（十一）其他

除了上述提到的机制，ATP 代谢、钙信号转导、IDO 等也被报道参与 Treg 在感染免疫中的调控。另外，关于 Treg 在感染中的代谢、免疫微环境等调控机制也值得更多的关注。

（苏　芮）

参考文献

[1]　SAKAGUCHI S，WING K，ONISHI Y，et al.Regulatory T cells：how do they suppress immune responses? Int Immunol，2009，21（10）：1105-1111.

[2]　SCHMIDT A，OBERLE N，KRAMMER P H.Molecular mechanisms of treg-mediated T cell suppression. Front Immunol，2012，3：51.

[3]　ONALI S，FAVALE A，FANTINI M C.The resolution of intestinal inflammation：the peace-keeper's perspective.Cells，2019，8（4）：344.

[4]　BUCKLEY C D，GILROY D W，SERHAN C N.Proresolving lipid mediators and mechanisms in the resolution of acute inflammation.Immunity，2014，40（3）：315-327.

[5]　PROTO J D，DORAN A C，GUSAROVA G，et al.Regulatory T cells promote macrophage efferocytosis during inflammation resolution.Immunity，2018，49（4）：666-677.

[6]　SHI H，CHI H.Metabolic control of Treg cell stability，plasticity，and tissue-specific heterogeneity.Front Immunol，2019，10：2716.

[7]　GAGLIANI N，AMEZCUA VESELY M C，ISEPPON A，et al.Th17 cells transdifferentiate into regulatory T cells during resolution of inflammation.Nature，2015，523（7559）：221-225.

[8]　BRUCKLACHER-WALDERT V，CARR E J，LINTERMAN M A，et al.Cellular plasticity of CD4[+] T cells in the intestine.Front Immunol，2014，5：488.

[9]　VOO K S，WANG Y H，SANTORI F R，et al.Identification of IL-17-producing FOXP3[+] regulatory T cells in humans.Proc Natl Acad Sci U S A，2009，106（12）：4793-4798.

[10]　CROTTY S.Do memory CD4 T cells keep their cell-type programming：plasticity versus fate commitment? complexities of interpretation due to the heterogeneity of memory CD4 T cells，including T follicular helper cells.Cold Spring Harb Perspect Biol，2018，10（3）：a032102.

[11]　URAKI R，IMAI M，ITO M，et al.Foxp3[+] CD4[+] regulatory T cells control dendritic cells in inducing antigen-specific immunity to emerging SARS-CoV-2 antigens.PLoS Pathog，2021，17（12）：e1010085.

[12]　ZHENG B，ZHANG J，CHEN H，et al.T Lymphocyte-mediated liver immunopathology of schistosomiasis.Front Immunol，2020，11：61.

[13]　DIKIY S，LI J，BAI L，et al.A distal Foxp3 enhancer enables interleukin-2 dependent thymic Treg cell lineage commitment for robust immune tolerance.Immunity，2021，54（5）：931-946.e11.

[14]　DEY I，BISHAYI B.Impact of simultaneous neutralization of IL-17A and treatment with recombinant IL-2

on Th17-Treg cell population in S.aureus induced septic arthritis.Microb Pathog, 2020, 139 : 103903.

[15] CAUDY A A, REDDY S T, CHATILA T, et al.CD25 deficiency causes an immune dysregulation, polyendocrinopathy, enteropathy, X-linked-like syndrome, and defective IL-10 expression from CD4 lymphocytes.J Allergy Clin Immunol, 2007, 119（2）: 482-487.

[16] NOGUCHI M, YI H, ROSENBLATT H M, et al.Interleukin-2 receptor gamma chain mutation results in X-linked severe combined immunodeficiency in humans.Cell, 1993, 73（1）: 147-157.

[17] DORSEY M J, DVORAK C C, COWAN M J, et al.Treatment of infants identified as having severe combined immunodeficiency by means of newborn screening.J Allergy Clin Immunol, 2017, 139（3）: 733-742.

[18] ENDO A, WATANABE K, OHYE T, et al.Molecular and virological evidence of viral activation from chromosomally integrated human herpesvirus 6A in a patient with X-linked severe combined immunodeficiency.Clin Infect Dis, 2014, 59（4）: 545-548.

[19] ANTACHOPOULOS C, WALSH T J, ROILIDES E.Fungal infections in primary immunodeficiencies.Eur J Pediatr, 2007, 166（11）: 1099-1117.

[20] HSIEH E W, HERNANDEZ J D.Clean up by aisle 2 : roles for IL-2 receptors in host defense and tolerance. Curr Opin Immunol, 2021, 72 : 298-308.

[21] LYU M, WANG S, GAO K, et al.Dissecting the landscape of activated CMV-stimulated CD4[+] T Cells in humans by linking single-Cell RNA-Seq With T-Cell receptor sequencing.Front Immunol, 2021, 12 : 779961.

[22] PERRY J A, SHALLBERG L, CLARK J T, et al.PD-L1-PD-1 interactions limit effector regulatory T cell populations at homeostasis and during infection.Nat Immunol, 2022, 23（5）: 743-756.

[23] GRAY C C, BIRON-GIRARD B, WAKELEY M E, et al.Negative immune checkpoint protein, vista, regulates the CD4（+）Treg population during sepsis progression to promote acute sepsis recovery and survival.Front Immunol, 2022, 13 : 861670.

[24] TRAN D Q, ANDERSSON J, WANG R, et al.GARP（LRRC32）is essential for the surface expression of latent TGF-beta on platelets and activated FOXP3+ regulatory T cells.Proc Natl Acad Sci U S A, 2009, 106（32）: 13445-13450.

[25] DE STREEL G, BERTRAND C, CHALON N, et al.Selective inhibition of TGF-beta1 produced by GARP-expressing Tregs overcomes resistance to PD-1/PD-L1 blockade in cancer.Nat Commun, 2020, 11（1）: 4545.

[26] GAIGNAGE M, ZHANG X, STOCKIS J, et al.Blocking GARP-mediated activation of TGF-beta1 did not alter innate or adaptive immune responses to bacterial infection or protein immunization in mice.Cancer Immunol Immunother, 2022 : 1-12.

[27] LOEBBERMANN J, SCHNOELLER C, THORNTON H, et al.IL-10 regulates viral lung immunopathology during acute respiratory syncytial virus infection in mice.PLoS One, 2012, 7（2）: e32371.

[28] ALMANAN M, RAYNOR J, SHOLL A, et al.Tissue-specific control of latent CMV reactivation by regulatory T cells.PLoS Pathog, 2017, 13（8）: e1006507.

[29] LEVINE A G, ARVEY A, JIN W, et al.Continuous requirement for the TCR in regulatory T cell function. Nat Immunol, 2014, 15（11）: 1070-1078.

[30] ARPAIA N, GREEN J A, MOLTEDO B, et al.A Distinct Function of Regulatory T Cells in Tissue Protection.Cell, 2015, 162（5）: 1078-1089.

[31] OPENSHAW P J, CHIU C.Protective and dysregulated T cell immunity in RSV infection.Curr Opin Virol, 2013, 3（4）: 468-474.

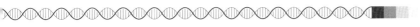

[32] MANGODT T C，VAN HERCK M A，NULLENS S，et al.The role of Th17 and Treg responses in the pathogenesis of RSV infection.Pediatr Res，2015，78（5）：483-491.

[33] GRANT C，OH U，FUGO K，et al.Foxp3 represses retroviral transcription by targeting both NF-kappaB and CREB pathways.PLoS Pathog，2006，2（4）：e33.

[34] LOPEZ-ABENTE J，CORREA-ROCHA R，PION M.Functional Mechanisms of Treg in the Context of HIV Infection and the Janus Face of Immune Suppression.Front Immunol，2016，7：192.

[35] ZHOU L，LOPES J E，CHONG M M，et al.TGF-beta-induced Foxp3 inhibits T（H）17 cell differentiation by antagonizing RORgammat function.Nature，2008，453（7192）：236-240.

[36] VELDHOEN M，HOCKING R J，ATKINS C J，et al.TGF beta in the context of an inflammatory cytokine milieu supports de novo differentiation of IL-17-producing T cells.Immunity，2006，24（2）：179-189.

[37] TOVAR-SALAZAR A，WEINBERG A.Understanding the mechanism of action of cytomegalovirus-induced regulatory T cells.Virology，2020，547：1-6.

[38] TEH C E，PRESTON S P，ROBBINS A K，et al.Caspase-8 has dual roles in regulatory T cell homeostasis balancing immunity to infection and collateral inflammatory damage.Sci Immunol，2022，7（69）：eabn8041.

第五节 Treg 在重症感染中的免疫治疗新策略

一、Treg 在重症感染中存在异质性

在重症感染尤其是脓毒血症的患者中，由于 Treg 在不同个体、不同病原体感染及重症感染的不同阶段存在很强的异质性，因而在机体固有免疫及适应性免疫过程中发挥着不同的作用。一方面，Treg 通过其免疫抑制功能的发挥，能够有效地控制效应细胞的过度炎症反应，抑制下游的炎症因子风暴及急性炎症反应综合征的发生，减轻炎症反应所带来的病理性损伤；另一方面，尤其在重症感染的晚期，机体容易出现代偿性抗炎反应综合征，此时 Treg 的免疫抑制特性易引起机体免疫功能瘫痪或者继发二次机会性感染的发生，最终导致 MODS 和败血症死亡。鉴于重症感染时机体 Treg 发挥的重要作用及其明显的异质性，过去的几十年间，众多临床试验试图从不同的方面来调节 Treg 的功能状态，以期提高重症感染患者的生存率并改善远期预后。

二、通过增强 Treg 功能抑制机体的过度炎症反应

重症感染一般为宿主对于感染的反应失调，这种异常的免疫反应主要与感染病发的炎症反应及免疫抑制的失衡相关。在重症感染的早期阶段，多种细胞类型和炎症介质参与到过度的炎症反应过程中，包括白细胞、血管内皮细胞、细胞因子、凝血系统及补体系统等。而重症感染抗炎环境的形成主要依赖 Treg 的数目增加。因此，靶向增强 Treg 的数目及活性对于抑制过度炎症反应，减轻炎症损伤及控制感染的进展具有重要作用。

（一）人类重组细胞因子

重组人 IL-2 是最早用于 Treg 靶向免疫调节治疗的细胞因子，并成功运用于诸多自身免疫病（如类风湿关节炎、系统性红斑狼疮）的治疗过程中。IL-2 与由 IL-2Rα、IL-2Rβ 和 IL-2Rγ 组成的三聚体受体具有较高的亲和力，这种高亲和力的受体通常在 Treg、活化的效应 T 细胞和固有淋巴细胞上高水

平表达，而由 IL-2Rβ 和 IL-2Rγ 组成的中等亲和力的受体常表达于 IL-2Rβ 和 IL-2Rγ。因此，Treg 对于 IL-2 高度敏感，这种敏感性导致 Treg 对低剂量 IL-2 治疗的优先激活和随后的扩增。然而，为了优先激活 Treg 而非效应 T 细胞，必须每天予以低剂量的 IL-2，以维持恒定且低水平的 IL-2，这在技术上很难实现，因此诸多研究致力于改进 IL-2 在循环中的稳定性，如 IL-2 抗体复合物、IL-2 抗体受体融合蛋白等，但仍具有一定的局限性。新近研究通过聚乙二醇化改进 IL-2 结构，即将惰性的聚乙二醇基团与氨基酸（包括赖氨酸、组氨酸和半胱氨酸）以共价结合到蛋白质分子上，因为它不仅通过增加 IL-2 的流体动力学容量来减慢其在肾脏中的快速清除，而且如果设计适当阻断特定的结合区域，它还可能显著改变 IL-2 与单个 IL-2R 亚基的结合。利用这种技术，使得在重症感染过程中精准稳定的促进 Treg 的增殖和活性成为可能，此技术可在适宜的剂量范围内表现出良好的治疗效果，且不良反应最小，是一种可靠的治疗新策略。

除外 IL-2，重组人 IL-38 及 IL-7 也具有一定的促进 Treg 增殖及增加活性的功能。IL-38 是新发现的 IL-1 细胞因子家族成员，研究表明小鼠 CD4+CD25+Treg 中检测到 IL-38 及其受体的表达，重组人 IL-38 能显著增强脓毒症小鼠模型中 Treg 的免疫抑制活性，这表明 IL-38 可能有助于改善脓毒症患者的免疫功能和预后。同样的，重组人 IL-7 显著增加脓毒症小鼠模型中 Treg 的数目，其具体机制尚不清楚。

（二）营养物质的补充

重症感染治疗过程中特定营养物质的补充有利于炎症的控制及免疫平衡的恢复。新近的研究在脓毒症小鼠的症状发作前予以单剂量精氨酸给药，相比对照组，额外精氨酸的补充有利于脓毒症时 Th17/Treg 比值的恢复，并且有利于血浆肝损伤标志物和肝脏炎症相关基因的表达下降。同样的，在脓毒症小鼠中予以喂养膳食纤维，可以增强 Treg 的抑制功能并同时降低 T 细胞的炎症反应，其可能的机制为降低 NF-κB 的肝脏 DNA 结合活性，降低脓毒症小鼠中的促炎细胞因子的反应。早期肠内营养可以调节炎症反应，改善免疫功能障碍，预防重症患者的肠源性感染，其通过调节重症感染症时 Th17/Treg 比例失衡，抑制 IL-23/IL-17 轴来降低临床严重程度，但不能降低脓毒症患者的 28 天死亡率。综上所述，额外的营养素补充可能是靶向免疫调节 Treg 活性以治疗重症感染新方向。

（三）免疫细胞疗法

免疫细胞疗法可以为各种疾病提供安全有效的治疗，包括自身免疫病、癌症和重症感染中的过度促炎反应。基于 Treg 的免疫治疗手段在移植物抗宿主病、1 型糖尿病和多发性硬化患者中已取得一定的疗效，虽然在对重症感染的治疗时发现在早期阶段的治疗是有益的，但在免疫系统过度激活后，其效果不佳，并且，体外扩展 Treg 的治疗效果会随着时间的推移而减弱。Karolina 等学者的研究为 Treg 免疫细胞治疗提供了新思路。通过将在同种异体的脂肪组织中提取的间充质干细胞与 Treg 共培养发现，其能够显著提高 TregFoxp3 的表达及免疫抑制功能的发挥，同时能够有效抑制效应 T 细胞的增殖。其可能的机制为 Treg 能够摄取间充质干细胞来源的活性线粒体及质膜，从而显著提高其免疫抑制活性，因此间充质干细胞免疫治疗可能成为重症感染治疗中靶向调节 Treg 免疫活性的另一有效手段。

（四）传统中药

随着众多中药有效成分的发现，为重症感染的治疗提供了众多行之有效的新方法，值得注意的是，众多中药的有效成分及复合制剂在重症感染的治疗过程中具有靶向促进 Treg 增殖及活性的功能。例如，黄芩苷能增加胰腺 Treg 中 Foxp3 的表达并改善脓毒症相关的胰腺损伤；大黄在脓毒症小鼠中显著增加 CD4+CD25+T 细胞的同时，显著降低 CD8+T 细胞及 NK 细胞水平；姜黄素及木犀草素能增强 Treg 的抑

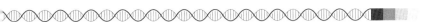

制功能及血清 IL-10 的水平，提高脓毒症小鼠的存活率；复合制剂血必净注射液在体外实验中能刺激 Treg 的分化并抑制 Th17 细胞的分化，在脓毒症小鼠中同样能促进 Treg 的增殖，预防细胞因子风暴的发生。

三、通过抑制 Treg 功能改善代偿性抗炎反应

在重症感染的晚期或特定病原体感染后，机体常发生代偿性的抗炎反应综合征，诸多临床试验表明 Treg 的增殖及 Foxp3 的高表达可能增加脓毒症患者重症感染或者继发感染的风险，甚至可能导致免疫功能瘫痪，进而引起 MODS 及脓毒症死亡。因此，要及时有效地对 Treg 的功能进行抑制以增加生存概率。

（一）人类重组细胞因子

IL-15 是一种 T 细胞生长因子，与 IL-2 具有类似的结构及生物学功能，可激活 T 细胞、B 细胞和 NK 细胞，并介导这些细胞的增殖和存活，在抗肿瘤、促炎症、抗感染中发挥重要作用。IL-15 在 Treg 发育中发挥一定作用，但并非 Treg 激活所需的生长因子。在脓毒症小鼠模型中，IL-15 能显著改善脓毒症诱导的 T 细胞耗竭，增加 NK 细胞及巨噬细胞的数量，改善脓毒症幸存者的长期死亡率，而 Treg 的数目无明显改变。同样的，IL-36 通过激活自噬过程降低了 Treg 的免疫抑制活性，放大了 Th1 细胞的效应并促进效应 T 细胞的增殖，有助于改善脓毒症的宿主免疫反应及预后。

（二）抑制血小板功能

血小板以其止血作用而闻名，其通过与免疫细胞相互作用来调节免疫反应的能力也逐渐受到学界的重视。血小板的活化会导致血小板形状的改变、受体蛋白及黏附蛋白的动员，以及一些炎症介质的分泌。活化的血小板已被证明在体外和体内炎症过程中与 T 细胞相互作用。例如，在风湿性关节炎和艾滋病等疾病中，血小板与血液中的 CD4+T 细胞形成聚集体。体外研究表明，活化的血小板可以增强 Treg 的增殖和活化。P2Y12 是一种存在于血小板和 T 淋巴细胞上的嘌呤能受体。研究人员在脓毒症小鼠模型中使用 P2Y12 抑制剂氯吡格雷，结果显示相比对照组，氯吡格雷的使用使得脓毒症小鼠中的 Treg 数目显著减少，并降低了血小板和 CD4+T 细胞间的聚集。因此，靶向血小板以控制 Treg 的增殖和活性，可能有希望治疗败血症。

（三）传统中药

丹参酮 Ⅱ-A（TSN）是从丹参中分离得到的最丰富的二萜醌类化合物。作为一种应用广泛的中药，其治疗心血管疾病、代谢综合征、癌症、神经退行性疾病等多种疾病的效果受到广泛关注。此外，新近的研究发现，TSN 具有脓毒症保护作用。在脓毒症小鼠中使用后发现，TSN 以剂量和时间依赖性方式提高了脓毒症小鼠的存活率，降低了脓毒症小鼠的血清生化参数并保护器官免受组织病理学损伤。此外，TSN 消除了脓毒症诱导的 Treg 增殖，逆转了免疫细胞凋亡和脾 CD4+ 和 CD8+T 细胞的百分比降低，是一种能够改善多微生物脓毒症免疫抑制的新策略。

（四）其他临床干预措施

血液净化可通过过滤、吸附和血浆交换等方式非特异性清除血液中的炎症介质，控制促炎和抗炎介质水平，调节宿主免疫反应。因此，血液净化已被用作危重患者包括重症感染患者的器官支持疗法，血液净化技术的进步使其成为治疗败血症另一有前景的治疗措施。一项关于严重烧伤后重症感染的研究发现，严重烧伤后早期使用大容量血液滤过显著降低了严重烧伤后重症感染及感染性休克的发生率。

因其显著降低了 TNF-α、IL-1β、IL-6 和 IL-8 在内的炎性细胞因子的水平，还明显降低了 Treg 的比例，因此血液净化技术可能有助于改善患者的免疫抑制并恢复免疫稳态。

乌司他丁（UTI）是一种广谱蛋白酶抑制剂，已被证明可调节脓毒症中的先天免疫和促炎信号转导。此外，有报道称 UTI 可能通过调节 Treg 的功能活动来影响传染病中的炎症反应。在脓毒症小鼠模型中，UTI 可以通过 TLR4/NF-κB 信号通路降低 Treg 的数量和功能来改善炎症损伤。

此外，其他的临床干预或者治疗措施也对靶向抑制 Treg 活性发挥作用。例如，新鲜冰冻血浆的输注可能通过抑制严重脓毒症小鼠外泌体蛋白 Galectin-9 的分泌，促进 Th1、Th17 细胞的增殖并抑制 Treg 的增殖和活性。免疫球蛋白尤其是 IgG 和 IgM 的输注同样显著降低了 Treg 的百分比，发挥抗免疫抑制作用。

综上所述，重症感染患者中 Treg 存在很强的异质性，靶向免疫调节 Treg 活性的治疗措施也存在较强的差异性甚至是完全相反，因此临床工作中应注重重症感染患者免疫功能状态及病原微生物种类的评估，从而实现对 Treg 的精准靶向免疫调节，恢复患者的免疫平衡状态，改善重症感染患者的死亡率及预后。

（五）展望

Treg 可以通过防止感染期间的过度炎症而为宿主提供保护，但是也可通过其抑制效应使病原体持续存在，导致疾病慢性化。Treg 在宿主体内病原体的清除和持续存在这两个矛盾的过程均发挥作用，阐明在不同感染模型中差异调控 Treg 的复杂机制，以实现动态协调在自身免疫和感染免疫中的作用，可能为研究 Treg 靶向、可逆调控的方式以促进慢性感染的清除提供有价值的思路和方向。对于重症感染患者的治疗，除了常规抗感染及对症支持治疗外，还应及时评估患者的免疫功能状态，以期实现对 Treg 甚至是其他参与炎症过程的免疫细胞进行靶向免疫调节，是实现个体化精准治疗的重要手段之一。

（李葆宸）

参考文献

[1] GAO Y L, YAO Y, ZHANG X, et al. Regulatory T Cells: Angels or Demons in the Pathophysiology of Sepsis? Front Immunol, 2022, 13: 829210.

[2] POLL T, SHANKAR-HARI M, WIERSINGA W J. The immunology of sepsis. Immunity, 2021, 54（11）: 2450-2464.

[3] ABBAS A K, TROTTA E, R SIMEONOV D, et al. Revisiting IL-2: Biology and therapeutic prospects. Sci Immunol, 2018, 3（25）: eaat1482.

[4] ZHANG B, SUN J, WANG Y, et al. Site-specific PEGylation of interleukin-2 enhances immunosuppression via the sustained activation of regulatory T cells. Nat Biomed Eng, 2021, 5（11）: 1288-1305.

[5] YEH C L, TANUSEPUTERO S A, WU J M, et al. Intravenous Arginine Administration Benefits CD4[+] T-Cell Homeostasis and Attenuates Liver Inflammation in Mice with Polymicrobial Sepsis. Nutrients, 2020, 12（4）: 1047.

[6] DI CARO V, CUMMINGS J L, ALCAMO A M, et al. Dietary Cellulose Supplementation Modulates the Immune Response in a Murine Endotoxemia Model. Shock, 2019, 51（4）: 526-534.

[7] PIEKARSKA K, URBAN-WóJCIUK Z, KURKOWIAK M, et al. Mesenchymal stem cells transfer mito-

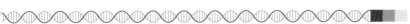
chondria to allogeneic Tregs in an HLA-dependent manner improving their immunosuppressive activity. Nat Commun，2022，13（1）：856.

[8] SAITO M，INOUE S，YAMASHITA K，et al. IL-15 Improves Aging-Induced Persistent T Cell Exhaustion in Mouse Models of Repeated Sepsis. Shock，2020，53（2）：228-235.

[9] GE Y，HUANG M，DONG N，et al. Effect of Interleukin-36β on Activating Autophagy of CD4$^+$CD25$^+$ Regulatory T cells and Its Immune Regulation in Sepsis. J Infect Dis，2020，222（9）：1517-1530.

[10] ALBAYATI S，VEMULAPALLI H，TSYGANKOV A Y，et al. P2Y12 antagonism results in altered interactions between platelets and regulatory T cells during sepsis. J Leukoc Biol，2021，110（1）：141-153.

[11] GAO M，OU H，JIANG Y，et al. Tanshinone IIA attenuates sepsis-induced immunosuppression and improves survival rate in a mice peritonitis model. Biomed Pharmacother，2019，112：108609.

[12] YOU B，ZHANG Y L，LUO G X，et al. Early application of continuous high-volume haemofiltration can reduce sepsis and improve the prognosis of patients with severe burns. Crit Care，2018，22（1）：173.

[13] CAO C，YIN C，CHAI Y，et al. Ulinastatin mediates suppression of regulatory T cells through TLR4/NF-κB signaling pathway in murine sepsis. Int Immunopharmacol，2018，64：411-423.

第五章

调节性 T 细胞与肿瘤

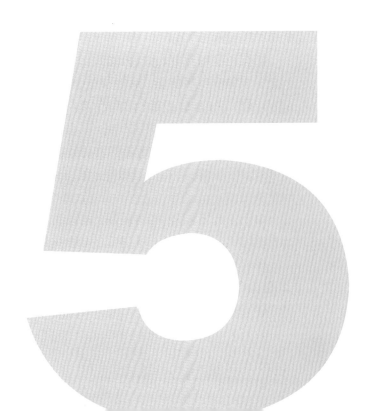

第一节　概述

肿瘤是严重危害人类健康的重大疾病，发病机制复杂，其中免疫系统与肿瘤的发生及发展有密切关系。一方面，免疫系统通过多种免疫效应机制杀伤和清除肿瘤细胞；另一方面，肿瘤细胞可通过多种机制抵抗或逃避免疫系统对其的杀伤和清除。因此，针对抗肿瘤免疫及肿瘤细胞免疫逃逸的研究十分重要，有利于肿瘤免疫诊断及免疫防治。

一、肿瘤免疫机制

（一）抗肿瘤免疫

机体的免疫功能与肿瘤的发生、发展关系密切，当宿主免疫状态低下或呈抑制状态时易发生肿瘤，在肿瘤发展过程中，宿主免疫状态受肿瘤抑制，互相影响，导致肿瘤持续生长。

正常情况下，宿主免疫系统识别肿瘤细胞抗原并产生抗肿瘤免疫应答，包括固有免疫应答和适应性免疫应答，固有免疫应答起一线抗肿瘤作用，而适应性免疫应答发挥特异性抗肿瘤作用，其中细胞免疫是抗肿瘤免疫的主力军，体液免疫在某些情况下起协同作用。而事实上绝大多数肿瘤患者产生的抗肿瘤免疫应答不能起到清除肿瘤的作用，这是由于肿瘤抗原诱发的免疫应答不足，或者缺乏特异性，不足以清除肿瘤细胞。这不仅取决于肿瘤抗原的免疫原性（如肿瘤细胞的组织来源和发生方式不同，其免疫原性的强弱不同），同时受到宿主免疫状态和其他因素影响。

$CD8^+CTL$、$CD4^+Th1$ 是参与适应性抗肿瘤免疫应答的主要细胞。凋亡或坏死的肿瘤细胞释放肿瘤抗原，被抗原提呈细胞识别、摄取后加工，提呈给 $CD4^+$ 或 $CD8^+T$ 细胞，诱导免疫应答。当肿瘤细胞表面高表达共刺激分子时，APC 直接将肿瘤抗原提呈给 $CD8^+T$ 细胞，诱导 $CD8^+T$ 细胞活化并增殖为 CTL；当肿瘤细胞表面不表达或低表达共刺激分子时，$CD8^+T$ 细胞需在活化的 $CD4^+T$ 细胞辅助下激活。激活后的特异性 CTL 通过穿孔素—颗粒酶途径、Fas/FasL 途径、TNF-TNFR 途径特异性杀伤肿瘤细胞。$CD4^+Th$ 细胞除辅助性 $CD8^+T$ 细胞活化外，其本身通过分泌细胞因子或趋化因子间接参与抗肿瘤免疫效应。TNF 可诱导肿瘤细胞凋亡及肿瘤血管的坏死，IFN 通过激活巨噬细胞，增强巨噬细胞对肿瘤细胞的吞噬和杀伤作用，趋化因子通过招募 CTL 和巨噬细胞等发挥抗肿瘤作用。另外，$CD4^+Th1$ 可直接杀伤肿瘤细胞。

固有免疫细胞中 NK、巨噬细胞、$\gamma\delta T$、NKT 均参与机体抗肿瘤免疫。NK 细胞在趋化因子作用下迁移至肿瘤组织局部，肿瘤细胞表面糖类配体与 NK 表面 KAR 结合，激活 NK，活化的 NK 通过 ADCC 效应、Fas/FasL 途径、穿孔素—颗粒酶途径以及释放 TNF 等细胞因子等方式杀伤靶细胞。巨噬细胞在抗肿瘤免疫中起双向作用，一方面，巨噬细胞作为抗原提呈细胞提呈肿瘤抗原，诱导特异性抗肿瘤免疫应答，发挥非特异吞噬作用吞噬肿瘤细胞，分泌 TNF 等多种细胞因子间接杀伤肿瘤细胞；另一方面，巨噬细胞可被肿瘤细胞分泌的某些因子驯化，转化为免疫抑制性肿瘤相关巨噬细胞，促进肿瘤发展。

由于肿瘤抗原的抗原性较弱，肿瘤患者体内自然产生的抗体不是抗肿瘤免疫的"主力军"。肿瘤抗原通过激活 B 细胞，产生肿瘤特异性抗体，肿瘤特异性抗体通过激活补体系统、介导 ADCC 效应、介导调理吞噬作用等发挥抗肿瘤作用，有些抗肿瘤抗体可封闭肿瘤细胞的一些受体，如封闭肿瘤细胞表面的转铁蛋白受体，从而抑制肿瘤生长。此外，肿瘤特异性抗体会干扰特异性肿瘤细胞杀伤作用，促进肿瘤生长，还可使肿瘤细胞的黏附性改变或丧失，促进肿瘤细胞转移。

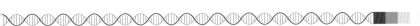

（二）肿瘤的免疫逃逸机制

肿瘤免疫逃逸机制非常复杂，尚未完全研究清楚。

首先，宿主免疫状态与肿瘤免疫逃逸的发生关系密切。宿主免疫状态低下时，如长期使用免疫抑制剂、HIV 感染等，易出现免疫逃逸。肿瘤细胞本身分泌多种免疫抑制因子或诱导产生免疫抑制细胞，使机体免疫呈低下或抑制状态，从而削弱机体免疫监视作用并抑制抗肿瘤免疫。

其次，肿瘤生长的微环境是肿瘤发生、发展的重要组分，但其成分复杂，既含有抑制肿瘤和促进机体免疫的免疫细胞与细胞因子，又含有促进肿瘤和抑制机体免疫的免疫细胞与细胞因子，肿瘤与微环境相互依存、相互斗争。

再次，肿瘤细胞通过多种方式获得逃避免疫监视的能力，逃避机体免疫系统的识别与清除。肿瘤细胞表达的肿瘤抗原，与机体正常蛋白差别较小，免疫原性弱，难以产生有效的抗肿瘤免疫应答，从而逃避了免疫系统的识别与杀伤，此为抗原调变。肿瘤细胞表面 MHC Ⅰ 类分子表达低下或缺陷，抗原提呈细胞不能识别肿瘤细胞，不能诱导 CTL 的杀伤作用。同时肿瘤细胞表面共刺激信号异常，较少表达 CD80、CD86 等共刺激分子，但较多表达 PD-L1 等共抑制分子，故而不能提供 T 细胞活化的第二信号，不能诱导抗肿瘤免疫应答。另外，肿瘤细胞诱导 Treg 产生并分泌抑制性细胞因子，如 TGF-β、IL-10、IL-33 等，抑制机体抗肿瘤免疫。肿瘤细胞表达 FasL 诱导肿瘤特异性 T 细胞凋亡，并且高表达多种抗凋亡分子，如 Bcl-2 等，抵御凋亡作用。

二、调节性 T 细胞与肿瘤免疫

Treg 特征性表达 Foxp3，具备强大的免疫抑制功能，通过抑制 CD4$^+$ 和 CD8$^+$T 细胞活化与增殖，发挥免疫负调节作用，参与维持机体免疫平衡。目前普遍认为，CD4$^+$CD25$^+$Treg 主要通过 2 种负调控机制调控机体免疫应答：①直接接触抑制靶细胞活化：CD4$^+$CD25$^+$Treg 可通过 CTLA-4 与靶细胞上的相应受体结合，并抑制靶细胞上 IL-2Rα 链的表达，降低靶细胞对 IL-2 的反应性，从而抑制效应 T 细胞的增殖，用抗 CTLA-4 的单抗可阻断 CD4$^+$CD25$^+$Treg 的抑制作用。②分泌 TGF-β、IL-10 等细胞因子抑制免疫应答：IL-10 通过抑制 IL-2 的产生及延长细胞增殖周期、下调 MHC Ⅱ 类分子、单核细胞 CD80/CD86 的表达、下调 CD28 的配体等方式抑制 T 细胞增生；IL-10 可促进 iTreg 成熟及 CD4$^+$CD25$^-$ T 细胞向 CD4$^+$CD25$^+$Treg 转化；TGF-β 可抑制 IL-1 和 IL-2 的分泌进而抑制 T 细胞增殖。

人类的 Treg 在表型及功能上呈高度多样性。在肿瘤微环境（tumor microenvironment，TME）中，Treg 由肿瘤细胞重新编辑，获得活化表型并增强抑制功能，通过多种机制发挥抑制作用，或使免疫监视沉默，或通过抑制活化的 T 细胞防止组织损伤。Foxp3 通常被视为 Treg 的"主要调节转录因子"，然而在 TME 中，Foxp3 在活化的 CD4$^+$T 细胞表达，但在 iTreg 亚群中不表达。存在于 TME 中的 Treg 具有双重作用，它并非总是促进肿瘤发展，另外还发挥其他作用。

（一）Treg 抑制抗肿瘤免疫

Akimova 等通过检测患者体内肿瘤组织、非肿瘤组织、LN 和 PBMC 的 *Foxp3* 基因 Treg 特异性去甲基化区域（Treg-specific demethylation region，TSDR），以及 Foxp3/TSDR 比值，发现 Treg 在肿瘤患者外周血、肿瘤局部及肿瘤相关淋巴结（tumor-associated lymph nodes，LN）中均显著增加，这些部位的 Treg 表达多种趋化因子受体，与肿瘤的趋化因子相互作用，导致 Treg 募集，如 CCR4 与 CCL12、CCR4 与 CCL17、CCR10 与 CCL28、CXCR4 与 CXCL1 等。据报道，增加肿瘤治疗频率可显著增加肿瘤组织中 Treg 的数量及抑制功能，这与 CD4$^+$Foxp3$^+$Treg 表面蛋白上调有关，如 CD25、

CD39、CTLA-4、GARP、Helios、LAP。

TME 中的 Treg 抑制作用增强，通过多种途径发挥抑制作用，Treg 分泌免疫抑制因子 TGF-β、IL-1、IL-35，通过穿孔素—颗粒酶途径、Fas/FasL 途径等杀伤效应 CD8$^+$/CD4$^+$T 细胞、NK 细胞、巨噬细胞，降低抗肿瘤免疫作用。

（二）Treg 通过不同机制促进免疫逃逸

免疫检查点是指在免疫细胞上表达、能调节免疫激活程度的一系列分子，对维持自身耐受、防止自身免疫反应起重要作用，通过控制免疫应答的时间和强度使组织损伤最小化。正常情况下免疫系统活化时不会过度激活，是由于免疫检查点及时"刹车"，抑制 T 细胞功能，使免疫系统活化保持在正常范围；如果免疫检查点功能异常激活，在肿瘤组织中被肿瘤细胞利用，就会逃脱免疫监视，形成免疫逃逸。此外，Treg 可表达 CD25 耗竭促炎因子 IL-2。Treg 还可以表达 CD39 和 CD73，可通过腺苷及核转录因子信号通路减少促炎因子的产生。

（三）Treg 在肿瘤中发挥"好"作用

在 TME 中，Treg 不仅参与促进局部癌症进展，也下调炎症导致的组织损伤，因此 Treg 发挥着多样化的作用，其功能在抑制和不抑制之间保持微妙的平衡。Treg 在结直肠癌中限制肿瘤炎性反应（tumor promoting inflammation，TPI）对肠道微生物的反应；通过肿瘤相关巨噬细胞抑制金属蛋白酶 2（metalloproteinase 2，MMP2）的产生，MMP2 可降解多种细胞外基质，这是导致病原体入侵、恶性肿瘤转移的主要因素；通过神经纤毛蛋白 1（neuropilin 1，NRP1）调节血管生成；产生双调蛋白，在组织修复中发挥作用；保护组织免受炎症损伤。

三、Treg 是肿瘤免疫治疗的靶点之一

近年来，随着对肿瘤免疫机制的不断研究，应用免疫学原理治疗肿瘤成为研究热点，越来越多的免疫治疗方法应用于临床。由于肿瘤患者体内存在难以打破的免疫耐受机制，故 Treg 可作为肿瘤免疫治疗靶点之一，通过减少 Treg 数量、降低 Treg 抑制功能水平、阻断 Treg 募集、逆转 Treg 等方法，阻止免疫逃逸，增强抗肿瘤免疫应答，产生抗肿瘤效应。

（一）靶向治疗 Treg

靶向治疗 Treg 是指应用单克隆抗体拮抗 Treg 上表达的分子，如 CD25、CTLA-4、CCR4、OX40 或 GITR，但是由于这些表面蛋白都不是在 Treg 上特异性表达，因此其效果是有限的。

（1）使用 CD25 的单克隆抗体，如达利珠单抗，一种人源化的 IgG 型单克隆抗体，与 IL-2R（CD25）的 α 亚基结合，不仅减少了 Treg 的数量，同时也减少了 Teff 数量，所以没有达到增强抗肿瘤效应的预期。

（2）趋化因子受体 4（CCR4）参与 Treg 在肿瘤组织募集，莫格利珠单抗是一种人源化的抗 CCR4 单克隆抗体，最初在日本被批准用于治疗复发难治性成人 T 细胞白血病 / 淋巴瘤，后来单独或与纳武单抗联合治疗实体瘤，这种疗法具有良好的安全性，降低 Foxp3$^+$Treg，增强 Teff 活性。

（3）Treg 表达 CD39 和 CD73，阻断腺苷途径，该途径通过沉默外核苷酸酶，促进 Treg 生长和抑制功能。

（4）IDO 在许多人类癌症中表达，与肿瘤分期和晚期转移呈正相关。IDO 通过消耗必需氨基酸制 Teff 激活，产生犬尿氨酸促进 Treg 分化和激活。IDO 抑制剂，如艾卡哚司他单独或与 PD-1 抑制剂联合使用，在临床试验中显示较好的治疗效果。

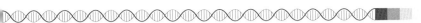

（二）免疫检查点抑制剂

1. PD-1/PDL-1 抑制剂

　　PD-1，又称 CD279，是一种重要的免疫抑制分子，属于免疫球蛋白超家族，在活化的 T 细胞、B 细胞、巨噬细胞、NK 细胞等细胞表面表达，PD-1 结合两个配体，PD-L1 和 PD-L2。通过向下调节免疫系统对人体细胞的反应，以及通过抑制 T 细胞炎症活动来调节免疫系统并促进自身耐受。PD-1 是免疫检查点，通过两种机制防止自身免疫，首先，它促进淋巴结中抗原特异性 T 细胞的凋亡（程序性细胞死亡）；其次，它降低了调节性 T 细胞的细胞凋亡。PD-L1 也称为 CD274 或 B7-H1。正常情况下免疫系统会对聚集在淋巴结或脾的外来抗原产生反应，促进抗原特异性的细胞毒杀性 T 细胞（CD8$^+$T 细胞）增生。而 PD-1 与 PD-L1 结合，可以转导抑制性的信号，减少淋巴结 CD8$^+$T 细胞的增生，而且 PD-1 还可以借由调节 *Bcl-2* 基因，控制淋巴结中抗原特异性 T 细胞的聚积。正常情况下 Teff、NK 和 B 细胞表面表达 PD-1，与表达 PD-L1/PD-L2 的 APC 结合，控制免疫应答的时间及强度；然而在 TME 中，肿瘤细胞或抗原呈递细胞表达 PD-L1，通过 PD-1/PD-L1 信号，抑制除 Treg 以外的所有免疫效应细胞，Treg 诱导并过表达多个抑制性检查点受体（inhibitory checkpoint receptor，ICR），包括 PD-1、TIM-3、LAG-3、TGIT 和腺苷受体（A2AR），发挥更强大、更稳定的抑制作用。使用免疫检查点抑制剂，封锁 PD-1/PD-L1 作用，阻断抑制 Teff 活化的抑制信号，恢复 Teff 抗肿瘤免疫效应，但不会降低 Treg 数量及其抑制功能。

　　Treg 通过 TGF-β 途径发挥抑制作用，使用针对该途径的拮抗剂，包括 TGF-β 中和抗体（非苏木单抗）、Ⅰ型 TGF-βR 丝氨酸 / 苏氨酸激酶抑制剂，以提高 CD8$^+$T 细胞 /Treg 比值，并抑制 IDO 在肿瘤引流淋巴结中 DC 细胞的表达。

2. CTLA-4 抑制剂

　　有研究发现，CTLA-4 表达于 Treg 表面，在免疫反应中传递抑制性信号，用于治疗晚期黑色素瘤和恶性间皮瘤的易普利姆玛和曲美母 CTLA-4 单抗，可以阻断 CTLA-4 表达，降低 Treg 的抑制活性，达到肿瘤抑制效果。CTLA-4，又名 CD152，由 CTLA-4 基因编码的一种跨膜蛋白质，表达于活化的 CD4$^+$ 和 CD8$^+$T 细胞，与 T 细胞表面的协同刺激分子受体（CD28）具有高度的同源性。CTLA-4 和 CD28 均为免疫球蛋白超家族成员，两者与相同的配体 CD86（B7-2）和 CD80（B7-1）结合。CTLA-4 的免疫调控功能的关键体现在控制 CD4$^+$Foxp3$^-$、CD8$^+$T 细胞及 Treg。CTLA-4 能够中止激活的 T 细胞的反应及介导 Treg 的抑制功能。目前的研究表明 CTLA-4 抑制 T 细胞的反应主要是通过两种途径：一是通过与 CD28 竞争性的结合 B7 或者招募磷酸酶到 CTLA-4 的胞内结构域部分，从而降低 TCR 和 CD28 的信号。另一种是降低 CD80 和 CD86 在 APC 的表达水平或者通过转胞吞作用将它们从 APC 移除，这样就减少了 CD28 参与 T 细胞激活。此外，CTLA-4 还会介导树突状细胞结合 CD80/CD86 并诱导色氨酸降解酶 IDO 的表达，从而导致 TCR 的抑制。CTLA-4 抗体通过结合 CTLA-4 来减少 Treg，激活 TCR。

（三）化疗对 Treg 的影响

　　低剂量和高剂量环磷酰胺均会降低 Treg 数量。

四、结语

　　近年来，对 Treg 数量及其在抗肿瘤免疫中的抑制作用研究越来越多，进一步研究 Treg 的特征和功能，阐明其抑制自体同源的肿瘤细胞攻击机制，将有助于更好地理解肿瘤免疫耐受机制和提供肿瘤免疫的有效治疗方法。在治疗肿瘤时不能盲目将 Treg 功能沉默或清除，需要更深入了解 Treg 在维持健康及导致疾病方面的作用，有的放矢，以获得最佳的结果。

（韩　良）

参考文献

[1] 曹雪涛. 医学免疫学. 7 版. 北京：人民卫生出版社，2018.

[2] WHITESID E，THERESA L.FOXP3[+]Treg as a therapeutic target for promoting anti-tumor immunity.Expert OpinTher Targets，2018，22（4）：353-363.

[3] DELEEUW R J，KOST S E，KAKAL J A，et al. The prognostic value of FoxP3[+] tumor-infiltrating lympho-cytes in cancer：a critical review of the literature. Clin Cancer Res，2012，18（11）：3022-3029.

[4] DEVAUD C，DARCY P K，KERSHAW M H. Foxp3 expression in T regulatory cells and other cell lineages. Cancer Immunol Immunother，2014，63（9）：869-876.

[5] AKIMOVA T，ZHANG T，NEGOREV D，et al. Human lung tumor FOXP3[+] Tregs upregulate four "Treg-locking" transcription factors. JCI Insight，2017，2（16）：e94075.

[6] JIE H B，SCHULER P J，LEE S C，et al. CTLA-4（+）Regulatory T Cells Increased in Cetuximab-Treat-ed Head and Neck Cancer Patients Suppress NK Cell Cytotoxicity and Correlate with Poor Prognosis. Cancer Res，2015，75（11）：2200-2210.

[7] ARPAIA N，GREEN J A，MOLTEDO B，et al. A Distinct Function of Regulatory T Cells in Tissue Protec-tion. Cell，2015，162（5）：1078-1089.

[8] GREEN J A，ARPAIA N，SCHIZAS M，et al. A nonimmune function of T cells in promoting lung tumor progression. J Exp Med，2017，214（12）：3565-3575.

[9] ALI N，ZIRAK B，RODRIGUEZ R S，et al. Regulatory T Cells in Skin Facilitate Epithelial Stem Cell Dif-ferentiation. Cell，2017，169（6）：1119-1129.e11.

[10] RUSSLER-GERMAIN E V，RENGARAJAN S，HSIEH C S. Antigen-specific regulatory T-cell responses to intestinal microbiota. Mucosal Immunol，2017，10（6）：1375-1386.

[11] WANG B Q，ZHANG C M，GAO W，et al. Cancer-derived matrix metalloproteinase-9 contributes to tumor tolerance. J Cancer Res Clin Oncol，2011，137（10）：1525-1533.

[12] PIECHNIK A，DMOSZYNSKA A，OMIOTEK M，et al. The VEGF receptor，neuropilin-1，represents a promising novel target for chronic lymphocytic leukemia patients. Int J Cancer，2013，133（6）：1489-1496.

[13] ACOBS J F，PUNT C J，LESTERHUIS W J，et al. Dendritic cell vaccination in combination with anti-CD25 monoclonal antibody treatment：a phase I/II study in metastatic melanoma patients. Clin Cancer Res，2010，16（20）：5067-5078.

[14] KUROSE K，OHUE Y，WADA H，et al. Phase Ia Study of FoxP3[+]CD4 Treg Depletion by Infusion of a Humanized Anti-CCR4 Antibody，KW-0761，in Cancer Patients. Clin Cancer Res，2015，21（19）：4327-4336.

[15] MUNN D H，SHARMA M D，JOHNSON T S，et al. IDO，PTEN-expressing Tregs and control of antigenpresentation in the murine tumor microenvironment. Cancer Immunol Immunother，2017，66（8）：1049-1058.

[16] BEATTY G L，O'DWYER P J，CLARK J，et al. First-in-Human Phase I Study of the Oral Inhibitor

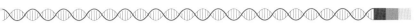

of Indoleamine 2，3-Dioxygenase-1 Epacadostat（INCB024360）in Patients with Advanced Solid Malignancies. Clin Cancer Res，2017，23（13）：3269-3276.

[17] HAMID O，BAUER T M，SPIRA A I，et al. Safety of epacadostat 100 mg bid plus pembrolizumab 200 mg Q3W in advanced solid tumors：Phase 2 data from ECHO-202/KEYNOTE-037. Journal of Clinical Oncology，2017，35（15）：3012.

[18] HANKS B A，HOLTZHAUSEN A，EVANS K，et al. Combinatorial TGF-β signaling blockade and antiCTLA-4 antibody immunotherapy in a murine BRAFV600E-PTEN−/− transgenic model of melanoma. Journal of Clinical Oncology，2014，32：5s.

第二节　基于 Treg 特性的肿瘤免疫治疗的临床挑战

肿瘤是指机体在各种致瘤因子作用下，局部组织细胞增生所形成的新生物，可由原发部位向他处浸润转移，侵犯要害器官引起功能衰竭，最后导致机体死亡。根据新生物的细胞特性及对机体的危害性程度，又将肿瘤分为良性肿瘤和恶性肿瘤两大类。恶性肿瘤可分为癌和肉瘤，癌是指来源于上皮组织的恶性肿瘤。肉瘤是指间叶组织发生的恶性肿瘤，包括纤维结缔组织、脂肪、肌肉、脉管、骨和软骨组织等。

肿瘤的出现是由细胞生长调节的破坏以及宿主未能引起足够的免疫抗肿瘤反应所致。20 世纪以来，随着生物化学、细胞生物学、分子生物学及分子免疫学的发展和新技术的应用，肿瘤的起因、肿瘤细胞的本质以及肿瘤与宿主之间的相互关系等肿瘤相关基础研究有了长足的进步。实际上，大多数肿瘤患者没有产生令人满意的免疫抗肿瘤反应，这可能与肿瘤特异性免疫反应有关，尤其与 Treg 这种免疫负调节细胞有关。免疫系统的功能是由极其复杂而精确的调节网络所控制的，其中任何一个环节发生异常都会使正常免疫调节失去平衡而影响免疫功能的发挥。近年来，随着对调节性 T 细胞亚群认识的不断深入，发现 TME 中 Treg 在肿瘤免疫调节中发挥了重要的作用，为肿瘤免疫治疗研究提供了新的线索，也为进一步探索肿瘤免疫治疗策略提供了理论及试验基础。

免疫系统的三大功能为免疫防御、免疫监视和免疫自稳，其中免疫监视的对象就是体内转化的肿瘤细胞。身体的免疫系统能够识别和清除肿瘤细胞。机体抗肿瘤的免疫效应包括细胞免疫应答和体液免疫应答，两者共同参与抗肿瘤免疫效应，但主要由细胞免疫所介导，发挥免疫效应的细胞主要包括 T 细胞、NK 细胞和巨噬细胞等。而 Treg 主要参与肿瘤的免疫逃逸机制。

一、Treg 与 TME

TME 是肿瘤赖以生存和发展的重要条件，Treg 与其他细胞、细胞因子、细胞外基质等，共同参与营造了合适的肿瘤生长微环境。Treg 能够通过多种机制在 TME 中发挥其免疫抑制作用，作用对象为包括效应 T 细胞、NK 细胞等在内的多种免疫效应细胞，以及树突状细胞。TME 中 Treg 的作用机制如下。

1. Treg 对微环境中其他细胞的调控作用

首先，Treg 与 DC 间存在诸多关联。Treg 能与 DC 接触而发挥作用。Treg 还可通过神经纤毛蛋白 -1（neuropilin-1），弱化 DC 激活效应 T 细胞的功能。此外，Treg 通过竞争性剥夺可溶性因子与协同刺激，阻碍 DC 对肿瘤细胞的吞噬作用。其次，Treg 与效应 T 细胞间也存在诸多调控机制。Treg 能表达丝氨酸蛋白酶和半乳凝素直接与效应 T 细胞结合导致细胞凋亡或周期中止。在 CD8⁺细胞毒性 T 淋巴细胞（CTL）对某特异抗原进行大规模杀伤前，Treg 能更快地完成活化，并在早期阻断 CTL 的扩增。Treg 通过在其表面高度表达 IL-2 受体（CD25），直接消耗大量 IL-2，产生竞争性抑制的作用。Treg 表达的胞外酶 CD39 和 CD73 还可促进微环境内腺苷的产生，这些腺苷能与效应细胞表面的 A2A 结合而发挥抑制和抗增殖效应。Treg 还通过缝隙连接作用将大量 cAMP 转移至效应细胞中，干扰细胞代谢。

Treg 还能调控 NK 细胞的功能。CD4$^+$CD25$^+$Foxp3$^+$Treg 可以高度表达颗粒酶 B，通过颗粒酶 / 穿孔素依赖途径，使 NK、CTL 等免疫效应细胞溶解。肿瘤 Treg 分泌的膜结合型 TGF-β 也可能是 Treg 通过细胞—细胞间直接接触的方式发挥抑制杀伤细胞作用的机制之一。可见，不同的 Treg 亚群发挥作用的机制也不尽相同。

2. Treg 通过细胞因子产生调控作用

Treg 分泌的免疫抑制因子有多种，其中 IL-10、TGF-β 及 IL-35 等能促进抗凋亡分子的表达，使肿瘤细胞能抵御免疫效应细胞的诱导凋亡的作用，从而发挥对效应细胞的抑制作用。Treg 能通过 IL-10 依赖的方式抑制效应 T 细胞的功能，TME 中的 Treg 分泌的 IL-10 对于机体的抗肿瘤免疫功能具有明显的拮抗作用。TGF-β 不仅能全面抑制机体的免疫系统功能，而且可以帮助肿瘤细胞逃避免疫效应细胞识别和侦察。肿瘤 Treg 分泌的 TGF-β 在头颈部肿瘤以及淋巴瘤等肿瘤中，均具有明显的抑制抗肿瘤免疫功能的作用，在级别高的神经胶质瘤组织中发现的 Treg 也通过分泌高水平的 TGF-β 显著抑制 CD8$^+$T 细胞的增殖。也有报道发现，肿瘤 Treg 产生的 IL-10 和 TGF-β 在抑制 TME 中树突状细胞的功能上发挥了重要作用。

二、Treg 代谢与肿瘤

目前已经发现，Treg 的代谢情况与效应 T 细胞不同，识别与其独特代谢状态相关的途径可以为肿瘤免疫治疗提供强有力的观点。葡萄糖代谢对支持外周循环中 Treg 的抑制功能很重要，通过 TLR8 激活抑制葡萄糖代谢，会抑制淋巴组织和肿瘤中的 Treg 活性。清道夫受体 CD36 介导长链脂肪酸的摄取，在肿瘤浸润的 Treg 上表达增加。相比之下，脂肪酸结合蛋白 5（FABP5）是脂质摄取所需的脂质伴侣，其抑制增强了 Treg 的抑制能力，这与线粒体适应性改变有关，表明通过 FABP5 摄取脂肪酸从而抑制 Treg 的活性。因此，肿瘤浸润的 Treg 比循环 Treg 摄入的脂肪酸更少，并显示在 FABP5 缺乏的 Treg 中观察到线粒体变化和增强的抑制活性。此外，还发现 Treg 有选择地需要脂质信号程序来支持他们在 TME 中的功能性分化。仍需进一步研究来揭示脂质代谢需要何物及通过何种潜在机制去决定肿瘤中的 Treg，这可能有助于调和这些看似不同的研究结果。通过调节细胞内代谢网络，是否以及如何在 TME 中选择性地塑造 Treg 功能适应性也迫切需要研究。

三、Treg 与肿瘤免疫治疗策略

肿瘤免疫治疗是指通过调动宿主的免疫防御机制或给予某些生物活性物质，以取得或者增强抗肿瘤免疫效应治疗方法的总称。但免疫治疗仅可清除少量的、播散的肿瘤细胞，对于晚期的实体瘤效果有限，目前常作为一种辅助疗法，与手术、化疗、放疗等联合应用，以提高肿瘤综合治疗效果。

基于 Treg 的肿瘤免疫治疗的主要策略有：①剔除 Treg，如用抗 CD25 单克隆抗体剔除体内的 CD4$^+$CD25$^+$Treg，从而促进 CD8$^+$T 细胞对黑色素瘤细胞的特异性杀伤作用；②控制 Treg 的数量及阻断 Treg 介导的免疫抑制功能，Treg 表面高表达免疫抑制性配体，如 CTLA-4、PD-L1 及糖皮质激素诱导的 TNF 受体（GITR），抗 CTLA-4 单克隆抗体及阻断 PD-L1/PD-1 通路疗法已成功应用于临床，GITRL 或抗 GITR 抗体封闭 GITR 也能降低 Treg 的免疫抑制活性；③提高效应 T 细胞抵抗 Treg 的抑

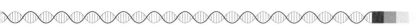

制作用能力，使 Treg 失去对效应 T 细胞的抑制作用。

四、展望

许多不同的实体或血液系统肿瘤在介导肿瘤的免疫逃逸过程中，Treg 是肿瘤免疫调节的核心机制之一。肿瘤组织不同，其发挥作用的机制也存在差异。此外，Treg 在同一种肿瘤的不同发病阶段，也存在功能上的差异和对宿主的不同干预作用，而且即使同一种肿瘤处于相同的发病阶段，Treg 也有可能因为宿主及微环境等的不同而产生差异。因此，Treg 在各种肿瘤疾病不同病程中的免疫调节机制仍需进一步深入研究。进一步研究基于 Treg 的肿瘤免疫或许可以实现对不同肿瘤患者的个体化精准治疗。

（姜　蕾　闫欢欢　张瑞婧）

参考文献

[1] STRAND S，GALLE P R. Immune evasion by tumours：involvement of the CD95（APO-1/Fas）system and its clinical implications. Molecular Medicine Today，1998，4（2）：63-68.

[2] MARIA W A，DOMINIK W，MICHAEL S，et al. Increase of regulatory T cells in the peripheral blood of cancer patients.Clin Cancer Res，2003，9（2）：606-612.

[3] SAKAGUCHI S，MIYARA M，COSTANTINO C M，et al. FOXP3$^+$ regulatory T cells in the human immune system. Nature Reviews Immunology，2010，10（7）：490-500.

[4] SAMSTEIN R M，ARVEY A，JOSEFOWICZ S Z，et al. Foxp3 Exploits a Pre-Existent Enhancer Landscape for Regulatory T Cell Lineage Specification. Cell，2012，151（1）：153-166.

[5] VON BOEHMER H. Mechanisms of suppression by suppressor T cells. Nat Immunol，2005，6（4）：338-344.

[6] NISHIOKA T，SHIMIZU J，IIDA R，et al. CD4$^+$CD25$^+$Foxp3$^+$T Cells and CD4$^+$CD25$^-$Foxp3$^+$T Cells in Aged Mice. The Journal of Immunology，2006，176（11）：6586-6593.

[7] LINDLEY S，DAYAN C M，BISHOP A，et al. Defective suppressor function in CD4（+）CD25（+）T-cells from patients with type 1 diabetes. Diabetes，2005，54（1）：92-99.

[8] SAKAGUCHI S，SAKAGUCHI N，ASANO M，et al. Immunologic Self-Tolerance Maintained by Activated T Cells Expressing 11-2 Receptor a-Chains（CD25）Breakdown of a Single Mechanism of Self-Tolerance Causes Various Autoimmune Diseases. Journal of immunology，1995，155（3）：1151-1164.

[9] MILLER A M，LUNDBERG K，OZENCI V，et al. CD4$^+$CD25high T Cells Are Enriched in the Tumor and Peripheral Blood of Prostate Cancer Patients. Journal of Immunology，2006，177（10）：7398-7405.

[10] UNITT E，RUSHBROOK S M，MARSHALL A，et al. Compromised lymphocytes infiltrate hepatocellular carcinoma：the role of T-regulatory cells. Hepatology，2005，41（4）：722-730.

[11] BEROD L，PUTTUR F，HUEHN J，et al. Tregs in infection and vaccinology：heroes or traitors? Microb Biotechnol，2012，5（2）：260-269.

[12] FACCIABENE A，MOTZ G T，COUKOS G. T-regulatory cells：key players in tumor immune escape and angiogenesis. Cancer Res，2012，72（9）：2162-2171.

第三节　Treg 与肿瘤的免疫表型及其在肿瘤中的分化发育

恶性肿瘤是威胁人类健康的重大疾病。在世界范围内，肿瘤治疗包括传统的中草药治疗、外科手术、放化疗、靶向治疗和免疫治疗，总体来说取得了长足的进步，但恶性肿瘤的防治工作仍然面临着非常严峻的挑战。已知肿瘤是由多种致癌因子促进体内基因表达和调控异常而引起恶性细胞增殖的一类多基因疾病，它不同于机体的正常组织细胞，主要表现为以下几个特点：无限增殖、抗凋亡、逃避生长抑制因子、侵袭和转移、刺激血管生成、不断产生增殖信号、抗细胞能量代谢、基因组不稳定、逃避免疫抑制、增强肿瘤相关炎症反应等。肿瘤的发生和存活是一个复杂的过程，涉及癌细胞、正常基质细胞和宿主防御机制之间的相互作用。其他一些因素，如感染或疾病诱导应激引起的细胞变化也可能导致肿瘤生长或肿瘤抑制。

免疫系统具有识别和杀伤肿瘤细胞的能力，但在肿瘤浸润组织中，免疫系统无法发挥应有的作用，肿瘤组织的局部免疫抑制状态是造成肿瘤细胞成功逃避机体免疫监视的根本原因。肿瘤的免疫逃逸是在肿瘤进展过程中的重要环节，其机制主要是通过抑制先天免疫细胞，反向调节免疫应答来实现免疫逃逸。肿瘤细胞的免疫逃逸主要通过两种方式发生：覆盖自身抗原来隐藏或清除宿主免疫系统能够识别的靶标，又称抗原覆盖；或分泌免疫抑制性细胞因子抑制免疫效应细胞或诱导抑制性免疫细胞发挥免疫抑制作用。而由 $CD4^+CD2^+Foxp3^+Treg$ 或其他类型的抑制性细胞介导的 TME 中的免疫抑制似乎是肿瘤免疫逃逸的主要机制，并且可能是肿瘤免疫治疗的关键障碍。

一、Treg 的免疫表型

Treg 占人类 $CD4^+T$ 细胞总量的 5% ~ 10%，占循环 $CD4^+T$ 细胞总量的 1% ~ 3%，这些细胞不仅保护组织免受过度的免疫反应，还抑制针对自身抗原、无害环境抗原、来自食物和微生物群的抗原以及妊娠期间胎儿抗原的免疫反应，在维持免疫系统的动态平衡方面起着关键作用。Foxp3 和高亲和力白细胞介素 -2 受体 α 链表达是 Treg 的明显特征。目前已鉴定出两种类型的 Treg：胸腺来源的 Treg（tTreg）和外周来源的 Treg（pTreg）。

肿瘤发生及发展过程中所处的内外生理部位称为 TME，可为肿瘤细胞分化增殖、侵袭和转移提供支持和屏障，从而促进肿瘤的发生和发展。TME 含有多种类型的细胞，包括肿瘤细胞、免疫系统细胞、成纤维细胞、周细胞，偶尔还含有脂肪细胞。TME 中的免疫细胞包括 $CD8^+T$ 细胞、$CD4^+T$ 细胞、Treg、DC、巨噬细胞、自然杀伤细胞、B 细胞和肥大细胞。这些细胞建立了一个高度免疫抑制、耐受、缺氧、富含促血管生成因子的环境。其中 Treg 大量存在于 TME 中，发挥着免疫抑制作用。

研究发现在大多数肿瘤中，肿瘤浸润的 Treg（TI-Treg）细胞主要是 Foxp3 高效应 Treg。与血液或非肿瘤组织中的 Treg 相比，它们多处于活化和高度增殖状态，表达更高水平的 T 细胞活化相关分子，包括 CD25、细胞毒性 T 淋巴细胞相关蛋白 4（CTLA-4）、糖皮质激素诱导的肿瘤坏死因子受体家族相关基因（GITR）、PD-1、淋巴细胞活化基因 3（LAG-3）、T 细胞免疫球蛋白和黏蛋白结构域 3（TIM-3/HAVCR2）及诱导型 T 细胞共刺激因子（ICOS）。同时它们也高水平表达与 Th2 细胞相关的特殊趋化因子受体如 CCR4 和 CCR8。

越来越多的研究证明，在各种实体瘤中高频率的肿瘤浸润效应 Treg，尤其是 $Foxp3^+$ 细胞 /$CD8^+T$ 细胞的高比值与不良预后显著相关，包括卵巢癌、肺癌、胰腺导管腺癌、非霍奇金淋巴瘤、胶质母细胞瘤、黑色素瘤和其他恶性肿瘤。然而在结直肠癌中，有几篇报道肿瘤组织中 Foxp3 表达增加与更好的预后

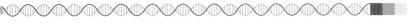

相关，其 Treg 可抑制肠道菌群引起的促肿瘤炎症反应，这种差异或许可归因于效应 Treg 或 Foxp3$^+$ 非 Treg 的显性浸润。

TI-Treg 的稳定性和抑制功能在肿瘤生长中非常重要，已证明 TI-Treg 的稳定性及其增强免疫抑制功能的能力涉及 Sema4a-Nrp1 通路，尤其是在肿瘤中，相关试验表明在几种癌症动物模型中，发现 Treg 特异性 Nrp1 缺失可阻断肿瘤生长。TI-Treg 可表现出特定的基因表达模式。最近的一项研究比较了乳腺癌浸润 Treg 与外周血和正常组织中 Treg 的基因表达谱，TI-Treg 的整体基因表达模式比外周 Treg 更接近于正常乳腺组织驻留的 Treg，提示肿瘤周围的组织是 Treg 基因表达的主要决定因素。几项研究描述了广泛人类肿瘤中肿瘤浸润 Treg 的特征。肿瘤内 Treg 具有高度抑制性、高度活化，并表达一系列检查点阻断、共刺激和共抑制分子。表型特征有助于阐明 Treg 在体内和体外的功能及其在动物模型抗肿瘤、抗菌和移植免疫中的作用，因而进一步阐明和表征 TI-Treg 的特异性基因将有助于精确靶向这些细胞，而不损害身体其他部位的一般 Treg 活性。

二、肿瘤中 Treg 的分化发育

由于 Treg 既可以在血液中循环，也可以驻留在组织中，因此尚不清楚肿瘤浸润的 Treg 是起源于肿瘤相关组织，还是从循环中浸润。肿瘤的免疫标记与其起源组织表明肿瘤和组织驻留的 Treg 之间存在联系，但进一步的研究发现这些细胞群 TCR 库分析几乎没有重叠。此外，通过从血液、组织或肿瘤中获得的 Treg 比较表明，虽然组织 Treg 和肿瘤 Treg 由于活化表型具有更大的相似性，但三组仍然保持相对不同，TME 印记了具有独特表型和功能特性的 Treg，其内 Treg 的来源有待进一步研究。

肿瘤内 Treg 群的大小可受许多过程的影响：①将 Tconv 转化为 Treg；② Treg 募集到 TME 中；③组织驻留 Treg 的局部扩增。

（一）将 Tconv 转化为 Treg

TME 富含免疫抑制分子，包括 TGF-β、IL-10 和 VEGF，研究发现 Tconv 细胞可通过在 TME 中形成耐受性 APC 从而进一步转化为 Treg，表达 IDO 的 APC 可能通过芳香烃受体诱导 Tconv 转化为 Treg，同样，TME 中的髓源性抑制细胞（MDSC）也可能以 IDO 依赖的方式促进 Treg 的分化。

腺苷是 CD39 和 CD73 降解 ATP 的产物，不仅在 TME 中发挥重要作用，在抑制效应 T 细胞中也具有重要作用，在 TME 中，腺苷导致效应 T 细胞向 TME 的迁移增加，随后抑制它们。腺苷还可增强 Treg 的分化、增殖以及 Treg 和髓源性抑制细胞的抑制机制。腺苷的另一个重要作用是通过增加促转移和促血管生成因子增强转移，即腺苷通过 TME 内肿瘤细胞或免疫细胞的极化，对血管内皮细胞增殖有直接作用或对脉管系统有间接作用。研究证明 TME 中 PGE$_2$ 水平较高，PGE$_2$ 可诱导 Treg 分化并促进其分泌 IL-10 和 TGF-β。综上所述，PGE$_2$ 和腺苷通路协同介导 Treg 在 TME 中发挥最大免疫抑制作用。

Valzasina 等初步研究发现肿瘤细胞分泌 TGF-β，有利于 Tconv 细胞外周转化为耐受 pTreg 的环境。同样，Zitvogel 小组后来也证实啮齿类动物肿瘤细胞可诱导未成熟的髓样树突状细胞产生 TGF-β，进而维持 Treg 的增殖。除了细胞因子信号外，pTreg 诱导的效率还受到抗原剂量的影响，Tconv 细胞产生的 pTreg 可能与 Tconv 细胞有一个实质性的偏斜库，从总 Tconv 池中的一小部分幼稚 CD4$^+$T 细胞扩增而来，然而如何将 Tconv 转化为 Treg 的过程并不明确，其机制及相关通路还需进一步探讨。

（二）Treg 募集到 TME 中

肿瘤的代谢重编程特性可以改变微环境的理化性质，进而影响其他细胞的生物学特性。

TME 主要通过促进 Treg 的分化、增殖、分泌免疫抑制因子和趋化募集，从而使其在肿瘤组织免疫抑制中发挥作用。Treg 在肿瘤组织中具有较强的浸润和聚集能力。研究显示 Treg 优先募集到 TME 中可能是由于趋化因子与其受体之间的相互作用。趋化因子是一个趋化分泌蛋白超家族，通过靶细胞上的 G 蛋白偶联受体控制细胞迁移，并在免疫细胞向 TME（包括 Treg）的募集中发挥作用。肿瘤产生的趋化因子包括 CCL22、CCL17、CXCL12 和 CCL28，这些趋化因子可募集 Treg 进入肿瘤从而发挥免疫抑制作用。癌细胞产生的 CCL22 或 CCL17 吸引 TME 中的 CC 趋化因子受体 4 阳性（CCR4$^+$）Treg，这似乎是 Treg 迁移到肿瘤的最普遍机制，阻断 CCR4 可减少肿瘤内 Treg 的数量，从而增强抗肿瘤免疫。

研究发现肿瘤组织中的抗原可以促进树突状细胞加工提取后 Treg 的产生。肿瘤细胞分泌细胞因子直接诱导 T 细胞转化为 Treg，或通过诱导分泌免疫抑制因子的髓样树突状细胞成熟间接促进 Treg 的产生。

现有证据支持靶向趋化因子受体可以改变 Treg 在几种类型肿瘤中聚集的观点，值得注意的是，这些通路可能并不是癌症所特有的通路，它也可能与 Tconv 细胞所共享，这为靶向不良反应提供了潜力。目前在 Treg 中如何驱动趋化因子受体表达的机制尚不清楚，有待进一步探索。

（三）组织驻留 Treg 的局部扩增

越来越多的研究报道存在组织驻留 Treg 的特殊人群，它们表现出不同的转录谱和表型。从功能角度来看，组织驻留的 Treg 可以促成包括伤口愈合和组织再生在内的生理过程。对组织驻留的 Treg 研究可能有助于对肿瘤病灶内观察到的 Treg 的积累提供新线索。

在 TME 背景下，缺氧条件下的 Treg 可形成血管内皮生长因子 A（VEGFA）并促进血管生成。这些发现例证了 Treg 的肿瘤特异性功能，并显示其可能通过免疫抑制以外的方式促进肿瘤生长。据报道，肿瘤中的 Treg 具有共同的转录和表型特性，与其组织起源或肿瘤驻留有复杂的关系。与从外周血分离的 Treg 相比，发现人乳腺肿瘤中的 Treg 与匹配正常实质中的 Treg 非常相似，表明正常和乳腺癌固有 Treg 具有与乳腺组织驻留或募集相关的特征。然而，令人惊讶的是，从 RNA 测序数据中提取这些细胞的 TCR 细胞库并不支持局部组织驻留的 Treg 扩增的假设：在肿瘤浸润的 Treg 和来自正常邻近组织的 Treg 之间只发现低克隆重叠。

综上所述，似乎没有太多的证据支持肿瘤病灶内组织驻留的 Treg 局部扩增的假说，但并不意味着它们对肿瘤进展没有显著贡献。来自各种人体研究的 Treg 基因标签的荟萃比较显示，所有肿瘤固有 Treg 共享的一组基因发生改变，这些改变的基因包括典型的 Treg 蛋白，如 CTLA-4、GITR、4-1BB、OX40、ICOS、CCR8 和 BATF。其中一些改变的基因包括以前未鉴定有组织或肿瘤驻留的蛋白（如 IL-1R2 或 TFRC），或功能未知的蛋白（如 MAGEH1）。这些蛋白是否与肿瘤驻留 Treg 迁移、存活或特殊功能有关尚待探讨。

（谢瑜欢　程丽云）

参考文献

[1] WEI F, WU Y, TANG L, et al. Trend analysis of cancer incidence and mortality in China.Sci China Life Sci, 2017, 60（11）: 1271-1275.

[2] TU C, ZENG Z, QI P, et al. Identification of genomic alterations in nasopharyngeal carcinoma and naso-pharyngeal carcinoma-derived Epstein-Barr virus by whole-genome sequencing.Carcinogenesis, 2018, 39

（12）：1517-1528.

[3] ZOU G, REN B, LIU Y, et al. Inhibin B suppresses anoikis resistance and migration through the transforming growth factor-β signaling pathway in nasopharyngeal carcinoma.Cancer Sci，2018，109（11）：3416-3427.

[4] BHATIA A, KUMAR Y .Cellular and molecular mechanisms in cancer immune escape：a comprehensive review.Expert Rev Clin Immunol，2014，10（1）：41-62.

[5] JACOBSJ F, NIERKENS S, Figdor C G, et al. Regulatory T cells in melanoma：the final hurdle towards effective immunotherapy? Lancet Oncol，2012，13（1）：e32-e42.

[6] VAET H M, WANG Y H, ECKSTEIN M, et al.Tissue resident and follicular Treg cell differentiation is regulated by CRAC channels.Nat Commun，2019，10（1）：1183.

[7] HANAHAN D, COUSSENSL M.Accessories to the crime：functions of cells recruited to the tumor microenvironment.Cancer Cell，2012，21（3）：309-322.

[8] TANAKA A, SAKAGUCHI S. Regulatory T cells in cancer immunotherapy.Curr Opin Immunol，2014，27：1-7.

[9] SUGIYAMA D, NISHIKAWA H, MAEDA Y, et al. Anti-CCR4 mAb selectively depletes effector-type FoxP3[+]CD4[+]regulatory T cells，evoking antitumor immune responses in humans.Proc Natl Acad Sci U S A，2013，110（44）：17945-17950.

[10] AZIZI E, CARR A J, PLITAS G, et al. Single-Cell Map of Diverse Immune Phenotypes in the Breast Tumor Microenvironment.Cell，2018，174（5）：1293-1308.

[11] DESIMONE M, ARRIGONI A, ROSSETTI G, et al. Transcriptional Landscape of Human Tissue Lymphocytes Unveils Uniqueness of Tumor-Infiltrating T Regulatory Cells.Immunity，2016，45（5）：1135-1147.

[12] PLITAS G, KONOPACKI C, WU K, et al. Regulatory T Cells Exhibit Distinct Features in Human Breast Cancer.Immunity，2016，45（5）：1122-1134.

[13] SAITO T, NISHIKAWA H, WADA H, et al. Two FOXP3（+）CD4（+）T cell subpopulations distinctly control the prognosis of colorectal cancers.Nat Med，2016，22（6）：679-684.

[14] TAO H, MIMURA Y, AOE K, et al. Prognostic potential of FOXP3 expression in non-small cell lung cancer cells combined with tumor-infiltrating regulatory T cells.Lung Cancer，2012，75（1）：95-101.

[15] TANG Y, XU X, GUO S, et al. An increased abundance of tumor-infiltrating regulatory T cells is correlated with the progression and prognosis of pancreatic ductal adenocarcinoma.PLoS One，2014，9（3）：e91551.

[16] SAYOUR E J, MCLENDON P, MCLENDON R, et al. Increased proportion of FoxP3+ regulatory T cells in tumor infiltrating lymphocytes is associated with tumor recurrence and reduced survival in patients with glioblastoma.Cancer Immunol Immunother，2015，64（4）：419-427.

[17] SHANG B, LIU Y, JIANG S J, et al. Prognostic value of tumor-infiltrating FoxP3+ regulatory T cells in cancers：a systematic review and meta-analysis.Sci Rep，2015，5：15179.

[18] DELGOFFEG M, WOO S R, TURNIS M E, et al. Stability and function of regulatory T cells is maintained by a neuropilin-1-semaphorin-4a axis.Nature，2013，501（7466）：252-256.

[19] LUCCAL E, DOMINGUEZ-VILLAR M.Modulation of regulatory T cell function and stability by co-inhibitory receptors.Nat Rev Immunol，2020，20（11）：680-693.

[20] HOADLEYK A, YAU C, HINOUE T, et al. Cell-of-Origin Patterns Dominate the Molecular Classification of 10，000 Tumors from 33 Types of Cancer.Cell，2018，173（2）：291-304.

[21] GLASNER A, PLITAS G. Tumor resident regulatory T cells.Semin Immunol，2021，52：101476.

[22] BAYATI F, MOHAMMADI M, VALADI M, et al. The Therapeutic Potential of Regulatory T Cells：

Challenges and Opportunities.Front Immunol, 2021, 11: 585819.

[23] VALZASINA B, PICONESE S, GUIDUCCI C, et al. Tumor-induced expansion of regulatory T cells by conversion of CD4+CD25- lymphocytes is thymus and proliferation independent.Cancer Res, 2006, 66（8）: 4488-4495.

[24] GHIRINGHELLI F, PUIG P E, ROUX S, et al. Tumor cells convert immature myeloid dendritic cells into TGF-beta-secreting cells inducing CD4+CD25+ regulatory T cell proliferation.J Exp Med, 2005, 202（7）: 919-929.

[25] WANGY A, LI X L, MO Y Z, et al. Effects of tumor metabolic microenvironment on regulatory T cells. Mol Cancer, 2018, 17（1）: 168.

[26] ZHENG C, ZHENG L, YOO J K, et al. Landscape of Infiltrating T Cells in Liver Cancer Revealed by Single-Cell Sequencing.Cell, 2017, 169（7）: 1342-1356.e16.

[27] DELACHER M, IMBUSCH C D, HOTZ-WAGENBLATT A, et al. Precursors for Nonlymphoid-Tissue Treg Cells Reside in Secondary Lymphoid Organs and Are Programmed by the Transcription Factor BATF. Immunity, 2020, 52（2）: 295-312.

第四节 Treg 与肿瘤微环境

肿瘤微环境（tumor microenvironment, TME）是肿瘤进展的积极推动者，由不断增长的肿瘤、细胞外基质、免疫细胞和基质细胞以及细胞分泌的细胞因子和趋化因子组成，影响肿瘤细胞的增殖、存活和迁移，TME 的组成因肿瘤类型而异。免疫逃逸机制的发展是肿瘤发生中的一个关键过程，可能涉及免疫抑制相关细胞的诱导和（或）募集，如调节性 T 细胞、髓源性抑制细胞、肿瘤相关巨噬细胞，以及各种免疫抑制分子的上调，包括免疫检查点蛋白 CTLA-4、PD-1 和 PD-L1。在 TME 中，Treg 具有较强的免疫抑制功能，可以抑制抗肿瘤免疫反应促进肿瘤的发生和发展，是肿瘤免疫逃逸的关键因素。很多研究表明，Treg 介导的免疫抑制是肿瘤免疫逃避的关键机制之一，也是肿瘤免疫治疗成功的主要障碍。

一、肿瘤 Treg 的发现

20 世纪 70 年代初最早提出调节性 T 细胞的概念，当时调节性 T 细胞被称为抑制性 T 细胞。1990 年首次证实了体内存在抗肿瘤免疫的抑制性 T 细胞。1995 年 Sakaguchi 等明确提出 Treg 的概念，并定义 Treg 为 CD4$^+$CD25$^+$T 细胞，首次证明 CD25 是 CD4$^+$Treg 的表型标记。1999 年首次报道了 Treg 参与肿瘤免疫。North 及其同事进行了一系列试验，证明肿瘤小鼠的 CD4$^+$CD25$^+$Treg 抑制抗肿瘤免疫反应，表明存在肿瘤相关 Treg。Foxp3 是产生免疫抑制 CD4$^+$Treg 的主要调节转录因子，Foxp3 诱导 CD25 的表达，而 CD25 的表达是 Treg 存活和适应性所必需的。表面 Foxp3 是 CD4$^+$CD25$^+$Treg 发育、发挥免疫抑制功能和内环境稳定的关键调节因子。对 Treg 的大量研究表明，CD25$^+$CD4$^+$Treg 至少由两个亚群组成：一种是 nTreg，以细胞接触依赖的方式发挥抑制功能；另一种是 iTreg，它产生免疫抑制细胞因子，如 IL-10 和 TGF-β。尽管 nTreg 和 iTreg 都存在于肿瘤中并抑制抗肿瘤免疫反应，但关于 TME 中两种 Treg 亚群的表型分布及功能有待阐明。

肿瘤组织中大量存在的 CD4$^+$CD25$^+$Treg 将抑制肿瘤患者的抗肿瘤免疫反应。研究报道，在黑色素瘤、非小细胞肺癌、胃癌和卵巢癌的 TME 中，Treg 大量浸润，占 CD4$^+$T 细胞的 20% ~ 50%，而在健康人的外周血中占 5% ~ 10%。在黑色素瘤、非小细胞肺癌、胃癌、肝细胞癌、胰腺癌、肾细胞癌、

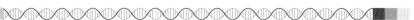
乳腺癌和宫颈癌中发现肿瘤中高度浸润的 Treg 与不良预后相关。因此，黑色素瘤、非小细胞肺癌、胃癌和卵巢癌等的 TME 中高比例的增殖性 Treg 提示癌症患者预后不良。此外，在各种类型的肿瘤（如肺癌、卵巢癌、肝癌、胰腺癌、乳腺癌、黑色素瘤，血液系统恶性肿瘤如淋巴增生性疾病、霍奇金病）中，发现 Treg 水平升高降低了有效的抗肿瘤免疫，从而促进肿瘤的发生与发展。Onizuka 等发现经抗 CD25 抗体治疗肿瘤模型小鼠后表现出抗肿瘤免疫增加和肿瘤生长迟缓。另一项研究表明，在荷瘤小鼠体内的肿瘤内注射抗 CD4 抗体，可以通过消耗 Treg 并改变 TME 中的细胞因子环境，促进晚期抗肿瘤免疫反应。在乳腺癌和黑色素瘤的小鼠模型中，发现 *Foxp3* 基因消融后减少了 CCR4+Treg 浸润和肿瘤体积，同时也恢复了抗肿瘤免疫；而 *Foxp3* 基因的过度表达则增加了 CCR4+Treg 的浸润，导致抗肿瘤免疫反应降低和肿瘤进展。因此，Treg 识别肿瘤相关抗原后在肿瘤组织中克隆性扩增，且主要抑制抗肿瘤免疫反应，若选择性地去除这种多克隆肿瘤 Treg 将激发有效的抗肿瘤免疫反应。

二、肿瘤 Treg 的来源

在人类中，尽管循环或组织内的 Treg 的转录特征很接近，但对肿瘤和组织 Treg 的 TCR 序列的分析发现几乎没有重叠，表明肿瘤驻留 Treg 最初是从淋巴组织和血液中更广泛的 Treg 库中招募的，一旦进入肿瘤，就会获得组织驻留 Treg 的一些表型和功能特征。TME 中主要有以下四种 Treg 的潜在来源。

（一）趋化

Treg 表达多种趋化因子受体，它们对肿瘤生长时释放的趋化因子产生反应，且趋化因子与其受体的相互作用是 Treg 迁移所必需的。因此，TME 中显著增加的 Treg 可由趋化因子介导的选择性募集所致。肿瘤细胞、巨噬细胞和功能失调的 CD8+T 细胞产生的趋化因子与 Treg 表达的趋化因子受体结合介导了 TME 对 Treg 的募集，如 CCL22-CCR4、CCL28-CCR10、CXCL12-CXCR4、CCL5-CCR5 和 CCL1-CCR8 等，趋化因子及其受体因肿瘤类型而异。研究发现在 EB 病毒（＋）的淋巴瘤和上皮肿瘤中，肿瘤产生的趋化因子 CCL17 和 CCL22 通过激活 CCR4 受体促使 Treg 迁移至 TME，其中病毒潜伏膜蛋白 1（LMP1）上调 CCL17/CCL22 表达是这一过程的核心，这表明 CCL17/CCL22/CCR4 轴可能是 TME 募集 Treg 的主要机制。缺氧是形成 TME 免疫环境的核心因素之一，Sheena 等发现肝癌中缺氧的 TME 通过 CCL20 和 CXCL5 趋化因子募集 Treg。最终来自胸腺、淋巴结、骨髓和外周血的 Treg（CD4+CD25+T 细胞）可通过趋化作用流向肿瘤，导致肿瘤 Treg 的浸润。

（二）分化

TME 中存在可抑制 APC 分化和功能的分子，这些功能失调的 APC 反过来可以刺激 Treg 分化；TME 中功能失调的 APC 可以产生 TGF-β、IL-10 和 VEGF 促进 Treg 的分化。

（三）扩展

DC 可以刺激 Treg 的扩增，TME 和淋巴结中的 DC 也可能诱导 Treg 的扩增；肿瘤中的部分未成熟 DC 还可以 TGF-β 依赖的方式促进 Treg 的增殖。

（四）转换

TME 中通常存在高水平的 TGF-β，正常 T 细胞可以通过 TGF-β 转化为 Treg。在乳腺癌患者中，肿瘤细胞释放的大量 TGF-β，加上持续的 TCR 刺激，增加了 CD4+CD25-T 细胞中 Foxp3 的获得性表达，使其发育成 Treg。

三、肿瘤 Treg 抑制抗肿瘤免疫反应的机制

Treg 可以抑制抗肿瘤免疫反应，阻碍对肿瘤形成的保护性免疫监视，阻碍宿主的有效抗肿瘤免疫反应，从而促进肿瘤的发生和进展。Treg 可以抑制大多数免疫细胞，包括 CD4$^+$ 和 CD8$^+$T 细胞、B 细胞、NK 细胞、NKT 细胞和 APC，如 DC、单核细胞和巨噬细胞。Treg 抑制效应 T 细胞的细胞因子增殖和分泌，促进 B 细胞无能并阻止抗体产生，抑制 APC 中共刺激分子、抗原呈递分子和炎性细胞因子的表达，并降低其刺激 T 细胞反应的能力。多种分子参与 Treg 介导的免疫抑制机制，包括 CTLA-4（细胞毒性 T 淋巴细胞相关蛋白 4）、IL-2、IL-10、TGF-β、IL-35、LAG-3（淋巴细胞活化基因 3）、颗粒酶 B、腺苷等。具体机制如下。

（一）竞争和消耗 IL-2

IL-2 是调节性 T 细胞和效应 T 细胞生存所必需的细胞因子，与效应 T 细胞相比，Treg 中由 α（CD25）、β（CD122）和 γ（CD132）亚单位组成的 IL-2 受体具有更高的亲和力。由于 Foxp3 抑制 IL-2 的转录，Treg 虽能高水平表达高亲和力的 IL-2 受体，但几乎不产生 IL-2；因此，Treg 的生存和增殖高度依赖于由激活的 CD4$^+$T 细胞产生的外源性 IL-2。Foxp3$^+$Treg 的 CD25 表达比效应 T 细胞高得多，因此 Treg 通过竞争和消耗 IL-2，减少效应 T 细胞可利用的 IL-2 数量，由此阻碍效应 T 细胞的激活并促进细胞凋亡，从而发挥免疫抑制功能。因此，IL-2 和 IL-2 受体可能是控制 Treg 存活和抑制功能的关键靶点。

（二）表达免疫检查点分子

TME 内 Treg 表达的免疫检查点 / 共抑制受体的水平上调，如细胞毒性 T 淋巴细胞抗原 4（CTLA-4）、程序性死亡受体 1（PD-1）、T 细胞免疫球蛋白和含黏蛋白结构域 3（TIM-3）、淋巴细胞活化基因 3（LAG-3）等。CTLA-4（CD152）是免疫检查点途径的受体，在 Treg 活化和维持自身耐受中起着关键作用。共抑制受体 CTLA-4 通过比 CD28 更高的亲和力结合 CD80/B7-1 和 CD86/B7-2 干扰 APC 中共刺激信号并向 APC 提供抑制信号，还能通过反式内吞作用从 APC 细胞中捕获 CD86，导致 CD28 协同刺激受损，从而降低它们激活效应 T 细胞的能力。Treg 表达的 CTLA-4 对于 Treg 介导的免疫抑制至关重要，通过抑制由 Treg 和效应 T 细胞共同识别 APC 的成熟，以抗原特异性的方式抑制效应 T 细胞。研究发现 CTLA-4$^+$Treg 的富集与包括非小细胞肺癌在内的各种癌症患者的不良预后相关。研究表明，阻断效应 T 细胞和 Treg 上的 CTLA-4，可以直接增强效应 T 细胞功能，同时抑制 Treg 活性，最大限度地增强抗肿瘤免疫。在 Ⅱ 期或 Ⅲ 期试验中，对 1861 名接受抗 CTLA-4 抗体伊普利单抗治疗的黑色素瘤患者进行了荟萃分析，长期随访结果显示生存期延长了约 20%，有些情况下延长至 10 年。缺乏 Treg 特异性表达的 CTLA-4 的小鼠会损害 Treg 介导的免疫抑制和 CD4$^+$T 细胞的增殖，从而导致抗肿瘤免疫增强。因此，阻断 CTLA-4 为肿瘤免疫治疗提供了良好的治疗靶点。

CTLA-4 在 Treg 上与 B7 配体的结合诱导了色氨酸分解代谢酶吲哚胺 2，3- 双加氧酶（IDO）在 APC 中的表达，从而抑制相应 T 细胞的激活和增殖，并使 Treg 扩张。IDO 是一种催化色氨酸生成犬尿氨酸（Kyn）的酶，激活芳香烃受体（AhR），在小鼠肿瘤模型和人类乳腺癌或结肠癌中上调 PD-1 的表达。PD-1 通过抑制 TCR 和共刺激 CD28 信号，抑制常规 T 细胞的过度激活，使其功能失调或衰竭。此外，色氨酸 2，3- 双加氧酶（TDO）会消耗 TME 中的色氨酸并导致 T 细胞功能障碍。Treg 表达的 CTLA-4 与 APC 上的 CD80/CD86 之间的相互作用促进 IDO 分泌。LAG-3 是一种跨膜 CD4 相关蛋白，在激活的 T 细胞上瞬时表达，Treg 激活后表达增加，肿瘤驻留的 Treg 表达高水平的 LAG-3，它与 MHC Ⅱ 复合物结合，可以抑制 DC 的功能。因此，在 TME 中，Treg 表达的免疫检查点分子的表

达增加抑制了抗肿瘤免疫反应的发生。

（三）分泌免疫抑制分子

抑制性细胞因子（如 IL-10、IL-35 和 TGF-β）的分泌是 Treg 调节免疫应答的主要机制之一。在各种癌症类型中，肿瘤内抑制性细胞因子的表达增加与不良预后相关。

TGF-β 抑制 NKp30 和 NKG2D 受体的表达，导致 NK 细胞杀伤靶细胞的能力降低，TGF-β 还降低了高肿瘤负荷胶质瘤患者肿瘤特异性 $CD8^+$ 细胞毒性 T 淋巴细胞（CTL）表达 NKG2D 的水平，降低其细胞毒性功能。此外，TGF-β 诱导 TME 中的 NK 细胞转化为 1 型固有淋巴细胞，使其无法控制肿瘤生长和转移。TGF-β 信号还促使 Th17 细胞转分化为 Treg，从而在 TME 中产生免疫耐受和免疫抑制。研究发现在乳腺癌患者中 TGF-β 升高与不良预后相关。在 TME 中靶向阻断 TGF-β 信号可以减弱 Treg 的免疫抑制作用，从而提高抗肿瘤免疫。一项在移植肺癌（AG104Ld）小鼠模型的临床前研究表明，用中和性单克隆抗体（克隆 A411）阻断 TGF-β 可获得与抗 CD25 单克隆抗体（克隆 PC61）短暂消耗 Treg 后相当的抗肿瘤免疫反应。

此外，Treg 产生的 IL-10 和 IL-35 也可抑制抗肿瘤免疫反应。Treg 是 TME 中免疫调节细胞因子 IL-10 的主要来源。在人类和小鼠中，肿瘤内的大部分 Treg 分泌的 IL-10 会增加，且 TME 中 IL-10 的高表达与肿瘤患者的不良预后有关。IL-35 可增强免疫抑制作用，在小鼠黑色素瘤模型中，产生 IL-35 的 Treg 在 TME 中累积，并破坏抗原特异性效应 T 细胞的激活及其效应功能。在荷瘤小鼠和非小细胞肺癌患者中，IL-10 和 IL-35 在肿瘤浸润性 Treg 中的表达模式和免疫抑制作用不同，因为 IL-35 和 IL-10 具有不同的免疫调节功能。产生 IL-35 的 Treg 促进效应 T 细胞的衰竭，而产生 IL-10 的 Treg 抑制效应 T 细胞的细胞毒性效应功能。IL-10 和 IL-35 还可以通过调节几种抑制性受体的表达和耗竭 $CD8^+$ 肿瘤浸润淋巴细胞（TIL）的相关转录组特征，协同促进肿瘤内 T 细胞的耗竭。

（四）腺苷代谢增加

氧化应激诱导 Treg 凋亡，凋亡的 Treg 释放大量 ATP，Treg 含有大量外核苷酸酶 CD39，能够快速将细胞外 ATP 降解为二磷酸腺苷（ADP）和一磷酸腺苷（AMP）。CD73 进一步将 AMP 转化为腺苷，而腺苷是一种免疫调节代谢物，可阻止 T 细胞活化，这是晚期 Treg 抑制效应 T 细胞数量增加的可能机制。腺苷与 A2A 受体（A2AR）结合后直接抑制效应 T 细胞的增殖，并负调节树突状细胞。

（五）分泌颗粒酶和穿孔素破坏效应细胞

研究发现，在人类 Treg 中，颗粒酶 A 可以通过 CD3 和 CD46 刺激的组合诱导，从而在激活的靶细胞中诱导凋亡，这一发现首次表明 Treg 介导的细胞毒性是一种免疫抑制机制。Treg 也利用颗粒酶和穿孔素直接溶解其靶细胞，并以 TRAIL（肿瘤坏死因子相关凋亡诱导配体）依赖的方式导致效应 T 细胞凋亡。研究发现肿瘤小鼠模型中来源于肿瘤微环境的 Treg 以颗粒酶 B 和穿孔素依赖的方式诱导 NK 和 $CD8^+T$ 细胞死亡，从而抑制抗肿瘤免疫反应。

深入研究 Treg 在肿瘤免疫中的免疫抑制作用是未来研发安全、靶向肿瘤特异性 Treg 疗法的理论基础。

（字晓宇　闫欢欢）

参考文献

[1] SARKAR T, DHAR S, CHAKRABORTY D, et al. FOXP3/HAT1 Axis Controls Treg Infiltration in the Tumor Microenvironment by Inducing CCR4 Expression in Breast Cancer. Front Immunol, 2022, 13 : 740588.

[2] TOGASHI Y, SHITARA K, NISHIKAWA H. Regulatory T cells in cancer immunosuppression-implications for anticancer therapy. Nat Rev Clin Oncol, 2019, 16（6）: 356-371.

[3] LI C, JIANG P, WEI S, et al. Regulatory T cells in tumor microenvironment: new mechanisms, potential therapeutic strategies and future prospects. Mol Cancer, 2020, 19（1）: 116.

[4] JUANG C M, HUNG C F U, YEH J Y, et al. Regulatory T Cells: Potential Target in Anticancer Immunotherapy. Taiwanese Journal of Obstetrics and Gynecology, 2007, 46（3）: 215-221.

[5] SAKAGUCHI S, WING K, MIYARA M. Regulatory T cells-a brief history and perspective. Eur J Immunol, 2007, 37（1）: S116-S123.

[6] MAILLOUX A W, YOUNG M R. Regulatory T-cell trafficking: from thymic development to tumor-induced immune suppression. Int Immunol, 2016, 28（8）: 401-409.

[7] ONIZUKA S, TAWARA I, SHIMIZU J, et al. Tumor rejection by in vivo administration of anti-CD25（interleukin-2 receptor alpha）monoclonal antibody. Cancer Res, 1999, 59（13）: 3128-3133.

[8] SHIMIZU J, YAMAZAKI S, SAKAGUCHI S. Induction of tumor immunity by removing CD25+CD4+T cells: a common basis between tumor immunity and autoimmunity. J Immunol, 1999, 163（10）: 5211-5218.

[9] ZOU W. Regulatory T cells, tumour immunity and immunotherapy. Nat Rev Immunol, 2006, 6（4）: 295-307.

[10] CHAO J L, SAVAGE P A. Unlocking the Complexities of Tumor-Associated Regulatory T Cells. J Immunol, 2018, 200（2）: 415-421.

[11] NISHIKAWA H, KOYAMA S. Mechanisms of regulatory T cell infiltration in tumors: implications for innovative immune precision therapies. J Immunother Cancer, 2021, 9（7）: e002591.

[12] HADJIAGGELIDOU C, KATODRITOU E. Regulatory T-Cells and Multiple Myeloma: Implications in Tumor Immune Biology and Treatment. J Clin Med, 2021, 10（19）: 4588.

[13] HONTSU S, YONEYAMA H, UEHA S, et al. Visualization of naturally occurring Foxp3+ regulatory T cells in normal and tumor-bearing mice. Int Immunopharmacol, 2004, 4（14）: 1785-1793.

[14] KIDANI Y, NOGAMI W, YASUMIZU Y, et al. CCR8-targeted specific depletion of clonally expanded Treg cells in tumor tissues evokes potent tumor immunity with long-lasting memory. Proc Natl Acad Sci U S A, 2022, 119（7）: e2114282119.

[15] NISHIKAWA H, SAKAGUCHI S. Regulatory T cells in cancer immunotherapy. Curr Opin Immunol, 2014, 271-277.

[16] TRAN D Q, RAMSEY H, SHEVACH E M. Induction of FOXP3 expression in naive human CD4+FOXP3 T cells by T-cell receptor stimulation is transforming growth factor-beta dependent but does not confer a regulatory phenotype. Blood, 2007, 110（8）: 2983-2990.

[17] FRIDMAN W H, PAGES F, SAUTES-FRIDMAN C, et al. The immune contexture in human tumours: impact on clinical outcome. Nat Rev Cancer, 2012, 12（4）: 298-306.

[18] YU P, LEE Y, LIU W, et al. Intratumor depletion of CD4+ cells unmasks tumor immunogenicity leading to the rejection of late-stage tumors. J Exp Med, 2005, 201（5）: 779-791.

[19] JORAPUR A, MARSHALL L A, JACOBSON S, et al. EBV+ tumors exploit tumor cell-intrinsic and

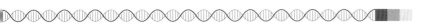
-extrinsic mechanisms to produce regulatory T cell-recruiting chemokines CCL17 and CCL22. PLoS Pathog, 2022, 18 (1): e1010200.

[20] SUTHEN S, LIM C J, NGUYEN P H D, et al. Hypoxia-driven immunosuppression by Treg and type-2 conventional dendritic cells in HCC. Hepatology, 2022, 76 (5): 1329-1344.

[21] GLASNER A, PLITAS G. Tumor resident regulatory T cells. Semin Immunol, 2021, 52: 101476.

[22] JOSEFOWICZ S Z, WILSON C B, RUDENSKY A Y. Cutting edge: TCR stimulation is sufficient for induction of Foxp3 expression in the absence of DNA methyltransferase 1. J Immunol, 2009, 182 (11): 6648-6652.

[23] MAILLOUX A W, YOUNG M R. Regulatory T-cell trafficking: from thymic development to tumor-induced immune suppression. Crit Rev Immunol, 2010, 30 (5): 435-447.

[24] FRYDRYCHOWICZ M, BORUCZKOWSKI M, KOLECKA-BEDNARCZYK A, et al. The Dual Role of Treg in Cancer. Scand J Immunol, 2017, 86 (6): 436-443.

[25] MARZAGALLI M, EBELT N D, MANUEL E R. Unraveling the crosstalk between melanoma and immune cells in the tumor microenvironment. Semin Cancer Biol, 2019, 59: 236-250.

[26] SALEH R, ELKORD E. Treg-mediated acquired resistance to immune checkpoint inhibitors. Cancer Lett, 2019, 457: 168-179.

[27] PAULSEN E E, KILVAER T K, RAKAEE M, et al. CTLA-4 expression in the non-small cell lung cancer patient tumor microenvironment: diverging prognostic impact in primary tumors and lymph node metastases. Cancer Immunol Immunother, 2017, 66 (11): 1449-1461.

[28] QURESHI O S, ZHENG Y, NAKAMURA K, et al. Trans-endocytosis of CD80 and CD86: a molecular basis for the cell-extrinsic function of CTLA-4. Science, 2011, 332 (6029): 600-603.

[29] PEGGS K S, QUEZADA S A, CHAMBERS C A, et al. Blockade of CTLA-4 on both effector and regulatory T cell compartments contributes to the antitumor activity of anti-CTLA-4 antibodies. J Exp Med, 2009, 206 (8): 1717-1725.

[30] WING K, ONISHI Y, PRIETO-MARTIN P, et al. CTLA-4 control over Foxp3+ regulatory T cell function. Science, 2008, 322 (5899): 271-275.

[31] LIU Y, LIANG X, DONG W, et al. Tumor-Repopulating Cells Induce PD-1 Expression in CD8 (+) T Cells by Transferring Kynurenine and AhR Activation. Cancer Cell, 2018, 33 (3): 480-494. e7.

[32] OHUE Y, NISHIKAWA H. Regulatory T (Treg) cells in cancer: Can Treg cells be a new therapeutic target? Cancer Sci, 2019, 110 (7): 2080-2089.

[33] LIANG B, WORKMAN C, LEE J, et al. Regulatory T cells inhibit dendritic cells by lymphocyte activation gene-3 engagement of MHC class II. J Immunol, 2008, 180 (9): 5916-5926.

[34] YANO H, ANDREWS L P, WORKMAN C J, et al. Intratumoral regulatory T cells: markers, subsets and their impact on anti-tumor immunity. Immunology, 2019, 157 (3): 232-247.

[35] FLAVELL R A, SANJABI S, WRZESINSKI S H, et al. The polarization of immune cells in the tumour environment by TGF beta. Nat Rev Immunol, 2010, 10 (8): 554-567.

[36] GAO Y, SOUZA-FONSECA-GUIMARAES F, BALD T, et al. Tumor immunoevasion by the conversion of effector NK cells into type 1 innate lymphoid cells. Nat Immunol, 2017, 18 (9): 1004-1015.

[37] GAGLIANI N, AMEZCUA VESELY M C, ISEPPON A, et al. Th17 cells transdifferentiate into regulatory T cells during resolution of inflammation. Nature, 2015, 523 (7559): 221-225.

[38] DE KRUIJF E M, DEKKER T J A, HAWINKELS LJA C, et al. The prognostic role of TGF-beta signaling pathway in breast cancer patients. Ann Oncol, 2013, 24 (2): 384-390.

[39] GROSSMAN W J, VERBSKY J W, BARCHET W, et al. Human T regulatory cells can use the perforin pathway to cause autologous target cell death. Immunity, 2004, 21（4）: 589-601.

[40] CAO X, CAI S F, FEHNIGER T A, et al. Granzyme B and perforin are important for regulatory T cell-mediated suppression of tumor clearance. Immunity, 2007, 27（4）: 635-646.

第五节　Treg 代谢与肿瘤

众所周知，Treg 通过多种机制在维持机体免疫耐受和免疫稳态中发挥关键作用。但"聪明"的恶性肿瘤往往可以利用这种免疫抑制及免疫耐受机制来逃避免疫系统，使肿瘤细胞逃逸免疫细胞的监视和杀伤，因此使得 Treg 成为肿瘤的免疫屏障。生存下来的肿瘤细胞进一步营造一个代谢物耗竭、缺氧和酸性的适合肿瘤生长的 TME。在 TME 中，肿瘤细胞和 Treg 都会发生不同程度的代谢紊乱和免疫功能的异常变化，而代谢和免疫之间也存在着复杂的互作关系。因此，这种 Treg 和肿瘤之间的微妙"共生"关系成为目前的研究热点。通过靶向 Treg 代谢来调控免疫应答成为目前极具前景的研究方向。笔者在此对肿瘤中 Treg 代谢的相关内容进行总结，以期为免疫治疗时代抗肿瘤提供更多的思路。

一、Treg 的代谢

代谢是生命的本质特征和物质基础，是细胞内所发生的用于维持生命的一系列有序的化学反应的总称。而 Treg 作为一种可以抑制过度免疫反应维持免疫耐受的 CD4$^+$T 细胞亚群，代谢对其表型维持和功能发挥至关重要。而 Treg 的代谢过程是非常灵活的，在机体不同的背景下，其代谢过程可能发生变化。机体稳态条件下 Treg 代谢主要分以下四大类。

（一）葡萄糖代谢

葡萄糖代谢是 Treg 代谢的主要途径。Watson 等证明了 Treg 亚群中至少存在两种不同的类型可以灵活使用葡萄糖或乳酸盐作为主要的碳源。根据碳源的可用性，葡萄糖亲和 Treg 似乎与乳酸盐亲和 Treg 在许多功能上存在显著差异，包括其促肿瘤和免疫抑制能力。以下将从两个部分进行描述 Treg 是如何利用葡萄糖进行代谢的。

1. 无氧糖酵解

糖酵解是人类 Treg 产生和抑制功能所必需的。糖酵解的抑制降低了 Treg 标志物的表达及下游信号转导，从而影响 Treg 的生成和功能。另外，糖酵解的酶也参与对 Treg 生成和功能的调控。

葡萄糖转运蛋白 1（GLUT1）是一类广泛分布于体内组织的镶嵌在细胞膜上转运葡萄糖的载体蛋白。用 Toll 样受体（Toll-like receptor，TLR）1 和 TLR2 激动剂 Pam3CSK4 处理活化的 iTreg，可进一步增加 GLUT1 和己糖激酶 2（HK2）的表达。GLUT1 的缺失也会影响 Treg 分化或功能。大多数 Treg 使用低 GLUT1 表达的分解代谢，但增殖的 Treg 显示出较高的 GLUT1 水平和哺乳动物雷帕霉素靶蛋白（mammalian target of rapamycin，mTOR）活性。

2. 有氧氧化

Treg 的增殖、分化及存活在一定程度上高度依赖葡萄糖的有氧氧化。丙酮酸代谢是葡萄糖代谢的一个调节点，可能在 Treg 的氧化作用中发挥中心作用。丙酮酸脱氢酶（PDH）催化细胞质丙酮酸转化为线粒体乙酰辅酶 A 进行氧化代谢。PDH 被 PDH 激酶（PDHK）抑制，以抑制丙酮酸氧化，并通过乳酸脱氢酶（LDH）促进其转化为乳酸。Treg 具有更高的呼吸能力，并优先氧化葡萄糖衍生的丙酮酸。

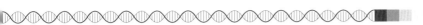

Treg 中葡萄糖转运蛋白和糖酵解成分的表达减少可能部分限制了 Treg 的葡萄糖代谢。

（二）脂质代谢

脂质代谢也在 Treg 分化和功能表达中发挥了重要作用。目前公认的脂肪酸氧化（FAO）驱动的氧化磷酸化（OXPHOS）代谢重编程维持其抑制表型，联合 Foxp3 的表达进一步促进了抑制表型。有趣的是知道肠道菌群产生的脂肪酸和肠道胆汁酸代谢物的组成介导了 Treg 分化和细胞稳态的增强。在稳态条件下，小鼠 Treg 不依赖于从头合成脂肪酸，但为此容易摄取外源性脂肪酸。mTOR 复合物 1（mTORC1）信号不仅是 Treg 糖酵解和 OXPHOS 的关键调节因子，而且有研究证明 mTORC1 活性下游诱导的胆固醇和脂质生物合成对 Treg 功能很重要。目前已有研究表明，mTORC1 调节相关蛋白 Raptor 缺陷型 Treg 通过损害细胞毒性 T 淋巴细胞相关抗原 4（CTLA-4）和可诱导共刺激分子（ICOS）的表达来降低其抑制功能，其特征可通过他汀类药物的体外治疗重现。添加甲羟戊酸盐可完全恢复这些细胞的抑制活性。目前尚不清楚胆固醇和脂质生物合成是如何调节 Treg 功能的。一种可能性是，Treg 分解新合成的脂肪酸，作为驱动 FAO 支持 Treg 功能的手段；另一种是胆固醇或脂质衍生产品可能对调节 T 细胞受体（TCR）信号强度很重要，从而使 Treg 对不同组织中的宿主衍生抗原做出适当反应。mTORC1 依赖的脂质代谢在两个至关重要的 Treg 调节因子 IL-2 和 CTLA-4 之间提供了一个新的联系，它们的缺失会引起暴发性自身免疫病。因此，Treg 中的 Raptor/mTORC1 信号促进胆固醇和脂质代谢，甲羟戊酸通路对于协调 Treg 增殖和上调抑制分子 CTLA-4 和 ICOS 来建立 Treg 的功能特别重要。

Treg 代谢似乎更依赖于脂质代谢，而非糖酵解。Treg 虽可通过 GLUT1 进行糖酵解，但是 GLUT1 的表达水平较低。Ryan D 等通过阻断脂质氧化基因肉碱棕榈酰转移酶-1 和脂质氧化抑制了 Treg 的生成，证实了 Treg 对脂质代谢具有选择性、依赖性。有研究证明，Treg 通过激活 AMP 活化蛋白激酶（AMP-activated protein kinase，AMPK）进行脂质代谢。AMPK 途径通过抑制 mTOR 信号来抑制 mTOR，并促进线粒体氧化代谢。抑制 mTOR 可导致外源性脂肪酸氧化升高，并促进 Treg 分化。

瘦素是一种主要由脂肪细胞产生的激素，在营养缺乏的情况下控制游离脂肪酸的释放。有趣的是，Treg 组成性表达瘦素受体（leptin receptor，LepR），并且在体内平衡和激活后也能产生瘦素。研究发现，瘦素 -LepR 轴增加 Treg 中的 mTORC1 信号，从而限制其 TCR-CD28 诱导的增殖。事实上，与雷帕霉素治疗一样，抑制该轴增加了 Treg 增殖。

（三）氨基酸代谢

氨基酸的有效性也会影响 Treg 的分化和功能。支链氨基酸（包括异亮氨酸）是体内维持小鼠 Treg 增殖状态所必需的，其依赖于氨基酸转运蛋白 SLC3A2 依赖性代谢重编程。在 TCR 刺激的人 Treg 中，胱氨酸/谷氨酸逆向转运蛋白 SLC7A11 作为控制正常和病理状态下 Treg 增殖的关键分子起着决定因素。与 mTOR 抑制类似，在体外消耗氨基酸会促使 iTreg 分化超过效应辅助性 T 细胞（helper T cells，Th 细胞）分化。氨基酸代谢酶和中间体也是决定 Treg 诱导的重要因素。Treg 中的吲哚胺 2，3- 双加氧酶可将色氨酸分解代谢为犬尿氨酸，与芳香烃受体连接，可增强 $CD4^+T$ 细胞向 Treg 诱导。在 T 细胞分化的情况下，谷氨酰胺剥夺甚至会促进 Treg 的生成和其功能，同时抑制 Th1 细胞；丝氨酸可用性的限制保留了 Foxp3 的表达和 Treg 的功能。这种对不同氨基酸的依赖为 Treg 发育中的代谢选择提供了机会。

（四）其他代谢

维生素包括维生素 A、维生素 B、维生素 C 和维生素 D 等，它们都在人体发挥着重要的调节作用，影响不同的代谢途径，调节基因转录和免疫学反应。视黄酸（RA）和维生素 D 代谢物 1，25- 二羟维生素 D 是可以通过调节 mTORC1 相关信号来影响 Treg 诱导和功能。维生素 C 通过诱导 DNA 去甲基化酶十一易位（ten eleven translocation，TET）介导转换的非编码序列 2（conversed noncoding sequences 2，CNS2）区域去甲基化，从而激活 *Foxp3* 基因转录，在稳定 Foxp3 表达方面具有重要意义。维生素 B₃ 是另一种维生素，已知它可以调节存在于结肠中 Treg 的生成，并维持结肠的免疫耐受。由细菌产生的短链脂肪酸如丁酸、乙酸和丙酸导致 Treg 在特定条件下诱导分化。

二、Treg 代谢与肿瘤免疫

（一）肿瘤中 Treg 糖代谢改变：糖代谢中糖摄取下降、乳酸利用增加

Treg 的葡萄糖代谢在肿瘤微环境和自身免疫病中存在差异。事实上，在自身免疫病功能障碍的 Treg 中，葡萄糖摄取上调，但在肿瘤内 Treg 中显著降低。在小鼠中的研究揭示，较低的葡萄糖摄取是肿瘤内 Treg 的普遍表型。肿瘤内 Treg 避免葡萄糖代谢在其功能上很重要，可能是由 CTLA-4 过表达介导的。通过阻断 CD28 信号，葡萄糖利用下降可以保证 Treg 的功能稳定性。然后，肿瘤内 Treg 增加其对糖酵解副产物乳酸的摄取。Treg 使用乳酸，不仅参与三羧酸循环，还生成磷酸烯醇式丙酮酸（PEP），PEP 对于促进肿瘤内 Treg 的增殖至关重要。因此，乳酸治疗可维持 Treg 对高糖条件负面影响的抑制功能。乳酸的代谢支持反映了根据营养环境在肿瘤内 Treg 中使用碳源的代谢灵活性。

在癌变早期发生无线粒体功能障碍，是代谢重编程（有氧糖酵解）的主要组成部分，使许多实体瘤的生存获益。在其他许多过程中，Warburg 效应加速糖酵解通量，快速产生足量 ATP，抑制丙酮酸进入线粒体，导致肿瘤内和 TME 中肿瘤代谢产物乳酸大量蓄积。高细胞外乳酸（乳酸盐阴离子）水平使癌细胞逃避保护性抗肿瘤免疫反应，支持免疫抑制机制。由于微血管不成熟、混乱，大多数实体瘤都是缺氧的，缺氧诱导因子（HIF）驱动的下游转录因子进一步支持这些免疫抑制活性。在肿瘤患者中，Treg 通过损害保护性抗癌免疫应答促进免疫耐受。

Treg 限制性 MCT1（一种乳酸转运蛋白）介导的乳酸摄取在富含乳酸盐的肿瘤组织中是最重要的。研究表明肿瘤内 MCT1 缺陷的 Treg 在体外抑制功能降低，增殖水平也降低。Treg 中乳酸摄取的缺失产生了有利于肿瘤免疫治疗的环境。MCT1 摄取乳酸促进活化 T 细胞核因子 1（nuclear factor of activated T cells，NFATC1）易位进入细胞核并主动诱导程序性死亡受体 1（PD-1）表达。研究已经证实 PD-1 阻断可增强高乳酸环境中效应 Treg（eTreg）的免疫抑制活性，导致对 CD8⁺T 细胞效应功能的更强抑制。在 Treg 中触发 MCT1 缺失与抗 PD-1 治疗协同作用。MCT1 的表达和随后的乳酸摄取对于大多数组织来源的 Treg 是不可缺少的，且需要在 TME 中维持高抑制活性。乳酸代谢的糖异生成分支持 Treg 增殖，这在不容易摄取葡萄糖的细胞类型中至关重要。然而，磷酸烯醇丙酮酸羧化激酶（phosphoenolpyruvate carboxykinase，PEPCK）非依赖性乳酸代谢的作用似乎也在 Treg 抑制水平，表明乳酸在 Treg 生物学中起多管齐下的作用。

（二）肿瘤中 Treg 脂质代谢的改变：脂肪合成增加、摄取增加

在稳态条件下，小鼠 Treg 不依赖于从头合成脂肪酸，更容易摄取外源性脂肪酸。但是，肿瘤内的 Treg 同时依赖于外源性脂肪酸和新生脂肪酸。与外周 Treg 相比，瘤内 Treg 高度表达了负责脂质代谢的代谢基因，表明瘤内 Treg 可能会增加其脂质代谢。脂肪酸摄取有助于肿瘤抑制性 Treg（tumour-infiltrating Treg，TI-Treg）的脂质池增加。脂肪酸转运蛋白 CD36 在 TI-Treg 中选择性上调，与外周 Treg 相比，这伴随更高的脂肪酸摄取和更高的脂质含量。特别是，肿瘤内 Treg 高表达 CD36，通过激活过氧化物酶体增殖物激活受体 -β（peroxisome proliferator-activated receptor-β，PPAR-β）通路来支

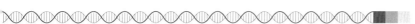

持线粒体健康和增强瘤内 Treg 的 NAD/NADH 比值，从而保持肿瘤内 Treg 存活和抑制功能。此外，PPAR-β 途径的激活可能通过增强 CD36 的表达而进一步扩大 CD36 介导的瘤内 Treg 的代谢适应。总的来说，这些结果显示，CD36-PPAR-β 信号协调代谢程序以支持 Treg 在 TME 的持续存在。肿瘤内 Treg 也主动重新连接转录因子 SREBP 依赖性从头脂质生物合成，有助于 TCR 诱导的功能成熟和 PD-1 表达的诱导。

（三）肿瘤中 Treg 氨基酸代谢的改变：氨基酸摄取增加

谷氨酸盐增加也可以直接改变 Treg，增强其增殖和抑制功能。肿瘤细胞的谷氨酰胺消耗量增加，谷氨酰胺酶将谷氨酰胺转化为谷氨酸，并可将其输出以交换胱氨酸，使 TME 的谷氨酰胺水平较低，谷氨酸水平较高，可能维持 TI-Treg。与此一致的是，血管内皮生长因子（VEGF）阻断增加了鼠胶质母细胞瘤中谷氨酸盐的生成，从而有利于 Treg 的蓄积。在该模型中，VEGF 阻断前耗尽 Treg 导致肿瘤生长控制和生存期延长。

实体瘤中可过量表达 IDO，从而介导色氨酸转化为犬尿氨酸。IDO 介导的色氨酸耗竭和产生的色氨酸代谢物促进 Foxp3⁺ Treg 的诱导，并以树突状细胞依赖性方式激活 Treg 的抑制功能。犬尿氨酸还可通过芳香烃受体（AHR）激活并发出信号，AHR 对于转化生长因子 -β（TGF-β）依赖性 Treg 诱导至关重要。此外，IDO 在小鼠 B16 黑色素瘤中的过表达导致 TI-Treg 上 AHR 的表达增加，也增强了它们的抑制功能。色氨酸的分解可能是维持 Treg 稳定性的关键，阻断这一途径可以为靶向 Treg 代谢提供治疗效果。

（四）其他：缺氧、氧化应激等

除上述提到的代谢途径，肿瘤中其他方面如缺氧、氧化应激等也参与 Treg 的代谢。

由于趋化因子 CCL-28 在肿瘤内表达增强，缺氧的 TME 主动募集 Treg。除此之外，在缺氧的微环境中，肿瘤细胞上 PD-1 配体（PD-L1）的表达被 HIF-1α 上调，并增强其与 T 细胞上受体 PD-1 的结合。PD-1/PD-L1 的相互作用可以使 PI3K 去磷酸化，减弱 Akt/mTOR 途径的激活，从而促进 Foxp3 的表达，并且增强 Treg 的抑制功能。HIF-1α 通过诱导葡萄糖转运蛋白和糖酵解酶刺激糖酵解，同时抑制线粒体呼吸。但是有研究表示，Treg 仅在缺氧条件下（如肿瘤中）利用 HIF-1α 驱动的代谢开关。HIF-1α 通过 TME 内糖酵解和 FAO 的上调促进 Treg 在 TME 的迁移。缺乏 HIF-1α 的 Treg 糖酵解和 FAO 能力的丧失降低了其向 TME 的迁移能力，有助于 GL-261 脑肿瘤小鼠的存活率增加。因此，靶向 HIF-1α 可以阻止 Treg 迁移到肿瘤中，但这可能改善肿瘤中已经存在的 Treg 的抑制功能。

TI-Treg 内活性氧（ROS）水平升高，因此对 TME 中的氧化应激相对敏感。从人卵巢肿瘤中分选和扩增的 TI-Treg 高度凋亡，这是由于其 ROS 生成增加所致。令人惊讶的是，凋亡的 Treg 在体内保留了抑制抗肿瘤免疫反应的能力。这种凋亡 Treg 的抑制功能依赖于外切酶 CD39 和 CD73。这些凋亡的 Treg 通过泛连接蛋白 -1 依赖性通道释放高水平的 ATP，并反过来通过 CD39 和 CD73 的联合活性将其代谢为免疫抑制性腺苷。抗氧化剂谷胱甘肽可以清除细胞内的 ROS。谷胱甘肽由谷氨酸半胱氨酸连接酶催化亚基（GCLC）利用谷氨酰胺、甘氨酸和半胱氨酸合成。Treg 中的 GCLC 缺陷由于谷胱甘肽对丝氨酸的反馈调节触发了丝氨酸在细胞内的积累。这反过来又导致 mTOR 激活增加和 Treg 代谢失调，导致小鼠和人 Treg 中 Foxp3 表达减少和 Treg 功能丧失。在 B16-F10 黑色素瘤模型中，Treg 中 GCLC 的缺失可导致肿瘤生长速度变慢。因此，有必要确定不同肿瘤模型中 ROS 水平如何变化，以及这是否反过来导致 Treg 代谢特征的差异，决定维持和抑制功能。

三、Treg 为肿瘤治疗提供新思路：靶向 Treg 代谢与肿瘤免疫治疗

（一）靶向 Treg 代谢

癌细胞主要消耗葡萄糖来促进有氧糖酵解以维持其生存（Warburg 效应）。由于糖酵解对于 Treg 的迁移至关重要，抑制 Treg 的糖酵解可以阻止 TME 的募集。然而，糖酵解抑制可能会改善 TME 中已存在的 Treg 抑制功能。这可以通过先前的糖酵解抑制和短暂的 Treg 耗竭来规避。已知 Foxp3 的表达可下调 Treg 中 mTOR 的活化，从而进一步减少糖酵解。因此，Treg 中 mTOR 的慢性激活可能破坏其代谢，降低其在肿瘤模型中的功能。目前已有研究证实同时使用糖酵解特异性抑制剂 2-脱氧-D-葡萄糖（2-DG）和二甲双胍能增强对肿瘤细胞糖酵解的抑制。二氯乙酸酯（DCA，与 PDHK 结合可抑制糖酵解）处理促进丙酮酸氧化的一个结果是活性氧生成的潜在增加。事实上，DCA 可以抑制癌细胞的有氧糖酵解，刺激活性氧的产生，从而导致癌细胞衰老。DCA 也可抑制 PDHK，目前正在对几种不同类型的癌症进行研究，通过抑制乳酸的生成，抑制有氧糖酵解，并引导葡萄糖在线粒体中氧化，DCA 可能是有效的。DCA 还可以在几种可能导致癌细胞衰老的癌症模型中促进活性氧。

由于在体外和体内抑制 OXPHOS 可降低 Treg 的抑制功能，因此该策略也可用于靶向肿瘤内 Treg 的抑制功能。TI-Treg 在黑色素瘤模型中富集了脂肪酸转运蛋白 CD36 的表达。用阻断 CD36 的单克隆抗体治疗减少了 TI-Treg 的积累，而 Treg 数量或功能没有系统性丧失，从而导致肿瘤中 CD8$^+$T 细胞的浸润和效应功能显著增加。随后，可观察到肿瘤生长减少。在 RHOA 突变的 MC38 结肠癌模型中，CD36 阻断也减少了 TI-Treg 数量，并增加了 CD8$^+$T 细胞与 Treg 的比值，其特征为大量产生游离脂肪酸。VT1021 是一种诱导血小板反应蛋白-1（Tsp-1）进而靶向 CD36 的肽，目前正在 1/2 期临床试验中进行评价，确定其对 TI-Treg 功能的影响可以为靶向 Treg 代谢的潜力提供额外的见解。

（二）代谢检查点治疗

肿瘤细胞产生的乳酸通过抑制效应 T 细胞促进免疫逃逸；肿瘤的高度糖酵解状态与 PD-1 阻断治疗耐药有关。来源于肿瘤细胞糖酵解的乳酸可降低 CD8$^+$T 细胞和自然杀伤细胞的抗肿瘤活性。以免疫检查点阻断（immune checkpoint blockade，ICB）为代表的癌症免疫治疗最新进展为多种癌症类型的治疗提供了范例。因此，有必要定义用于选择应答者的生物标志物，并开发更有效的癌症免疫治疗。其中，CTLA-4 和 PD-1 抗体研究最为广泛。然而，超过一半接受 ICB 治疗的患者无效。

PD-L1 在许多不同人类肿瘤的肿瘤细胞表面普遍上调。转录因子 MYC 过表达的肿瘤加速了糖酵解活性，产生了过量的乳酸，然后通过 Treg 诱导 PD-1 表达，导致对 ICB 的抵抗。目前研究已经证明与乳酸代谢相关的 MCT1 在 TME 的 PD-1$^+$eTreg 中的表达显著增加，而在 PD-1$^+$CD8$^+$T 细胞中的表达相对降低。MYC 在几种不同类型的人类癌症中的表达，包括胃癌、非小细胞肺癌和多发性骨髓瘤，与 PD-1 阻断的反应呈负相关。在低乳酸条件下，PD-1 阻断可增加 CD8$^+$T 细胞增殖，与 PD-1 对 CD8$^+$T 细胞的已知抑制作用一致。但在高乳酸环境下，PD-1 阻断可以增强 eTreg 的活性，导致对 CD8$^+$T 细胞效应功能的更强抑制，这意味着高乳酸诱导的 PD-1 高 eTreg 与 PD-1 阻断治疗失败之间存在直接联系，在某些情况下，还可能导致疾病的过度进展。在 MYC 过度表达的肿瘤的 TME 中，大量的乳酸增加了 PD-1 的表达，尤其是通过 Treg，从而导致治疗耐药，这是由于在 PD-1 阻断后 Treg 的抑制活性增强。与 MYC 过表达的肿瘤相似，肝内 TME 中丰富的乳酸诱导 Treg 表达 PD-1，导致抗 PD-1 单克隆抗体治疗耐药，可以通过抑制肝内肿瘤中 Treg 的 MCT1，恢复抗 PD-1 单克隆抗体的抗肿瘤作用。越来越多的证据表明，肝转移可降低接受 ICB 患者的缓解率并恶化预后。肝转移病灶中 HIF-1α 的表达显著

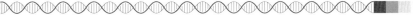

高于其他病灶，靶向 MCT1 可以加强 ICB 治疗肝内肿瘤的疗效。

乳酸盐高摄取 Treg 促进免疫抑制细胞因子 IL-10、支持上皮间质转化和表皮生长因子受体（epidermal growth factor receptor，EGFR）信号转导的干细胞因子 CD44 和促血管生成共受体 Nrp1 的产生。MCT1 缺陷、葡萄糖高摄取 Treg 的存在不仅降低肿瘤生长，而且维持 PD-1 表达升高的 CD8+T 细胞和 CD4+T 细胞的免疫活性。因此，降低 TME 中 Treg 的乳酸利用度可能协同支持免疫检查点抑制剂治疗以及基于免疫效应细胞的治疗概念。最近的一份报告表明，双氯芬酸（而非其他非甾体抗炎药）可通过 MCT1 和 MCT4 转运蛋白损害肿瘤细胞的乳酸盐进出口。因此，评估双氯芬酸对乳酸盐亲和 Treg 的假定有益作用将是有意义的。Treg 不可能在肿瘤中茁壮成长；相反，肿瘤会利用这种好发的替代底物来维持免疫抑制环境。Treg 特异性缺失乳酸转运蛋白不仅导致肿瘤生长缓慢，而且与检查点阻断免疫治疗协同作用。MCT1 抑制直接靶向乳酸代谢或抑制肿瘤酸度可能会打破这种代谢共生，降低癌症免疫的 Treg 屏障。

抗 PD-1 单克隆抗体在 Treg 中缺乏 CD36 的小鼠中有效限制了肿瘤进展并延长了生存期，表明 CD36 和 PD-1 靶向可以协同控制肿瘤生长。且调节 TI-Treg 代谢可能增强对免疫治疗的应答。通过使用 CTLA-4 阻断抗体联合 PD-1 阻断靶向 Treg，可使对任一单药治疗耐药的 RHOA 突变 MC38 肿瘤消退。抗 CTLA-4 抗体通过降低 Akt 的活性，损害了 GLUT1 的表达、葡萄糖的摄取和糖酵解。此外，PD-1 和 CTLA-4 都在 Treg 中高度表达，而 Treg 在许多肿瘤中富集。PD-1 途径通过抑制 Akt/mTOR 轴和诱导 FAO，与 Treg 的增殖有关。在这种情况下，PD-1 阻断也可能通过限制 Treg 的增殖和免疫抑制能力来增强抗肿瘤免疫反应。尽管 CTLA-4 在 15 年前就被确定为 Treg 介导的耐受性的关键效应机制，但未来的研究还需要阐明确切的细胞内机制。此外，虽然 mTORC1 依赖的脂质代谢已经为表面 CTLA-4 和 ICOS 的上调提供了直接的联系，而这些是 Treg 介导抑制的关键内在受体。

整体 Treg 耗竭或基因丢失导致小鼠和人类的致死性自身免疫，选择性耗竭或调节瘤内 Treg 可能是更安全的替代方法。Treg 对乳酸的依赖性作为增强抑制的代谢燃料可能为其消除提供一种靶向方法，同时有益于 CD8+T 细胞功能。更深入地了解肿瘤内 Treg 与 CD8+T 细胞的代谢依赖性可能揭示改善免疫治疗的额外选择性治疗靶点。

四、展望

每个生物过程都取决于功能性的新陈代谢和细胞能量。在这方面，免疫代谢也不例外。免疫检查点阻断可以支持有效的 Treg 代谢，这已被证明可以在多个层面支持抗肿瘤反应。尽管还需要做更多的工作来全面描述这些分子机制，但系统地针对代谢过程的抗癌药物或抗体已经为未来的临床研究带来了希望，虽然这些药物大多仍处于临床前阶段，但肿瘤靶向细胞代谢可能为其提供一个新的方向，深入研究 Treg 与肿瘤代谢可能会为肿瘤的治疗提供新的见解及思路。

（刘 潞 苏 芮）

参考文献

[1] CHAPMAN N M，SHRESTHA S，CHI H. Metabolism in Immune Cell Differentiation and Function. Adv Exp Med Biol，2017，1011：1-85.

[2] GERRIETS V A，KISHTON R J，JOHNSON M O，et al. Foxp3 and Toll-like receptor signaling balance

Treg cell anabolic metabolism for suppression. Nat Immunol, 2016, 17（12）: 1459-1466.

[3] GERRIETS V A, KISHTON R J, NICHOLS A G, et al. Metabolic programming and PDHK1 control CD4+ T cell subsets and inflammation. J Clin Invest, 2015, 125（1）: 194-207.

[4] ZENG H, YANG K, CLOER C, et al. mTORC1 couples immune signals and metabolic programming to establish T（reg）-cell function. Nature, 2013, 499（7459）: 485-490.

[5] MICHALEK R D, GERRIETS V A, JACOBS S R, et al. Cutting edge: distinct glycolytic and lipid oxidative metabolic programs are essential for effector and regulatory CD4+ T cell subsets. J Immunol, 2011, 186（6）: 3299-3303.

[6] LEE C F, LO Y C, CHENG C H, et al. Preventing Allograft Rejection by Targeting Immune Metabolism. Cell Rep, 2015, 13（4）: 760-770.

[7] MULTHOFF G, VAUPEL P. Lactate-avid regulatory T cells: metabolic plasticity controls immunosuppression in tumour microenvironment. Signal Transduct Target Ther, 2021, 6（1）: 171.

[8] WATSON M J, VIGNALI P D A, MULLETT S J, et al. Metabolic support of tumour-infiltrating regulatory T cells by lactic acid. Nature, 2021, 591（7851）: 645-651.

[9] DE ROSA V, GALGANI M, PORCELLINI A, et al. Glycolysis controls the induction of human regulatory T cells by modulating the expression of FOXP3 exon 2 splicing variants. Nat Immunol, 2015, 16（11）: 1174-1184.

[10] KUMAGAI S, KOYAMA S, ITAHASHI K, et al. Lactic acid promotes PD-1 expression in regulatory T cells in highly glycolytic tumor microenvironments. Cancer Cell, 2022, 40（2）: 201-218.e9.

[11] JOHNSON S, HAIGIS M C, DOUGAN S K. Dangerous dynamic duo: Lactic acid and PD-1 blockade. Cancer Cell, 2022, 40（2）: 127-130.

[12] LONG L, WEI J, LIM S A, et al. CRISPR screens unveil signal hubs for nutrient licensing of T cell immunity. Nature, 2021, 600（7888）: 308-313.

[13] SUN F, WANG F X, ZHU H, et al. SUMOylation of PDPK1 Is required to maintain glycolysis-dependent CD4 T-cell homeostasis. Cell Death Dis, 2022, 13（2）: 181.

[14] GREEN E A, CHOI Y, FLAVELL R A. Pancreatic lymph node-derived CD4（+）CD25（+）Treg cells: highly potent regulators of diabetes that require TRANCE-RANK signals. Immunity, 2002, 16（2）: 183-191.

[15] RAO D, VERBURG F, RENNER K, et al. Metabolic profiles of regulatory T cells in the tumour microenvironment. Cancer Immunol Immunother, 2021, 70（9）: 2417-2427.

[16] SASIDHARAN NAIR V, SALEH R, TOOR S M, et al. Metabolic reprogramming of T regulatory cells in the hypoxic tumor microenvironment. Cancer Immunol Immunother, 2021, 70（8）: 2103-2121.

[17] PACELLA I, PROCACCINI C, FOCACCETTI C, et al. Fatty acid metabolism complements glycolysis in the selective regulatory T cell expansion during tumor growth. Proc Natl Acad Sci U S A, 2018, 115（28）: E6546-E6555.

[18] KUMAGAI S, TOGASHI Y, SAKAI C, et al. An Oncogenic Alteration Creates a Microenvironment that Promotes Tumor Progression by Conferring a Metabolic Advantage to Regulatory T Cells. Immunity, 2020, 53（1）: 187-203.e8.

[19] WANG H, FRANCO F, TSUI Y C, et al. CD36-mediated metabolic adaptation supports regulatory T cell survival and function in tumors. Nat Immunol, 2020, 21（3）: 298-308.

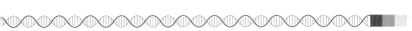

第六节　Treg 与肿瘤治疗

过去的几十年间，大量的科研及临床研究表明在实体肿瘤、白血病和淋巴瘤中，TME 中的肿瘤细胞能够通过募集 CD4⁺Treg 等具有免疫抑制功能的细胞来逃避机体的免疫监视，促进自身生长，因此抑制 Treg 的免疫抑制功能一直以来是肿瘤免疫治疗的重要手段。现有的针对 Treg 的免疫治疗方法主要通过控制 Treg 的数量、抑制 Treg 的功能状态及两者的联合治疗来实现。

一、控制 Treg 的数量

（一）抑制肿瘤组织对 Treg 的招募

肿瘤组织募集 Treg 时需要特定的趋化通路进行介导，如 CCR4/CCL22、CCR4/CCL17、CCR5/CCL5 或 CXCR4/CXCL12 等，因此当利用药物阻断以上通路时，Treg 向癌灶的迁移能力明显受阻，减少了肿瘤组织内的 Treg 数量，从而增强抗肿瘤免疫反应。莫格利珠单抗（Mogamulizumab）是一种是靶向 CCR4 的人源化单克隆抗体（mAb），其通过与靶细胞的 CCR4 结合，产生抗体依赖的细胞介导的细胞毒性作用，在不引发临床显著自身免疫并发症的前提下，耗竭肿瘤组织内 Treg 从而改善肿瘤微环境。Mogamulizumab 已获得 FDA 批准上市，主要用于治疗复发性或难治性成人 T 细胞白血病 / 淋巴瘤。此外，靶向 CCR5/CCL5 的药物 Maraviroc、Leronlimab 也已用于结肠癌和乳腺癌的临床试验中。CXCR4 的靶向拮抗剂 BL8040 用于治疗胰腺导管癌。

黏着斑激酶（Focal adhesion kinase，FAK）是一种酪氨酸激酶，它在肿瘤向恶性侵袭表型演进的过程中起着重要的作用。鳞状细胞癌中 FAK 通过调节趋化因子和细胞因子转录（包括 CCR2、CCR5、CCR8、CXCR6、CCL5、CXCL10 和 TGF-β2 等），耗竭 CD8⁺T 细胞并募集肿瘤微环境中 Treg，导致表达 FAK 的肿瘤生长。目前正在临床开发中的小分子 FAK 激酶抑制剂 VS-4718 能够减少 Treg 的数量并促进 CD8⁺T 细胞介导的抗肿瘤反应。以上通过对多种趋化通路及上游分子的拮抗，能够抑制肿瘤组织对 Treg 的招募，阻断 Treg 的趋化和募集，增强抗肿瘤免疫，不失为免疫疗法的补充。

（二）通过 IL-2 及 IL-2 相关受体靶向降低 Treg 的数目及比例

IL-2 及其受体信号系统对维持和调控 Treg 分化发育和功能稳定至关重要。高亲和力的 IL-2R 由三个亚基构成：α 链（CD25），β 链（CD122）和 γ 链（CD132），主要表达在 Treg 及新近激活的 CD4⁺和 CD8⁺ 效应 T 细胞等。中等亲和力的 IL-2R 由两个亚基组成（CD122 和 CD132），主要表达在 CD8⁺记忆 T 细胞和大多数 NK 细胞表面。Treg 通过其表面的 CD25 与 IL-2 高亲和力结合，促进 Treg 发育分化从而发挥免疫抑制作用。因此，阻断 CD25 与 IL-2 信号转导来减少 Treg 的数量，能够提高机体抗肿瘤免疫反应。

地尼白介素 -2 注射剂（Ontak）是白喉毒素活性域和 IL-2 蛋白序列的基因工程融合蛋白，后获美国 FDA 批准用于治疗淋巴瘤和白血病。Ontak 能够结合 IL-2 受体，进而发生由受体介导的细胞内吞过程，Ontak 的内化会抑制蛋白质的合成，导致细胞死亡。有研究显示，Ontak 能够造成 Treg 的毒性，在卵巢癌、转移瘤、血液肿瘤患者中产生有益的临床效果。此外，一些针对 CD25 的靶向单克隆抗体如达利珠单抗（Daclizumab）也被报道能有效降低 Treg 的比例。但 CD25 并非 CD4⁺Treg 的特异性标志物，体内应用 Ontak 或 CD25 单抗去除 CD4⁺CD25⁺Treg 的同时也去除了活化的 CD8⁺CD25⁺T 细胞，从而减弱了抗肿瘤效应，这也限制了 CD25 抗体或 Ontak 的应用。

有研究发现体内剔除 CD25[+] 细胞不足以治疗已经发生的肿瘤，该方法必须与其他抗肿瘤方法相结合。并且天然 IL-2 的半衰期很短（＜15 分钟），需要静脉输注非常高剂量的 IL-2，这会引起严重的非特异性毒性。因此，部分研究方向是通过对 IL-2 进行改造，这些 IL-2 类似物能在不激活 CD25 前提下同时激活特定淋巴细胞类型，最终达到相对性减少 Treg 数量的同时激活 CD8[+]T 细胞和 NK 细胞。

1. Bempegaldesleukin（NKTR-214 或 BEMPEG）

Bempegaldesleukin 是聚乙二醇（PEG）修饰的 IL-2，PEG 修饰后有效地阻断了它与高亲和力 IL-2R 受体的结合，使得 Bempegaldesleukin 更倾向于激活 CD8[+]T 细胞和 NK 细胞，其通过 IL-2βγ 受体产生持续的信号转导，在相对性减少 Treg 数量的同时激活 CD8[+]T 细胞和 NK 细胞，并增加肿瘤微环境中 Teff 上 TIL 和 PD-1 表达的增殖。一项临床研究表明，既往未经治疗的不可切除或转移性肿瘤患者接受 BEMPEG 联合 nivolumab 治疗后 Teff 细胞数量增加，客观缓解率为 52.6%，34.2% 患者达到完全缓解，且不良事件的发生率相对较低。

2. ANV419

ANV419 是一种经过蛋白质工程改造的 IL-2 类似物，目前正处于临床试验阶段，通过将靶向 IL-2 与 CD25 结合位点的单克隆抗体与 IL-2 融合在一起，从而阻断了 IL-2 与 CD25 的结合。该融合蛋白仍然具有和中亲和力 IL-2R 受体结合的能力，因此可以选择性激活 CD8[+] 记忆 T 细胞和 NK 细胞，并且与抗体的结合也延长了其半衰期，达到了相对性减少 Treg 数量的同时提升抗肿瘤免疫。

3. Nemvaleukin alfa

Nemvaleukin alfa 是另一种新型工程化 IL-2 变体，其将 IL-2 与可溶性 CD25 融合在一起，形成的融合蛋白无法再与细胞表面的 CD25 结合，从而阻断了与高亲和力的 IL-2R 结合，选择性结合中等亲和力的 IL-2 受体，在激活 CD8[+] 记忆 T 细胞和 NK 细胞的同时相对性地减少 Treg。Lopes Jared 等研究发现体外用来自健康供体和晚期癌症患者的原代细胞培养后，其与重组人 IL-2 相比，Nemvaleukin alfa 能够较多地诱导活化 NK 细胞和 CD8[+]T 细胞，而只较少地激活 Treg。在动物实验中也显示出类似结果，经 Nemvaleukin alfa 治疗后能够在不扩增或激活 Treg 的前提下更大地刺激 NK 细胞和 CD8[+]T 细胞。

4. IL-2-R336A

IL-2-R336A 是 ROGERS 等开发的一种新型融合蛋白，可选择性靶向结合表达在 Treg 的 CD25，杀死肿瘤小鼠体内的 Treg，增强抗肿瘤免疫反应。

另一种研究思路是改进抗 CD25 单抗结构。RG6292 是一种新型抗 CD25 抗体，在体外和来自癌症患者的肿瘤样本中能够优先消耗 Treg，而且不影响 Teff 中的 IL-2 信号转导，未来可能将用于靶向 Treg 的肿瘤免疫治疗。

（三）其他方法

一些化疗药物也可以通过促进 Treg 凋亡，起到有效控制肿瘤的作用，这些药物包括抗有丝分裂物质，如环磷酰胺、吉西他滨、米托蒽醌、氟达拉滨和撒利多胺类似物及环氧合酶 2（cyclooxygenase-2，COX2）抑制剂等。一项 I 期临床研究表明，吉西他滨可以使大肠癌患者体内 CD4[+]CD25[+]T 细胞下降同时伴随 CTL 上升，从而提高机体的抗肿瘤反应。另一项研究对 9 个已发生转移的肿瘤患者反复给予低剂量环磷酰胺后，发生了选择性 Treg 数目减少，且化疗药物对 Treg 的抑制作用使得 T 细胞、NK 细胞作用恢复。此外还有输注 Fac 蛋白到肿瘤内、促进 Treg 凋亡等方法均可减少 Treg 数量。

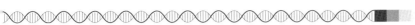

二、抑制 Treg 的功能状态

Foxp3 是 Treg 重要的转录因子，参与调控 Treg 的发育、分化及功能。但 Foxp3 是胞内蛋白较难标记，因此许多研究结果并不理想。Nair 等研究采用针对 Foxp3 的小鼠疫苗，用 Foxp3 mRNA 转染的树突状细胞接种小鼠后能够活化 Foxp3 特异性的 CTL，从而清除 Treg，增强抗肿瘤作用，效果与用抗 CD25 抗体相当。但用抗 CD25 抗体治疗会出现肿瘤和外周中 Treg 同时减少的不良反应，而接种 Foxp3 疫苗仅仅导致肿瘤中表达 Foxp3 的 Treg 优先减少，在外周中并没有明显减少。一项新研究显示，一种 T 细胞受体模拟单克隆抗体 Foxp3⁻，可以特异性识别 Treg 表面 Foxp3 衍生的表位，通过抗体依赖的细胞介导的细胞毒性作用有效清除癌症患者腹腔积液中的 Treg，提示该思路未来可能作为靶向 Foxp3Treg 手段之一，有助于肿瘤免疫治疗。

细胞毒性 T 淋巴细胞相关抗原 4（cytotoxic T lymphocyte-associated antigen-4，CTLA-4）是表达于激活 T 细胞表面的标志物，能够负向调节 T 细胞活化。CTLA-4 组成性表达于 Treg 表面，受 TCR 刺激后其表达上调。伊匹木单抗（Ipilimumab）是重组人 IgG1κ 单克隆抗体，通过阻断 CTLA-4 与其配体 CD80 和 CD86 的结合而达到治疗作用，被批准用于治疗 Ⅲ / Ⅳ 期黑色素瘤，但同时有 10% ~ 15% 的患者出现了较严重的不良事件。Frank 等的临床试验发现，抗 PD-1 抗体纳武单抗（Nivolumab）单药使用疗效优于抗 CTLA-4 抗体 Ipilimumab，且其不良反应发生率更低，而双药联合使用的方案则能够延长患者的总生存期。另一项研究发现，神经酰胺纳米脂质体 C6 联合抗 CTLA-4 单抗，不仅激活 CD8⁺T 细胞，抑制肿瘤宿主 CD4⁺CD25⁺Foxp3⁺Treg 生长，明显减缓肿瘤生长，同时能够抑制 Krüppel 样转录因子 2（KLF2）、Foxp3 和 CTLA-4 的表达，在激活抗肝癌免疫应答和抑制肝癌生长方面具有重要的潜力。Ⅲ 期试验显示，与单用纳武单抗相比，Nivolumab 和伊匹木单抗联合后疗效增加，疾病缓解率、长期总生存率更高。以上提示 CTLA-4 抑制剂可能将作为免疫治疗的辅助方案。

淋巴细胞活化基因 3（Lymphocyte-activation gene 3，LAG-3），又称为 CD233，是一个 Ⅰ 型跨膜蛋白，LAG-3 通常在 Treg、效应 T 细胞和 NK 细胞上表达，其主要配体是 MHC Ⅱ 类分子，在一些肿瘤浸润巨噬细胞和树突状细胞上被上调。LAG-3 与 MHC Ⅱ 类分子相互作用能协同促进 Treg 的抑制活性，同时还可抑制 Teff 的活化和增殖。当处于肿瘤微环境或慢性感染时，长期的抗原刺激会导致 LAG-3 持续高表达，引起 T 细胞耗竭。一项临床研究显示，在既往抗 PD-1/PD-L1 治疗期间进展的黑色素瘤患者用 Relatlimab（抗 LAG-3 的单克隆抗体）和 Nivolumab（抗 PD-1）联合治疗后，疾病控制率达到 49% 且两者联合治疗的不良反应与单独使用 Nivolumab 相当。一项随机、双盲 Ⅱ / Ⅲ 期研究显示，与单独使用 Nivolumab 对未经治疗的转移性或不可切除黑色素瘤治疗的患者相比，Relatlimab 和 Nivolumab 联合用药后，肿瘤中位无进展生存时间更长，1 年内无进展生存时间比例更高，且耐受性较好，无严重不良事件发生。将抗 LAG-3 抗体与 PD-1/PD-L1 阻断剂相结合，发现联合应用可增强 Teff 和 NK 细胞增殖，并抑制 Treg。

Treg 在肿瘤组织中浸润后，通过表达多种免疫抑制因子起到抑制作用，如表达 IL-10 和 IL-35 最终启动 Teff 凋亡信号，耗竭 Teff 细胞，分泌 TGF-β 进而诱导 T 细胞进一步分化发育为 Treg 和 Th2 细胞，导致 CD8⁺T 细胞失能进而促进肿瘤的转移，因此适度耗竭免疫抑制因子也将是一种可能性手段。同理由于 Treg 对 Teff 起到抑制作用，若将 Teff 细胞对 Treg 抑制作用的阈值提高，也有助于提高机体的抗肿瘤效应，如将树突状细胞的锌指蛋白 A20（一种重要的泛素修饰酶）基因沉默后，再诱导效应性 T 细胞，发现该效应性 T 细胞对 Treg 的抑制作用有更好的抵抗能力。

三、总结及展望

Treg 经趋化作用进入 TME 后，在各种信号通路及分子的调节下抑制抗肿瘤免疫反应，使其逃避机体的免疫监视，最终促使肿瘤生长。因此干预该过程的各个环节，通过控制 Treg 的数量、抑制 Treg 的活性，从而增强抗肿瘤免疫反应，达到靶向治疗肿瘤的效果。基于 Treg 的研究丰富了人类对于肿瘤免疫逃逸机制的认识，也对于以往多种肿瘤免疫治疗方案效果不佳的原因提供了新的视角，为未来肿瘤的免疫治疗提供更多新思路。

（苏蓉慧　李葆宸）

参考文献

[1] BAGOT M. New targeted treatments for cutaneous T-cell lymphomas. Indian J Dermatol, 2017, 62（2）: 142-145.

[2] KASAMON Y L, CHEN H, DE CLARO R A, et al. FDA approval summary: Mogamulizumab-kpkc for mycosis fungoides and Sézary syndrome. Clin Cancer Res, 2019, 25（24）: 7275-7280.

[3] ANDERSON E M, THOMASSIAN S, GONG J, et al. Advances in Pancreatic Ductal Adenocarcinoma Treatment. Cancers, 2021, 13（21）: 5510.

[4] SERRELS A, LUND T, SERRELS B, et al. Nuclear FAK controls chemokine transcription, Tregs, and evasion of anti-tumor immunity. Cell, 2015, 163（1）: 160-173.

[5] HERNANDEZ R, PÕDER J, LAPORTE K M, et al. Engineering IL-2 for immunotherapy of autoimmunity and cancer. Nat Rev Immunol, 2022: 1-15.

[6] DIAB A, TYKODI S S, DANIELS G A, et al. Bempegaldesleukin plus nivolumab in first-line metastatic melanoma. J Clin Oncol, 2021, 39（26）: 2914-2925.

[7] HUBER C, KATOPODIS A, BRANETTI B, et al. 571 ANV419 is a novel CD122-selective IL-2/anti-IL-2 antibody fusion protein with potent CD8 T cell and NK cell stimulatory function in vitro and in vivo. J Immunother Cancer, 2020, 8（3）: A605-A605.

[8] LOPES J E, FISHER J L, FLICK H L, et al. ALKS 4230: a novel engineered IL-2 fusion protein with an improved cellular selectivity profile for cancer immunotherapy. J Immunother Cancer, 2020, 8（1）: e000673.

[9] ROGERS O, YEN H, SOLOMON A, et al. An IL-2 proaerolysin fusion toxin that selectively eliminates regulatory t cells to enhance antitumor immune response. Prostate, 2019, 79（10）: 1071-1078.

[10] SOLOMON I, AMANN M, GOUBIER A, et al. CD25-Treg-depleting antibodies preserving IL-2 signaling on effector T cells enhance effector activation and antitumor immunity. Nat Cancer, 2020, 1（12）: 1153-1166.

[11] DAO T, MUN S S, SCOTT A C, et al. Depleting T regulatory cells by targeting intracellular Foxp3 with a TCR mimic antibody. Oncoimmunology, 2019, 8（7）: e1570778.

[12] SAUNG M T, PELOSOF L, CASAK S, et al. FDA Approval Summary: Nivolumab plus ipilimumab for the treatment of patients with hepatocellular carcinoma previously treated with sorafenib. Oncologist, 2021, 26（9）: 797-806.

[13] HODI F S, CHIARION-SILENI V, GONZALEZ R, et al. Nivolumab plus ipilimumab or nivolumab

alone versus ipilimumab alone in advanced melanoma（CheckMate 067）：4-year outcomes of a multicentre, randomised, phase 3 trial. The Lancet Oncol，2018，19（11）：1480-1492.

[14] QI X，WU F，KIM S H，et al. Nanoliposome C6-Ceramide in combination with anti-CTLA4 antibody improves anti-tumor immunity in hepatocellular cancer. FASEB J，2022，36（4）：e22250.

[15] LARKIN J，HODI F S，WOLCHOK J D，et al. Combined Nivolumab and Ipilimumab or Monotherapy in Untreated Melanoma. N Engl J Med，2015，373（13）：1270-1271.

[16] ASCIERTO P A，BONO P，BHATIA S，et al. Efficacy of BMS-986016，a monoclonal antibody that targets lymphocyte activation gene-3（LAG-3），in combination with nivolumab in pts with melanoma who progressed during prior anti-PD-1/PD-L1 therapy（mel prior IO）in all-comer and biomarker-enriched populations. Ann Oncol，2017，28（5）：v611-v612.

[17] LIPSON E J，TAWBI H A H，SCHADENDORF D，et al. Relatlimab（RELA）plus nivolumab（NIVO）versus NIVO in first-line advanced melanoma：Primary phase III results from RELATIVITY-047（CA224-047）.J Clin Oncol，2021，39（15）：9503-9503.

[18] COMITO F，PAGANI R，GRILLI G，et al. Emerging Novel Therapeutic Approaches for Treatment of Advanced Cutaneous Melanoma. Cancers，2022，14（2）：271-271.

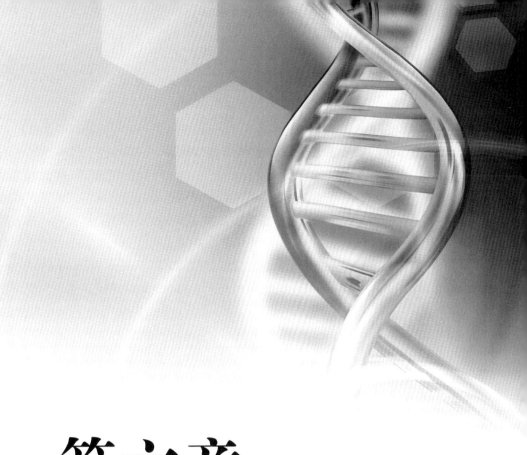

第六章

调节性 T 细胞实验室检测技术

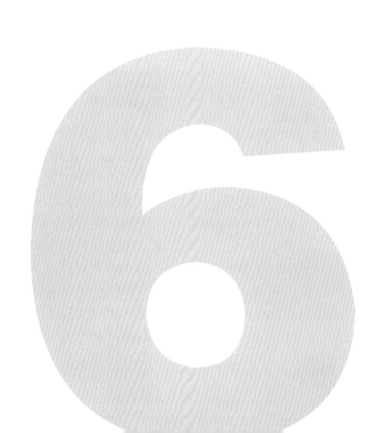

调节性 T 细胞作为 1995 年由 Sakaguchi 首次报道的一类特殊的 T 细胞亚群，主要特征是免疫抑制，可抑制 CD4$^+$T 细胞和 CD8$^+$T 细胞的活化和增殖，妨碍抗原呈递细胞的抗原呈递过程，并直接介导靶细胞的死亡。经过 20 多年的"重新发现"，Treg 已成为笔者理解免疫应答病原体，控制过敏和自身免疫病发生、发展的外周免疫耐受性机制的重要组成部分。而且，无论在鼠或人体内，Treg 均在调控适应性免疫应答和维持自身免疫耐受中发挥不容忽视的作用。据报道，Treg 数量和功能缺陷会导致对自身抗原的异常免疫反应，从而导致风湿性疾病。从 Treg 首次被发现至今，数量失调和（或）功能失调在许多自身免疫病中都有报道，包括类风湿关节炎（rheumatoid arthritis，RA）、系统性红斑狼疮（systemic lupus erythematosus，SLE）、干燥综合征（sjogren syndrome，SS）和炎症性肠病（inflammatory bowel disease，IBD）等。Treg 具有很强的免疫抑制作用，关注 Treg 是治疗自身免疫病的一种新的治疗策略。因此，探索影响 Treg 数量和功能的因素对理解这些疾病的发病机制和寻找新的治疗策略具有重要作用。在人体中 Treg 的特征是 IL-2 受体 α 链（IL-2Rα，CD25）的高表达和转录因子 Foxp3 的表达，这是其发育、功能和稳定所必需的。此外，IL-7 受体 α 链（IL-7Rα，CD127）的缺失被用作 CD25 表达的补充标志物，以更精确地识别 Treg。另外，已经描述了许多表面受体，它们对定义的 Treg 亚群具有不同的特异性，这说明了该细胞的异质性，所以仅仅检测总 Treg 的数量或功能，具有一定的局限性。而基于新近生物学领域兴起的一项前言技术——单细胞测序（single-cell sequencing，SCS）对淋巴组织和非淋巴组织中不同 Treg 群的异质性有了新的认识。虽然 Foxp3 最初被定义为 Treg 的主要调控因子，但笔者已经了解到，来自不同组织的 Treg 可以通过特定的转录组学和表观遗传学特征识别，揭示单个 Treg 内整体水平的基因表达状态和基因结构信息，准确反映细胞间的异质性。表观遗传机制维持 Treg 的稳定性，但笔者也了解到某些 Treg 亚群是可塑的，在特定情况下甚至可以增强自身免疫和炎症过程。因此，可以利用不同生物学方法检测 Treg 亚群变化特征明确前沿方向，以期为临床一线医务工作者提供诊疗思路，指导自身免疫病的诊断及治疗。

Treg 检测适用于所有免疫功能受损者，主要包括反复、严重、多种病原体或特殊病原体的感染，以及常规治疗效果不佳引发感染的免疫防御功能受损者；过敏性疾病或自身免疫和自身炎症性疾病导致免疫自稳和耐受功能受损者；肿瘤性疾病引发的免疫监视功能受损者及血常规淋巴细胞异常、家族性免疫缺陷病和长期使用免疫抑制剂等其他特殊情况。

第一节　Treg 的相对计数和绝对计数

Treg 数量和（或）质量上的缺陷被普遍认为与自身免疫病的发生和发展密切有关。因此，Treg 数量快速且准确检测对于临床结果的评估至关重要。流式细胞术（flow cytometry，FCM）是利用流式细胞仪对处在快速直线流动状态的单细胞或生物颗粒进行多参数、定量分析的技术，具有速度快、准确性好、精度高等优点。目前 FCM 广泛应用于临床医学和基础医学，在疾病预防、诊断、治疗及预后判断中发挥重要作用，其中外周血淋巴细胞亚群分析是临床开展最多的检测项目。该项目是指借助各种荧光染料标记的单克隆抗体测定各类淋巴细胞胞膜或胞内独特的分化抗原（cluster of differentiation，CD），对淋巴细胞的各个亚群进行分析。Treg 作为其中最重要的细胞亚群之一，FCM 可直接测得 CD4$^+$CD25$^+$Foxp3$^+$/CD4$^+$CD25^{high}CD127$^-$Treg 的相对计数，然后依据单平台法采用定量微球，将直接获得的 CD4$^+$T 细胞的绝对计数乘以 Treg 百分比，计算得到 Treg 绝对计数。或者利用定量微球，根据 FCM 单平台方法直接获得 CD4$^+$CD25^{high}CD127$^-$Treg 的相对计数与绝对计数。

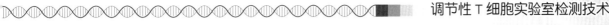

一、CD4$^+$CD25$^+$Foxp3$^+$/CD4$^+$CD25^{high}CD127$^-$Treg 相对计数

（一）标本采集和运输

FCM 检测 CD4$^+$T 细胞亚群采用外周血标本。采集乙二胺四乙酸盐（EDTA-K$_2$/EDTA-K$_3$）抗凝血或肝素钠抗凝血均可用于 CD4$^+$T 细胞亚群。由于人体不同时间点获取到血样可得到不同 CD4$^+$T 细胞亚群结果，因此对于同一患者的连续检测应固定标本采集时间，标本采集后可立即检测，不能立即检测的标本应置室温保存，并在 24 小时内检测。另外，FCM 可检测标本来源广泛，包括全血样本、骨髓、组织、培养细胞、穿刺物、胸腔积液、腹腔积液、灌洗液、脑脊液、眼泪、乳汁、血清 / 血浆、细胞裂解液等均可进行 Treg 数量检测。

（二）原理

（1）Treg 的特征是 CD25 的高表达和转录因子 Foxp3 的表达，这是其发育、功能和稳定所必需的，因此可依据各种荧光染料标记的单克隆抗体测定淋巴细胞胞膜或胞内独特的 CD4、CD25 和 Foxp3 分子的表达量，对 CD4$^+$CD25$^+$Foxp3$^+$Treg 的百分比进行分析。

（2）CD127 的缺失被用作 CD25 表达的补充标志物，以更精确地识别 Treg。因此，可依据各种荧光染料标记的单克隆抗体测定淋巴细胞胞膜独特的 CD4、CD25 和 CD127 分子的表达量，对 CD4$^+$CD25$^+$CD127$^-$Treg 的百分比进行分析。

（三）方法

1. CD4$^+$CD25$^+$Foxp3$^+$Treg 相对计数

取 5 mL 流式管标注样本识别号。移液器吸取 80 μL 抗凝全血。按照流式表面染色方法，移液器吸取适量 anti-CD3、anti-CD4 和 anti-CD25 抗体标记，轻轻涡旋混合，室温避光孵育 30 分钟，缓冲液洗涤一次，离心完全弃上清，涡旋分散细胞。加 1 mL Foxp3 Fixation/Permeabilization 工作液，涡旋固定细胞。室温避光孵育 30 分钟。加 2 mL 1×Permeabilization buffer，轻轻涡旋混合，室温静置 5 分钟。400×g 室温（约 1500 rpm/min）离心 5 分钟，弃上清。移液器吸取适量 anti-Foxp3 抗体，室温避光孵育 30 分钟。2 mL 1×Permeabilization buffer 洗一次，400×g 室温（约 1500 rpm/min）离心 5 分钟，弃上清。适量 1×Permeabilization buffer 重悬细胞，300 目尼龙过滤膜过滤，FCM 上机检测，分析 CD4$^+$CD25$^+$Foxp3$^+$Treg 相对计数结果。

2. CD4$^+$CD25$^+$CD127$^-$Treg 相对计数

取 5 mL 流式管标注样本识别号。移液器吸取 80μL 抗凝全血。按照流式表面染色方法，移液器吸取适量 anti-CD3、anti-CD4、anti-CD25 和 anti-CD127 抗体标记，轻轻涡旋混合。室温避光孵育 30 分钟，向流式管中添加 2 mL 1×FACS 溶血素，轻轻涡旋混合，室温避光孵育 5 分钟。400×g 室温（约 1500 rpm/min）离心 5 分钟，弃上清。缓冲液洗涤一次，离心完全弃上清。涡旋分散细胞。加适量缓冲液重悬细胞，FCM 上机检测，分析 CD4$^+$CD25$^+$CD127$^-$Treg 相对计数结果。

（四）注意事项

操作时必须严格按照孵育时间，如果抗体孵育时间过长，荧光是会逐渐淬灭的。Foxp3 Fixation/Permeabilization 工作液和 Permeabilization buffer 注意配比及稀释。

二、CD4$^+$CD25$^+$Foxp3$^+$/CD4$^+$CD25$^+$CD127$^-$ Treg 绝对计数

（一）标本采集和运输

FCM 检测淋巴细胞亚群采用外周血标本。首选 EDTA-K$_2$/EDTA-K$_3$ 抗凝血标本分析淋巴细胞亚群，肝素钠或者柠檬酸钠抗凝血也可检测，但如果同时进行白细胞计数分类，则应选择 EDTA 作为抗凝剂的标本。需连续检测的同一患者应固定标本采集时间，标本采集后可立即检测，不能立即检测的标本应置室温保存，并在 24 小时内检测。

（二）原理

绝对计数管中直接添加适当的单克隆抗体试剂和全血。管中低压冻干的质粒裂解，释放出已知数量的荧光微球，分析过程中通过比较细胞数和微球数，可以确定样本中阳性细胞的绝对数（细胞 /L），如果使用 BD MultiSET^{TM} 等合适的软件，则绝对计数可以通过软件来确定。如果使用 BD CellQuest^{TM} 等软件进行，需人工数据分析，以阳性细胞数量除以微球数量，然后乘以绝对计数微球浓度即可。人工计算方程式如下：

绝对细胞计数 =（区域内细胞数 × 试验微球总数）/（区域内绝对计数微球数 × 试验体积）

（三）方法

TruCOUNT 管标注样本识别号。移液器吸取 20 μL 合适试剂加到金属网上方。请勿接触到颗粒。移液器利用反向移液法吸取 50 μL 抗凝全血加到金属网上方的管壁上。盖上计数管盖，轻轻涡旋混合。室温避光孵育 15 分钟。向计数管中添加 450 μL 1×FACS 溶血素。盖上 TruCOUNT 管盖，轻轻涡旋混合。室温避光孵育 15 分钟，即可进行流式细胞仪检测。用 MultiSET 软件获取 15 000 个细胞进行检测，得出外周血淋巴细胞亚群（T/CD4$^+$T/CD8$^+$T/B/NK）的相对计数及绝对计数（Treg 绝对计数 =Treg 的百分比 ×CD4$^+$T 细胞绝对计数，其中 T 细胞绝对数的单位为 cells/μL）。

（四）注意事项

TruCOUNT 管设计与特定的溶解 / 免洗程序一起使用。使用精密加样器，准确吸取 50 μL 全血标本，建议执行反向移液法。TruCOUNT 管需 2 ~ 25 ℃密封干燥保存，取出后应在 1 小时内使用。使用前，确保绝对计数微球颗粒完好，且在计数管底部的金属网下部。使用过程避免光照直射。

三、CD4$^+$CD25$^+$CD127$^-$ Treg 相对计数与绝对计数

（一）标本采集和运输

同 Treg 绝对计数方法。

（二）原理

同 Treg 绝对计数方法。

（三）方法

TruCOUNT 管标注样本识别号。移液器吸取适量 anti-CD45、anti-CD3、anti-CD4、anti-CD25 和 anti-CD127 加到金属网上方。请勿接触到颗粒。移液器利用反向移液法吸取 50 μL 抗凝全血加到金属网上方的管壁上。盖上计数管盖，轻轻涡旋混合。室温避光孵育 15 分钟。向计数管中添加 450 μL 1× FACS 溶血素。盖上 TruCOUNT 管盖，轻轻涡旋混合。室温避光孵育 15 分钟，即可进行流式细胞仪检

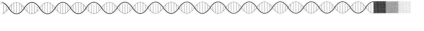

测。用 MultiSET 软件获取 15 000 个细胞进行检测，得出外周血 $CD4^+CD25^+CD127^-$ Treg 的相对计数及绝对计数。

（四）注意事项

同 Treg 绝对计数方法。

四、临床意义

总之，Treg 相对计数和绝对计数的检测对于临床应用具有不可忽视的作用。尤其在一些自身免疫病如活动性类风湿关节炎、干燥综合征、多发性硬化、1 型糖尿病等 Treg 的数量会发生变化。另外，在许多恶性疾病如肺癌、胰腺癌和乳腺癌等已经证实 Treg 明显增高。Treg 相对计数和绝对计数的检测也可用于骨髓移植术前术后的跟踪。一项最新报告显示，两名因严重感染新型冠状病毒而接受呼吸机治疗的患者在注射调节性 T 细胞后病情迅速好转。令人关注的是，Treg 数量的变化与临床疾病之间不是一一对应的关系，这些变化与临床疾病往往是一对多或多对一的，需结合 Treg 亚群分型及功能变化。因此，基于 Treg 亚群数量变化的临床价值，可作为重要的临床辅助手段，熟练的应用还需同时结合临床疾病不断地训练与总结。

但仅检测 Treg 相对计数，对于判断患者免疫状态存在较大局限。需结合 Treg 绝对计数，更好的帮助疾病严重程度分级，指导临床用药及临床疗效评估。不过不同仪器、年龄段及人群绝对计数标准存在差别，而且个体间差异也较大，各个实验室应依据所采用的不同标准进行参考范围的评估，设定各自正常人群的参考区间。

（王艳林）

参考文献

[1] DOMINGUEZ-VILLAR M，HAFLERD A. Regulatory T cells in autoimmune disease. Nat Immunol，2018，19（7）：665-673.

[2] PRAKKEN B，ELLEN W，VAN WIJK F. Editorial：Quality or quantity? Unraveling the role of Treg cells in rheumatoid arthritis. Arthritis Rheum，2013，65（3）：552-554.

[3] SCHEINECKER C，BONELLI M，SMOLEN J S. Pathogenetic aspects of systemic lupus erythematosus with an emphasis on regulatory T cells. J Autoimmun，2010，35（3）：269-275.

[4] MIAO M，HAO Z，GUO Y，et al. Short-term and low-dose IL-2 therapy restores the Th17/Treg balance in the peripheral blood of patients with primary Sjogren's syndrome. Ann Rheum Dis，2018，77（12）：1838-1840.

[5] YAMADA A，ARAKAK I R，SAIT O M，et al. Role of regulatory T cell in the pathogenesis of inflammatory bowel disease. World J Gastroenterol，2016，22（7）：2195-2205.

[6] WANG Y，ZHANG S，ZHANG N，et al. Reduced activated regulatory T cells and imbalance of Th17/activated Treg cells marks renal involvement in ANCA-associated vasculitis. Mol Immunol，2020，118：19-29.

[7] BLUESTONE J A，BUCKNERJ K，FITCH M，et al. Type 1 diabetes immunotherapy using polyclonal regulatory T cells. Sci Transl Med，2015，7（315）：315ra189.

[8] GUO X，ZHANG Y，ZHENG L，et al. Global characterization of T cells in non-small-cell lung cancer by single-cell sequencing. Nat Med，2018，24（7）：978-985.

[9] JING W，MCALLISTER D，VONDERHAAR E P，et al. STING agonist inflames the pancreatic cancer immune

microenvironment and reduces tumor burden in mouse models. J Immunother Cancer，2019，7（1）：115.

[10] PLITAS G，KONOPACKI C，WU K，et al. Regulatory T cells exhibit distinct features in human breast cancer. Immunity，2016，45（5）：1122-1134.

[11] DI PILATO M，KIM E Y，CADILHA B L，et al. Targeting the CBM complex causes Treg cells to prime tumours for immune checkpoint therapy. Nature，2019，570（7759）：112-116.

[12] GLADSTONE D E，KIM B S，MOONEY K，et al. Regulatory T cells for treating patients with COVID-19 and acute respiratory distress syndrome：Two Case Reports. Ann Intern Med，2020，173（10）：852-853.

第二节　Treg 功能检测

Treg 在免疫调节中通过极强的特异性发挥功能，在自身免疫病的诊断及治疗中拥有极高的精准性和可控性。因此，维持 Treg 功能性与特异性是研究其抑制功能的关键环节，功能检测分为离体和在体两种方法。在体实验可通过衡量人源化小鼠弱化移植物抗宿主病（graft-versus-host disease，GVHD）发病程度来完成，但其步骤烦琐且可行性较低。目前离体实验被广泛采用，其最大的优点在于操作简便、数据可靠易重复，所以本章节重点关注 Treg 抑制功能检测的离体实验，不过仍需解决离体 Treg 低扩增能力的问题。离体实验主要通过等倍比稀释 Treg 的数量，研究加入 CD3/CD28 通用 T 细胞激活物后，进行细胞计数确定不同 Treg 数量对应答细胞 CD4$^+$CD25$^-$（Tresp）增殖或混合淋巴细胞亚群反应的增殖抑制情况。

一、离体实验

（一）标本采集和运输

首选 EDTA-K$_2$/EDTA-K$_3$ 抗凝管的新鲜外周血标本，肝素钠抗凝血也可用于外周血单个核细胞（Peripheral blood mononuclear cell，PBMC）提取。离体实验主要通过等倍比稀释 Treg 的数量，进行细胞计数确定不同 Treg 数量对 Tresp 细胞增殖或混合淋巴细胞亚群反应的增殖抑制情况，所以需采集足够多新鲜外周血样本，确保获得足够量的 Treg 与 Tresp 细胞。标本采集后最好立即进行 PBMC 提取及后续操作，保证细胞的活性。

（二）原理

Treg 经 CD3/CD28 刺激活化后能够抑制应答细胞 Tresp 和 CD8$^+$T 细胞的活化和增殖。Treg 一旦被活化，其免疫抑制作用即为非抗原特异性，并且这种免疫抑制性不具有主要组织相容性复合体（major histocompatibility complex，MHC）限制性，能够抑制同种同型或同种异型 Tresp 和 CD8$^+$T 细胞的活化、增殖。除此之外，Treg 还能对 NK 细胞的增殖、细胞因子分泌、单核 / 巨噬细胞、树突状细胞、B 细胞等免疫活性细胞起到抑制作用。将分离的 Treg 与羟基荧光素二醋酸盐琥珀酰亚胺脂（5,6-carboxyfluorescein diacetate succinimidyl ester，CFSE）标记的 Tresp 或者 CD8$^+$T 细胞共培养，流式检测 CFSE 的荧光强度。通过 CFSE 的荧光强度确定细胞的增殖情况。

CFSE 是一种可穿透细胞膜的荧光染料，具有与细胞特异性结合的琥珀酰亚胺脂基团和具有非酶促水解作用的羟基荧光素二醋酸盐基团，这使得 CFSE 成为一种良好的细胞标志物。因此，当细胞进行分裂增殖时，具有荧光的胞质蛋白被平均分配到第二代细胞中，这样与第一代细胞相比，其荧光强度便会减弱至一半；以此类推，分裂得到的第三代细胞的荧光强度便会比第二代细胞再次减弱。这种

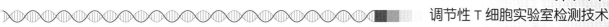

现象可以在 488 nm 的激发光下，采用流式细胞仪检测分析，通过检测到细胞荧光强度不断的降低，进一步分析得出细胞分裂增殖的情况。

（三）方法

收集足量的新鲜外周血通过密度梯度离心法分离 PBMC、定容、计数、重悬 PBMC。利用 CD4$^+$CD25$^+$Treg 分选试剂盒磁性标记非 CD4$^+$T 细胞，LD 分选柱阴选 CD4$^+$T 细胞。接着 CD4$^+$CD25$^+$Treg 分选试剂盒磁性标记 CD25$^+$ 细胞，MS 柱阳选 CD25$^+$ 细胞，获得 CD4$^+$CD25$^+$Treg 和 CD4$^+$CD25$^-$Tresp 细胞。Treg 与 Tresp 细胞流式检测确认 2 种细胞各自纯度。准备抑制功能实验，CFSE 荧光标记 Tresp 细胞，Treg、Tresp 细胞及 Treg Suppression Inspector（含 MACSiBead 颗粒）按不同比例进行共培养。在 37 ℃环境中，5% ~ 7% CO$_2$ 培养箱孵育 5 天，体外抑制功能流式检测，确定 Treg 对 Tresp 细胞分离增殖的影响。

1. PBMC 分离

将抗凝血用等体积灭菌的 PBS 稀释，充分混匀。取合适的新离心管加入 3 ~ 4 mL 的淋巴分离液，将稀释抗凝血倾斜缓慢沿管壁加于液面上，2500 rpm/min 转速离心 30 分钟。离心完成后，此时离心管中由上至下细胞分四层。第一层为血浆层。第二层为环状乳白色淋巴细胞层。第三层为透明分离液层。第四层为红细胞层。收集第二层淋巴细胞放入含灭菌 PBS 4 ~ 5 mL 的离心管中，充分混匀，以 400×g（约 1500 rpm/min）离心 20 分钟。沉淀经 2 次洗涤后即得所需 PBMC。所需 PBMC 定容至 1 mL，改良牛鲍计数板计数淋巴细胞总数（cells/L）。

2. Treg 分离

基本原理是根据 Treg 的标志加以选择性纯化，凡根据细胞的标志进行选择纯化得到所需要的细胞为阳性选择法；而选择性去除不需要的细胞，仅留下所需要的细胞则为阴性选择法。类似的方法也可以用于淋巴细胞的分离、T 细胞和 B 细胞的分离以及其他细胞的分离。有关新的方法和技术不断出现后，比较成熟的有以下两种：磁性微球分离法和流式细胞分选法。

（1）磁性微球分离法

磁性微球是将磁性材料颗粒表面进行处理，微球的核心一般为金属小颗粒（Fe$_2$O$_3$，Fe$_3$O$_4$），核心外包裹高分子材料（聚苯乙烯、聚氯乙烯等），可结合不同的生物大分子物质（抗原、抗体、核酸等），若微球表面包被有免疫物质者称为免疫磁珠（immunomagnetic bead，IMB），其兼有免疫配基的性质和磁响应性质，即在磁场中显示磁性，移出磁场时磁性消除。免疫磁珠法分离细胞是基于细胞表面抗原能与连接有磁珠的特异性单克隆抗体相结合，这样借助于抗体磁珠，将与相应的细胞结合成细胞—抗体—磁珠复合物，该细胞在外加磁场中，通过抗体与磁珠相连的细胞被吸附而滞留在磁场中；无该种表面抗原的细胞由于不能与连接着磁珠的特异性单克隆抗体结合而没有磁性，不在磁场中停留，从而使细胞得以分离。可以直接用磁铁吸附阳性细胞进行细胞分离即淘洗法，方法简单，设备成本不高。

也可采用层析的方法，将层析柱放于强磁场中，与磁珠结合的细胞运动将受限，而才与磁珠结合的细胞则将先被洗脱出来，再将该柱移出磁场，与磁珠结合的细胞也将被洗脱出来，达到分离的目的。

免疫磁珠法分离细胞也分正选法和负选法：磁珠结合的细胞就是所要分离获得的细胞为正选法；磁珠结合不需要的细胞，游离于上清液的细胞为负选法。一般而言负选法比正选法的磁珠用量大。免疫磁珠法分离细胞的重要指标是纯度和得率，这取决于磁珠所连接单克隆抗体的特性和磁珠大小（磁性）。为减小磁珠对细胞活性的影响，磁珠应小于细胞大小，并尽可能地小，但是太小的磁珠得率不高，太大的磁珠又会影响细胞活性，也无法直接上 FCM 进行下一步检测，所以小磁珠可以做到 50 nm，大磁珠可以做到 1200 ~ 4500 nm。

改变作用条件，可使抗体与细胞解离，将磁珠与细胞分开，获得完整的活性细胞。磁性微球细胞分选技术近年在细胞生物学、血液学及免疫学研究中已广泛采用。下面就 Treg 与 Tresp 细胞磁性微球分离法进行详述。

1）磁性标记非 CD4+T 细胞

PMBC 计数完后 400×g（约 1500 rpm/min）离心 10 分钟，用枪弃上清，按每 1×10^7/cells 重悬至 90 μL 培养基中。每 1×10^7 细胞加适量 CD4+T 细胞 Biotin-Antibody Cocktail Ⅱ；充分混匀，4 ℃孵育 5 分钟。每 1×10^7 细胞加适量 Anti-Biotin MicroBeads。充分混匀，4 ℃孵育 10 分钟。用 Separation buffer 调整细胞体积为 500 μL。

2）磁珠去除非 CD4+T 细胞（阴选）

分选器应提前紫外消毒 30 分钟，然后将 LD Column 分选柱置于分选器上。2 mL Separation buffer 润洗 1 遍分选柱，应等到分选柱流空后再进行下一步。将标记的细胞悬液加到分选柱上，1 mL Separation buffer 清洗 2 遍之前放置细胞悬液的离心管。收集通过分选柱的 CD4+T 细胞，2 次 1 mL Separation buffer 清洗分选柱。收集所有预富集 CD4+ 细胞，大约可得 2 mL 的 CD4+ 细胞。取出 10 μL 悬液细胞计数。

3）磁性标记 CD25+ 细胞

400×g（约 1500 rpm/min）离心 10 分钟细胞悬液，弃上清。每 1×10^7 细胞悬于 90 μL Separation buffer 中，加适量 CD25 MicroBeads。充分混匀，4 ℃孵育 15 分钟。按每 10^8 细胞数用 Separation buffer 调整细胞体积为 500 μL。

4）磁性分选 CD25+ 细胞（阳选）

将 MS Column 分选柱（较小）置于分选器上；500 μL Separation buffer 润洗 1 遍分选柱，应等到柱子流空后再进行下一步。将标记的细胞悬液加到分选上，500 μL Separation buffer 清洗 3 遍之前放置细胞的离心管。收集留下来的所有细胞，为 Tresp 细胞。将分选柱置于一个新的离心管中，加 1 mL Separation buffer，迅速推动分选柱活塞，洗脱磁性标记细胞，即为 Treg。重复磁性分选 CD25+ 细胞，提高 CD4+CD25+ 细胞纯度。可得大约 2 mL 的 Treg，置于 4 ℃冰箱。取出 110 μL 细胞（其中 100 μL 稍后上机，另外 10 μL 细胞计数），离心弃上清。可得大约 3 mL Tresp 细胞，离心，弃上清，然后 PBS 定容至 1 mL，置于 4 ℃冰箱。取出 110 μL 细胞（其中 100 μL 稍后上机，另外 10 μL 细胞计数），离心弃上清。

5）Treg 与 Tresp 细胞流式检测分选纯度

将留存的 Treg 和 Tresp 细胞悬液各 100 μL 置于 5 mL 流式管，各加入适量 anti-CD4 和 anti-CD25 抗体，轻轻漩涡混匀。4 ℃避光孵育 30 分钟。加入 2 mL 鞘液，充分混匀，以 400×g（约 1500 rpm/min）离心 5 分钟，弃上清。加 300 μL 鞘液重悬细胞，流式细胞术分析样本，两个细胞群体在分选后纯度均应超过 95%。

（2）流式细胞分选法

荧光激活细胞分选（fluorescence activated cell sorter，FACS）是分选型流式细胞仪的主要功能之一，是先进的细胞分离手段和有效的方法。其基于液流系统、光学系统、电子系统和分选系统，实现高纯度、高得率、无菌与高活性及高分选速度的高质量分选特征。分选时，液流在驱动力的作用下断成高度均一的液滴。在喷嘴下的几毫米处，液滴从液流断开。从颗粒被检测到液滴断开的时间由 Accudrop 技术

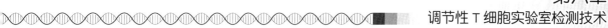

直接计算。符合分选条件的颗粒一旦被检测到，包含该颗粒的液滴将要从液流断开，液流被充电。断开后的液滴仍然带电，带电的液滴通过被充电的偏转板。静电吸引或排斥，带电液滴将向左或右偏转。未带电的液滴不偏转而流入废液槽。流式细胞分选可选择标本广泛，包括全血样本、骨髓、组织、培养细胞、穿刺物、胸腔积液、腹腔积液、灌洗液、脑脊液、眼泪、乳汁、血清／血浆、细胞裂解液等，具有灵敏度高、速度快、多参数分析（可同时标记多种荧光素）、需要样本量少及出结果快等优点。下面就 Treg 与 Tresp 细胞流式分选法进行详述。

1）标记 CD4$^+$CD25$^+$CD127 Treg

根据 PBMC 细胞数，计算所需 anti-CD4、anti-CD25 及 anti-CD127 的相应抗体量。加入计算的 anti-CD4、anti-CD25 及 anti-CD127 抗体，充分混匀，4 ℃孵育 30 分钟。加入 2 mL 鞘液，充分混匀，以 400×g（约 1500 rpm/min）离心 5 分钟。弃上清，收集所需细胞。

2）流式细胞分选仪分选 Treg 及 Tresp 细胞

启动 BD FACS Fusion 流式分选仪，基于喷嘴大小选择（70 μm），主液流窗口调节，侧液流窗口调节，液滴延迟调节及分选角度调整的高质量流式分选设置五步法设置仪器分选条件，利用 BD FACSDiva™ 软件中的温度控制功能，使得分选之前和分选期间细胞保持在 4 ℃，从而保证细胞活力和功能。Treg 和 Tresps 分选完成后，立即通过 BD FACSFusion 评估分选的 Treg 和 Tresp 的纯度，两个群体在分选后纯度均应超过 95%。

3. 抑制功能实验

（1）荧光标记 Tresp 细胞

定容 Treg 和 Tresp 细胞悬液至 1 mL 计数，以 400×g（约 1500 rpm/min）离心 5 分钟，弃上清。计数后的 Tresp 细胞，离心，弃上清，加适量 CFSE，37 ℃，5% ～ 7% CO$_2$ 孵育 10 分钟。

（2）准备 Treg 和 Tresp 细胞所需培养基

按 9×10^{5}Tresp 细胞重悬于 1800 μL 抑制培养基，按 6×10^{5}Treg 重悬于 1200 μL 抑制培养基，计算所需抑制培养基的量。公式：抑制培养基 =5% human AB 血清 +1% 青链霉素双抗 + 培养基（重悬 Treg+ 重悬 Tresp 细胞 + 重悬 CD3/CD28 MACSiBead 颗粒 + 补孔所需培养基）。

（3）准备 Treg 和 Tresp 细胞

对于体外抑制实验，是 Treg、Tresp 细胞及 Treg Suppression Inspector（含 MACSiBead 颗粒）以不同的比例共培养。表 6.2.1 为具体实验过程中各成分不同比例的布板方案。吸取适当体积的 Treg 和 Tresp 细胞悬液在 96 孔培养板中，参考表 6.2.2，得到相应体积。

（4）孵育

将 96 孔板置于 37 ℃，5% ～ 7% CO$_2$ 孵育 5 天。

4. 体外抑制功能流式检测——免疫荧光染色

将 96 孔培养的细胞悬液转移于 5 mL 流式管中，收集细胞。按 1×10^7/cells 加 2 mL 鞘液洗涤，以 300×g 转速离心 5 分钟，弃细胞上清。100 μL 鞘液重悬细胞。向细胞悬液中加入相应量的 anti-CD4 和 anti-CD25 荧光抗体，震荡混匀后避光室温静置 30 分钟。按 1×10^7/cells 加 2 mL 鞘液洗涤，以 300×g 转速离心 5 分钟，弃细胞上清。加 200 μL 鞘液重悬细胞，流式上机检测，观察 CFSE 的荧光强度确定 Treg 对 Tresp 细胞的分裂及增殖情况。

（四）注意事项

Treg 分离过程所用的相关磁性标记使用前均应充分混匀。培养基和 Separation buffer 应提前置于

表 6.2.1　Treg 抑制实验各成分不同比例的布板方案

项目	Tresp	Treg	Treg Suppression Inspector
1：0	$5×10^4$	—	$5×10^4$
1：1	$5×10^4$	$5×10^4$	$10×10^4$
2：1	$5×10^4$	$2.5×10^4$	$7.5×10^4$
4：1	$5×10^4$	$1.3×10^4$	$6.3×10^4$
8：1	$5×10^4$	$0.6×10^4$	$5.6×10^4$
0：1	—	$5×10^4$	$5×10^4$
1：0	$5×10^4$	—	—
0：1	—	$5×10^4$	—
总量	$3×10^5$	$2×10^5$	$4×10^5$

表 6.2.2　Treg 抑制实验各成分不同体积的布板方案

项目	Tresp（$5×10^5$ cells/mL）	Treg（$5×10^5$ cells/mL）	Treg Suppression Inspector（$1×10^5$ MACSiBead Particles/mL）	培养基
1：0	100 μL	—	5 μL	105 μL
1：1	100 μL	100 μL	10 μL	—
2：1	100 μL	50 μL	7.5 μL	53 μL
4：1	100 μL	250 μL	6.5 μL	79 μL
8：1	100 μL	12.5 μL	6 μL	92 μL
0：1	—	100 μL	5 μL	105 μL
1：0	100 μL	—	—	110 μL
0：1	—	100 μL	—	110 μL
总量	600 μL	387.5 μL	40 μL	654 μL

50 mL 离心管中，全程注意无菌操作。CD4$^+$T 细胞阴选，LD 柱子较大，每个柱子最多可加 $1.0×10^8$ 标记细胞。CD25$^+$ 细胞阳选，每 $1×10^7$ 细胞连续使用 2 根 MS 分选柱。Treg 分选时保证高纯度、高得率、无菌、高活性、高分选速度的高质量分选。

二、在体实验

在体抑制实验可以用接受人皮肤移植物的人源化小鼠模型，比对接受或不接受 Treg 对移植物的排斥反应及小鼠生存期来说明。具体来说，对 BALB/c Rag2$^{-/-}$；IL-2R-γ$^{-/-}$ 小鼠（缺乏 T、B、NK 细胞）进行人源皮肤移植。移植术后输注另一供体来源的 PBMC，其后对小鼠多器官嵌合状态和移植物内免

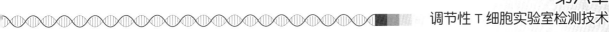

疫细胞浸润情况进行分析监测，并对比是否给予扩增后自体 Treg 的影响。但在体实验步骤烦琐，可实施程度有限，仍需进一步简化与完善。

三、临床意义

Treg 数量异常或功能缺陷影响机体的免疫状态，引起自身免疫耐受紊乱，导致自身免疫病发生。不过 Treg 亚群的存在反映了免疫系统的复杂性和可变性，其可重新分化为辅助性 Th 样 Treg。因此，除了抑制 Th 细胞功能的作用外，还需进一步明确导致 Th 样 Treg 分泌炎性因子的机制。一旦明确 Treg 促炎和抗炎作用形成的具体机制，即有望将 Treg 各亚群用作对抗各种免疫疾病的潜在途径。届时，Treg 亚群细胞在治疗相关疾病中将具有更广阔的前景。

（王艳林）

参考文献

[1] ISSA F，HESTER J，GOTO R，et al. Ex vivo-expanded human regulatory T cells prevent the rejection of skin allografts in a humanized mouse model. Transplantation，2010，90（12）：1321-1327.

[2] COLLISON L W，VIGNALI D A A. In vitro Treg suppression assays. Methods Mol Biol，2011，707：21-37.

第三节 Treg 的单细胞测序

复杂的组成是免疫系统最重要的特征之一，涉及多种类型的器官、组织、细胞和分子执行免疫功能。免疫系统各组成部分的正常功能是维持机体相对稳定的免疫功能的保证。当机体自身免疫耐受机制不受调节或破坏时，免疫系统对自身抗原发生反应，导致自身组织器官受损或出现功能异常的免疫病理状态。自身免疫病种类繁多，发病机制复杂，抗原驱动、T 淋巴细胞和 B 淋巴细胞亚群介导、遗传、环境等多因素参与了疾病的发生与发展过程。然而，作为其中最重要的具有免疫抑制功能的 Treg，在自身免疫耐受和维持内环境稳态中起着极其重要的作用。而且其依据表面特异性受体的表达，已被描述为具有不同生物学功能的 Treg 亚群。另外 Treg 因其特殊的抑制性功能得到了科学家的广泛关注，但目前研究人员并不清楚机体中 Treg 产生的分子机制。而单细胞测序技术（single-cell sequencing，SCS）作为新近生物学领域一项前沿分析技术，能够探索单个 Treg 的基因序列与表达修饰，揭示细胞间的异质性，正成为生命科学领域的明星研究方法。所以，Treg 的单细胞测序研究作为其形态与功能学等传统方法的补充，通过分析 Treg 的基因表达状态，获取其中的可变剪切和特异转录本，从而发现新型细胞亚群，揭示 Treg 发育谱系，鉴定其调控免疫反应的基因模块和功能程序，从单细胞生物学水平更深层次阐明 Treg 调控自身免疫病的发病机制，从而探寻更精准的治疗策略。

从 2006 年最先报道单细胞基因组测序策略，到 2009 年 Tang 等结合高通量 RNA 测序技术与单细胞 cDNA 扩增技术，首次报道单细胞转录组测序技术（single-cell RNA-sequencing，scRNA-seq）。再到 2013 年，单细胞测序技术被评选为年度技术，单细胞测序技术不断发展，正成为生命科学研究领域的焦点。该技术不仅能更加精确地检测基因序列，而且能检测到非编码 RNA 微量表达。另外可充分发挥特殊样本的测序优势，弥补微量珍贵样本不能满足传统全基因测序的问题等。

单细胞测序包括单细胞基因组测序、转录组测序、外显子测序及表观遗传测序。其中应用最广泛为 scRNA-seq，其以单个细胞为研究对象，将分离的单细胞的微量 mRNA 通过高效扩增后再进行高通量测序，能够高通量捕获数百万个单细胞的转录组表达谱的方式，有效解决了常规转录组反映的优势细胞平均数据及被掩盖的罕见细胞群转录组异质性难题，尤其适用于研究免疫细胞尤其是 Treg 这样异质性的细胞群体，为 Treg 转录状态提供多维评估。

一、原理

细胞是构成生物体的基本组成单位，即使来源于同一个体相同细胞系，单个细胞在基因组、转录组、表观遗传组都可能呈现不相同的特点。基于传统批量测序技术需要对一群细胞进行大样本分析，反映的是细胞群体的总体平均结果，因而难以明确在生命发育及疾病发生与发展过程中起关键作用的具体细胞类型，同时也可能忽视众多低含量的稀缺细胞效应，而单细胞测序很好地解决了这一难题。单细胞测序技术是指在单个细胞水平对其基因序列、转录本、蛋白质及表观遗传学进行高通量测序分析的一项新兴技术，最终获得不同类型细胞图谱，揭示细胞亚型间的异质性差异，在免疫学、肿瘤、发育生物学、神经科学等领域发挥了重要作用。所以作为异质性和低含量的 Treg，单细胞测序能显著发现不同 Treg 亚型的可能功能特征，为自身免疫机制参与的 Treg 亚型的靶标分子提供指导，实现在基因或转录水平上相关细胞转化方式。

二、方法

单细胞测序技术主要包括以下 3 个步骤：单细胞样本准备、单细胞分离与提取及单细胞建库与测序。

（一）单细胞样本准备

单细胞测序的样本准备要求比传统批量测序的更高。常见的单细胞测序技术的样本准备均采用新鲜组织样本分离的细胞，减少从体内分离后缺血与缺氧对组织或细胞状态的影响，精确有效地获取有活性的单个细胞。而且不同时间收集多个样本后，如果可以同时处理可避免技术批次效应，但实际操作过程中的条件有限，无法保证样本实时处理。

（二）单细胞分离与提取

单细胞分离技术种类繁多，单细胞分离提取后获得 pg 级的核酸，通过高效扩增至 ng 或 μg 级，然后进行后续的高通量测序。而且根据样本的种类与状态、需要的细胞数量、分析目的等不同，形成了多种单细胞分离提取方法。常见的单细胞分离技术包括有限稀释法、显微操作法、激光捕获显微切割技术（LCM）、荧光激活细胞分选（FACS）、磁激活细胞分选（MACS）以及微流体技术等。除激光捕获显微切割技术用于从组织样品中分离单细胞外，其余方法多用于从解离的细胞悬浮液中分离单个细胞。每种方法各有利弊，需根据实际需求合理选择。单细胞捕获质量决定单细胞测序技术的通量和成本。

有限稀释法是利用手动移液管或移液机器将细胞悬液进行稀释来达到分离单细胞的目的。其操作简单、重复性好，成本低，但不易有效识别细胞亚群且容易发生 DNA 污染情况。显微操作法是利用手工采集细胞，通过显微操作基础目测细胞形态及染色特性，在显微镜下手动分离单个细胞。其选择精度高，工艺简单，低成本且适用于悬浮细胞，但分离效率低，识别细胞容易出错，且容易对细胞造成机械损伤，不适于规模化应用。激光捕获显微切割技术利用显微镜确认需要操作的目标细胞，激光根据轨迹切除并分离提取标记区域细胞。其可行活组织的细胞提取，且福尔马林固定、石蜡包埋以及冷沉淀固定样本均可处理。结合免疫组化技术以实现单细胞水平的分析，实现快速、准确地分离细胞且重复性好，但其对组织切片的质量要求较高，因手工操作容易破坏细胞完整性，且单个细胞会混合相邻细胞的成分，所以会降低准确性。荧光激活细胞分选法是目前常用的分离单细胞的方法，将活的组织或细胞群制备成单细胞悬液，并用特异性荧光色素加以标记，在流体驱动下，细胞悬液排列成束状流动的形式通过激光照射区域，光探测器通过捕捉激光激发的细胞特有信号来分析细胞类型。基于细胞的物理特性（如细胞大小、荧光散射度）和特异性的分子标记对靶细胞进行识别和分离，具有高灵敏度、高准确度、高通量的特点。应用领域广泛，包括 DNA 含量分析、免疫表型、可溶性分子定量、细胞周期分析、造血干细胞、凋亡、亚群的定量、微生物分析和癌症诊断，而且还能筛选高度异质性细胞群中占有率小于 1% 的罕见细胞。样本须为单细胞悬液状态，而且需要大量的起始细胞数，对于小样本并不适用。丢失部分细胞功能和细胞间作用等信息，标志物表达相似的亚群荧光染料光谱存在重叠，低强度荧光样品无法检测，很难做到无菌操作等。磁激活细胞分选同 FACS 原理相似，将带有磁珠的特异抗原与细胞表面特异性受体结合，进行磁力分选。与 FACS 相比，MACS 需要更少的设备和更少的时间，不过缺乏荧光标记所提供的灵敏度和细胞特异性。微流体技术用充满油性试剂的通道中容纳分离的水滴，包含有分离的单细胞。按照泊松分布随机分离单细胞，计算机控制开关，把微流体的通道调整成目标细胞的平均大小行单个细胞筛选，具有需要的少量样本量、试剂损耗低、细胞污染率低、灵敏度和精确度高等优点，在单细胞测序中得到了越来越广泛的应用，不过成本较高。

（三）单细胞建库与测序

1. 单细胞全基因组测序

单细胞全基因组测序（single-cell whole genome sequencing，scWGS）需对单个细胞的痕量 DNA 进行高效扩增后才能符合二代测序要求，进而获得全基因组信息。主要应用于分析单个细胞的单碱基变异、基拷贝数目变异（copy number variation，CNV）和染色质结构变异，可以检测到在组织块测序中无法检测到的低频突变和特异性突变，从而更加精细全面的勾画具体细胞演化过程。人类单个二倍体细胞中仅含极少量的 DNA，因此为满足高通量测序的样本量需求，需在测序前对单个细胞中提取的遗传物质进行扩增，关键技术为全基因组扩增（whole genome amplification，WGA）。目前常用的 WGA 技术有引物延伸预扩增 PCR（Primer-extension preamplification PCR，PEP-PCR）、连接锚定型 PCR（LM-PCR）、简并寡核苷酸引物 PCR（degenerate oligonu-cleotide primed-PCR，DOP-PCR）及转座子插入的线性扩增（linear amplification via transposon insertion，LIANTI）、多重置换扩增（multiple displacement amplification，MDA）及多重退火环状循环扩增（multiple annealing and looping based amplification cycles，MALBAC）等。有研究表明，MDA 的基因组覆盖率高于 DOP-PCR 及 MALBAC，利用该方法测序对单核苷酸位点变异（single nucleotide variants，SNV）的检出率更高，但 DOP-PCR 和 MALBAC 对基因组覆盖的均一性更强，有利于检出长度超过 1 Mb 的 CNV。下面总结了当前主要应用最多的单细胞基因组测序技术。

PEP-PCR 利用随机组成的 15 个寡核苷酸作为引物，在 DNA 聚合酶的作用下对基因组进行随机扩增。LM-PCR 利用限制性内切酶将 DNA 消化成的片段，Klenow 修饰末端后连接特异性的接头作为起始模板，而接头序列作为引物进行扩增。DOP-PCR 引物的 3' 含 6bp 的随机序列，可随机的和基因组 DNA 结合，从而实现对全基因组的扩增，适用于染色体的 CNV 定量。PEP-PCR、LM-PCR 和 DOP-PCR 技术作为单细胞基因组扩增技术的雏形，最早实现了单细胞基因组 DNA 的扩增，满足了部分研究的需要。但 PCR 扩增反应具有碱基偏好性导致基因组扩增存在偏向性，基因组覆盖度较低，非特异扩增且扩增效率不足10%，此类单细胞基因组扩增技术不适用于检测基因点突变，假阳性率较高。

LIANTI技术使用Tn5转座子随机切割DNA，行体外转录和反转录，无须使用非特异性引物即可实现线性扩增，可同时应用于单细胞单核苷酸变异（single nucleotide variants，SNV）、Indel和CNV检测。该技术基因覆盖率达到97%，同时兼顾了扩增的均一性，CNV检测的高精确度，降低了扩增错误率，等位基因丢失率仅17%，不过C-T碱基对的假阳性较高。实验中扩增后的cDNA双链仍然使用传统高通量测序文库构建方法，仍是每个单细胞扩增后的DNA片段单独构建文库，所以LIANTI测序通量较低。

MDA依赖Phi29 DNA聚合酶和Bst大片段DNA聚合酶，且具有多重置换的特性。在等温下运用随机六聚体引物和此酶在多个位点上同时起始复制，沿模板合成DNA，以链取代的方式扩增。MDA技术比较适合新鲜样本的单细胞基因组扩增，不适合用于固定后的单细胞样本。Phi29DNA聚合酶在较低/恒温下催化DNA延伸，可加工较长扩增产物和具有高效扩增能力，且实验方法简单。不足之处在于指数扩增过程易产生序列依赖性偏倚、全基因组覆盖度不均匀、等位基因丢失率可高达65%，不适合进行CNV的分析。

MALBAC利用引物将扩增子的头尾互补行成环状连接，通过五轮MDA预扩增得到完整扩增产物，增加退火步骤达到链内杂交自我锁定，形成闭合的环状分子，避免指数扩增，再通过常规PCR进行扩增。MALBAC技术可以同时用于新鲜样本和固定后的单细胞样本的单细胞基因组扩增，MALBAC技术的应用促进了临床辅助生殖技术的发展。此技术操作较简单、最低起始模板需求量少，产量高、均一性高。采用线性扩增方式，可提高单细胞全基因组测序的精确度，发现个别细胞间的遗传差异。不过假阳性率的可能性较高，扩增均一性更好，但扩增效率相对较低。

2. 单细胞全外显子测序

单细胞全外显子测序（single-cell whole exome sequencing，scWES）需要进行外显子捕获与富集，主要应用范围为编码基因的SNV分析。另外，虽然scWGS基因组覆盖率低且SNV检出效率低，不过scWGS比scWES更容易进行非编码区信息的CNA分析。

3. 单细胞转录组测序

2009年Surani与汤富酬等研究团队首次报道了scRNA-seq，但直到2014年，其手段日渐成熟且测序成本大幅度降低之后，才走进公众的视野。该方法中关键的两个流程为细胞捕获和分子定量。在某一特定阶段，由细胞转录出来的全部RNA称之为转录组，包括信使RNA和非编码RNA。单细胞转录组测序就是在单个细胞水平上对转录组进行扩增与测序的一项技术，通常狭义上仅以mRNA作为研究对象。不同基因的转录水平差异较大，多数mRNA拷贝数较低，因此需通过扩增达到转录组测序所需的富集程度。当前主要的scRNA-seq技术包括Tang RNA-seq、Smart-seq、Smart-seq2、CEL-seq、Quartz-seq、STRT-seq、Drop-seq及10×Chromium等技术。不同的方法在原理、灵敏度及优缺点上有所不同，故具体的生物学问题应选择最适平台。而Smart-seq2的主要优势在于可获取mRNA全长信息。

Tang RNA-seq采用多聚T碱基为引物，合成cDNA并在3'端添加多聚碱基A，作为第二条cDNA链的多聚T碱基结合位点，通过PCR反应进行扩增可测转录本的全长，检测基因表达更灵敏、更准确，不过其对3'端偏倚性较强，细胞通量少，价格较贵。Smart-seq将RNA与包含oligo（dT）的引物杂交。接着添加几个无模板的C核苷酸，生成第一条链，该poly（C）垂悬只添加到全长转录本上。然后将寡核苷酸引物与poly（C）突出杂交，合成第二条链。该技术序列覆盖度较好，可实现选择性转录本异构体和SNV检测，提高mRNA 5'端覆盖率，是一种检测全长mRNA的技术。不过

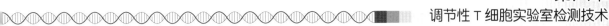

因属于非链特异扩增，且转录本长度偏向性，对大于 4 kb 的序列不能高效转录，优先扩增高丰度转录本以及纯化过程会导致材料损失等缺点。Smart-seq2 在 cDNA 的 3'端添加 2 ~ 5 个无模板的 C 核苷酸。后加入模板转换寡核苷酸（TSO），在 3'端产生锁核苷酸修饰。第一链反应后，有限的循环扩增 cDNA。该技术不需要纯化步骤，转录本覆盖度提高，明显增加了产量与高水平定位序列，不过存在非链特异扩增且只测序 poly（A）$^+$RNA，细胞通量低且价格较贵。CEL-seq 是一种采用线性扩增的测序方法，采用体外转录法（IVT）进行扩增，通过将 T7 启动子连在 oligo（dT）引物上，可在 cDNA 合成后启动 IVT。该技术样本间污染率低、读长低且链存在特异性。不过存在强烈的 3'偏好，高丰度转录本被优先扩增且至少需要 400 pg 总 RNA。Quartz-seq 采用抑制性 PCR 策略使引物自杂交形成平底锅结构来降低副产物，将小片段第二链 cDNA 形成发卡结构。该方法极大降低了 PCR 反应副产物，使用一种高效酶来进行单管反应，优化反转及第二链 cDNA 合成的条件，减少小片段的污染，不过容易因 GC 含量的差异造成扩增偏倚。STRT-seq 将分子标记与微流控技术相结合，可定量估计起始 mRNA 表达。细胞通量高，价格相对便宜，不过只测转录本一端，检测基因表达灵敏度较低，不适合可变剪接、等位基因表达等分析。Drop-seq 是每个 cDNA 均标有细胞特异性条形码和特殊分子识别（unique molecular identifier，UMI）的基于微滴的方法。该技术成本低，文库准备快速，拥有单细胞高通量分析及多组学分析的可能性。不过需要微流控平台且单细胞基因敏感性较低。

scRNA-seq 数据在细胞层面的分析主要包括细胞聚类和细胞轨迹推测，前者主要通过降维、无监督聚类算法对基因表达相似的细胞进行分群定义，而后者利用最小生成树的策略，对细胞进行排序，模拟出细胞的发育分化轨迹。在基因层面的分析主要包含识别差异表达基因、鉴定细胞亚型、结合拟时间轨迹总结基因表达的变化情况及分析基因共表达模块和调控网络等。此外，测序数据还可结合单细胞甲基化、染色质的可及性及表面蛋白等数据共同分析，为疾病机制研究提供更加全面的策略。

4. 单细胞表观遗传测序

表观遗传是指基因组 DNA 序列以外可遗传的信息，包括基因甲基化、组蛋白修饰、染色质重塑及三维空间构象等。虽然不同细胞可能拥有相同的 DNA 序列，但如果表观遗传水平发生变化，细胞的功能也会发生改变。目前该研究领域较为成熟的技术为 DNA 甲基化。主要包括单细胞限定性区域甲基化（scRRBS）、单细胞染色质易开放区域测序（scATAC-seq）、单细胞多组学测序技术（scCOOL-seq）及组合条形码和靶向染色质释放（CoBATCH）等。

scRRBS 利用限制性内切酶 MspI 识别 CGIs，且把该位点的基因剪切成片段，达到 CGIs 富集的目的。该技术可在单细胞全基因组水平覆盖 CpG 岛的单碱基检测，不过纯化过程中存在 DNA 丢失等。scATAC-seq 利用 ddSEQ 单细胞微滴制备系统来分离数千个细胞核，将每个包裹在微滴中。同时采用活性极高的 Tn5 转座酶，将核小体之间的链切割成极短的片段。可用于单细胞染色体可及性分析，实现单细胞水平全基因组范围开放染色质测序。不过需要基于微流控芯片完成细胞捕获、裂解、转座和 PCR 的过程。scCOOL-seq 是将全基因组核小体定位及 DNA 甲基化组测序技术和全基因组重亚硫酸盐测序整合优化及提高，同时分析单个细胞中染色质开放程度、核小体定位、DNA 甲基化、基因组拷贝数变异及染色体倍性等 5 个组学层面，更好地覆盖了全基因组，解决了 scATAC-seq 研究中线粒体片段过度富集导致的有效数据量过少等问题。CoBATCH 利用融合蛋白 PAT（蛋白 A-Tn5）识别与切割抗体结合的基因组区域，并结合使用条形码标记的单细胞技术。将目的细胞与特定抗体孵育后，向细胞中加入 PAT 融合蛋白并与特定抗体结合后激活 PAT 活性，被抗体识别的特定基因组区域被 PAT 切割并带上接头序列。终止反应后带上接头的目的 DNA 片段可直接用于 PCR 和建库。该技术将染色质片段化和

PCR 接头添加融合在一步内完成，显著提高了 ChIP 的效率。同时实现了对单细胞进行高通量的标记，是当前最先进且高效的染色质免疫沉淀测序（chromatin immunoprecipitation sequencing，ChIP-seq）技术。

5. 单细胞蛋白质组学测序技术

2004 年 Nolan 和 Dovichi 首次共同提出单细胞蛋白质组学的概念，但两种技术的侧重点不同。Nolan 主要利用 FCM 技术，基于单细胞水平获取细胞的信号，构建出每个细胞信号转导网络。而 Dovichi 基于荧光标记，利用化学细胞术，通过毛细管电泳分离从而得到单个细胞整个蛋白质组的指纹图谱。而且，随着技术的不断发展，不同的单细胞蛋白质测序方法逐渐出现，主要包括 RNA 邻位连接技术（proximity ligation assay for RNA，PLAYR）、转录组和表位测序的细胞索引（cellular indexing of transcriptomes and epitopes by sequencing，CITE-seq）及 RNA 表达及蛋白测序分析（RNA expression and protein sequencing assay，REAP-seq）。

PLAYR 技术应用含不同金属同位素抗体和探针分别标记的蛋白质与 RNA，利用质谱流式细胞技术测量同位素进而分析蛋白组和转录物。该技术测序成本低、用时短、检测细胞数量大，不过仅可检测 40 多种 mRNA 和蛋白质。CITE-seq 技术采用寡核苷酸标记抗体和短寡核苷酸标记序列的磁珠，分别结合细胞表面蛋白与胞质 mRNA，扩增 RNA 和抗体标签并按大小分离，通过测序定量分析蛋白质和转录物。可在蛋白质定量及单细胞 RNA 测序制备中丢弃的部分进行，且均可检测约 100 种蛋白质及数万种 RNA 转录物，与 PLAYR 相比，每次检测的细胞数量更少，目前研究方向朝着细胞内蛋白质进展。REAP-seq 技术类似于 CITE-seq 技术，采用寡核苷酸交联抗体，基于测序技术来检测细胞蛋白质和转录物水平。

6. 单细胞多组学共测序

单细胞测序技术正在飞速发展，而且单细胞水平的转录组、基因组、表观基因组和蛋白质组测序技术逐渐成熟，已广泛应用于基础科学研究和临床研究。然而，对于肿瘤、自身免疫病的发生与发展等复杂的生物学过程，单组学研究存在局限性，难以深入探究复杂的生命功能和潜在的调控机制。复杂的表观遗传修饰允许具有相同基因组的肿瘤细胞呈现不同的表观基因组和转录组，从而导致具有不同形态和功能亚群的多样性，多组学方法目前正在开发，以结合分析 mRNA 临床反应免疫水平与各种其他特征的分析，如 DNA 甲基化、染色质可及性和蛋白质水平。通过在多组学水平上测量细胞，可以更准确地阐明细胞异质性，可以更有效地阐释 Treg 在不同组学层面的相互调控作用，对深入揭示各种生物学表型背后的分子机制提供重要研究手段。目前已发表的单细胞多组学共测序技术主要包括以下三种：①单细胞 DNA 和 RNA 同时测序技术（SCG & T-seq），这种方法采用单细胞的裂解方法，利用锚定 RNA 探针的磁珠将 mRNA 和 DNA 分离出来，然后分别进 RNA 的 Smart 扩增及 DNA 的 MDA 扩增和测序。②单细胞甲基化和 RNA 同时测序技术（SCM & T-seq）。这技术与 DNA/RNA 同时测序方法类似，只是在单细胞 RNA/DNA 分离之后，对 DNA 进行重亚硫酸处理，再进一步进行 RNA 和 DNA 的建库与测序。③单细胞 RNA 和表面蛋白同时检测（CITE-seq），是利用偶联不同核酸组合序列标签索引的抗体标记表位抗原，然后结合 RNA-seq 测序分析，标签索引的核酸序列类型和数量反映了细胞表面蛋白的表达情况。

（四）单细胞测序已有平台简介

常用测序平台包括基于微滴的 InDrop、Drop-seq、10× Genomics 和基于微孔的 BD Rhapsody 等高通量平台及基于微流的 C1 system（Fluidigm）平台等。InDrop、Drop-seq 与 10× Genomics 均是将细胞

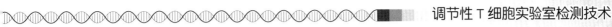

与微球包裹在微液滴中，利用微球上独特的条形码区分细胞，主要差异在于条形码的使用数量和微球的物理特性。例如，Drop-seq 比 InDrop 条形码更多，可处理更多细胞，但不足是细胞捕获效率约 1%。而 InDrop 和 10× Genomics 平台的微球由水凝胶构成，捕获效率较高（前者约 10%，后者约 50%）。10× Genomics 还同时实现单细胞表面蛋白测定及 TCR/BCR 测序。BD Rhapsody 平台在微孔中收集细胞，细胞溶解后释放的 mRNA 与细胞标记结合，同时系统还使用 UMIs 序列标记 mRNA，以减少扩增偏差，实现靶向测序，降低实验成本。另外，BD AbSeq assays 同时结合转录组和蛋白质，为细胞分群提供更可靠的依据。C1 system（Fluidigm）则是将单个细胞分配到各自反应室，通过显微镜来区分细胞状态，计算捕获细胞的数量，然后对细胞进行裂解、RNA 逆转录和预扩增及后续测序分析，其优势在于可得到全长 mRNA 信息，但捕获细胞数量少、周期长且成本高。

三、临床意义

　　scRNA-Seq 技术的出现彻底改变了对生命最基本单位的认识。近年来，单细胞测序实验分析方法日趋成熟，已成为免疫学相关研究中的前沿技术，用于探究 Treg 在内的免疫细胞遗传物质的多样性，从而理解机体复杂的免疫过程，并且可以鉴定 Treg 类型，发现新的标记基因，便于更深层次地挖掘细胞间相互作用的分子机制，对自身免疫病的发生与发展提出新机制，有望成为研究 Treg 异质性的标准方法。目前单细胞测序还存在许多挑战，如扩增存在偏倚性，重复性差，除 mRNA 以外的其他非编码 RNA 难以检测等，而且单细胞测序的成本仍然很高，在通量和精度上还有很大的提升空间，批量效应的问题还有待解决，且专门针对单细胞测序数据分析的软件和工具较少。不过，随着技术的进步，在未来几年内，scRNA-Seq 领域的新兴技术将进一步融入自身免疫病的研究，并将被用于解决更多的生物学问题。单细胞多组学数据、空间转录组分析技术和冷冻样品分析的发展将提供更全面的信息。单细胞转录组技术的使用，使得发现各种自身免疫病发生与发展的细节，在发病机制、疾病诊断、药物开发等方面的研究提供了一个新的视角，将彻底提高对自身免疫病的认识、诊断及对疾病的精准治疗，更精确绘制免疫细胞图谱，为自身免疫病的早期诊断、监测、个体化用药及临床预后提供重要的参考，将引领免疫学领域划时代的变革。

（王艳林）

参考文献

[1]　MIYARA M，GOROCHOV G，EHRENSTEIN M，et al. Human FoxP3+ regulatory T cells in systemic au-toimmune diseases. Autoimmun Rev，2011，10（12）：744-755.

[2]　MIRAGAIA R J，GOMES T，CHOMKA A，et al. Single-Cell Transcriptomics of Regulatory T Cells Re-veals Trajectories of Tissue Adaptation. Immunity，2019，50（2）：493-504.e7.

[3]　ZHANG K，MARTINY A C，REPPAS N B，et al. Sequencing genomes from single cells by polymerase cloning. Nat Biotechnol，2006，24（6）：680-686.

[4]　TANG F，BARBACIORU C，WANG Y，et al. mRNA-Seq whole-transcriptome analysis of a single cell. Nat Methods，2009，6（5）：377-382.

[5]　LIANG J，CAI W，SUN Z. Single-cell sequencing technologies：current and future. J Genet Genomics，2014，41（10）：513-528.

[6]　LU Z，MORAES C，YE G，et al. Single cell deposition and patterning with a robotic system. PLoS One，

2010, 5（10）: e13542.

[7] NAKAMURA N, RUEBEL K, JIN L, et al. Laser capture microdissection for analysis of single cells. Methods Mol Med, 2007, 132: 11-18.

[8] RINKE C, LEE J, NATH N, et al. Obtaining genomes from uncultivated environmental microorganisms using FACS-based single-cell genomics. Nat Protoc, 2014, 9（5）: 1038-1048.

[9] BLAINEY P C. The future is now: single-cell genomics of bacteria and archaea. FEMS Microbiol Rev, 2013, 37（3）: 407-427.

[10] KLEIN C A, SCHMIDT-KITTLER O, SCHARDT J A, et al.Comparative genomic hybridization, loss of heterozygosity, and DNA sequence analysis of single cells. Proc Natl Acad Sci U S A, 1999, 96（8）: 4494-4499.

[11] TELENIUS H, CARTER N P, BEBB C E, et al. Degenerate oligonucleotide-primed PCR: general amplification of target DNA by a single degenerate primer. Genomics, 1992, 13（3）: 718-725.

[12] CHEN C, XING D, TAN L, et al. Single-cell whole-genome analyses by Linear Amplification via Transposon Insertion（LIANTI）. Science, 2017, 356（6334）: 189-194.

[13] DEAN F B, HOSONO S, FANG L, et al. Comprehensive human genome amplification using multiple displacement amplification. Proc Natl Acad Sci U S A, 2002, 99（8）: 5261-5266.

[14] ZONG C, LU S, CHAPMAN A R, et al. Genome-wide detection of single-nucleotide and copy-number variations of a single human cell. Science, 2012, 338（6114）: 1622-1626.

[15] WANG Y, WATERS J, LEUNG M L, et al. Clonal evolution in breast cancer revealed by single nucleus genome sequencing. Nature, 2014, 512（7513）: 155-160.

[16] RAMSKOLD D, LUO S, WANG Y C, et al.Full-length mRNA-Seq from single-cell levels of RNA and individual circulating tumor cells. Nat Biotechnol, 2012, 30（8）: 777-782.

[17] PICELLI S, FARIDANI O R, BJÖRKLUND A K, et al. Full-length RNA-seq from single cells using Smart-seq2. Nat Protoc, 2014, 9（1）: 171-181.

[18] HASHIMSHONY T, WAGNER F, SHER N, et al. CEL-Seq: single-cell RNA-Seq by multiplexed linear amplification. Cell Rep, 2012, 2（3）: 666-673.

[19] SASAGAWA Y, NIKAIDO I, HAYASHI T, et al. Quartz-Seq: a highly reproducible and sensitive single-cell RNA sequencing method, reveals non-genetic gene-expression heterogeneity. Genome Biol, 2013, 14（4）: R31.

[20] ISLAM S, ZEISEL A, JOOST S, et al. Quantitative single-cell RNA-seq with unique molecular identifiers. Nat Methods, 2014, 11（2）: 163-166.

[21] GUO H, ZHU P, GUO F, et al. Profiling DNA methylome landscapes of mammalian cells with single-cell reduced-representation bisulfite sequencing. Nat Protoc, 2015, 10（5）: 645-659.

[22] CUSANOVICH D A, HILL A J, AGHAMIRZAIE D, et al. A Single-Cell Atlas of In Vivo Mammalian Chromatin Accessibility. Cell, 2018, 174（5）: 1309-1324.

[23] GUO F, LI L, LI J, et al. Single-cell multiomics sequencing of mouse early embryos and embryonic stem cells. Cell Res, 2017, 27（8）: 967-988.

[24] WANG Q, XIONG H, AI S, et al. CoBATCH for High-Throughput Single-Cell Epigenomic Profiling. Mol Cell, 2019, 76（1）: 206-216.

[25] ROUSSIS I M, MYERS F A, SCARLETT G P. RNA Whole-Mount In Situ Hybridization Proximity Ligation Assay（rISH-PLA）, an Assay for Detecting RNA-Protein Complexes in Intact Cells. Curr Protoc Cell Biol, 2017, 74: 1-10.

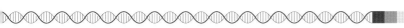

[26] STOECKIUS M，HAFEMEISTER C，STEPHENSON W，et al. Simultaneous epitope and transcriptome measurement in single cells. Nat Methods，2017，14（9）：865-868.

[27] PETERSON V M，ZHANG K X，KUMAR N，et al. Multiplexed quantification of proteins and transcripts in single cells. Nat Biotechnol，2017，35（10）：936-939.

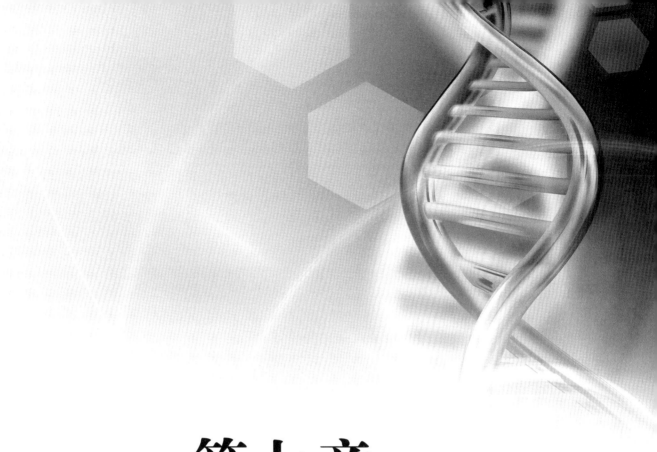

第七章

靶向调节性 T 细胞的治疗
——重建自身免疫耐受

7

免疫系统对"自我"和"非我"抗原物质的有效识别是维持正常免疫功能的核心，建立对"自我"抗原的免疫耐受和对"非我"抗原的特异性免疫应答对维持机体免疫稳态和正常的生理功能至关重要。免疫耐受的诱导、维持对自身免疫病、免疫排斥反应治疗具有重要的理论和临床意义；反之，如何打破免疫耐受也成为肿瘤及病毒慢性感染治疗的关键科学问题。本章着重探讨靶向调节性 T 细胞进而诱导免疫耐受的治疗方法及其在自身免疫病中的应用。

第一节　靶向调控 Treg 治疗自身免疫病

一、靶向调控 Treg 治疗自身免疫病的免疫学基础

自身免疫是由于机体免疫系统对自身组织抗原的免疫耐受被打破，出现针对自身组织成分的病理性免疫应答，导致自身反应性 T 细胞、B 细胞活化和自身抗体、炎性因子的产生。目前，免疫抑制药物仍然是自身免疫病的常规治疗手段，而系统性免疫抑制常导致不良反应和并发症的发生，且部分患者不能得到长期有效的疾病缓解。基于对免疫应答和免疫耐受等免疫学本质的认识，以及自身免疫病发病机制研究的深入，学界认识到，介导免疫耐受是自身免疫病治疗的可行策略和最高追求目标。有关诱导或重建对自身组织抗原的免疫耐受，国内外学者进行了广泛的基础和临床研究。

Treg 通过多种机制发挥其负向免疫调控作用，参与自身免疫耐受的形成和维持。Treg 数量和（或）功能异常可致自身免疫耐受缺陷。Treg 的可塑性及体外诱导的可行性是其可以应用于疾病治疗的关键因素。适应性转移 Treg，或体内诱导 Treg 增殖分化、改善 Treg 功能的治疗策略，从而增加机体内 Treg 库的容量 / 功能，是诱导自身免疫耐受和治疗自身免疫病的可行方案。

二、Treg 免疫治疗的方案设计

动物模型研究表明，适应性转移小鼠 Treg 可用于治疗自身免疫病，如 1 型糖尿病、多发性硬化以及类风湿关节炎等。人类疾病 Treg 适应性转移治疗的关键性突破点在于，需要证实人类 Treg 可以成功分离和体外扩增，并维持相应的免疫调节功能。既往已有研究将 Treg 过继转移治疗应用于肾脏移植抑制排斥反应的 I / II a 期临床试验，并取得了良好的临床结局。既往研究也提示，过继输入的 Treg 在静息状态下较为稳定，但暴露于疾病状态下的多种炎性因子微环境（TNF-α、IL-6）后，出现 Foxp3 表达下调，免疫抑制功能减弱，并可能转化为致炎性的效应 T 细胞。这种情况在人类 iTreg 过继转移时尤为明显。因此，如何维持 Treg 的功能稳定是 Treg 过继转移治疗中需要重点关注的科学问题。

在最初的临床应用中，体外扩增的多克隆 Treg 对未知和（或）非特异性抗原的识别削弱了其治疗效力。通过转基因 T 细胞受体（TCR）或嵌合抗原受体（CAR）的表达，赋予了 Treg 抗原特异性。与 TCR-Treg 比较，CAR-Treg 发挥作用不受主要组织相容性复合体（MHC）限制，且对 IL-2 的依赖性较低。在过去的 20 年里，嵌合抗原受体的开发和基因组编辑技术（包括 CRISPR-Cas9 的应用）的进展，促进了针对肿瘤 T 细胞治疗的遗传学优化。这些技术亦被用于增强 Treg 的特异性和功能。CAR-Treg 保持了 Treg 的表型和功能，指向目标组织，显示出比多克隆 Treg 更强的抑制效果。目前已有 CAR-Treg 应用于系统性红斑狼疮等自身免疫病治疗的报道。但仍需要对工程化的 CAR-Treg 进行进一步的研究开发，以增强 Treg 的抑制功能和稳定性，防止 CAR-Treg 衰竭，并评估其安全性。在进行更广泛的临床应用之前，有必要进一步了解和评估靶向 Treg 在自身免疫病和移植等临床应用中的潜能。

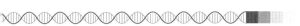

作为适应性 Treg 转移治疗的替代，可通过多种方式于体内选择性扩增 Treg。Treg 体内诱导分化的方法可增加 Treg/Teff 细胞比例，多克隆扩增 Treg，介导非特异性的免疫抑制。与适应性转移治疗比较，该方法简单、费用小。通过体内诱导 Treg 分化，从而诱导或重建自身免疫耐受的治疗策略已在多种自身免疫病模型中得到证实。应用 IL-2、雷帕霉素、视黄酸等药物体内选择性诱导 Treg 增殖分化的方法，包括课题组在内的国内外学者进行了积极的探索和临床验证。Treg 回输和体内诱导分化的治疗策略各有其优缺点，有学者认为，体内诱导分化治疗策略优于体外分化后 iTreg 的回输治疗。

本章内容主要对目前诱导 Treg 增殖分化或改善 Treg 功能的策略和方法进行综述，并对靶向 Treg——诱导免疫耐受的治疗策略在自身免疫病中的设计和实施的关键进展和前景进行阐述。

（闫成兰）

参考文献

[1] EGGENHUIZEN P J，NG B H，OOI J D. Treg enhancing therapies to treat autoimmune diseases. Int J Mol Sci，2020，21（19）：7015.

[2] BAYATI F，MOHAMMADI M，VALADI M，et al. The therapeutic potential of regulatory T cells：challenges and opportunities. Front Immunol，2020，11：585819.

[3] CLOUGH J N，OMER O S，TASKER S，et al. Regulatory T-cell therapy in Crohn's disease：challenges and advances. Gut，2020，69（5）：942-952.

[4] HE J，ZHANG R，SHAO M，et al. Efficacy and safety of low-dose IL-2 in the treatment of systemic lupus erythematosus：a randomised，double-blind，placebo-controlled trial. Ann Rheum Dis，2020，9（1）：141-149.

[5] MIAO M，LI Y，XU D，et al. Therapeutic responses and predictors of low-dose interleukin-2 in systemic lupus erythematosus. Clin Exp Rheumatol，2021，40（5）：867-871.

[6] ZHOU P，CHEN J，HE J，et al. Low-dose IL-2 therapy invigorates CD8+ T cells for viral control in systemic lupus erythematosus. PLoS Pathog，2021，17（10）：e1009858.

[7] MIAO M，LI Y，HUANG B，et al. Treatment of active idiopathic inflammatory myopathies by low-dose interleukin-2：a prospective cohort pilot study. Rheumatol Ther，2021，8（2）：835-847.

[8] MIAO M，HAO Z，GUO Y，et al. Short-term and low-dose IL-2 therapy restores the Th17/Treg balance in the peripheral blood of patients with primary Sjögren's syndrome. Ann Rheum Dis，2018，77（12）：1838-1840.

[9] WU R，LI N，ZHAO X，et al. Low-dose Interleukin-2：Biology and therapeutic prospects in rheumatoid arthritis. Autoimmun Rev，2020，19（10）：102645.

[10] LI N，LI X，SU R，et al. Low-dose interleukin-2 altered gut microbiota and ameliorated collagen-induced arthritis. J Inflamm Res，2022，15：1365-1379.

[11] ZHANG X，MIAO M，ZHANG R，et al. Efficacy and safety of low-dose interleukin-2 in combination with methotrexate in patients with active rheumatoid arthritis：a randomized，double-blind，placebo-controlled phase 2 trial. Signal Transduct Target Ther，2022，7（1）：67.

[12] ZHANG S X，WANG J，WANG C H，et al. Low-dose IL-2 therapy limits the reduction in absolute numbers of circulating regulatory T cells in rheumatoid arthritis. Ther Adv Musculoskelet Dis，2021，13：1759720X211011370.

[13] WANG J，ZHANG S X，HAO Y F，et al. The numbers of peripheral regulatory T cells are reduced in

patients with psoriatic arthritis and are restored by low-dose interleukin-2. Ther Adv Chronic Dis，2020，11：2040622320916014.

[14] ZHANG J Q，ZHANG S X，WANG J，et al. Low-dose IL-2 therapy limits the reduction in absolute numbers of peripheral lymphocytes in systemic lupus erythematosus patients with infection. Curr Med Res Opin，2022，38（6）：1037-1044.

[15] FENG M，GUO H，ZHANG C，et al. Absolute reduction of regulatory T cells and regulatory effect of short-term and low-dose IL-2 in polymyositis or dermatomyositis. Int Immunopharmacol，2019，77：105912.

[16] WEN H Y，WANG J，ZHANG S X，et al. Low-dose sirolimus immunoregulation therapy in patients with active rheumatoid arthritis：a 24-week follow-up of the randomized，open-label，parallel-controlled trial. J Immunol Res，2019，2019：7684352.

[17] NIU H Q，LI Z H，ZHAO W P，et al. Sirolimus selectively increases circulating Treg cell numbers and restores the Th17/Treg balance in rheumatoid arthritis patients with low disease activity or in DAS28 remission who previously received conventional disease-modifying anti-rheumatic drugs. Clin Exp Rheumatol，2020，38（1）：58-66.

[18] ZHAO C，CHU Y，LIANG Z，et al. Low dose of IL-2 combined with rapamycin restores and maintains the long-term balance of Th17/Treg cells in refractory SLE patients. BMC Immunol，2019，20（1）：32.

[19] LIU X，LI W，LIU X，et al. Low-dose IL-2 effectively restored decreased regulatory T cells in patients with Behçet's disease. Clin Exp Rheumatol，2021，39（4）：746-752.

[20] READING J L，ROOBROUCK V D，HULL C M，et al. Augmented expansion of treg cells from healthy and autoimmune subjects via adult progenitor cell co-culture. Front Immunol，2021，12：716606.

[21] ARJOMANDNEJAD M，KOPEC A L，KEELER A M. CAR-T Regulatory（CAR-Treg）cells：engineering and applications. Biomedicines，2022，10（2）：287.

[22] BOARDMAN D A，LEVINGS M K. Emerging strategies for treating autoimmune disorders with genetically modified Treg cells. J Allergy Clin Immunol，2022，149（1）：1-11.

[23] BAETEN P，VAN ZEEBROECK L，KLEINEWIETFELD M，et al. Improving the efficacy of regulatory T cell therapy. Clin Rev Allergy Immunol，2022，62（2）：363-381.

第二节　白细胞介素 -2

　　白细胞介素 -2（interleukin-2，IL-2）作为一种多效细胞因子，可以在不同剂量下发挥不同效应，一方面高剂量 IL-2 通过促进效应 T 细胞生长发挥促炎效应；另一方面低剂量 IL-2 通过促进 CD4$^+$CD25$^+$ 调节性 T 细胞发育、分化和发挥抑制功能维持免疫耐受。Treg 在维持免疫耐受中起着至关重要的作用，先天缺乏 Treg 的小鼠和人类会发生严重的自身免疫病，IL-2 信号是胸腺以及外周 Treg 发育、扩张和发挥抑制活性所必需的，特别是为 Treg 和效应 T 细胞之间的平衡向 Treg 倾斜提供了新的机会。

一、IL-2 概述

（一）IL-2 与 IL-2R

　　IL-2 是一种分子量为 15 000 kDa 的 4α- 螺旋细胞因子，作为白细胞介素家族的一员，最早于 1976 年

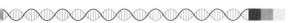

被发现，其具有促进 T 细胞发育、增殖和分化的独特能力，又被称为 T 细胞生长因子。IL-2 主要由活化的 CD4+T 细胞产生，其次由 CD8+T 细胞、NK 细胞和 NKT 细胞产生，但在静息状态下，IL-2 的主要产生来自 CD4+T 辅助细胞。在 TCR 被激活后，CD4+ 和 CD8+T 细胞产生的 IL-2 迅速增加，然后供应给受 IL-2 调节的其他免疫细胞，被 TCR 信号激活的多种转录因子如活化 T 细胞核因子（nuclear factor of activated T cells，NFAT）和激活蛋白 1（activator protein 1，AP-1）上调 IL-2 的表达，而转录因子 B 淋巴细胞诱导成熟蛋白 1（B lymphocyte-induced maturation protein 1，Blimp1）是负调控 IL-2 产生，正负调节机制防止 IL-2 的过度产生，保证机体 IL-2 稳态，防止免疫紊乱。

IL-2 通过结合细胞表面的 IL-2 受体（IL-2R）进行信号转导从而发挥作用。IL-2R 由三个不相重叠的亚基组成，包括 IL-2Rα（CD25）、IL-2Rβ（CD122）和 IL-2Rγ（CD132）。其中 IL-2Rβ、IL-2Rγ 是信号转导所必需的，特别是 IL-2Rγ 被认为是常见的细胞因子受体 γ 链（γc），它不仅可以响应 IL-2，还可以响应包括 IL-4、IL-7、IL-9、IL-15 和 IL-21 在内的 γc 家族细胞因子，在信号转导中起重要作用，IL-2Rβ 与 IL-2 的结合能力很弱（$K_d \approx 1\ \mu M$），当与 IL-2Rγ 结合可以形成中度亲和力的 IL-2R（$K_d \approx 10^{-9}\ M$），即使在没有 IL-2Rα 的情况下，也可以与 IL-2 结合并转导信号。IL-2Rα 在静息 T 细胞上不存在或很少表达，且缺乏细胞质信号转导结构域，不参与信号转导，是低亲和力的 IL-2R（$K_d \approx 10^{-8}\ M$），而当有抗原刺激时可经抗原提呈细胞（antigen present cell，APC）活化 T 细胞诱导 IL-2Rα 表达以增加 IL-2R 与 IL-2 结合的亲和力，从而与 IL-2Rβ、IL-2Rγ 共同构成高亲和力受体（$K_d \approx 10^{-11}\ M$）。因此，IL-2R 根据组成的不同可分为三类受体即低亲和力受体（仅 IL-2Rα）、中度亲和力受体（含 IL-2Rβ 和 IL-2Rγ）以及高亲和力受体（含 IL-2Rα、IL-2Rβ 和 IL-2Rγ）。中等亲和力受体主要表达在静息 NK 细胞和 CD8+T 细胞上，只能与高剂量 IL-2 结合产生 IFN-γ、TNF-β 和 TGF-β 等细胞因子，诱导非特异性细胞毒素产生，发挥细胞毒性作用，而高亲和力受体则在 Treg 上组成性表达以及其他活化的淋巴细胞上表达，与低剂量 IL-2 结合后即可发挥促进细胞生长、发育、分化和增殖的作用。基于 IL-2R 亚基在不同 T 细胞上的不同表达，接收 IL-2 信号的能力取决于其与每个细胞亚群上不同的 IL-2 受体复合物的亲和力，实现了不同浓度 IL-2 对不同类型 T 细胞的灵活调控，是其治疗不同疾病的重要基础。

IL-2 与 IL-2R 结合后可以激活三条主要信号通路：JAK/STAT 信号通路、PI3K/Akt/mTOR 信号通路和 MAPK/ERK 信号通路参与 IL-2 调节免疫细胞发育、增殖、存活和分化。其中 Treg 中人第 10 号染色体缺失的磷酸酶及张力蛋白同源物的基因的高表达抑制 PI3K 依赖的信号通路，同时 PD-1、CTLA-4 和 Roquin 等因子对 PI3K/mTOR 信号通路的抑制作用，使 Treg 更依赖于 JAK/STAT 信号通路。通过 JAK1 和 JAK3 介导的信号转导磷酸化和活化 STAT，主要是 STAT5A 和 STAT5B（统称为 STAT5），以及 STAT1 和 STAT3，使其二聚化移位到细胞核中，调节许多 IL-2 靶基因的转录，其中 STAT5 是 IL-2 诱导活化 T 细胞中的主要转录因子，可调节与 T 细胞生长至关重要的基因，因此 JAK-STAT 是 IL-2 调节细胞平衡的主要通路。

（二）IL-2 的多效性

自 IL-2 发现以来，其刺激效应 T 细胞、记忆细胞和 NK 细胞在内的多种细胞以激活免疫系统的效应臂发挥免疫效应的能力已得到证实。由于静息 NK 细胞和 CD8+T 细胞对 IL-2 的敏感性低，只能被高剂量 IL-2 激活，因此基于其诱导和增强 NK 细胞和 CD8+T 细胞的数量和功能发挥细胞毒性作用以促进免疫反应和杀死肿瘤细胞的能力，高剂量 IL-2 已被广泛开发为潜在的免疫疗法用于治疗癌症。经过几十年对 IL-2 功能的深入研究，逐渐发现 IL-2 不仅是一种促炎因子，还可以作为抗炎因子发挥多效作用。1993 年 Sadlack 等通过敲除小鼠的 *IL-2* 基因发现小鼠表现出自身免疫病而不是免疫缺陷，首次指出 IL-2 可以作为抗炎细胞因子发挥作用。随着近年来对 IL-2 结构和功能的不断研究，IL-2 的免疫治疗重新成为研究热点。研究者在 IL-2 缺陷或 IL-2R 缺陷的小鼠中发现 Treg 缺失，而过继转移正常小鼠的这些细胞可以阻止缺陷小鼠的自身免疫反应，通过对这些基因敲除小鼠进行研究证实 IL-2 的主要作用是维持 Treg，IL-2 信号丧失会导致免疫耐受和 Treg 动态平衡的破坏，强调 IL-2 在保护性免疫中的关键作用和对 Treg 介导的免疫耐受的特殊有效性。同时还观察到 IL-2 是 T 细胞分化的关键细胞因子，通过 STAT5 依赖的机制抑制 CD4⁺T 细胞分化为 Th17 细胞和 Tfh，促进 CD4⁺T 细胞分化为调节性 T 细胞和 Tfr，进一步阐明 IL-2 发挥抗炎作用和维持免疫耐受的作用。

所有这些发现都表明 IL-2 是效应淋巴细胞增殖、分化和 Treg 扩增、存活所需的多效性细胞因子，其中 IL-2 的剂量可能是自身免疫和免疫耐受之间失衡的驱动因素，高剂量 IL-2 可以激活效应 T 细胞以促进自身免疫，而低剂量 IL-2 可以发挥控制免疫反应和维持自身耐受的基本功能。这意味着 IL-2 的作用已经从一种可以激活效应 T 细胞以对抗癌症的细胞因子转变为一种可以控制自身免疫炎症反应的细胞因子，而后者更为重要。越来越多的研究重视低剂量 IL-2 在控制自身免疫反应和维持自身耐受方面的基本功能，是治疗自身免疫病的潜在疗法。

二、IL-2 对 Treg 的调节作用

（一）Treg 对 IL-2 高度敏感

Treg 被定义为 CD4⁺CD25⁺Foxp3⁺ 细胞，基于起源不同分为胸腺来源的 Treg（tTreg）和外周来源的 Treg（pTreg），其作为一种可以发挥免疫抑制功能的细胞，在预防自身免疫、限制炎症反应和维持免疫稳态方面起着至关重要的作用。Treg 对 IL-2 高度敏感，一方面是由于 Treg 表面持续表达 IL-2Rα 从而组成性表达高亲和力 IL-2R，这与其他细胞在抗原刺激下活化后诱导性表达高亲和力 IL-2R 以增强对 IL-2 的反应性显著不同，因此 Treg 不会在抗原去除后下调 IL-2Rα 相关基因的表达使细胞膜上 IL-2Rα 消失从而丧失对 IL-2 的反应性；另一方面，如前所述 Treg 更依赖于 JAK/STAT 信号通路，而 IL-2 结合 Treg 表面的 IL-2R 激活 pSTAT5 下游信号通路所需的剂量比效应 T 细胞低 100 倍，且 Treg 对 IL-2 的激活阈值比效应 T 细胞低 10 ~ 20 倍，因此 Treg 能够有效地与其他 T 细胞竞争并优先结合 IL-2。同时，尽管激活的 Treg 不能产生 IL-2，但 CD4⁺T 细胞产生的 IL-2 可经旁分泌作用于 Treg，体外培养试验证实 Treg 会消耗靶细胞分泌的 IL-2，以此造成靶细胞增殖的显著抑制，因此 Treg 可被低剂量 IL-2 激活并发挥显著的抑制作用。

（二）IL-2 对 Treg 的调节作用

IL-2 参与 Treg 发育：胸腺来源 Treg 的分化依赖于 TCR 和 IL-2 信号，在接收到 TCR 信号后，许多 CD4 单阳性细胞存活下来，并在 IL-2 作用下分化为胸腺来源的 Foxp3⁺Treg，在正常小鼠体内注射中和 IL-2 抗体会减少胸腺中 Treg 的数量，并导致自身免疫病症状，表明 IL-2 可以诱导胸腺来源 Treg，有研究指出当来自 IL-2 缺陷的小鼠 CD25⁻T 细胞受到效应 T 细胞分泌的 IL-2 作用后转变为 CD25⁺T 细胞，并进而获得 Treg 的相应功能，进一步证实 IL-2 对 Treg 发育具有重要作用。同时 IL-2 是外周来源 Treg 的关键因子，IL-2 或 IL-2R 亚基（IL-2Rα/IL-2Rβ）缺陷的动物和患者都缺乏 Foxp3⁺Treg，并发展成自身免疫病，提示外周来源的 Treg 发育依赖于 IL-2 介导的信号转导。Treg 和 Th17 细胞具有共同的前体细胞，但在后续分化为两种不同的细胞与其表面标志物有关（图 7.2.1）。Th17 和 Treg 具有

不同的细胞标志物——Foxp3 是 Treg 的标志物，而视黄酸相关孤儿受体 γt（ROR-γt）是 Th17 细胞的标志物。TGF-b 是诱导 Foxp3 和 ROR-γt 表达的必需因子，因此在 TGF-b 作用下幼稚 CD4+T 细胞分化为 Foxp3+ROR-γt+T 细胞，而 STAT5 和 STAT3 分别控制 Foxp3 和 ROR-γt 的表达，在这两种转录因子作用下 Foxp3+ROR-γt+T 细胞可以进一步分化为 Foxp3+T 细胞和 ROR-γt+T 细胞。其中 IL-6 和 IL-23 激活 STAT3 促进 ROR-γt 的表达使 Foxp3+ ROR-γt+ T 细胞向 Th17 细胞方向分化，而 IL-2 通过 JAK/STAT 信号通路优先诱导 STAT5 磷酸化，与 Foxp3 基因的启动子和内含子结合促进其表达，诱导细胞向 Treg 方向分化，促进 Treg 扩张增加其数量，同时抑制 STAT3 磷酸化以及抑制 Th17 细胞分化。因此，Treg 与 Th17 细胞发育结局的不同与 IL-2 相关，这一机制保证 Treg 与 Th17 细胞的动态平衡，对维持机体免疫耐受稳态密切相关。

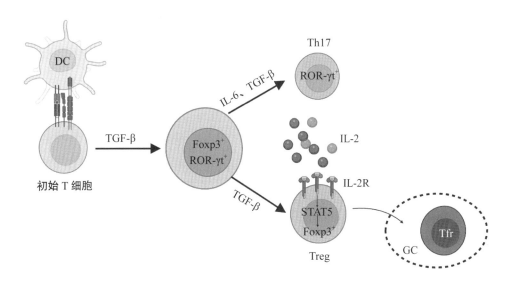

Treg 与 Th17 细胞均由幼稚细胞在 TGF-β 作用下发育而来，不同的是在 IL-2 作用下经由 STAT5 信号通路促进了 Treg 的发育，同时更进一步促进 Treg 向生发中心 Tfr 细胞的分化。

图 7.2.1　IL-2 对 Treg 和 Th17 细胞作用示意

IL-2 有利于 Treg 发挥抑制功能：IL-2 除了在诱导 Treg 的发育和动态平衡中发挥作用外，其介导的 STAT5 的激活对于增加 Treg 抑制效应 T 细胞的能力从而维持外周免疫耐受的抑制活性十分重要。Foxp3 作为 Treg 的重要标志物，对于其发挥抑制作用维持免疫耐受具有重要作用，已证实 Foxp3 表达缺陷的小鼠体内缺乏 Treg 并表现出自身反应性炎症，因此 Treg 正常功能需要 Foxp3 的高表达，后者的高水平表达受 IL-2 诱导的 STAT5 活化与 Foxp3 基因的启动子和内含子元件结合的调节，以维持 Foxp3 的高水平表达保证 Treg 的正常功能，使其分泌 IL-35、IL10 和 TGF-β 等可溶性免疫分子发挥免疫抑制作用。同时 IL-2 可上调许多与 Treg 功能有关的分子表达，如 CD25、糖皮质激素诱导的 TNFR 相关蛋白（glucocorticoid-induced TNFR-related protein，GITR）和细胞毒性 T 淋巴细胞抗原 4（cytotoxic T lymphocyte antigen 4，CTLA4），并放大 Treg 的抑制能力，提高 Treg 的免疫抑制能力。并且有小鼠模型中显示 IL-2 是维持整个胃肠道 Treg 和免疫稳态的迫切需要，该研究发现肠道第 3 组先天性淋巴样细胞（ILC3s）分泌的 IL-2 是小肠中 IL-2 的主要来源，对于维持小肠的 Treg 功能和免疫稳态至关重要，更进一步证实 IL-2 对 Treg 发挥抑制功能维持免疫耐受至关重要，是 Treg 群体的功能和稳定必需的关键细胞因子。

IL-2 促进 Treg 分化：Tfh 细胞和 Tfr 细胞是新近研究发现的两类 CD4$^+$T 细胞，在自身免疫病淋巴细胞滤泡生发中心的形成、调控 B 细胞增殖分化产生抗体、维持免疫稳态中发挥重要作用。Tfh 细胞是表面标志主要为 CD4$^+$CXCR5$^+$ 的 T 细胞亚群，主要功能为诱导 B 细胞分化成为浆细胞、在 B 细胞分泌抗体、免疫球蛋白的类别转换及体细胞高频突变过程中提供活化信号。Tfr 细胞同时表达 Tfh 细胞相关滤泡特征表面分子 CXCR5、转录因子 Bcl-6 和 Treg 相关分子，如 Foxp3 和 CTLA-4，是负性调控细胞，作为负性调节因子发挥免疫抑制作用，与 Treg 共同维持免疫耐受。目前研究认为，Tfr 来源于 Treg，因此 Treg 发育直接影响 Tfr 增殖水平。已证实 Foxp3 和 Bcl-6 都是 Tfr 细胞分化的重要转录因子，IL-2 可以促进 Foxp3 的表达，从而促进 Tfr 细胞的分化和功能。在 IL-2Rα$^{-/-}$ Tg 小鼠中，胸腺 Treg 抑制功能降低，同时 Tfr 发育缺陷，证实 IL-2 可以影响 Tfr 细胞发育成熟。有研究发现流感病毒感染高峰期高浓度 IL-2 通过 Blimp1 依赖性机制阻止 Treg 分化为 Tfr 细胞，但随着 IL-2 水平的降低，Treg 上调 Bcl-6 的表达并促进 Treg 向 Tfr 细胞分化。因此，IL-2 在调节 Treg 分化方面具有重要作用。

三、低剂量 IL-2 治疗自身免疫病

研究发现自身免疫病主要发病机制是免疫耐受的破坏，涉及 Treg 和效应器 T 细胞失衡，表现为维持免疫耐受的 Treg 数量及功能异常。许多自身免疫病患者与健康人相比，IL-2 的产生较低，这可能是导致 Treg 不稳定和功能缺陷的主要原因。静息状态下产生的低而恒定的 IL-2 有利于 Treg 的发育、扩张、分化、维持并增强其免疫功能，促进 Treg 的动态平衡，在缺乏 IL-2 或其受体信号的情况下，Treg 在数量和（或）功能上存在缺陷，导致对自身免疫病的易感性增加，因此通过外源性补充 IL-2 可以调节 Treg 维持免疫耐受。高剂量 IL-2 主要激活效应 T 细胞发挥细胞毒性作用用于治疗一些癌症，且已取得很好的疗效，但高剂量 IL-2 带来的不良反应极大程度地限制其使用，为避免高剂量 IL-2 严重不良反应并尽可能防止效应 T 细胞激活，基于 IL-2 对 Treg 的调节作用及其对 IL-2 的高度敏感性，低剂量 IL-2 作为一种新型的免疫调节药物可用于选择性诱导 Treg 的扩增和（或）激活以缓解自身免疫病，由此打开低剂量 IL-2 控制自身免疫和炎症的大门。目前低剂量 IL-2 治疗自身免疫病已受到广泛关注并取得疗效。

（一）低剂量 IL-2 治疗的有效性

1. 类风湿关节炎

类风湿关节炎（rheumatoid arthritis，RA）是一种慢性侵袭性关节炎，以异常抗体的产生和持续性滑膜炎为特点，其发病的关键机制之一是 CD4$^+$T 淋巴细胞亚群的失衡，特别是 Treg 减少，尽管抗 TNF-α 等生物制剂的应用使 RA 的治疗发生了很大的变化，但其缓解仍不令人满意，因此迫切需要新的治疗方法来实现 RA 的持续缓解。RA 患者体内 IL-2 水平低下，IL-2 信号缺失导致调节性 T 细胞分化发育和功能障碍，对自身反应性 T 细胞的免疫抑制功能减弱，机体免疫耐受和内环境稳态被打破，导致自身免疫性炎症反应的发生。给予低剂量 IL-2 可以促进调节性 T 细胞增殖，抑制 Th17 细胞的作用和功能，有利于控制炎症介导的关节破坏。有研究通过分离 RA 患者外周血 PBMC 进行细胞培养，并给予重组 IL-2 体外刺激，然后利用流式细胞仪分析发现 Treg 明显升高，表明 IL-2 可促进 Treg 分化与活化，其有利于疾病缓解。

2. 系统性红斑狼疮

系统性红斑狼疮（systemic lupus erythematosus，SLE）以血清中出现多种自身抗体和多系统受累为主要临床特征，自我耐受性的破坏是其发病的主要机制，因此可以通过调节 Treg 来恢复免疫耐受性。研究表明，SLE 患者 Th17 细胞和 Tfh 细胞增多，同时伴有 Treg 数量减少以及功能受损。SLE 患

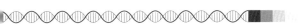

者 Treg 与效应 CD4$^+$T 细胞之间平衡紊乱，且与疾病活动度相关，并且其体内 IL-2 水平低下，IL-2 缺乏与 Treg 功能缺陷相关，导致效应 T 细胞与 Treg 之间免疫失衡，促进疾病发生、发展，应用低剂量 IL-2 可促进 Treg 活化增殖，恢复免疫耐受。低剂量 IL-2 对治疗难治性 SLE 患者非常有效。栗占国教授研究团队对 IL-2 治疗 SLE 进行了较为系统的研究，结果显示低剂量 IL-2 通过介导 SLE 患者体内 Treg 的增殖活化，增强其抑制功能，恢复 Treg 与效应 T 细胞之间的免疫平衡，恢复 SLE 患者体内免疫平衡，并且在单独接受泼尼松治疗的患者中，只有 44% 的患者系统性红斑狼疮疾病活动度评分（SLEDAI）减少大于 50%；而在接受低剂量 IL-2 治疗的患者中，这一比例上升为 67%，皮疹、脱发和关节痛症状显著改善，提示低剂量 IL-2 可明显降低 SLEDAI，有利于改善病情促进疾病恢复。

3. 其他自身免疫病

一项单一开放的临床试验评估了 46 名自身免疫病患者使用低剂量 IL-2 治疗的安全性和临床疗效，在该试验中所有患者均接受低剂量 IL-2 皮下注射 5 天，然后每 2 周注射一次，共持续 6 个月，发现该剂量和其治疗方案能够在不影响效应 T 细胞水平的情况下选择性激活和扩增 Treg，证明了低剂量 IL-2 治疗自身免疫病的有效性。此外，在皮肌炎/多肌炎、干燥综合征以及银屑病性关节炎中均发现 Treg 减少，进一步证实低剂量 IL-2 可以调节 Treg 数量及功能，重建免疫耐受，促进疾病缓解，具有有效性。1 型糖尿病（type 1 diabetes mellitus，T1DM）也属于自身免疫病，患者血清中存在多种胰岛细胞抗体导致胰岛功能障碍，并且在 1 型糖尿病的非肥胖糖尿病小鼠模型中发现由 IL-2 产生缺陷导致的胰岛内 Treg 功能障碍会使自我耐受性崩溃，因此体内 IL-2 水平低下导致 Treg 功能障碍破坏自身免疫耐受造成胰岛细胞损伤可能是 T1DM 的主要发病机制，通过外源性补充低剂量 IL-2 治疗可以诱导 Treg 数量和比例，表明低剂量 IL-2 可有效刺激 T1DM 患者 Treg 活化增殖，增强其功能。

（二）低剂量 IL-2 治疗的安全性

低剂量 IL-2 耐受性好，不良反应多为剂量依赖性、轻度至中度和暂时性。最近对低剂量 IL-2 安全性的荟萃分析证实了低剂量 IL-2 最常见的不良反应是轻微的注射部位反应，其次是肌肉痛、关节痛、发烧和流感样症状，这些症状可以很容易地通过对症治疗或解热药物来控制。到目前为止，在接受低剂量 IL-2 治疗的患者中还没有观察到诱导新的或加重先前存在的自身免疫综合征的情况。并且与目前针对自身免疫病的免疫抑制治疗不同，低剂量的 IL-2 治疗与严重感染无关。事实上，在 SLE 中，IL-2 治疗组的感染率低于安慰剂组。

因此，基于低剂量 IL-2 的免疫疗法可以通过选择性靶向 Treg 以诱导免疫调节和维持免疫耐受，具有有效性和安全性，对自身免疫病患者有潜在的临床治疗意义。

四、IL-2 免疫治疗的前景

IL-2 对 Treg 的作用表明利用其控制有害的免疫反应是可能的。使用 IL-2 抑制异常免疫反应的挑战在于其可以激活免疫系统的效应臂，从而带来加重疾病的风险。尽管低剂量 IL-2 疗法的临床应用前景广阔，但它仍然面临一些挑战。首先，低剂量 IL-2 给药达到疾病缓解且无其他不良反应的最佳剂量、时机和治疗方案尚无定论，需要更丰富的临床数据支持。其次，考虑到 IL-2 的多效性，免疫系统的效应臂仍然存在激活的风险，这是由于 IL-2 对 Treg 的选择性相对较低，并且低剂量 IL-2 使用的长期有效性和安全性仍有待动物实验和临床试验确定。此外，由于 IL-2 的半衰期短，可能需要增加剂量或缩短给药间隔以达到疾病缓解，同时会增加 IL-2 的毒性作用，并且不可避免地以剂量依赖性方式影响效应 T 细胞的数量和功能，从而导致脱靶效应和炎症反应。因此，目前正在开发多种方法使 IL-2 选择性地靶向 Treg 以增加其数量及功能，同时延长 IL-2 在循环中的持续时间以降低 IL-2 的毒性，最大限度地减少相关风险发生。

（一）IL-2 联合其他药物治疗

IL-2 与针对自身免疫病发病机制中的炎症通路药物结合可特异性激活 Treg。例如，阻断促炎细胞因子（如 TNF、IL-1、IL-6、IL-17 和 IL-23）的生物制剂可以通过抑制炎症和同时提高 Treg 的免疫抑制活性来发挥协同作用。在 RA 中，Treg 抑制干扰素 γ 和肿瘤坏死因子产生的能力降低，而抗肿瘤坏死因子生物制剂的治疗增强了它们免疫抑制功能，IL-2 组合 TNF 拮抗剂能够增强 Treg 的抑制作用，增强 IL-2 的反应性和 Treg 的稳定性。IL-6 与 TGF-β 一起，通过 STAT3 通路介导 Foxp3 表达下调，使 Th17 细胞和 Treg 之间的平衡转向 Th17 细胞分化，而抗 IL-6 受体抗体 tocilizumab 可抑制 Th17 细胞分化，因此 tocilizumab 联合低剂量 IL-2 治疗 RA 患者，更大程度上促进 Treg 分化，有利于恢复免疫耐受。雷帕霉素作为一种 mTOR 抑制剂，与低剂量 IL-2 的联合使用有利于 IL-2 与 IL-2R 结合后极大程度地通过 JAK/STAT 通路促进 Foxp3 表达，有利于 Treg 充分发挥抑制功能。因此，IL-2 与其他药物联合使用是目前发挥 IL-2 促进 Treg 数量、功能及抑制免疫效应的主要手段。

（二）IL-2 抗体复合物

已有研究表明可以通过 IL-2/ 单克隆抗体（IL-2/mAb）复合物提高 IL-2 对 Treg 刺激的选择性并且抑制免疫反应效应臂激活。一种由 IL-2 和抗 IL-2 抗体 JES6 1（如人体内的 5344 抗体）结合产生的 IL-2/mAb 复合物可以优先激活 Treg 以维持 Treg 的生物学功能细胞。IL-2/JES6-1 复合物选择性增加 Treg 数量的机制是其在与表达足够 IL-2Rα 的细胞（如 Treg）接触后 JES6-1 可被 IL-2Rα 取代，再募集 IL-2Rβ 和 IL-2Rγ 形成功能复合物，导致构象改变，促进 Treg 中信号通路的转导，选择性地促进 Treg 扩增和增强其功能。此外，IL-2/JES6-1 复合物与 IL-2Rβγ 之间的结合受到空间位阻的抑制，该位阻阻断了 IL-2Rβ 的结合位点（图 7.2.2），导致无法靶向主要表达 IL-2Rβγ 的细胞（如 NK 细胞、CD8⁺T 细胞）。因此，IL-2/JES6-1 复合物可以作为基于 IL-2/mAb 复合物的免疫疗法，优先扩增 Treg，而不影响小鼠效应 T 细胞的数量或功能。已有研究发现将 IL-2/JES6-1 复合物注射到胶原诱导关节炎（Collagen Induced Arthritis，CIA）小鼠体内后，可扩增外周血中 CD4⁺Foxp3⁺Treg 并可抑制自身免疫炎症反应的发展。Karakus 等鉴定出一种 CD25 偏向性 IL-2 结合抗体 UFKA-20，在小鼠和恒河猴体内以及人体内均表现出了有效选择性激活 CD25⁺Treg，有利于抑制体内过度的免疫反应。类似的 IL-2/mAb 复合物还包括 IL-2/F5111.2 复合物和 IL-2/mAb 融合 -JY3 IC。这些小鼠和人类抗体 /IL-2 复合物已被证明在自身免疫病模型中有效，包括非肥胖糖尿病小鼠模型、实验性自身免疫性脑脊髓炎（EAE）和实验性肌无力。相比之下，有一种针对小鼠的 IL-2 单克隆抗体命名为 S4B6，其具有与 JES6-1 不同的功能，IL-2/S4B6 单克隆抗体复合物可以通过阻断 IL-2 和 IL-2Rα 之间的相互作用来扩增表达高水平 IL-2Rβγ 的效应 T 细胞，从而导致 CD8⁺ T 细胞和 NK 细胞的强烈刺激和扩增。因此，可以开发和改善 IL-2 抗体复合物使其特异性靶向 Treg 用于临床以限制 IL-2 对免疫反应效应臂的激活。

（三）IL-2 的化学修饰

学者已经进行了若干努力来设计或修饰 IL-2 以改善其治疗潜力。IL-2 的半衰期很短，与细胞表面的高亲和力 IL-2R 结合形成的复合物很快被内化（t1/2 10 ~ 20 分钟），通过将 IL-2 与载体蛋白（如 IgG 抗体的 Fc 域）结合，可延长 IL-2 的半衰期，并在单次超低剂量后引起 Treg 的激活和增殖。有研究利用基因密码子拓展技术，在 IL-2 上的特定位点引入了含有特殊基团的非天然氨基酸，进而对 IL-2

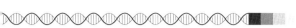

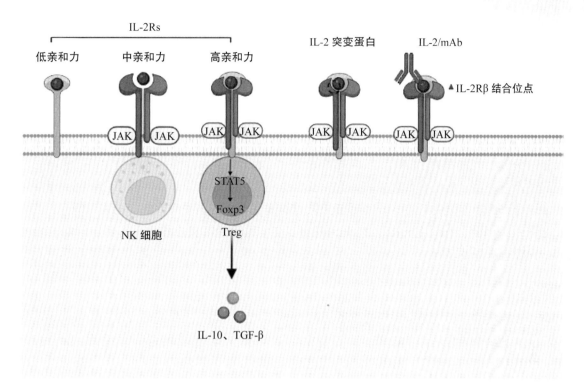

根据 IL-2R 组成的不同可将其分为低亲和力、中亲和力及高亲和力三种受体，其中中亲和力受体分布于 NK 细胞表面，高亲和力受体分布于 Treg 表面且其组成性表达高亲和力受体，IL-2 与 Treg 表面高亲和力受体结合后经 JAK/STAT5 信号通路促进 Foxp3 的表达，保证 Treg 的正常功能，使其分泌 IL10 和 TGF-β 等发挥免疫抑制作用。IL-2 突变蛋白及 IL-2/ 单克隆抗体复合物可减少 IL-2 与 IL-2Rβ 的结合而增强与 IL-2Rα 的结合，从而提高对 Treg 的选择性，抑制免疫效应臂的激活。

图 7.2.2　IL-2 免疫治疗

进行了精确的聚乙二醇（PEG）修饰，使其具有持久且靶向性激活 Treg 的效应，通过精细的优化筛选，研究人员得到了最优的 PEG 修饰 IL-2 产物，其体外偏向性激活 Treg 浓度较未修饰的 IL-2 提高上百倍，整体选择倾向性和半衰期大幅度提高，并对多种炎症性疾病模型，包括 RA、SLE 等表现出理想的治疗效果。

（四）细胞治疗

自身免疫病的理想治疗方法应该是针对自身反应细胞，而不需要进行全身免疫抑制，因此细胞治疗显得尤为重要，特别是针对 Treg 的治疗。可以通过基因工程技术对 IL-2 进行设计，产生其突变体，如 "NO-α 突变蛋白" "Fc 突变蛋白" 等 IL-2 突变蛋白，与 IL-2Rβ 亲和力降低，而对 IL-2Rα 结合增强，从而不利于与自然杀伤细胞的接触，对含有高亲和力 IL-2R 的 Treg 表现出显著的选择性，以减少 IL-2 诱导的毒性。有研究发现 Fc.Mut24 修饰的 IL-2 突变蛋白可以促进 Treg 扩增阻止小鼠正在进行的自身免疫。在 BAY50-4798 中，IL-2R 突变体（N88R）对 IL-2Rαβγ 的亲和力是 IL-2Rβγ 的 2700 倍，其显著提高了对 Treg 的选择性。另一个与 IL-2Rβ 结合降低的 IL-2 突变体（N88D）与免疫球蛋白融合，通过调节 IL-2 介导的免疫反应比野生型 IL-2 可以更大的选择性激活和扩增 Treg，具有相对温和的功效和低毒性，可以用于治疗自身免疫病。

（五）mRNA 疫苗

自 COVID-19 大流行以来，研发疫苗用于预防疾病受到更加广泛的关注。mRNA 疫苗是继灭活疫苗、减毒活疫苗、亚单位疫苗和病毒载体疫苗后的第三代疫苗，具有针对病原体变异反应速度快的优势。mRNA 疫苗是将含有编码抗原蛋白的 mRNA 导入人体直接进行翻译形成相应的抗原蛋白，从而诱导机体产生特异性免疫应答，达到预防免疫的作用。除了可以诱导机体产生特异性免疫应答，新近研究发现 mRNA 疫苗可以扩增抗原特异性效应 Treg 从而抑制自身反应性 T 细胞，被证实可以用于治疗实验性自身免疫性脑脊髓炎（EAE），该疫苗的使用延迟了在多发性硬化小鼠模型的发病时间，并降低了疾病的严重程度，而没有表现出明显的一般全身免疫抑制症状。此外，目前已开展关于编码偏向性 IL-2（融合人血清白蛋白）的 mRNA 疫苗在治疗自身免疫病方面安全性评价的临床研究，其可以选择性扩增 Treg。因此，Treg 在 mRNA 疫苗治疗自身免疫病中发挥核心作用，有希望研发 IL-2 mRNA 疫苗用于治疗自身免疫病。

五、结语

在自身免疫病中，传统 T 细胞的过度激活和 Treg 功能的减弱都与疾病的发生与发展有关，特异性抑制效应 T 细胞和特异性诱导 Treg 在控制自身免疫和恢复免疫耐受方面具有巨大潜力，是治疗自身免疫病的一个很有前途的新靶点。对 IL-2 的认识已经从诱导效应 T 细胞反应的促炎因子转变为维持免疫耐受的抗炎因子，后者的作用使得应用低剂量 IL-2 治疗自身免疫病成为可能。IL-2 多效功能之间的平衡难以实现和维持，其激活免疫系统效应臂的风险不容忽视，因此需要注意哪些功能在使用 IL-2 治疗疾病时占主导地位，化挑战为机遇是笔者应该探索的首要问题。

（吴瑞荷）

参考文献

[1] KLATZMANN D，ABBAS A K . The promise of low-dose interleukin-2 therapy for autoimmune and inflammatory diseases. Nat Rev Immunol，2015，15（5）：283-294.

[2] BOYMAN O，SPRENT J. The role of interleukin-2 during homeostasis and activation of the immune system. Nat Rev Immunol，2012，12（3）：180-190.

[3] XU L，SONG X，SU L，et al. New therapeutic strategies based on IL-2 to modulate Treg cells for autoimmune diseases. Int Immunopharmacol，2019，72：322-329.

[4] LEONARD W J，LIN J X，O'SHEA J J. The γc Family of Cytokines：Basic Biology to Therapeutic Ramifications. Immunity，2019，50（4）：832-850.

[5] LIAO W，LIN J X，LEONARD W J.Leonard. Interleukin-2 at the crossroads of effector responses，tolerance，and immunotherapy. Immunity，2013，38（1）：13-25.

[6] ESSIG K，HU D，GUIMARAES J C，et al. Roquin Suppresses the PI3K-mTOR Signaling Pathway to Inhibit T Helper Cell Differentiation and Conversion of Treg to Tfr Cells. Immunity，2017，47（6）：1067-1082.

[7] BALLESTEROS-TATO A，LEÓN B，GRAF B A，et al. Interleukin-2 inhibits germinal center formation by limiting T follicular helper cell differentiation. Immunity，2012，36（5）：847-856.

[8] POL J G，CAUDANA P，PAILLET J，et al. Effects of interleukin-2 in immunostimulation and immunosuppression. J Exp Med，2020，217（1）：e20191247.

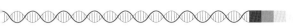

[9]　JOSEFOWICZ S Z，LU L F，RUDENSKY A Y. Regulatory T cells：mechanisms of differentiation and function. Annu Rev Immunol，2012，30：531-564.

[10]　YU A，SNOWHITE I，VENDRAME F，et al. Selective IL-2 responsiveness of regulatory T cells through multiple intrinsic mechanisms supports the use of low-dose IL-2 therapy in type 1 diabetes. Diabetes，2015，64（6）：2172-2183.

[11]　LEE G R. The Balance of Th17 versus Treg Cells in Autoimmunity. Int J Mol Sci，2018，19（3）：730.

[12]　KOSMACZEWSKA A. Low-dose interleukin-2 therapy：a driver of an imbalance between immune tolerance and autoimmunity. Int J Mol Sci，2014，15（10）：18574-18592.

[13]　ZHOU L，CHU C，TENG F，et al. Innate lymphoid cells support regulatory T cells in the intestine through interleukin-2. Nature，2019，568（7752）：405-409.

[14]　WING J B，LIM E L，SAKAGUCHI S. Sakaguchi. Control of foreign Ag-specific Ab responses by Treg and Tfr. Immunological reviews，2020，296（1）：104-119.

[15]　DENG J，WEI Y，FONSECA V R，et al. T follicular helper cells and T follicular regulatory cells in rheumatic diseases. Nat Rev Rheumatol，2019，15（8）：475-490.

[16]　LI L，YANG S H，YAO Y，et al. Block of both TGF-β and IL-2 signaling impedes Neurophilin-1 regulatory T cell and follicular regulatory T cell development. Cell Death Dis，2016，7（10）：e2439.

[17]　BOTTA D，FULLER M J，MARQUEZ-LAGO T T，et al. Dynamic regulation of T follicular regulatory cell responses by interleukin 2 during influenza infection. Nat Immunol，2017，18（11）：1249-1260.

[18]　WU R，LI N，ZHAO X，et al. Low-dose Interleukin-2：Biology and therapeutic prospects in rheumatoid arthritis. Autoimmunity reviews，2020，19（10）：102645.

[19]　ZHU H，LI R，DA Z，et al. Remission assessment of rheumatoid arthritis in daily practice in China：a cross-sectional observational study. Clin Rheumatol，2018，37（3）：597-605.

[20]　KOSMACZEWSKA A，CISZAK L，SWIERKOT J，et al. Exogenous IL-2 controls the balance in Th1，Th17，and Treg cell distribution in patients with progressive rheumatoid arthritis treated with TNF-alpha inhibitors. Inflammation，2015，38（2）：765-774.

[21]　MIZUI M，TSOKOS G C. Targeting Regulatory T Cells to Treat Patients With Systemic Lupus Erythematosus. Frontiers in immunology，2018，9：786.

[22]　VON SPEE-MAYER C，SIEGERT E，ABDIRAMA D，et al. Low-dose interleukin-2 selectively corrects regulatory T cell defects in patients with systemic lupus erythematosus. Annals of the rheumatic diseases，2016，75（7）：1407-1415.

[23]　HUMRICH J Y，VON SPEE-MAYER C，SIEGERT E，et al. Rapid induction of clinical remission by low-dose interleukin-2 in a patient with refractory SLE. Annals of the rheumatic diseases，2015，74（4）：791-792.

[24]　HE J，ZHANG R，SHAO M，et al. Efficacy and safety of low-dose IL-2 in the treatment of systemic lupus erythematosus：a randomised，double-blind，placebo-controlled trial. Ann Rheum Dis，2020，79（1）：141-149.

[25]　HE J，ZHANG X，WEI Y，et al. Low-dose interleukin-2 treatment selectively modulates CD4$^+$ T cell subsets in patients with systemic lupus erythematosus. Nat Med，2016，22（9）：991-993.

[26]　ROSENZWAJG M，LORENZON R，CACOUB P，et al. Immunological and clinical effects of low-dose interleukin-2 across 11 autoimmune diseases in a single，open clinical trial. Ann Rheum Dis，2019，78（2）：209-217.

[27]　ZHANG S X，WANG J，SUN H H，et al. Circulating regulatory T cells were absolutely decreased in dermatomyositis/polymyositis patients and restored by low-dose IL-2. Ann Rheum Dis，2021，80（8）：e130.

[28] MIAO M, HAO Z, GUO Y, et al. Short-term and low-dose IL-2 therapy restores the Th17/Treg balance in the peripheral blood of patients with primary Sjögren's syndrome. Ann Rheum Dis, 2018, 77 (12): 1838-1840.

[29] WANG J, ZHANG S X, HAO Y F, et al. The numbers of peripheral regulatory T cells are reduced in patients with psoriatic arthritis and are restored by low-dose interleukin-2. Ther Adv Chronic Dis, 2020, 11: 2040622320916014.

[30] MAHMOUDPOUR S H, JANKOWSKI M, VALERIO L, et al. Safety of low-dose subcutaneous recombinant interleukin-2: systematic review and meta-analysis of randomized controlled trials. Scientific reports, 2019, 9 (1): 7145.

[31] KOLIOS A G A, TSOKOS G C, KLATZMANN D. Interleukin-2 and regulatory T cells in rheumatic diseases. Nat Rev Rheumatol, 2021, 17 (12): 749-766.

[32] SPANGLER J B, TOMALA J, LUCA V C, et al. Antibodies to Interleukin-2 Elicit Selective T Cell Subset Potentiation through Distinct Conformational Mechanisms. Immunity, 2015, 42 (5): 815-825.

[33] YOKOYAMA Y, IWASAKI T, KITANO S, et al. IL-2-Anti-IL-2 Monoclonal Antibody Immune Complexes Inhibit Collagen-Induced Arthritis by Augmenting Regulatory T Cell Functions. J Immunol, 2018, 201 (7): 1899-1906.

[34] KARAKUS U, SAHIN D, MITTL P R E, et al. Receptor-gated IL-2 delivery by an anti-human IL-2 antibody activates regulatory T cells in three different species. Science translational medicine, 2020, 12 (574): eabb9283.

[35] TROTTA E, BESSETTE P H, SILVERIA S L, et al. A human anti-IL-2 antibody that potentiates regulatory T cells by a structure-based mechanism. Nat Med, 2018, 24 (7): 1005-1014.

[36] SPANGLER J B, TROTTA E, TOMALA J, et al. Engineering a Single-Agent Cytokine/Antibody Fusion That Selectively Expands Regulatory T Cells for Autoimmune Disease Therapy. J Immunol, 2018, 201(7): 2094-2106.

[37] ZHANG B, SUN J, WANG Y, et al. Site-specific PEGylation of interleukin-2 enhances immunosuppression via the sustained activation of regulatory T cells. Nat Biomed Eng, 2021, 5 (11): 1288-1305.

[38] ABBAS A K, TROTTA E, R SIMEONOV D, et al. Bluestone. Revisiting IL-2: Biology and therapeutic prospects. Science Immunology, 2018, 3: eaat1482.

[39] ARENAS-RAMIREZ N, WOYTSCHAK J, BOYMAN O. Boyman. Interleukin-2: biology, design and application. Trends in Immunology, 2015, 36 (12): 763-777.

[40] KHORYATI L, PHAM M N, SHERVE M, et al. An IL-2 mutein engineered to promote expansion of regulatory T cells arrests ongoing autoimmunity in mice. Science immunology, 2020, 5 (50): eaba5264..

[41] PETERSON L B, BELL C J M, HOWLETT S K, et al. A long-lived IL-2 mutein that selectively activates and expands regulatory T cells as a therapy for autoimmune disease. J Autoimmun, 2018, 95: 1-14.

[42] IAVARONE C, O'HAGAN D T, YU D, et al. Mechanism of action of mRNA-based vaccines. Expert Rev Vaccines, 2017, 16 (9): 871-881.

[43] WARDELL C M, LEVINGS M K. mRNA vaccines take on immune tolerance. Nature biotechnology, 2021, 39 (4): 419-421.

[44] KRIENKE C, KOLB L, DIKEN E, et al. A noninflammatory mRNA vaccine for treatment of experimental autoimmune encephalomyelitis. Science, 2021, 371 (6525): 145-153.

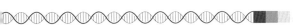

第三节　雷帕霉素

雷帕霉素（rapamycin），也被称为西罗莫司，是一种大环内酯类抗生素，是哺乳动物雷帕霉素靶蛋白的敏感性抑制剂，通过作用于 mTOR 发挥免疫抑制及抗肿瘤功能。mTOR 是一种丝氨酸 / 苏氨酸蛋白酶，能够在多种生长因子、细胞因子及细胞内外能量代谢信号的刺激下，通过特定的信号转导通路，如 PI3K/Akt/mTOR，参与调节细胞的发育、增殖、自噬以及营养代谢过程。雷帕霉素及其衍生物现已被用于移植排斥反应、自身免疫病及肿瘤的治疗。

一、mTOR 概述

哺乳动物雷帕霉素靶蛋白（mammalian target of rapamycin，mTOR）普遍存在于真核细胞胞质内，是一种高度保守的丝苏氨酸激酶，隶属于磷脂酰肌醇 -3- 激酶相关激酶（PIKK）家族，因其是雷帕霉素的作用靶点故首先被发现。雷帕霉素提取自吸水链霉菌（streptomyces hygroscopiuns），是一种大环内酯类抗真菌药物。后来发现雷帕霉素还可以抑制细胞周期从 G_1 到 S 期的过渡，在研究其机制的过程中发现了 mTOR。

mTOR 以哺乳动物雷帕霉素靶蛋白复合物 1（mammalian target of rapamycin complexe 1，mTORC1）和 mTORC2 形式存在，功能主要是参与细胞存活、代谢、生长、增殖和分化的调节。其中，mTORC1 由 mTOR、mTOR 调节相关蛋白（regulatory-associated protein of mTOR，Raptor）、40 kD 富含脯氨酸 Akt 底物及 mTOR 必须蛋白亚基带 SEC13 哺乳动物致死蛋白 8（mammalian lethal with SEC13 protein 8，mLST8）等组成，mTORC2 由 mTOR 不敏感伴侣蛋白（rapamycin insensitive companion of mTOR，Rictor）、哺乳动物应激活化蛋白激酶相互作用蛋白 1 及 mLST8 等组成，两者主要的不同之处在于，雷帕霉素可以通过与胞内受体 FK 结合蛋白 -12 结合，阻断后者与 mTORC1 的骨架蛋白 Raptor 相互作用，从而抑制 mTORC1 的活性，而 mTORC2 的骨架蛋白 Rictor 对雷帕霉素并不敏感，目前认为只有大剂量的雷帕霉素才能抑制 mTORC2。

二、mTOR 信号通路及其调控因子

PI3K/Akt/mTOR、Ras- 活化蛋白激酶（mitogen-activated prodein kinase，MAPK）-mTOR、LKBl-AMPK-mTOR 等信号转导通路参与调控 mTOR 的活化。mTORC1 的上游调节分子是一种包含 TSCl（tuberous sclerosis 1）和 TSC2（tuberous scle-rosis 2）的异二聚体，其中 TSC2 是一种 GTP 酶活化蛋白，它与 Rheb G 蛋白相互作用调控 mTORC1 的活化，只有 Rheb-GTP 才可以激活 mTORC1，静息状态下，TSC2 水解 GTP，使有活性的 Rheb-GTP 变为无活性的 Rheb-GDP，抑制 mTORCl 活化。PI3K/Akt 和 Ras-MAPK 信号通路通过磷酸化 TSC2 的 Ser939 和 Thrl462，抑制 TSC2，解除对 Rheb 的抑制作用，激活 mTORC1，主要参与细胞发育、增殖、自噬、蛋白翻译以及合成代谢等过程；而当细胞缺乏能量，或处于应激状态时，LKB1-AMPK 信号通路被激活，活化 TSC2，抑制 G 蛋白之一的 Rheb，间接抑制 mTORCl。另外，mTORC2 活化后可以磷酸化 Akt 和一些 AGC 激酶家族成员，包括血清和糖皮质激素诱导的蛋白激酶 1（SGK1）及蛋白激酶 C（PKC），参与细胞存活和细胞骨架形成。PTEN 作为 PI3K/Akt/mTOR 通路的重要负性调节分子，可以抑制 mTORC1/mTORC2 的活性。

三、雷帕霉素及其作用靶蛋白 mTOR 在免疫调节细胞中的影响作用

（一）mTOR 对 T 细胞增殖分化调节的影响

1. mTOR 在初始 CD4⁺T 细胞增殖分化中的作用

抗原或外界特定刺激物如香烟、卵清蛋白等刺激诱导初始 CD4⁺T 细胞向不同方向分化为 1 型辅助 T（T helper type 1，Th1）细胞、Th2 细胞、Th17 细胞等具有特性和专门效应功能辅助性 T 细胞亚型参与免疫调节，同时诱导调节性 T 细胞升高参与抗炎等免疫调节。mTOR 在初始 CD4⁺T 细胞分化中具有不同的分化效应功能，表现为激活信号转导子与转录激活子 4（signal transducer and activator of transcription 4，STAT4）和 T 细胞表达的 T 盒（T-box expressed in T cells，T-bet）途径向 Th1 细胞分化，激活 STAT6 和 GATA 结合蛋白 3（GATA binding protein 3，GATA3）途径向 Th2 细胞分化，激活 STAT3 和视黄酸相关核孤儿受体 γt（retinoic acid receptor-related orphan receptorγt，ROR-γt）途径向 Th17 细胞分化。T 细胞 mTOR 基因敲除（mTOR⁻/⁻），虽然能够正常产生 IL-2 等细胞因子，但不能选择性激活 STAT 蛋白家族或转化生长因子表达，继而不能向 Th1、Th2、Th17 细胞分化。IL-2 通过 STAT5 和 PI3K 两个信号通道诱导 T 细胞向 Treg 和 Th1 细胞分化。mTOR 调节糖降解与效应 CD4⁺T 细胞分化相关，CD4⁺T 细胞若缺失 mTOR 则分化成 Th1、Th2 和 Th17 细胞受阻，相反，却能够分化成 Treg。其中，mTORC1 调节初始 CD4⁺T 细胞向 Th1 细胞与 Th17 细胞分化，mTORC2 调节初始 CD4⁺T 细胞分化成 Th2 细胞。与此同时，雷帕霉素预处理下能够诱导 Foxp3 促进初始 CD4⁺T 细胞向 Treg 分化。mTORC1 溶酶体支架蛋白（the lysosomal scaffold protein for mTORC1，Lamtor1）对 CD4⁺T 细胞产生 IL-2 及激活 mTOR 具有重要作用。Lamtor1 缺乏导致 mTOR 活性降低，CD4⁺T 细胞增殖受限，分泌 IL-17 及 IL-4 减少，继而导致 CD4⁺T 细胞向 Th17 细胞分化减弱。与此同时，Lamtor1 对 Treg 具有抑制作用。可见 mTOR 在 CD4⁺T 细胞增殖分化中具有重要的调节作用。

2. mTOR 在 Treg 增殖分化中的作用

Treg 在体内具有建立免疫耐受，防止自身免疫的功能。有胸腺来源的调节性 T 细胞（regulatory T cells derived from the thymus，tTreg），也有外周淋巴组织来源的调节性 T 细胞（regulatory T cells derived from the periphery，pTreg）。Treg 通过表达 Foxp3 抑制 Th1、Th17 等辅助性 T 细胞发挥免疫调节功能，在免疫调节和细胞及组织稳态中具有重要作用，然而体内 Treg 亚群的产生及激活机制尚不清楚。mTOR 信号对激活 Treg 功能继而保护免疫耐受及组织稳态具有重要作用。体内研究发现，活化的 tTreg 和 pTreg 对维持外周 T 细胞耐受及组织稳态至关重要，主要是通过活化的 Treg 群增强 mTOR 信号活动。当 mTOR 缺失，活化的 tTreg 和 pTreg 在黏膜组织中严重减少，破坏组织稳态，这主要与过量表达的 Th2 细胞有关，而与 Th1 细胞和 Th17 细胞联系较小。此外，线粒体代谢障碍影响活化 Treg 的稳态性和抑制性，进而可能导致自身免疫反应。体外研究发现，mTOR/PI3K 双重抑制剂咪唑喹啉衍生物 BEZ235 和 mTOR 抑制剂雷帕霉素及其衍生物依维莫司有益于 Treg 表达扩增，同时能够增强 Treg 整体抑制活性作用。而 PI3K 抑制剂盐酸盐 BKM120 同样能够使 Treg 及传统 T 细胞表达扩增，但是 Treg 抑制活性无变化；雷帕霉素作用下效应调节性 T 细胞（effector regulatory T cell，eTreg）表达降低，糖降解降低，mTOR 活性降低，继而引起 mTOR 对下游信号通道作用降低。相反，在雷帕霉素作用下，中枢记忆调节性 T 细胞（central regulatory T cell，cTreg）表达增多。与体内研究一致，雷帕霉素作用下，cTreg 增多，促使记忆调节性 T 细胞增多，构成 Treg 池，当遇到抗原刺激时，cTreg 转移到外周变为 eTreg，进而发挥免疫抑制的调节作用，维持体内动态平衡。

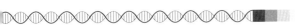

3. mTOR 在 CD8⁺T 细胞增殖分化中的作用

CD8⁺T 细胞通过 T 细胞识别受体（T cell receptor，TCR）识别 Ⅰ 类主要组织相容性复合体 Ⅰ（class Ⅰ major histocompatibility complex，MHC Ⅰ）抗原肽发挥功能效应。当机体感染时，初始 CD8⁺T 细胞通过 TCR 与抗原提呈细胞表面 MHC Ⅰ 类分子——抗原肽结合形成复合物受到共刺激从而分化成 eTreg 及 cTreg。在 IL-12 刺激下，效应 CD8⁺T 细胞能够快速、有效地对感染做出抗原特异性免疫应答。在探究 mTOR 是否通过调节 CD8⁺T 细胞增殖和分化，参与侵入性肺曲霉菌病免疫调节的研究中发现，经 IL-12 干预处理，CD8⁺T 细胞数量和忆性 CD8⁺T 细胞免疫应答显著增高，而加入雷帕霉素后显著降低。IL-12 能够促使促炎因子 IL-6 升高、抗炎因子 IL-10 降低并显著减少真菌负荷载体半乳甘露聚糖（galactomannan，GM），而 mTOR 抑制剂雷帕霉素作用下起到相反效应。由此得出，雷帕霉素及其作用靶蛋白 mTOR 信号途径在 CD8⁺T 细胞增殖、分化功能中起重要作用。在探究 mTOR 信号通道是否通过转录因子 T-bet 和脱中胚蛋白（eomesodermin，Eomes）调节 CD8⁺T 细胞分化和增殖，以及暴露于 IL-12 作用下其生物学效应的实验中发现，在 IL-12 作用下，CD8⁺T 细胞数量及 IFN-γ 表达显著增高，而在雷帕霉素抑制 mTOR 通道下观察到相反的结果。当侵入性肺曲霉菌感染时，IL-12 通过调节 mTOR 表达和活化，继而加强 T-bet 表达而降低 Eomes 表达，促进效应 CD8⁺T 细胞数量和效应分子 IFN-γ 表达增高。由此可见，mTOR 激活 CD8⁺T 细胞与转录因子 T-bet 和 Eomes 有关，mTOR 可能通过调节 T-bet 和 Eomes 的表达参与 CD8⁺T 细胞增殖分化调节。体内及体外研究发现，雷帕霉素促使 CD8⁺T 细胞增殖降低，而更趋向于分化记忆 CD8⁺T 细胞，使其再次接触同样刺激时调动更快、更大的记忆 CD8⁺T 细胞参与免疫应答。

（二）mTOR 对 DC 的影响

DC 在固有免疫及获得性免疫反应中具有抗原提呈作用，是目前已知作用中最强的抗原提呈细胞。雷帕霉素抑制 mTOR 对 DC 具有重要的免疫调节功能。体外雷帕霉素处理的未成熟 DC（rapamycin combined with immature dendritic cells，rapa-imDC）研究发现，DC 具有富集 CD4⁺Foxp3⁺Treg、增强器官移植的免疫耐受的作用，而对同种异体 CD4⁺T 细胞刺激较弱，具体机制有待进一步研究探讨。体外雷帕霉素干预下，未成熟 DC 对同种异体 T 细胞刺激相比成熟 DC 刺激较弱。结节性硬化症复合物 1（tuberous sclerosis complex 1，TSC1）是 mTOR 上游信号对其具有负调节作用，神经纤毛素 1（neuropilin 1，Nrp1）是 DC 表面一种糖蛋白，上调后能够刺激初始 T 细胞增殖。TSC1 表达对 DC 维持 T 细胞稳态和反应具有重要作用。从 TSC1f/f 和 CD11cCreTSC1f/f 小鼠脾中分出 DC 研究发现，TSC1 可能通过抑制 mTORC1-PPAR-γ 信号通道从而抑制 Nrp1 表达。在急性肺损伤小鼠体内研究发现，雷帕霉素在干预治疗时，能够减少脂多糖（lipopolysaccharide，LPS）诱导的急性肺损伤中的炎症细胞，减少 DC 及 γδT 细胞释放炎症因子 IL-4 和 IFN-γ，改善肺泡壁损害。在过敏性结膜炎小鼠体内研究发现，雷帕霉素下调 mTOR 影响其下游信号 p70S6K 磷酸化进而抑制 DC 代谢及成熟，使得摄取及抗原提呈的成熟 DC 减少，而导致抗原特异性 Th2 细胞增殖受限。相对于 mTORC1 在 DC 中的研究，mTORC2 在 DC 中的研究较少。研究发现，Rictor⁻mTORC2 构成复合体在 DC 中起调节作用。Rictor⁻/⁻DC 小鼠研究中可以观察到 mTORC2 信号通道功能缺失，而 mTORC1 信号通道功能完整。从 Rictor⁻/⁻DC 小鼠中分出 DC 研究观察到其低表达共刺激分子 B7-H1，刺激加强 Toll 样受体 4（Toll-like receptor 4，TLR4）介导的促炎因子 IL-6、TNF-α、IL-12p70 和 IL-23 的产生。除此之外，与 DC 共培养的初始 CD4⁺T 细胞，CD4⁺CD25⁺Treg 数量增加，但是与 Rictor⁻/⁻DC 共培养后，未见 CD4⁺CD25⁺Treg 数量增加，Treg 亦未发挥调节作用。该研究为进一步探究 mTORC2 在 DC 中的具体调节机制，提供了重要依据。可见，

mTOR 对 DC 具有重要的调节作用。

四、雷帕霉素及其作用靶蛋白在临床疾病中的免疫调节

（一）mTOR 和系统性红斑狼疮

SLE 是以多种自身抗体导致不同靶器官损害为特点的慢性自身免疫病。激活 mTOR 通道可能是 SLE 的发病机制。研究发现，SLE 患者初始 CD4$^+$T 细胞中磷酸化的 STAT3（phosphated STAT3，pSTAT3）上调，加强 IL-21 表达，继而阻断 Treg 分化。在雷帕霉素抑制 mTORC1 干预治疗下，TGF-β 表达增强，诱导自噬，恢复 GATA3 和细胞毒性 T 淋巴细胞相关蛋白 4（cytotoxic T lymphocyte-associated protein 4，CTLA-4）表达，并纠正 Treg 功能，维持免疫调节。体内研究发现，SLE 的发生与 mTORC2 活性增高破坏了促进溶酶体酸化的关键酶复合物有关，即胱天蛋白酶 1/ 胱天蛋白酶 11 和小分子 GTP 酶 Rab39A 复合物（caspas-1，11/Rab39A）。该复合物被破坏使溶酶体酸化减弱，继而导致抗原抗体复合物堆积，进而引起自身免疫反应。研究发现 10-11 位转位蛋白（ten-eleven translocation，TET）在将 5- 甲基胞嘧啶去甲基化为 CD4$^+$T 细胞时导致 IFN-γ 和 IL-17 表达增强。在 CD4$^+$T 细胞中，TET 在 mTOR 途径中基因的活性低甲基化时，可能增加促炎细胞因子如 IFN-γ 和 IL-17 的表达增加，同时转录也增加，进而认为 CD4$^+$ 低甲基化与 SLE 发病机制和疾病活性有关。由此可见，Treg 和 CD4$^+$T 细胞在 SLE 发病机制中具有重要的调节作用。而雷帕霉素及其靶蛋白对 Treg 和 CD4$^+$T 细胞增殖分化具有重要的调节作用，也为雷帕霉素治疗 SLE 提供了重要的依据。

在一项临床研究中，12 个月的疗程期间，完成全部疗程的 29 例患者中，16 例（55%）患者的 SLEDAI 和 BILAG 疾病活动评分降低。治疗 12 个月时，平均 SLEDAI 评分和平均总 BILAG 指数评分降低。雷帕霉素引起 CD4$^+$CD25$^+$Foxp3$^+$ 调节性 T 细胞和 CD8$^+$ 记忆 T 细胞群扩增，并抑制 CD4$^+$T 细胞和 CD4$^-$CD8$^-$ 双阴性 T 细胞产生的 IL-4 和 IL-17。治疗 12 个月后，控制疾病活动度所需的每日泼尼松平均剂量从 23.7 mg（SD9.6）降至 7.2 mg（2.3）。SRI 应答者中，CD8$^+$ 记忆 T 细胞选择性扩增。患者的肝功能及淋巴细胞计数未发生变化。虽然治疗期间 HDL 胆固醇、中性粒细胞计数和血红蛋白均适度降低，但这些变化均在安全范围内。治疗期间血小板计数略升高。这些数据说明，活动性系统性红斑狼疮患者接受雷帕霉素进行治疗 12 个月期间，因促炎性 T 细胞系特化得到纠正，疾病的活动度逐渐改善。

（二）mTOR 和类风湿关节炎

RA 是一种高发病率的全身自身免疫病，主要表现为慢性、进行性、侵袭性关节炎。RA 的主要病理改变是滑膜炎，随着疾病的进展，破骨细胞过度活化、增殖，破坏骨和软骨。研究证实，mTOR 抑制剂可减轻 RA 动物模型的滑膜炎及骨侵蚀表现。mTOR 抑制剂可以减轻佐剂诱导关节炎模型小鼠的关节肿胀，并使滑膜炎的发生率较对照组降低 40%，提示 mTOR 参与了 RA 滑膜炎及骨侵蚀的发生与发展。

1. mTOR 信号通路与滑膜炎

RA 滑膜增生与新生血管、炎性细胞及纤维素等共同形成滑膜血管翳，是引起 RA 关节病变的病理基础。研究表明一些细胞因子可以通过 mTOR 信号通路促进成纤维样滑膜细胞（fibroblast-like synoviocytes，FLS）的异常增殖。其中最重要的是血小板来源的生长因子（platelet-derived growth factor，PDGF），其与 PDGF 受体（隶属于 RTKs）结合，借助 PI3K/Akt/mTOR 通路，促进 FLS 增殖。Charbonneau 首次发现 mTOR 抑制剂可以抑制 PDGF 对 RA FLS 的增殖作用，使 FLS 停滞在 G$_1$ 期，无法进入 S 期，且 mTOR 抑制剂对 FLS 的增殖抑制作用具有浓度依赖性，而这一过程主要通过抑制 p70

S6K，减少原癌基因 *c-Myc* 和周期蛋白 Cyclin-D1 的表达来实现。

mTOR 还参与了其他细胞因子介导的细胞增殖过程。IL-17 是由 Th17 细胞分泌的促炎细胞因子，IL-17 刺激后的 RA FLS，mTOR 的磷酸化水平显著增高，相反，IL-17 与雷帕霉素联合处理后的 RA FLS 增殖水平较单用 IL-17 组明显下降。IL-22 通过 PI3K/Akt/mTOR 通路，诱导 Akt 和 mTOR 活化，促进 RA FLS 增殖，而加入 mTOR 抑制剂雷帕霉素后，RA FLS 的增殖受到明显抑制，提示 IL-22 和 IL-17 都是通过活化 mTOR 来促进 RA FLS 增殖的。

mTOR 不仅参与滑膜增生，也与滑膜血管发生有关，其共同促进血管翳形成。血管内皮生长因子（vascular endothelial growth factor，VEGF）在血管发生中发挥主要调节作用，Akt/mTOR 信号通路在缺氧诱导因子 α 的诱导下上调 VEGF 的表达，促进血管发生。

2. mTOR 信号通路与破骨细胞的分化、凋亡

破骨细胞是一种参与旧骨基质降解吸收的特殊细胞类型，分化自单核巨噬细胞系统。研究证实，mTOR 信号通路通过促进 RA 破骨细胞生成、活化，抑制其凋亡，加重 RA 骨软骨破坏。

一方面，mTOR 相关信号通路促进 RA 破骨细胞的分化、增殖、活化，研究证实 mTOR 抑制剂抑制 RA 破骨细胞数量。在关节炎小鼠模型中，无论是体内还是体外实验，使用 mTOR 抑制剂雷帕霉素均可以显著减少小鼠关节中的破骨细胞数量，削弱破骨细胞活化水平。深入研究发现，mTOR 不仅参与破骨细胞的分化增殖，而且其作用与 mTOR 抑制剂呈浓度依赖。在佐剂诱导的关节炎模型小鼠的破骨细胞中，与 mTORC1 相关的骨架蛋白 Raptor 增加，mTORC1 下游分子 p70S6K 和 4E-BP1 磷酸化，提示其破骨细胞中 mTOR 被活化。相反的，使用小剂量的雷帕霉素（1 nmol/L）抑制 mTORC1，可以显著抑制破骨细胞生成，但不影响细胞大小与细胞核数量，而使用大剂量雷帕霉素（10 nmol/L），则同时抑制 mTORC1 和 mTORC2，不仅可以抑制破骨细胞生成，还可以降低破骨细胞大小以及细胞核数量。

另一方面，mTOR 相关信号通路抑制破骨细胞的凋亡。研究发现，M-CSF、RANKL 和 TNF-α 可以通过活化破骨细胞前体中的 mTOR/S6K，上调 Bcl-2 等抗凋亡蛋白的表达，抑制破骨细胞凋亡。通过干扰 RNA 抑制 mTOR 蛋白表达，可以成功诱导破骨细胞凋亡。在体外实验部分，mTOR 抑制剂雷帕霉素也可以诱导破骨细胞凋亡。

3. mTOR 信号通路与 RA 发病机制

在胞质内，雷帕霉素与 FKBP12 形成免疫抑制复合物，该复合物对钙调磷酸酶活性无作用，而是与细胞内另一个关键的调控激酶 mTOR 结合并抑制其活性，使 T 细胞停留在 G_1 期而无法进入到 S 期，从而抑制其增殖。最新研究发现，雷帕霉素可以选择性抑制 Th17 细胞，允许 CD4$^+$CD25$^+$Foxp3$^+$ 调节性 T 细胞生长，重建机体免疫耐受，成为 RA 等自身免疫病的新型治疗策略。

mTOR 相关信号通路可以促进 Th17 细胞分化在 mTOR 基因敲除的小鼠中，初始 T 细胞虽然能够在 TCR 的刺激下活化，但是却不能向 Th1、Th2、Th17 细胞分化，后期研究表明，mTORC1 主要参与 Th1 和 Th17 的分化，而 mTORC2 主要参与 Th2 的分化，这可能与谱系选择性的 STAT 蛋白磷酸化减少，以及主要的谱系选择性转录因子缺陷有关。另外，mTOR 相关信号通路还可以通过上调 HIF-1α 促使初始 T 细胞向 Th17 分化。Th17 细胞分化需要钙调蛋白依赖的蛋白酶Ⅳ（CaMK4），而 CaMK4 可以通过激活 Akt/mTOR 通路来促进 Th17 细胞分化。

mTOR 相关信号通路可以抑制调节性 T 细胞分化。研究表明，mTOR 缺陷的 CD4$^+$ 初始 T 细胞更易于向 Foxp3$^+$ 细胞分化，其中 Foxp3 是 Treg 的主要标志，提示 mTOR 抑制了调节性 T 细胞的分化过程。

进一步研究表明，TCR 和 IL-2 活化 mTORC1 后，可以上调调节性 T 细胞效应分子 CTLA-4 和 ICOS 的表达，促进调节性 T 细胞的免疫抑制活性。然而，建立 TSC-1 缺陷的调节性 T 细胞，消除 TSC1/TSC2 对 mTORC1 的抑制作用，使 mTORC1 过度活化，发现调节性 T 细胞的 Foxp3 表达受限，反而分化成为产生 IL-17 和 IL-1β 等促炎细胞因子的效应 T 细胞，提示 mTORC1 过度活化会抑制调节性 T 细胞的免疫抑制功能。另外，mTORC2 也参与了调节性 T 细胞稳态的调节，在 PTEN 缺陷的调节性 T 细胞中，mTORC2 过度活化，同样可以下调 Foxp3 的表达，并且使更多的 T 细胞分化成为 Tfh 细胞和 Th1 细胞。重要的是，在 PTEN 缺陷的调节性 T 细胞中抑制 mTORC2 的活性，可以重建调节性 T 细胞的稳态，恢复其免疫抑制功能。由此可见，mTOR 相关信号通路可以抑制调节性 T 细胞分化，干扰免疫耐受，但 mTORC1 的适度活化可以增强调节性 T 细胞的免疫抑制功能，而过度活化的 mTORC1 会抑制其功能，并使其分化为效应 T 细胞，加重炎症反应。

另外，mTOR 通路与 BAFF/BAFF-R 相互作用，可以促进 B 细胞向浆细胞分化，参与 RARF 等自身抗体的产生。BAFF 又称 B 淋巴细胞刺激因子，是自身免疫反应中 B 细胞成熟抗体产生的潜在驱动因子。实验表明，BAFF/BAFF-R 通过 mTOR 相关信号通路启动抗凋亡过程，诱导 NF-κB 活化，上调 Bcl-2 家族成员，促使抗凋亡蛋白 Bcl-xL 表达，抑制细胞凋亡，同时诱导 B 淋巴细胞表面标志 CD21 和 CD23 表达，促进 B 细胞成熟，向浆细胞分化，产生大量抗体。mTOR 相关信号通路被抗原激活，还可以促进初始 T 细胞向 Tfh 细胞分化，而 Tfh 细胞可以帮助 B 细胞产生最佳抗体，与 B 细胞共同促进自身抗体产生。

mTOR 信号通路调控滑膜细胞自噬与凋亡稳态。细胞自噬是存在于真核生物的一种基础的、保守的生物学现象，是一种溶酶体介导的降解细胞器、细胞成分的生物学过程，细胞在缺氧或内质网应激状态下，通过自噬将受损、变性或失去功能的蛋白质和细胞器降解并排出胞外，同时分解代谢产生能量，帮助重建细胞稳态，使细胞免于凋亡。因此细胞自噬被认为是一种细胞自我保护的机制。但细胞自噬是一把双刃剑，过度自噬反而会导致细胞死亡，也就是 2 型非凋亡型程序性细胞死亡。

RA 滑膜细胞的异常增殖，与细胞自噬和凋亡的平衡紊乱有关。研究表明，在 RA 滑膜组织中，FLS 的自噬水平明显高于骨关节炎（OA）组，而凋亡水平则明显减弱，证实 RA FLS 中存在凋亡抵抗，且其自噬水平与凋亡水平呈负相关（$r=-0.8937$，$P < 0.01$），即自噬水平越强，凋亡水平越弱。Li 等发现自噬抑制剂可以促进 FLS 凋亡，抑制 FLS 异常增殖，提示 RA FLS 中自噬与凋亡之间互为拮抗关系，共同促进 FLS 增殖。

当细胞营养充足时，PI3K/Akt/mTOR 信号通路持续活化，mTOR 被激活，抑制细胞自噬，这可能与自噬相关蛋白 Atg 的磷酸化有关。而当细胞营养匮乏时，LKB1/AMPK/mTOR 信号通路活化，mTOR 被抑制，同时 AMPK 激活 ULK1，促进 ULK1-Atg13-FIP200 复合物的形成，后者参与自噬泡的形成和激活细胞自噬。而 mTOR 相关信号通路通过细胞自噬调控 FLS 增殖的具体机制仍有待进一步阐明。有学者认为，在 RA 早期，TNF-α、IL-1β 等大量的促炎细胞因子分泌，促使细胞发生内质网应激，产生大量错误折叠或聚合蛋白，可能通过 p62/TRAF6/mTOR 信号通路诱导细胞自噬，抑制细胞凋亡，使 FLS 得以大量增殖。随着 RA 的发展，为避免 FLS 度自噬引发 II 型程序性细胞死亡，通过活化 PI3K/Akt/mTOR 信号通路抑制细胞自噬，使 FLS 得以存活。

此外，PI3K/Akt/mTOR 信号通路还可以通过 Bid 蛋白直接抑制细胞凋亡，促进 FLS 异常增殖。RA FLS 体外实验发现，PI3K 抑制剂可以通过分裂 Bid 蛋白（BH3 结构域凋亡诱导蛋白，其过度表达可以促进与 caspase-9 相关的细胞凋亡），来增加 RA FLS 对于 Fas 诱导的凋亡敏感性，促进 RA FLS

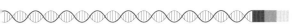

凋亡，抑制其增殖，相反的，Bid 蛋白抑制剂可以抑制 Fas 诱导的细胞凋亡。

在临床试验中，随机分配 62 例患者以 2∶1 的比例接受常规糖皮质激素和免疫抑制剂（含或不含雷帕霉素），剂量为 0.5 mg，隔日服用，连续 24 周。比较治疗前后患者的临床表现、外周血淋巴细胞亚群、CD4$^+$T 亚群等实验室指标。最后，雷帕霉素组 37 例患者和常规治疗组 18 例患者完成了 6 个月的研究。到 24 周时，使用雷帕霉素的患者的疾病活动指标（DAS28、红细胞沉降率、压痛关节数和肿胀关节数）显著降低（$P < 0.001$）。与单独使用常规治疗的患者相比，他们的 Treg 水平更高（$P < 0.05$），这表明雷帕霉素可以部分恢复减少的 Treg。同时，与常规组相比，他们使用免疫抑制剂控制疾病活动减少，但在雷帕霉素治疗前后和两组之间的血常规、肝肾功能无差异（$P > 0.05$）。可见低剂量雷帕霉素免疫调节治疗可选择性上调 Treg，并部分替代免疫抑制剂的使用，以控制疾病活动，没有过度治疗和可评估的不良反应。

（三）mTOR 和移植排斥反应

免疫调节在移植排斥反应中具有重要作用，通常采用免疫抑制来治疗移植排斥反应，进而预防移植后感染等并发症。研究报道，雷帕霉素能够抑制肝移植后纤维化，同时，雷帕霉素能够促使肝移植后 CD4$^+$CD25$^+$Treg 数量升高，降低肝移植大鼠死亡率。同时，联合用药辛伐他汀和雷帕霉素能够降低 ROR-γt 表达，提高 Foxp3 表达，降低 CD4$^+$T 细胞、IL-17$^+$T 细胞、CD8$^+$T 细胞比例，增加 Foxp3$^+$Treg 比例。进而得出，联合用药辛伐他汀和雷帕霉素能够降低或者抑制心脏移植排斥反应。在心脏移植大鼠实验中，对移植后大鼠联合用药辛伐他汀和雷帕霉素发现能够降低组织病理损伤，延长大鼠存活，同时恢复 Th17/Treg 平衡。由此可见，雷帕霉素具有免疫抑制功能。探究 mTORC1/mTORC2 在 GVHD 的作用时，体内采用雷帕霉素处理和 mTORC1/mTORC2 双重抑制剂 CC214-2 处理发现，两者对 GVHD 的发展具有保护作用，可以延长机体存活时间。Ma 等发现 mTOR 信号通道在细胞生长代谢、增殖及存活和多种肾脏疾病病理生理过程中具有重要的调节作用，运用 mTOR 抑制剂雷帕霉素等雷帕霉素衍生物可治疗狼疮性肾炎、预防肾移植排斥反应，同时减少恶性肿瘤的发生，发挥免疫抑制作用。

（四）mTOR 和新型冠状病毒感染

自 2019 年 12 月以来，新型冠状病毒感染已成为全球流行病，对人类健康和世界经济造成了巨大影响。瑞德西韦作为唯一被批准用于治疗新型冠状病毒感染的药物也因其药效的不确定而在世界卫生组织最近发布的指南（2020 年 11 月）中不建议使用。当然，接种疫苗也是抗击新型冠状病毒感染的一种有效手段，目前疫苗接种已经在世界范围内进行。但许多科学家认为，与大多数其他疫苗一样，新型冠状病毒疫苗不会 100% 有效。

新型冠状病毒发挥致病作用主要依靠两种关键蛋白：RNA 依赖的 RNA 聚合酶（RdRp）和核衣壳蛋白。RdRp 是核心成分，在新型冠状病毒复制和转录周期中起着核心作用。冠状病毒的核衣壳蛋白（N蛋白）是一种多功能的 RNA 结合蛋白，形成一种螺旋丝状结构，是病毒基因组 RNA 组装成核糖核蛋白复合物所必需的。国内有学者实施了一个基于系统药理学的网络医学平台，量化了人类冠状病毒—宿主相互作用组和人类蛋白质—蛋白质相互作用网络中药物靶点之间的相互作用。通过分析发现新型冠状病毒的包膜蛋白和核衣壳蛋白是两个进化上保守的区域，与 SARS 相比，序列同一性分别为 96% 和 89.6%。使用药物靶点的网络邻近分析，发现了一种药物组合——雷帕霉素加放线菌素。这些药物的靶点都击中了人类冠状病毒—宿主子网络。另一项计算分析研究了新型冠状病毒感染的原代人肺上皮的转录组学特征，重点关注感染期间调节的最相关途径。该分析表明，mTOR 抑制剂雷帕霉素可能是用于新型冠状病毒感染患者的候选药物。以上都是基于生物信息学所得出的结论，并且是基于对其机制的药理学知识或基于与人类或动物中其他类似病毒感染的治疗方法的类比。

雷帕霉素抑制 mTOR 激酶，由 mTOR 形成的蛋白质复合物 mTORC1 在病毒复制中起关键作用。体外实验中显示雷帕霉素影响 PI3K/AKT/mTOR 信号通路，在 10 μM 浓度下可将中东呼吸综合征（MERS）感染抑制 61%。另一研究显示在重症 H1N1 肺炎患者中，皮质类固醇和 mTOR 抑制剂的早期辅助治疗与预后的改善有关，如缺氧、多器官功能障碍、病毒清除以及呼吸机和呼吸机天数的缩短。

（五）mTOR 和炎性肠病

IBD 是一种慢性复发性肠道炎症性疾病，是结直肠癌的主要危险因素。克罗恩病和溃疡性结肠炎是 IBD 的主要类型。IBD 的病因尚未明确，已知遗传背景和环境因素，包括管腔和微生物抗原发挥着重要作用。此外，黏膜免疫系统受损、氧化应激、吸烟、阑尾切除术、口服避孕药、特定饮食和麻疹感染可能会增加 IBD 发病和进展的风险。IBD 治疗的基础是控制或减轻炎症，从而缓解症状、降低并发症的风险。药物治疗或手术是 IBD 的主要治疗方法。抗炎药、免疫系统抑制剂、生物制剂、抗生素、止泻药、止痛药，以及铁、钙和维生素 D 补充剂是最常见的 IBD 治疗类型。最近，mTOR 通路的调节被推测为 IBD 治疗的新靶点。

mTOR 通路已被证明在多种炎症过程中具有重要的调节功能。各种研究已证实 mTOR 在 IBD 的活性形式中上调。在葡聚糖硫酸钠诱导的结肠炎模型中，抑制 mTOR 可改善炎症和疾病的病理症状，如体重减轻和结肠长度缩短。此外，mTOR 抑制了 IBD 中几种促炎细胞因子的基因表达。mTOR 信号的失活会减轻炎症并影响自噬。自噬也被证明有助于免疫反应和炎症。自噬的损害也与不同的肠道疾病有关，特别是 IBD。自噬的抑制被证明可以激活 mTORC1。例如，雷帕霉素可诱导自噬，是治疗自噬相关疾病的合适选择。

mTOR 信号转导及其相关的上游和（或）下游途径可以激活结肠上皮的炎症过程。活化的 TGF-β 配体与其受体的连接发挥了多效性生物学效应。例如，TGF-β 调节的 PI3K/Akt 信号转导刺激 mTORC1 激活，雷帕霉素能够抑制 TGF-β 信号转导，可以激活 mTORC1，从而调节炎症过程预防 IBD，甚至可能对 IBD 患者的结肠癌进展具有抑制作用。

雷帕霉素治疗并非没有风险。最常见（＞30%）的不良反应是：外周水肿、高甘油三酯血症、高血压、高胆固醇血症、肌酐升高、腹痛、腹泻、头痛、发热、尿路感染、贫血、恶心、关节痛、疼痛和血小板减少症。雷帕霉素免疫抑制可能导致感染易感性增加以及淋巴瘤和其他恶性肿瘤的可能发展。医生应避免将雷帕霉素与可能降低或增加血液水平的强效诱导剂或 CYP3A4 抑制剂同时使用。只有在潜在益处证明对胚胎 / 胎儿的潜在风险合理时，才应在妊娠期间使用雷帕霉素。肝功能不全患者应减少剂量。

五、结语

大量基础实验表明，mTOR 及 mTOR 相关信号通道，Raptor/Rictor-mTOR、PI3K/Akt/mTOR、mTOR-p70S6K 及 STAT-mTOR 在多种疾病的微环境、发病机制及病理生理过程中具有重要作用。其中，PI3K/Akt/mTOR 信号通道尤为重要，mTORC1 及 mTORC2 均可通过该通道促发疾病的发生与发展，如自身免疫病、移植排斥反应及肿瘤。该通道为疾病治疗及研发新药提供了重要的依据，如雷帕霉素及其衍生物如 RAD001、CC214-1/2 和新型 PI3K/Akt/mTOR 信号通道抑制剂 BEZ235、ZED805 等都发挥了重要的免疫抑制调节作用。然而，目前 mTOR 信号通道及疾病的研究大部分还停留在基础动物实

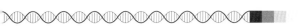

验研究，由于雷帕霉素具有一定的药物毒性，缺乏科学的临床治疗依据，还未能作为临床常规用药进行普及。因此，通过多种 mTOR 信号通道进一步深入研究相关基因，从而研发新药及如何联合用药最大限度地帮助患者是医务工作者下一步的目标。

（谢戡芳 梁朝珺）

参考文献

[1] LINKE M，FRITSCH S D，SUKHBAATAR N，et al. mTORC1 andm TORC2 as regulators of cell metabolism in immunity. FEBS Lett，2017，591（19）：3089-3103.

[2] LAWRENCE J，NHO R. The role of the mammalian target of rapamycin（mTOR）in pulmonary fibrosis. Int J Mol Sci，2018，19（3）：E778.

[3] YANG H，RUDGE D G，KOOS J D，et al. mTOR kinase structure，mechanism and regu1ation. Nature，2013，497（7448）：217-223.

[4] SENGUPTA S，PETERSON T R，SABATINI D M. Regulation of the mTOR complex 1 pathway by nutrients，growth factors，and stress.Mol Cell，2010，40（2）：310.

[5] QIU S L，ZHANG H，TANG Q Y，et al. Neutrophil extracellular traps induced by cigarette smoke activate plasmacytoid dendritic cells.Thorax，2017，72（12）：1084-1093.

[6] ZHI X，XUE F，CHEN W，et al. OSI-027 modulates acute graft-versus-hostdisease after liver transplantation in a rat model. Liver Transpl，2017，23（9）：1186-1198.

[7] RAY J P，STARON M M，SHYER J A，et al. The interleukin-2-mTORc1kinase axis defines the signaling，differentiation，and metabolism of Thelper 1 and follicular B helper T cells. Immunity，2015，43（4）：690-702.

[8] TUO Y，XIANG M. mTOR：A double-edged sword for diabetes.J Leukoc Biol，2019，106（2）：385-395.

[9] HOSOKAWA T，KIMURA T，NADA S，et al. Lamtor1 is critically requiredfor CD4$^+$T cell proliferation and regulatory T cell suppressivefunction. J Immunol，2017，199（6）：2008-2019.

[10] CHAPMAN N M，ZENG H，NGUYEN T M，et al. mTOR coordinatestranscriptional programs and mitochondrial metabolism of activatedTreg subsets to protect tissue homeostasis. Nat Commun，2018，9（1）：2095.

[11] HUIJTS C M，SANTEGOETS S J，QUILES DEL REY M，et al. Differential effects of inhibitors of the PI3K/mTOR pathway on the expansion and functionality of regulatory T cells. Clin Immunol，2016，168：47-54.

[12] SUN I H，OH M H，ZHAO L，et al. mTOR complex 1 signaling regulates thegeneration and function of central and effector FOXP3$^+$regulatory Tcells. J Immunol，2018，201（2）：481-492.

[13] CUI N，WANG H，SU L X，et al. Role of triggering receptor expressedon myeloid cell-1 expression in mammalian target of rapamycinmodulation of CD8$^+$T-cell differentiation during the immuneresponse to invasive pulmonary aspergillosis. Chin Med J（Engl），2017，130（10）：1211-1217.

[14] VACAFLORES A，FREEDMAN S N，CHAPMAN N M，et al. Pretreatment ofactivated human CD8$^+$T cells with IL-12 leads to enhancedTCR-induced signaling and cytokine production. Mol Immunol，2017，81：1-15.

[15] WANG H，LI J，HAN Q，et al. IL-12 influence mTOR to modulateCD8$^+$T cells differentiation through T-bet and eomesodermin inresponse to invasive pulmonary aspergillosis. Int J Med Sci，2017，14（10）：977-983.

[16] GAMMON J M, GOSSELIN E A, TOSTANOSKI L H, et al. Low-dosecontrolled release of mTOR inhibitors maintains T cell plasticity andpromotes central memory T cells. J Control Release, 2017, 263: 151-161.

[17] DENG Y, YANG J, LUO F, et al. mTOR-mediated glycolysis contributes tothe enhanced suppressive function of murine tumor-infiltrating monocyticmyeloid-derived suppressor cells. Cancer Immunol Immunother, 2018, 67 (9): 1355-1364.

[18] STEAD S O, MCINNES S J P, KIRETA S, et al. Manipulating human dendriticcell phenotype and function with targeted porous silicon nanoparticles. Biomaterials, 2018, 155: 92-102.

[19] LUO Y, LI W, YU G, et al. Tsc1 expression by dendritic cells isrequired to preserve T-cell homeostasis and response. Cell Death Dis, 2017, 8 (1): e2553.

[20] CHEN X L, LI J, XU G G, et al. Rapamycin enhances IFN-gammaand IL-4 production in co-culture of gdelta T and dendritic cells frommice with lipopolysaccharide-induced acute lung injury.Genet Mol Res, 2016, 15 (2): gmr7511.

[21] SHIN S, LEE J H, LEE H J, et al. Rapamycin attenuates Th2-drivenexperimental allergic conjunctivitis. Clin Immunol, 2018, 190: 1-10.

[22] RAÏCH-REGUÉ D, ROSBOROUGH B R, WATSON A R, et al. mTORC2 deficiency in myeloid dendritic cells enhances their allogeneic Th1and Th17 stimulatory ability after TLR4 ligation in vitro and in vivo. J Immunol, 2015, 194 (10): 4767-4776.

[23] MONTEITH A J, VINCENT H A, KANG S, et al. mTORC2 activitydisrupts lysosome acidification in systemic lupus erythematosus byimpairing caspase-1 cleavage of Rab39a. J Immunol, 2018, 201 (2): 371-382.

[24] KATO H, PERL A. Blockade of Treg cell differentiation and function bythe interleukin-21-mechanistic target of rapamycin axis via suppression ofautophagy in patients with systemic lupus erythematosus.Arthritis Rheumatol, 2018, 70 (3): 427-438.

[25] ICHIYAMA K, CHEN T, WANG X, et al. The methylcytosine dioxygenaseTet2 promotes DNA demethylation and activation of cytokine geneexpression in T cells. Immunity, 2015, 42 (4): 613-626.

[26] LAI Z W, KELLY R, WINANS T, et al. Sirolimus in patients with clinically active systemic lupus erythematosus resistant to, or intolerant of, conventional medications: a single-arm, open-label, phase 1/2 trial. Lancet, 2018: S0140673618304859.

[27] DAZERT E, HALL M N.mTOR signaling in disease. Curr Opin Cell Biol, 2011, 23 (6): 744.

[28] CEJKA D, HAYER S, NIEDERREITER B, et al. Mammalian target of rapamycin signaling is crucial for joint destruction in experimental arthritis and is activated in osteoclasts from patients with rheumatoid arthritis. Arthritis and rheumatism, 2010, 62 (8): 2294-2302.

[29] CHARBONNEAU M, LAVOIE R R, LAUZIER A, et al. Platelet-derived growth factor receptor activation promotes the prodestructive inva-dosome-forming phenotype of synoviocytes from patients with rheumatoid arthritis. J lmmunol, 2016, 196 (8): 3264-3275.

[30] SAXENA A, RAYCHAUDHURI S K, RAYCHAUDHURI S P. Interleukin-17- induced proliferation of fibroblast-like synovial cells is mTOR dependent. Arthritis Rheum, 2011, 63 (5): 1465-1466.

[31] MITRA A, RAYCHAUDHURI S K, RAYCHAUDHURI S P. IL-22 induced cell proliferation is regulated by PI3K/Akt/mTOR signaling cascade. Cytokine, 2012, 60 (1): 38-42.

[32] CAO W, SWEENEY C, CONNOLLY M, et al. Notch-1 mediates hypoxiainduced angiogenesis in rheumatoid arthritis. Arthritis Rheum, 2012, 64 (7): 2104.

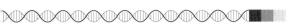
[33] CEJKA D，HAGER S，NIEDERRITER B，et al. Mammalian target of rapa mycin signaling is crucial for joint destruction in experimental arthritis and is activated in osteoclasts from patients with rheumatoid arthritis. Arthritis Rheum，2010，62（8）：2294.

[34] TIEDEMANN K，LE NIHOUANNEN D，FONG J E，et al. Regulation of osteoclast growth and fusion by mTOR/raptor and mTOR/rictor/ Akt. Front Cell Dev Biol，2017，18（5）：54.

[35] SUGATANI T，HRUSKA K A. Akt1/Akt2 and mammalian target of rapamycin/Bim play critical roles in osteoclast differentiation and survival，respectively，whereas Akt is dispensable for cell sur- vival in isolated osteoclast precursors. J Biol Chem，2005，280（5）：3583.

[36] CLANTSCHNIG H，FISHER J E，WESOLOWSKI G，et al. M-CsF，TNF alpha and RANK ligand promote osteoclast survival by signaling through mTOR/s6 kinase. Cell Death Differ，2003，10（10）：1165-1177.

[37] DELGOFFE G M，KOLE T P，ZHENG Y，et al. The mTOR kinase differentially regulates effector and regulatory T cell lineage commitment. Immunity，2009，30（6）：832.

[38] DANG E V，BARBI J，YANG H Y，et al. Control of T（H）l7/T（reg）balance by hypoxia-inducible factor 1. Cell，2011，146（5）：772-784.

[39] KOGA T，HEDRICH C M，MIZUI M，et al. CaMK4-dependent activation of AKT/mTOR and CREM-α underlies autoimmunity- associated Thl7 imbalance. J Clin Invest，2014，124（5）：2234-2245.

[40] KANG J，HUDDLESTON S J，FRASER J M，et al. De novo induction of antigen-specific CD4+CD25+FoxP3+regulatory T cells in nino following systemic antigen administration accompanied by blockade of mTOR. J Leukoc Biol，2008，83（5）：1230.

[41] PARK Y，JIN H S，LOPEZ J，et al. TSCl regulates the balance between effector and regulatory T cells. J Clin Invest，2013，123（12）：5165-5178.

[42] SHRESTHA S，YANG K，GUY C，et al. Treg cells require the phosphatase PTEN to restrain THl and TFH cell responses. Nat Immunol，2015，16（2）：178.

[43] HUYNH A，DUPAGE M，PRIYADHARSHINI B，et al. Control of PI（3）kinase in Treg cells maintains homeostasis and lineage stability . Nat Immunol，2015，16（2）：188.

[44] ZHANG S，READINGER J A，DUBOIS W，et al. Constitutive reductions in mTOR alter cell size，immune cell development，and antibody production. Blood，2011，117（4）：1228.

[45] REYES L I，LEÓN F，CONZÁLEZ P，et al. Dexamethasone inhibits BAFF expression in fibroblast-like synoviocytes from patients with rheumatoid arthritis. Cytokine，2008，42（2）：170.

[46] ZENG Q，QIN S，ZHANG H，et al. Rapamycin attenuates BAFF ex- tended proliferation and survival via disruption of mTORCl/2 signaling in normal and neoplastic B lymphoid cells. J Cell Physiol，2018，233(1)：516-529.

[47] XU K，XU P，YAO J F，et al. Reduced apoptosis correlates with enhanced autophagy in synovial tissues of rheumatoid arthritis. Inflamm Res，2013，62（2）：229-237.

[48] LI S，CHEN J W，XIE X，et al. Autophagy inhibitor regulates apoptosis and proliferation of synovial fibroblasts through the inhibition of PI3K/AKT pathway in collagen-induced arthritis rat model. Am J Transl Res，2017，9（5）：2065.

[49] LINARES J F，DURAN A，YAJIMA T，et al. K63 polyubiquitination and activation of mTOR by the p62-TRAF6 complex in nutrient-activated cells. Mol Cell，2013，51（3）：283-296.

[50] CARCÍA S，LIZ M，CÓMEZ-REINO J J，et al. Akt activity protects rheumatoid synovial fibroblasts from Fas-induced apoptosis by inhibition of Bid cleavage. Arthritis Res Ther，2010，12（1）：33.

[51] WEN H Y, WANG J, ZHANG S X, et al. Low-Dose Sirolimus Immunoregulation Therapy in Patients with Active Rheumatoid Arthritis: A 24-Week Follow-Up of the Randomized, Open-Label, Parallel-Controlled Trial. Journal of Immunology Research, 2019, 2019: 1-10.

[52] LIU Y, SUN L, CHEN W, et al. Combined treatment with simvastatinand rapamycin attenuates cardiac allograft rejection through theregulation of T helper 17 and regulatory T cells. Exp Ther Med, 2018, 15 (2): 1941-1949.

[53] HERRERO-SÁNCHEZ M C, RODRÍGUEZ-SERRANO C, ALMEIDA J, et al. Effect of m TORC1/mTORC2 inhibition on T cell function: potential role in graft-versus-host disease control. Br J Haematol, 2016, 173 (5): 754-768.

[54] MA M K M, YUNG S, CHAN T M. mTOR inhibition and kidney diseases. Transplantation, 2018, 102 (2S Suppl 1): S32-S40.

[55] PATOCKA J, KUCA K, OLEKSAK P, et al. Rapamycin: Drug Repurposing in SARS-CoV-2 Infection. Pharmaceuticals (Basel), 2021, 14 (3): 217.

[56] ZHOU Y, HOU Y, SHEN J, et al. Network-Based Drug Repurposing for Novel Coronavirus 2019-NCoV/SARS-CoV-2. Cell Discov, 2020, 6: 14.

[57] FAGONE P, CIURLEO R, LOMBARDO S D, et al. Transcriptional Landscape of SARS-CoV-2 Infection Dismantles Pathogenic Pathways Activated by the Virus, Proposes Unique Sex-Specific Differences and Predicts Tailored Therapeutic Strategies. Autoimmun Rev, 2020, 19: 102571.

[58] MAIESE K. The Mechanistic Target of Rapamycin (MTOR): Novel considerations as an antiviral treatment. Curr Neurovasc Res, 2020, 17: 332-337.

[59] ZHENG Y, LI R, LIU S. Immunoregulation with MTOR inhibitors to prevent COVID-19 severity: a novel intervention strategy beyond vaccines and specific antiviral medicines. J Med Virol, 2020, 92: 1495-1500.

[60] WILHELM S M, LOVE B L. Management of patients with inflammatory bowel disease: current and future treatments. Clin Pharma, 2019, 9 (3): 83-92.

[61] HU S, CHEN M, WANG Y, et al. mTOR inhibition attenuates dextran sulfate sodium-induced colitis by suppressing T cell proliferation and balancing TH1/TH17/Treg profile. PLoS One, 2016, 11 (4): e0154564.

第四节　视黄酸

视黄酸（retinoic acid，RA）又称维甲酸、全反式维 A 酸，是体内维生素 A 的中间代谢产物，主要影响骨的生长和上皮代谢，促进表皮细胞增生、分化、角质溶解及抑制肿瘤等。临床上常被广泛地用于皮肤病的治疗，如痤疮、银屑病等皮肤病及急性早幼粒细胞、黑色素瘤等恶性肿瘤，目前研究表明视黄酸在免疫中发挥重要作用。

一、视黄酸的生物学作用

视黄酸具有广泛的生物学功能，在生物个体发育及维持正常生理状态中发挥关键作用，可介导细胞分化、增殖、凋亡以及免疫等功能。根据视黄酸分子中的极性基团及侧链不同，分为多种同分异构体，其大多需在核受体介导下发挥生物学作用，不同类型的视黄酸药物与不同受体结合，可产生不同的生物学效应。

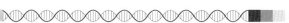

（一）视黄酸生成与代谢

视黄酸是维生素 A 的活性代谢产物或衍生物。维生素 A 又名视黄醇，是一种脂溶性的必需营养素，是人体生长发育及维持机体生命活动所必不可少的微量营养素。维生素 A 作为一种最早被认识并应用于临床的维生素，有维持上皮完整性、提高机体免疫力及抗感染作用。人体通过摄入维生素 A 的前体，包括类胡萝卜素或维生素 A 本身形成视黄酯类的食物获得维生素 A。脂溶性维生素 A 进入小肠后与胆汁酸脂肪分解产物一起被乳化，被肠上皮细胞吸收，游离的视黄醇被再酯化，并入乳糜微粒中，乳糜微粒在肠淋巴中循环，进入总循环后入血。最后维生素 A 以视黄醇酯的形式储存于肝细胞内，根据需要将储存的视黄醇酯水解成视黄醇，当机体需要时，被释放至肝外；当其在血浆中与视黄醇结合蛋白（RBP）结合后再与视黄醇结合蛋白受体（STRA）结合形成视黄醇 - RBP-STRA 复合物，从而分布到各个器官发挥生物学作用。

在视黄酸生成过程中，需要多种酶的参与，包括视黄醇脱氢酶（RDH）、视黄醛脱氢酶（RALDH）以及视黄酸合成酶，其中 RALDH 在其生成过程中起关键作用。当视黄醇 - RBP-STRA 复合物进入细胞后，细胞内的视黄酸结合蛋白 1（cellular retinoic acid binding protein，CRABP-1）将视黄醇 - RBP-STRA 复合物从胞质转运至胞膜，在 RDH 作用下可逆性的氧化生成视黄醛，并在 RALDH 作用下不可逆性的氧化生成视黄酸。RALDH 是由 Aldh1a 编码的维生素 A 代谢为视黄酸过程中的一个关键酶，包括 RALDH1、RALDH2、RALDH3 三种亚型。RALDH 在细胞中的表达直接决定了该细胞是否具有产生视黄酸的能力。研究发现，肠道中的树突状细胞（dendritic cell，DC）能将维生素 A 代谢为视黄酸，但并不是肠道中所有的 DC 都有这种功能。有研究证实，肠相关淋巴组织（gut-associated lymphatic tissue，GALT）DC 表达编码 RALDH2 基因 Aldh1a2 的 mRNA。随后的研究表明，在 GALT DC 中的 Aldela2 在 CD103⁺DC 亚群表达中扩增，而在 CD103⁻DC 亚群中此基因的扩增不明显；同时还发现，CD103⁺DC 诱导肠归巢受体 α4β7 和趋化性细胞因子受体 9（CCR9）的能力比 CD103⁻DC 亚群强，特别是对 CCR9 的作用更显著。除了 DC 之外，胃肠道和相关淋巴组织内的几种非造血谱系，如上皮（表达 Aldh1a1，编码 RALDH1）和基质细胞（Aldh1a1、Aldh1a2 和 Aldh1a3）均有合成视黄酸的能力。

体内视黄酸的浓度水平受细胞色素 P450 酶亚型调控，主要是 CYP26A1、CYP26B1、CYP26C1。视黄酸与 CRABP1 结合后，被转移至内质网，进而被微粒体内的 CYP26 代谢，降解成非活性物质而排出体外。

（二）视黄酸受体

视黄酸发挥其广泛而复杂的生物学效应是通过其受体来实现的。视黄酸的受体位于细胞核内，属于类固醇激素受体家族的成员。可与视黄酸结合的受体，依据其化学结构及结合配体的特异性不同可分为 2 类，即视黄酸受体（retinoic acid receptor，RAR）和视黄酸 X 受体（retinoid x receptor，RXR），每类均有 α、β、γ 3 种亚型，共 6 种受体蛋白，每个亚型都有 A ~ F 6 个结构功能域，其中，氨基端 A 和 B 区具有翻译活性，是不同受体异构体的序列；C 区即 DNA 结合区（DNA binding domain，DBD），可与靶基因启动子区的特定 DNA 序列即视黄酸反应元件（retinoic acid responsive elements，RARE）结合；E 区包含可与配体结合的区域即配体结 T 合区（ligand binding domain，LBD）。进入细胞核内的全反式维肠甲酸（all-trans-retinoie acid，ATRA）和 13- 顺式视黄酸（13-cis-retinoic acid，l3-cRA）只能与 RAR 结合并使之活化，而 9- 顺式视黄酸（9-cis-retinoicacid，9-cRA）却能结合并活化 RAR 和 RXR 两种受体。

RAR/RXR 异二聚体是 RA 信号通路中起作用的功能性复合体。在配体缺乏时，视黄酸受体在核内以异二聚体的形式（RAR/RXR）与 DNA 结合并与转录阻抑蛋白（或共抑制因子）相互作用，表现为转录抑制；而当配体存在时，RA 与 RAR 的结合使 RAR/RXR 构象改变，致使其与共抑制因子解聚并暴露出与共激活因子的结合位点，所形成的复合体募集了拥有组蛋白乙酰转移酶活性的蛋白，从而使得染色体构象松散，有利于下游基因的转录。目前研究发现，其他核受体，如过氧化物增殖体激活受体（PPAR）、维生素 D 受体（VDR）、甲状腺激素受体（ThR）、孤核受体（retinoid-related orphan receptor，ROR）等均可与 RAR 竞争，并与 RXR 结合。

（三）视黄酸分类

视黄酸类药物包括多种同分异构体，如 ATRA、13cRA 和 9cRA 等被称为非芳香性或天然视黄酸。由于天然类视色素的临床应用受到其药理学特征的限制，包括稳定性和生物利用度差，以及这些天然类视色素的非特异性受体结合而可能产生不良反应，故已经产生了许多合成的视黄酸。这些合成的视黄酸包括 2 类：①单芳族合成类视黄酸（第二代），如阿曲汀和乙磺酸盐；②多芳族合成类视黄酸（第三代），如他米巴罗汀（AM80）、他扎罗汀和他莫司汀（LCD1069）。

（四）视黄酸的应用

视黄酸因具有调节上皮细胞分化与生长，维持上皮组织的正常角质化过程的功效而首先被应用于皮肤科，主要用于治疗寻常痤疮、银屑病、鱼鳞病、扁平苔藓、毛发红糠疹、毛囊角化病、鳞状细胞癌及黑色素瘤疾病。目前，视黄酸最广泛的临床应用是治疗急性早幼粒细胞白血病（APL）和卡波西肉瘤。APL 是由染色体 t（15；17）（q22；q12）易位形成的异常早幼粒白血病视黄酸受体融合基因蛋白（PML-RARa）抑制细胞分化，从而诱导异常早幼粒细胞增殖所致。据文献报道，视黄酸治疗 APL 的效果是由于其可促进粒细胞分化和成熟。除此之外，近年来有学者发现视黄酸对改善自身免疫病也有一定的作用，一些报道已经显示视黄酸在 RA、多发性硬化和 SLE 等免疫相关疾病的治疗作用。

二、视黄酸与调节性 T 细胞

视黄酸发挥作用的主要方式是与视黄酸受体结合，影响基因的表达，进而调控多种免疫细胞的功能，影响 T 细胞分化。Th17 和 Treg 是上世纪末已被证实的 2 种 CD4$^+$T 细胞亚群。目前的研究发现，Th17 具有很强的致炎症作用，在慢性炎症和自身免疫病中发挥重要作用，而 Treg 具有明显的免疫抑制作用，在免疫耐受和免疫稳态中发挥不容忽视的作用。研究表明，视黄酸有双向调节 Th17 和 Treg 的作用，故其在复杂免疫调节网络中的确切作用值得研究。视黄酸对于维持 Treg 功能和稳定起关键作用。近年研究发现，Treg 在维持免疫稳态以及对共肠道微生物群和食物蛋白质在肠道中的耐受性发挥至关重要的作用。

（一）视黄酸在 Treg 分化中的作用

在免疫系统中视黄酸在调节多种类型免疫细胞的功能中起重要作用，尤其是其促进天然 CD4$^+$T 细胞群体形成 Foxp3$^+$Treg 的作用越来越受到关注。早在 2007 年就有学者提出了 T 细胞的分化在诱导免疫耐受中有一定作用，揭示了小肠具有从头合成 Treg 的潜在条件；还有研究显示，转移的幼稚 T 细胞可以在肠相关淋巴组织中转化为 Treg，这种转换是通过肠相关树突状细胞产生视黄酸实现的。此后的多项研究证实，高浓度的视黄酸与 TGF-β 的联合可诱导小鼠和人 Treg 在体外的扩增。近年来又有类似的实验报道，在实验性自身免疫性葡萄膜炎的模型中，维生素 A 缺乏（VAD）小鼠表现出眼内 Treg 百

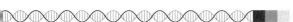

分比降低；与 VAD 产生的效应相反，当向正常小鼠中加入 RA 会导致 Foxp3⁺Treg 的扩增。此外，在 VAD 小鼠口服免疫耐受试验中发现，其从头合成 Treg 的过程被消除，而这可能是由 T 细胞向肠的运输减少所引起。而且视黄酸对 Treg 分化的这种作用需通过 RARα 介导。与 RA 在 Treg 诱导中的作用一致，在用单核细胞增生、利斯特菌攻击的小鼠中施用 RAR 拮抗剂 LE540 时显著减少黏膜 Foxp3⁺Treg 的数目。总之，视黄酸在正常机体 Treg 分化中有重要作用，而其发生此作用需通过 RARα 实现。

视黄酸与 TGF-β 协同具有诱导 Treg 扩增的作用，不仅如此，它还在炎症期间维持这些细胞的稳定性和功能眼中起关键作用。即使用同源抗原攻击细胞或在非肠炎性条件的情况下，有视黄酸存在下产生的鼠 Treg 比没有的更具有稳定的表型。在胶原诱导的类风湿关节炎动物模型中发现，Treg 稳定性依赖于在视黄酸存在下产生的 Treg IL-6 受体 α 表达的减少；即使在 Th17 诱导的细胞因子，例如 IL-6 和 IL-21 的存在下，也会诱导 Foxp3 表达增加。通过维持 Foxp3 表达和功能，均可以说明，视黄酸与 TGF-β 两者协同，对于从头产生的 Treg 和胸腺衍生的 Treg 的稳定性十分重要。

视黄酸不仅可以促进小鼠和人类 Treg 的分化稳定和功能，而且可诱导肠归巢受体在相关细胞中的表达，而此作用与 Treg 的迁移密切相关。部分研究发现视黄酸可增强肠归巢受体 α4β7 和趋化性细胞因子受体 9（CCH9）在 CD4⁺T 细胞上的表达，从而促进其优先迁移到肠固有层和肠相关淋巴组织中；这种功能由肠道 CD103⁺DC 产生的视黄酸通过 RARα 和 RARβ 而实现。分子实验证明，RA/RARα 途径可直接控制整联蛋白亚基 α4 的表达。此外，在维生素 A 缺乏状态期间，整合素 α4β7 和 α4β1（也称为 VLA-4 并涉及 T 细胞迁移到组织中）在 T 细胞表面上的表达大大降低，导致这些细胞的迁移性质出现缺陷。有关视黄酸影响 T 细胞迁移的观察实验中也证明，由肠 DC 和巨噬细胞产生的 RA，是促进初始 CD4⁺T 细胞转化为诱导 Treg 的关键因子。近期研究还表明，RA 能增加 a4b7 和 CCR9 的表达作用，而这与碱性亮氨酸拉链转录因子依赖性机制相关。同时，视黄酸不仅能够抑制皮肤移植排斥反应网，抑制胶原诱导的小鼠关节炎，而且视黄酸在移植耐受中产生混合嵌合体的研究还表明其可诱导产生其他归巢受体。

（二）视黄酸对 Treg 分化的调节机制

视黄酸促进 Treg 分化的机制尚不明确，目前研究认为其存在多种可能性。CD4⁺T 细胞无论向 Treg 还是 Th17 分化的过程均需要 TGF-β，而 RA 似乎可决定其分化方向。有研究表明，IL-6 与 TGF-β 两者协同，不仅可促进幼稚 T 细胞分化成 Th17 细胞，而且还具有抑制 RAR 表达的相互作用，而 RA 可抑制 IL-6 受体 α 在初始 T 细胞上的表达，故可减少幼稚 T 细胞分化成 Th17 细胞，同时通过 RARα 活化 CD4⁺T 细胞来促进 Foxp3 的表达。此外，视黄酸在体外可增强 DC 中精氨酸酶 1 的表达，而此酶是一种已知的、可以促进 Treg 产生的酶。近年来有报道，视黄酸可以诱导 miR-10a 在诱导 Treg 中的表达，而 miR-10a 又可抑制原癌基因（Bcl-6）和核受体辅助抑制因子 2（Ncor-2）对诱导 Treg 群体稳定性的负性作用；CD4⁺CD44⁺ 记忆 T 细胞已被证明可以通过细胞因 IL-4、IL-21 和 IFN-γ 阻断原始 T 细胞向 Treg 的分化，而视黄酸可间接抑制此细胞的生成从而诱导诱导 Treg 的转换。由此可知，视黄酸可增强 Treg 的作用，而具体机制有待深入研究。

三、视黄酸治疗自身免疫病的疗效观察

（一）1 型糖尿病

T1DM 或称青少年糖尿病，是一种特发性疾病，可通过自身免疫介导破坏 β 细胞破坏胰岛，阻

碍其产生胰岛素的能力，从而导致高血糖水平。正在进行的研究发现，RA 对小鼠的 T1DM 有保护作用。例如，RA 通过抑制产生 IFN-γ 的 T 细胞，上调 Treg 增殖，并阻止 CD8$^+$ T 细胞浸润胰岛，从而逆转非肥胖性糖尿病（NOD）小鼠模型和 NOD/scid 小鼠过继转移模型中的细胞毒性活性，从而防止了 T1DM 的发生，即使在胰岛素炎症形成后。RA 治疗已被证明会延缓 T1DM 进展，并导致链脲佐菌素（STZ）诱导的 T1DM 的血糖维持。在该模型中添加 RA 可抑制 STZ 诱导的 β 细胞损伤，从而提高血清胰岛素水平，增强葡萄糖摄取，从而降低血糖水平。在免疫方面，RA 降低炎性 IFN-γ，增加炎性 IL-4 水平。随后，RA 治疗能够通过抵消炎症龛诱导的损伤来减轻胰腺破坏。然而，在 T1DM 启动后，即使联合 exendin-4（一种胰高血糖素样肽 -1 受体激动剂，可增强胰腺 β 细胞功能），RA 治疗也可能不足以逆转高血糖或提高生存率。这些发现表明，通过 RA 和 RA 疗法对免疫系统的疾病阶段特异性调节可能是有希望的预防，但不能治愈 T1DM。

（二）多发性硬化

多发性硬化是一种影响中枢神经系统的自身免疫性慢性神经炎症。MS 可能是微生物群紊乱的结果，从而产生了促进疾病的外周炎症环境。不同的 RA 异构体对 MS 及其实验动物模型实验性自身免疫性脑炎（EAE）的调节作用已被综述总结。在此，笔者进一步展开讨论。在 MS 的神经炎症环境中，RA 显示出各种有益作用。在临床试验中，RA 的补充缓解了 MS 恶化。相反，RA 增强了复发缓解型 MS 患者的整体定量评估或 MS 功能复合物。此外，RA 治疗减少了多发性硬化复发患者经常出现的疲劳和抑郁症状。RA 已被发现通过改善体液和细胞反应来改善 MS 的发展。另外，RA 调节 B 细胞反应，并在 MS 患者中重新建立炎症与免疫保护 T 细胞的平衡。例如，RA 治疗引起的 B 细胞应答与广泛用于 MS 的一线药物获得的应答相似。RA 可促进从 RA 治疗的复发性 MS 患者分离的 TLR 刺激 B 细胞产生 IL-10，而不影响炎症性肿瘤坏死因子 α。此外，RA 可上调从临床治疗患者分离的 PBMC 中 Foxp3 和 TGF-β 基因的表达，表明 T 细胞群向 Treg 反应分化。此外，在 MS 实验模型中，RA 抑制了 γδ T 细胞产生 IL-17，并减少了其向中枢神经系统的浸润。事实上，RA 补充 γδ T 细胞与它们的疾病诱导缓解能力相关。这些发现强调了 RA 在阻止 MS 发生和进展中的潜在作用。

（三）炎症性肠病

IBD 是黏膜损伤和破坏腔内抗原与黏膜免疫之间平衡的多因素循环导致的。通过 RA 调节肠道内稳态可能会鼓励使用 RA 为基础的治疗来控制肠道耐受的破坏，从而延缓 IBD 的进展。RA 可能通过多种免疫调节机制减轻 IBD 的严重程度：①通过诱导适应性 Treg 并在炎症刺激下印迹其肠道归巢表型，恢复和（或）重新编程受损的 Th17/Treg 谱系分化，这通常与 IBD 的发展相关；②调节对不同 TLR 配体的识别，控制下游转录因子信号转导的激活；③下调 IBD 患者 PBMC 中一氧化氮（NO）等炎症信号分子，即使在促炎生态位建立后仍可下调；④免疫调节细胞因子的产生，如通过增强 γδ T 细胞和 ILC 合成 IL-22 从而减轻结肠炎；⑤ RA 与 TGF-β 等免疫调节介质协同维持肠道内稳态。因此，利用 RA 调节黏膜免疫的能力可能有助于控制 IBD 及其病理后果。

（四）系统性红斑狼疮

SLE 简称狼疮，是一种多器官自身免疫驱动的破坏。作为一种天然代谢物，RA 治疗 SLE 的风险性较低，尤其是与有严重的不良反应如环磷酰胺和糖皮质激素治疗等免疫抑制剂相比。在动物模型和狼疮患者的临床试验中，RA 治疗已被证明可以减轻狼疮性肾炎的严重程度，狼疮性肾炎是 SLE 最常见的表现之一。研究表明，RA 治疗可能通过多种机制调节 SLE 的病程。例如，在 MRL/lpr 小鼠中，

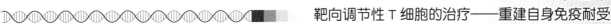

有报道称 RA 可恢复下调的乳酸杆菌（肠漏的关键特征），从而改善狼疮的炎症症状。此外，在 SLE 患者中补充 RA 可以恢复维生素 A 不足，从而重新建立了 Th17/Treg 平衡，而这种失衡往往会导致狼疮诱发。此外，RA 干扰了狼疮起始所需的转录调控信号。例如，RA 可抑制脯氨酰异构酶 Pin1 的活性，而 Pin1 是 TLR7/TLR9 信号通路中白细胞介素 -1 受体相关激酶 1（IRAK1）的调节因子。类似地，RA 可以抑制干扰素调节因子 7（IRF-7）信号，这与恶化的狼疮有关。此外，体外 RA 补充狼疮患者来源的 PBMC 能够抑制 IRAK1/IRF-7 信号转导。因此，在 MRL/lpr 和 B6/lpr 狼疮易感小鼠中，RA 控制 Pin1 的激活能够显著抑制狼疮发生，并改善总体表型参数。解剖 RA 的潜在作用机制可能有助于开发更有效和更低风险的靶点，以抑制基因易感性个体的狼疮开始。

四、展望

总之，视黄酸作为多种自身免疫模型中的潜在治疗剂已经研究超过 20 年，包括 MS、RA、IBD、T1DM、实验性自身免疫性脑脊髓炎和 SLE，许多临床试验的研究也证明视黄酸治疗免疫相关疾病中的有效性。对于其治疗疾病的机制，目前普遍认为与其增加 Foxp3$^+$Treg 数量，抑制 Th17 数量及功能，维持 Th17/Treg 平衡相关。近些年来，免疫学家才逐渐揭开视黄酸调控免疫系统的分子机制，发现视黄酸不仅调控多种免疫细胞的迁移，而且影响不同免疫细胞的分化和功能，调控固有免疫和获得性免疫，从而有利于组织稳态的维持。尽管视黄酸对免疫系统的调控还有许多问题并没有阐明，如视黄酸对免疫的调节取决于局部微环境，可能需要更详细的免疫谱来预测 RA 治疗的功效，但是视黄酸对免疫系统的调控足以引起人们的关注，并且也为临床上对炎性疾病的治疗提供新的观点和策略。

（徐梦华　王艳林）

参考文献

[1] GARCÍA-GONZÁLEZ P，UBILLA-OLGUÍN G，CATALÁN D，et al. Tolerogenic dendritic cells for reprogramming of lymphocyte responses in autoimmune diseases.Autoimmun Rev，2016，15：1071-1080.

[2] KOPRIVICA I，GAJIC D，SAKSIDA T，et al. Orallydelivered all-trans-retinoic acid- and transforming growth factor-beta-loaded microparticles ameliorate type 1 diabetes in mice.Eur J Pharmacol，2019，864：172721.

[3] BHATT S，QIN J，BENNETT C，et al. All-transRetinoic acid induces arginase-1 and inducible nitric oxide synthase-producing dendritic Cells with T cell inhibitory function. J Immunol，2014，192：5098-5108.

[4] BENNE N，VAN DUIJN J，LOZANO VIGARIO F，et al. Anionic 1，2-distearoyl-snglycero-3-phospho-glycerol（DSPG）liposomes induce antigen-specific regulatory T cells and prevent atherosclerosis in mice. J Control Release，2018，291：135-146.

[5] PHILLIPS B E，GARCIAFIGUEROA Y，ENGMAN C，et al. Arrest in the progression of type 1 diabetes at the mid-stage of insulitic autoimmunity using an autoanti-gen-decorated all-trans retinoic acid and transforming growth factor beta-1 single microparticle formulation. Front Immunol，2021，12：586220.

[6] KAWASAKI E. Type 1 Diabetes and Autoimmunity. Clin Pediatr Endocrinol，2014，23：99-105.

[7] BRUN P J，GRIJALVA A，RAUSCH R，et al. Retinoic acid receptor signaling is required to maintain glucose-stimulated insulin secretion and β-cell mass. FASEB J，2015，29：671-683.

[8] WANG Y，ZHONG Y J，WANG Y Y，et al. All-trans retinoic acid prevents the development of type 1 diabetes by affecting the levels of interferon gamma and interleukin 4 in streptozotocin-induced murine diabetes

model. Genet Mol Res，2016，15（1）.

[9] CANTAREL B L，WAUBANT E，CHEHOUD C，et al. Gut microbiota in multiple sclerosis：Possible influence of immunomodulators. J Investig Med，2015，63：729-734.

[10] MIYAKE S，KIM S，SUDA W，et al. Dysbiosis in the gut microbiota of patients with multiple sclerosis，with a striking depletion of species belonging to clostridia XIVa and IV clusters. PLoS One，2015，10：e0137429.

[11] VAN DEN HOOGEN W J，LAMAN J D，HART B A. Modulation of multiple sclerosis and its animal model experimental autoimmune encephalomyelitis by food and gut microbiota. Front Immunol，2017，8：1081.

[12] FRAGOSO Y D，STONEY P N，MCCAFFERY P J. The Evidence for a beneficial role of vitamin a in multiple sclerosis. CNS Drugs，2014，28：291-299.

[13] RUNIA T F，HOP W C，DE RIJKE Y B，et al. Vitamin A is not associated with exacerbations in multiple sclerosis. Mult Scler Relat Disord，2014，3：34-39.

[14] KAPLAN G G，NG S C. Understanding and preventing the global increase of inflammatory bowel disease. Gastroenterology，2017，152：313-321.

[15] DOLAN K T，CHANG E B. Diet，gut microbes，and the pathogenesis of inflammatory bowel diseases. Mol Nutr Food Res，2017，61：1600129.

[16] MEDEIROS S R，PINHEIRO-ROSA N，LEMOS L，et al. Vitamin A supplementation leads to increases in regulatory CD4$^+$Foxp3$^+$LAP$^+$T cells in mice. Nutrition，2015，31：1260-1265.

[17] HONG K，ZHANG Y，GUO Y，et al. All-trans retinoic acid attenuates experimental colitis through inhibition of NF-κB signaling. Immunol Lett，2014，162：34-40.

[18] NAMACHIVAYAM K，MOHANKUMAR K，ARBACH D，et al. All-Trans retinoic acid induces tgf-β2 in intestinal epithelial cells via rhoaand p38α mapk-mediated activation of the transcription factor ATF2. PLoS One，2015，10：e0134003.

[19] RAFA H，SAOULA H，BELKHELFA M，et al. IL-23/IL-17A axis correlates with the nitric oxide pathway in inflammatory bowel disease：immunomodulatory effect of retinoic acid. J. Interf. Cytokine Res，2013，33：355-368.

[20] AUCI D L，EGILMEZ N K. Synergy of transforming growth factor beta 1 and all trans retinoic acid in the treatment of inflammatory bowel disease：role of regulatory T cells. J. Gastroenterol. Pancreatol. Liver Disord，2016，3：1-8.

[21] BHATTACHARYA N，YUAN R，PRESTWOOD T R，et al. Normalizing microbiota-induced retinoic acid deficiency stimulates protective CD8$^+$ T cell-mediated immunity in colorectal cancer. Immunity，2016，45：641-655.

[22] FUNAUCHI M，NOZAKI Y，KINOSHITA K. THU0301 a phase II trial of retinoids on lupus nephritis in a single center. Ann Rheum Dis，2016，75：296.

[23] ZHANG H，LIAO X，SPARKS J B，et al. Dynamics of gut microbiota in autoimmune lupus. Appl Environ Microbiol，2014，80：7551-7560.

[24] MU Q，ZHANG H，LIAO X，et al. Control of lupus nephritis by changes of gut microbiota. Microbiome，2017，5：73.

[25] HANDONO K，FIRDAUSI S N，PRATAMA M Z，et al. Vitamin a improve Th17 and Treg regulation in systemic lupus erythematosus. Clin Rheumatol，2016，35：631-638.

[26] WEI S，YOSHIDA N，FINN G，et al. Pin1-Targeted therapy for systemic lupus erythematosus. Arthritis Rheumatol，2016，68：2503-2513.

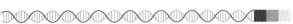

第七章
靶向调节性 T 细胞的治疗——重建自身免疫耐受

第五节　阿巴西普

阿巴西普（Abatacept）是一种选择性 T 细胞共刺激调节剂，通过重组 DNA 技术产生的合成蛋白质，是由人细胞毒性 T 淋巴细胞相关抗原 -4（cytotoxic T lymphocyte associated antigen-4，CTLA-4，也称 CD152）的胞外功能区与人免疫球蛋白（Ig）G-1 Fc 段组成的融合蛋白，其可通过与抗原呈递细胞上的 CD80 和 CD86 结合，阻断两者与 T 细胞上 CD28 的相互作用，从而抑制 T 细胞的激活，减少促炎性细胞因子的产生，因此在类风湿关节炎、系统性红斑狼疮、干燥综合征、幼年特发性关节炎等自身免疫病中均有应用。

一、CTLA-4 的生物学特性与功能

T 细胞的激活需要两组来自细胞外的信号刺激，即 T 淋巴细胞活化的双信号作用。T 细胞活化的第一信号是抗原呈递细胞（APC）将抗原加工后以 MHC 抗原肽复合物的形式提呈抗原信息给 T 淋巴细胞，与 T 细胞表面的 TCR-CD3 结合，形成了 T 细胞活化的第一信号。T 细胞活化的第二信号为共刺激信号，由具有潜在共刺激作用的分子结合产生，是由抗原呈递细胞（APC）和 T 细胞表面的黏附分子对提供，这些黏附分子被称为共刺激分子，其中最重要的是 T 细胞表面的 CD28、CTLA-4 以及 APC 表面的相应配体 B7（包括 B7-1 和 B7-2），在 T 细胞的激活中发挥负性调节作用。在两种信号中，第二信号更为关键，决定 T 细胞的去向：被激活，还是发生免疫耐受作用。与 CD28 不同，CTLA-4 是一种负性免疫调节因子，在 Treg 上组成性表达，或在 T 细胞活化后通过 CD28 和 TCR 信号诱导，作为免疫检查点受体控制免疫应答。CTLA-4 在自身免疫应答过程中通过调节抗炎 / 促炎细胞因子平衡，进而调控疾病进程，最终在自身免疫病发生、发展中起关键作用。关于 CTLA-4 在 T 细胞激活中的重要调节作用，以 CTLA-4 参与的共刺激通路为切入点探究治疗自身免疫病的新途径受到广泛关注。

CTLA-4 属于免疫球蛋白超家族成员，CTLA-4 是由 *CTLA-4* 基因编码的 T 细胞表面跨膜蛋白，主要在活化的 $CD4^+$ 和 $CD8^+$ T 淋巴细胞及激活的 B 淋巴细胞表面表达。细胞激活后，CTLA-4 依赖 CD28 在细胞表面表达增强，48 ~ 72 小时后达到高峰。CTLA-4 与 CD28 有相同的配体 B7-1 和 B7-2，虽然活化的 T 细胞表面 CTLA-4 的数目只有 CD28 的 3% ~ 5%，但 CTLA-4 与 B7 的亲和力比 CD28 强 10 ~ 50 倍。

早期研究提示 CTLA-4 为 T 细胞免疫的启动和发展提供共刺激信号，以补充 CD28 转导的信号，而后期研究显示 CTLA-4 与 CD28 作用相反。体外和体内实验均提示 CTLA-4 是 CD28 的拮抗剂，能够限制和（或）减弱甚至终止 T 细胞免疫应答。*CTLA-4* 基因敲除的小鼠出生后 2 ~ 3 周淋巴细胞增生紊乱，大量活化的 T 细胞积聚及自身免疫样的组织结构破坏，而且出生后 3 ~ 4 周，小鼠全部死亡，这些现象显示 CTLA-4 能够下调 T 细胞应答。另外，阻断 CTLA-4 还可提高 T 细胞对抗原的普遍反应性，加强超抗原介导的毒性反应，提高机体抗肿瘤、抗寄生虫反应的能力。CTLA-4 不仅可下调 T 细胞的反应性，还可调节 T 细胞的分化。例如，*CTLA-4* 基因缺陷的小鼠 $CD4^+$ T 细胞以 Th2 细胞反应为特征。体外研究发现 CTLA-4 可促使幼稚 $CD4^+$ T 细胞向 Th1 细胞分化。不过有研究发现使用抗 CTLA-4 抗体阻断 CTLA-4/B7 可导致 Th1 细胞介导的自身免疫病发生与发展。因此，虽然 CTLA-4 参与调节 Treg 的分化，但引起何种结果，目前尚无定论。CTLA-4 还可介导 T 细胞耐受，阻断 CTLA-4 可防止免疫耐受的发生。表达于 $CD4^+CD25^+$ 调节性 T 细胞上的 CTLA-4，对活化的 T 细胞起负向调节作用，可抑制 T 细胞进一步活化及多种细胞因子的产生，诱导 T 细胞无反应性，进而导致外周免疫耐受。基于

457

CTLA-4 在 T 细胞激活中的双重调节作用，以 CTLA-4 参与的共刺激通路为切入点探究治疗自身免疫病的新途径受到广泛关注。综上所述，CTLA-4 可能在介导自身免疫耐受、防止自身免疫病、防止移植排斥反应及调节机体免疫机能、增强机体抗肿瘤、抗感染、抗过敏等方面发挥关键作用。

（一）CTLA-4 的基因结构和多态性

人类 *CTLA-4* 基因位于第 2 号染色体长臂 33 带，与 *CD28* 基因相距 25 ~ 150 kb。*CTLA-4* 基因包括 4 个外显子和 1 个前导序列。基因 5' 端包括前导序列、Kozak 序列、框内终止密码子（TGA）、TATA 盒及两个不完全的 CAT 盒。CTLA-4 外显子 1 编码由 116 个氨基酸组成的 V 区，即膜外功能片段，是 B7 分子的受体；外显子 2 编码 37 个氨基酸组成的跨膜区；外显子 3 编码含 34 个氨基酸的胞内区。外显子 1，2 间隔 0.5 kb，外显子 2，3 间隔 1.1 kb。紧接外显子 3 是一段长约 1150 bp 的非转录区（UTR），UTR 中包括一段（AT）n 重复序列。人类 *CTLA-4* 基因编码 1.8 kb 和 0.8 kb 的两个转录子，每个转录子有多个多腺苷酸位点，1.8 kb 的转录子还有重复性 AU 序列。人与小鼠 CTLA-4 分子高度同源，从胞外区到胞内区同源性逐渐增加，两者胞外 V 区 63% 同源，胞内区 100% 同源，人与小鼠 CTLA-4 分子总的同源性高达 76%。

CTLA-4 基因多态性具有重要生物学意义。基于 *CTLA-4* 基因多态性与 RA 风险的 Meta 分析表明，*CTLA-4 rs231775* 基因多态性降低了 RA 发病风险，而 *CTLA-4 rs16840252* 和 *CD86 rs17281995* 基因多态性与 RA 易感性无关。RF、ACPA、CRP、ESR、DAS28 和功能分类分层分析表明，*CTLA-4rs231775* 和 *rs16840252* 基因多态性分别与 RF 阳性和 RF 阴性显著相关。

（二）CTLA-4 和 CTLA-4 Ig 的作用机制

1. CTLA-4 的作用机制

目前，研究已证实 CTLA-4 分子胞外区及跨膜区可控制机体的自身免疫，而胞内区不仅可发挥 CTLA-4 分子的负向调控作用，还可参与 T 细胞的分化。

CTLA-4 的抑制作用可能是通过介导活化的 T 细胞发生细胞凋亡实现的。Scheipers 等发现 CTLA-4 可介导独立于 Fas 途径的 T 细胞凋亡。活化 T 细胞凋亡后，效应 T 细胞数量明显减少，分泌的细胞因子随之减少，机体的免疫功能受到显著抑制。CTLA-4 的抑制作用并非完全取决于 T 细胞凋亡，其还可减少细胞 IL-2 的分泌，抑制 *IL-2R* 基因表达，从而抑制 T 细胞增生。另外，CTLA-4 还可控制细胞周期的发展，其与 CD80/CD86 结合诱导 DC 产生吲哚胺 2，3- 双加氧酶，降解色氨酸；在没有色氨酸的情况下，细胞周期进程被阻止在 G_1 中期，不向 S 期进展。因此，阻断了 T 细胞增殖及细胞因子的分泌。

Treg 是高水平表达 CTLA-4 的调节性 T 细胞，依赖于 CD28 信号。CD86 是 Treg 增殖、存活和维持调节表型的主要配体，CTLA-4、ICOS 和 OX40 的表达水平也较高。经抗体阻断、CTLA-4 临床缺陷和 CRISPR-Cas9 缺失，CTLA-4 均可提高 CD80 刺激后 Treg 的存活率，提示 CTLA-4 特异性地抑制了 CD80-CD28 的相互作用。尽管 CD86 与 CD28 的亲和力较低，它是 Treg 稳态的主要共刺激配体，高水平的 CTLA-4 可选择性地减弱 CD80/CD28 的相互作用。总之，CTLA-4 通过与 CD80 的直接竞争调节 CD28 共刺激的细胞内在作用，并在高水平 CTLA-4 存在的情况下 CD80 和 CD86 在 CD28 共刺激 CD4 T 细胞中发挥不同的作用。

T 细胞活化早期，CTLA-4 在 T 细胞表面几乎不表达，但其与 B7 分子具有高度的亲和力，因此比 CD28 具有更高的竞争力。抗原呈递细胞表达有限的 B7 分子，CTLA-4 可竞争性的优先与 B7 结合，阻止 CD28 与 B7 的结合，阻止 CD28 转导共刺激信号，阻止 T 细胞活化级联反应的启动。当 APC 表

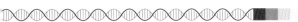

达高水平的 B7 分子时，CD28 可以和更多的 B7 结合，两者结合后传递共刺激信号，并与其他信号一起激活 T 细胞。高度活化的 T 细胞可表达大量的 CTLA-4，此时，CTLA-4 又可与 B7 结合，产生强烈的抑制信号，终止 T 细胞的增生与活化。

T 细胞活化晚期，由于 TCR/CD28 间的相互作用，T 细胞胞内生成许多 T 细胞活化级联反应的中间产物，如 SHC、ZAP-70，这些产物去磷酸化后级联反应继续进行。同时，T 细胞表面表达了大量的 CTLA-4，CTLA-4 与 B7 结合后引起 CTLA-4 胞内区保守序列 YVKM 中 Tyr201 磷酸化，磷酸化后的 Tyr201 与酪氨酸磷酸酶 PTP-1D 结合，阻止 SHC、ZAP-70 与 PTP-1D 的结合，进而阻断磷酸化的 SHC、ZAP-70 去磷酸化，使 T 细胞活化所需的磷酸酰肌醇途径和 Ras 信号途径不能完成，最后阻断 T 细胞活化。

2. CTLA4-Ig 的作用机制

阿巴西普是重组 CTLA-4 Ig 分子。在体外，CTLA-4 Ig 以剂量依赖的方式减弱 CD95 介导的 CD4$^+$T 细胞和 Treg 凋亡，导致 T 细胞对 Treg 抑制反应降低。CTLA-4 Ig 与 CD80/CD86 结合后，在树突状细胞中产生 IDO 酶，从而诱导色氨酸分解代谢。已有研究表明，阿巴西普通过诱导 IDO 干扰单核细胞中细胞因子的产生，如 IL-6、IL-8、TNF-α、IL-1β 和 CCL2。阿巴西普还可抑制其他共刺激分子如 OX40 和 ICOS 的表达。OX40 及其配体（CD40L）对 CD28 起互补作用，能够促进抗凋亡因子 Bcl-xL 和 Bcl-2 表达并抑制细胞凋亡。此外，OX40 调控 Survivin 的表达，Survivin 随着时间的推移维持 T 细胞分裂。ICOS 是一种与 CD28 结构和功能相关的可诱导的 T 细胞共刺激因子，在 T 细胞增殖、T 滤泡辅助细胞的发育、生发中心的形成和 T 依赖抗体应答的产生中发挥不容忽视的作用。

除了抑制 T 细胞的激活和增殖，CTLA-4 Ig 还调节 B 细胞的反应和抗体的产生。黏附分子 CD62L 是活化 T 细胞的特征性表达，是细胞离开淋巴结迁移到炎症外周组织部位所必需的，阿巴西普通过下调 CD62L 的表达来减少 T 细胞向 B 细胞滤泡的迁移，这就导致自身抗体反应和相关的病理作用减少。而且，IL-13、IL-17、IFN-γ 和 MIP-1α 的分泌也会减少。另外，推测由于 B 细胞表达 CD80/CD86，阿巴西普可以显著阻止 B 细胞的表型成熟，这可能与抗 OVA 和抗 II 型胶原抗体产生水平下降有关。阿巴西普显著降低了多种黏附分子（如 ICAM-1）的表达，这可能是通过降低肌动蛋白动力学介导的。因此，利用阿巴西普治疗后，单核细胞的内皮黏附和跨内皮迁移能力显著降低。此外，CTLA-4 也在激活的 NK 细胞上表达，并且抑制成熟树突状细胞应答 IFN-γ 的产生。

（三）CTLA-4 与疾病

由于 CTLA-4 不仅对 T 细胞活化发挥负向调节作用，诱导 T 细胞分化，还可介导自身免疫耐受，维持机体细胞 / 体液免疫半衡。CTLA-4 在自身免疫应答过程中通过调节抗炎 / 促炎细胞因子的平衡，进而调节疾病进程。所以，CTLA-4 可能与 T 细胞介导的自身免疫病、移植排斥反应以及机体抗肿瘤、抗感染、抗过敏能力有关。CTLA-4 在这些自身免疫病或与免疫因素有关的疾病中起到关键的作用。

研究显示，*CTLA-4* 基因多态性与 Graves 病、桥本甲状腺炎、重症肌无力、乳糜泻、Addison 综合征、系统性红斑狼疮等有关。*CTLA-4* 基因很可能是这些疾病的易感基因，也可能是与 *CTLA-4* 基因连锁的邻近基因发挥作用，其表达水平的高低与这些疾病的发生与发展密切相关。CD28、CTLA-4 在 T 细胞激活过程中的正、负调节作用，阻断 CD28/B7 途径可抑制 T 细胞活化，预防自身免疫病、移植排斥反应及过敏性疾病的发生；阻断 CTLA-4/B7 途径可促进 T 细胞活化，提高机体抗肿瘤、抗感染能力。目前研究较多的是 CTLA-4 Ig 及抗 CTLA-4 单抗。CTLA-4 Ig 是一种可溶性的 CTLA-4 蛋白，由 CTLA-4 的胞外功能区和免疫球蛋白的 Fc 段融合而成，能高亲和力地与 B7 结合，可有效阻止 CD28 介导的 T

细胞活化信号的传递，导致机体产生免疫抑制或免疫耐受。其次，CTLA-4 Ig 能影响 Th1、Th2 细胞的分化，调整机体细胞免疫和体液免疫平衡。由于 CTLA-4 Ig 具有高效、低毒、稳定的特点，极其有希望成为新一代的免疫抑制剂。但其应用也有些缺陷，如 CTLA-4 Ig 给机体造成的免疫抑制效应较长，应用 CTLA-4 Ig 后易发感染，或导致肿瘤发生。此外，CTLA-4 Ig 分子量较大，对机体来说具有一定抗原性，降低体内的生物利用度。

二、阿巴西普与自身免疫病

阿巴西普是一种通过重组 DNA 技术产生的合成蛋白质，为全球第一个选择性 T 细胞共刺激调节剂，其可通过与抗原呈递细胞上的 CD80 和 CD86 结合，阻断两者与 T 细胞上 CD28 的相互作用，可在体外和体内阻止 T 细胞的活化和增殖，减少促炎性细胞因子的产生。阿巴西普于 2005 年被批准在美国使用，目前的正式适应证包括成人中、重度类风湿关节炎和银屑病性关节炎，以及 2 岁及以上儿童的青少年特发性关节炎。阿巴西普的品牌名称为 Orencia，是一种冻干粉末，用于一次性静脉注射 250 mg，也可作为一次性注射器（50 mg、75 mg 和 125 mg）或自动注射器（125 mg/mL）的皮下注射溶液，阿巴西普可以皮下注射或静脉注射（第 0、2、4 周，然后每 4 周 1 次），剂量根据体重在 500 ~ 1000 mg。儿童的剂量基于体重，在第 0、2、4 周静脉或皮下注射，每 4 周注射 1 次。常见的不良反应包括寒战、发热和高血压等输液反应，以及头痛、头晕、恶心、背部疼痛、鼻咽炎和皮疹等非特异性症状。急性超敏反应发生率< 1%，过敏反应发生率< 0.1%。较不常见但潜在严重的不良反应包括增加感染风险以及结核病和乙型肝炎复发。

（一）阿巴西普与类风湿关节炎

阿巴西普于 2020 年 1 月在我国获批上市，用于治疗中、重度活动性类风湿关节炎。在关节炎的鼠模型中，阿巴西普可抑制滤泡辅助 T 细胞的产生。阿巴西普不仅可阻止 CD4$^+$T 细胞的激活，也可呈剂量依赖性的减少 CD95 介导的 T 细胞凋亡。在 RA 患者中阿巴西普治疗 48 周后外周血中 CD8$^+$CD28$^-$T 细胞的百分比和绝对值均较基线期显著降低，这种减少与临床疗效密切相关。阿巴西普不仅对 T 细胞有调控作用，对参与 RA 发病的其他细胞也具有一定的作用。研究发现阿巴西普治疗 RA 患者 2 周和 4 周后可以显著降低 CD14$^+$ 单核细胞与内皮细胞的黏附能力以及穿透内皮细胞的迁移能力，从而可能干扰了单核细胞向滑膜组织的迁移。阿巴西普治疗 RA 6 个月后还可以减少多克隆 B 细胞活化，诱导血清免疫球蛋白和游离轻链水平正常化，减少抗瓜氨酸蛋白抗体（ACPA）和 RF 的滴度以及外周循环中的转换后记忆 B 细胞的比例。体外研究显示，阿巴西普通过诱导 IDO 干扰自身抗体（ACPA 和 RF）介导单核细胞产生细胞因子（TNF-α，IL-1β，IL-6 和 IL-8，CCL2）。另有研究显示阿巴西普在体外可剂量依赖性地减少 RA 滑膜巨噬细胞及人髓系白血病单核细胞（THP）-1 细胞分化的巨噬细胞所分泌的炎性因子 IL-6、TNF-α、IL-1β 和 TGF-β。在胶原诱导的小鼠关节炎模型中发现预防性应用阿巴西普显著抑制了疾病的发生与发展，同时也减少了炎症、炎症介质，以及软骨、骨和关节的破坏。体外细胞研究进一步显示其减少 TNF-α 刺激的破骨细胞生成，显著抑制单核细胞向破骨细胞转化。综上所述，阿巴西普能显著抑制炎症细胞活化，减少炎症因子分泌；抑制 B 细胞活化、减少免疫球蛋白及自身抗体分泌，并可能直接影响单核巨噬细胞功能。

阿巴西普可被用于治疗经一种或多种抗风湿药（如 MTX、TNFi 等）治疗应答不足的中、重度 RA 患者，延缓疾病带来的功能性损伤进程，改善患者的躯体功能，减轻患者的症状。AIM 研究显示，在治疗 6 个月及 1 年时，阿巴西普治疗组 ACR20、ACR50、ACR70 反应率较安慰剂组均显著增高，躯

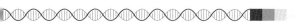

体功能显著改善，且减缓了结构性骨破坏的进展。进一步随访后，持续治疗的患者在第 5 年仍维持第 1 年 DAS28-CRP 和健康评估问卷残疾指数的改变，59.5% 和 45.1% 的患者在第 1 年和第 5 年维持放射学无进展。ATAIN、ARRIVE 研究显示对 TNFi 治疗反应欠佳的 RA 患者将阿巴西普改用阿巴西普后可获得较好的疗效，无论是否对之前使用的 TNFi 进行洗脱，将 TNFi 转换为阿巴西普治疗 6 个月后，基于 DA528-CRP 的治疗反应率（下降值 ≥ 1.2）都可达到 50% 以上。一项法国的多中心真实世界研究显示，在 558 例接受阿巴西普治疗超过 6 个月的评价 RA 患者中，EULAR 应答率达到 59.1%。阿巴西普在控制类风湿关节炎肺间质纤维化方面也发挥着良好的作用，18 个月的随访期间 88.6% 患者的肺间质纤维化得到稳定或改善，仅有 11.4% 的患者出现显著恶化。

　　阿巴西普在 RA 患者中均耐受性良好。阿巴西普最常见的不良事件是头痛、恶心和上呼吸道感染。AIM 的 5 年开放扩展研究显示，AE、严重不良事件（SAE）和自身免疫病的发病率分别为 242.32/100 患者年、13.87/100 患者年和 0.99/100 患者年。ATTEST 研究中，在治疗 1 年时阿巴西普组 SAE 和 AE 停药率均较英夫利昔单抗组较少，且 1 年后的延长期研究中 AE 无增加。AGREE 研究中，SAE、自身免疫病、恶性肿瘤在阿巴西普联合甲氨蝶呤和单用甲氨蝶呤组相当。ATTAIN 研究中不良事件的发生率与安慰剂组相似。阿巴西普在干扰效应 T 细胞激活的同时，也作用于其他细胞群，包括 Treg、单核 / 巨噬细胞、破骨细胞和 B 细胞。这些效应依赖于炎症环境，炎症环境调控效应 T 细胞以外的细胞群中共刺激分子的表达。到目前为止，这些不良反应对整体疗效的作用仍不十分清楚。

（二）阿巴西普与系统性红斑狼疮

　　由于自身抗体的产生需要 T 细胞的参与，阿巴西普可抑制自身抗原特异性 T 细胞的反应强度，并通过调节细胞内信号间接下调 B 细胞的过度活性。而且阿巴西普可能在 B 细胞耗竭期间提供一种"耐受性"刺激，使新型形成的 B 细胞"沉默"。2 例难治性幼年 SLE 患者在最后一次 CD20 引导的 B 细胞去除后 1 个月内接受了阿巴西普治疗，其自身抗体含量下降，CD4$^+$T 细胞计数和 CD4/CD8 比值维持在标准范围内，完全缓解状态可持续 2 年以上。一项纳入 298 例狼疮性肾炎患者的 II / III 期临床研究，在激素和霉酚酸酯标准治疗的同时，随机给予高剂量阿巴西普、低剂量阿巴西普、安慰剂，52 周时，三组患者临床完全缓解率及严重不良反应均无统计学差异。而另一项基于标准治疗（激素、环磷酰胺诱导治疗，小剂量激素、硫唑嘌呤维持治疗）的基础上，随机给予阿巴西普或安慰剂的 ACCESS 研究，纳入 137 例狼疮性肾炎患者，该研究未显示阿巴西普联合标准治疗能使狼疮性肾炎患者获益。

（三）阿巴西普与干燥综合征

　　阿巴西普选择性降低循环性滤泡辅助性 T 细胞和 Treg 的百分比与绝对值，而其他 CD4$^+$ 效应 T 细胞亚群未受影响。此外，可导致 CD4$^+$T 细胞活化标志物 ICOS 的表达和腮腺组织中 ICOS 蛋白的表达均下调。循环 Tfh 细胞 ICOS 表达降低与治疗期间较低的 ESSDAI 评分显著相关，而且血清 IL-21、CXCL13、抗 SSA、抗 SSB 水平均下调。在外周血 B 细胞中，经阿巴西普治疗后浆母细胞显著降低。而停止治疗后，各项指标逐渐恢复于基线水平。因此，在原发性干燥综合征患者中，阿巴西普治疗减少了循环中的 Tfh 细胞数量和 Tfh 细胞表面活化标记 ICOS 的表达。较低数量的外周血中活化的 Tfh 细胞有助于减弱 Tfh 细胞依赖性的 B 细胞过度活动，这可能是阿巴西普疗效的基础。2016 年，ROSE 研究显示，阿巴西普显著改善了类风湿关节炎相关继发性干燥综合征患者的唾液流量和泪流量，弥散性的腮腺病变亦有改善。

（四）阿巴西普与炎症性肌病

CTLA-4、CD28、CD86 和 CD40 在 DM 和 PM 患者肌肉组织的炎症浸润细胞中表达，而 T 细胞在肌肉活检的炎症浸润中占据主导。研究显示 PM 肌纤维上表达 MHC Ⅰ类分子和 CD8$^+$T 细胞，因 B7 家族的共刺激分子 BB-1 是 CTLA-4 和 CD28 的共同受体，BB-1 与侵袭性 CD8$^+$T 细胞上的 CD28 和 CLTA-4 紧密结合。

一项针对常规药物治疗无效的特发性炎性肌病患者的疗效研究，共纳入 20 名患者，给予静脉阿巴西普治疗 6 个月，42% 的患者有基于 IMACS DOI（专注于肌肉表现改善的核心定义）的治疗反应。阿巴西普治疗后肌肉活检病理显示 Foxp3$^+$Treg 的表达增高。而且个案报道显示，一名患有严重青少年 DM、广泛皮肤钙质沉着症和溃疡的 14 岁女孩对常规治疗反应不佳，但在静脉注射阿巴西普和外用硫代硫酸钠联合治疗中有效；一名患有 TIF1-γ$^+$ 皮肌炎患者对常规和抗 B 细胞治疗无效，每周皮下注射阿巴西普 125 mg；6 个月后，皮肤病变和吞咽困难明显改善；9 个月时，皮肌炎皮损面积和严重性指数得到显著改善。

（五）阿巴西普与炎症性肠病

IBD 是一种影响胃肠道的慢性肠道炎症。克罗恩病（CD）和溃疡性结肠炎（UC）是 IBD 的常见形式。胃肠道是外源性抗原每天进入的地方或与共生菌群的界面。因此，调节局部反应以避免对肠道菌群的免疫反应和保护潜在的有害病原体是至关重要的。CTLA-4 信号通路参与维持免疫稳态，很可能是通过激活调节细胞完成的。动物模型和人体研究表明 Treg 在控制免疫反应和预防自身免疫中发挥作用。具有自然突变的 Treg 转录因子 Foxp3 的小鼠有大量的 T 细胞浸润和大量细胞因子的增加。有研究发现 CTLA-4 的一种变异与早发克罗恩病相关。一项荟萃分析研究表明 CTLA-4$^+$49A/G 变异可能与白种人的 CD 易感性有关。然而，另一项荟萃分析显示 CTLA-4$^+$49 A/G、318 C/T 和 CD60 A/G 多态性与 CD 和 UC 的易感性无关。

（六）阿巴西普与 1 型糖尿病

1 型糖尿病是一种 T 细胞介导的疾病，与胰腺 β 细胞破坏和绝对胰岛素缺乏相关。CD4$^+$CD25$^+$Treg 参与维持外周耐受性。因此，Treg 数量或功能的缺乏可能导致 T1DM 的自我耐受失败。据报道，免疫介导型糖尿病患者在静息状态 CD4$^+$CD25$^+$T 细胞数量较低。T1DM 患者也存在 CD4$^+$CD25$^+$Treg 功能缺陷。研究表明 T1DM 患者 Treg 抑制 T 细胞增殖的能力较对照组明显降低。然而，T1DM 的严重程度与 Treg 的减少明显相关，而 T1DM 的预防与较高比例的 Treg 相关。在动物模型和人体中的多项研究表明，CTLA-4 的功能与自身免疫有关。自身免疫性糖尿病模型 NOD 小鼠的淋巴细胞中 CTLA-4 的表达降低。CTLA-4 缺陷小鼠表现出早期致命的淋巴增生性疾病及自身免疫病。因此，CTLA-4 的表达或功能下降可导致自身免疫病的发生，因为 CTLA-4 控制周围 Treg 的增殖，是调节胰腺自身免疫所必需的。在 2 年以上的 T1DM 患者中，给药阿巴西普显示出良好的安全性。而且近期发病的 T1DM 患者中，使用阿巴西普的共刺激调节在 2 年内减缓了改善的糖化血红蛋白和 β 细胞功能的下降，这从 T1DM 诊断或停用阿巴西普 3 年后至少持续了 1 年。在新近发病的 T1DM 使用阿巴西普的患者中也观察到中央记忆 CD4 T 细胞减少，这与 C 肽下降减慢有关。

（七）阿巴西普与其他免疫性疾病

阿巴西普在其他免疫性疾病也有应用。在一项多中心回顾性研究中评估难治性青少年局限性硬皮病患者阿巴西普的安全性与有效性，发现患者的皮肤和肌肉骨骼症状均得到改善。ASSET 开放标签研

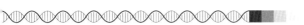

究显示，阿巴西普在治疗成人系统性硬化症 mRSS 及其他指标均显著改善，这些数据支持阿巴西普治疗弥漫性皮肤系统性硬化症有效且安全。另外，一项开放标签研究发现，阿巴西普组和优特克单抗组复发比例和复发时间中位数均相似，不良事件数量和发生率亦相似。有学者在 IgG4 相关性疾病患者中糖皮质激素联合应用阿巴西普，从症状到影像学达到完全缓解。靶向 T 细胞是 IgG4 RD 治疗的新选择。有学者在危及生命的免疫检查点抑制剂诱发的心肌炎和重症肌无力重叠综合征患者大剂量类固醇、静脉注射免疫球蛋白和血浆置换术均无效，而应用阿巴西普后病情好转。

三、展望

基于 CTLA-4 通路在炎症反应和自身免疫病中的重要致病作用，阿巴西普已被尝试用于治疗系列风湿性疾病，特别是那些对生物制剂或传统疗法反应不足的难治性病例。一旦被证明有效，将为患者提供新的治疗选择，并有助于减少相关的不良事件。尽管阿巴西普在安全性上似乎不逊于生物制剂，如利妥昔单抗和妥珠单抗，但仍需要更多的临床数据。目前研究显示阿巴西普是成人类风湿关节炎和幼年特发性关节炎的有效治疗选择，然而在多发性硬化、狼疮性肾炎和银屑病的诱导和维持耐受性方面并未显示出显著临床益处。究其原因，阿巴西普阻断效应细胞作用时需要持续给药，同时也抑制了 CD28 依赖性途径的 Treg 的有效免疫耐受作用，可能停药有助于保留 Treg 功能。阿巴西普是一种极有前景的治疗选择，有助于减少激素依赖和相关的不良事件。由于该药的上市时间短，国内临床数据较少，其在我国患者中的治疗效果和安全性有待进一步研究证实。

（张晓英　王艳林）

参考文献

[1] LIU W，YANG Z，CHEN Y，et al. The association between CTLA-4，CD80/86，and CD28 gene polymorphisms and rheumatoid arthritis：an original study and meta-analysis. Front Med，2021，8：598076.

[2] 胡安印，梁森，罗舒艳，等 .CTLA-4 的自身免疫性疾病的研究进展 . 医学综述，2018，24（16）：3121-3131.

[3] 徐东，曾小峰 . 阿巴西普治疗类风湿关节炎的基质及临床研究进展 . 中华风湿病学杂志，2020，24（10）：702-709.

[4] BONELLI M，GOSCHL L，BLIIML S，et al. Abatacept（CTLA-4 Ig）treatment reduces T cell apoptosis and regulatory T cell suppression in patient with rheumatoid arthritis. Rheumatology（oxford），2016，55（4）：710-720.

[5] SCARSI M，PAOLINI L，RICOTTA D，et al. Abatacept reduces levels switched memory B cells，autoantibodies，and immunoglobulins in patients with rheumatoid arthritis. J Rheumatol，2014，41（4）：666-672.

[6] BOZEC A，LUO Y，ENGDAHL C，et al. Abatacept blocks anti-citrullinated protein antibody and rheumatoid factor mediated cytokine production in human macrophages in IDO-dependent manner. Arthritis Res Ther，2018，20（1）：24.

[7] KLOCKE K，HOLRNDAHL R，WING K. CTLA-4 expressed by Foxp3+ regulatory T cells prevents inflammatory tissue attack and not T-cell priming in arthritis.Immunology，2017，152（1）：125-137.

[8] VOGEL I，KASRAN A，CREMER J，et al. CD28/CTLA-4/B7 costimulatory pathway blockade affects regulatory T-cell function in autoimmunity. Eur J Immunol，2015，45（6）：1832-1841.

[9] HALLIDAY N，WILLIAMS C，KENNEDY A，et al.Walker LSK and Sansom DM CD86 Is a Selective

CD28 Ligand Supporting FoxP3+ Regulatory T Cell Homeostasis in the Presence of High Levels of CTLA-4. Front Immunol, 2020, 11 : 600000.

[10] LIU M, YU Y, HU S. A review on applications of abatacept in systemic rheumatic diseases. Int Immunopharmacol, 2021, 96 : 107612.

[11] VERSTAPPEN G M, MEINERS P M, CORNETH O B J, et al. Attenuation of follicular helper T cell-dependent B cell hyperactivity by abatacept treatment in primary Sjogren's syndrome. ARTHRITIS & RHEUMATOLOGY, 2017, 69（9）: 1850-1861.

[12] TARDELLA M, DI CARLO M, CAROTTI M, et al. Abatacept in rheumatoid arthritis-associated interstitial lung disease：short-term outcomes and predictors of progression.Clin Rheumatol, 2021, 40（12）: 4861-4867.

[13] 陈崴，夏茜. 生物制剂在狼疮性肾炎治疗中的应用 . 肾脏病与透析肾移植杂志，2021，30（3）: 246-247.

[14] HARRIS K M, SMILEK D E, BYRON M, et al.Effect of costimulatory blockade with abatacept after ustekinumab withdrawal in patients with moderate to severe plaque psoriasis：the pause randomized clinical trial. JAMA Dermatol, 2021, 157（11）: 1306-1315.

[15] LI S C, TOROK K S, ISHAQ S S, et al.Preliminary evidence on abatacept safety and efficacy in refractory juvenile localized scleroderma.Rheumatology（Oxford）, 2021, 60（8）: 3817-3825.

[16] CHUNG L, SPINO C, MCLAIN R, et al.Safety and efficacy of abatacept in early diffuse cutaneous systemic sclerosis（ASSET）: open-label extension of a phase 2, double-blind randomised trial. Lancet Rheumatol, 2020, 2（12）: e743-e753.

[17] 滕菲，张文. 生物制剂在 IgG4 相关性疾病中的临床应用：现状与前景 . 中华临床免疫和变态反应杂志，2019，13（6）: 473-476.

[18] YAMAMOTO M, TAKAHASHI H, TAKANO K, et al. Efficacy of abatacept for IgG4-related disease over 8 months. Ann Rheum Dis, 2016, 75（8）: 1576-1578.

[19] LANZILLOTTA M, FERNÀNDEZ-CODINA A, CULVER E, et al. Emerging therapy options for IgG4-related disease. Expert Rev Clin Immunol, 2021, 17（5）: 471-483.

[20] WAKEFIELD C, SHULTZ C, PATEL B, et al. Life-threatening immune checkpoint inhibitor-induced myocarditis and myasthenia gravis overlap syndrome treated with abatacept：a case report. BMJ Case Rep, 2021, 14（11）: e244334.

[21] HUFFAKER M F, SANDA S, CHANDRAN S, et al. Approaches to establishing tolerance in immune mediated diseases. Front Immunol, 2021, 12 : 744804.

[22] NEURATH M F. Current and emerging therapeutic targets for IBD, Nat Rev Gastroenterol. Hepatol, 14（5）: 269-278.

[23] ZHANG M, NI J, XU W D, et al. Association of CTLA-4 variants with susceptibility to inflammatory bowel disease：a meta-analysis. Hum Immunol, 2014, 75（3）: 227-233.

[24] BAMIAS G, DELLADETSIMA I, PERDIKI M, et al.Immunological characteristics of colitis associated with antiCTLA-4 antibody therapy. Cancer Invest, 35（7）: 443-455.

[25] BOSTWICK A D, SALAMA A K, HANKS B A. Rapid complete response of metastatic melanoma in a patient undergoing ipilimumab immunotherapy in the setting of active ulcerative colitis.J ImmunoTher Cancer, 2015, 3（1）: 19.

[26] ORBAN T, BUNDY B, BECKER D J, et al.Costimulation modulation with abatacept in patients with recentonset type 1 diabetes: follow-up 1 year after cessation of treatment. Diabetes Care, 2014, 37（4）:

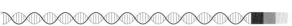

1069-1075.

[27] ORBAN T，BEAM C A，XU P，et al. Reduction in CD4 Central memory T-cell subset in co-stimulation modulator abatacept-treated patients with recent-onset type 1 diabetes is associated with slower C-peptide decline.Diabetes，2014，63（10）: 3449-3457.

第六节　肿瘤坏死因子拮抗剂

一、肿瘤坏死因子 α 概述

肿瘤坏死因子 α（TNF-α）是一种在多种生物效应中起作用的细胞因子，主要由单核细胞、巨噬细胞和胸腺依赖淋巴细胞产生（简称 T 细胞或 T 淋巴细胞），分为溶解型和膜结合型，其主要作用是促炎症反应的发生与发展和调节自身免疫，如炎性骨吸收、程序性细胞死亡和自身免疫病等。mTNF-α 是 sTNF-α 的前体，mTNF-α 经过 TNF-α 转换酶作用解离成自由的 sTNF-α。这两种类型的 TNF-α 通过与其受体（TNF receptor，TNFR）1 和受体 2 结合发挥功能。TNF-α 通过与其受体（TNFR）特异性结合引起一系列细胞因子改变，进而实现促细胞生长和程序性细胞死亡并促进类风湿关节炎等疾病发展的作用。TNF-α 抑制剂分为大分子抑制剂和活性小分子抑制剂，种类繁多，作用机制复杂，已大量应用于临床并取得了优异的疗效；而新型 TNF-α 抑制剂 TNFR1 前配体结合序列复合物对于 TNF-α 引起的程序性细胞死亡、关节炎破骨活动有明显的抑制作用，具有治疗 TNF-α 参与的炎性疾病的潜能。

TNF-α 与 TNFR 的结合具有一定的特异性，即 sTNF-α 倾向于与 TNFR1 结合，mTNF 倾向于与 TNFR2 结合。TNFR 是一种三聚体化合物，其细胞外段包含了 4 个半胱氨酸富集域，TNF-α 只能与 CDR2 和 CDR3 结合并产生生物学效应，但 TNFR1 和 TNFR2 两者产生的信号转导通路并不完全相同。正常情况下，TNFR1 的细胞内段与沉默死亡结构域（silence ofdeathdomain，SODD）结合，防止其自发聚合。SODD 与 TNF-α 结合后释放时，TNFR1 相关死亡结构域与 TNFR1 结合后形成复合体，继而一系列受体相关蛋白被招募到复合体上，介导产生半胱氨酸天冬酰胺特异蛋白酶、c-Jun N- 末端激酶和 NF-κB 等下游信号转导通路来发挥重要作用。TNFR2 介导的信号转导通路独立于 TNFR1 之外，在多种细胞系中，mTNF-α 与 TNFR2 的结合可通过经典和非经典方式激活 NF-κB 信号转导通路。信号转导不一致的结果表现为 TNFR1 和 TNFR2 介导产生的效应略有不同。也有学者发现在只表达 TNFR1 的骨髓培养中，TNFR1 在破骨细胞的表达高于野生对照组；与之相反，在只表达 TNFR2 的骨髓培养中，TNFR2 在破骨细胞的表达低于野生对照组。另外，存在 TNF-α 和 TNFR2 的条件下，骨吸收的情况较只有 TNF-α 和 TNFR1 时要更轻一些，即 TNFR2 可以在骨吸收过程中发挥一定的保护作用。

二、TNF-α 抑制剂

TNF-α 抑制剂分为大分子抑制剂和活性小分子抑制剂，而大分子抑制剂主要包括单克隆抗体类和其他蛋白质类。单克隆抗体类有英夫利昔单抗（Infliximab，INF）、阿达木单抗（Adalimumab，ADA）、赛妥珠单抗（Certolizumab，CDP）和高利单抗（Golimumab，CNTO-148）等，其他蛋白质类有依那西普（Etanercept，ETA）、颗粒蛋白前体（Progranulin，PGRN）等。活性小分子抑制剂主要包括 TACE 抑制剂和 P38 促丝裂原激活蛋白激酶抑制剂。目前，最经典的三种抑制剂为 INF、ADA 和 ETA，已经被大量应用于临床治疗并取得了优异的疗效，但其作用机制仍在研究过程中，有许多问题尚待解决。

（一）TNF-α 抑制剂的结构

在结构上，单克隆抗体类各有其不同的组成，INF 是人鼠嵌合型的全长性 IgG 抗体，ADA 是全长性完全人源性单克隆抗体，CDP 由单价的 Fab 抗体片段连结到聚乙二醇而成；CNTO-148 和 ADA 类似，是全源性人类 IgG 单克隆抗体。其他蛋白质类 ETA 是一种基因工程融合蛋白质，由人类 TNFR2 细胞外二聚体和人类 IgG1 Fc 部分融合而成；PGRN 为内源性宿主防御反应过程中的生长因子，与 TNFR 结合可抑制 TNF 与 TNFR 的反应。在活性小分子抑制剂中，TACE 抑制剂主要为马立马司他（marimastat），P38MAPK 抑制剂主要为 SB203580。

（二）TNF-α 抑制剂的作用机制

1. 大分子抑制剂

大分子抑制剂的作用机制最直接的方式为其直接与 TNF-α 结合，从而阻止 TNF-α 与 TNFR 的结合，进而抑制其下游信号转导通路的转导，最终阻止炎症的发生。大分子抑制剂在结合 TNF-α 的能力上有区别，这也许是其临床疗效上存在疗效差异的重要原因。首先 INF、ETA 和 ADA 都能结合为 sTNF 和 mTNF，但是可溶性的 ETA 与 sTNF 结合的能力是 INF 和 ADA 的 10～20 倍，而三者与 mTNF 结合的能力相近且均低于 sTNF。而且相似的研究证明，ETA 结合 TNF 的能力强于 INF 和 ADA。也有学者发现当 sTNF 质量浓度不同时，TNF 抑制剂中和 sTNF 的能力也不太一样，这对于其体内的作用可能有重要提示。另外其一个重要的机制为反向信号转导，当 TNF-α 抑制剂与 mTNF 结合后，细胞可发生反向信号转导，从而通过补体依赖性细胞毒性反应或者依赖抗体的细胞毒性造成程序性细胞死亡和细胞因子产生的抑制等效应，即 mTNF 配体反过来成为受体而产生相应的生物学效应。

在程序性细胞死亡方面，已经有诸多报道。Shen 等发现 INF 在小鼠体内作用 1 小时之后，单核细胞和 T 淋巴细胞就开始出现程序性死亡且至少持续 24 小时。他们还通过 caspase 抑制剂 Z-VAD-FMK 的作用显示，这种程序性细胞死亡作用是通过 caspase 途径发挥作用的。许多体外研究同样表明了 INF 诱导炎症细胞程序性死亡的作用。Lugering 等发现，INF 在体外 4 小时之内就可以诱导外周血单核细胞程序性死亡，这种作用是通过独立于脂肪酸合成酶之外 caspase-3、caspase-8、caspase-9 的激活产生的。Tenhove 等在体内研究中发现经 INF 处理之后，黏膜固有层 T 细胞程序性死亡，且可在体外引起具有 CD3、CD28 活性的 Jurkat 细胞程序性死亡。Vanden Brande 等同样观察到，INF 可以与外周血和黏膜固有层中的 T 细胞结合，并通过 caspase-3 的激活诱导程序性细胞死亡。Malaviya 等通过免疫组织化学和流式细胞术观察到了在有疗效患者的样本中，ETA 引起了树突状细胞程序性死亡。有研究显示在正常的血液 T 细胞中，INF 和 ADA 引起的程序性细胞死亡与大分子抑制剂的质量浓度相关。同样，ETA 不能在 0.1 mg/L 或 1.0 mg/L 质量浓度时引起类风湿关节炎患者关节液中单核—巨噬细胞的程序性死亡，而在 10 mg/L 的质量浓度时却可以引起类湿关节炎患者关节液中单核—巨噬细胞的程序性死亡。

诸多研究显示，TNF-α 抑制剂抑制多种细胞因子的产生。Korczowska 等发现，INF 可在类湿关节炎患者体内细胞因子的不同时间点发挥作用，其中骨硬化症的生物学标志物骨钙蛋白、脱氧吡啶啉和 1 型胶原 N 端阳性肽在用药之后显著下降。Huang 等研究显示 INF 作用之后，CD14⁺ 单核细胞内和血清中与炎症密切相关的细胞因子 CD147 及 MMP3、MMP9 都显著下调；但 Lun 等利用流式细胞计数和酶联免疫吸附测定技术发现，在 INF 作用下，植物凝集素和脂多糖诱导产生的 IL-6、IL-8 以及 TNF-α 都明显下调，可溶性细胞间黏附因子 1、可溶性细胞间黏附因子 3 以及可溶性血管细胞黏附分

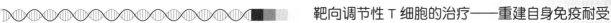

子 1 和可溶性血小板内皮细胞黏附分子 1 的表达并没有显著改变。另外，在人类单核细胞系中，INF 可抑制脂多糖诱导产生的 TNF，而 ETA 却不能。ADA 和 INF 可以抑制脂多糖诱导的人类单核细胞产生的 IL-10 和 IL-12，而 ETA 却不能。这种现象需要进一步的研究以揭示其作用机制，可能原因为细胞因子的量与多种因素密切相关。

2. 活性小分子抑制剂

TACE 是一种金属蛋白酶，其抑制剂马立马司他可阻止 mTNF-α 裂解成 sTNF-α，从而阻断 sTNF-α 与 TNFR1 间的反应，阻断其下游信号转导通路的信号转导。P38MAPK 是 TNF-α 信号转导通路中细胞外刺激信号转导入细胞核中的一种重要的蛋白质，SB203580 可以阻断 P38MAPK 信号转导通路的活化。而且研究表明，SB203580 对小鼠关节炎模型有治疗作用。

（三）TNF-α 抑制剂的不足

尽管 TNF-α 大分子抑制剂在临床上显示出了优良的治疗效果，但其感染、免疫原性和肿瘤等不良反应却时有报道，频率最高的不良反应表现为感染。Raychaudhuri 等发现，TNF-α 大分子抑制剂与感染率升高密切相关，且感染的类型多样，有结核病、机会感染、组织细胞质菌病和球孢子菌病等。Nacci 等通过 INF、ETA、ADA、CDP 和 CNTO-148 在结核病使用过程中及其他感染的发生情况发现，大分子抑制剂与感染密切相关，而且感染率在作用后的早期尤为明显。Atzeni 等通过长达 9 年的跟踪观察发现，在分别使用 INF、ADA 和 ETA 的 2769 个患者中，有 176 名患者共发生 226 次严重感染，而且 IFN 和 ADA 相对于 ETA 感染率更高。而且在抑制剂作用的前 12 个月较之后的 12 个月发生感染的概率更高，但显著性无统计学差异。

另一个常见的不良反应为免疫原性：在 IFN 和 ETA 作用之后会引起多种自身免疫病，如皮肤性血管炎、系统性红斑狼疮和自身免疫性肝病等；大分子抑制剂对于机体都属外源性蛋白质，尤其在伴有感染的情况下，有可能会成为新的抗原而使机体发生免疫反应产生对抗这些抑制剂的抗体，即抗 IFN、抗 ADA 和抗 ETA 抗体等，从而影响其治疗效果；而且大分子抑制剂会造成程序性细胞死亡，导致核小体自身抗原释放，产生抗细胞核抗体、抗双链 DNA 抗体和抗磷脂抗体，进而影响其安全性。另外，肿瘤的诱发也在使用大分子抑制剂的患者中发现。Pallavicini 等通过对 1064 位分别使用 IFN、ADA 和 ETA 的类风湿关节炎患者平均长达 23.32 个月的观察，发现了 18 例肿瘤病例，其中 4 例为淋巴瘤；与健康人群相比较，整体的肿瘤发生风险并无统计学差异，但是淋巴瘤却增加了 5 倍，且年龄大于 65 岁的男性患瘤风险更高。

小分子抑制剂同样有其不足。由于 TACE 是 MMP 家族中的一员，在活性上与 MMP 有部分相似性，因此许多 TACE 存在作用不专一的问题；马立马司他在抑制 TACE 的同时会影响多种 MMP，从而导致不良的生理活性反应；SB203580 缺少作用的特异性而且有较大的毒性，它会抑制人肝细胞色素 P450，极大地限制其推广和使用。

三、新型 TNF-α 抑制剂

由于 TNF-α 抑制剂存在着些许的不足，外加 TNFR2 可能存在的积极作用，因此人们希望有一种可以更加特异性地抑制炎性作用的 TNF-α 抑制剂，即可特异性地抑制引起病理反应的 sTNF-α 和 TNFR1，而不影响其他信号转导通路和生物作用的抑制剂。尽管 CDR1 不直接参与介导 TNF 的作用，但其引导 TNFR 在无 TNF 刺激的时候形成聚合体的过程中有重要的作用，故称之为 TNFR1 前配体结合序列。Deng 等发现，TNFR1-PLAD 对于 TNF-α 引起的程序性细胞死亡、TNF-α 或者 CpGDNA

诱导的关节炎和胶原诱导的关节炎都有明显的抑制作用，而TNFR2-PLAD则没有类似的效果。他们对其作用机制进行了一系列的研究，先以TNFR1-PLAD直接与TNFR1相结合，从而阻断一系列由sTNF-α和TNFR1介导的炎性反应；其次，TNFR1-PLAD抑制了NF-κB的核向转移，使其活化，而且TNFR1-PLAD抑制了破骨活动。同时他们还发现，降钙蛋白受体减少，抗酒石酸酸性磷酸酶阳性破骨细胞减少，NF-κB受体活化因子及其配体表达降低，破骨反应显著降低。

系统性红斑狼疮小鼠模型中，TNFR1可抑制小鼠的炎性皮肤病损害，而TNFR2-PLAD却没有发挥这种作用。TNFR1-PLAD与Fc的融合蛋白可以保护非肥胖糖尿病小鼠不罹患糖尿病，小鼠体内的辅助性Th17细胞增加和TNFR1介导产生的炎性因子渗透减少，辅助性Th17细胞产生细胞因子IL-6和转化生长因子β，即PLAD可能发挥治疗TNF-α参与的炎性疾病的潜能。

综上所述，由于TNF-α参与多种疾病的发生与发展，因此其抑制剂近年来始终是研究的热点，有些抑制剂经临床上使用取得了较为理想的效果，但是其确切的作用机制依然在研究中，目前已有大量的试验积累。在了解其现有抑制剂的基础上，希望最大限度地减少不良反应，更有效安全地抑制TNF-α的作用。TNFR1-PLAD抑制剂的研发，为人们提供了新的思路和方向。

四、TNF-α 抑制剂在风湿免疫病患者治疗中的临床研究

类风湿关节炎是一种发病率高、致残率高的慢性自身免疫病，迄今为止其发病机制尚不明确。目前认为，免疫功能紊乱是其发生的重要机制，其中免疫细胞与细胞因子在疾病的发生与发展中起关键作用。近年来研究发现，Treg在自身免疫病的发病与疾病进程中起重要作用。研究发现：在类风湿关节炎患者血清中，TNF-α表达增加，而Treg与Th17的表达呈相关的变化。鉴于Th细胞亚群失衡及体内细胞因子分布改变是类风湿关节炎发病及病情进展的重要机制，有研究显示给予不同疾病活动度的类风湿关节炎患者不同的TNF-α抑制剂，通过检测不同治疗时期外周血中Th细胞亚群表型和转录因子发现，类风湿关节炎患者体内Th17与Treg之间的平衡有所逆转，同时也发现治疗后血清中TNF-α的表达较治疗前显著下降。而在单独给予甲氨蝶呤治疗组，并未发现这些细胞因子的表达有显著变化。

抗TNF-α引起的狼疮主要特点是频繁累及皮肤和肌肉骨骼，罕见的内脏累及，中断相关药物后迅速改善，自身抗体异质性，抗组蛋白抗体在少数病例发现均有证据显示。最后一个特征将抗TNF-α诱导的狼疮与其他药物诱导的狼疮样疾病区分开来，其中超过90%的病例中检测到抗组蛋白抗体，涉及不同的潜在免疫机制。

另外，研究显示强直性脊柱炎患者血清TNF-α水平与病情活动度相关，提示其可能参与强直性脊柱炎的炎症反应，而且强直性脊柱炎患者外周血淋巴细胞亚群平衡失控和细胞免疫紊乱有关。

五、展望

作为细胞因子靶向治疗热点的TNF-α，对于风湿病而言，Th细胞失衡的严重程度是否会影响TNF-α抑制剂的治疗效果，使用TNF-α抑制剂治疗后体内Th细胞亚群及细胞因子是否能够重新分布从而达到失衡逆转及免疫稳态的维持，这一改变与疾病的转归和预后是否存在联系，如果存在联系，是否可以通过对患者免疫状态的评估来预测患者的治疗反应和预后，对风湿免疫病患者T细胞亚群的深入研究是否能给治疗带来更多切入点，这些都是笔者需要探讨的问题。

（陈　睿　王艳林）

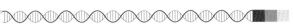
参考文献

[1] DILEK N，POIRIER N，HULIN P，et al. Targeting CD28，CTLA-4 and PD-L1 costimulation differentially controls immune synapses and function of human regulatory and conventional T-cells. PLoS One，2013，8（12）：e83139.

[2] JIANG Y，YU M，HU X，et al. STAT1 mediates transmembrane TNF-alpha-induced formation of death-inducing signaling complex and apoptotic signaling via TNFR1. Cell Death Differ，2017，24（4）：660-671.

[3] KALLIOLIAS G D，IVASHKIV L B. TNF biology，pathogenic mechanisms and emerging therapeutic strategies. Nat Rev Rheumatol，2016，12（1）：49-62.

[4] ADEGBOLA S O，SAHNAN K，WARUSAVITARNE J，et al. Anti-TNF therapy in Crohn's disease. Int J Mol Sci，2018，19（8）：2244.

[5] SEDGER L M，MCDERMOTT M F. TNF and TNF-receptors：From mediators of cell death and inflammation to therapeutic giants-Past，present and future. Cytokine Growth Factor Rev，2014，25（4）：453-472.

[6] MONACO C，NANCHAHAL J，TAYLOR P，et al. Anti-TNF therapy：Past，present and future. Int. Immunol，2015，27（1）：55-62.

[7] WANG Y，GAO W . Effects of TNF-α on autophagy of rheumatoid arthritis fibroblast-like synoviocytes and regulation of the NF-κB signaling pathway. Immunobiology，2021，226（2）：152059.

[8] CROFT M，SIEGEL R M . Beyond TNF：TNF superfamily cytokines as targets for the treatment of rheumatic diseases. Nature Reviews Rheumatology，2017，13（4）：217-233.

[9] LORENZO-VIZCAYA A，ISENBERG D A . The use of anti-TNF-alpha therapies for patients with Systemic Lupus Erythematosus. Where are we now? Expert Opinion on Biological Therapy，2021，21（5）：639-647.

第七节　糖皮质激素

引入临床实践近 70 余年，糖皮质激素是现代临床医学不可或缺的一部分，自 1948 年以来，一名类风湿关节炎患者开启了类固醇激素治疗疾病的里程碑，已知合成糖皮质激素（glucocorticoids，GCs）已被用于临床治疗各种免疫相关疾病，是应用最广泛亦是最重要的一类抗炎和免疫抑制剂。然而至今对糖皮质激素作用的分子机制仍未完全阐明，其介导的免疫作用机制一直是免疫和风湿病学界最受关注的研究领域。

糖皮质激素是被广泛用于治疗炎症、自身免疫病和癌症的类固醇激素，其介导的免疫分子机制尚未完全阐明，随着免疫学研究证实了糖皮质激素高度多效性：从早期的抗炎效应，到区分基因组和非基因组效应的免疫抑制机制，新近又有重大新发现——对 Treg 免疫耐受调控的作用，尤其是对细胞谱系在特定细胞类型中糖皮质激素的作用及其在疾病特异性作用即特定疾病状态中的关键细胞靶点。本章节描述了糖皮质激素对 Treg 免疫耐受调控机制的新进展，旨在将来对 RA、SLE 等自身免疫病寻求更佳的治疗方案，对其评估效益与风险比，为 GCs 治疗自身免疫病探寻新的方向。

一、糖皮质激素免疫调节功能的分子机制

（一）糖皮质激素的生成

1948 年，在美国梅奥诊所，一名类风湿关节炎患者开始每天注射"化合物 E"，这是一种从动物

肾上腺中分离出的类固醇激素的合成版本。3 天内，患者几乎无临床症状。1950 年，诺贝尔生理学或医学奖授予了菲利普·亨奇、爱德华·肯德尔和塔德斯·赖希斯坦，因为他们发现了"肾上腺皮质激素"，同时这也是风湿病学领域有史以来唯一获得的诺贝尔奖。尽管在发现不良反应后不鼓励长期临床使用，然而，直到今天，糖皮质激素仍然是炎症和自身免疫病理治疗的主要基石药物，且其在器官移植后用作免疫抑制剂，在化疗方案中用作淋巴细胞溶解剂。

内源性糖皮质激素（人类为皮质醇，啮齿类动物为皮质酮）对生命至关重要，在机体中，下丘脑通过产生促肾上腺皮质激素释放激素（CRH）和精氨酸加压素（AVP）对昼夜节律时钟、应激（真实或感知）和炎性细胞因子做出反应。CRH 和 AVP 作用于垂体前叶，诱导促肾上腺皮质激素（ACTH）的合成和分泌。ACTH 进入循环，结合肾上腺皮质细胞上的受体，刺激类固醇生成。同样的，肾上腺皮质细胞上 Toll 样受体 2（TLR2）和 TLR4 的激活也触发类固醇生成。在类固醇生成过程中，胆固醇发生一系列酶促变化，导致糖皮质激素的产生。由于其具有亲脂性，故 GCs 主要与血源性蛋白结合转运。大多数血液 GCs 含量（70% ~ 90%）与皮质类固醇结合球蛋白（CBG）特异性饱和结合。其余与白蛋白（5% ~ 10%）和红细胞膜（5% ~ 10%）等蛋白非特异性和不饱和相关，或游离在血浆中，因此生物可利用（5% ~ 10%）。大多数循环 GCs 分子被隔离，只有一小部分可以进入靶组织和细胞。

肾上腺 GCs 是全身稳态的调节因子，在全身细胞中进行信号转导。同样的，GCs 合成酶也在其他组织中表达，尤其是对炎症刺激的反应。GCs 合成所需的所有酶均在胸腺、肠道和皮肤的上皮细胞中表达，肾上腺外 GCs 似乎作为免疫活化的旁分泌调节因子。此外，细胞可能表达 11β- 羟基类固醇脱氢酶 1 型（11β-HSD1），将无活性的 GCs 代谢物转化为活性 GCs，有效再循环 GCs，以组织特异性和细胞特异性方式扩增其活性。因此，内分泌、旁分泌和自分泌 GCs 信号转导的组合导致给定靶细胞中细胞特异性 GCs 暴露的多级调节。

（二）糖皮质激素从免疫抑制到免疫调节的功能

70 多年来，业已证实糖皮质激素具有强效抗炎效应。已知炎症反应是先天性免疫系统的一部分，是宿主损伤后抵御入侵病原体和修复受损组织的第一线防御机制，其包括一系列相互联系的过程，一般可分为三个连续阶段：第一，警报阶段，其中"危险"信号触发炎症介质的释放；第二，动员阶段，其中白细胞浸润损伤部位；第三，消退阶段，清除组织中的细胞碎片，炎症反应的成功进展和消退对伤口愈合至关重要。一般而言，糖皮质激素抑制白细胞转运，从而抑制白细胞进入炎症部位。此外，糖皮质激素干扰免疫细胞功能，抑制参与炎症过程体液因子的产生和作用。其存在并调节着炎症的每个阶段。其治疗风湿性疾病发挥主要抗炎和免疫抑制作用。①抗炎作用：抑制磷脂酶 A2→ 花生四烯酸 → 前列腺素。②免疫抑制作用：一方面对适应性免疫：减少淋巴细胞数及其功能；另一方面对固有免疫：a. 增加中性白细胞数，功能下降；b. 减少巨噬细胞 / 单核细胞数及功能；c. 减少嗜酸细胞，减少肥大细胞数及其释放介质。

随后的研究揭示糖皮质激素作用的第二级复杂性来自糖皮质激素诱导的多种基因组和非基因组效应。基因组效应其介导的免疫调节通常归因于糖皮质激素受体（glucocorticoid Receptors，GR）诱导的基因表达改变。糖皮质激素的基因组效应分为三种：第一种调节方式是通过糖皮质激素受体作为转录因子的功能发生的，涉及配体与糖皮质激素受体结合后与 DNA 的直接作用；第二种模式发生在糖皮质激素受体与另一种转录因子发生物理相互作用或"连接"而不接触 DNA 时；第三种作用方式发生在糖皮质激素通过糖皮质激素受体与复合元件结合调节基因表达时，复合元件是同时含有 GRE 和不同转录因子反应元件的 DNA 序列。有别于传统的"基因组效应"，一些快速的、非转录依赖性被称之

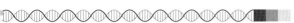

为"非基因组效应"。非基因组作用糖皮质激素介导的某些效应可在极短的时间内发生（几秒钟到数分钟），并且转录抑制剂或蛋白质合成抑制剂均不能阻断糖皮质激素的这种快速效应，这种效应的发挥不需要通过基因的转录和蛋白质的合成，通常涉及细胞内第二信使的生成和各种信号转导级联。非基因组效应包括特异性非基因组效应和非特异性非基因组效应，前者主要通过细胞膜上的糖皮质激素受体介导，而后者通常在类固醇浓度较高时发生，这种非特异的快速效应强度与激素浓度之间存在剂量依赖关系。

最新研究揭示了糖皮质激素受体前代谢的独特特性，11β-HSD1（一种在免疫细胞中广泛表达，且其表达高度依赖于细胞分化和激活状态的酶）对糖皮质激素受体前代谢局部抗炎的新机制。11β-HSD1 在内源性糖皮质激素的代谢和活化中发挥着明确的作用，然而，尽管 11β-HSD1 在炎症部位有效上调，但其在外周代谢和治疗性 GCs 中的作用仍然知之甚少。2021 年，Fenton 等报道了令学者震惊的新发现，该研究主要放在靶细胞的外周、细胞内糖皮质激素代谢上，其通过肿瘤坏死因子 -Tg 和 K/BxN 血清诱导的多关节炎模型，检测口服皮质酮在具有 11β-HSD1 全局、骨髓和间充质靶向转基因缺失动物中的抗炎特性。每天对疾病活动和关节炎症进行评分，通过组织学、显微 CT、定量 RT-PCR、荧光激活细胞分选和 ELISA 确定局部和全身炎症的关节破坏和测量。结果全身缺失 11β-HSD1 导致接受皮质酮的动物出现 GCs 无效，从而关节炎动物模型表现持续性滑膜炎、关节破坏和炎性白细胞浸润证明。髓样 11β-HSD1 缺失（靶向中性粒细胞、巨噬细胞和粒细胞）部分重复这种情况，但间充质 11β-HSD1 缺失（靶向原代成纤维细胞和成骨细胞）没有复制这种情况。还发现细胞群之间的旁分泌 GCs 信号可以克服 11β-HSD1 的靶向缺失。从而揭示了糖皮质激素抗炎作用的一个全新的、以前未知的组成部分，即系统灭活的糖皮质激素分子在外周被酶 11β-HSD1 重新激活，以发挥其抗炎治疗作用。烟酰胺腺嘌呤二核苷酸磷酸（NADPH）依赖性酶 11β-HSD1 在炎症区域上调，并引起局部糖皮质激素活化。这种现象有利于与胞质糖皮质激素受体 α 结合引发基因组效应。

其次，糖皮质激素作用的种类繁多和复杂性是由一些作用高度依赖于细胞类型决定的。在最近的一项研究中，Franco 等旨在更深入地了解糖皮质激素如何影响不同的细胞亚群。为此，他们研究了 9 种原代人造血和非造血细胞类型，即 B 细胞、CD4+T 细胞、单核细胞、中性粒细胞、内皮细胞、成骨细胞、成肌细胞、成纤维细胞和前脂肪细胞对糖皮质激素的全基因组转录反应，这些细胞均来自健康供体。作为一个关键结果，研究揭示了对糖皮质激素的强烈和以前未描述的细胞类型特异性转录反应。

综上所述，糖皮质激素的免疫功能不仅仅是抗炎和免疫抑制，新近研究表明糖皮质激素具有对 Treg 免疫耐受调控的功能。

二、糖皮质激素调控 Treg 的数量和功能

Treg 是 T 细胞的一个特殊亚群，虽仅占外周血淋巴细胞的 1% ~ 2%，主要维持免疫耐受、长期免疫稳态，已知 Treg 数量和（或）功能的减少与许多常见自身免疫病的病理有关。据其发育起源，Treg 可以分为两大类：一类为胸腺来源的 Treg（tTreg）细胞；另一类为外周衍生的 pTreg。后者是胸腺内发育的初始 CD4+T 细胞在外周遭遇抗原刺激且存在 TGF-β、IL-2、视黄酸等因子存在的条件下转换而来的，在体内时即被称为外周诱导的 Treg（pTreg）细胞；在体外时，称之为诱导的 Treg（iTreg）细胞，与 tTreg 构成稳定的抑制细胞群不同，pTreg 具有实质性的可塑性，可能转化为 Teff 细胞，其特征是产生 IFN-γ 和 IL-17。研究发现 Foxp3 是 Treg 特征性转录因子，其凭借其作为参与调节性 T 细胞

分化的主开关因子的功能，已成为免疫耐受的关键调节因子。Foxp3 在人类中的缺乏引起自身免疫性淋巴增生性疾病 IPEX，并在小鼠中引起同源坏血病表型。tTreg 和 pTreg 均为细胞表面标志物 CD4 和 CD25 阳性并表达 Foxp3，以获得其免疫抑制表型和功能。

　　Treg 的主要功能是调节或抑制其他免疫细胞功能，如 CD4$^+$T 细胞、CD8$^+$T 细胞、B 细胞和树突状细胞的活化、增殖和细胞因子的产生。其可以通过这种方式控制来自体外的抗原，包括毒素、化学物质、细菌、病毒或其他物质的免疫反应以及对自身抗原的免疫反应。已知 Treg 通过与特定细胞表面受体（如 TIGIT、CD39 和 CD73）的细胞直接接触机制以及通过分泌抑制性细胞因子（如 IL-10、TGF-β 和 IL35）发挥其功能，抑制异常免疫应答。越来越多研究表明 Treg 在多种自身免疫病中的数量减少或功能缺陷，诸如 SLE、RA、1 型糖尿病、多发性硬化、重症肌无力等。

　　已知 GCs 的功能作用在不同类型的组织中各不相同：GCs 在一些淋巴细胞中触发细胞凋亡，但在其他淋巴细胞或发炎组织中的实质细胞中可提供防止细胞死亡的保护。在所有已知的细胞效应中，GCs 对 T 细胞存活、成熟和分化的影响最为相关。众多研究证实了 GCs 治疗可以增加人类和小鼠 Treg 数量，从而影响 GCs 治疗自身免疫病的中期和长期疗效。同样，Cari 等的体外数据显示，GCs 有利于活化 T 细胞中 Treg 的扩增，主要是因为它们促进 CD4$^+$T 细胞分化为 pTreg。这种作用也是由于 DC、朗格汉斯细胞和 MDSCs 的 GC 依赖性成熟 / 扩增，间接促进 pTreg 的分化和扩增。但也有不同研究结果的少数研究：银屑病病变的局部 GCs 治疗 Treg 未增加。

　　早在 10 多年前，在健康人和动物中的体内就已经证明单剂量地塞米松诱导胸腺细胞和脾细胞中小鼠 CD4$^+$CD25$^+$Treg 比例的增加。这种增加不是由于 Treg 数量的增加，而是由于非 Treg 数量的减少。在后来的一些试验中证实，Treg 对 GCs 诱导的细胞凋亡的敏感性低于非 Treg，从而导致 Treg 相对于非 Treg 增加。

　　进一步的研究发现 GCs 对不同来源的 Treg 诱导的细胞凋亡的敏感性不同，Ugor 等随后的研究表明，小鼠 tTreg 对地塞米松诱导的细胞凋亡具有抵抗性，而 pTreg 不具有抵抗性，表明 GCs 治疗后 Treg 比例增加可能是由于 tTreg 对 GCs 诱导的细胞凋亡具有抗性。此外，后来的小鼠实验显示 CD4$^+$CD25$^+$T 细胞表达抗凋亡蛋白 Bcl-2 的水平高于 CD4$^+$CD25$^-$T 细胞，Bcl-2 表达上调可导致线粒体凋亡途径抑制，促进 Treg 存活。更好地理解 GCs 诱导的凋亡相关蛋白的变化可能与未来旨在利用 Treg 作为自身免疫病治疗靶标的研究相关。

　　2008 年，在自身免疫病的一项代表性研究中：活动性 SLE 中 Treg 和效应 T 细胞之间存在免疫失衡，Treg 数量减少，此项研究包括 24 名具有各种疾病活动评分（SLEDAI）的 SLE 患者和 24 名年龄和性别匹配的健康对照。SLE 患者的流式细胞术检测 CD4$^+$CD25$^+$Treg 百分比和平均荧光强度（MFI）高于对照组（分别为 $P=0.62$ 和 $P=0.037$），且两者与 SLEDAI 评分显示出高度显著相关性（两者均具有 $P < 0.001$），尤其重要的发现在服用糖皮质激素的患者中 Treg 高于未服用糖皮质激素的患者（分别为 $P=0.023$ 和 $P=0.048$）。表明患者中 Treg 的增加可能是由于皮质类固醇治疗。

　　在 SLE 中，据报道，在服用口服泼尼松的患者中，外周循环 Treg 的比例略有增加；在接受静脉注射高剂量甲强龙（MP）治疗的患者中，Treg 恢复时间缩短；且静脉注射高剂量 MP 诱导循环调节性 T 细胞的快速、显著和瞬时增加。这种增加可能有助于 MP 对 SLE 后续发作的预防作用。由于高剂量静脉注射 MP 的重复使用受到感染风险增加的限制，目前开发替代策略来长期维持 Treg 的扩增。这些策略之一是使用 Treg 相关细胞因子如 IL-2 在体内增加 Treg。糖皮质激素和 IL-2 的结合促进 Treg 协同作用有待将来探索。

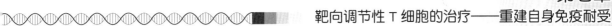

GCs 已被证明可以增加 Treg 数量，新进研究表明 GCs 还可影响 Treg 的活性功能。Prenek 等研究发现地塞米松处理后胸腺和脾 Treg 产生免疫抑制细胞因子 IL-10 和 TGF-β 水平增强，细胞 Foxp3 mRNA 表达也升高，这可能反映了更强的 Treg 谱系。Treg 和 GCs 均通过影响细胞因子产生和细胞活化发挥其免疫抑制作用，因此其协同效应有待进一步研究。

GCs 治疗已被证明可以增加 Treg 数量，但它们对 Treg 诱导的作用机制是什么？下面对其进行介绍。

三、糖皮质激素调控 Treg 参与抗炎和免疫耐受的机制

（一）糖皮质激素诱导亮氨酸拉链，促进 Treg 的产生从而达到抗炎作用

根据目前已发表的 100 多篇论文显示，糖皮质激素诱导的亮氨酸拉链（GILZ）是一种蛋白质，主要受糖皮质激素受体（GR）转录控制，可促进 Treg 的产生。GILZ 最初是在 1997 年寻找介导 GCs 诱导细胞凋亡的基因时发现的。从那时起，GILZ 的作用已经扩展到包括 GCs 的大部分抗炎和免疫抑制作用。事实上，GILZ 在免疫和非免疫细胞中均被 GCs 上调，目前已知 GILZ 通过调节转录因子、与宿主免疫和炎症相关的信号通路来调节细胞凋亡、增殖和分化，在炎症控制中具有核心作用。已证明 GILZ 可通过结合和抑制 T 细胞功能所必需的因子来调节 T 细胞活化和分化。例如，GILZ 与 NF-κB、c-Fos 和 c-Jun 相关，抑制 NF-κB 和 AP-1 依赖性转录。GILZ 结合 Raf 和 Ras，抑制 Ras/Raf 下游靶标的活化，包括丝裂原活化蛋白激酶 1（MAPK1）。另外，GILZ 还通过激活 TGF-β 信号促进 Treg 的活性，通过抑制调节性 T 细胞活化从而介导 GCs 对 Treg 的免疫抑制作用。研究表明 GCs 可上调哮喘患者的 Foxp3 mRNA 表达，并通过 GCs 诱导的亮氨酸拉链（GILZ）蛋白促进抗原特异性诱导 Treg 的生成。GILZ 增加初始 $CD4^+CD25^-$ T 细胞中 Foxp3 的表达，从而增加 TGF-β 刺激下 SMAD2 蛋白的活化。且证实 GILZ 可介导 GCs 对炎症和免疫应答的作用。

GCs 信号也可以诱导表观遗传修饰，如组蛋白甲基化和乙酰化的变化。Oxana 等观察到 GILZ 结合并抑制成肌细胞中的组蛋白去乙酰化酶，表明 GILZ 也可能参与 GCs 诱导的表观遗传学变化的影响。实验表明在 GILZ 敲除的小鼠中 GILZ 过表达导致 Treg 数量增加，而 GILZ 缺乏导致外周 Treg（pTreg）生成受损，与自发性和实验性肠道炎症增加相关。在机制上，Bereshchenko 等研究发现 GCs 在 Foxp3 诱导中与 TGF-β 合作时需要 GILZ，而 GILZ 通过结合并促进 Smad2 磷酸化和 Foxp3 表达的激活来增强 TGF-β 信号转导。因此，研究结果在 GCs 的抗炎作用和 TGF-β 依赖的 pTreg 产生的调节之间建立了一个重要的 GILZ 介导的联系。GCs 能够协同转化 TGF-β 调节 Foxp3 的表达，Foxp3 是 Treg 生成所必需的转录因子。Foxp3 的表达实际上是由 TGF-β 通路激活诱导的，这是由于 SMAD 蛋白磷酸化；TGF-β 与特异性受体的相互作用诱导 SMAD 磷酸化，从而增加 Foxp3 的表达。GILZ 介导了 GCs 对炎症和免疫反应的信号通路，GILZ 且在抑制 NF-κB、AP-1 和 MAP 激酶家族途径中起作用，这些信号分子也参与 Treg 分化。

研究表明，GILZ 蛋白和基于 GILZ 的分子具有治疗效果，对细胞和小鼠无毒性。因此，可以根据 GILZ 及其分子相互作用开发"炎症/自身免疫"疾病领域的新型药物，包括慢性、急性和致死性炎症（休克）。而且，那些药物将对许多基于炎症的退行性疾病和可能的癌症起作用。Bereshchenko 等提出鉴定基于 GILZ 蛋白结构设计的新型抗炎药，并描述近年来已被表征的 GILZ 分子相互作用。这将在细胞系统以及已建立的 IBD 和 RA 体内模型中评价这些药物的疗效、毒性和分子效应。未来生物信息技术，实验和计算技术的结合，以及对蛋白质—蛋白质和蛋白质—配体多组学研究，有助于成功设计基于 GILZ 小分子靶向药物，将有效治疗炎症和自身免疫病。

此外，研究表明，TGF-β 信号对于诱导初始 T 细胞中 Foxp3 的表达和从初始 T 细胞中生成 pTreg 至关重要。TGF-β 受体的激活导致 SMAD 蛋白磷酸化和核转位，磷酸化的 SMAD2 和 SMAD3 与 Foxp3 启动子结合，在初始 T 细胞转化过程中协同作用诱导 Foxp3 表达。Hou 等学者于 2016 年研究的数据表明，与健康对照患者相比，ITP 患者外周血和脾中髓源性抑制细胞（MDSCs）的数量和抑制功能均受损。高剂量地塞米松（HD-DXM）治疗可以挽救 ITP 患者的 MDSC 数量。并且 DXM 调节促进了体外诱导的 MDSCs 的抑制功能，进一步的证实地塞米松处理的髓源性抑制细胞（MDSCs）通过增加转录因子 Ets1 的表达上调 IL-10 和 TGF-β 的表达。可见，GCs 通过调节 T 细胞亚群和非 T 细胞中的多种途径，可直接和间接调节 Treg 的数量。

（二）糖皮质激素的抗炎作用是由 Foxp3$^+$ 调节性 T 细胞通过 miR-342 依赖机制介导的

GCs 在 Treg 分化和功能中起着重要作用，已知 Treg 特异性 GR 缺失（GRfoxp3-Cre 小鼠）会加剧结肠炎。更引人惊讶的是，GRfoxp3$^-$Cre 小鼠对 GCs 治疗实验性自身免疫性脑炎和蟑螂抗原诱导的气道变态反应完全难治，从而得出惊人的结论，即在效应 T 细胞应答过程中，诱导 Treg 活性可能是 GCs 免疫抑制的主导机制。而与其他辅助性 T 细胞相比，GCs 诱导的细胞凋亡具有更强的抵抗力，这些研究数据表明 GCs 在 Treg 分化和功能中发挥重要作用，并支持 Treg 功能增强是内源性 GCs 影响免疫抑制的主要机制的可能性。

传统认为 Treg 是糖皮质激素地塞米松不可或缺的潜在直接靶细胞。最新研究显示，Kim 等利用鼠自身免疫和过敏性炎症模型报道了 Foxp3$^+$Treg 是体内不可替代的 GCs 靶细胞。已知 GCs 可以调节 Treg 的稳态。在人和鼠体内，Treg 均以细胞因子 IL-2 受体 α 链（CD25）的高表达和转录因子 Foxp3 的表达为特征，Foxp3 控制着 Treg 的许多功能，其通过加强 Treg 抑制功能所必需的基因表达程序，在一定程度上稳定了 Treg 谱系。

最新研究表明，GCs 可以放大 IL-2 依赖的 Treg 的增殖，并增强其抑制活性，以控制自身免疫性炎症和移植物抗宿主病。报道称当 Treg 消失时，地塞米松完全失去治疗作用。同样，地塞米松给药不能减轻 Treg 特异性 GR 缺陷小鼠的炎症，提示 GCs 信号在治疗过程中直接参与 Treg。在这项试验中，Kim 等首先证明 Foxp3$^+$Treg 是糖皮质激素诱导的炎症反应抑制所必需的。实验数据揭示，在实验性自身免疫性脑脊髓炎（EAE）和蟑螂抗原（CA）诱导的过敏性气道炎症的小鼠模型中，在没有 Treg 的情况下，地塞米松不再能够抑制炎症，且全身和局部使用地塞米松都需要 Treg 来发挥其抗炎作用。从而更加进一步表明，Treg 的存在对于地塞米松在体内控制自身免疫和过敏性炎症是必要的。为了更深入地了解 Treg 依赖的地塞米松效应的分子机制，随后进行了 RNA-seq 试验，通过比较从过敏性炎症诱导的小鼠炎症肺组织中分离出来的 Treg 和 CD4$^+$T 效应细胞以及地塞米松或赋形剂治疗的小鼠肺组织中的基因表达，这些结果表明地塞米松通过不同的机制在 Treg 和效应细胞之间控制了一组基因。

已知调控新机制诸如代谢、表观遗传学均有报道，其中 microRNA 对在 Foxp3 的表观调控中发挥着举足轻重的作用，microRNA 的一般功能，是小的非编码 RNA 分子，是对 mRNA 的稳定性和翻译都进行修饰，最终导致 RNA 沉默和基因表达的转录后调控。同时，在与体外分化的其他常规效应 T 细胞亚群相比时，体外分化的 iTreg 中有明显的 miR-342-3p 表达，即地塞米松诱导的 miR-342-3p 的表达是 Treg 特异性的，后续一系列随访试验也证明了地塞米松在 Treg 中诱导 miRNA-342-3p。MicroRNA-342（miR-342）是 *Evl* 基因第三内含子编码的高度保守的 MicroRNA。该基因是地塞米松在 Treg 中诱导的基因之一，是编码 Ena 血管扩张剂刺激的磷蛋白，这是一种参与与细胞骨架重塑和细胞极性相关的各种过程的放线菌相关蛋白。

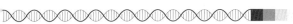

雷帕霉素（mTOR）的机制靶标是一种保守的细胞内丝氨酸/苏氨酸激酶，属于 PI3K 相关激酶家族。mTOR 信号通路通过感官密切参与多种细胞生物学过程，包括细胞生长和细胞代谢，整合各种环境线索。mTORC2 主要参与调节 Akt/PKB、蛋白激酶 C 以及血清和糖皮质激素诱导的蛋白激酶 1（SGK1）的磷酸化和活化。已知 Rictor 是 mTORC2 复合物的关键接头蛋白，而 Rictor 可能在 Treg 维持中发挥作用。且最近有报道 mTORC2 失活或 Rictor 缺陷可能改善 Treg 功能。具体来说，对于 Treg，研究发现了 mTOR 复合物 2 分子 Rictor 作为 miR-342-3p 的潜在靶标。事实上，miR-342 和 Rictor 表达的调节可以影响代谢特征，从而影响 Treg 的抑制功能。由上述可得出结论，地塞米松诱导 Treg 中 miR-342-3p 介导的 Rictor 下调，从而保留了氧化磷酸化（OXPHOS）代谢编程，限制了糖酵解途径，从而介导抗炎作用。

以上研究显示，miR342-3p 是 Treg 对 GCs 刺激做出反应的代谢编程的潜在调节因子，地塞米松刺激只在 Treg 中诱导 miR-342-3p 的表达，而在其他效应细胞系中不能诱导 miR-342-3p 的表达，并且 miR-342-3p 在地塞米松介导的炎症控制中起着重要作用，但对 miR-342 在 Treg 中的表达是如何被特异性调控的以及 miR-342 是如何控制 Treg 功能的分子机制并不十分清楚，有待将来的进一步研究。更深入的研究 GCs 是如何调控炎症的，将为未来通过靶向 Treg 中的 miR-342-Rictor 轴来确定治疗包括类固醇耐药炎症在内的严重炎症的靶点提供新的思路。

四、结语和展望

综上所述，从当初的假说糖皮质激素生理学遵循一个双相剂量—反应曲线，即在生理浓度的 GCs 下具有允许甚至免疫刺激作用，在药理学浓度下具有免疫抑制作用。到 GCs 改变了 Treg 数量，从而影响了 GCs 治疗的中期和长期疗效。到其可通过靶向 GCs 受体前代谢改善代谢性疾病和炎症，再到现在随着新的科学概念和技术的发展，不断被确定着的 GR 介导基因调控的新参与者，糖皮质激素免疫调节作用的分子机制不断取得新突破。

GCs 的变化改变着 Treg 数量、影响 Treg 分化和活性、不同组织驻留 Treg 的不同效应是未来研究领域的重要方向。基于本综述中提到的研究，靶向某些 miRNA 可能会提高 GCs 的疗效，但其潜在机制尚待研究。同样的，已有文献显示影响 GR 抗炎潜力的 lncRNA 和 eRNA 的研究也才刚刚开始。此外，糖皮质激素的蛋白质组学和代谢组学等多组学研究与生物信息学技术的结合，识别糖皮质激素治疗后出现的蛋白标记以及区分糖皮质激素应答患者的蛋白标记，这些可能有助于识别糖皮质激素作用的新机制，可以更有效筛选新的候选生物标志物。同时，未来的研究不仅应集中在解析 GCs 如何诱导促炎反应，还应集中在了解 GCs 不良反应和耐药性的分子基础上。而探索不同治疗方法的组合可能导致更有效的治疗，并可能有助于降低 GCs 治疗的剂量或持续时间，从而将毒性和耐药性的风险降至最低。因而深入探索糖皮质激素作用的分子机制也为理解糖皮质激素耐药相关的分子机制提供新视角，更好评估患者对 GCs 治疗反应性的个体间差异，个体化更精准治疗。总体而言，上述因素共同结合可能为开发更安全的 GCs 疗法开辟新的途径。

（谢瑜欢）

参考文献

[1] TIMMERMANS S, SOUFFRIAU J, LIBERT C. A general introduction to glucocorticoid biology.Front Immunol, 2019, 10：1545.

[2] STREHL C, EHLERS L, GABER T, et al.Glucocorticoids-all-rounders tackling the versatile players of the immune system.Front Immunol, 2019, 10：1744.

[3] FRANCO L M, GADKARI M, HOWE K N, et al.Immune regulation by glucocorticoids can be linked to cell type-dependent transcriptional responses.J Exp Med, 2019, 216（2）：384-406.

[4] PALMOWSKI Y, BUTTGEREIT T, BUTTGEREIT F.The 70th anniversary of glucocorticoids in rheumatic diseases：the second youth of an old friend.Rheumatology（Oxford）, 2019, 58（4）：580-587.

[5] CAIN D W, CIDLOWSKI J A.Immune regulation by glucocorticoids.Nat Rev Immunol, 2017, 17（4）：233-247.

[6] MITTELSTADT P R, TAVES M D, ASHWELL J D.Cutting edge：de novo glucocorticoid synthesis by thymic epithelial cells regulates antigen-specific thymocyte selection.J Immunol, 2018, 200（6）：1988-1994.

[7] TAVES M D, PLUMB A W, KOROL A M, et al.Lymphoid organs of neonatal and adult mice preferentially produce active glucocorticoids from metabolites, not precursors.Brain Behav Immun, 2016, 57：271-281.

[8] PRENEK L, LITVAI T, BALÁZS N, et al.Regulatory T cells are less sensitive to glucocorticoid hormone induced apoptosis than CD4（+）T cells.Apoptosis, 2020, 25（9/10）：715-729.

[9] RONCHETTI S, MIGLIORATI G, BRUSCOLI S, et al.Defining the role of glucocorticoids in inflammation.Clin Sci（Lond）, 2018, 132（14）：1529-1543.

[10] FENTON C, MARTIN C, JONES R, et al.Local steroid activation is a critical mediator of the anti-inflammatory actions of therapeutic glucocorticoids.Ann Rheum Dis, 2021, 80（2）：250-260.

[11] BUTTGEREIT F.Glucocorticoids：surprising new findings on their mechanisms of actions.Ann Rheum Dis, 2021, 80（2）：137-139.

[12] BLUESTONE J A, TANG Q .Treg cells-the next frontier of cell therapy.Science, 2018, 362（6411）：154-155.

[13] SHARABI A, TSOKOS M, DING Y, et al.Regulatory T cells in the treatment of disease.Nat Rev Drug Discov, 2018, 17（11）：823-844.

[14] GEORGIEV P, CHARBONNIER L M, CHATILA T A.Regulatory T cells：the many faces of Foxp3.J Clin Immunol, 2019, 39（7）：623-640.

[15] SCHMETTERER K G, NEUNKIRCHNER A, PICKL W F.Naturally occurring regulatory T cells：markers, mechanisms, and manipulation.Faseb j, 2012, 26（6）：2253-2276.

[16] BUTTGEREIT F, GABER T.New insights into the fascinating world of glucocorticoids：the dexamethasone-miR-342-Rictor axis in regulatory T cells.Cell Mol Immunol, 2021, 18（3）：520-522.

[17] PETRILLO M G, FETTUCCIARI K, MONTUSCHI P, et al.Transcriptional regulation of kinases downstream of the T cell receptor：another immunomodulatory mechanism of glucocorticoids.BMC Pharmacol Toxicol, 2014, 15：35.

[18] CARI L, DE ROSA F, NOCENTINI G, et al.Context-dependent effect of glucocorticoids on the proliferation, differentiation, and apoptosis of regulatory t cells：a review of the empirical evidence and clinical applications.Int J Mol Sci, 2019, 20（5）：1142.

[19] LI J, WANG Z, HU S, et al.Correction of abnormal T cell subsets by high-dose dexamethasone in patients

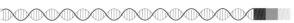

with chronic idiopathic thrombocytopenic purpura.Immunol Lett，2013，154（1/2）：42-48.

[20] UGOR E，PRENEK L，PAP R，et al.Glucocorticoid hormone treatment enhances the cytokine production of regulatory T cells by upregulation of Foxp3 expression.Immunobiology，2018，223（4/5）：422-431.

[21] DOMINGUEZ-VILLAR M，HAFLER D A.Regulatory T cells in autoimmune disease.Nat Immunol，2018，19（7）：665-673.

[22] AZAB N A，BASSYOUNI I H，EMAD Y，et al.CD4+CD25+ regulatory T cells（TREG）in systemic lupus erythematosus（SLE）patients：the possible influence of treatment with corticosteroids.Clin Immunol，2008，127（2）：151-157.

[23] MATHIAN A，JOUENNE R，CHADER D，et al.Regulatory T Cell Responses to High-Dose Methylprednisolone in Active Systemic Lupus Erythematosus.PLoS One，2015，10（12）：e0143689.

[24] HE J，ZHANG R，SHAO M，et al.Efficacy and safety of low-dose IL-2 in the treatment of systemic lupus erythematosus：a randomised，double-blind，placebo-controlled trial.Ann Rheum Dis，2020，79（1）：141-149.

[25] MIAO M，LI Y，XU D，et al.Therapeutic responses and predictors of low-dose interleukin-2 in systemic lupus erythematosus.Clin Exp Rheumatol，2022，10（5）：867-871.

[26] BERESHCHENKO O，COPPO M，BRUSCOLI S，et al.GILZ promotes production of peripherally induced Treg cells and mediates the crosstalk between glucocorticoids and TGF-β signaling.Cell Rep，2014，7（2）：464-475.

[27] BERESHCHENKO O，MIGLIORATI G，BRUSCOLI S，et al.Glucocorticoid-induced leucine zipper：a novel anti-inflammatory molecule.Front Pharmacol，2019，10：308.

[28] VOCKLEY C M，D'IPPOLITO A M，MCDOWELL I C，et al.Direct GR binding sites potentiate clusters of tf binding across the human genome.Cell，2016，166（5）：1269-1281.e19.

[29] CANNARILE L，DELFINO D V，ADORISIO S，et al.Implicating the role of GILZ in glucocorticoid modulation of T-cell activation.Front Immunol，2019，10：1823.

[30] JOSEFOWICZ S Z，LU L F，RUDENSKY A Y.Regulatory T cells：mechanisms of differentiation and function.Annu Rev Immunol，2012，30：531-564.

[31] YADAV M，STEPHAN S，BLUESTONE J A.Peripherally induced tregs - role in immune homeostasis and autoimmunity.Front Immunol，2013，4：232.

[32] HOU Y，FENG Q，XU M，et al.High-dose dexamethasone corrects impaired myeloid-derived suppressor cell function via Ets1 in immune thrombocytopenia.Blood，2016，127（12）：1587-1597.

[33] ROCAMORA-REVERTE L，TUZLAK S，VON RAFFAY L，et al.Glucocorticoid receptor-deficient Foxp3（+）regulatory T cells fail to control experimental inflammatory bowel disease.Front Immunol，2019，10：472.

[34] KIM D，NGUYEN Q T，LEE J，et al.Anti-inflammatory roles of glucocorticoids are mediated by Foxp3（+）regulatory T cells via a miR-342-dependent mechanism.Immunity，2020，53（3）：581-596.e5.

[35] TAVES M D，ASHWELL J D.Glucocorticoids in T cell development，differentiation and function.Nat Rev Immunol，2021，21（4）：233-243.

[36] TISCHNER D，GAGGL I，PESCHEL I，et al.Defective cell death signalling along the Bcl-2 regulated apoptosis pathway compromises Treg cell development and limits their functionality in mice.J Autoimmun，2012，38（1）：59-69.

[37] ENGLER J B，KURSAWE N，SOLANO M E，et al.Glucocorticoid receptor in T cells mediates protection from autoimmunity in pregnancy.Proc Natl Acad Sci U S A，2017，114（2）：E181-E190.

[38] NOVAL RIVAS M，CHATILA T A.Regulatory T cells in allergic diseases.J Allergy Clin Immunol，2016，

138（3）：639-652.

[39] WANG P，ZHANG Q，TAN L，et al.The regulatory effects of mTOR complexes in the differentiation and function of CD4（+）T cell subsets.J Immunol Res，2020，2020：3406032.

[40] CHAPMAN N M，CHI H.mTOR signaling，Tregs and immune modulation.Immunotherapy，2014，6（12）：1295-1311.

[41] ZENG H，YANG K，CLOER C，et al.mTORC1 couples immune signals and metabolic programming to establish T（reg）-cell function.Nature，2013，499（7459）：485-490.

[42] CHARBONNIER L M，CUI Y，STEPHEN-VICTOR E，et al.Functional reprogramming of regulatory T cells in the absence of Foxp3.Nat Immunol，2019，20（9）：1208-1219.

[43] LAM M T，CHO H，LESC H P，et al.Rev-Erbs repress macrophage gene expression by inhibiting enhancer-directed transcription.Nature，2013，498（7455）：511-515.

第八节 免疫球蛋白

一、免疫球蛋白成分

免疫球蛋白（IVIG），又称丙种球蛋白，由正常献血者血浆提取制备。系由健康人血浆经低温乙醇蛋白分离法分离、纯化，去除抗补体活性，并经病毒灭活处理、冻干后制成，合 95% 以上的 IgG、不高于 2.5% 的 IgA、极微量的 IgM 以及可溶性 CD4、CD8、人白细胞抗原分子和某些细胞因子。IgG 的亚型成分与正常人体血清基本一致，其中 IgG1 占 55%～70%、IgG2 占 0～6%、IgG4 占 0.7%～2.6%。不同厂家生产的 IVIG 在渗透压、所含稳定剂、IgA 含量、IgG 亚型成分、pH 和剂型等方面稍有差别，但并无证据显示它们的生物学作用有明显差异。由于含有具有广谱抗病毒、抗菌和抗其他病原体性质的 IgG 抗体，免疫球蛋白的独特型和独特型抗体会形成复杂的免疫网络，具有免疫替代和免疫调节的双重治疗作用。

二、免疫球蛋白免疫调节机制

药代动力学研究显示 IVIG 进入健康人体后，人的 IgG 水平立即升高，血清峰值与剂量相关，并能相对迅速地分布到血浆和血管外液，3～5 日达到血管内、外的平衡，半衰期为 18～32 日，与内源性 IgG 相当。IVIG 中的 IgG 多数以单体形式存在。由 Fab 段和 Fc 段两个部分组成：Fab 段与特异性抗原结合，参与特异性免疫应答；Fc 段则参与非特异性免疫应答。上述两个功能区均参与 IVIG 的免疫调节作用，涉及免疫系统的各个水平和炎性反应的各个部分。

使用 IVIG 的作用机理与下列因素有关：① IVIG 中存在大量多克隆抗体，能有效地中和抗原，清除免疫复合物，从而终止自身免疫反应继续发展，缓解病程；② IVIG 中存在着丰富的 IL-1、IL-6 和 TNF 自身抗体，能直接中和这些因子，从而有即刻消炎之效；③ IVIG 中 Fc 段封闭巨噬细胞 Fc 受体后，可保全已与自身抗体（如抗血小板抗体）结合的自身组织不被吞噬。

1. Fc 受体介导的 IVIG 作用机制

众所周知，IgG 的 Fc 片段能特异性地与一些免疫效应细胞相结合。IVIG 在 20 世纪 80 年代推出后不久，就应用于特发性血小板减少性紫癜治疗。IVIG 通过阻断网状内皮细胞的 Fc 受体，减少血小板的破坏，达到快速提升血小板数量的目的。阻断 Fc 受体也可能会抑制抗体依赖细胞介导的细胞毒性作用，因此 IVIG 也可用于感染引起的神经系统脱髓鞘病变。

IgG 的 Fc 片段有 3 个不同的结构域和铰链区。它们分别是新生儿 Fc 受体（FcRn）、补体 Clq 以及经典的 Fc 受体（FcyRs）三者的结合位点，前者主要决定 IgG 的半衰期，而后两者通过补体或先天性免疫细胞介导发生反应。FcRn 是 IgG 抗体半衰期的关键调节因素。通常情况下，IgG 能与很多组织表达的 FcRn 相结合，尤其是受体高度表达的血管内皮细胞。FcRn 是一种保护性受体，能抑制 IgG 的分解代谢，防止其被溶酶体降解，从而使完整的 IgG 抗体在循环中发挥作用。但是目前 IgG 和 FcRn 相关作用机制的研究还很难在各个实验模型中得到验证。

Fcy 受体在人类包括 FcγR Ⅱ A、FcγR Ⅱ B、FcγR Ⅱ C 和 FcγR Ⅲ A，它们都是低或中等亲合性受体，与单体 IgG 抗体结合能力有限。IVIG 中单体 IgG 构成占 95% 以上，剩余的是二聚体或多聚体的 IgG。临床上往往大剂量的 IVIG 治疗效果较好，提示 IgG 二聚体或多聚体有更好的抗炎作用。此外，IVIG 能诱导巨噬细胞上调表达 FcγR Ⅱ B 而起到抗炎作用。但是这些机制仅在动物模型中观察到，在人体中的作用还有待证实。

2. F（ab'）2 依赖的 IVIG 作用机制

IVIG 包含各种各样的 IgG 自身抗体，其中包括 Fas、CD5、T- 细胞受体的特异性抗体、抗独特型自身抗体、各种细胞因子及细胞因子受体。它们的作用机制可能与 F（ab'）2 介导有关。中毒性表皮坏死松解症中，角质形成细胞表达 Fas，同时这些患者的血清中含有高浓度的 Fas 配体，IVIG 含有抗 Fas 抗体，大剂量的 IVIG 可阻断 Fas 配体对受体的影响，防止角质细胞死亡。IVIG 中的 siglec-8 和 siglec-9 抗体在体外能诱导中性粒细胞和嗜酸性粒细胞凋亡，可能 IVIG 在体内通过该机制清除循环系统中这些效应细胞。IVIG 能有效去除 B 细胞活化因子从而抑制 B 细胞的增殖。IVIG 也能通过诱导树突状细胞的成熟，活化调节性 T 细胞和 NK 细胞，发挥抗炎作用。此外，某些激活的补体成分如 C3a 和 C5a，可以与 F（ab'）2 片段发生作用。活化的 C3a 和 C5a 可以吸引先天性免疫效应细胞，这可能是 F（ab'）2 片段发生抗炎作用的一个重要机制。但是 C5a 与 F（ab'）2 片段为低亲合力，在小鼠模型中，F（ab'）2 可能通过上调 B 细胞表面的 Fc Ⅱ B 而起到抗炎作用，这在临床上还需要进一步验证。这与大家通常认为的细胞表面的 FcγR Ⅱ B 上调是通过 Fc 片段是有出入的，可能与不同细胞发生的作用机制不同有关。

3. 抑制细胞因子的产生

川崎病是经美国食品和药物管理局批准的采用 IVIG 治疗的急性多系统炎症性疾病，主要影响儿童，最重要的并发症是冠状动脉受累。在未经 IVIG 治疗的患儿中冠状动脉病变率高达 25%。川崎病的病因不清，可能与感染相关。金黄色葡萄球菌肠毒素作为一个超级抗原在川崎病中被认为可能是感染后发生免疫反应的一种诱发因素。IVIG 中含有中和金黄色葡萄球菌肠毒素的抗体，也能抑制因其引起的 T 细胞的活化，从而降低冠状动脉病变的发生。IVIG 能抑制 IL-1、IL-6 和 TNF 等促炎性细胞因子的产生，同时上调 IL-1 受体拮抗剂的合成和释放，从而起到抗炎作用，其中 IL-6 被认为可能与川崎病的症状及全身炎症反应有关。神经生长因子（NGF）在许多炎症性疾病发挥刺激人体释放的炎性神经肽作用。在川崎病的急性期，血清 NGF 的水平升高。IVIG 中有抗 NGF 抗体，这可能是 IVIG 在川崎病中起作用的重要机制。内皮细胞在川崎病的免疫病理学发挥很重要的作用。IVIG 可通过下调主要黏附分子（细胞间黏附分子 1 和血管细胞黏附分子 1）、趋化因子（单核细胞趋化蛋白 1、巨噬细胞集落刺激因子和粒细胞—巨噬细胞集落刺激因子）和促炎性细胞因子的 mRNA 的表达，抑制内皮细胞增殖。一氧化氮被认为能早期触发川崎病血管内皮功能障碍，IVIG 能降低嗜中性粒细胞产生的一氧化氮的量。

IVIG是川崎病的首选药物，它能显著降低冠状动脉的病变率。但是仍有 10% 的患儿对首剂 IVIG 不敏感。目前 IVIG 治疗川崎病虽然提出很多机制，但是确切的机制并不完全清楚。

4. 调节黏附分子的表达

IVIG 包含 10 肽序列精氨酸—甘氨酸—天冬氨酸（RGD）特异性抗体，RGD 是表达细胞表面的黏附分子。IVIG 通过与 RGD 结合，抑制 B 细胞黏附纤维连接蛋白和血小板栓。在镰状细胞病动物模型中，大剂量的 IVIG 能迅速减少中性粒细胞黏附于血管内皮，降低红细胞和白细胞之间的相互作用，从而缓解链状细胞引起的血管闭塞危机。

三、免疫球蛋白与 Treg 的关系

IVIG 治疗可以增加 Treg 数量。在吉兰 - 巴雷综合征中，IVIG 治疗增加 Foxp3 的表达和 Treg 中抑制性细胞因子的产生。在系统性红斑狼疮中，IVIG 治疗的患者显示 Treg 数量显著增加。嗜酸性肉芽肿性血管炎患者的 IVIG 治疗一致增加了 CD4$^+$T 细胞中 Foxp3$^+$Treg 的数量和 IL-10 的产生。

IVIG 诱导 Treg 的机制可能涉及 IgG 与 T 细胞的直接相互作用，或调节其他细胞或分子靶标，特别是 DC 和巨噬细胞等 APC。IVIG 还可以与其他细胞相互作用，如 B 细胞或 NK 细胞。此外，IVIG 可以调节促炎细胞因子的产生，这可能在维持 T 细胞耐受性方面发挥作用。

多克隆 IgG 与 Treg 的直接相互作用可能代表 IVIG 诱导耐受的一种机制。Kessel 等证明，当与人 CD4$^+$T 细胞一起加入培养物中时，IVIG 增加细胞内 Foxp3、TGF-β 和 IL-10 的表达。IVIG 刺激了 Treg 中 ZAP-70 的磷酸化，增强其抑制活性。此外，IgG 与效应 T 细胞的相互作用可以影响细胞因子平衡，表现为下调促炎细胞因子（如 IL-2、IFN-γ 和 TNF-α），并上调抑制性细胞因子。在临床试验中，发现在对 IVIG 治疗有反应的 ITP 患者中，CD4$^+$T 细胞分泌的 IL-10 和 TGF-β 增加，Th1 细胞分泌的细胞因子减少。

白细胞上趋化因子或趋化因子受体的修饰是 IVIG 的另一种潜在作用方式。有证据表明，Treg 区室化和运输是组织或器官特异性的，不同的趋化因子受体和整合素表达可能有助于 Treg 选择性进入不同的炎症微环境中。例如，趋化因子受体 CCR4 和 CCR8 在 Treg 上表达用于组织归位。Treg 可能会根据其运输方向改变其归巢受体表达谱。在继发性淋巴组织中发现的大多数 Treg 表达 CD62L 和 CCR7。此外，虽然效应细胞和调节性 T 细胞都可能表达相似的趋化因子受体模式，但这两个亚群都可能与 APC 相互作用或进入炎症部位。在 ITP 的小鼠模型中，IVIG 治疗也修改了 Treg 区室化，强调了 IVIG 对趋化因子受体表达起作用的潜力。目前尚不清楚这是否与 APC 直接或间接作用有关。

除了 IVIG 与 Treg 相互作用，IVIG 还可以通过 DC 参与调控 Treg 分化。成熟的 DC 表型与 Treg 增殖及抑制功能增强有关。通过 DC 和 T 细胞的直接细胞间相互作用，诱导 IDO、IL-10、TGF-β 和视黄酸的分泌，促进 Treg 扩增。而内化的 IVIG 通过与抗原肽竞争细胞内 MHC Ⅱ 区室上的 MHC Ⅱ 分子上来干扰 DC 抗原呈递。通过减少抗原呈递来抑制 T 细胞反应，也可能干扰自身反应性致病性 T 细胞的活化。此外，IVIG 也可能通过触发基于酪氨酸的免疫感受器激活基序（ITAM）来激活 FcγR，从而改变 DC 产生细胞因子的模式，包括抑制性细胞因子（如 IL-10）的上调，以及炎症细胞因子（如 IL-12 和 IFN-γ）的下调，从而参与调控 Treg 的增殖分化。也有研究报道，IVIG 通过在 DC 诱导 COX-2 依赖性 PGE$_2$ 来促进 Treg 增殖。在实验性自身免疫性脑脊髓炎模型中，COX-2 抑制剂抑制 PGE$_2$ 合成可阻止 Treg 扩增，此过程是由 IVIG 的 F（ab'）2 片段与 DC 特异性细胞间黏附分子相互作用介导的。此外，多种动物实验表明，唾液酸化的 IVIG 也通过 DC 诱导 Treg 扩增和活化，其具体

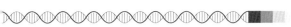

机制与 IVIG 和 DC 上的 C 型凝集素受体相互作用，诱导耐受性 DC 产生，调节 DC 细胞因子分泌等有关，从而调控 Treg 稳态。此外，IVIG 也可通过 CTLA-4 表达调控自身免疫病患者的 Treg。在川崎病研究中，IVIG 可使 Fc 特异性调节性 T 细胞扩增，IL-10 分泌增加，耐受性骨髓树突状细胞诱导 IgG 内化。总之，多项研究表明 IVIG 可以使患者 Treg 增多，但 IVIG 参与调控 Treg 的作用机制仍需进一步探究。

四、A 免疫球蛋白的应用

1. 自身免疫病

目前，高剂量 IVIG 疗法（1 ~ 2 g/kg）用于治疗各种自身免疫和炎症性疾病，如格林 - 巴利综合征（guillain barre syndrome，GBS）、川崎病、特发性血小板减少性紫癜和炎性肌炎。此外，研究报道特发性炎性肌病和抗中性粒细胞胞浆抗体（ANCA）相关性血管炎 DE 患者在高剂量 IVIG 治疗后 Treg 的百分比增加。体外和体内实验模型研究表明 IVIG 治疗可以扩增 Treg。研究发现，在自身免疫病患者中，静脉注射 IVIG 介导的 Treg 扩增与循环中 PGE$_2$ 水平升高有关。此外，IVIG 通过调节抗原呈递树突状细胞来扩增 CTLA-4 表达 Treg，并降低了重症肌无力（MG）患者 Treg 中 CTLA-4 启动子的 -658 和 -793 CpGs 的甲基化水平。总之，IVIG 治疗的抗炎作用与自身免疫患者中 Treg 的增强有关，这些 Treg 可能进一步帮助恢复免疫耐受性。

2. 小儿重症手足口病

以 150 例小儿重症手足口病患儿为研究对象，采取随机数表法分为 A、B、C 组，每组 50 例。三组均给予利巴韦林（IVIG）抗病毒药物及相关治疗，A 组给予 IVIG 1 g/（kg·d），B 组给予 IVIG 0.5 g/（kg·d），C 组给予 200 mg/（kg·d），观察患儿用药后惊跳消退时间、皮疹消退时间、发热缓解时间及治疗时间。A、B 两组较 C 组总有效率显著较高（P=0.05）。与 C 组相比，A、B 两组的惊跳消退时间、皮疹消退时间、发热缓解时间、治疗时间显著较低，差异有统计学意义（P=0.05）。A 组的不良反应发生情况显著高于 B、C 两组，差异有统计学意义。IVIG 的光谱抗病毒性、细菌及其他病原体的 IgG 提供充足的特异性抗体，还能阻断免疫病理损伤，有效缓解脑炎颅内高压症状，减轻对脑部损伤，有利于降低多器官功能障碍的发生，缩短病程。重症手足口病可能因病毒直接损伤与免疫性损伤，IVIG 具有较强的免疫调节能力。大剂量的静丙球蛋白对重症手足口病治疗已得到公认，但中小剂量的治疗效果鲜少有报告比较，本研究结果发现，大剂量的 IVIG 总有效率最高，大、中度剂量的总有效率相近，显著高于小剂量组；大、中剂量的治疗时间及症状消失时间等指标相近，显著低于小剂量需要的时间。在用大、中剂量能得到相同的药效时患儿应选择中度剂量，不良反应小，同时也降低了治疗成本。综上所述，大、中度剂量的疗效相近，且中度剂量不良反应小，因此中度剂量 IVIG 是治疗小儿重症手足口病的合理选择，有临床推广意义。

3. 特发性血小板减少性紫癜

初诊的特发性血小板减少性紫癜（ITP）患者表现出 ILC1、ILC2、ILC3、Th17、DC、浆细胞样 DC 以及血清 IFN-γ 和 IL-17A 水平升高，同时产生 IL-10 的 Treg 水平降低。给予高剂量免疫球蛋白治疗可以逆转这一现象。大剂量地塞米松联合亚临床剂量静脉人血丙种球蛋白治疗特发性血小板减少性紫癜可使患者的血小板上升迅速，总反应率高达 89%，并可获得持续的缓解，所有患者对该方案的耐受性良好。该方案有效率高、安全性好，可考虑作为初治慢性 ITP 患者的一线治疗，值得临床推广应用。

4. 川崎病

川崎病（KD）是一种原因不明的全身血管性疾病，常累及心血管，引起冠状动脉损害，治疗棘手。

KD 多发生于婴幼儿，男性多见，病因尚不清楚，多数学者认为与感染、免疫等因素有关。病变易累及全身各系统中小血管，特别是冠状动脉，易导致血管扩张或形成动脉瘤，引起血栓性梗死、狭窄或动脉瘤破裂、心肌梗死或猝死。静丙球蛋白是一种以低温乙醇工艺法，从混合血浆中分离出的制品，使用安全、无毒、无不良反应。其通过调控免疫细胞功能，抑制淋巴细胞、巨噬细胞合成和释放前体炎症介质和细胞因子等发挥消炎退热作用，还可封闭网状内皮系统 FC 受体，阻断或延缓自身抗体包被的血小板，阻止血小板黏附，减少血栓形成。以往治疗 KD 多采用皮质激素，笔者观察，其近期临床疗效与静丙球蛋白相仿，但长期使用有严重的毒副作用。早期足量使用静丙球蛋白可缩短病程，减少并发症；并可控制复发，可作为治疗小儿 KD 的首选药物。

五、结语

IVIG 作为辅助治疗或一线用药已经广泛用于自身免疫病及炎症性疾病。已报道许多 IVIG 的作用机制，这些机制不是相互排斥的，很有可能是相互协同的。但是有些作用机制目前只在动物模型中发现，且动物模型不同，亦有不同的结论，在人体的作用有待进一步验证。IVIG 是一种血制品且价格昂贵，全面了解它的作用机制，是笔者寻找合适替代品的必要前提条件。

（武晓燕　胡方媛）

参考文献

[1] 孙淑英 . 静丙球蛋白在治疗小儿重症手足口病中的应用 . 中国实用医药，2015，10（10）：146-147.

[2] BAYRY J，MOUTHON L，KAVERI S V. Intravenous immunoglobulin expands regulatory t cells in autoimmune rheumatic disease. J Rheumatol，2012，39（2）：450-451.

[3] HSIEH L E，SONG J，TREMOULET A H，et al. Intravenous immunoglobulin induces igg internalization by tolerogenic myeloid dendritic cells that secrete IL-10 and expand fc-specific regulatory t cells. Clin Exp Immunol，2022.

[4] MADDUR M S，TRINATH J，RABIN M，et al. Intravenous immunoglobulin-mediated expansion of regulatory t cells in autoimmune patients is associated with increased prostaglandin e2 levels in the circulation. Cell Mol Immunol，2015，12（5）：650-652.

[5] TRINATH J，HEGDE P，SHARMA M，et al. Intravenous immunoglobulin expands regulatory t cells via induction of cyclooxygenase-2-dependent prostaglandin e2 in human dendritic cells. Blood，2013，122（8）：1419-1427.

[6] WANG S C，YANG K D，LIN C Y，et al. Intravenous immunoglobulin therapy enhances suppressive regulatory t cells and decreases innate lymphoid cells in children with immune thrombocytopenia. Pediatr Blood Cancer，2020，67（2）：e28075.

[7] XU W，REN M，GHOSH S，et al. Defects of ctla-4 are associated with regulatory t cells in myasthenia gravis implicated by intravenous immunoglobulin therapy. Mediators Inflamm，2020，2020：3645157.

[8] KAUFMAN G N，MASSOUD A H，DEMBELE M，et al. Induction of regulatory t cells by intravenous immunoglobulin：A bridge between adaptive and innate immunity. Front Immunol，2015，6：469.

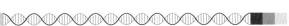

第九节　地西他滨

一、概述

地西他滨又称 5- 氮杂 -2'- 脱氧胞苷，是一种合成的天然核苷 2'- 脱氧胞苷类似物，可特异性地抑制 DNA 甲基化转移酶，逆转 DNA 的甲基化过程，激活沉默失活的抑癌基因。Lubbert 等研究证实高浓度地西他滨具有细胞毒性作用，而低浓度具有去甲基化作用。地西他滨为目前已知最强的 DNA 甲基化特异性抑制剂，阻断 DNA 甲基化可致基因激活与诱导细胞分化。其对 L1210 的细胞毒性作用可为胸苷所加强，是因胸苷可使本品掺入 DNA 的量增加，从而增加本品对 DNA 甲基化的抑制作用。为 S 期细胞周期特异性药物。

二、地西他滨通过去甲基化作用调节 Th17/Treg 水平

地西他滨是一种天然 2'- 脱氧胞苷酸的腺苷类似物，通过抑制 DNA 甲基转移酶，减少 DNA 甲基化，抑制细胞增殖，属于 S 期细胞周期特异性药物；地西他滨表现为剂量相差的双重机制，高浓度时具有细胞毒性作用，低浓度时具有去甲基化作用。

已有的研究发现地西他滨能够诱导同种心脏移植小鼠体内 *Foxp3* 基因的表达，从而明显减轻急性排斥反应，延长移植心脏存活时间，其机制可能与 Foxp3 表达能够诱导 CD4$^+$CD25$^+$Treg 的增殖和分化相关。据此笔者推测地西他滨通过去甲基化作用，减少诱导 SLE 患者 *Foxp3* 基因的表达，诱导 CD4$^+$CD25$^+$Treg 的增殖和分化，诱导免疫耐受形成，以起到治疗疾病的目的。

DNA 的甲基化修饰同样参与 *Foxp3* 基因的表达调控。研究指出，在 *Foxp3* 编码基因上游的非编码区域存在着进化上高度保守的富含 CpG 的碱基序列，该区域的低甲基化状态与 *Foxp3* 基因的表达上调有关，而其高甲基化水平导致 *Foxp3* 基因的表达下降。同时研究还表明，该区域在初始 CD4$^+$ T 细胞和 TGF-β-iTreg 是高甲基化的，而在 nTreg 中则呈现低甲基化状态。Aza 可以诱导初始 CD4$^+$ T 细胞向 CD4$^+$CD25$^+$Treg 方向转化，并与 TGF-β 具有协同作用，在该类 iTreg 中上述 CpG 调控区域甲基化水平降低，*Foxp3* 基因表达上调，具有免疫调节能力，其分子生物学及免疫学表现均类似于 nTreg。这些提示了 DNA 甲基化在 *Foxp3* 基因表达调控及 Treg 分化诱导中存在重要作用。此外，动物模型研究发现，低剂量地西他滨可促进 Treg 的生成和分化，增强其免疫抑制功能，恢复 Treg 和 Th 细胞之间的平衡。二代 RNA 测序和细胞因子分析显示，低剂量地西他滨重新平衡了 T 细胞稳态，降低促炎细胞因子，下调磷酸化 STAT3，提示低剂量地西他滨可能通过抑制 STAT3 激活来恢复 Treg。

地西他滨作为特异的 DNA 甲基化转移酶抑制剂，可逆转 DNA 的甲基化过程，诱导肿瘤细胞向正常细胞分化或诱导肿瘤细胞凋亡。在肿瘤细胞内，地西他滨被脱氧胞苷激酶磷酸化，以磷酸盐的形式与 DNA 掺合。高浓度的地西他滨掺合可抑制 DNA 合成诱导细胞死亡，发挥其细胞毒性作用；低浓度的地西他滨掺合可替代肿瘤细胞内的胞嘧啶与 DNA 甲基化转移酶共价结合，使 DNA 甲基化转移酶失活但不会导致细胞死亡。

在以髓性细胞白血病患者为研究对象的临床试验中观察到，给予地西他滨治疗 5 日后，全部染色体组中 5- 甲基胞嘧啶 / 胞嘧啶及重复 DNA 组件的甲基化程度分别下降 14% 和 9%。在 5 ~ 20 mg/（m^2·d）内，甲基化程度的减弱与用药剂量线性相关（$r=0.88$；$P=0.05$），并且甲基化的减弱程度与临床疗效也有一定的相关性；当用药剂量超过 20 mg/（m^2·d）时，甲基化的减弱程度没有增加，而是呈平台趋势，

同时临床疗效也没有增强而是呈减弱趋势，这种现象在使用高剂量 [100 ~ 180 mg/（m² · d）] 地西他滨治疗慢性髓系白血病患者中可以观察到。地西他滨在镰状细胞性贫血中独特的活性机制在于其影响 *HbF* 基因的活性，这种基因在出生后通常处于静默状态。

地西他滨通过蛋白酶作用通路，选择性降解 DNA 甲基化转移酶 -1，继发提高组蛋白乙酰化水平，激活 r- 球蛋白基因提高 HbF 在体内的表达，减缓疾病恶化进程。地西他滨的抗肿瘤活性并不仅仅来自于其特异的 DNA 甲基化转移酶抑制作用，其他的作用机制还在研究中。地西他滨可以诱导某些基因局部染色体重组，可增加细胞中组蛋白去乙酰基酶 -1 的释放，解除 p21WAF1 的抑制作用。地西他滨和组蛋白去乙酰基酶抑制剂联合应用，可加强染色体重组，激活非甲基化原因沉默失活的抑癌基因。地西他滨是细胞周期 S 期特异性药物，可诱导人白血病细胞终端分化，并减少集落生成，其在细胞内的失活主要为胞苷脱氨酶的脱氨作用。以 L1210 白血病大鼠模型为研究对象，地西他滨和胞苷脱氨酶抑制剂 Zebularine 联合应用，大鼠生存期比单用地西他滨或 Zebularine 显著延长，这为临床上联合用药提供了理论依据。

（张　丽）

参考文献

[1]　HAN P，HOU Y，ZHAO Y，et al. Low-dose decitabine modulates T-cell homeostasis and restores immune tolerance in immune thrombocytopenia. Blood，2021，138（8）：674-688.

第十节　基因编辑技术在 Treg 治疗中的应用

一、基因编辑技术概述

基因编辑又称基因组编辑或基因组工程，是一种新兴的比较精确的能对生物体基因组特定目标基因进行修饰的一种基因工程技术。嵌合抗原受体（CAR）作为一种新型的基因组编辑技术，大大促进了 T 细胞治疗的优化，这些技术现在被用于增强 Treg 的特异性和功能性，以 Treg 为基础的自身免疫和移植治疗正得到快速的发展（图 7.10.1）。

二、CAR-Treg 的发现与应用

最初过继性 Treg 的临床试验主要使用多克隆或体外扩增的 Treg。虽然多克隆 Treg 获得了一定程度令人鼓舞的效果，但是输注所需的细胞数量相当大，此外，还有非特异性免疫抑制的风险，事实上，多克隆 Treg 输注后的病毒再激活已有报道。这些缺点可以通过使用抗原特异性 Treg 来克服，与多克隆 Treg 相比，抗原特异性 Treg 只需要较少的细胞就可以实施更多的局部和靶向抑制。此外，许多研究已经证明，在动物模型中，特异于所需抗原的 Treg 在功能上优于多克隆或未修饰的 Treg。传统的产生抗原特异性 Treg 的方法主要依赖于用 APC 和特异性抗原扩增，或用 T 细胞受体（TCR）工程化的 Treg。然而，用 APC 扩增 Treg 效率低下，而用 TCR 构建的 Treg（TCR-Treg）仍然受到 MHC 的限制，限制了针对不同患者的模块化应用。

另一种赋予 Treg 特异性的方法是用嵌合抗原受体（CAR）转导这些细胞。与 TCR-Treg 相比，

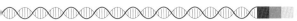

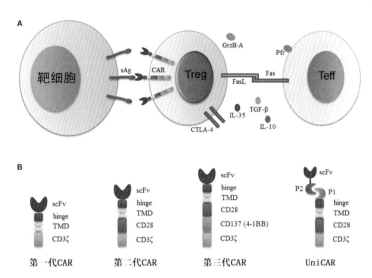

A. 经病毒载体转导的 Treg 在靶细胞上过表达特异性识别表面抗原的 CAR。CAR-Treg 通过多种机制抑制效应 T（Teff）细胞：CAR-Treg 分泌免疫抑制细胞因子、激活的 Treg 上的 CTLA-4、与 Teff 上的 CD28 竞争、与 APC 上的 CD80/CD86 结合。Treg 及其 Fas 配体分泌的颗粒酶 B/A（GrzB/A）和穿孔素（Pfr）可诱导 Teff 凋亡。B. 第一、第二、第三代 CAR 和通用 CAR（UniCAR）的结构。CAR 由抗原结合 scFv（单链可变片段）、细胞外铰链、跨膜结构域（TMD）和细胞内信号转导域（CD28/CD137/CD3ζ）组成。第一代 CAR 只包含 CD3ζ 信号域。第二代 CAR 包含一个额外的共刺激域（CD28 或 CD137）。第三代 CAR 结合了这两个共刺激域。最新一代通用 CAR 的铰链连接在 P1（一种肽或蛋白质）上，P1 与另一种肽或蛋白质 P2 结合，P2 融合到目标细胞的 scFv 识别表面分子。

图 7.10.1　CAR-Treg 的结构及其对效应 T 细胞的相互作用

引自 ZHANG Q，LU W，LIANG C L，et al. Chimeric antigen receptor（CAR）treg：a promising approach to inducing immunological tolerance. Front Immunol，2018，9：2359.

CAR 具有一些独特的优势：这些表达 CAR 的 T 细胞激活时绕过 HLA 限制，通过共受体信号的激活增加了特异性，以及 CAR 的靶向灵活性（任何可溶性或表面多价抗原都可以作为靶点）。

　　2009 年，进行了第一项利用 CAR 来重新定向人类 Treg 的研究，在免疫缺陷小鼠模型中，观察到了人 CEA-CAR-Treg 介导的抑制作用。CAR-Treg 最直接的应用是 GvHD 和器官移植排斥反应。与大多数自身免疫病不同，移植中有非常明确的靶点，即 HLA 分子。2016 年，MacDonald 及其同事报道了用靶向人类白细胞抗原（HLA）Ⅰ类分子 A2（A2-CAR）的 CAR 成功转导人类 Treg。Boardman 及其同事证实了这些发现，他们表明表达类似供体 HLAⅠ-A2 类特异性 CAR 的人类 Treg 能够减轻和预防人类皮肤异种移植模型中皮肤移植的排斥反应。除了同种异体反应性 CAR-Treg 外，最近还开发了几种自身抗原特异性 CAR-Treg，并成功应用于 1 型糖尿病、自身免疫性肝炎、炎症性肠病、脑炎、关节炎和几种罕见疾病的临床前模型（图 7.10.2）。

三、CAR-Treg 的制备

　　CAR-Treg 制备采用传统多克隆 Treg 生产（分离和激活）的技术。所得产物随后进行基因修饰 / CAR 基因传递（图 7.10.3）。目前多克隆 Treg 的制备工艺以单采或外周血制备的外周血单核细胞（PBMC）为原料（由 < 3% 的 Treg 组成），主要采用磁珠选择（磁激活细胞分选，MACS），尽管基于流式细胞术的荧光激活细胞分选（FACS）设备也已被应用。通常，$CD8^+$ 细胞首先被耗尽，然后对 CD25 高的细胞进行阳性选择，导致 $CD4^+CD25^{high+}Foxp3^+$Treg 的富集（> 70%）。由于幼稚 Treg 更稳定且受 T

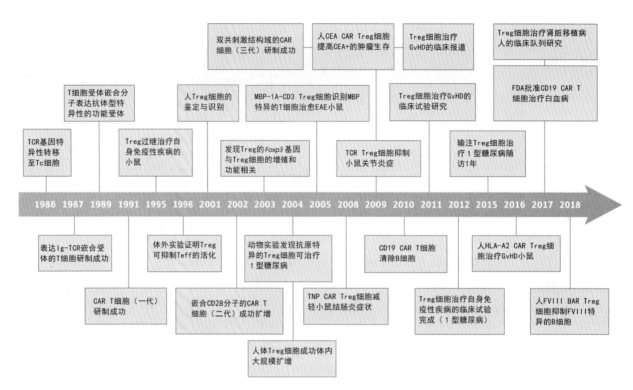

图 7.10.2　CAR-Treg 治疗临床应用关键进展的时间表

引自 FERREIRA LM R，MULLER Y D，BLUESTONE J A，et al. Next-generation regulatory T cell therapy. Nat Rev Drug Discov，2019，18（10）：749-769.

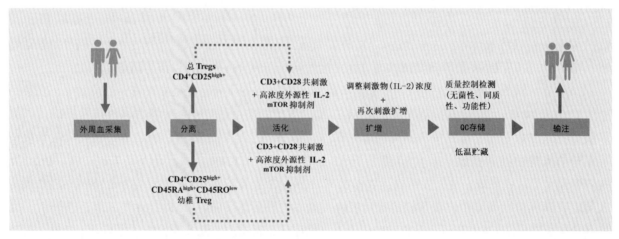

首先以白细胞去除术或外周血为原料获得外周血单核细胞（PBMC）。从 PBMC 中分离 Treg 群主要是通过基于特征标记表达谱的磁激活细胞分选（MACS）或荧光激活细胞分选（FACS）实现的。通过用抗 CD3/CD28 抗体包被的磁珠和（高）外源性 IL-2 水平刺激来进行激活。可以添加 mTOR 抑制剂以防止污染效应 T 细胞的扩增。使用抗 CD3/CD28 抗体包被的磁珠加上（高）外源性 IL-2，通过传代和连续培养基供应，重复扩增以在 2 ～ 3 周内将细胞扩增几个对数。在制备工作流程结束时进行无菌、身份和效力的质量控制（QC）检测。最终的多克隆 Treg 产品可以直接输注给患者，或在冷冻储存一段时间后输注给患者。

图 7.10.3　传统多克隆 Treg 的制备工作流程

引自 FRITSCHE E，VOLK H D，REINKE P，et al. Toward an optimized process for clinical manufacturing of car-treg cell therapy. Trends Biotechnol，2020，38（10）：1099-1112.

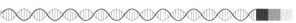

效应（Teff）细胞污染较少，其他方法依赖于通过额外消耗 CD45RO⁺ 或富集 CD45RA⁺ 细胞来富集幼稚 Treg。富集后，细胞被抗 CD3/CD28 珠和（高）外源性 IL-2 激活。重复此过程以将细胞扩大几个对数（高达＞ 1000 倍）。为了通过污染 Teff 细胞的扩增来防止 Treg 不稳定，可以添加 mTOR 抑制剂雷帕霉素以选择性耗竭效应 Teff 细胞。扩增 2 ～ 3 周后，Treg 在质量控制（QC）测试中显示出高纯度（＞ 90%CD4⁺CD25^high⁺Foxp3⁺）和高功能性。

在分离、激活和扩展分选的 Treg 后，使用表达 CAR 构建体的 GMP 级病毒载体转导所得的"Treg 主产品"。生成的 CAR-Treg 产品通过连续培养基供应和符合 GMP 的抗 CD3/CD28 磁珠和（高）外源性 IL-2 的再刺激得到进一步扩展。在制备工作流程结束时实施无菌、身份和功能的 QC 检测。最终的 CAR-Treg 产品可以进行进一步的细胞扩增，直到达到所需的细胞计数，然后冷冻保存或在制备后新鲜给予患者。

四、用于 Treg 制备的 CAR 结构设计和载体构建

1. 靶向抗原的选择

与必须介导杀死特定癌症靶细胞的抗癌策略相比，Treg 的一个优势是它们在周围组织中的功效，称为旁观者抑制。第一个临床试验可能从同种异体反应性 CAR-Treg 开始，这些 CAR-Treg 在接受 A2+ 移植的 HLA-A2 阴性实体器官移植受者中靶向 HLA-A2。在这种情况下，目标抗原仅在移植物中表达，并最终在一些循环供体来源的细胞上表达。旁观者抑制不仅克服了 HLA-A2 错配，而且还克服了出现在同一目标细胞上的其他 MHC 错配。如前所述，自身反应性 CAR-Treg 也在临床前模型中进行了测试，然而，CAR-Treg 直接针对实质细胞的同种异体 / 自身抗原可能在安全性和持久疗效方面存在一些缺点。

2. 通过 CAR 的功能信令

成功制备源自 Tconv 细胞的 CAR-T 细胞所必需的激活步骤通常是通过使用扩增珠刺激 CD3 和 CD28 来完成的。第一代 CAR 构建体仅由细胞外 CAR 抗原结合域、跨膜域和细胞内 CD3 信号链组成，而来自 CD28 和（或）4-1BB（CD137）的信号域已被引入下一代 CAR 构建体。此外，还添加了 γ 链细胞因子（IL-2 和其他）作为培养基补充剂。据 Vormittag 及其同事分析了 2002 年至 2017 年临床试验中 CAR-T 细胞的制备过程，T 细胞活化最常用的过程是抗 CD3/CD28 抗体包被的磁珠方法（65.8% 所有分析的试验）。第二个最常用的方法是组合抗 CD3/CD28 单克隆抗体加 IL-2 方法（占试验的 29.3%）。

关于 CD137 与 CD28 介导的细胞内信号转导的必要性没有明确的共识。尽管如此，大多数研究支持在同种异体移植设置中使用 CD28。其他挑战涉及患者给药后抗原特异性 CAR-Treg 的体内存活、Treg 到目标抗原表达位点的归巢能力以及 Treg 耗竭和持久性。尽管 CAR-Treg 的抗原特异性应该赋予更好的归巢能力，但最初的非临床研究表明，在靶点的长期存活率有限。在小鼠结肠炎模型中应用过继性 CAR-Treg 后的体内成像显示，这些细胞确实优先迁移到目标组织，但它们仅在过继转移后持续 7 ～ 9 天，并且在第 9 天后检测不到。长期体内疗效的 CAR 信号优化设计是研究的持续重点。

3. 基因传递的效率

目前，CAR 转导通常涉及高效但昂贵的基于慢病毒的基因传递。这需要单独的制备过程，包括 QC 检测，但可以从独立的合同制备组织购买现成的。

尽管迄今为止在使用基于慢病毒的 CAR-Tconv 细胞的众多临床试验中尚未提出安全问题，但非病毒方法作为一种潜在安全且具有成本效益的选择引起了相当大的兴趣。最近的一种方法依赖于通过转

座子 / 转座酶系统基于质粒的 CAR 转基因递送。简而言之，CAR 转基因被插入到转座子序列中，相应的质粒在激活前通过电穿孔导入 T 细胞。转座酶从供体质粒中切除转座子序列，包括 CAR 转基因，然后将其插入 T 细胞基因组中。为了基于这种方法制备 CAR-T 细胞，最好应用睡美人（SB）系统。与已建立的病毒递送系统相比，依赖"裸 DNA"转染的初始方法显示出低整合效率，而新型转座子方法产生的整合效率更接近病毒递送系统的整合效率。

基于病毒和质粒的传递系统的一个缺点是由于半随机 DNA 整合而导致基因破坏或致癌事件的潜在风险。根据最近的数据，"睡美人"转座子系统在这方面可能是最安全的，因为它可能针对人类基因组中的安全港位点。最小化每个细胞的载体拷贝数也降低了插入性肿瘤发生的风险，例如，由于 DNA 降解或细胞分裂稀释，转染后质粒 DNA 水平逐渐降低。

然而，病毒转导仍然是 CAR 转基因递送的主要方法，其中 94% 的临床试验使用了这种技术。对于病毒基因传递，慢病毒系统（54%）似乎比逆转录病毒方法（41%）更受欢迎。

4. 扩增和收益

除了传统的细胞培养瓶（T-flasks）和带有透气基底膜的 G-Rex® 半封闭细胞培养平台，可以在不影响气体交换的情况下实现大容量培养基，许多 CAR-T 细胞制备工艺也采用静态培养袋和摇动生物反应器。趋势是转向允许几乎封闭处理的（半）自动系统，从而降低成本和批次间的可变性。特别是对于学术场所，即使在 A/B 洁净室之外，也可以使用封闭式自动化设备来扩展自体细胞。"功能封闭系统"制备平台，如 CliniMACS®Prodigy，目前正在多个中心针对不同适应证进行测试，可以在 CAR-Treg 制备过程中实施。

另一个问题涉及在 CAR-Treg 扩展步骤中应用的介质。几乎所有的方案都使用含有胎牛血清或人血清的培养基。两者在生物安全和足够的供应量方面都有类似的局限性。尽管一直在努力开发无血清培养基，Tconv 细胞取得了一些成功，但 Treg 显示出与 Tconv 细胞不同的生长特性，这可能是因为它们的特定代谢。需要进一步努力优化用于 CAR-Treg 扩增的无血清、无异种培养基。

进一步的挑战涉及在扩展的 Treg 中稳定 Foxp3 表达。Foxp3 表达对于维持 Treg 表型和谱系身份至关重要，从而通过确保它们在长期扩增过程中或随后对患者给药时不会获得 Teff 细胞活性来促进 Treg 持久性。初步科学发现表明，在扩增期间添加 mTOR 抑制剂雷帕霉素和（或）再刺激事件可以在扩增 Treg 的功能和稳定性方面提供益处。然而，关于在稳态和病理条件下控制 Foxp3 蛋白稳定性的详细分子机制，笔者的认识仍然不足。基于 CRISPR/Cas9 的表观遗传编辑可能是一种稳定 Treg 的新方法。

5. QC、冷冻保存和给药

Treg/CAR-Treg 产品释放的 QC 检测尚未标准化。纯度通常通过流式细胞术分析（最低限度 $CD4^+CD25^{high}Foxp3^+$）进行验证，有时辅以 Foxp3 启动子区域的表观遗传去甲基化分析。不幸的是，没有可用的预测功能分析。

此外，最近开发的一种评估 Treg 功能的快速测定法显示在估计其抑制能力时产生不准确的结果。至关重要的是，对于 CAR-Treg，考虑开发和应用功能性杂质标记来测试产品是否可能被推定的 Teff 细胞污染，这可能构成安全问题。体外刺激后 CD40L 表达的缺失和炎性细胞因子的释放已被引入作为有用的功能性杂质标志物，可与多克隆和靶抗原特异性刺激相结合。

细胞治疗产品的最终配方和包装应该迅速，以避免细胞活力的丧失。大多数 Treg 产品作为"新鲜"产品提供给患者，因为迄今为止冷冻保存的 Treg 的功能和产量并不令人满意。尽管如此，冷冻保存将实现可持续和更方便的供应链。最终产品还应在发布前测试细胞数。

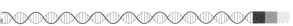

Treg 产品临床测试的最佳细胞剂量仍不确定。多克隆 Treg 的临床试验使用（0.1 ~ 3）×10^6 个细胞 / 公斤体重，剂量和给药频率对疗效和安全性没有明显影响。

此外，由于初始 Treg 和 TCR 库作为年龄、先前存在的疾病和先前治疗差异巨大，导致每个 Treg 产品的批次间差异很大。鉴于这些当前的局限性和与施用 CAR-Treg 相关的潜在安全问题，在设计临床试验剂量时应进行全面的收益—风险评估。

五、制备 CAR-Treg 的挑战和机遇

众所周知，细胞和基因疗法的制备过程复杂且成本高昂，这随后会影响这些产品的转化成功。当前的 CAR-Treg 制备过程表明，在细胞纯化、产量、扩增、载体生产 / 转导、冷冻保存和产品发布测试方面存在多项挑战。

Treg 需要从 PBMC 中在符合 GMP 的分选条件下分选，以期获得足够的产量和纯度。基于 FACS 实现高纯度（＞ 98%）的有效临床前分选策略尚不符合 GMP 要求。大多数当前的 GMP 协议基于半封闭的 MACS 设备。尽管可以通过扩增期间 Treg 的选择性生长来克服使用 MACS 的相对较低的分选后纯度（60% ~ 80%），但扩增的 Treg 显示出由传统 T 细胞（Tconv）产生的高度可变的纯度就维持稳定的 Foxp3 表达而言，存在污染或潜在的 Treg 不稳定性。

因此，制备 CAR-Treg 的一个特殊挑战是防止污染的 Tconv 细胞被 CAR 转移重定向到特定目标，因为 CAR 构建体的基因传递发生在 Treg 扩增的中间阶段，而纯度仍然有限。通过 CAR 表达重定向 Tconv 细胞的抗原特异性会引起安全问题，因为它们不希望有增加的抗原靶向性。特别是，对于配备有疾病相关 CAR（如同种异体 / 自身抗原）的 Treg，必须严格控制产生不可预测数量的具有疾病放大潜力的致病性 Tconv 细胞的风险。尽管最近使用第一代 Treg 临床试验的安全数据令人鼓舞，其中最终产品中少数具有多克隆 T 细胞受体（TCR）库的污染性 Tconv 细胞得到控制，但该问题需要进一步关注 CAR-Treg，可以采用下面讨论的策略。

有一致的证据表明 Treg 本身表现出高度的异质性。由于迄今为止对体内诱导 Treg 的功能稳定性知之甚少，胸腺衍生的天然 Treg，特别是 CD3$^+$CD4$^+$CD25^{high+}Foxp3$^+$CD45RA$^+$CD62L$^+$ 细胞，是制备 CAR-Treg 的首选来源。初始 Treg 在扩展期间功能更稳定。因此，CD45RO$^+$ 的消耗或 CD45RA$^+$Treg 的富集会增加安全性。然而，这些策略与所用来源的产量较低有关，因为成人中的大多数 Treg 表达记忆表型。

六、CAR-Treg 的临床应用

CAR-Treg 的新应用仍在出现，B 细胞靶向抗体受体（BAR）Treg 是近年来研究的热点。人 VIII 因子（F VIII）注射液用于治疗 A 型血友病患者，而随着时间的推移，抗 F VIII 中和抗体的发展会导致发病率和死亡率上升。含有 F VIII 免疫显性结构域（A2 或 C2）作为胞外结构域的 BAR 被设计成靶向 F VIII 特异性 B 细胞，细胞内信号结构域仍为 CD28-CD3ζ。引人注目的是，在体外，展示 A2 结构域或 C2 结构域的人 BAR-Treg 抑制了用重组 F VIII 免疫的小鼠产生抗 F VIII 抗体。

目前，临床前疾病模型的研究大多集中在单特异性 CAR-Treg，增加 CAR-Treg 的特异性可以提高其治疗效果，同时通过旁观者抑制间接发挥 Treg 的功能优势。第一种选择是 CAR-Treg 的联合，这种方法已经在 CAR-T 上得到测试，包括 CD19 和 CD123 的联合用于 B-ALL，以及 HER2 与 IL-13Rα2 联合用于胶质母细胞瘤。然而，这在逻辑上是有挑战性的，因为针对不同靶抗原的自体 CAT-Treg 的扩展

将受到可用自体 Treg 数量和高表达靶向抗原数量的限制。因此，利用转染两种不同特异性抗原和信号域的 CAR-T 细胞，开发了双 CAR-T 细胞。双 CAR-T 细胞比 CAR-T 细胞联合更有效地防止抗原的逸出，并显示出抗肿瘤作用的提高。另外，也可以使用针对两种不同抗原的双特异性 CAR。开发模块化或通用型 CAR（UniCAR）则是另一种策略。这种策略可以对 Treg 活动进行定制控制，因为通用型 CAR-Treg 的激活严格依赖于目标模块，而通用 CAR 对目标模块是开放的。

未来，开发 Treg 作为治疗自身免疫病的药物并不仅局限于 TCRs 和 CARs 的应用，合成免疫学已经产生了许多人工受体和系统，正在 Treg 中进行测试。这些系统包括通过连接的单链抗体将内源性 TCR 复合物招募到非 MHC 靶点的 T 细胞抗原偶联剂，可以被可溶性配体结合并激活的 CARs，以及可分开的、通用和可编程的 CAR（SUPRA）。此外，通过工程化 CAR-Treg 的改造，可以将促炎细胞因子信号转化为 IL-2 或 IL-10 信号以增加对炎症的抑制。值得一提的是，一些利用 CRISPR-Cas9 编辑人类 T 细胞基因的临床前研究已有发表，这些包括敲除 CD4⁺T 细胞中 CCR5 的基因，产生抗 HIV 感染的 T 细胞；敲除 CD7-CAR T 细胞中 CD7 的基因，因为 T 细胞本身表达 CD7，从而防止自相残杀；以及敲除 CD19-CAR T 细胞中 PD1 的基因，从而提高人源化小鼠模型的肿瘤清除率。需要注意的是，CAR T 细胞的制造使用逆转录病毒和慢病毒转导将遗传物质传递并整合到 T 细胞中，然而这些方法费时、昂贵且有安全问题的困扰。

（张升校）

参考文献

[1] ZHANG Q，LU W，LIANG C L，et al. Chimeric antigen receptor（CAR）Treg：a promising approach to inducing immunological tolerance. Front Immunol，2018，9：2359.

[2] FERREIRA L M R，MULLER Y D，BLUESTONE J A，et al. Next-generation regulatory T cell therapy. Nat Rev Drug Discov，2019，18（10）：749-769.

[3] MOHSENI Y R，TUNG S L，DUDREUILH C，et al. The future of regulatory T cell therapy：promises and challenges of implementing car technology. Front Immunol，2020，11：1608.

[4] FRITSCHE E，VOLK H D，REINKE P，et al. Toward an optimized process for clinical manufacturing of CAR-Treg cell therapy. Trends Biotechnol，2020，38（10）：1099-1112.

第十一节　Treg 免疫治疗

Treg 是一类调控机体免疫功能的细胞群，能维持免疫系统对自身成分的耐受，使机体保持免疫稳态。这类细胞以表达 Foxp3、CD25、CD4 为细胞表型特征。研究已经证实 Treg 在感染、肿瘤、器官移植、同种异体胎儿免疫相关疾病方面具有抑制各种途径的病理生理免疫应答的作用。

一、Treg 与风湿病

以往观念认为参与炎症反应的 Teff 细胞比例升高引起的免疫亢进是 RA 的主要发病机制，所以传统治疗理念以免疫抑制剂抑制效应 T 细胞的数目和功能为主。这种治疗方案虽取得了一定的疗效，但据中国风湿病数据库 2 万多例 RA 患者的统计，仅有 17% 患者可达到疾病低活动度指标，而且长期免

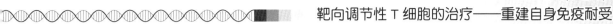

疫抑制治疗会破坏免疫防御和免疫监视功能，增加感染和肿瘤的风险。

近年来风湿科通过改进流式细胞计数方法检测外周血包括 Treg 在内的 CD4$^+$T 细胞各亚群的绝对细胞计数，发现相当数量的 RA 患者外周血中 Teff 细胞百分比虽有一定程度的升高，但其绝对值明显低于健康对照组，而 Treg 比例和绝对计数均明显降低，与疾病活动程度负相关。国内外诸多研究也发现多种自身免疫病患者存在免疫耐受缺陷，其机制可能是介导免疫耐受的 Treg 的数目或功能的下降。因此，笔者于 2016 年率先在国内外提出：多种自身免疫病发生与发展可能主要是由机体免疫耐受缺陷所致，其中 Treg 数量减少或功能异常是主要机制之一，这或许可以成为自身免疫病治疗的新靶点。

基于前期研究成果，笔者首次提出"免疫调节"新理念，即用免疫调节药物调节患者的免疫平衡，其中以促进外周 Treg 计数增加或恢复其功能为主，达到恢复和重建机体免疫耐受控制病情的目的。基于该理念，笔者首次将促进 Treg 生长的 IL-2、雷帕霉素应用于临床治疗难治性 RA，发现患者外周 Treg 数量有明显增长，疾病活动明显缓解，且无严重不良事件发生。该治疗手段将住院患者死亡率由 2.5% 降至 0.3%。由此可见，促进 Treg 增殖从而恢复 RA 患者免疫耐受、降低疾病活动度的免疫调节理念是可行的。这些前期的研究结果已在如美国风湿病年会、欧洲年会和亚太地区风湿病年会等国际会议进行了多次大会发言，引起了极大反响。

二、Treg 与动物模型

1. 自身免疫病小鼠

自身免疫病小鼠，特别是由 nTreg 缺乏所致的器官特异性免疫病，可以通过重构的 Foxp3$^+$nTreg 预防发病，但接种相似的 Treg 并不能完全阻断自身免疫病活动进展。NOD 小鼠和 EXE 动物模型中，具有特异性 TCR 的 nTreg 能有效的抑制疾病进展，而另一项研究通过 MBP 诱导的 EXE 鼠被特异性 TCR 的 nTreg 治疗恢复后，还能对相同抗原的二次免疫保持耐受。采用多克隆 iTreg 治疗，能减缓 1 型糖尿病的进展，延长 NOD 小鼠寿命 1 年以上。但这仍需进一步通过这些动物模型明确 Treg 能否预防和阻断系统性自身免疫病。

2. 胶原诱导性关节炎（CIA）

该模型主要用牛 II 型胶原蛋白诱导出小鼠关节炎。实验通过注射体外扩增的多克隆 nTreg 到达关节炎缓解和阻断病程的效果；另有研究先对 nTreg 用全反式视黄酸（all-trans retinoic acid）预处理，可使治疗效果更加明显；也有实验证明，在一定程度上使用 iTreg 比 nTreg 的疗效更佳。

3. 蛋白多糖诱导关节炎

用人类关节蛋白多糖作用于 BALB/c 小鼠诱导出的关节炎，可通过移植蛋白多糖特异性 CD4$^+$T 细胞获益，因为 CD4$^+$Treg 能识别热休克蛋白（HSP70）并表达淋巴细胞活化基因 3（*LAG3*）。这也提示自身抗原特异性 Treg 在治疗自身免疫病方面的潜能。

4. SKG 小鼠

该模型是 TCR 信号分子酪氨酸蛋白激酶 *ZAP-70* 基因突变的小鼠，会自发 T 细胞介导的自身免疫性关节炎并伴随间质性肺炎等关节外表现。通过移植野生鼠的 Foxp3$^+$nTreg 可以阻断 SKG 小鼠的疾病进展，所以 nTreg 的主动移植对人工关节炎模型有治疗效果。

5. SLE 模型

F1 小鼠（NZB×NZW），先天患有狼疮性肾炎和 SLE 相似的免疫病。把 6 ~ 10 周 T1 小鼠的 nTreg 移植给 6.5 ~ 7.5 个月的 F1 小鼠，可以达到阻断肾炎进展和延长生存期的效果，因为年轻 F1 鼠 Treg 表达 CD25 分子的水平较年长鼠高，故 IL-2 低表达可能引起 SLE 患者 TregCD25 表达下调。

MRL-Faslpr 小鼠可通过移植表达有趋化因子受体 Ccr2 的 nTreg 得到治疗，可能是因为 CC2 影响了 T 细胞的趋化作用。

6. 动物模型给出的经验

Treg 移植治疗风湿病的疗效取决于 Treg 数量和移植时机：最好在疾病表现症状之前给予多克隆 nTreg 治疗。若已经表现出症状，则需大剂量的抗原特异性 nTreg 才有望显效。

当然，对 Treg 的预处理和选择方面也很重要。

（1）细胞移植前，应该清除引发自身反应的效应 T 细胞和记忆 T 细胞。

（2）使用雷帕霉素或视黄酸处理 Treg 可以增强疗效。

（3）细胞因子，特别是 IL-2 能够加强 Treg 的增殖和免疫抑制活性。

（4）利用靶抗原处理 Treg，使 TCR 获得特异性或表达趋化因子受体，从而加强疗效。

（5）根据 Treg 能维持免疫系统对二次免疫无应答的特点，在缓解期予以外源性特异性 Treg 强化或增加内源性 nTreg 有望预防复发。

三、Treg 疗法

在 Treg 治疗前，应利用全身放疗、免疫抑制剂和生物制剂等预处理。根据 Treg 的扩增来源可分为三条途径。①在抑制效应 T 细胞增殖的同时用抗原刺激得到大量克隆的抗原特异性 Treg；②通过自身免疫抗原和 IL-2 在体外诱导 Treg 增殖，然后回输；③在体内或体外具有 IL-2 和 TGF-β 的条件下，使抗原活化后的效应 T 细胞转化为 iTreg。

1. nTreg 体内扩增

临床上使用小剂量 IL-2 治疗 GVHD 和 HCV 相关的血管炎是有效的，也有联合雷帕霉素治疗 1 型糖尿病同样有效。临床试验证明小剂量 IL-2 的输注可使 Treg 增殖而不引起效应 T 细胞扩增，但 IL-2 的输注能否预防复发尚不清楚，而且除了 IL-2，其他细胞因子、激动剂、阻断剂等能否有效的使特异性 Treg 增殖需要进一步研究。风湿免疫科通过给予自身免疫病患者低剂量 IL-2 治疗，研究发现低剂量 IL-2 诱导 Treg 的扩增，这可能有助于自身免疫病患者免疫稳态的恢复。

此外，体内激活和扩增 Treg 有许多替代策略，包括使用 Treg 相关细胞表面蛋白、小分子的信号转导和表观遗传调节，以及使用自身抗原肽和微生物的方法。纳米颗粒也被设计用于纠正稳态调节缺陷并再生治疗抗原特异性 Treg。一些方法已经使用靶向抗原呈递细胞的纳米颗粒将其支持从致病性 T 细胞切换到保护性 Treg。其他人则使用直接靶向 T 细胞的纳米颗粒来诱导和扩增 CD4[+] 和 CD8[+]Treg。研究报道，地塞米松（DXM）负载的 IFN-γ 处理的 MHC Ⅰ 类缺陷癌膜包被纳米颗粒（IM-MNPs / DXM）增强调节性 T 细胞（Treg）的免疫抑制功能，抑制了炎症微环境中促炎细胞因子的产生，进一步促进了 Treg 介导的免疫稳态，以安全地利用肿瘤细胞的免疫抑制能力治疗 SLE，在改善狼疮性肾炎（LN）和减少体内不良反应方面显示出显著的治疗效果。

2. nTreg 或 iTreg 的体外扩增

临床上为了预防 GVHD，通常通过体外扩增被供体者外周血单核细胞刺激过得 Treg，然后把这些 Treg 和造血干细胞一同输入患者体内。

自身免疫病患者的 Treg 扩增发生在炎症部位或局部淋巴结，而小鼠则在脾里扩增。适合用于治疗的 Treg 应该是处于初始状态或静息状态的 Foxp3[+]Treg，可是这类细胞在体内并不增殖，但可在高浓度 IL-2 和抗原刺激条件下扩增并表达 Foxp3，同时该条件下的效应 T 细胞会发生凋亡。而且细胞培养过

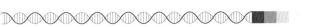

程加入雷帕霉素、视黄酸可使 Treg 更稳定的表达 Foxp3 等相关蛋白分子。

3. 普通 T 细胞转化为 Treg

这种方法尚不成熟，但笔者在知道自身免疫病相关抗原的情况下可以通过体外诱导或体内转化的方式得到自身免疫性抗原特异性的 Treg 并用于治疗。

四、ATreg 与细胞疗法

1. 间充质干细胞

间充质干细胞（MSC）是有可能调节炎症过程并分化成间充质谱系（包括成骨细胞和软骨细胞）的干细胞。据报道，间充质干细胞通过抑制各种先天性和适应性免疫细胞来产生耐受性微环境。MSC 移植具有很强的免疫调节作用，目前被视为多种疾病的治疗方法。在适应性免疫系统中，间充质干细胞抑制 Teff 细胞和 B 细胞，促进 Treg 的能力。

TNF-α 诱导蛋白 3（TNFAIP3）是一种泛素修饰酶，参与维持免疫稳态并预防自身免疫病。间充质干细胞中的 TNFAIP3 抑制 TNF-α 生成并促进 IL-10 增殖；而 TNFAIP3 的敲低削弱了 MSCs 在体外和体内的免疫抑制能力。在 RA 中，发现 MSC 衍生的外泌体通过 miR-143-3p/TNFAIP3/NF-κB 途径抑制 FLS 的激活。许多临床前研究表明，在 CIA 的小 / 大鼠模型中，从各种来源获得的 MSCs 治疗显著缓解滑膜炎和骨侵蚀。间充质干细胞也被证明可以促进 Treg 分化并减少 Th17 分化。研究还发现，在 MSC 移植后的 CIA 小鼠中，Tfh 细胞的数量和功能均被下调，能够协助 B 细胞产生高亲和力的自身抗体。间充质干细胞可以通过 FasL/Fas 途径介导 T 细胞凋亡，从而产生免疫耐受性并改善小鼠 CIA 的严重程度。在临床试验中，MSCs 移植已被证明是安全有效的，自身抗体及疾病活动度均降低，且 MSCs 治疗组的 Th17/Treg 比值增加，支持 MSCs 在调节 RA 免疫稳态方面起重要作用。间充质干细胞可显著抑制 RA 患者的 T 细胞，并调节 RA 病理生理过程中细胞因子的表达。

此外，研究报道，间充质干细胞疗法可以通过促进 Th2 和 Treg 的增殖及抑制 Th1、Th17 和 B 细胞等的活性来改善难治性 SLE 的体征和症状。此外，也有研究者通过动物实验发现 MSC- 外泌体通过诱导 M2 巨噬细胞和 Treg 极化来改善肾炎和其他关键器官损伤，在 SLE 中发挥抗炎和免疫调节作用。作为天然纳米载体，MSC 外泌体可以作为 SLE 的一种有前途的无细胞治疗策略。

2. 过继性 Treg 免疫疗法

（1）概述

过继性 Treg 免疫疗法已被证明在预防自身免疫病，组织修复和再生方面至关重要，这表明操纵这些细胞是治疗甚至有希望治愈自身免疫病的替代疗法。过继性 Treg 免疫疗法已被证明在自身免疫病动物模型中有效，如 CIA、溃疡性结肠炎、自身免疫性胆管炎和肾小球肾炎。在 CIA 模型中，研究已经证实，过继转移的 Treg 在注射后迅速出现在滑膜组织中，并阻断了 T 细胞增殖以及 II 型胶原（C II）特异性增殖，显著降低了严重程度并减缓了疾病进展。

大量研究证实通过增强 Treg 活性直接改变病理性免疫应答是利用 Treg 实现过继细胞疗法的关键。用于治疗自身免疫病的第一个临床前概念研究使用的是多克隆 Treg，主要基于包括 DC4、CD25 和 CD62L 在内的多种细胞表面标志物的表达分离。

这些努力以及随后使用纯化的 Foxp3[+]Treg 的研究获得成功，促进了在多种疾病环境中进行的若干临床试验，包括器官移植排斥、GVHD、T1DM 和自身免疫综合征。然后从每位患者的外周血中纯化细胞，在存在抗 CD3 和 CD28 抗体的情况下离体生长，伴随高剂量 IL-2 以扩增 Treg，并在充分表征后，重新过继转移回患者。这类方法已在第一阶段研究是安全的，并有相关临床研究正在开展中。有研究报道了一例伴有原发性硬化性胆管炎（PSC）的UC患者接受了单次自体体外扩增的Treg，患者症状逐渐改善，临床疾病活动评分、梅奥内镜评分、组织学活动评分均下降。过继性Treg免疫疗法已用于临床试验，以预防系统性红斑狼疮、T1DM和GVHD。

此外，越来越多证据表明非免疫疾病如心血管疾病、肥胖、2型糖尿病、肌肉和大脑退行性疾病都因炎症导致病情加重。在临床前研究中积累的证据表明，Treg可以通过促进组织稳态和修复来平息炎症并降低这些疾病的发生。在肌营养不良症、多发性硬化、高脂饮食诱导的肥胖等疾病领域，均有临床证据报道Treg ACT可以缓解疾病进展。此外，Treg已被证明可提高骨髓移植成功率，减少对基因治疗的免疫反应，并促进伤口愈合。

（2）多克隆Treg最优疾病治疗领域法

临床前数据显示多克隆Treg在控制某些疾病方面是有效的，如狼疮肾病和炎症性肠病，但在1型糖尿病和多发性硬化方面表现较为逊色。

例如，当转移至患有自身免疫性糖尿病（与1型糖尿病相似）小鼠时，特定于胰腺胰岛抗原的Treg阻止1型糖尿病疾病进展的效率比多克隆Treg高出50～100倍。因为Treg具有偏向自身抗原的TCR谱系，推测Treg中大部分TCR可以识别具有丰富且多样化抗原的皮肤和肠道等大组织，而在胰岛等小组织中则更为保留。因此，较大的组织可以在多克隆群体中激活产生足够的Treg从而实现治疗效果，而较小的组织则需要抗原特异性Treg。

多克隆Treg的使用可能会潜在抑制肿瘤保护性免疫和感染性疾病的保护性免疫。因此，开发抗原特异性Treg疗法可能会成为更有效和更安全的替代疗法。

重要的是，在多个临床前模型中，来自体外的Treg对特定的有限组织抗原甚至是单个抗原都是特异性的，可以介导不同特异性的效应T细胞局部显性抑制。这种富集靶组织特异性Treg的概念已经转化为早期临床试验。从器官移植受体中分离的Treg，然后用供体来源的抗原呈递细胞刺激，以选择性扩增供体特异性Treg，从而有效抑制排斥反应，减少甚至实现免疫抑制药物的零使用。

（3）Treg实现细胞治疗的两个特性

首先，与清除癌细胞的T细胞不同（必须直接结合靶细胞以发挥作用），在许多情况下，治疗性Treg不需要直接接触效应T细胞就可以发挥作用。Treg介导的免疫抑制和耐受通常通过改变引流淋巴结和受影响组织中的局部组织微环境而发生。Treg的免疫调节取决于APC提供的抗原。

一旦被诱导，这些由可溶性介质和细胞表面受体进行的抑制活性会以旁分泌方式影响附近的所有细胞和组织。因此，可以直接指导Treg使用CARs和TCR在靶组织中的任何细胞或甚至天然或合成的多价配体，实现本地免疫抑制。

其次，Treg可以介导"传染性耐受性"。Treg不仅可以抑制炎症，还可以创造有利于其他免疫抑制群体出现的组织微环境，包括具有额外特异性的Treg，骨髓衍生的抑制细胞和其他抑制性T细胞，如1型调节性T（Tr1）细胞。通过传播这种"传染性耐受性"，即使过继转移的Treg不能无限期存活，治疗T的作用也被放大且延长。

3. 新兴的CAR-Treg

CAR-T细胞是生物工程化的重定向T淋巴细胞，表达膜中的特异性受体，可以在没有MHC限制的情况下识别靶细胞的特定抗原，从而与靶细胞相互作用。为了产生CAR-T细胞，将患者外周血中的T细胞分离出来，然后将CAR基因插入T细胞基因组中，然后扩增制造的CAR-T细胞并输回患者体内。

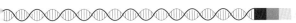

近年来，CAR-T 细胞还被用于 RA、结肠炎、系统性红斑狼疮、寻常型天疱疮（PV）、EAE 和 1 型糖尿病的临床前试验，为自身免疫病的治疗选择带来了新的希望。在上面的临床前模型中，已经使用了三种不同的方法，包括鉴定靶细胞中的特异性抗原并由 CAR-T 细胞启动细胞毒性活性，通过嵌合自身抗体受体 T 细胞（CAAR-T）对自身抗体释放 B 细胞产生细胞毒性作用，以及与靶细胞中的特定抗原结合以通过嵌合抗原受体的调节性 T 淋巴细胞（CAR-Treg）发挥 Treg 的调节功能。

CAR-Treg 通过诱导能量代谢和免疫耐受来调节自身免疫性 T 细胞，其产生免疫抑制细胞因子，如 IL-10、IL-35 和 TGF-β，通过 Fas 配体、颗粒酶 B／A 和穿孔素诱导 Teff 细胞凋亡，从而抑制 Teff 细胞增殖。与 CAR-T 和 CAAR-T 相比，CAR-Treg 在自身免疫病中更常见。CAR 将 Treg 重定向到发生自身免疫活动的部位，在没有全身免疫抑制的情况下提高其抑制效率。经遗传表达三方嵌合受体（TPCR）的 Treg 过继转移使抗原特异性 Treg 在发炎的结肠部位积累和活化，导致抗原特异性抑制和 2，4，6- 三硝基苯磺酸（TNBS）诱导的急性实验性结肠炎的显著缓解。在结肠炎模型中，癌胚抗原（CEA）转基因 CAR 被重定向并引入 Treg 以产生 CEA 特异性 CAR-Treg。CEA CAR-Treg 能够在结肠中积累并抑制患病小鼠结肠炎的严重程度。该研究表明 CEA 特异性 CAR Treg 在改善溃疡性结肠炎和阻碍结直肠癌发展方面具有广阔的潜力。在另一个 T1DM 模型中，CAR 用于将 T 细胞特异性重定向到胰岛素和 Teff 细胞通过 Foxp3 转导转化为 Treg。这种胰岛素靶向 CAR-Treg 在糖尿病小鼠胰腺中发挥稳定的抑制功能。白癜风是一种自身免疫病，其中神经节苷脂 D3（GD3）抗原存在于应激的黑素细胞中并有助于黑色素的发生。在进行性白癜风的小鼠模型中，GD3 响应性 CAR 被引入 Treg。GD3 CAR-Treg 保护黑素细胞免受 T 细胞介导的破坏，并显著延缓脱色进展，无明显不良反应。

4. 挑战与前景

Treg 疗法的一个固有挑战是确保其谱系稳定性并防止抗原特异性 Treg 变成效应 T 细胞（可造成组织损伤）。这种风险可以通过改造 Treg 而得到降低，包括自杀基团、分泌 IL-2、炎性细胞活素受体的删除、Foxp3 稳定表达等。

认识到 Treg ACT 单独不足以诱导耐受性也很重要，因为在许多情况中预先存在的效应 T 细胞可能难以控制 Treg，或者数量可能超过治疗性 Treg。在使用抗原特异性 Treg 之前，需要联合药物来减少效应物和炎症，或者通过基因工程改造 Treg，以减少炎症，缓解效应 T 细胞损害，并促进耐受性。

五、结论和展望

Foxp3⁺Treg 在预防自身免疫病方面是必不可少的。目前对风湿病的治疗主要依靠传统免疫抑制剂和生物制剂，通过 Treg 的治疗，可能较前两种方式显示出独特的优越性。

但目前仍需要明确一些问题：

（1）小剂量 IL-2 促使体内 nTreg 增殖用于治疗 RA 和 SLE 已被临床试验证实是安全可靠的。

（2）希望开发一种促使 nTreg 体内扩增的生物制剂，将有益于免疫病的预防。

（3）由于 nTreg 体内扩增可能不能充分的控制自身免疫性炎症，所以如何诱导表达自身免疫病特异性抗原相对应的 TCR 的 Treg 才是关键。

（4）如何使 Treg 的表观遗传学特征得到稳定的传代，是保证 pTreg 和 iTreg 用于治疗的基础之一。

（5）如何准确找到自身免疫病相关抗原，是实现 iTreg 体外诱导的必备条件。

（6）对 Treg 免疫学特性的深层次研究将有助于更好的治疗风湿病。

（王　鑫　胡方媛）

参考文献

[1] AN L，CHU T，WANG L，et al. Frequent injections of high-dose human umbilical cord mesenchymal stem cells slightly aggravate arthritis and skeletal muscle cachexia in collagen-induced arthritic mice. Exp Ther Med，2021，22（5）：1272.

[2] ATARASHI K，TANOUE T，OSHIMA K，et al. Treg induction by a rationally selected mixture of clostridia strains from the human microbiota. Nature，2013，500（7461）：232-236.

[3] DALL' ERA M，PAULI M L，REMEDIOS K，et al. Adoptive Treg cell therapy in a patient with systemic lupus erythematosus. Arthritis Rheumatol，2019，71（3）：431-440.

[4] FURUSAWA Y，OBATA Y，FUKUDA S，et al. Commensal microbe-derived butyrate induces the differentiation of colonic regulatory t cells. Nature，2013，504（7480）：446-450.

[5] GHORYANI M，SHARIATI-SARABI Z，TAVAKKOL-AFSHARI J，et al. Amelioration of clinical symptoms of patients with refractory rheumatoid arthritis following treatment with autologous bone marrow-derived mesenchymal stem cells：A successful clinical trial in iran. Biomed Pharmacother，2019，109：1834-1840.

[6] GHORYANI M，SHARIATI-SARABI Z，TAVAKKOL-AFSHARI J，et al. The sufficient immunoregulatory effect of autologous bone marrow-derived mesenchymal stem cell transplantation on regulatory t cells in patients with refractory rheumatoid arthritis. J Immunol Res，2020，2020：3562753.

[7] GUO Q，CHEN C，WU Z，et al. Engineered PD-1/TIGIT dual-activating cell-membrane nanoparticles with dexamethasone act synergistically to shape the effector T cell/Treg balance and alleviate systemic lupus erythematosus. Biomaterials，2022，285：121517.

[8] HAIKAL S M，ABDELTAWAB N F，RASHED L A，et al. Combination therapy of mesenchymal stromal cells and interleukin-4 attenuates rheumatoid arthritis in a collagen-induced murine model. Cells，2019，8（8）：823.

[9] LI A，GUO F，PAN Q，et al. Mesenchymal stem cell therapy：Hope for patients with systemic lupus erythematosus. Front Immunol，2021，12：728190.

[10] LI X，LU C，FAN D，et al. Human umbilical mesenchymal stem cells display therapeutic potential in rheumatoid arthritis by regulating interactions between immunity and gut microbiota via the aryl hydrocarbon receptor. Front Cell Dev Biol，2020，8：131.

[11] LI Y J，CHEN Z. Cell-based therapies for rheumatoid arthritis：opportunities and challenges. Ther Adv Musculoskelet Dis，2022，14：1759720X221100294.

[12] MIKAMI N，KAWAKAMI R，SAKAGUCHI S. New treg cell-based therapies of autoimmune diseases：Towards antigen-specific immune suppression. Curr Opin Immunol，2020，67：36-41.

[13] MIYARA M，ITO Y，SAKAGUCHI S. Treg-cell therapies for autoimmune rheumatic diseases. Nat Rev Rheumatol，2014，10（9）：543-51.

[14] MUKHATAYEV Z，DELLACECCA E R，COSGROVE C，et al. Antigen specificity enhances disease control by tregs in vitiligo. Front Immunol，2020，11：581433.

[15] PEDROSA M，GOMES J，LARANJEIRA P，et al. Immunomodulatory effect of human bone marrow-derived mesenchymal stromal/stem cells on peripheral blood t cells from rheumatoid arthritis patients. J Tissue Eng Regen Med，2020，14（1）：16-28.

[16] SCHÄFER S，ZERNECKE A. CD8$^+$T cells in atherosclerosis. Cells，2020，10（1）：37.

[17] SHADMANFAR S，LABIBZADEH N，EMADEDIN M，et al. Intra-articular knee implantation

of autologous bone marrow-derived mesenchymal stromal cells in rheumatoid arthritis patients with knee involvement：Results of a randomized，triple-blind，placebo-controlled phase 1/2 clinical trial. Cytotherapy，2018，20（4）：499-506.

[18] SMITH P M，HOWITT M R，PANIKOV N，et al. The microbial metabolites，short-chain fatty acids，regulate colonic treg cell homeostasis. Science，2013，341（6145）：569-573.

[19] SUN W，YAN S，YANG C，et al. Mesenchymal stem cells-derived exosomes ameliorate lupus by inducing m2 macrophage polarization and regulatory t cell expansion in mrl/lpr mice. Immunol Invest，2022，25：1-19.

[20] TENSPOLDE M，ZIMMERMANN K，WEBER L C，et al. Regulatory t cells engineered with a novel insulin-specific chimeric antigen receptor as a candidate immunotherapy for type 1 diabetes. J Autoimmun，2019，103：102289.

[21] VENKATADRI R，SABAPATHY V，DOGAN M，et al. Targeting regulatory t cells for therapy of lupus nephritis. Front Pharmacol，2021，12：806612.

[22] VOSKENS C，STOICA D，ROSENBERG M，et al. Autologous regulatory t-cell transfer in refractory ulcerative colitis with concomitant primary sclerosing cholangitis. Gut，2022，15：gutjnl-2022-327075..

[23] VOSKENS C J，STOICA D，ROESSNER S，et al. Safety and tolerability of a single infusion of autologous ex vivo expanded regulatory t cells in adults with ulcerative colitis（er-treg 01）：Protocol of a phase 1，open-label，fast-track dose-escalation clinical trial. BMJ Open，2021，11（12）：e049208.

[24] XU Y，LIU E，XIE X，et al. Induction of foxp3 and activation of Treg by HSP gp96 for treatment of autoimmune diseases. iScience，2021，24（12）：103445.

[25] ZMIEVSKAYA E，VALIULLINA A，GANEEVA I，et al. Application of car-t cell therapy beyond oncology：autoimmune diseases and viral infections. Biomedicines，2021，9（1）：59.

第十二节　纳米抗体

一、抗体结构和功能

（一）抗体的结构

抗体（antibody，Ab）是介导体液免疫反应的重要分子，是机体免疫系统在抗原的刺激下，由 B 淋巴细胞或记忆淋巴细胞分化而来的浆细胞产生的免疫球蛋白（immunoglobulin，Ig），可与相应抗原发生特异性结合发挥作用。普通的抗体由两条重链（heavy chain，H 链）和两条轻链（light chain，L 链）组成，两条重链和两条轻链之间通过链间二硫键和非共价相互作用连接。重链由 45 ~ 550 个氨基酸残基组成，含 1 个可变区（V_H）和 3 或 4 个恒定区（C_H）组成，轻链由约 214 个氨酸算残基组成，含 1 个可变区（V_L）和 1 个恒定区（C_L），共同配对组成一个 "Y" 字形结构，其同种型（IgM、IgG、IgA）是由重链类型来决定的。重链分为 μ、δ、γ、ε 和 α 五种，对应的 Ig 名称分别为 IgM、IgG、IgA、IgD 和 IgE，轻链分为 κ 和 λ 两种，其可以决定 Ig 的亚型类别（IgG1、IgG2、IgG3、IgG4）。根据不同抗体分子氨基酸序列的相对恒定与否，抗体分子可分为恒定区（constant region，C 区）和可变区（variable region，V 区），C 区参与 Ig 分子免疫应答的各种生物功能，V 区构成分子的抗体结合（Fab）。

（二）不同类别抗体的功能

抗体的功能与其结构密切相关，V 区和 C 区的作用奠定了其生物学功能的基础。

1. IgG

IgG 是血清中含量最高的 Ig，占血清 Ig 总量的 75% ~ 85%，人 IgG 分为 4 个亚型，分别为 IgG1、IgG2、IgG3、IgG4，不同的 IgG 亚型与巨噬细胞和中性粒细胞 Fc 受体结合的能力及活化补体的能力均不相同，具有不同的临床意义。

2. IgM

以单体形式存在的膜结合型 IgM（mIgM），是成熟 B 细胞表面的主要抗原受体，只表达 mIgM 是未成熟 B 细胞的标志。分泌型 IgM 为五聚体，一般不能通过血管壁，主要存在血液中，具有很强的抗原结合能力。IgM 是免疫反应中最早出现的 Ig，是新生儿体内初始产生的抗体类型，是机体抗感染的"先头部队"。

3. IgA

IgA 是分泌物中主要的免疫球蛋白类型，具有血清型和分泌型两种，分泌型 IgA（secretory IgA，SIgA）主要存在于胃肠道、支气管分泌液、初乳、唾液和泪液等中，主要参与黏膜局部免疫。

4. IgD

IgD 在血清中含量很少，其与 IgM 一起，是 B 细胞表面主要的抗原受体，分为血清型和膜结合型（mIgD），mIgD 是 B 细胞分化发育成熟的标志，未成熟 B 细胞仅表达 mIgM，成熟 B 细胞可同时表达 mIgM 和 mIgD，活化后表面 mIgD 逐渐消失。

5. IgE

IgE 在血清中的含量非常低，是通过 Fc 段与肥大细胞和嗜碱性粒细胞结合的主要免疫球蛋白，参与肥大细胞和嗜碱性粒细胞的反应，介导 I 型超敏反应、抗寄生虫免疫反应的发生。

二、明星抗体之"纳米抗体"

抗体在疾病诊断、免疫防治以及诸多基础研究发挥重要作用，且应用广泛。而人工制备抗体是大量获得抗体的有效途径。多克隆抗体、单克隆抗体及基因工程抗体是既往人工制备抗体的主要类型。抗体对同源抗原的特异性和亲和力，使得它们在生物医学研究中的地位不可撼动，同时它们也是将治疗药物特异性递送至其靶标的首选载体。当前时代抗体药物开发日新月异，但传统全长单克隆抗体分子较大、结构复杂、穿透力差、较高的免疫源性等不足限制了抗体药物的生产及临床应用。而近年来抗体药物研究中，骆驼类抗体成为研究热点之一，尤其是羊驼抗体成为该领域的"明星抗体"，在基础医学研究、疾病的诊断、治疗等各个方面具有较广阔的应用前景。

（一）纳米抗体生物学特性

1. 纳米抗体来源

纳米抗体之所以成为研究热点，是基于其基本的生物学结构和特性，即缺少轻链，由 4 个重链恒定区和 2 个重链可变区组成。如上所述笔者提到了普通的免疫球蛋白的基本结构和功能，而免疫球蛋白中有比较特殊的类型，笔者可以称之为非普通免疫球蛋白，即驼类抗体和软骨鱼类抗体，其特殊的点在于这两种免疫球蛋白不含轻链，各由两条重链组成，因此又可以称作"重链抗体"；与驼类抗体相比，软骨鱼抗体如鲨鱼的抗体多了 3 对重链结构域（Hc 结构域）。最早于 1993 年，比利时布鲁塞尔自由大学免疫学家 Hamers-Casterman 教授以及他的同事们在骆驼的血清中发现了一种与传统抗体结构不同的新型抗体，这种抗体仅由两条重链构成，被称为重链抗体（heavy-chain antibody，HCAb）。这种由骆驼科动物缺失轻链的天然重链抗体的可变区（VHH）组成的单域抗体，分子质量仅仅为 15

kDa，是传统抗体的 1/10 左右，是抗原结合片段（scFV，VH-VL）的 1/2 左右，由于其大小在低纳米尺寸范围内，因此被称为纳米抗体（nanobody，Nb）。

2. 纳米抗体的优势

（1）理化性质稳定：普通单链抗体的热稳定性较差，而纳米抗体，基于其抗体内部的二硫键，热稳定性大幅提高，同时也具有较强的耐高温和抗蛋白降解特性。其本身可以形成不同的构象模式来保护氨基酸的稳定性。

（2）免疫原性较低：纳米抗体是目前存在的具有完全功能的分子质量最小的抗体，它的结构和人源抗体重链可变区 V_H 结构非常相似，包含三个高变区（hyper variable region，HVR）和其两侧的四个骨架区（framework region，FR），且其基因同源性达 90%，因此免疫原性相对较低。同时由于其较高的同源性，实现人源化较为容易。由于纳米抗体分子量小，单体之间黏连性弱，很容易通过基因工程手段将多个纳米抗体单体串联表达，实现多聚体。利用这一特性，还可以通过多聚体或者耦联一个抗血清蛋白的纳米抗体来增加纳米抗体的半衰期。

（3）抗原识别能力强：与传统的 V_H 类似，VHH 包括 4 个 FR 和 3 个互补决定区。与 V_H 相比，VHH 的互补决定区和 CDR3 更长，使其更容易与抗原发生特异性结合，传统的 Fab 片段和典型的单链的抗原结合位点是凹陷或平面的，所以只能识别表面抗原，VHH 有一个主要由 CDR3 环组成的凸出的抗原决定簇，可以结合凹进去的抗原表位，因此 Nb 能够特异性识别一些隐藏的抗原表位，且发生特异性结合后更紧密稳定。

（4）可溶性与组织穿透力较强：纳米抗体可变区的部分氨基酸突变为亲水性残基，使得纳米抗体具有更好的可溶性。同时，它具备极强的组织渗透力，能够进入致密的组织，发挥作用，甚至还可以有效地穿透血脑屏障。另外，由于它具有亲水性和单多肽性质，无糖基化，因此可在细胞表达系统中大量表达，可以实现有效生产、降低生产成本、缩短生产周期等。

在发现功能性重链抗体不到 30 年的时间，纳米体衍生物已经得到生物技术研究团体广泛关注，它们的各项优势，非常适合开发下一代生物药物。

3. 纳米抗体的制备

传统单克隆抗体的制备通过杂交瘤制备的方法，其中免疫原性的问题是关键。而纳米抗体的开发与之不同，一般需要通过免疫羊驼、构建文库和抗体筛选三个阶段。目前常用的三种纳米文库主要有免疫抗体文库、天然抗体文库和半合成 / 合成抗体文库。免疫抗体文库主要用于有免疫原性，尤其是强免疫原性抗原的抗原建库；而非免疫抗体库则用于弱免疫原性或者没有免疫原性及毒性靶点的抗体建库。

（二）纳米抗体与诊断及治疗

纳米抗体在内的生物（纳米）药物不仅为治疗癌症提供了新的可能性，而且在亚细胞水平上为治疗各种人类疾病提供了新的可能性，这将带给生物医学领域巨大的改变。随着对纳米抗体的研究深入，凭借其独特的优势在感染性疾病、肿瘤、免疫性疾病治疗及影像诊断等各方面都展现了较大的应用价值，成为目前极具潜力的抗体形式。

1. 纳米抗体与影像成像、治疗及组织 T 细胞示踪等

（1）纳米抗体与影像成像、治疗

早期诊断癌症需要使用能够穿透肿瘤组织并以高度特异性结合其靶标的显像剂，同时从体内快速去除多余未结合的试剂。而纳米抗体的小分子量和半衰期短使得它们在影像诊断这方面具有独特优势，相比于普通抗体分子，纳米抗体更容易穿透到肿瘤核心，更完整、全面地检测靶点表达及分布，同时其短半衰期，使它在体内可以被快速清除，减少不良反应。目前基于纳米抗体成像技术通过靶向肿瘤细胞或肿瘤微环境中相关蛋白，实现肿瘤相关诊断成为一种重要的肿瘤及肿瘤微环境影像评估手段。目前纳米抗体开发的主要靶点是肿瘤细胞、免疫细胞等的胞外靶点，如 EGFR1（HER1）、EGFR2（HER2）、CXCR7 等。例如，人表皮生长因子 2（HER2）在乳腺癌（BC）中的过度表达与侵袭性的肿瘤亚型、不良预后和较短的总生存期密切相关。而 HER2 表达与否的评估是通过免疫组化或者荧光原位杂交均需要活组织样本的侵入性检查，既往人们认为病理是诊断的金标准，但受取材的局限性、取样时间、部位、技术等的限制，组织病理学往往存在一定的假阳性／假阴性，同时不能评估肿瘤的异质性和整体状况。在这种情况下，HER2 靶向放射性示踪剂的开发对于提供 HER2 表达的非侵入性评估以选择 HER2 靶向治疗的患者、监测反应和识别耐药患者至关重要。故基于纳米抗体的放射性示踪剂在肿瘤成像和治疗中具有独特特征和优势。

使用放射性药物的分子成像技术可用于减少目的基因表达评估中的这种不确定性来源，其放射性标记方式主要包括直接标记、通过辅基团间接标记和通过络合作用间接标记，不同标记方式各有优势。总之，一方面基于纳米抗体的放射性标记成像有助于提供有关原发灶和远处转移灶中目的基因整体状态的信息；另一方面除了诊断外，抗体还可以作为靶向放射性核素治疗（TRNT）的平台，使用标记有细胞毒性放射性核素的肿瘤特异性分子局部照射靶向肿瘤细胞。如使用 ^{177}Lu 标记的抗 HER2 纳米抗体进行靶向放射性核素治疗可有效抑制异种移植小鼠中表达 HER2 的肿瘤的生长，而且并不会对健康组织产生明显的非特异性辐射，强调了放射性标记纳米抗体作为治疗微小残留和转移性疾病有价值的辅助治疗候选药物的潜力。单体纳米抗体的小分子量有利于分子成像，但事实上它可能是治疗的劣势，因为其通过肾脏迅速消除，只有少量药物会达到其同源目标，从而限制了它们的治疗效果。因此，应增加单体纳米抗体的给药频率以保证体内药物目标量，或者可以通过构建多聚体 Nb 或通过 Nb 与人血清白蛋白融合来延长药物半衰期，另外放射性标记的 Nb 能够穿过血脑屏障，可能是分子成像和靶向放射性核素治疗脑转移病灶的有前途载体。

（2）纳米抗体与组织 T 细胞示踪

近年来研究已经证实组织驻留 T 细胞（tissue-resident memory T，TRM）在小鼠和人类黏膜屏障部位发挥关键的保护作用。在动物研究中发现在遇到抗原时 TRM 可以迅速发生免疫应答，而由于目前缺乏原位的跟踪技术，使得对人类 TRM 的免疫学特征进行完全解析受到一定程度的限制。目前有团队基于纳米抗体标记开发了一种体外培养系统可以实现标记和跟踪新鲜皮肤样本中的 T 细胞。该研究实现了对人体皮肤中的常驻免疫细胞进行动态研究，同时也一定程度上为今后对免疫细胞的原位实时动态研究提供了平台。当今时代免疫学领域处于高速发展时期，关于各种免疫细胞的分化、分型、功能等的研究与日俱增，但实现对免疫细胞的全面解析并将其应用于临床中仍存在一定困难，如热点细胞 Treg，靶向 Treg 的细胞疗法成为自身免疫病中很有前景的疗法，但 Treg 的组织特异性、不稳定性和可塑性一定程度上增加了细胞的神秘性，更增加了进一步研究和应用的难度。所以今后基于纳米抗体对免疫细胞的示踪，有助于笔者对各类组织中免疫细胞的深入和全面认识。

纳米抗体除了在分子影像、肿瘤诊断方面及上述提到的免疫细胞示踪等方面的应用，通过其来成像引导手术、靶向放射治疗、递送化疗药物及免疫治疗方面也都有绝对的优势。总之充分了解纳米抗体的特性，基于其生物学特性从而拓展其在其他方面的综合应用，可能有助于解决笔者研究目前面临的一些难题。

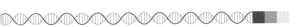

2. 纳米抗体在实验室诊断方面的应用

目前尽管传统单克隆抗体被广泛应用于各种疾病的诊断与治疗中，但其实也存在着一些不足之处，如成本高昂、生产过程复杂等问题。具有相对分子质量小、组织穿透性强、稳定性高、易于生产、生产成本低等优点的纳米抗体很好地弥补了传统单克隆抗体的不足，成为目前的研究热点之一。各种实验室免疫检测手段在临床及科研诊断中的地位举足轻重，近年来，纳米抗体已被引入各种实验室诊断技术，但关于哪些免疫检测手段的应用最受益于用纳米抗体替代经典抗体的问题尚未完全明确。目前在酶联免疫吸附检测、流式细胞术检测表面标志物、化学发光酶免疫分析检测、电化学发光免疫分析、胶体金免疫层析、免疫组化以及免疫 PCR 等多种免疫检测技术中均得到了一定程度研发和应用，其增加了诸多免疫检测方式的灵敏度、特异性，也降低了成本和检测时间。其中研究较多的是酶联免疫吸附检测（enzyme-linked immunosorbent assay，ELISA），它是一种简单、快速、高通量的检测技术，在实验室研究以及临床疾病的辅助诊断中具有重要的价值，目前使用广泛的 ELISA 试剂盒多采用的是单克隆抗体，存在生产时间长、抗体纯化困难等问题，所以导致 ELISA 试剂盒的研发过程与成本仍较高，而纳米抗体很容易通过 His 标签捕获，将其作为检测抗体，Nb 的标签蛋白可以与相对应的酶标抗体结合，加入底物后，通过酶催化底物显色来对微量抗原以及小分子物质进行检测，采用纳米抗体的新型 ELISA 试剂盒在检测成本、时间及灵敏度上都较传统手段有所提高，在病毒检测、自身抗体检测等诸多领域，有良好的应用价值。

3. 纳米抗体在其他领域的应用

纳米抗体在感染性疾病、神经退行性疾病等领域的应用也有显著优势。例如，神经退行性疾病主要是由细胞内蛋白质的异常展开或聚集引起的，对于这类疾病临床可用的特效药物较少，而纳米抗体能够穿过血脑屏障，进入细胞后可以改变蛋白质折叠和（或）相互作用，起到治疗疾病的药效学作用。所以纳米抗体药物在该类疾病中被认为是一种很有前景的治疗选择。另外在感染性疾病领域，纳米抗体可以在病毒复制周期的不同阶段发挥作用，包括病毒细胞附着、病毒进入和病毒脱壳，从而发挥抗病毒作用。在细菌感染方面，随着当前大量抗生素的广泛使用，抗生素耐药成为一个必然结果，新的抗菌药物开发以及降低药物成本等问题迫在眉睫，而纳米抗体是一个非常有吸引力的选择。纳米抗体可以通过拮抗细菌黏附、细菌运动及细菌的一些毒力因子等多种策略发挥作用，可以以病原体表面抗原为靶点，调动宿主免疫系统的补体固定和调理吞噬杀伤来清除病原体，中和病原体产生的毒素，降低感染的严重程度。除此之外，在代谢系统疾病、消化系统疾病、食物中毒检测与治疗等其他领域也有研究，目前尚处于前期基础阶段。

4. 纳米抗体药物

Abylnx 公司是纳米抗体开发的领军公司，该公司开发的二价纳米抗体 Caplacizumab（ALX-0681）是第一个获得欧洲药品管理局（European Medicines Agency，EMA）和 FDA 上市批准的单域抗体药物，同时该药物也是世界首个专门用于获得性血栓性血小板减少性紫癜治疗的药物。获得性血栓性血小板减少性紫癜（thrombotic thrombocytopenic purpura，TTP）是一种较为罕见的自身免疫性凝血障碍疾病，标准疗法为每日进行血浆置换和使用免疫抑制疗法。III 期 HERCULES 试验数据显示，与当前疗法相结合，Caplacizumab 治疗有助于更快地治愈疾病、减少 TTP 相关的死亡和更少的疾病复发。Caplacizumab 的获批是单域抗体这一药物领域正式走上人类疾病治疗舞台的一件标志性事件。目前除了 Caplacizumab 上市，还有诸多纳米抗体药物进入临床试验阶段，如搭载人源化纳米抗体的 BCMA-CAR-T 细胞，有望为复发难治性多发性骨髓瘤患者带来全新的治疗手段，同时也象征着纳米抗体联合 CART 治疗的成功。在抗肿瘤、抗免疫炎性疾病、抗病毒感染等多个领域，目前均有进入临床试验的药物。

2021 年 6 月一种新型三价纳米 IL-17A/F 纳米抗体 Sonelokimab（也称 M1095）用于斑块型银屑病患者的一项多中心、随机、安慰剂对照的 2b 期研究结果提示其治疗显示出显著的临床益处，具有快速起效、持久的改善和可接受的安全性。

自新冠疫情暴发以来，尽管目前各类疫苗的推广接种，但疫情仍间断此起彼伏，病毒也在持续变异，所以研发更为有效的疫苗及治疗药物刻不容缓。但可喜的是，目前研究提示纳米抗体在新冠病毒的治疗和预防中有着十足潜力，有研究组分析了通过对羊驼进行免疫，并集合先进的蛋白质组学平台技术，鉴定了超过 8000 个纳米抗体，可以强效结合新冠病毒受体结合域，在仓鼠模型中，超低剂量的纳米抗体就可以迅速起到保护作用，并且这些高亲和力的纳米抗体水溶性较好，稳定性较高，适合低成本快速生产。目前诸多关于纳米抗体助力新冠疫苗研发及更为高效的纳米抗体药物均有突破性的进展，纳米抗体有望为新冠的预防和治疗带来新希望。

除了上述提到的各个领域，近年来，纳米抗体药物的研发备受关注，全球多家药企争先布局纳米抗体领域。相信随着科技的进步，纳米抗体会有更广泛的领域，不断的技术手段优化会将其优势充分发挥，纳米抗体极有可能成为抗体药物时代的新星。

5. 双特异性纳米抗体

纳米抗体具备相对分子量小、抗原识别能力强、组织穿透性强等多种优势，虽然其缺点较少，但仍有一些不足限制其应用。例如，血清半衰期较短导致易被快速清除而难以发挥疗效，用于开发纳米体的重链抗体只能从骆驼和鲨鱼身上获得，而传统的单克隆抗体是从小鼠身上获得的，因此纳米抗体的来源相对不易。为了更广泛的应用，目前有诸多关于药物改造策略的基础研究，以期减少这些不足带来的局限性。然而单一靶向的纳米抗体仍可能会由于免疫逃逸等难以满足疗效，故近些年关于双特异性纳米抗体的研究成为热点，通过同时靶向双靶点、阻断信号通路并发挥独特或重叠功能，防止耐药和免疫逃逸，具备更强特异性、靶向性和降低脱靶毒性等优势，能够克服目前全长抗体治疗过程中存在的缺陷，成为一种极具发展潜力的抗体形式。2015 年国外学者报道了类风湿关节炎中一种靶向 IL-6R 的双特异性纳米抗体——ALX-0061 的临床前药理学研究，ALX-0061 是一种 26 kDa、双特异性、双结构域纳米体，同时靶向 IL-6R 和人血清白蛋白，实现了高亲和力和高靶向性，同时达到延长抗体半衰期的效果。靶向 TNF-α 是目前针对炎性免疫疾病最成功的一类生物制剂，TNF 受体（TNFR）1 和 2 发挥不同的效果，实现选择性抑制 TNFR 1 信号转导有可能大大降低 TNF 的促炎活性，保留由 TNFR2 介导的有利免疫调节信号对自身免疫病的治疗意义重大。目前有研究基于纳米抗体技术开发一种选择性人 TNFR1 抑制剂，将两个抗人 TNFR1 Nb 与抗白蛋白纳米抗体连接以产生 Nb Alb-70-96，命名为 "TNF Receptor-One Silencer（TROS）"，研究表明，纳摩尔级 TROS 用量即可以抑制 TNF / TNFR1 信号通路。

除了一些自身免疫病方面的治疗，双特异性纳米药物的研发在抗感染治疗及肿瘤治疗都有较好的发展。例如，双特异性纳米抗体 NbF12-10 能够分别特异性靶向 Aah 蝎子毒素中两个最大的多肽基团 AahI 和 Aah Ⅱ，其分子量小的优势弥补了活性成分难以扩散到各组织的缺陷。英国研究学者利用原始美洲驼单域抗体库，筛选制备出两个能高效结合 SARS-CoV-2 受体结合区域（The SARS-CoV-2 receptor binding domain，RBD）的纳米抗体 H11-D4 和 H11-H4，可以阻断刺突蛋白与细胞表面受体血管紧张素转换酶 2（ACE2）的相互作用。再者靶向 PD-1 /PD-L1 信号通路的免疫检查点治疗在肿瘤治

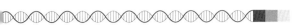

疗中至关重要，但部分患者疗效欠佳。康宁杰瑞通过免疫骆驼筛选获得靶向 PD-L1 和 CTLA-4 的纳米抗体 KN035 和 KN044，从而构建能够同时结合 PD-L1 和 CTLA-4 的双特异性纳米抗体。目前在肿瘤的热点研究中非常关注肿瘤微环境，抗 PD-L1 纳米抗体与 IFN-γ 融合的融合蛋白治疗胰腺肿瘤微环境，通过这种方式靶向细胞因子传递，有效地降低了全血细胞肿瘤负荷，更好地提高了 PD-1 抗体的应答率。

总之，双特异性抗体极大地改善了普通纳米抗体的一些不足，目前主要集中于感染、肿瘤、免疫等几个方面，而在一些代谢性疾病，如 2 型糖尿病以及一些神经退行性疾病中的研究也初步崭露头角，基于纳米抗体的治疗极具发展潜力。

三、纳米医学

纳米医学在医药卫生领域的设计和使用一直受到学界高度的关注。纳米医学研究横跨了包括药物递送、疫苗开发、抗菌、诊断成像、可穿戴器件、移植以及高通量筛选等诸多领域。Treg 是 CD4$^+$ T 淋巴细胞的一个子集，具有维持免疫耐受、抑制免疫反应的能力，以确保免疫系统对外来抗原的反应及其对自身抗原的反应保持充分平衡。通过调控 Treg 维持免疫耐受是自身免疫病重要的治疗策略，目前靶向 Treg 疗法的策略有很多，但主要分为非细胞疗法和细胞疗法，非细胞疗法包括低剂量 IL-2、雷帕霉素等；细胞疗法包括微生物组疗法、工程抗原特异性 Treg（TCR-Treg）疗法、多克隆 Treg 疗法、嵌合 Treg 疗法、树突状细胞疗法。Treg 疗法的成功开发可能会极大程度改善自身免疫病患者的预后。纳米医学在 Treg 相关疗法中也有着重要的应用价值。

（一）纳米颗粒与 Treg

慢性免疫炎症介导的炎症性疾病目前面临一个巨大的挑战就是无法实现长期的缓解，治疗该类疾病使用较为广泛的经典免疫抑制剂在抑制致病细胞生长的同时也破坏了正常细胞的增殖，随之而来的是各种机会性感染的发生和其他毒副作用。所以开发相对具有特异性的治疗策略，即具有更好的疗效、特异性较高、不良反应较少的治疗策略，从而实现相对长期缓解，甚至逆转病情尤为重要。应运而生的是目前的热门研究——纳米颗粒。纳米抗体之所以被称之为纳米抗体，主要是因为该抗体为重链抗体，相对分子量小。那么除了抗体之外，新兴纳米医学在快速的医学诊断技术和有效治疗方法的开发，以及通过利用纳米技术在更微观的层面上理解生命活动的过程和机理等均发挥关键作用。尤其是可以靶向特定的细胞或组织，同时具有较高的载药能力的纳米颗粒代表了目前生物医药界的新一代药物递送系统。纳米颗粒可以保护其所载药物免受周围生物环境的影响，延长其半衰期，最大限度地减少其全身毒性，并控制其向特定免疫细胞或肿瘤细胞的传递。基于这些特性，纳米粒子将成为过敏性疾病、自身免疫病以及癌症治疗的有效选择。

1. 纳米粒子的生物学特性

纳米粒子由安全性良好的天然或合成材料构成，一般的直径范围为（0.1 ~ 1000）×10^{-9} m，目前使用的纳米粒子主要是有机或交替粒子，其可以被网状内皮系统的细胞吸收。纳米粒子相比于传统药物主要具有以下优势：①当靶向特定细胞时，可以大大减少生物类药物的量，因为其释放以后可以增加局部浓度；②它可以改善不溶性药物的输送，最大化生物利用度；③它可以实现将治疗药物与诊断药物结合。这些优势使其在开发免疫调节策略的技术方面极具吸引力。

2. 纳米粒子在自身免疫病方面的研究

目前纳米颗粒在自身免疫病方面的研究用途主要集中于以下 3 个方面：①它们可以作为生物制剂和一些小分子药物的载体；②它们可以发挥抗炎效应；③它们可以恢复免疫耐受性。免疫调节纳米系统（immunomodulatory nanosystems，IMN）是其作为载体的主要应用典范，有望为自身免疫病创造新的机会，基于它的纳米微小尺寸，可以有效进入淋巴引流系统，通过调剂细胞因子产生、调节免疫细胞浸润、调控巨噬细胞极化、调控 Treg 介导的免疫耐受和调节氧化应激等多种机制发挥更精准的调节免疫系统的能力。自身免疫病和肿瘤有部分相似的病理特征治疗，少部分治疗思路借鉴于肿瘤，但免疫调节的策略在肿瘤和免疫性疾病中是不同的。癌症免疫治疗利用靶特异性（抗肿瘤）细胞毒性作用，利用细胞介导免疫（CMI）和抗体依赖的体液反应的联合效应。相反，免疫性疾病的免疫调节治疗主要通过各种相对直接的治疗策略，旨在恢复过度活化的免疫细胞功能。笔者重点介绍利用纳米颗粒的优势直接或间接诱导或扩增 Treg 治疗自身免疫病的策略。

3. 纳米粒子与 Treg 疗法

Treg 作为一种调节性 T 细胞，在维持自身耐受性和调节炎症性疾病的免疫反应方面发挥着关键作用。而诱导抗原特异性的免疫耐受是保证免疫调节的治疗专一性、特异性的重要策略，对于自身免疫病慢性炎症的长期控制尤为重要，IMN 中有一类可以通过激活 Treg 和促使其向炎症组织的迁移来增强其恢复免疫耐受性的潜力。利用纳米颗粒通过诱导或扩增 Treg 来纠正机体内免疫稳态失衡主要有两种策略，首先是可以通过调节抗原提呈细胞来产生耐受性的纳米颗粒；靶向抗原呈递细胞的纳米颗粒可以将免疫原性树突状细胞转变为具有耐受性，耐受性的 DC 细胞可以诱导多种调节性 T 细胞如抗原特异性和非特异性 CD4[+] 和 CD8[+]Treg、Tr1 细胞和 Breg 等，从而有助于恢复免疫稳态。

目前有研究报道肝脏靶向性 PLGA（一种 FDA 批准的可生物降解聚合物）在肺过敏原致敏模型中诱导抗原特异性免疫耐受，有效避免了小鼠抗原特异性气道过敏反应的发生。这是通过自然致耐受机制向抗原呈递细胞提供疾病相关抗原从而进一步诱导免疫耐受。其次是可以通过直接靶向 T 细胞，从而诱导和扩增 Treg。CD4[+]Treg 的存活和功能维持需要 IL-2、TGF-β 的存在和持续的 T 细胞受体刺激，而纳米颗粒可以作为载体提供这些物质，并在可能的情况下提供用于产生抗原特异性 Treg 的抗原。研究发现将 IL-2 和 TGF-β 装载到 CD4 靶向 PLGA 纳米颗粒，其成功诱导小鼠 CD4[+]T 细胞成为 Treg，并且其稳定性和抑制功能均比可溶性 IL-2 和 TGF-β 诱导的强。另外有研究小组报道 PLGA 纳米颗粒靶向 CD4 和 CD8 细胞并用 IL-2 和 TGF-β 包裹，可以用于预防狼疮样综合征的发生，并且已经证实 CD4 和 CD8[+]Treg 的组合在预防这种狼疮样综合征方面比单独的 CD4[+]Treg 更有效。

通过向 T 细胞输送小分子药物或 miRNA 也是直接诱导免疫耐受的一个重要策略。例如，有研究组构建了（mPEG-PLGA-PLL）纳米递送系统将 miR-125a 递送到脾 T 细胞中，并且表现出良好的生物相容性并保护 miR-125a 免于降解，从而延长 miRNA 在体内的循环时间，这种治疗通过逆转效应 / 调节性 T 细胞的失衡显著缓解了 SLE 疾病的进展。除了提供 T 细胞受体和所需的细胞因子和向 T 细胞输送一些 miRNA 等方式来直接诱导 Treg，目前使用纳米粒子将肽 -MHC 复合物直接呈递给 T 细胞以诱导 CD8[+] 和 CD4[+]Treg 的方法也有报道，在动物实验中都有成果。除此之外，通过纳米颗粒实现与靶向 Treg 疗法相关的组织递送疗法也是很有前景的。例如，如有研究证实基于纳米抗体的雷帕霉素滴眼液向眼后部组织的局部眼部给药有助于缓解自身免疫性葡萄膜炎（EAU）小鼠模型中的视网膜炎症程度。不过无论何种策略，其临床转化和生成制造等都面临一定的挑战，但其未来的前景值得期待。

纳米粒子在 Treg 方面的应用除了治疗相关外，目前最新研究提示其在未来 Treg 疗法成像、体内追踪等方面也有着潜在的应用价值。事实上尽管使用人类 Treg 疗法的临床试验数量逐步增加，但目前 Treg 疗法的体内分布和功能定位等有关的重要问题仍未得到完全解决，尤其在组织中非侵入性地识别过继转移的 Treg 仍然是一个巨大挑战。最新一项研究采用无创纳米单光子发射计算机断层扫描

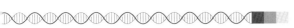

（SPECT）/ 计算机断层扫描（CT）成功持续 40 天对移植物皮肤中的 Treg 实现量化追踪，并且其结果得到了体外验证。该研究组的重要工作利用证明了放射性核素报告基因提供的定量 Treg 在体内跟踪的效用，解决了 Treg 治疗发展的基本需求，并为未来人类 Treg 治疗成像提供了临床兼容的方法。另一个角度也提示了纳米医学在 Treg 疗法中影像示踪中的重要应用价值。

总之，基于纳米颗粒和 Treg 的定制设计给药有望实现自身免疫病中的抗原特异性免疫耐受，延缓慢性炎症的缓解期，减少复发。而利用纳米粒子的特性，有望解决 Treg 疗法中一些体内分布示踪等关键问题。其在影像诊断、治疗、疗效评估等多方面都有着广泛的应用价值，不仅在自身免疫病中，纳米颗粒（如脂质纳米颗粒）作为重要的药物载体，在疫苗应用等多个领域同样有着良好的应用前景。

（苏　芮）

参考文献

[1]　PADLAN E A.Anatomy of the antibody molecule.Mol Immunol，1994，31（3）：169-217.

[2]　HAMERS-CASTERMAN C，ATARHOUCH T，MUYLDERMANS S，et al.Naturally occurring antibodies devoid of light chains.Nature，1993，363（6428）：446-448.

[3]　MUYLDERMANS S.Nanobodies：natural single-domain antibodies.Annu Rev Biochem，2013，82：775-797.

[4]　HASSANZADEH-GHASSABEH G，DEVOOGDT N，DE PAUW P，et al.Nanobodies and their potential applications.Nanomedicine（Lond），2013，8（6）：1013-1026.

[5]　HRYNCHAK I，SANTOS L，FALCÃO A，et al.Nanobody-based theranostic agents for HER2-positive breast cancer：radiolabeling strategies.Int J Mol Sci，2021，22（19）：10745.

[6]　D'HUYVETTER M，VINCKE C，XAVIER C，et al.Targeted radionuclide therapy with A 177Lu-labeled anti-HER2 nanobody.Theranostics，2014，4（7）：708-720.

[7]　JOVCEVSKA I，MUYLDERMANS S.The therapeutic potential of nanobodies.BioDrugs，2020，34（1）：11-26.

[8]　DIJKGRAAF F E，MATOS T R，HOOGENBOEZEM M，et al. Tissue patrol by resident memory CD8[+] T cells in human skin. Nat Immunol，2019，20（6）：756-764.

[9]　PAPP K A，WEINBERG M A，MORRIS A，et al.IL17A/F nanobody sonelokimab in patients with plaque psoriasis：a multicentre，randomised，placebo-controlled，phase 2b study. Lancet，2021，397（10284）：1564-1575.

[10]　SUN D，SANG Z，KIM Y J，et al.Potent neutralizing nanobodies resist convergent circulating variants of SARS-CoV-2 by targeting diverse and conserved epitopes.Nat Commun，2021，12（1）：4676.

[11]　VAN ROY M，VERVERKEN C，BEIRNAERT E，et al.The preclinical pharmacology of the high affinity anti-IL-6R Nanobody® ALX-0061 supports its clinical development in rheumatoid arthritis.Arthritis Res Ther，2015，17（1）：35.

[12]　HMILA I，SAERENS D，BEN ABDERRAZEK R，et al.A bispecific nanobody to provide full protection against lethal scorpion envenoming. FASEB J，2010，24（9）：3479-3489.

[13]　HUO J，LE BAS A，RUZA R R，et al.Neutralizing nanobodies bind SARS-CoV-2 spike RBD and block interaction with ACE2.Nat Struct Mol Biol，2020，27（9）：846-854.

[14]　DOUGAN M，INGRAM J R，JEONG H J，et al.Targeting Cytokine Therapy to the Pancreatic Tumor

Microenvironment Using PD-L1-Specific VHHs.Cancer Immunol Res，2018，6（4）：389-401.

[15] PELAZ B，ALEXIOU C，ALVAREZ-PUEBLA R A，et al.Diverse Applications of Nanomedicine.ACS Nano，2017，11（3）：2313-2381.

[16] HORWITZ D A，BICKERTON S，LA CAVA A.Strategies to Use Nanoparticles to Generate CD4 and CD8 Regulatory T Cells for the Treatment of SLE and Other Autoimmune Diseases.Front Immunol，2021，12：681062.

[17] AHAMAD N，KAR A，MEHTA S，et al.Immunomodulatory nanosystems for treating inflammatory diseases.Biomaterials，2021，274：120875.

[18] LIU Q，WANG X，LIU X，et al.Use of Polymeric Nanoparticle Platform Targeting the Liver To Induce Treg-Mediated Antigen-Specific Immune Tolerance in a Pulmonary Allergen Sensitization Model.ACS Nano，2019，13（4）：4778-4794.

[19] MCHUGH M D，PARK J，UHRICH R，et al.Paracrine co-delivery of TGF-beta and IL-2 using CD4-targeted nanoparticles for induction and maintenance of regulatory T cells.Biomaterials，2015，59：172-181.

[20] HORWITZ D A，BICKERTON S，KOSS M，et al.Suppression of Murine Lupus by CD4$^+$ and CD8$^+$ Treg Cells Induced by T Cell-Targeted Nanoparticles Loaded With Interleukin-2 and Transforming Growth Factor beta.Arthritis Rheumatol，2019，71（4）：632-640.

[21] ZHENG S G，WANG J H，KOSS M N，et al.CD4$^+$ and CD8$^+$ regulatory T cells generated ex vivo with IL-2 and TGF-beta suppress a stimulatory graft-versus-host disease with a lupus-like syndrome.J Immunol，2004，172（3）：1531-1539.

[22] ZHANG J，CHEN C，FU H，et al.MicroRNA-125a-Loaded polymeric nanoparticles alleviate systemic lupus erythematosus by restoring effector/regulatory T cells balance.ACS Nano，2020，14（4）：4414-4429.

[23] BADR M Y，HALWANI A A，ODUNZE U，et al.The Topical Ocular Delivery of Rapamycin to Posterior Eye Tissues and the Suppression of Retinal Inflammatory Disease.Int J Pharm，2022，18：121755.

[24] JACOB J，NADKARNI S，VOLPE A，et al.Spatiotemporal in vivo tracking of polyclonal human regulatory T cells（Tregs）reveals a role for innate immune cells in Treg transplant recruitment.Mol Ther Methods Clin Dev，2021，20：324-336.